ISBN 978-0-260-94643-0
PIBN 10992127

ANNALES

DE

GYNÉCOLOGIE

ET D'OBSTÉTRIQUE

PUBLIÉES SOUS LA DIRECTION

DE MM.

TILLAUX, PINARD, TERRIER

Rédacteurs en chef :

H. VARNIER ET H. HARTMANN

TOME LI

Contenant des travaux de

BERTHIER (C.), CHAVANNAZ, COUVELAIRE, DELAGÉNIÈRE (du Mans), DELAGÉNIÈRE (de Tours), DELBET (P.), DE SINÉTY, DUJON, DÜHRSSEN, FREDET, HALLÉ (J.), HAINWORTH, HARTMANN (H.), HERRGOTT (A.), JOHN PHILLIPS, LABUSQUIÈRE, MANGIN, MICHELINI, PICQUÉ et MAUCLAIRE, PINARD, THIERRY, TURENNE, VARNIER.

1899

(1er SEMESTRE)

PARIS

G. STEINHEIL, ÉDITEUR

2, RUE CASIMIR-DELAVIGNE,

1899

ANNALES
DE GYNÉCOLOGIE

Janvier 1899

TRAVAUX ORIGINAUX

DE L'AVORTEMENT MÉDICALEMENT PROVOQUÉ
ou
AVORTEMENT THÉRAPEUTIQUE

Par le Professeur **Adolphe Pinard** (1).

« On désigne ainsi, médicalement parlant, l'avortement provoqué en vue de sauver la mère, dans les cas où son existence est mise en péril par le développement du produit de conception ; en d'autres termes, c'est le *sacrifice* du fœtus lorsque son existence est en conflit avec celle de la mère. Il ne diffère que par l'intention de l'acte coupable, recherché et puni par la loi, qui est aussi un avortement provoqué. Pour éviter un rapprochement aussi compromettant, et marquer la différence d'intention, on dit souvent : avortement *médical*, *obstétrical*,

(1) Communication faite au *Congrès de Gynécologie, d'Obstétrique et de Pédiatrie de Marseille.*

prophylactique, thérapeutique, sans que l'une ou l'autre de ces désignations ait prévalu jusqu'à présent » (1).

Telle est la définition accompagnée de commentaires donnée par Jacquemier et acceptée, avec quelques variantes, par les auteurs contemporains qui ont consenti à définir cet acte opératoire.

Il me semble nécessaire, à l'heure actuelle, de restreindre et de préciser cette définition, d'où découlent des indications pouvant être discutées ou admises autrefois, mais qui ne me paraissent plus devoir être acceptées à notre époque.

« La légitimité de l'avortement médical, dit encore Jacquemier, bien que privée de la sanction juridique, n'est pas douteuse. Ce qui lui manque à défaut d'une sanction juridique, c'est une formule claire et vraie, justifiant en droit cette dérogation exceptionnelle... Aujourd'hui qu'on n'hésite plus à interrompre dès ses premières phases une grossesse qui n'eût pu arriver à son terme sans mettre en danger la vie de la femme enceinte, il n'est pas un médecin digne de ce nom qui consentirait à rester volontairement un témoin inactif. L'essentiel pour lui, c'est que l'*indication soit réelle* (2) et qu'il n'y ait pas de méprise possible à cet égard. Pour cela, le plus sûr et le plus prudent est de faire contrôler son appréciation par des confrères compétents » (3).

Que doit-on entendre par indication réelle de l'avortement provoqué ?

On a cru la trouver dans trois conditions fort différentes : 1° dans les cas d'étroitesse extrême de la filière génitale ; 2° dans des cas où des accidents graves dus à la grossesse menacent très prochainement l'existence de la femme enceinte ; 3° dans les cas de maladie venant compliquer la grossesse, mais indépendants d'elle.

---

(1) JACQUEMIER. Avortement provoqué. *Dict. des Sc. méd.*, 1re série, t. VII, p. 574.

(2) Les mots en italiques de la première et de la deuxième citation de Jacquemier ont été soulignés par moi.

(3) JACQUEMIER. *Loc. cit.*, p 575.

Examinons la première indication : les cas d'étroitesse extrême du bassin.

A l'époque où les accoucheurs discutaient et luttaient pour faire admettre la légitimité de l'accouchement provoqué (1), c'est-à-dire il y a cinquante ans environ (2), l'indication de l'avortement provoqué dans les cas d'étroitesse extrême du bassin pouvait et devait être posée. En effet, les moyens thérapeutiques dont on disposait alors, ne laissaient, en face d'une femme enceinte atteinte de rétrécissement extrême du bassin, d'autre alternative que l'opération césarienne ou l'embryotomie pratiquée sur l'enfant vivant, c'est-à-dire véritablement le *sacrifice* de l'enfant.

Or comme, à cette époque, l'opération césarienne était presque toujours suivie de la mort de la mère, la majorité des accoucheurs se rallia à cette idée qu'il était préférable de pratiquer l'embryotomie chez une femme à terme, ou l'avortement provoqué au début de la grossesse.

Mais en lisant la mémorable discussion qui eut lieu à l'Académie de médecine en 1852 (3), il est facile de voir avec quelle réticence, avec quelle peine je dirai, le grand accoucheur qu'était Paul Dubois se résignait à accepter cette manière de voir et de faire.

Ainsi, à propos du rapport fait par Cazeaux sur une observation d'avortement provoqué, pratiqué par Lenoir chez une femme atteinte de rétrécissement extrême, et dans lequel

---

(1) Voir P. Dubois. *Gazette médicale*, 11e série, t. XI, p. 843.

(2) En effet, Dubois dans un renvoi de l'article de la *Gazette médicale* cité ci-dessus, dit : « Dans notre thèse de concours soutenue en 1834, sur la question suivante : Dans les différents cas d'étroitesse du bassin que convient-il de faire ? nous n'avons pas cru devoir nous informer de l'avortement provoqué dans les premiers mois de la grossesse ; le temps, l'expérience et la réflexion ont dissipé nos scrupules, ce travail que nous soumettons au public en est la preuve. Nous n'en persistons pas moins à croire que la question que nous agitons en ce moment est très délicate, très litigieuse, mais pour cette raison même nous pensons qu'elle est de celles qu'on doit savamment étudier, p. 137 (renvoi).

(3) *Bulletin de l'Académie de médecine*, 1851-52, t. XVII, p. 364 et suiv.

Cazeaux admettait l'indication réelle fournie par l'angustie pelvienne et rejetait l'indication réelle fournie par les vomissements incoercibles, Dubois s'exprimait ainsi : « Chose étrange, Messieurs, plus je pénètre dans ce sujet délicat et grave, plus je suis convaincu que les deux questions comprises dans le rapport de M. Cazeaux et qui sont relatives à la provocation de l'avortement, celle qu'il a cru devoir résoudre négativement est précisément celle dont la solution affirmative devrait être le plus facilement acceptée. »

Dubois n'acceptait donc qu'à son corps défendant l'indication de l'avortement provoqué dans les cas deviciation extrême. Stoltz alla plus loin et repoussa absolument la destruction systématique du produit de la conception, accomplie dans le but d'éviter à la mère les dangers de l'opération césarienne (1).

La raison des hésitations de Dubois, des négations de Stoltz est facilement explicable. Dubois pensait que l'opération césarienne mettait *très probablement* la vie de la mère en danger, mais non fatalement puisqu'il avait connaissance de quelques opérations césariennes pratiquées avec succès pour la mère et pour l'enfant. Stoltz était plus affirmatif parce qu'il avait pratiqué lui-même plusieurs opérations césariennes avec succès pour la mère et pour l'enfant.

Il n'en est pas moins vrai qu'à part quelques exceptions, jusqu'à l'avènement de l'antisepsie, les accoucheurs en face d'une femme atteinte de rétrécissement extrême avaient recours soit à l'embryotomie, soit à l'avortement provoqué, suivant l'âge de la grossesse. Et, comme indication réelle de l'avortement provoqué étaient considérées comme classiques les conditions suivantes :

1° Les bassins dont le diamètre le plus réduit à moins de 6 centimètres et demi.

2° L'obstruction du bassin par des tumeurs qui ne peuvent être ni déplacées, ni ponctionnées, ni enlevées.

---

(1) In *Traité de l'art des accouchements* de H.-F. NÆGELÉ et GRENSER, 2e édit., 1881, note d'Aubenas, p. 561.

Aujourd'hui, en face des résultats obtenus, grâce à l'antisepsie, qui a permis aux opérations obstétricales de donner ce qu'elles donnent, *je déclare que pour moi l'indication réelle de l'avortement provoqué n'existe pas plus que l'indication de l'embryotomie sur l'enfant vivant et à terme dans les cas de rétrécissement du bassin quels que soient le degré, la forme et la nature de ce rétrécissement.*

La symphyséotomie et l'opération césarienne sont les seuls moyens thérapeutiques auxquels on doive avoir recours, chez une femme dont le bassin vicié ne permet pas le passage spontané du fœtus à terme. Je n'ai pas à parler ici de la ligne de partage qui sépare le domaine de ces deux opérations.

Et je suis convaincu que les grands maîtres de l'obstétrique qui, à l'Académie, ont si longuement, si brillamment et si stérilement discuté en 1852, et auxquels je me garderai d'adresser aucun reproche, placés en face des résultats obtenus par ces deux opérations, n'auraient pas hésité à adopter ma manière de voir.

En présence de ce que donne la symphyséotomie, j'ai entamé le procès contre l'embryotomie sur le fœtus vivant et on peut dire je crois, sans crainte d'être démenti, que la condamnation de cet acte opératoire est sans appel. J'ai entamé avec Farabeuf et Varnier le procès contre l'accouchement prématuré artificiel, contre l'application de forceps au détroit supérieur et j'espère qu'avant longtemps le même résultat sera obtenu. Mais je n'ai pas à parler de ce chapitre ici, quelle que soit son importance, puisque je ne m'occupe que de l'avortement provoqué. Pour ce dernier, son procès est facile à faire.

La vie de la femme enceinte est-elle menacée pendant sa grossesse parce qu'elle a un rétrécissement du bassin ? Non. Les fœtus se développent-ils normalement chez une femme atteinte de rétrécissement du bassin ? Oui. Je dirai même à ce propos qu'ils se développent, plus sûrement ainsi que je l'ai fait remarquer ailleurs et que j'en ai donné les raisons (1).

---

(1) De la puériculture intra-utérine. *Annales de gynécologie*, août 1898, et *Clinique obstétricale*, 1899, p. 57.

Olshausen a fait la même constatation en ces termes, dans sa communication au Congrès de Moscou : « A propos des enfants, je signale encore ceci : très souvent, on fut frappé du volume relativement considérable de l'enfant comparé à l'exiguïté, à la petitesse de la mère rachitique. Vingt des enfants, dont le poids est noté, avaient un poids moyen de 3'315 gr... Le contraste d'ailleurs le plus frappant venait de l'enfant de cette même idiote, à pelvis nana, haute seulement de 111 centim. Cet enfant mesurait 45 centim. et pesait 3,000 gr. A sa sortie de l'hôpital, la mère ne pesait que 29 kilogr. (1). »

Donc sachant tout cela, irez-vous interrompre la grossesse ?

Mais au moment de l'accouchement, que se passera-t-il ? Quatre statistiques considérables vont répondre :

Olshausen dans cette même séance du 21 août nous apportait la statistique ci-dessous :

29 opérations césariennes ont été faites pour rétrécissement du bassin. *Résultats :*

29 enfants vivants : trois moururent quelques heures ou quelques jours après la naissance.

27 femmes guéries : 2 femmes moururent et toutes deux étaient opérées de la césarienne pour la 2e fois (2).

Zweifel dans la même séance communique la statistique suivante (3) :

En dix ans il a fait 55 opérations césariennes avec *un* décès. Et il considère les dangers de cette opération comme plus grands que ceux de la symphyséotomie.

Léopold vient de publier sa statistique portant sur cent cas d'opération césarienne et dont voici les résultats :

Opération césarienne conservatrice... 71 : 64 guéries, 7 morts.
Opération de Porro................. 29 : 26 guéries, 3 morts.

(1) De l'opération césarienne et de ses indications dans les rétrécissements pelviens. *Annales de gynécologie*, novembre 1897.

(2) *Loc. cit.*

(3) *Annales de gynécologie*, novembre 1897, p. 387.

Enfin je puis encore rappeler que Breisky a pratiqué 11 opérations de Porro avec 11 succès (1).

En présence de ces résultats, je pense qu'il est difficile de légitimer une autre conduite que celle que je préconise.

Mais si le rétrécissement extrême du bassin ne constitue plus une indication réelle et légitime de l'avortement provoqué, est-ce que chez une femme atteinte d'angustie extrême et d'arrêt de développement de tout ou partie de son squelette, la grossesse par le fait du développement de l'utérus ne peut déterminer des accidents menaçant sa vie? En un mot, le rétrécissement de la cavité abdominale peut-il constituer une indication réelle d'avortement provoqué ?

Si cette indication peut se montrer, elle doit être très rare, si j'en juge par les observations suivantes dans lesquelles la grossesse a pu aller à terme et le développement du fœtus se faire normalement, alors que la cavité abdominale était réduite dans des proportions surprenantes.

Observation de Guichard (2). — Marie D..., 25 ans, taille 1 m. 08 ; cyphose dorsale, déformation de la colonne vertébrale telle que *la crête des os iliaques vient se placer à quelques travers de doigt au-dessous de chaque aisselle*. Rétrécissement du détroit inférieur. Diamètre bi-ischiatique, 4 centim. Grossesse allant à terme. Enfant vivant extrait par opération césarienne et pesant 2,700 grammes.

Observation 40 (3). — Femme que j'ai opérée à la clinique Baudelocque. Déformation du squelette. Scolio-cyphose de la région dorso-lombaire. Ne peut marcher qu'à l'aide d'une chaise ou de béquilles. Grossesse allant à terme. Enfant extrait par opération césarienne pesant 3,450 grammes.

Observation d'Olshausen (4). — Femme mesurant 111 centim. de taille. Enfant extrait par opération césarienne et pesant 3,100 grammes. Femme pesant à sa sortie de l'hôpital 29 kilogr.

---

(1) Varnier. De l'opération césarienne *Rev. pratique d'obstétrique et de pædiatrie*, t. V.

(2) Ambroise Guichard. Opération césarienne. *Annales de gynécologie*, mai 1882.

(3) *Fonctionnement de la Clinique Baudelocque*, année 1893, p. 59.

(4) *Loco citato.*

Ces trois observations, qui pourraient être accompagnées de beaucoup d'autres, démontrent que le rétrécissement de la cavité abdominale et pelvienne produit par déformation ou arrêt de développement du squelette, même porté à un degré extrême, peut permettre à la grossesse d'aller à terme. Dans ces cas, l'utérus sort pour ainsi dire de la cavité abdominale proprement dite et se développe en dehors d'elle en retombant sur le pubis et les cuisses.

Ces faits m'autorisent à dire que l'indication réelle de l'avortement provoqué née d'un rétrécissement de la cavité abdominale sera exceptionnellement rencontrée.

Dans l'observation suivante, ce fut une autre considération — considération que nous n'admettrions plus à l'heure actuelle ni mon collègue Varnier ni moi si pareil fait se représentait — qui fit interrompre le cours de la grossesse.

Obs. **1480** (1). — *Femme rachitique, taille 1 m. 10. Avortement provoqué au 4e mois, œuf expulsé en entier.* — La nommée S...., primipare, 24 ans, entre à la clinique le 8 août.

Antécédents héréditaires. — Père ? Mère vivante bien portante, de petite taille. Trois sœurs bien portantes et bien conformées.

A marché à 12 mois, a continué à marcher jusqu'à 18 mois.

De 18 mois à 10 ans, marche interrompue. Réglée à 16 ans irrégulièrement. Mariée le 12 mars 1892. Date des dernières règles du 9 au 14 mai 1895. Hauteur de l'utérus, 11 centimètres, le 26 août.

Cette femme entre dans le service, amenée par sa famille, qui désire vivement qu'on provoque l'interruption de la grossesse, ne voulant pas lui faire courir les dangers d'une opération césarienne.

Examen. — Taille, 1 mètre 10. Poids 33 kilogr. Toute la partie supérieure du corps jusqu'au bassin est absolument normale d'apparence ; elle semble appartenir à une personne de petite taille bien constituée ; pas de déformation du thorax ni de la colonne dorso-lombaire, pas d'aplatissement de la tête ; seul le palais a une forme ogivale ; les dents sont normalement implantées.

Les cuisses sont très courtes, présentent une courbure à concavité

(1) *Fonctionnement de la Clinique Baudelocque*, 1895.

interne. Distance du grand trochanter à la rotule : droite, 24 centim. ; gauche, 27 centim.

La déformation principale porte sur les tibias. Ils présentent un aplatissement considérable dans le sens transversal, en même temps qu'une forte courbure à concavité postérieure. L'angle a environ 120° d'ouverture. Les deux tibias entrent en contact vers le milieu de leur longueur, de sorte que les cuisses et les genoux ne peuvent être rapprochés.

Distance de l'épine iliaque antéro-supérieure à la malléole externe : droite, 44 centim. ; gauche, 45 centim.

La boiterie est insensible.

Bassin. — Dimensions entre les épines iliaques antéro-supérieures, 21 centim. Il ne paraît pas aplati dans le sens transversal. L'aplatissement antéro-postérieur est très considérable.

13 septembre. Mensurations faites sous chloroforme par M. Varnier. Diamètre P. S. P. 78 millim. ; de l'union de la première avec la deuxième sacrée au sous-pubis, 78 millim. ; de l'union de la deuxième avec la troisième sacrée, 82 millim.

La distance pubo-xiphoïdienne est de 33 centim. La grossesse pourrait très bien aller à terme. *La patiente et la famille repoussant l'opération césarienne*, M. Varnier se résigne, le 11 septembre, à provoquer l'avortement. Il introduit dans le col une tige de laminaire.

Dans la soirée du 11 septembre. La tige introduite le matin par M. Varnier ayant été expulsée, Mlle Roze réintroduit une seconde tige et la maintient à l'aide d'un tampon vaginal.

Le 12, après enlèvement de la tige, M. Varnier constatant qu'elle n'a dilaté que l'orifice externe et la partie inférieure du canal cervical, remet au lendemain l'introduction d'un ballon. D'ici là on dilatera l'orifice interne. M. Wallich réintroduit à 11 heures du matin deux tiges de laminaire accouplées, maintenues à l'aide d'un tampon.

Le 13, à 11 heures du matin, la femme est anesthésiée et M. Varnier introduit sans difficulté dans l'utérus un petit ballon Champetier que l'on distend avec 40 grammes de liquide.

Dans l'après-midi, les douleurs sont peu fréquentes et insignifiantes ; à 7 heures du soir, le col a encore toute sa longueur. Le ballon tient en place. A neuf heures et demie, la femme éprouve le besoin de pousser ; le ballon non dégonflé est dans le vagin, on l'extrait, et derrière lui, l'œuf engagé dans l'orifice largement dilaté est expulsé en entier. Il est 9 h. 45. Le fœtus ne fait aucun mouvement, mais on voit nettement les battements du cordon.

Injection intra-utérine après l'expulsion. Poids de l'œuf entier, 380 gr.

Suites de couches normales. Femme partie en bon état le 9e jour.

Si l'indication réelle de l'avortement provoqué n'existe plus dans les cas de rétrécissement de la filière pelvienne, peut-on la rencontrer dans d'autres circonstances ? Assurément.

P. Dubois avait raison contre Cazeaux ; l'avortement provoqué constitue un moyen thérapeutique héroïque dans les cas où *des accidents graves déterminés par la grossesse elle-même, menacent prochainement la vie de la femme.*

L'énumération de ces cas se trouve dans la plupart des traités cliniques, je n'ai pas à la répéter ici.

Cependant, me renfermant absolument dans la formule ci-dessus, il me paraît nécessaire d'en supprimer quelques-uns et d'en ajouter quelques autres.

Si en présence de notre thérapeutique encore impuissante — mais qui ne le sera pas toujours, j'espère — les multiples accidents causés par l'hépato-toxémie gravidique, ou l'insuffisance rénale, tels que : les vomissements dits incoercibles, l'intoxication du système nerveux (névrite, atrophie musculaire, affections mentales), l'albuminurie, l'urémie, l'anurie, si exceptionnellement la rétroversion, l'enclavement de l'utérus gravide, le goitre constituent de véritables indications réelles de l'avortement provoqué, admises par tous, je considère, contrairement à Schrœder, que les hémorrhagies doivent dans certaines conditions bien déterminées, que je me suis efforcé de préciser (1), rentrer dans le cadre des indications de l'avortement provoqué. D'un autre côté, l'interruption de la grossesse dans les cas de grossesse extra-utérine avant la viabilité du fœtus n'est pas toujours fatalement indiquée.

Je ne puis et ne veux étudier toutes les circonstances dans

---

(1) Voir PINARD. *Clinique obstétricale*, G. Steinheil, édit., Paris, 1899.

lesquelles peut naître l'indication réelle de l'avortement provoqué et me contente de dire qu'on ne la rencontrera que là où on aura la certitude que les accidents qui mettent la vie de la femme en danger sont bien le fait de la grossesse.

Dans ces circonstances alors, l'accoucheur a absolument le droit et le devoir d'intervenir pour *sauver* du moins la seule existence dont le salut soit possible.

Je tiens à faire remarquer que je dis *sauver* et j'insiste sur ce fait qui donne à l'acte opératoire une signification tout autre que celle qu'il évoque généralement. Pour bien des personnes, l'avortement provoqué signifie : *destruction, sacrifice du fœtus.* Je ne saurais trop m'élever contre cette manière d'interpréter cette action. Renfermé dans le précepte unique que j'ai formulé, en interrompant la grossesse, l'accoucheur *ne sacrifie pas le fœtus et il sauve la mère.* Il ne sacrifie pas le fœtus puisque sans intervention, celui-ci est fatalement condamné de par la mort de la mère ; il sauve la mère, puisque si l'on n'intervient pas, le fœtus et la mère meurent tous les deux.

Quand je dis, il sauve la mère, j'ai tort, car comme tous les moyens thérapeutiques, même les meilleurs, les plus puissants, il échoue quelquefois quand l'indication a été remplie trop tardivement, sans que pour cela l'accoucheur en soit toujours responsable.

Après avoir exclu les rétrécissements de la filière pelvi-génitale, comme pouvant fournir une indication d'avortement provoqué, je dois rechercher si dans un autre grand chapitre cette indication peut être rencontrée : je veux parler des *maladies intercurrentes*, c'est-à-dire des maladies diverses qui peuvent se développer chez la femme pendant le cours de la gestation.

Pour cela je dois poser la question suivante :

Une maladie quelconque venant compliquer la grossesse évoluera-t-elle plus heureusement si la grossesse est interrompue ? D'après ce que j'ai lu, d'après ce que j'ai vu, je n'hésite pas à répondre : non.

Là encore vous n'aurez pas à sacrifier l'enfant à la mère, et si vous le faites ce sera en pure perte.

Je me résume en disant :

1° L'interruption de la grossesse avant la viabilité du fœtus, l'avortement provoqué médicalement, constitue dans des cas bien déterminés un moyen thérapeutique aussi puissant que précieux ;

2° L'indication de cet acte opératoire ne se rencontre ni dans les cas de rétrécissement de la filière pelvi-génitale, ni dans les cas de maladie venant compliquer la grossesse ;

3° L'indication réelle n'existe que quand la cause des accidents qui menacent sûrement la vie de la femme est certainement la grossesse ;

4° En provoquant l'avortement dans ces conditions, jamais le médecin ne *sacrifie* le fœtus — fatalement condamné — et assez souvent il *sauve* la mère.

Donc sur ce terrain encore nous restons entièrement et véritablement dans notre rôle de médecin, nous ne supprimons pas la vie et nous faisons tous nos efforts pour la conserver. Nous n'avons plus, pour nous décider à l'intervention, à rechercher si la valeur de la vie de la mère est plus considérable que celle de l'enfant ; l'influence des différentes convictions philosophiques, religieuses, est nulle, car en agissant comme je le conseille on obéit à la religion que doivent posséder et que possèdent tous les médecins, à savoir : la religion de l'humanité.

La seule et grande préoccupation du médecin doit être de rechercher, d'étudier, de préciser la cause et la gravité des accidents contre lesquels il a à lutter, et, s'il acquiert la conviction que c'est bien la grossesse qui est la coupable, *après avoir pris l'avis de confrères et avoir vu par ces derniers partager son opinion et sa responsabilité*, il a le droit et le devoir de mettre en œuvre le seul moyen qui peut guérir et que je voudrais voir appeler : *l'avortement thérapeutique.*

TRAITEMENT DES MÉTRITES CHRONIQUES

PAR LES INJECTIONS DE CHLORURE DE ZINC

Par le Dr Pierre Delbet
Professeur agrégé à la Faculté
Chirurgien des hôpitaux.

Je veux indiquer ici les résultats que j'ai obtenus par un traitement des métrites chroniques que j'emploie depuis plus de deux ans. J'ai par devers moi soixante-deux observations et quelques malades ont été suivies assez longtemps pour qu'on puisse apprécier dans une certaine mesure les résultats éloignés.

Ce traitement ne comporte aucun point nouveau. Il consiste tout simplement en injections intra-utérines de solutions fortes de chlorure de zinc. Cependant je ne sache pas qu'il ait été systématiquement employé tel que je vais le décrire. D'ailleurs ce n'est point d'une question de priorité qu'il s'agit ici, puisque j'emploie ce procédé depuis plus de deux ans ; c'est sur sa valeur que je veux insister.

Tout le monde a encore présent à la mémoire le traitement qu'avait préconisé Dumontpallier, les crayons au chlorure de zinc. Ce traitement a été universellement abandonné parce qu'il exposait à un grand danger, les atrésies cicatricielles du canal utérin, mais non pas parce qu'il était inefficace. On s'accordait à reconnaître qu'il avait une action très puissante, et en effet les malades qui échappaient à l'atrésie guérissaient bien de leur métrite.

Le chlorure de zinc semblait agir d'une manière très heureuse sur l'utérus. Ce n'est pas lui qui était mauvais, mais le mode d'emploi. C'est donc ce dernier qu'il fallait modifier.

Rheinstœdter et Brœse l'emploient en solution à 50 p. 100.

Ils imbibent de cette solution un tampon roulé autour d'une sonde et font des attouchements de la cavité utérine. Ce procédé me parait défectueux. A moins qu'on ait fait une dilatation très large, le tampon, qui ne peut franchir l'isthme qu'à frottement, arrive exprimé dans la cavité du corps, si bien qu'on n'agit efficacement que sur le col.

Il m'a semblé qu'on pouvait remédier à cet inconvénient, sans s'exposer à produire des atrésies, en employant les injections.

L'injection étant poussée dans le corps lui-même, celui-ci ne peut échapper à l'action du médicament, et comme d'autre part cette action n'est que de peu de durée, il est bien peu probable qu'elle puisse être assez profonde pour amener des rétrécissements ou des atrésies cicatricielles. Et de fait, depuis plus de deux ans que j'emploie ces injections, je n'ai vu aucun de ces deux accidents.

Il est malaisé de déterminer le degré de concentration qui convient le mieux. j'ai essayé des solutions d'une teneur variant de 10 à 50 p. 100. Les solutions à 10 p. 100 m'ont paru trop faibles, les solutions à 50 p. 100 trop fortes. J'ai abandonné ces dernières, bien que je n'aie jamais eu aucun accident avec elles, parce qu'il m'a semblé que des solutions moins concentrées donnaient les mêmes résultats. Je n'emploie guère depuis deux ans environ que des solutions variant entre 20 et 30 p. 100. Je commence en général avec une solution à 20 p. 100 et j'augmente progressivement le degré de concentration si le résultat ne me parait pas suffisant. Mais il m'arrive de donner d'emblée une injection à 30 p. 100; ainsi, par exemple, dans ces métrites hémorrhagiques où on ne peut arriver par aucun moyen à arrêter l'écoulement profus. Il peut même y avoir avantage à employer dans les cas de ce genre les solutions plus fortes à 35 ou 40 p. 100, d'autant plus que le taux de la solution est immédiatement abaissé par le mélange avec le sang.

Voici comment je procède. Je me sers de la seringue de Braun ou de la seringue de Colin et, quel que soit le taux de la solution, j'en injecte de un à deux centimètres cubes. Dans les cas de métrite parenchymateuse où la cavité est très vaste, on peut aller jusqu'à 3 centimètres cubes. Mais je conseille de ne jamais dépasser cette quantité.

Hormis les cas où l'isthme est très étroit, soit par rétrécissement simple, soit par coudure comme il arrive dans l'antéflexion congénitale, je ne fais aucune dilatation préalable. La canule de la seringue étant très fine, le liquide peut refluer au dehors à mesure qu'on l'injecte. Donc, après m'être assuré par l'hystérométrie du degré de perméabilité de l'utérus, la seringue étant chargée et expurgée, j'introduis la canule, jusqu'au fond de la cavité utérine. Puis je commence à pousser l'injection en retirant progressivement la seringue de telle sorte que les dernières gouttes soient injectées dans le col. Je n'ai jamais fait de lavage intra-utérin avant de pousser l'injection.

Pendant l'injection et quelques instants après, j'irrigue largement le vagin avec une solution boriquée ou de l'eau bouillie. Cette précaution est indispensable, car le chlorure de zinc est fort irritant pour la muqueuse vaginale.

Après avoir asséché le vagin, je fais un tamponnement lâche avec de la gaze stérilisée, salolée ou iodoformée. On peut naturellement faire aussi, si on le juge convenable, de la révulsion des culs-de-sac, des pansements vaginaux, etc... Mais ceci est une autre affaire dont je ne veux pas m'occuper ici.

En général, il faut au minimum trois injections. On verra dans la statistique que cinq malades n'en ont reçu que deux, mais c'est parce qu'elles se sont soustraites au traitement. Il n'y a guère que les métrites hémorrhagiques légères qu'on puisse guérir avec une ou deux injections. Dans l'immense majorité des cas, il en faut davantage. La plupart des malades en ont reçu quatre ou cinq, 23 en ont reçu quatre, 15 en ont reçu cinq, 8 en ont reçu six, 2 en ont reçu sept. Enfin, dans un cas, on a été jusqu'à dix injections et le résultat a été excellent.

Les injections sont renouvelées à des intervalles variant de deux à douze et même quinze jours, les premières étant plus rapprochées que les dernières. Dans les métrites hémorrhagiques graves, je fais la seconde injection deux jours après la première si l'hémorrhagie ne s'est pas arrêtée complètement. Dans les autres formes je crois qu'il y a plus d'avantage à espacer les trois premières injectious, de trois, quatre ou cinq jours. Quand j'ai obtenu un résultat appréciable, j'éloigne davantage la quatrième et la cinquième; puis j'attends et si le résultat ne paraît pas complet, je fais une ou deux autres injections, huit, dix, douze ou même quinze jours après. On comprend qu'il me soit impossible de donner des renseignements plus précis sur ces divers points. Il ne s'agit pas là d'une méthode rigide qu'il faille appliquer aveuglément à tous les cas, mais bien au contraire d'un procédé flexible qu'il faut adapter à chaque cas particulier.

Avant d'étudier les résultats thérapeutiques de cette méthode, il faut voir si elle expose à quelque accident.

Il est un danger auquel on pense immédiatement quand il s'agit d'injections intra-utérines et surtout d'injections de solutions fortes, c'est le passage du liquide dans les trompes.

Il ne s'agit pas de discuter ici la possibilité théorique de ce passage : il ne me paraît pas douteux qu'on puisse arriver en injectant du liquide sous pression dans l'utérus à le faire refluer jusque dans le péritoine. Mais là n'est pas la question. Il s'agit uniquement de savoir si on peut, en s'entourant des précautions très simples que j'ai indiquées, faire sans danger des injections intra-utérines de chlorure de zinc.

Hofmeier(1) a publié une observation singulièrement effrayante. Un médecin fait chez lui, à 8 heures du soir, une injection intra-utérine de chlorure de zinc à 50 p. 100. Immédiatement après l'injection, éclatent des douleurs abdominales très vives. Puis les douleurs se calment, sous l'influence de la teinture d'opium, et la malade peut revenir à pied chez elle. Mais bientôt la crise recommence, puis surviennent des vomissements ; le ventre se tuméfie, le visage se décolore, le pouls faiblit et la malade succombe douze heures après l'injection. L'autopsie a été faite et Hofmeier conclut que « cette femme est morte d'une péritonite

(1) HOFMEIER. *Monatsch. f. Geb. und Gyn.*, 1896, v. IV, p. 301.

aiguë provoquée par l'injection dans la cavité utérine d'une solution de chlorure de zinc à 50 p. 100 ».

On pourrait certainement discuter la valeur de cette autopsie, puisqu'elle n'a été pratiquée que vingt jours après le décès et qu'il a fallu exhumer le cadavre pour la faire. Quand on ne trouve dans de pareilles conditions que « cent grammes de liquide rougeâtre » dans la cavité abdominale et « une réplétion considérable du réseau vasculaire », on ne peut vraiment rien conclure. Cependant je n'insiste pas car les conditions dans lesquelles la malade a succombé ne permettent guère de nier que l'injection de chlorure de zinc ait été la cause de sa mort.

Mais ce que nous ne savons pas suffisamment, c'est la quantité qui a été injectée, c'est l'état de l'utérus, ce sont les conditions de l'injection. En l'absence de renseignements précis sur ces points importants, on ne peut rien conclure de ce fait, si ce n'est qu'il faut être prudent et s'entourer de précautions.

Mes 62 malades ont reçu 275 injections. Les unes ont été faites par moi-même, d'autres en grand nombre par mes élèves, et jamais il ne s'est produit aucun accident. Je crois donc qu'on est pleinement autorisé à faire ces injections dans les conditions que j'ai dites.

Si les injections sont sans danger, sont-elles sans inconvénients? Malheureusement non. Elles ont un inconvénient réel : elles sont souvent douloureuses, quelquefois très douloureuses.

Il y a au point de vue de la douleur des irrégularités aussi imprévues que déconcertantes. Certaines malades ne souffrent pas du tout, d'autres souffrent d'une manière excessive. Dans mes observations, j'en trouve sept où il est noté que les douleurs ont été très vives et cinq où elles ont été à peu près nulles. Dans les autres cas les douleurs ont été modérées.

En général, ce sont les premières injections qui sont les plus douloureuses, mais on voit des malades qui souffrent peu de la première injection et beaucoup de la troisième ou de la quatrième. Quelquefois les douleurs commencent immédiatement après l'injection. Le plus souvent elles ne débutent que quelques minutes, voire même un quart d'heure ou une demi-heure plus tard et il y a des cas où elles n'atteignent leur acmé qu'au bout d'une heure.

Leur manifestation symptomatique est variable. Chez certaines malades il y a tendance à la syncope ; d'autres s'agitent. Les douleurs ont le caractère de coliques et s'irradient dans les reins. Les malades les comparent volontiers aux douleurs de l'accouchement, et il ne me paraît pas douteux qu'elles sont dues à une contracture du muscle utérin. Même quand elles durent longtemps, elles disparaissent sans laisser de trace.

Si j'insiste sur ces douleurs, c'est pour que ceux qui seraient tentés de recourir à ce mode de traitement n'en soient pas effrayés. Mais je me hâte d'ajouter que la plupart des malades peuvent se lever après l'injection et vaquer à leurs occupations ordinaires. C'est même là un des grands avantages du traitement.

Peut-on prévoir les douleurs? Il m'a semblé qu'elles étaient plus vives dans les cas de rétroversion, et j'avais cru qu'on pouvait les attribuer à ce qu'une partie du liquide injecté séjournait dans le fond de l'utérus devenu déclive. Puis j'ai vu souffrir beaucoup des malades qui avaient l'utérus en position normale, tandis que d'autres n'ont pas souffert, qui avaient une rétroversion très accentuée. Il m'est arrivé de prédire des douleurs vives à des malades qui n'ont presque rien senti. En somme, il me paraît certain que les douleurs sont dues à une contracture du muscle utérin, mais je ne saurais dire avec certitude dans quelles conditions elles se produisent.

Si on ne peut les prévoir, peut-on les éviter? J'ai essayé pour cela de la cocaïne. J'ai employé d'abord des solutions contenant à la fois du chlorhydrate de cocaïne et du chlorure de zinc ; mais j'ai dû y renoncer car ces solutions sont difficiles à bien faire. Dans un grand nombre de cas, elles précipitent, se troublent et on ne sait plus exactement ce qu'elles contiennent. J'ai donc pris le parti de faire d'abord une injection de 1 à 2 centim. cubes d'une solution de cocaïne à 5 p. 100, puis cinq minutes après l'injection de chlorure de zinc. Grâce à cet artifice les douleurs sont retardées. Il m'a semblé qu'elles étaient généralement diminuées, mais il est difficile de le prouver en raison de leur variabilité. En tout cas, il est certain, et c'est fort regrettable, qu'elles ne sont pas toujours supprimées.

Voyons maintenant les résultats thérapeutiques. Pour les étudier, j'ai divisé mes observations en trois groupes suivant qu'elles ont trait à des métrites hémorrhagiques, à des métrites glandulaires ou à des métrites mixtes. C'est une division purement symptomatique dont il serait facile de faire la critique. Il m'a paru cependant que pour une question de thérapeutique elle avait des avantages de commodité. Mais je serai obligé de donner des renseignements complémentaires pour les métrites parenchymateuses et les lésions du col.

Dans chacun de ces trois groupes, je ferai deux catégories suivant que les annexes sont saines ou altérées.

Métrites hémorrhagiques. — C'est dans les métrites hémorrhagiques qu'on obtient les meilleurs résultats. Ce sont d'ailleurs, quel que soit le mode de traitement qu'on emploie, les plus faciles à guérir.

J'ai traité 26 malades de ce genre n'ayant pas de lésions appréciables des annexes. Deux ont disparu après avoir reçu deux injections chacune. Je ne sais si elles sont guéries. Les 23 autres ont guéri, sauf une.

Chez cette dernière, les hémorrhagies ont continué malgré les injections. Le curettage n'a pas donné de meilleurs résultats. Les hémorrhagies étant menaçantes par leur abondance, je me suis décidé à faire l'hystérectomie. L'utérus enlevé, je n'ai trouvé aucune lésion qui explique ni l'abondance ni la persistance des hémorrhagies. On sait qu'il existe un certain nombre de ces cas d'apparence paradoxale.

	NOM ET AGE	DATE	DIAGNOSTIC	INJECTIONS	RÉSULTATS	OBSERVATIONS
1	X. (Louise), 30 ans.	Janvier 1897.	Métrite hémorrhagique sans lésions annexielles.	Deux injections à 10 0/0	Guérison (3 mois).	
2	Th. (Blanche), 19 ans.	30 juin 1896.	Métrite hémorrhagique sans lésions annexielles.	Trois injections à 10 0/0	Guérison (4 mois).	
3	F. (Louise), 33 ans.	2 novemb. 1896.	»	Une injection à 1/10.	Guérison.	
4	Fleu., 29 ans.	1896.	»	Quatre injections.	Guérison (2 ans	
5	P., 45 ans.	1896.	»	Quatre injections.	Guérison (3 ans).	
6	Le G. (Joséphine), 23 ans.	4 juillet 1896. Laennec.	»	Quatre injections.	Guérison (18 mois).	
7	Port. (Marguerite), 29 ans.	21 janvier 1896. Laennec.	»	Cinq injections.	Guérison.	
8	Dunt. (Augustine), 38 ans.	22 août 1896. Laennec.	»	Cinq injections.	Guér. (il persiste un peu de leucorrhée).	
9	Pes. (Marie), 23 ans.	1er sept. 1896. Laennec.	Métrite hémorrhagique sans lésions des annexes.	Cinq injections 30 0/0	Guérison.	
10	Rous. (Augustine), 38 ans.	31 août 1896. Laennec.	Métrite hémorrhagique et parenchymateuse. Annexes saines.	Quatre injections 30 0/0	Guérison.	
11	Schaef., 25 ans.	4 novemb. 1896.	Métrite hémorrhagique et parenchymateuse. Annexes saines.	Cinq injections 30 0/0	Guérison (18 mois).	Retard des règles après 1 guérison.

12	Aub. (Adeline), 21 ans.	3 sept. 1896. Laennec.	Métrite hémorrhagique sans lésion des annexes.	Cinq injections	Guérison.	
13	X.	1896.	»	Cinq injection	Echec. Il fallut faire l'hystérectom	
14	Jan. (Louise), 23 ans.	18 août 1896.	»	»	Guérison.	
15	Lev., 35 ans.	mai 1897.	Métrite hémorrhagique consécutive à une fausse couche.	Quatre injections	Guérison (18 mois).	
16	Leb. (Jeanne), 20 ans.	janvier 1898.	Métrite hémorrhagique.	Trois inject.	Guérison (10 mois).	
17	Buon. (Anne), 26 ans.	21 juillet 1898. Hôtel-Dieu.	»	Quatre injections.	Guérison.	
18	Hub. (Pauline), 28 ans.	28 juillet 1898. Hôtel-Dieu.	Métrite hémorragique. Rétroflexion. Annexes ?	Quatre injections.	Guérison.	Rentrée à l'hôpital 1 mois après. Annexes gauches en prolapsus dans le cul-de-sac de Douglas douloureuses
19	Hunt. (Berthe), 31 ans.	13 août 1898. Hôtel-Dieu.	Métrite hémorrhagique. Annexes saines.	Quatre injections.	Guérison.	
20	Bourg. Clémentine), 30 ans.	6 août 1898. Hôtel-Dieu.	»	Quatre injections.	Guérison.	
21	Ca. (Marie-Louise). 20 ans.	8 sept. 1898. Hôtel-Dieu.	»	Quatre injections.	Guérison.	
22	Dog. (Juliette, 19 ans.	18 juil. 1895. Laennec.	»	Deux injections 50 0/0	Résultat non indiqué.	
23	Bro. (Marie), 27 ans.	3 juillet 1895. Laennec.	»	Deux injections.	Id.	
24	Nav. (Marie), 29 ans.	9 août 1898. Hôtel-Dieu.	Métrite hémorrhagique avec rétroflexion non douloureuse. Annexes saines.	Quatre injections.	Guérison (1 mois).	
25	Dup.	1896.	Métrite hém. et parenchymateuse	»	Guérison (2 ans 1/2)	
26	Nard. (Nathalie).	1897.	Métrite hémorrhagique.	Quatre inject.	Guérison.	

Parmi les 22 malades qui ont bien guéri par les injections de chlorure de zinc, deux avaient subi antérieurement et inutilement le curettage. L'une d'elles avait été curettée par moi-même avec le plus grand soin. Les hémorrhagies avaient reparu très abondantes et très longues quatre mois après le curettage. Elles ne se sont pas reproduites depuis deux ans et demi que 'ai fait les injections de chlorure de zinc.

Malheureusement il est peu de malades sur lesquelles je puisse fournir des renseignements d'aussi longue durée. Beaucoup ont été perdues de vue. Je trouve seulement une malade suivie plus de 4 mois ; une plus de 10 mois ; une plus de 12 mois ; une plus de 18 mois ; 4 plus de 2 ans. Mais chacun sait qu'il faut des circonstances assez exceptionnelles pour qu'on revoie les malades qui sont bien guéries. J'ajoute que j'ai tout lieu de croire que les malades qui ne seraient pas restées guéries seraient venues me retrouver, et je n'en ai pas revu une seule.

Voici comment les choses se passent. Je n'hésite pas à pratiquer l'injection en pleine hémorrhagie ; c'est le meilleur moyen de l'arrêter. Il n'est pas rare qu'elle cesse après la première injection. Elle s'arrête définitivement après la troisième ou la quatrième. Il est bon, je crois, pour assurer la guérison, de faire au moins une injection 5, 6, 7, 8 jours après que l'écoulement a complètement cessé. Cinq malades ont reçu cinq injections chacune. La plupart, douze, en ont reçu quatre, les autres moins.

Deux fois, les règles ont été retardées après le traitement. Elles n'ont reparu qu'au bout de deux mois dans un cas, trois mois environ dans l'autre. Pendant le laps de temps où elles ont manqué, les malades n'ont eu aucun accident. Lorsqu'elles se sont rétablies, elles sont redevenues régulières et indolentes. Les deux malades chez lesquelles ces retards se sont produits ont été suivies pendant plus de deux ans. Aucune n'a le moindre rétrécissement du canal utérin.

Métrites hémorrhagiques avec lésions des annexes.

N°s	NOM, AGE ET DATE	DIAGNOSTIC	INJECTIONS	RÉSULTATS	OBSERVATIONS
1	De Maz, 36 ans. 10 juill. 1896. Laennec.	Métrite hémor. avec salpingite.	6 inj.	Améliorat. notable.	
2	Le Ger. (Gabrielle), 32 ans. 17 décemb. 1896. Laennec.	Salpingite gauche.	2 inj.	Améliorat.	
3	Fier. (Amélie), 22 ans. 22 octob. 1896. Laennec.	Métrite hémor. et annexite bilatérale.	5 inj. (15 et 30 %).	Améliorat.	Injections peu douloureuses
4	Sav. (Élise), 26 ans. 15 juill. 1896. Laennec.	Métrite hémor. et salpingite gauche.	4 inj.	Guérison.	Injections douloureuses.
5	Mas. (Jeanne), 21 ans. 8 juillet 1896.	Métrite hémor. Rétrovers. et annex. légère.	4 inj.	Guérison.	Injections douloureuses.
6	W..., 22 ans. Juin 1898.	Métrite hémor. Annex. doub.		Échec.	Injections douloureuses.

Quand il existe des lésions des annexes, les résultats sont naturellement moins bons. Je n'ai que six cas de ce genre. Sur les six cas, il y a seulement deux guérisons, encore aucune des deux malades n'a été suivie longtemps. Dans les trois autres cas il y eut seulement des améliorations. Les grandes pertes ont été arrêtées, mais les règles sont restées irrégulières et de temps en temps trop abondantes. Dans le dernier cas, le résultat a été nul.

Métrites glandulaires. — Ce mot est pris, comme je l'ai déjà fait remarquer, dans un sens purement clinique. Il désigne les métrites qui sont caractérisées symptomatiquement par de la leucorrhée.

J'ai soigné 15 cas de ce genre *sans lésion des annexes.*

Métrites glandulaires sans lésions des annexes.

Nos	NOM AGE ET DATE	DIAGNOSTIC	INJECTIONS	RÉSULTATS	OBSERVATIONS
1	Coup. (Anna), 13 nov. 1896. Laennec.	Métrite gland. Annexes saines	5 inj.	Guérison.	Cette malade avait été laparotomisée pour annexite l'année précédente (déc. 95).
2	Coul. (Albertine), 24 ans. 24 déc 1896. Laennec.	»	5 inj.	Améliorat. (Le col reste gr. Amél.).	
3	Ben. (Maria), 25 ans. Juin 1896. Laennec.	»	5 inj.	Guér. com. (6 mois).	
4	Mard, 28 ans. Mars 1896. Laennec.	»	5 inj.	Echec.	
5	Dro. (Blanche), 27 ans. 17 nov. 1896. Laennec.	»	5 inj.	Echec.	
6	Nat. (Berthe), 22 ans. 13 mai 1896. Laennec.	»	2 inj.	Guér. com. col cicatrisé.	
7	Avo. (Elisa), 22 ans. 28 avril 1896. Laennec.	Métrite gland. avec ulc. du col Annexes saines	10 in.	Guér. com.	
8	Pon. (Eugénie), 36 ans. 4 août 1896. Laennec.	Métrite gland. Annexes saines	6 inj.	Guéris. des douleurs mais la leucorrh. persiste.	
9	Delab. (Elise), 23 ans. 17 sept. 1896. Laennec.	»	5 inj.	Guér. com. (5 mois).	
10	Clav. (Blanche), 35 ans. 28 oct. 1896. Laennec.	»	5 inj.	Guérison.	
11	Lod. (Marie), 20 ans. 1 sept. 1896.	»	4 inj.	Guérison. (16 mois)	
12	Ch. (Marie), 38 ans. Octobre 1897.	Métrite parenchymateuse. Annexes saines	6 inj.		
13	Pet. (Mathilde), 30 ans. Déc. 1897.	Métrite gland. Rétrov. adhér. Annexes saines	4 inj.	Amélior.	Inj. très douloureuses. Cette malade avait déjà subi un curettage.
14	Qu. (Léonie), 36 ans. Mars 1898.	Métrite parenchymateuse. Gros col.	4 inj.	Guérison.	
15	Com. (Blanche), 20 ans. 20 juillet 1898. Hôtel-Dieu.	Métrite parenchymateuse.	3 inj.	Guérison.	

Métrites glandulaires avec lésions des annexes.

Nos	NOM, AGE ET DATE	DIAGNOSTIC	INJECTIONS	RÉSULTATS	OBSERVATIONS
1	Guy (Lucie), 21 ans. 6 déc. 1896. Laennec.	Métrite gland. annexite bilatérale.	4 inj.	Échec.	Injections peu douloureuses.
2	Cal. (Clémentine). 36 a. 5 oct. 1896. Laennec.	Métrite gland. légère. Salpingite.	4 inj.	Améliorat. notable.	Injections très douloureuses.
3	X. 36 ans. 8 juil. 1896. Laennec.	Métrite gland. Salping. gauche. Ulcération du col.	3 inj.	Améliorat. col cicat.	
4	Hen. (Louise), 20 ans. 24 juin 96. Laennec.	Métrite gland. salpingite bilatérale.	7 inj.	Guéris. de la métrit. persistan des doul.	
5	Ga. (Joséphine), 22 ans. 22 av. 1896. Laennec.	Métrite parenchym. et salpingite.	»	Échec.	
6	Bo. (Thérèse), 25 ans. 23 nov. 1897.	Métrite gland. et parenchymse. Rétroflexion adhérente. Annexite bilat.	6 inj.	Échec ap. amélior. passag.	Inject. douloureuses. Hystérectomie abdomin. totale, octobre 1898. Guérison.
7	Ho. (Anne), 23 ans. 11 août 1898.	Métrite gland. et antéfl. Salping. double.	4 inj.	Échec.	Laparotomie le 27 sept. 1898. Guérison.
8	Ren. (Victorne); 23 ans. 26 juil. 1898. Hôtel-Dieu.	Métrite parenchym. Salp. double.	4 inj.	N'a pas été suivie.	
9	Per. (Marie), 37 ans, 28 juil. 1898. Hôtel-Dieu.	Métrite parenchym. Antéflex. mobile. Double salpingite.	4 inj.	Guéris. de la métrit. les ann. rest. douloureuses.	
10	Aub. (Jeanne), 29 août 1898. Hôtel-Dieu.	Métrite gland. et annexite à droite.	4 inj.	Guérison.	Inject. douloureuses.

Deux malades ne paraissent avoir tiré aucun bénéfice du traitement, mais l'une des deux a disparu après la seconde injection et ne devrait pas entrer en ligne de compte.

Cinq ont été améliorées sans être complètement guéries, c'est-à-dire qu'il a persisté un peu de leucorrhée et que le col est resté gros. L'une de ces malades avait subi antérieurement l'ablation des annexes par la laparotomie.

Les huit autres ont guéri complètement ; les douleurs et la leucorrhée ont disparu. Je range parmi les guéries, une malade chez qui le col était cependant resté un peu gros, parce que tous les symptômes fonctionnels et subjectifs avaient disparu.

Deux malades seulement, parmi celles qui ont guéri, ont été suivies l'une cinq mois et l'autre six mois.

J'ai soigné dix malades atteintes de métrites glandulaires *avec lésions des annexes.*

Dans quatre cas, l'échec a été complet et j'ai dû laparotomiser ultérieurement deux de ces malades qui ont consenti à l'opération.

Chez deux malades, la métrite a été manifestement améliorée.

Dans deux cas, la métrite a complètement guéri, mais les annexes sont restées douloureuses.

Enfin dans deux cas, il semble y avoir eu guérison, non seulement de la métrite, mais aussi des salpingites. Malheureusement les malades n'ont pas été suivies.

Métrites mixtes. — Sur trois cas de métrite mixte sans lésion des annexes, une malade a été très améliorée et deux ont été complètement guéries. L'une d'elles a été suivie quatre mois.

Sur deux malades atteintes de métrite mixte avec lésion des annexes, le résultat a été insignifiant.

Je dois ajouter un mot sur les résultats que l'on obtient sur les métrites parenchymateuses et les lésions du col.

Plusieurs malades cataloguées sous les rubriques précédentes avaient des utérus très hypertrophiés. Les injections ont eu en général les plus heureux résultats sur ces hypertrophies. J'ai vu plusieurs fois des utérus à parois épaissies, à cavité élargie, revenir sur eux-mêmes avec une extrême rapidité. La régression des métrites parenchymateuses est un des résultats les plus nets et les plus heureux du traitement par le chlorure de zinc en solution.

Métrites mixtes.

N°s	NOM, AGE ET DATE	DIAGNOSTIC	INJECTIONS	RÉSULTATS
1	Cau. (Juliette), 22 ans. 2 déc. 1896. Laennec.	Métrite mixte sans lésions des annexes.	Cinq injections.	Grande amélioration, mais il persiste un peu de leucorrhée.
2	Ro. (Amélie), 17 ans. 2 sept. 1896. Laennec.	Métrite mixte sans lésions des annexes.	Cinq injections.	Guérison.
3	Aud. 23 ans, 3 février 1897.	Métrite mixte, antéflexion congénitale, annexes saines.	Six injections après dilatation de la cavité utérine à la laminaire.	Guérison. 4 mois.
4	Ga. (Marie). 16 ans, 5 déc. 1896. Laennec.	Métrite mixte avec annexite bilatérale.	Quatre injections.	Améliorat.
5	Ro. (Lina), 25 ans, 26 nov. 1896. Laennec.	Métrite mixte. Rétroversion irréductible et annexite.	Deux injections.	La malade n'a pas été suivie.

Quant aux lésions du col, elles rétrocèdent aussi dans bien des cas. Naturellement quand il y a des kystes dans l'épaisseur des lèvres, les injections n'y peuvent rien, mais les exulcérations, qui ne sont que de l'ectropion de la muqueuse cervicale guérissent souvent. Je ne saurais dire comment se produit cette guérison. L'épithélium se modifie-t-il in situ? ou bien la rétraction du col supprime-t-elle l'ectropion en faisant rentrer la muqueuse cervicale? je n'ai pu m'en rendre compte; mais ce que j'affirme, c'est que certains cols ont guéri, sur lesquels on aurait été tenté de faire des opérations plastiques.

Si on jette un coup d'œil sur l'ensemble de ces résultats, on voit qu'ils sont très médiocres dans les cas où il existe des lésions des annexes. Cela n'a pas lieu de nous surprendre. Il est fort difficile de guérir l'utérus quand les trompes sont malades, car les salpingites agissent sur la matrice de deux façons : en modifiant sa nutrition et en infectant sa cavité. Le curettage ne donne pas, je crois, de meilleurs résultats, et en outre, fait important, il expose, lorsque les annexes sont malades, à des dangers réels. J'ai vu nombre de malades opérées soit par moi, soit par d'autres, chez qui le curettage a amené une aggravation rapide et notable des salpingites. C'est pourquoi j'ai pris le parti de refuser absolument cette opération lorsque les trompes sont atteintes. Au contraire, je n'ai pas vu un seul fait où les lésions des annexes aient été aggravées par les injections de chlorure de zinc, et j'en ai vu où elles ont été améliorées. Aussi ce mode de traitement est-il le seul que j'emploie maintenant quand les trompes sont malades et que leur état ne commande pas par lui-même une intervention.

Lorsqu'il n'y a pas de lésions des annexes, les injections de chlorure de zinc donnent des résultats qui me paraissent au moins équivalents à ceux du curettage. Les métrites glandulaires ne guérissent pas toutes complètement, mais guérissent-elles toutes après le curettage? Quant aux métrites hémorrhagiques, elles guérissent dans la perfection. Je ne veux pas arguer de ce fait que deux métrites ont été guéries qui avaient résisté au curettage, car il est probable qu'un second curettage aurait donné les mêmes résultats, mais je rappelle que toutes mes malades ont guéri, sauf une chez qui le curettage a également échoué et que j'ai dû hystérectomiser.

En somme, les injections de chlorure de zinc me paraissent avoir une efficacité au moins égale à celle du curettage. De plus, elles ont sur lui deux avantages appréciables,

Le premier, qui est contingent, c'est qu'elles n'aggravent pas les lésions des annexes. Cet avantage me paraît considérable, car l'aggravation des salpingites à la suite du curettage est chose fréquente.

Le second avantage, c'est que le traitement par les injections de chlorure de zinc n'exige ni anesthésie, ni immobilisation des malades. Il n'y a pas là d'opération. Beaucoup de malades se lèvent immédiatement après l'injection, et celles mêmes qui souffrent beaucoup peuvent vaquer à leurs occupations après quelques heures de repos.

Il me semble qu'à égalité de résultats, ces deux avantages ont une certaine importance.

Ma statistique a une lacune que je reconnais regrettable. Elle ne me permet pas de donner de renseignements sur la gestation dans les utérus traités par le chlorure de zinc en injection. Je ne doute pas que cette gestation soit parfaitement possible. L'action du chlorure de zinc en solution n'est pas plus destructive que celle du curettage ; elle l'est certainement moins que celle du crayon de Dumontpallier, puisque avec ce crayon on avait souvent des atrésies et que je n'en ai jamais vu après les injections. Or des malades traitées par le crayon étant devenues enceintes, et ayant mené sans encombre leur grossesse à terme, je ne doute donc pas que celles qui sont traitées par les injections puissent faire de même.

DU RALENTISSEMENT DU POULS

PENDANT LES SUITES DE COUCHES

Par **H. Varnier.**

Le ralentissement du pouls est, depuis 1864, considéré comme un phénomène quasi-caractéristique des suites de couches normales.

Signalé en passant par R. Whytt dès 1765, puis par A.-H. Mac Clintock en 1861 comme purement constitutionnel, il fut surtout bien étudié par Blot dans un mémoire publié en 1864 dans les *Archives générales de médecine* et dont voici les conclusions textuelles :

« 1° Chez les femmes en couches *bien portantes*, on voit généralement survenir un ralentissement du pouls plus ou moins marqué.

« 2° La fréquence de ce phénomène varie nécessairement avec l'état sanitaire, comme le prouvent les trois séries d'observations faites par nous successivement à la clinique et à l'Hôtel-Dieu.

« Dans l'état physiologique, le ralentissement du pouls nous paraît un fait *général*, en rapport avec la déplétion utérine ; son degré seul varie ; il ne tient pas à une disposition particulière à quelques femmes qui auraient naturellement et ordinairement le pouls lent. Celles qui font le sujet de mes observations ont été suivies assez longtemps pour que j'aie pu m'assurer que chez elles le pouls avait, en dehors de l'état puerpéral, la fréquence physiologique ordinaire.

« 3° Quant au *degré* du ralentissement, il peut varier beaucoup ; j'ai vu trois fois le pouls tomber à 35 pulsations par minute ; le plus communément il oscille entre 44 et 60.

« Le régime alimentaire n'exerce pas une influence manifeste.

« 4° On le trouve plus souvent chez les multipares que chez les primipares, ce qui peut s'expliquer par la fréquence plus grande des accidents puerpéraux chez les dernières.

« 5° La *durée* du ralentissement varie de quelques heures à dix ou douze jours ; elle est en général d'autant plus longue que le ralentissement est plus considérable, pourvu toutefois qu'un accident morbide ne tire pas subitement les femmes de l'état physiologique.

« 6° La marche du ralentissement du pouls est presque toujours la même ; il commence ordinairement dans les 24 heures qui suivent l'accouchement, il va en augmentant, reste un certain temps stationnaire, puis disparaît peu à peu.

« On le voit souvent persister, même à un degré très prononcé, pendant la période des couches qu'on décrit généralement sous la dénomination, souvent impropre, de *fièvre de lait*.

« 7° La longeur du travail ne paraît pas exercer une influence notable sur son développement et sur son degré ; au contraire, le moindre état pathologique l'empêche de se produire ou le fait disparaître ; on l'observe après l'avortement, après l'accouchement prématuré, spontané ou artificiel, comme après l'accouchement à terme.

« Les tranchées utérines, même intenses, ne le font pas disparaître. Il n'en est pas ordinairement de même des hémorrhagies. On peut cependant l'observer quelquefois après celles qui n'ont pas été abondantes.

« 8° La position couchée, assise ou debout le font varier très notablement.

« 9° Le ralentissement du pouls est un signe pronostique très favorable ; on ne le rencontre que chez les femmes bien portantes ; dans un service d'hôpital, sa fréquence indique un état sanitaire excellent ; sa rareté doit faire craindre l'invasion prochaine des états morbides qu'on voit si souvent régner sous forme épidémique.

« 10° Quant à sa cause, il ne faut pas la chercher dans une sorte d'épuisement nerveux, comme je l'avais cru tout d'abord ; les recherches sphygmographiques auxquelles nous nous sommes livrés, avec M. Marey, montrent d'une manière manifeste qu'il est en rapport avec une augmentation de la tension artérielle après l'accouchement. »

Depuis lors de nombreux mémoires — parmi lesquels se distinguent plus particulièrement ceux de Falaschi (de Sienne, 1871), et de Louge (1886) *sur le pouls puerpéral physiologique* — sont venus confirmer dans ses grandes lignes le travail de Blot.

Voici résumées les principales conclusions de Louge :

Le pouls d'une femme jeune, bien portante, éveillée, au repos, étant hors l'état de grossesse de 72 à 75, les moyennes obtenues sur 20 femmes grosses du 5e mois jusqu'à la fin de la grossesse sont :

Pour la position	couchée	84,6.
—	assise	86,5.
—	debout	86,9.

Le pouls pendant le travail s'accélère de 5 à 6 pulsations par minute pendant les douleurs préparantes, de 15 à 20 pendant les contractions efficaces en dehors de l'effort, pour retomber en moyenne à 82 aussitôt après l'expulsion du fœtus, remonter à 100 ou 120 pendant le frisson physiologique et descendre enfin plus ou moins brusquement, après la délivrance, au-dessous de la moyenne physiologique.

A partir de ce moment les courbes obtenues pendant les couches les plus régulières présentent généralement l'un des trois types suivants :

1° Le pouls oscille pendant toute la durée des suites de couches entre 72 et 80, sans jamais descendre au-dessous. C'est la *courbe sans ralentissement*.

2° La fréquence oscille entre 72 et 80, mais on observe à certains jours des couches, variables, une diminution momentanée ; le pouls descend à 60, à 58, puis s'élève de nouveau. C'est la courbe la plus commune à *ralentissement mixte*.

3° La fréquence du pouls, qui se tenait entre 70 et 84 après la délivrance, se ralentit manifestement et graduellement, oscille en moyenne entre 50 et 46, présente le maximum du ralentissement le matin du 7ᵉ jour, puis s'élève successivement au chiffre normal. C'est la *courbe à ralentissement franc ;* elle forme une ligne à concavité supérieure.

Ce ralentissement, que Blot dit s'observer presque constamment, Falaschi chez le quart des accouchées, Olshausen dans 63 p. 100 des cas, Louge l'a noté chez une primipare sur quatre, et chez une multipare sur trois.

Le degré est variable — moyenne 40 à 50 (Olshausen) ; 44 à 50 (Falaschi) ; 44 à 56 (Blot) ; 48 à 52 (Hemey) ; 50 à 60 (Louge).

Les minima observés sont : 44 (Hemey) ; 42 (Lorain) ; 40 (Löhlein) ; 38 (Falaschi) ; 36 (Meyburg); 35 (Blot) ; 34 (Olshausen) ; 30 (Mac Clintock).

Le ralentissement se manifeste de 8 à 48 heures après la délivrance. Sa marche est presque toujours la même : il va d'abord en augmentant, reste stationnaire, puis disparaît progressivement. Parfois il cesse pendant quelques jours pour reparaître ensuite.

La durée du ralentissement varie de 1 à 12 jours.

Quant à l'époque où il atteint son maximum, elle est variable, ainsi qu'en témoignent les divergences des auteurs :

Fin du 2ᵉ jour (Blot).	Matin du 7ᵉ (Louge).
De la 48ᵉ à la 60ᵉ heure (Falaschi).	Soir du 7ᵉ jour (Baumfelder).
Du 5ᵉ jour au 8ᵉ jour (Löhlein).	7ᵉ au 9ᵉ (Deubel).
Du 5ᵉ au 7ᵉ jour (Olshausen).	9ᵉ jour (Meyburg).

C'était donc là une donnée qui semblait bien assise lorsque tout récemment Karl Heil, assistant de Kehrer à Heidelberg, reprenant cette étude, dans un mémoire intitulé : « *Existe-t-il un ralentissement physiologique du pouls pendant les suites de couches ?* » (1) est arrivé à des données diamétralement opposées :

« Chez les femmes bien portantes, au repos, le pouls, dit Heil, tombe fréquemment, hors l'état de grossesse, au-dessous de la moyenne admise, 75 (65 et au-dessous dans 49 p. 100 des cas).

« Chez les femmes enceintes, au repos, le pouls tombe fréquemment au-dessous de 75 (60,8 p. 100) ; au-dessous de 65 (24, 45 p. 100) ; au-dessous de 60 — minimum 48 — (11,45 p. 100).

« Le nombre 65 et au-dessous s'observe plus fréquemment au cours de la grossesse que dans aucun des 10 premiers jours des suites de couches.

« Dans 45 p. 100 des cas le nombre moyen des pulsations pour les suites de couches est supérieur au nombre moyen pendant la grossesse.

« Dans 12 p. 100 des cas seulement la moyenne des pulsations est au moins de plus de 10 pulsations inférieure à la moyenne correspondante pendant la grossesse. 10 p. 100 de ces cas ont trait à des multipares.

« L'examen d'une courbe, tracée d'après les moyennes établies pour chacun des premiers jours des suites de couches, montre que du 1er au 8e jour la moyenne va de 71 à 75 pulsations pour s'élever à 78 le neuvième et à 81 le dixième.

« En faisant les réserves que commandent le nombre relativement restreint des cas (100) et les causes d'erreur que comporte l'étude d'un phénomène aussi délicat, aussi sujet à variations que le pouls, Heil pense avoir néanmoins démontré *qu'on ne saurait admettre, dans la mesure où cela a été fait jusqu'ici, un ralentissement physiologique du pouls pendant les suites de couches.* Il a d'ailleurs noté fréquemment un pouls lent, mais c'est là un phénomène qu'on rencontre aussi bien dans la grossesse. Il ne saurait donc plus être qnestion du ra-

(1) Voir *Annales de gynécologie*, août 1898, t. L, p. 129.

lentissement physiologique du pouls des accouchées ; le pouls à la vérité peut être lent, et c'est là un phénomène de bon augure, mais il ne représente pas un attribut propre, exclusif aux suites de couches. »

En présence d'assertions à ce point contradictoires, et pour éclairer ma religion, j'ai institué deux séries d'observations.

1re série.

J'ai pris chaque matin à 9 heures, pendant un temps variant de 4 à 32 jours (savoir : 4 à 10 jours, 5 obs. — 10 à 20 jours, 13 obs. — 20 à 30 jours, 7 obs. — 30 à 40 jours, 7 obs.), le pouls de 32 femmes grosses, couchées, hospitalisées à la Clinique Baudelocque au cours des deux derniers mois de la grossesse (1).

Sur les courbes obtenues j'ai accentué la ligne correspondant à 75 pulsations à la minute.

Et j'ai pu ainsi séparer aisément mes observations en 3 catégories.

a) celles dans lesquelles la courbe reste constamment au-dessus de 75 ;

b) celles dans lesquelles la courbe reste en grande partie au-dessus de 75, avec quelques rares descentes au-dessous de ce chiffre (de 1 à 5), les minima ainsi notés étant 72, 70, 68, 67, 60, 60, 60 ;

c) celles dans lesquelles la courbe est franchement à cheval sur 75 avec minima de 70, 68 et 64 ;

d) celles enfin dans lesquelles la courbe est tout entière au-dessous de 75 avec minima de 61 et 58.

La conclusion chiffrée est celle-ci :

Sur 32 femmes grosses observées au cours des deux derniers mois :

---

(1) Je dois à ce sujet des remerciements à mon élève et ami le Dr Harley pour sa précieuse collaboration.

Pouls constamment au-dessus de 75 ou avec rares descentes au-dessous....	26 = 81 p. 100
Pouls à cheval sur 75	4 = 12,5 —
Pouls franchement au-dessous de 75........................	2 = 6,25 —

En d'autres termes, sur 32 femmes grosses il en est 22, soit 68,75 p. 100, chez lesquelles la courbe du pouls du matin ne descend pas au-dessous de 70, reste au-dessus de 70.

D'autre part, j'ai pris le pouls dans les mêmes conditions, c'est-à-dire le matin seulement, sur 18 accouchées, et matin et soir sur 17, pendant un minimum de 9 jours et un maximum de 16. Séparant les courbes de la même façon que précédemment j'ai obtenu les chiffres suivants :

Sur 35 femmes accouchées bien portantes, à température normale :

Pouls au-dessus de 75.........	1 = 2.85 p. 100
Pouls à cheval sur 75..........	20 = 57,14 —
Pouls au-dessous de 75........	14 = 40 —

En d'autres termes, sur 35 femmes accouchées, à température normale, il en est seulement 4, soit 11,42 p. 100, chez lesquelles la courbe du pouls ne descend pas au-dessous de 70, reste constamment au-dessus de 70.

Les figures ci-jointes (1 à 6, p. 37 à 39), représentent les trois types principaux observés au cours des suites de couches. La ligne pleine est celle de la température, normale dans tous les cas ; la ligne pointillée marque la courbe du pouls.

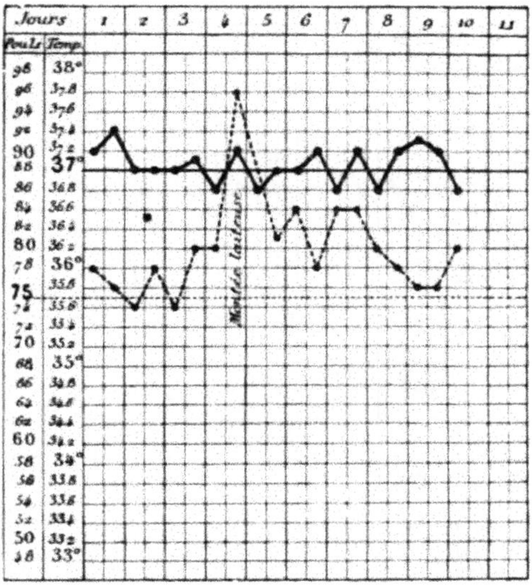

Fig. 1. — Secondipare. Pouls sans ralentissement, restant à 75 et au-dessus, avec ascension à 96 au moment de la montée laiteuse, sans oscillation correspondante de la courbe thermique.

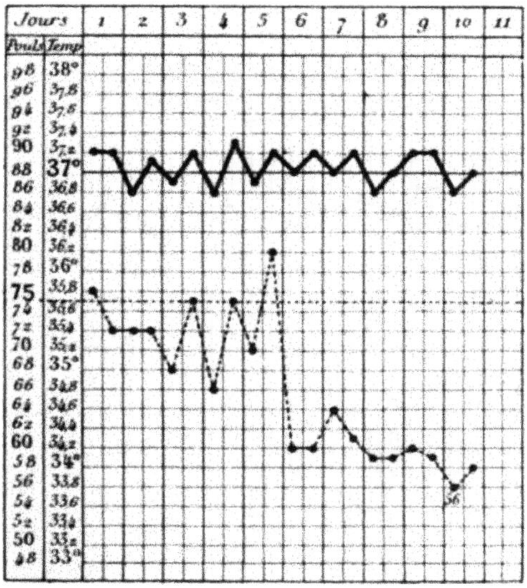

Fig. 2. — Tertipare. Ralentissement du pouls, tardif, s'accusant le 6e jour ; le minimum 56 est atteint le 10e jour

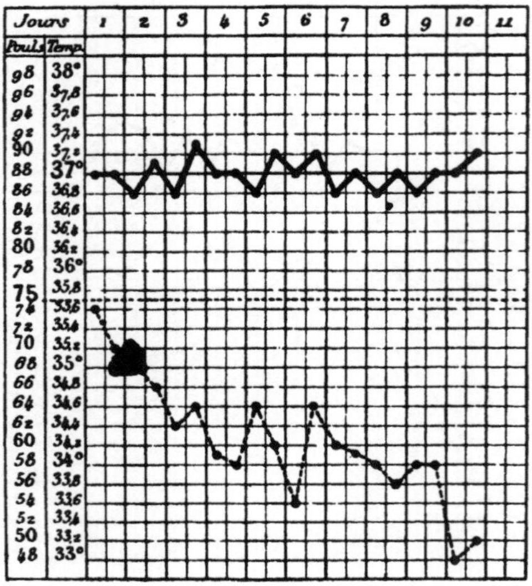

Fig. 3. — Tertipare. Ralentissement graduel. Le minimum 48 est atteint le 10e jour.

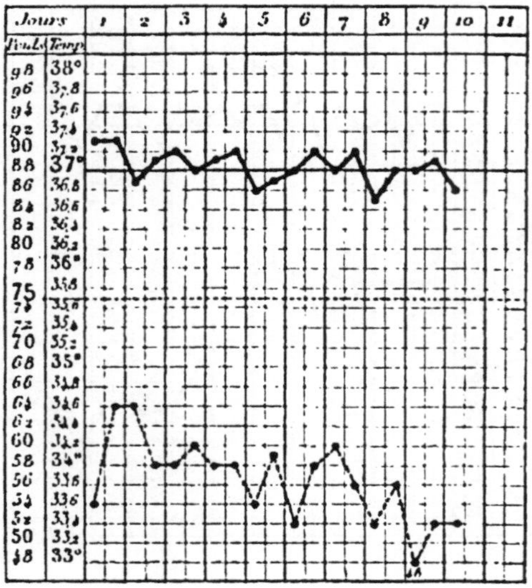

Fig. 4. — Primipare. Ralentissement du pouls. Type courant. Minimum 48, le 9e jour. La montée laiteuse n'a pas interrompu la descente.

FIG. 5. — Tertipare. Ralentissement du pouls. Mimimum 58, le 6e jour. La montée laiteuse a à peine influencé la courbe du pouls dont l'allure générale est horizontale.

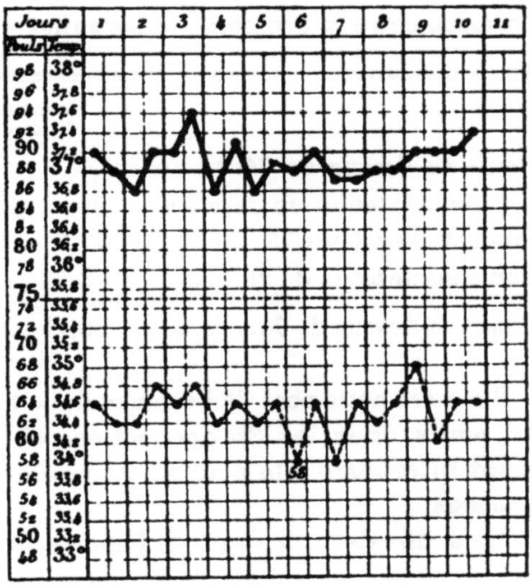

FIG. 6. — IV pare. Ralentissement du pouls. Type rare. Le minimum 52 est atteint dès le premier jour. A partir du 6e, alors que la température reste normale, le pouls remonte en deux jours aux environs de 64, restant encore largement au-dessous de la moyenne de la grossesse.

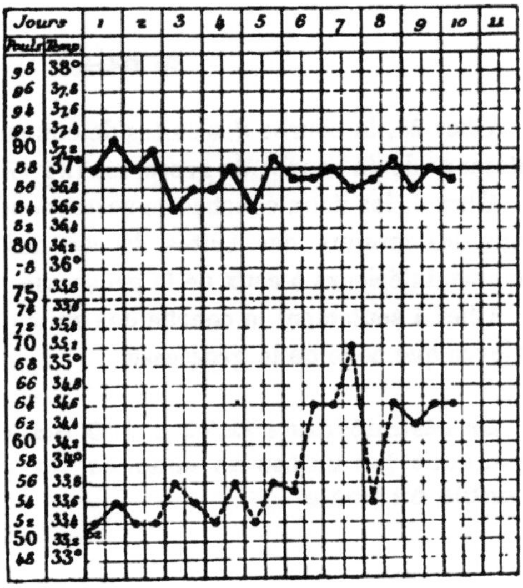

Le tableau ci-dessous permet de faire d'un coup d'œil la comparaison entre la grossesse et les suites de couches :

	GROSSESSE (32 observ.)	SUITES DE COUCHES (35 observ.)
	—	—
Pouls au-dessus de 75 ou avec rares descentes au dessous..	81 p. 100	2,85 p. 100
Pouls à cheval sur 75.........	12,5 —	57,14 —
Pouls au-dessous de 75........	6,25 —	40 —
Pouls au-dessus de 70.........	68,75 —	11,42 —

Il ressort nettement de l'examen de ce tableau que **la courbe du pouls chez les 35 accouchées observées est notablement inférieure à la courbe du pouls chez les 32 femmes grosses.**

Mais, dira-t-on, il s'agit de femmes différentes.

Voici donc les résultats d'une **deuxième série** d'observations dans lesquelles j'ai étudié le pouls chez 36 femmes **avant** et **après** l'accouchement (température normale).

2e Série.

Chez 26, la courbe des suites de couches est franchement au-dessous de la courbe de grossesse (fig. 7 à 12, p. 41 à 46).

Chez 6, les deux courbes se correspondent à peu près, bien que les minima des suites de couches soient, dans 2 cas au moins, inférieurs à ceux de la grossesse.

Chez 4 seulement la courbe des suites de couches est plus élevée que celle de la grossesse.

En résumé, dans 72,22 p. 100 des cas au moins il y a pendant les suites de couches un ralentissement indéniable du pouls.

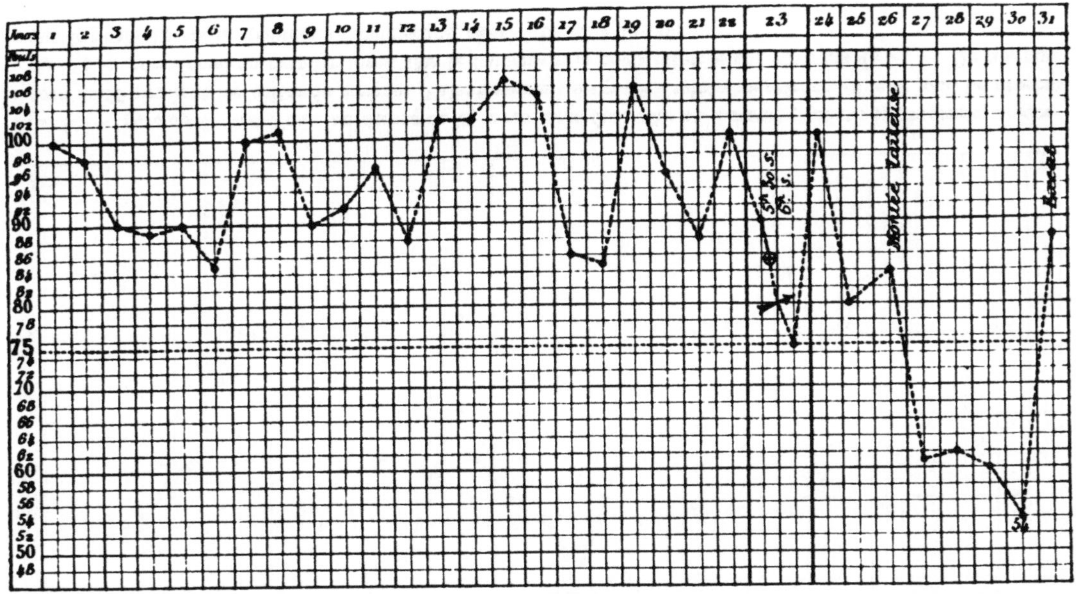

FIG. 7. — Les courbes 7 à 12 où les jours sont numérotés par les quantièmes du mois, sont divisées en 3 cases dont la première, en partant de la gauche, représente la grossesse ; la deuxième, la plus étroite, le travail ; la troisième, les suites de couches. — Dans la 2e case le cercle marqué d'une croix correspond à l'expulsion spontanée du fœtus ; la flèche à celle des annexes.

Ipare de 24 ans. Pouls au-dessus de 75 pendant la grossesse, à cheval sur 75 avec ralentissement au 4e jour, minimum 54 le 7e jour. On n'a noté que le pouls du matin. (Clinique Baudelocque, observ. n° 1460 de 1898.)

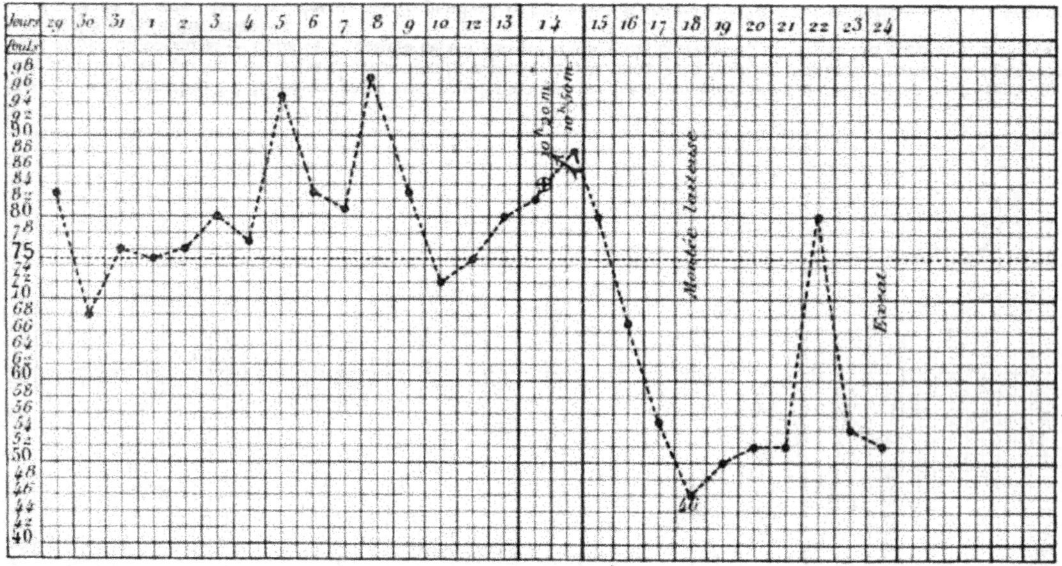

Fig. 8. — Ipare de 21 ans. Pouls au-dessus de 75 (avec rares descentes au-dessous) pendant la grossesse, au-dessous de 75 pendant les suites de couches. Ralentissement du pouls à minimum précoce, 46 le 4e jour. Le crochet du 8e jour correspond au premier lever. Dès le lendemain le pouls retombe aux environs de 50. — On n'a noté que le pouls du matin. (Clinique Baudelocque, observ. n° 1392 de 1898.)

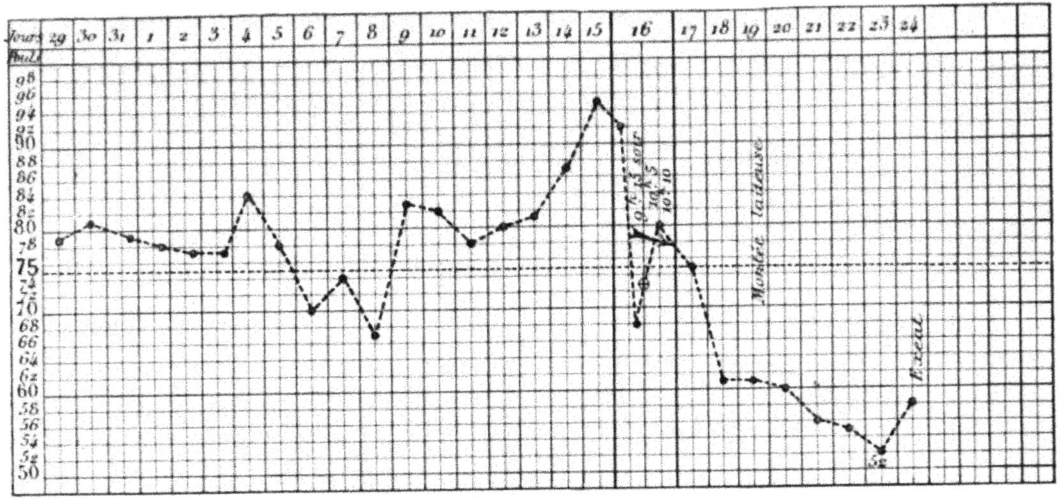

FIG. 9. — IIpare de 29 ans. Pouls au-dessus de 75 (avec rares descentes au-dessous) pendant la grossesse, au-dessous de 75 pendant les suites de couches. Ralentissement graduel à minimum 52 le 7e jour. — On n'a noté que le pouls du matin. (Clinique Baudelocque, observ. n° 1405 de 1898.)

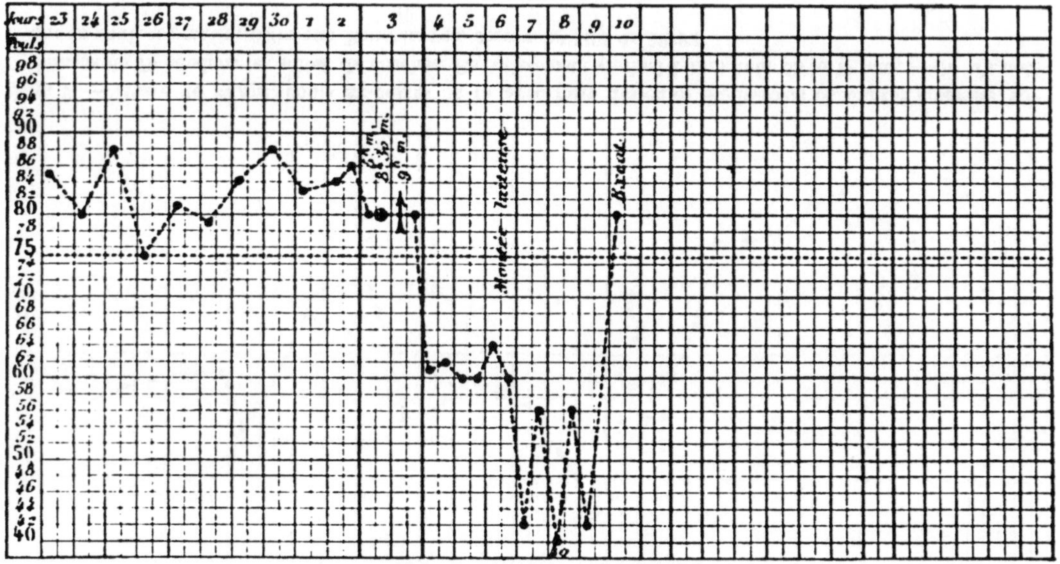

FIG. 10. — Xpare de 30 ans. Pouls au-dessus de 75 pendant la grossesse, au-dessous de 75 pendant les suites de couches. Ralentissement s'accusant après la montée laiteuse, minimum 40 le 5e jour. — On n'a noté que le pouls du matin pendant la grossesse. Pendant les suites de couches il a été pris matin et soir. (Clinique Baudelocque, obs. 1703 de 1898.)

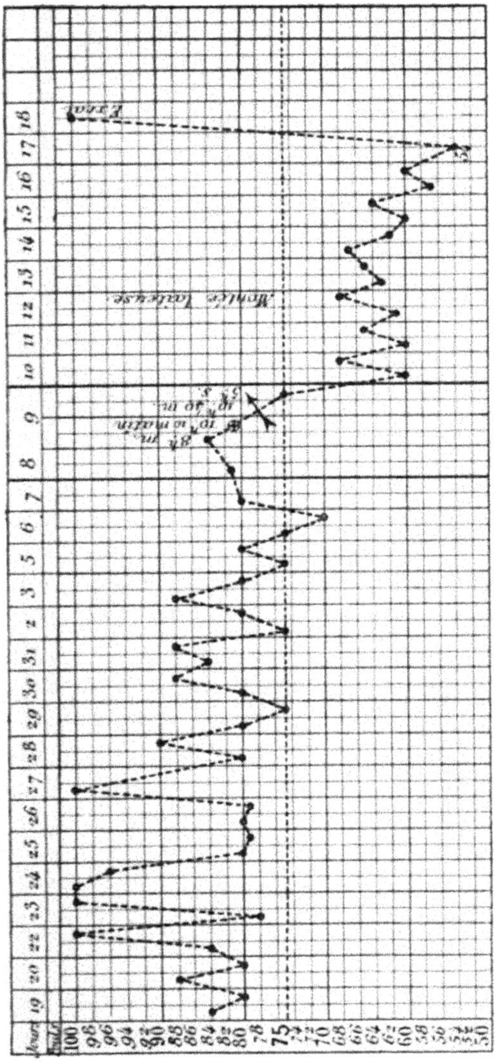

FIG. 11. — Ipare de 25 ans. Pouls au-dessus de 75 pendant la grossesse, au-dessous de 75 pendant les suites de couches. Ralentissement s'accusant le 6e jour, minimum 54 le 8e jour.

On a noté le pouls matin et soir pendant toute la durée de l'observation. (Clinique Baudelocque, observ. nº 1551 de 1898.)

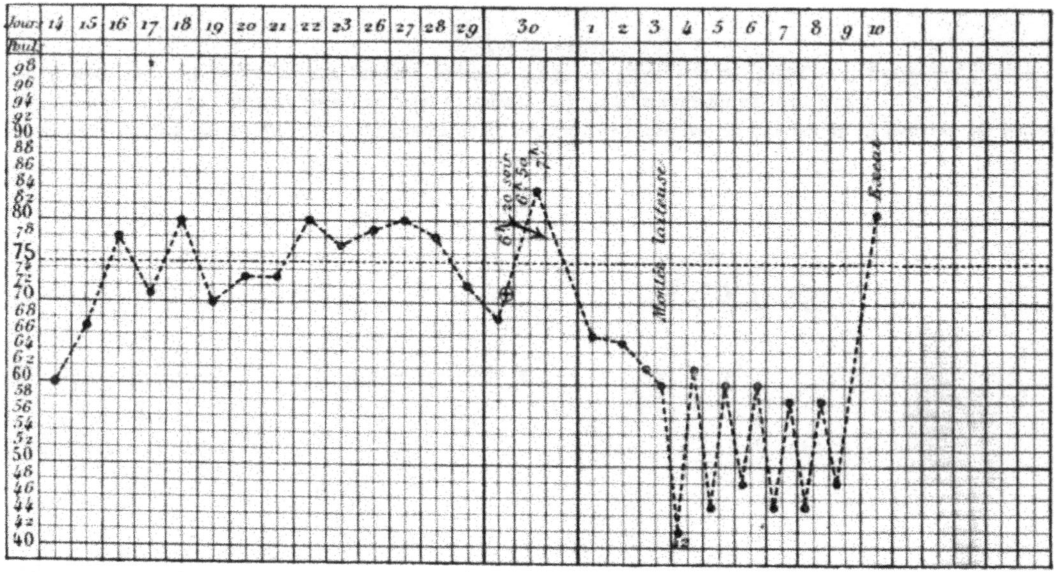

Fig. 12. — VIpare de 38 ans. Pouls à cheval sur 75 pendant la grossesse, au-dessous de 75 pendant les suites de couches. Ralentissement à minimum précoce, 42 le 4e jour.

On n'a noté que le pouls du matin pendant la grossesse. Pendant les suites de couches il a été pris matin et soir. (Clinique Baudelocque, observ. n° 1683 de 1898.)

Ce ralentissement est plus fréquent chez les multipares que chez les primipares.

Le minimum atteint oscille entre 40 et 68, savoir :

40 à 49 = 5, dont 3 multipares
50 à 59 = 13 — 9 —
60 à 69 = 8, — 6 —

Ce minimum s'observe du 5e au 8e jour dans 18 cas sur 26 ; 7 fois sur 18, il correspond au 7e jour ; je l'ai vu n'apparaîtr qu'au 10e jour.

Dans 6 cas sur 26, il correspond aux 4 premiers jours, et la courbe n'est généralement pas modifiée par la montée laiteuse.

Lorsque la femme se lève pour la première fois, il est habituel de constater une ascension brusque de la courbe (fig.) (1) ; mais lorsque le ralentissement est très prononcé et tardif, le pouls ne tarde pas à revenir à la ligne basse, sans que je puisse dire actuellement à quel moment il remonte définitivement à la normale de l'état de vacuité.

Bref, pour conclure, **dans le milieu et dans les conditions où Blot a observé et où nous observons après lui : « on voit généralement survenir chez les femmes en couches, bien portantes, un ralentissement plus ou moins marqué du pouls. Dans l'état physiologique le ralentissement du pouls nous paraît un fait général ; son degré seul varie ; il ne tient pas à une disposition particulière à quelques femmes qui auraient naturellement le pouls lent. »**

---

(1) Chez une VIIpare dont le pouls était à 44 le matin du 7e jour, j'ai compté 40 pulsations le 9e jour, au moment de la sortie de la Clinique, 4 heures après le lever.

DE

L'HYSTEROPEXIE VAGINALE (VAGINO-FIXATION)

Par M. le professeur **Dührssen** (Berlin).

Dans le numéro de novembre 1898, Richelot recommande une méthode de vagino-fixation, qui, d'après l'expérience déjà faite en Allemagne, ne possède pas la supériorité qu'il lui accorde, ni surtout n'assure pas le succès. Déjà, en 1895, Keller avait communiqué un cas dans lequel, après ouverture du cul-de-sac vésico-utérin, il avait fixé solidement à la paroi vaginale antérieure l'utérus long de 8 centim. par quatre points de suture à la soie, sutures qui avaient été passées à travers la paroi antérieure du corps de l'utérus, du fond de l'utérus jusqu'à l'orifice interne. Or, en dépit de cette fixation sûrement solide, une récidive se produisait déjà après quatre mois et demi. D'autre part, Græfe dans un cas où la paroi antérieure de l'utérus avait été réunie au vagin par un certain nombre de sutures, mais sans que le repli vésico-utérin eût été ouvert, dut néanmoins à cause de l'état du col et de sa dilatation défectueuse faire l'opération césarienne.

Je m'explique la récidive dans le cas de Keller par le fait « que consécutivement à la suture de toute la paroi antérieure du corps de l'utérus au vagin, l'union se fit plus étroite, plus intime au niveau du segment inférieur de la matrice que du fond, région plus exposée à la pression variable de la vessie et que cette fusion plus complète attira de nouveau en avant la partie inférieure de l'utérus. Quant aux conséquences fâcheuses observées dans le cas de Græfe, je les rapporte à une soudure trop étendue de la paroi antérieure du corps de l'utérus, par suite de laquelle cette paroi utérine ne put suivre son développement normal pendant la grossesse.

Et, maintenant, il n'est pas douteux que le procédé de Richelot, lequel est presque identique aux méthodes opératoires citées, n'assure pas une guérison définitive de la rétroflexion et n'écarte pas la possibilité de troubles ultérieurs dans l'accouchement. Relativement à ce dernier point, Richelot provoque par sa suture qui traverse toute la paroi antérieure du corps de l'utérus, une soudure fibro-séreuse, également très solide, de toute cette paroi avec la paroi antérieure du vagin et simultanément, de cette façon, un développement défectueux de toute la paroi antérieure du corps de l'utérus pendant la grossesse qui suffit à produire des désordres graves de l'accouchement. Car dans les cas où j'observai les troubles typiques de l'accouchement, je n'avais pas placé mes sutures plus haut que Richelot — sa suture supérieure —, c'est-à-dire à la limite supérieure de la paroi antérieure du corps de l'utérus. Aussi, dans les cas que j'ai opérés, le fond de l'utérus pût-il, pendant la grossesse, librement se développer, mais, malgré cela, les troubles de l'accouchement se produisirent. Cela prouve, ainsi que je l'ai démontré récemment, que quelques *solides* adhérences, situées au-dessus de l'orifice interne, de la paroi antérieure et postérieure du corps de la matrice suffisent à déterminer des troubles de l'accouchement. La portion de la paroi de l'utérus située au-dessous de ces adhérences ne s'étend pas, par suite le reste de la paroi utérine se développe plus fortement et, de ce fait, attire la portion vaginale du col en haut d'une manière anormale. Conditions défavorables qui s'accentuent sous l'influence du travail. (Voir : Ueber Aussachungen, Rückwärtsneigungen und Knickungen des schwangeren Uterus mit besonderer Berucksichtigung der sog. Retroflexio uteri gravidi partialis. *Arch. f. Gyn.*, Bd. 57, Hft. 1.)

Je pense aussi que Richelot n'a pas dit le dernier mot dans la question de la vagino-fixation, tandis que par le perfectionnement progressif de ma méthode j'ai, depuis 3 ans et demi déjà, atteint le but : d'éviter en toute certitude les troubles de l'accouchement et, en outre, d'obtenir une guérison définitive de la rétroflexion, qui ne risque pas d'être compromise par des accouchements ultérieurs. Je suis persuadé qu'on ne peut rien attendre de plus d'une bonne méthode de vagino-fixation.

Richelot apparemment ne connait pas ce perfectionnement de

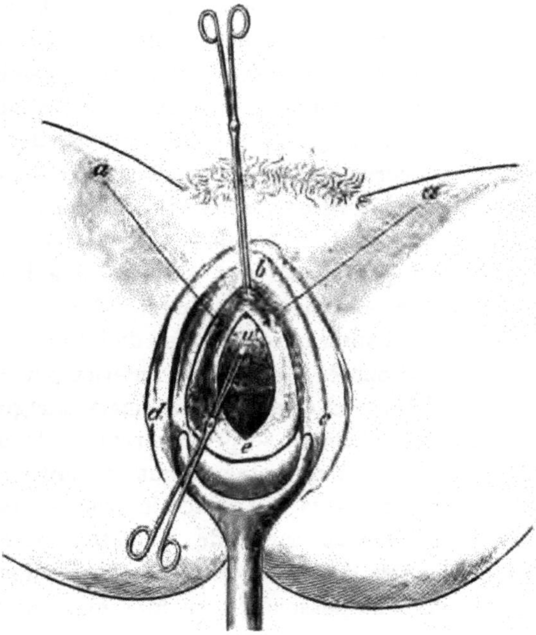

Fig. 1.

a, *a*. Fil de fixation. — *b*, *c*, *d*. Incision vaginale. — *e*. Extrémité inférieure de l'ouverture péritonéale sagittale. — *u*. Fond de l'utérus.

ma méthode ; aussi, je veux le rappeler ici succinctement ; il consiste dans la fermeture *isolée* de l'ouverture, faite dans le sens sagittal, du repli vésico-utérin par une suture continue avec un fil de catgut. Le fil de fixation déjà placé, traverse l'extrémité supérieure de l'incision vaginale, de l'ouverture péritonéale du repli vésico-utérin, et la paroi antérieure de l'utérus au niveau de l'insertion des trompes. En ce qui concerne le matériel à suture, je suis revenu, après les expériences peu satisfaisantes avec le catgut, au crin de Florence que j'employais déjà en 1893 (V. *Arch. f. Gyn.*, 1894, Bd. 48). Cette méthode est représentée dans la figure ci-jointe (fig. 1) qui

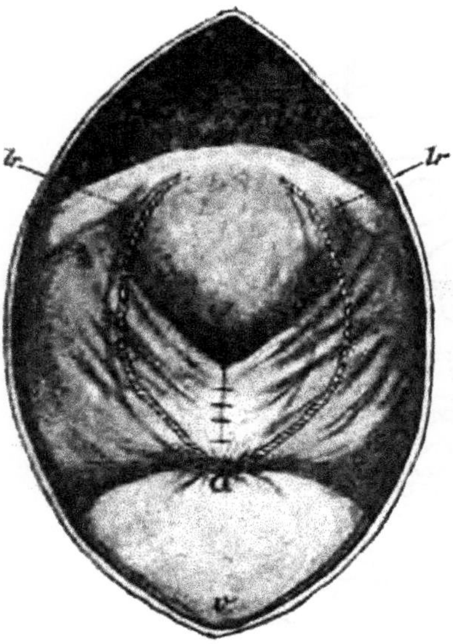

FIG. 2. — Vagino-fixation exécutée complètement sur le cadavre, si ce n'est que le fil de fixation n'est pas noué.

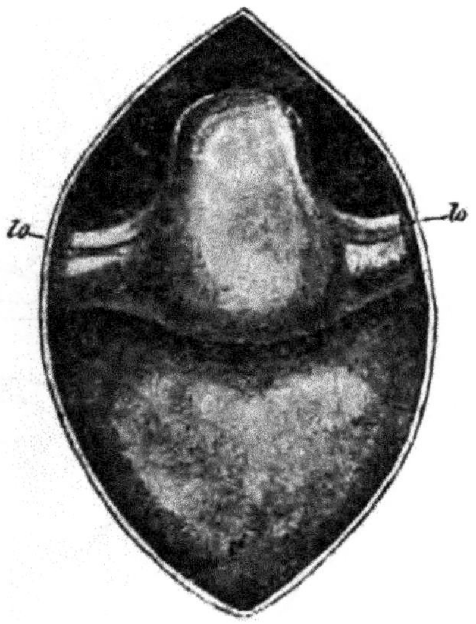

FIG. 3. — Le fil de fixation est noué.

Les figures 2 et 3 montrent comment la paroi antérieure du corps adhère exclusivement avec le péritoine *a*, *b*.

est contenue dans la cinquième édition (1896) de mon « *Vademecum* de gynécologie ».

Comme il ressort de sa comparaison avec la figure 2 de Richelot, une différence des deux méthodes réside dans le fait que je place un seul fil de fixation qui est conduit un peu plus haut à travers la paroi antérieure du corps de l'utérus et qui comprend les bords de l'ouverture péritonéale. On aperçoit l'autre différence de ma méthode sur la figure 2.

Cette image a été obtenue de la façon suivante : j'exécutai sur le cadavre une vagino-fixation, mais je ne nouai pas le fil de fixation et alors j'ouvris le péritoine dans le but d'inspecter

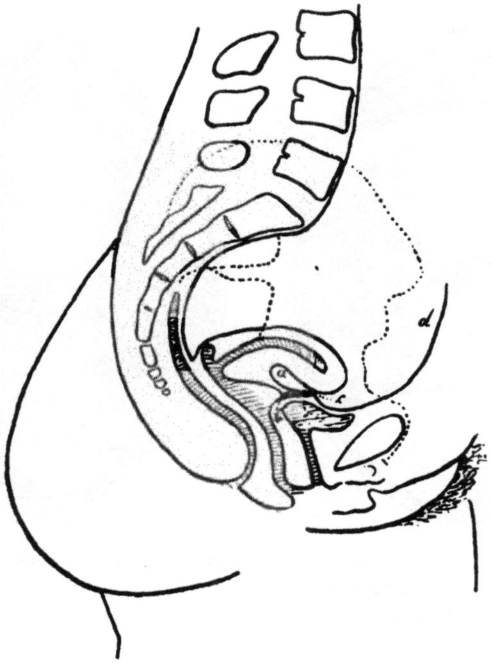

FIG. 4. — État des organes pelviens après vagino-fixation intra-péritonéale guérie.

a. Repli conservé. — *b*. Adhérence connective entre le vagin et le péritoine vésical. — *c*. Adhérence séro-séreuse entre le corps de l'utérus et le péritoine vésical.

les modifications produites par l'opération sur l'utérus artificiellement rétroversé. On voit que ces altérations sont de minime importance : l'ouverture péritonéale allant de l'orifice interne au sommet de la vessie est exactement fermée, le fil de fixation traverse le péritoine vers l'extrémité supérieure de l'ouverture péritonéale et, d'autre part, l'utérus à la hauteur de l'insertion des ligaments ronds. Si du vagin l'on tire maintenant le fil de fixation, on voit sur la figure 3, comment la paroi antérieure du corps de l'utérus s'adosse intimement au péritoine de la paroi postérieure de la vessie et comment, de cette façon, peut se produire au niveau du fil de fixation une soudure séro-séreuse de la paroi antérieure du corps de la matrice avec le péritoine qui tapisse la face postérieure de la vessie.

Par ce procédé on obtient un état comme celui qui est représenté dans la figure 4.

Sous ce rapport, je veux maintenant relater un cas que j'ai opéré le 7 mars 1898. Dans ce même cas, j'avais, 6 mois auparavant, à cause d'une rétroversion irréductible et d'un hydrosalpinx bilatéral, extirpé les deux trompes par le vagin et vagino-fixé l'utérus libéré de ses adhérences.

Par suite de la persistance de douleurs ovariques intenses — phénomène heureusement rare — je dus me résoudre à pratiquer la castration totale. A cette occasion, le pli vésico-utérin, c'est-à-dire le cul-de-sac péritonéal entre la vessie et l'utérus, apparut complètement conservé. Il s'étendait en bas près de l'orifice interne. Entre le péritoine qui tapisse la paroi postérieure de la vessie et celui de la paroi antérieure du corps de l'utérus, tous les deux parfaitement lisses, s'étiraient seulement, au niveau du fond de l'utérus, une série de filaments longs d'environ un demi à 1 centim. qui suffisaient à maintenir l'utérus en antéversion, mais qui d'autre part étaient si fragiles qu'ils se rompaient à la plus légère pression du doigt.

Au reste, dans ce cas, les douleurs ovaralgiques étaient causées par l'adhérence de l'épiploon avec l'ovaire droit. La femme se trouva, grâce à la seconde opération, délivrée de toutes les douleurs qu'elle éprouvait.

L'adhérence connective produite par le fil de fixation entre le vagin et le péritoine vésical fournit le point solide pour le maintien et la réduction définitive de l'utérus. Ce résultat est également assuré par le fil de fixation à la faveur d'une adhé rence séro-séreuse, utéro-vésicale, soudure du feuillet péritonéal de la face antérieure de la matrice avec le feuillet péritonéal de la face postérieure de la vessie. Les filaments délicats de cette adhérence suffisent pour maintenir l'utérus en antéversio-flexion normale, et, d'autre part, ils se distendent facilement dans le cas de grossesse. Après l'accouchement, ces adhérences, à mesure que s'effectue l'involution utérine, se rétractent si bien qu'on n'a pas à craindre la récidive de la rétroflexion.

En outre, l'*opération*, au moins quand elle a pour but la cure d'une rétroflexion, *est sans danger*. De cela, j'ai fourni la preuve dans un livre récemment paru (1). Je veux ici la produire tout à fait brièvement :

Sur 352 vagino-fixations qui ont pu être suivies jusqu'à 6 ans après l'intervention, je n'ai eu à enregistrer que 2,3 p. 100 de récidives, dues, pour la plupart, à l'emploi du catgut.

Dans beaucoup de mes observations, en outre, l'opération seule avait permis la conception ou, au lieu d'accouchements prématurés, des accouchements à terme.

Sur l'ensemble des cas traités par cette méthode opératoire, j'ai observé 23 accouchements à terme, 2 fois seulement une intervention fut nécessaire ; dans un cas, il fallut faire la perforation à cause de la rigidité du col anormalement long (prolapsus utérin antérieur avec allongement du col) ; dans un autre, une application de forceps au détroit inférieur, par suite de la rigidité du périnée chez une primipare âgée. Dans les cas où il fut procédé à un examen déjà pendant la grossesse, on constata un développement tout à fait normal de l'utérus, une présentation normale de l'enfant, un état normal du col et une configuration normale des culs-de-sac.

Il est indiscutable que sous le rapport des indications de la cure chirurgicale de la rétroflexion le chiffre de la mortalité,

(1) *De l'emploi plus restreint de la laparotomie par l'usage de la laparotomie vaginale*, etc. (Die Einschränkung des Bauchschnitts durch die vaginale Laparotomie, etc.). Berlin, 1899, KARGER.

après la notion de l'évolution des accouchements ultérieurs, a de l'importance. Je puis, à ce sujet, déclarer que sur des centaines de cas de rétroflexion mobile et fixée, dans lesquels il ne fut pas nécessaire de pratiquer une opération quelconque sur les annexes, et où je fis l'occlusion isolée du cul-de-sac vésico-utérin, il ne survint aucun décès.

La mortalité générale pour les 503 cœliotomies vaginales que j'ai pratiquées atteint seulement 3 p. 100, proportion faible si l'on tient compte du grand nombre de cas compliqués que j'ai eu à traiter. Ainsi, dans 17 cas, j'ai enlevé à l'aide de cette méthode opératoire la trompe gravide. En général, j'ai, sur un total de 283 opérations pour les annexes, procédé la plupart du temps à des extirpations. Le plus souvent, il s'agissait d'affections des annexes inflammatoires avec adhérences périmétritiques ou de processus gonorrhéiques ou infectieux. Pyosalpinx, abcès ovariques se rencontraient fréquemment. En faveur des qualités de l'opération au point de vue de son exécution militent particulièrement entre les autres deux cas dans lesquels l'appendice cæcal qui adhérait aux annexes droites fut enlevé. Aussi j'ai pu enlever, après les avoir réduits par la ponction, par le cul-de-sac vaginal antérieur, des kystes ovariques dépassant l'ombilic, s'élevant même jusqu'au rebord costal et un grand nombre de petites tumeurs dermoïdes.

D'autre part, je m'efforce d'être le plus conservateur possible. Toujours, je m'applique à sauver l'utérus et au moins une portion d'un ovaire, afin de conserver à l'opérée la fonction menstruelle et les attributs de son sexe. Une trompe est-elle saine, je la conserve après libération éventuelle de ses adhérences périmétritiques.

En ce qui concerne l'*étiologie* de la rétroversio-flexion, c'est un point sur lequel je me suis aussi étendu dans mon livre. Certes, le fait mis en relief par Richelot que des rétroversions se produisent chez les jeunes filles est bien exact. Également, je souscris à l'opinion de Richelot que ces rétroversions peuvent être la conséquence d'un relâchement de l'utérus et de ses ligaments, qui apparaît comme un des symptômes d'un trouble général de la nutrition chez les sujets nerveux et chlorotiques. D'autre part, j'ai vu toute une série de cas pour lesquels la rétroversion avait été causée par un traumatisme, chez des femmes d'ailleurs jeunes, bien portantes et vigoureuses et chez lesquelles, sous l'influence des douleurs provoquées par la déviation utérine, étaient survenus progressivement un affaiblissement général des forces, la chlorose et des névroses, complications qui, pour la plupart, furent comme coupées par la vagino-fixation.

Je suis avec Richelot partisan du massage dans certains cas, et je porte plus haut que lui le traitement par les pessaires que j'applique, en général, tout d'abord dans les cas de rétroversio-flexion qui se présentent à mon traitement dans l'année au moins qui suit l'accouchement. D'après mon expérience, le plus grand nombre de ces cas peuvent être définitivement guéris par un traitement par les pessaires poursuivi de 3 à 6 mois. Avec Richelot, je me prononce contre l'opération d'Alexander et les opérations semblables.

Non seulement dans le travail de Richelot, mais aussi dans les traités français récents de gynécologie, il n'est fait mention que de ces méthodes de vagino-fixation qu'à la vérité j'ai d'abord indiquées, mais que j'ai abandonnées déjà depuis plusieurs années.

J'espère avoir dans ce qui précède démontré que la méthode que j'emploie depuis bientôt 4 années est exempte des défauts qui ont conduit à une proscription presque générale de la vagino-fixation. Et je serais heureux si mes confrères français voulaient par leur propre contrôle se rendre compte de l'exactitude de cette opinion.

ANOMALIES
DES ORGANES GÉNITAUX

Par le Dr **P. Delagénière** (de Tours).
Ancien interne des hôpitaux,
Ancien aide d'anatomie à la Faculté,
Professeur suppléant à l'École de Médecine.

Vers la fin du mois de juillet dernier se présente à ma consultation, une dame R..., âgée de 27 ans.

Cette femme, d'apparence robuste, grande et maigre, vient pour des douleurs de ventre assez violentes depuis 2 ans. Bien que n'ayant jamais été réglée, cependant chaque mois ses douleurs s'accentuent pendant 4 à 5 jours pour reprendre une intensité normale au bout de ce temps.

Ces pseudo-phénomènes menstruels s'accompagnent de crises intestinales parfois très violentes et l'obligeant à s'aliter.

En procédant à son examen, nous trouvons tout d'abord le ventre un peu excavé, les hanches saillantes, et enfin deux pointes de hernie inguinale, très nette surtout à droite, et dont la réduction est douloureuse. La malade du reste n'a jamais pu porter de bandage.

Le bas-ventre est sensible, sans présenter de région plus particulièrement douloureuse cependant. En pratiquant le toucher vaginal, le doigt est arrêté au bout de 5 centimètres par un cul-de-sac infranchissable, très facilement dépressible cependant. Malgré tous nos efforts, il nous est impossible de sentir quoi que ce soit pouvant nous rappeler l'utérus.

Le toucher rectal ne donne pas de meilleur succès.

En raison des résultats négatifs donnés par le toucher, nous sommes amené à admettre une imperforation du vagin, peut-être compliquée d'absence partielle ou totale d'utérus et des trompes, et nous conseillons une intervention dans le but d'établir si possible une continuité entre les parties supérieures et inférieures de l'arbre génital. Nous proposons à la malade, qui l'accepte, la voie abdominale. Nous adoptons cette voie pour les raisons suivantes.

Il nous est impossible de déterminer les lésions que nous allons rencontrer. Par la laparotomie, nous pourrons faire, une fois le ventre ouvert, telle opération que nous jugerons convenable : si nous trouvons un utérus avec un moignon vaginal, nous aurons beaucoup plus de place pour faire l'avivement et réunir au cul-de-sac inférieur fendu et avivé. Si l'on ne trouve que des ovaires, avec un utérus atrophié, il sera facile de les enlever, tandis qu'en passant par la voie vaginale, nous étions condamné à manœuvrer à l'étroit, peut-être à l'aveugle.

L'opération est faite le 5 août 1897, avec l'aide du Dr Parisot. La malade est placée sur le plan incliné. Une fois le ventre ouvert, les intestins sont refoulés vers le diaphragme et soigneusement isolés du petit bassin. En explorant celui-ci, nous ne trouvons pas trace d'utérus ni d'annexes. Il n'existe pas de ligaments larges : bref, le pelvis présente l'aspect qu'il revêt chez l'homme. La vessie est directement accolée au rectum ; le cul-de-sac vaginal ne fait aucune saillie vers l'abdomen et se perd dans la paroi recto-vésicale, à une certain distance du cul-de-sac péritonéal.

Un peu étonné, nous explorons les fosses iliaques et nous trouvons les ovaires (?) près des deux anneaux inguinaux, empiétant un peu sur le canal inguinal par un pédicule étalé, mais situé en réalité dans l'abdomen. C'est à la présence de ces organes que sont dues les deux pointes de hernie que porte la malade et cette situation anormale explique la douleur que la réduction de ces hernies provoquait. Ces organes présentent l'aspect caractéristique de testicules atrophiés, tels qu'on les trouve dans une ectopie inguinale chez un enfant de 14 à 15 ans. Nous essayons de les enlever, mais le pédicule étalé qui les unit au péritoine est court et difficile à attirer, et l'ablation en serait à peu près impossible.

En raison de cette difficulté, nous n'hésitons pas à faire sur chaque canal inguinal une petite incision de 3 à 4 centimètres portant directement sur le testicule. Une fois le péritoine ouvert, la glande sort d'elle-même, et l'ablation en est des plus simples. Nous profitons de cette double incision non prévue, pour fermer soigneusement les deux canaux inguinaux et faire ainsi une double cure radicale extrêmement facile. Ceci fait, nous terminons l'opération par la suture de l'incision médiane faite au début de l'intervention.

L'opération a duré environ une heure. Les suites furent très simples, et la malade sortit au bout de 20 jours, complètement guérie

Revue dans le courant de décembre, sa santé est absolument parfaite. Elle n'éprouve pas, et pour cause, les chaleurs qui suivent la castration ovarienne double, et la cure radicale des deux hernies s'est maintenue sans menace de récidive.

Nous profitons de sa venue pour l'examiner complètement au point de vue physique.

Le squelette de la figure est assez accentué ; le maxillaire inférieur est saillant, mais il n'y a pas trace de barbe. Les cheveux sont assez courts pour une femme, mais ne présentent pas une brièveté extraordinaire.

La cage thoracique est large, bien développée, comme chez un homme.

Les seins, comme apparence, se rapprochent de ceux d'une fille avant la puberté.

La taille n'est pas dessinée ; les hanches sont élevées et étroites, les fesses aplaties.

L'appareil musculaire est bien dévoloppé, et offre des saillies assez accentuées.

Enfin, le pubis est recouvert de rares poils, à peine développés, ayant au plus 1 ou 2 centimètres de long. Cet aspect nous avait déjà frappé lors de notre premier examen.

La vulve offre un aspect absolument normal. Il n'y a pas de développement exagéré du clitoris. L'urèthre, les grandes et petites lèvres sont régulièrement conformés.

La démarche est masculine ; cependant, dans la vie ordinaire, la malade a les goûts et les occupations d'une femme. En raison de la bizarrerie du cas, nous avons envoyé les deux testicules à notre ami, M. le Dr Pilliet, et voici les résultats de son examen.

« *Examen histologique de deux testicules*. — Les deux testicules allongés, pourvus de leur épididyme aminci mais reconnaissable, sont entourés d'une coque fibreuse, épaississement de l'albuginée qui atteint 7 à 8 millimètres d'épaisseur au niveau des extrémités. Les lésions sont les mêmes dans les deux organes.

1° Épididyme. — Il est parfaitement distinct, son épithélium est en place, mais ses tubes sont très courts et remplis de cellules desquamées, englobées dans du mucus sans traces de spermatozoïdes Tout le tissu qui engaine les tubes est fibroïde, dense et serré, les vaisseaux sont épaissis.

2° Testicule au milieu. — Le réseau de Haller est normal ; les canaux sont seulement beaucoup moins nombreux que de coutume. Les tubes séminifères sont distincts, petits, très flexueux; leur albu-

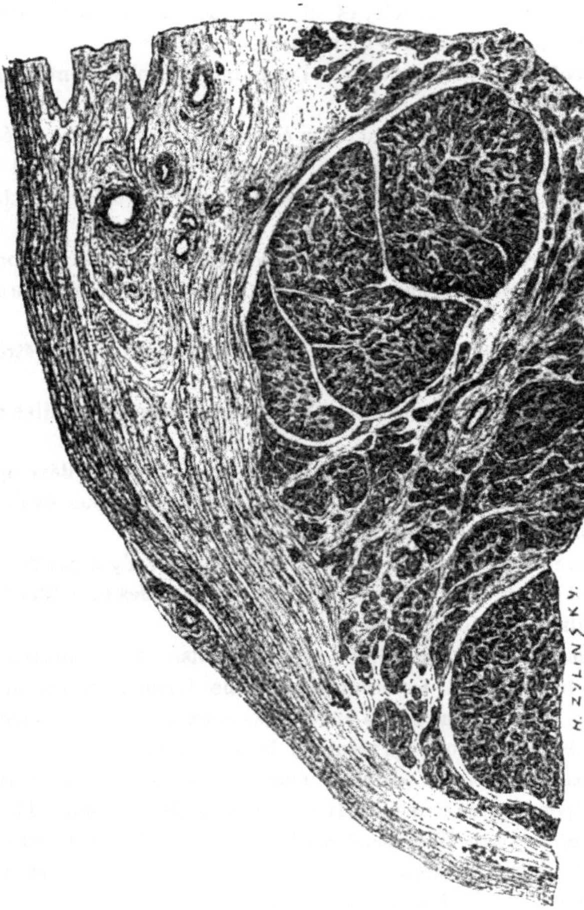

FIG. 1. — Lobules adénomateux.

ginée est extrêmement épaisse, et quelques-uns sont tout à fait atrophiés, par suite de cet épaississement. Il n'existe pas de formation de spermatozoïdes dans leur intérieur.

Chaque peloton de tubes est noyé dans du tissu fibreux assez dense, et les culs-de-sac des tubes sont entourés de ces éléments spéciaux volumineux, nommés *cellules interstitielles du testicule*. Ils sont en nombre considérable et coiffent les culs-de-sac.

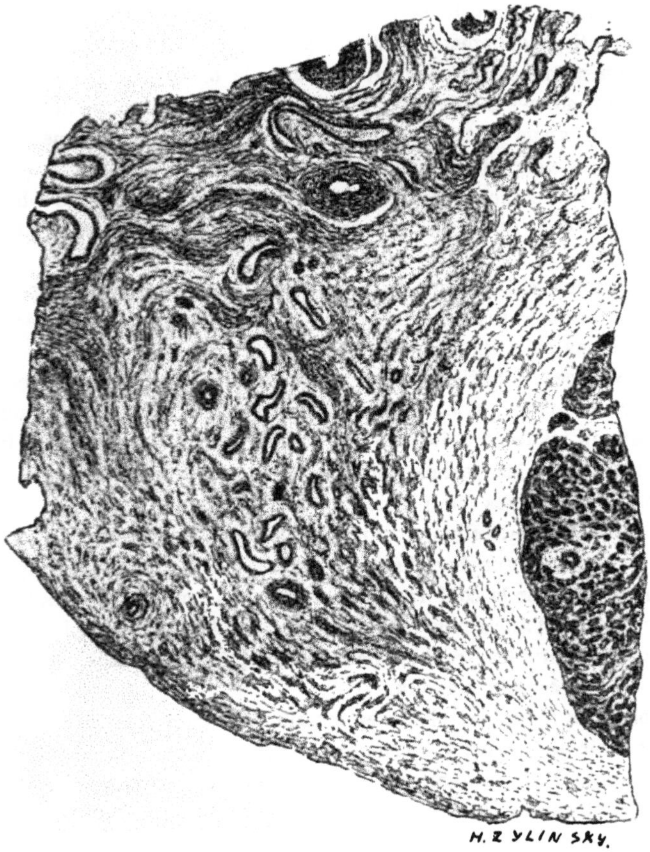

FIG. 2. — Épididyme et vaginale.

3° **Testicules aux extrémités.** — L'aspect est le même, mais au-dessous des tubes séminifères on rencontre l'albuginée fibreuse avec épaississement de tous les vaisseaux.

4° **Nodules du testicule.** — Tous ces nodules blancs, du volume d'un grain de mil à celui d'une tête de grosse épingle, sont constitués par une évolution curieuse et très rare, *l'adénome du testicule*. Chacun d'eux, en effet, est formé de tubes séminifères petits, étroits et flexueux sans formation de spermatozoïdes ; au contraire, les cellules des nodules les plus étendus se nécrosent sur place.

En résumé, il s'agit de deux testicules en ectopie en voie d'atrophie, avec évolution adénomateuse d'une partie de chaque glande, ce qui est un phénomène extrêmement rare dans le testicule. »

On peut au reste suivre les détails de la description histologique donnée ci-dessus par M. Pilliet sur ces deux planches que nous avons cru de voir faire dessiner d'après nature.

La première planche montre sur une coupe du testicule les lobules adénomateux à petits tubes serrés, entourés de tubes séminifères ordinaires.

La deuxième est dessinée d'après une coupe de l'épididyme. On voit une portion du testicule adénomateux et l'épididyme grêle, sclérosé, avec une vaginale fibreuse, très épaissie.

La présence du testicule chez notre malade nous permet donc de conclure que nous avions affaire à un individu mâle chez lequel la descente du testicule a été arrêtée, comme cela s'observe assez fréquemment chez les jeunes garçons atteints d'ectopie inguinale ou autre. Les caractères féminins ne sont qu'apparents.

En effet, la constitution anatomique générale se rapproche plus de celle de l'homme que de celle d'une femme. Notre malade ne rappelle la femme que par la conformation des organes génitaux externes. Ses cheveux ne sont guère plus longs que ceux d'un homme qui ne les aurait pas coupés ; enfin les troubles périodiques qu'elle accusait, semblent avoir été simplement nerveux.

Habillée en femme et vivant en femme, elle s'était persuadée qu'elle devait avoir des phénomènes menstruels comme les autres. Ce qui, pour nous, semble bien prouver cette origine nerveuse, c'est qu'elle n'a eu aucun des troubles qui suivent la castration double chez une femme de son âge, parce que ces troubles, elle n'en soupçonnait pas l'existence.

Enfin l'atrophie remarquable du système pileux de la face et du pubis, tient peut-être à l'arrêt de la migration des testicules.

En parcourant la littérature médicale, nous avons relevé six cas d'anomalie des organes génitaux dus à Fehling, Dacorogna, Kury, Arrigo et Fiorani, Churchill et Abel (Rudolf).

La malade de Fehling présentait une verge (?) longue de 5 centimètres avec un vagin et un utérus peu développé. Elle était réglée.

La lèvre gauche était normale, la droite renfermait un corps arrondi dont la nature n'a pas été déterminée.

En somme, il s'agit d'une femme avec conformation irrégulière des organes génitaux.

La malade de Dacorogna n'avait de masculin que la barbe et la conformation du squelette. Il y avait anomalie de ses organes génitaux de femme en ce sens qu'il existait un cloaque uréthro-vaginal. Il en est de même pour le cas de Kury où il existait en outre un gland de 4 centimètres et demi.

Le cas d'Arrigo et Fiorani est plus complexe et c'est la seule observation où nous ayons relevé l'existence des organes génitaux essentiels appartenant aux 2 sexes. Il y avait en effet un pénis avec méat figuré à la face inférieure de la verge ; pas de vulve proprement dite, mais deux bourrelets ressemblant à des grandes lèvres et renfermant chacun un testicule atrophié.

En outre, dans le pelvis, on trouva 2 trompes, 2 ovaires et un utérus.

Par suite, le sujet pourrait à la rigueur être considéré comme un hermaphrodite.

Les cas de Churchill et d'Abel sont analogues au nôtre. Le malade de Churchill avait une vulve de femme, mais les testicules étaient descendus dans le scrotum entre 14 et 15 ans. Chez celui d'Abel, on avait trouvé un testicule sarcomateux que l'on pouvait refouler dans le canal inguinal gauche alors que l'on avait opéré le malade, pris pour une femme dont il avait les organes génitaux externes, pour un hématomètre.

En résumé, le cas que nous venons de relater n'est pas unique dans la science ; il semble même relever d'une malformation spéciale caractérisée par la coexistence des organes génitaux externes de la femme avec des testicules en différents points de leur migration et situés, d'après les cas, soit en ectopie inguino-abdominale (Abel, notre cas), soit dans le scrotum où ils ne sont descendus que tardivement.

REVUE DES SOCIÉTÉS SAVANTES

SOCIÉTÉ D'ACCOUCHEMENT ET DE GYNÉCOLOGIE DE ST-PÉTERSBOURG (1)

N.-S. Cannegisser présente un certain nombre d'**utérus fibromyomateux**, dont un gravide de trois mois ; la grossesse avait été diagnostiquée et la laparotomie faite dans le but d'énucléer un fibrome enclavé dans le petit bassin ; mais, l'utérus tout entier ayant été trouvé dégénéré, l'hystérectomie a dû être faite totale.

A.-A. Dranitzin expose le **traitement de deux inversions anciennes de l'utérus** dans le service du professeur Ott. Dans le premier cas la réduction a été pratiquée sous chloroforme par la méthode non sanglante, en une seule séance. Le col de l'utérus fut solidement fixé à l'aide de 8 fils placés à égale distance les uns des autres et dont on se servit pour amener la dilatation de l'orifice cervical, la réduction se fit sans difficulté. L'inversion était d'origine puerpérale et datait de cinq ans. Dans le second cas l'inversion durait depuis huit ans et fut traitée par la méthode de Kustner modifiée : fixation du col à l'aide de cinq fils, ouverture du cul-de-sac de Douglas, incision de l'entonnoir, du col et du corps de l'utérus sur la face postérieure, renversement de l'organe qui reprend sa position normale et suture par la face séreuse, ne pénétrant pas jusqu'à la muqueuse ; le cul-de-sac postérieur est laissé ouvert et le vagin tamponné ; les deux opérées guérirent.

V.-A. Vastena opère deux **prolapsus de l'utérus** en inversion par l'hystérectomie, la paroi utérine étant gangrenée,

Il rapporte aussi l'observation d'un cas de *rupture de l'utérus* pendant le travail, laparotomie, suture de l'utérus, guérison.

V. G. Beckmann. — Chez une femme de 41 ans on enlève par morcellement un utérus diagnostiqué fibromyomateux, ainsi qu'un kyste de l'ovaire. A l'examen des pièces il se trouve que l'utérus est envahi de plus par des **adénocarcinomes** ; le kyste de l'ovaire présente la même dégénérescence. L'auteur pense que le cancer de l'utérus a secondairement envahi l'ovaire.

(1) *Wratch*, 1893, p. 541 et 1119.

Si le diagnostic de cancer avait été fait, il n'aurait pas fallu morceler la tumeur de crainte de réinoculation et c'est à la laparotomie qu'il aurait fallu recourir.

V. V. STROGANOFF considère l'inoculabilité et la contagiosité du cancer comme démontrés.

N. I. STRAVINSKY doute de l'accroissement réel du nombre des cancéreux ; il croit qu'il n'y a qu'une question de statistiques mieux faites.

D. O. OTT est très sceptique quant à la contagiosité du cancer que l'on craint tant actuellement. Il ne pense pas que l'utérus cancéreux puisse infecter l'ovaire par les voies lymphatiques puisque les systèmes lymphatiques de ces organes sont distincts.

V. V. STROGANOFF lit un travail sur la **pathogénie de l'éclampsie** et conclut à la nature infectieuse et contagieuse de cet accident puerpéral en se basant sur 82 cas observés dans l'espace de 4 ans dans le service d'accouchement, dont 33 venus du dehors et 49 intérieurs.

Ses conclusions sont combattues par tous ceux qui prennent part à la discussion.

M. N. W.

SOCIÉTÉ D'ACCOUCHEMENT ET DE GYNÉCOLOGIE DE KIEFF (1)

N. E. SKATRATOFF. **Un cas de rupture utérine pendant le travail ; laparotomie, guérison.** — Femme de 36 ans, neuvième accouchement ; le travail avait duré depuis 36 heures, lorsque les eaux s'écoulèrent suivies de la procidence du cordon et d'une main ; c'est dans cet état que S. trouva la parturiente soignée par une bonne femme qui lui avait administré de l'ergot de seigle. Pendant qu'il allait quérir quelques instruments il se produisit une rupture utérine, mais la malade ne consentit à l'opération que le lendemain, quatorze heures après la rupture. Le corps de l'utérus se trouvait presque détaché du col par suite d'une large rupture antérieure, le fœtus entièrement dans la cavité abdominale, le placenta dans le corps de l'utérus. Après avoir enlevé le fœtus et le placenta, on recousit l'utérus (incomplètement) puis le péritoine utérin décollé et la paroi abdominale ; le tout avait duré 50 minutes ; la période post-opératoire fut compliquée par une pleurésie hémorrhagique, ponctionnée au huitième jour ; la guérison fut rapide après cela et le rétablissement complet.

M. N. W.

(1) *Wratch*, p. 1355.

REVUE DES PÉRIODIQUES RUSSES

La protoxyde d'azote dans l'accouchement (1), par C. J. Khalafoff.

L'anesthésie par le protoxyde d'azote mélangé de 20 p. 100 d'oxygène a été employée par l'auteur dans 18 cas avec d'excellents résultats. Le mélange se trouve dans des bouteilles en acier sous une pression de 5 atmosphères ; on en laisse échapper graduellement dans un ballon en caoutchouc muni d'une embouchure pour la parturiente. L'analgésie est obtenue au bout de peu d'inspirations qu'il faut renouveler avant chaque nouvelle douleur. L'auteur n'a observé aucun accident dû à ce mode d'analgésie et les parturientes s'en trouvaient fort heureuses ; la durée de l'accouchement a été réduite de beaucoup par rapport à la durée d'accouchements précédents chez les mêmes femmes.

M. N. W.

La périnéorrhaphie immédiate secondaire (2), par le professeur S. S. Kholmogoroff.

Les périnéorrhaphies ont été pratiquées chez des femmes en couches entre le 2e et le 20e jour dans 25 cas de déchirures récentes et dans 6 cas de déchirures anciennes du périnée et du vagin ; il y eut dans tous ces cas réunion par première intention et 7 des opérées seulement eurent une légère fièvre pendant les premiers jours. La veille de l'opération le vagin et le périnée sont lavés à plusieurs reprises avec une solution de sublimé, et le vagin est tamponné de façon à éviter le contact des lochies avec la déchirure ; immédiatement avant la suture le pansement est renouvelé et laissé en place vingt-quatre heures, après quoi on se borne à des lavages. L'avivement est fait à l'aide d'une curette dans les déchirures fraiches, au bistouri dans celles qui datent d'un accouchement antérieur. Les conclusions sont qu'il n'y a aucune raison d'attendre la fin de la période puerpérale pour suturer une déchirure qui n'a pas été réparée immédiatement ; si la réunion ne s'est pas faite après la suture immédiate, il faut refaire la péri-

(1) *Wratch*, 1898, p. 1127.

(2) *Wratch*, 1898, p. 551.

néorrhaphie aussitôt; la périnéorrhaphie secondaire précoce ne présente point de dangers d'infection et la réunion se fait parfaitement bien entre le 2e et le 20e jour, contrairement à une opinion encore très répandue. M. N. W.

Blessures des voies urinaires au cours de la laparotomie (1), par M. N. Porochine, de la clinique du professeur Slaviansky.

Obs. 1. — Femme de 53 ans; laparotomie faite pour enlever une tumeur kystique de l'ovaire droit et un kyste intraligamenteux du même côté; c'est en enlevant ce dernier, très adhérent, que l'opérateur sectionna l'uretère droit; cet accident fut reconnu aussitôt après l'énucléation de la tumeur et les deux bouts du conduit furent suturés à l'aide de quatre points de soie fine, ne pénétrant pas jusqu'à la muqueuse; autour du point suturé on fit comme un manchon péritonéal et la plaie abdominale fut fermée sans drainage. Pendant cinq jours il y eut des mictions fréquentes et peu abondantes, avec quelques globules de sang et de pus. A partir du 12e jour tout était rentré dans l'ordre, le rein droit ni douloureux ni augmenté et l'opérée sortit le 20e jour.

Obs. 2. — Femme de 43 ans; laparotomie pour fibrome sous-péritonéal avec ascite énorme; on évacue d'abord 12 litres de liquide, puis on procède à la rupture des adhérences que la tumeur avait contractées avec la vessie; cette dernière était si friable que sa paroi se déchira, donnant lieu à une hémorrhagie en nappe des plus intenses, si bien qu'il fallut en toute hâte enlever la tumeur avec une portion de la paroi vésicale; l'hémorrhagie arrêtée, on sutura la vessie couche par couche et l'abdomen fut refermé sans drainage. Cathéter à demeure pendant quatre jours, puis résection normale. Guérison simple, l'opérée se lève le 17e jour. M. N. W.

79 opérations pour grossesses extra-utérines (2), par le professeur Chtraoukh.

Les 79 opérations ont été faites sur 76 malades, trois ayant subi une deuxième opération à l'occasion d'une deuxième grossesse extra-utérine. Sur ce chiffre d'opérées il n'y a pas un seul décès, quoique 19 femmes aient été traitées *in extremis*, sans pouls; dans un cas il y eut de l'infection purulente et la malade conserva de l'ankylose des genoux. L'âge de la

---

(1) *Wratch*, 1898, n° 19, p. 549.

(2) *Wratch*, 1898, v. 18, p. 519.

grossesse varie entre quelques semaines et 7 mois et demi ; dans ce dernier cas l'enfant vécut une demi-heure. On fit 63 laparotomies, 4 fois l'opération commencée par le vagin fut terminée par la voie abdominale ; 2 fois la trompe gravide de 2 mois fut enlevée intacte par la voie vaginale ; dans l'un de ces cas il fallut faire l'hystérectomie pour arrêter l'hémorrhagie ; enfin dix fois on ne fit que l'incision vaginale de l'hématocèle et dans l'un de ces cas un embryon fut éliminé avec les caillots. Six des opérées eurent ultérieurement dix enfants vivants.

L'opération est le seul mode de traitement rationnel de la grossesse extra-utérine quelle que soit sa phase ; quand l'anémie est extrême par suite de l'hémorrhagie, la femme mourante, il ne faut pas se servir d'excitants, ni d'injections de sérum, il faut opérer d'abord, le plus vite possible, sans chloroforme quand il y a syncope et ne stimuler la circulation que lorsque les vaisseaux sont liés ; on peut sauver ainsi des femmes qui paraissaient mortes. M. N. W.

Un cas de missed abortion (1), par le Dr J. K. Ivanoff.

Femme de 32 ans, enceinte pour la cinquième fois ; la dernière grossesse a débuté neuf mois avant l'expulsion d'un œuf entier, contenant un fœtus bien conservé, âgé de 4 mois. Il n'y avait eu, durant toute cette période de temps, aucune trace d'écoulement sanguin et l'expulsion se fit très simplement. Il est remarquable que sur certains points les villosités étaient encore normales, vasculaires, tandis que sur d'autres leur atrophie était complète, la muqueuse utérine déjà régénérée. M. N. W.

La pathogénie de l'éclampsie (2), par le professeur Stroganoff.

Cette communication termine une série d'articles dans lesquels le professeur Stroganoff établit la nature contagieuse de l'éclampsie, théorie énergiquement combattue par tous ses confrères russes.

Il se base principalement sur 118 cas autochtones observés à la clinique d'accouchements et dans deux autres établissements d'accouchements.

L'étude des statistiques montre que les accouchées présentent leur premier accès d'éclampsie de 4 à 18 heures après leur arrivée, que le même intervalle existe souvent entre un premier cas et un autre qui se produit à la clinique, que c'est encore dans ce même délai que l'en-

(1) *Wratch*, 1898, v. 15, p. 425.
(2) *Wratch*, 1898, p. 1485.

fant d'une éclamptique est pris d'éclampsie dans un certain nombre de cas ; dans quelques cas, l'éclampsie ayant été contractée visiblement hors de la clinique, on a pu la rapprocher d'un autre cas extérieur. Le principe contagieux paraît persister durant trois semaines environ et il est probable que la transmission se fait par l'air, par les voies pulmonaires peut-être, car des recherches attentives permettent d'exclure à peu près sûrement la voie génitale. L'isolement rigoureux des éclamptiques et du personnel qui les soigne s'impose, car il n'est pas douteux que le nombre des cas hospitaliers ne dépasse énormément celui des cas extérieurs. La théorie de l'éclampsie streptococcique que le professeur Massen oppose aux idées de Stroganoff, la confirmerait plus tôt ; l'éclampsie des albuminuriques ne peut quelquefois être distinguée de l'éclampsie primitive qu'à l'autopsie, mais elle n'infirme en rien la nature contagieuse de cette dernière. Stroganoff ne doute pas qu'en étudiant la filiation des cas soigneusement et sans parti pris bien entendu, on n'arrive à la démonstration absolue de contagiosité de l'éclampsie

M. N. W.

Traitement des métrites par le drainage capillaire (1), par Gouzartchik.

G. frappé du résultat excellent qu'il a obtenu en traitant une métrite post-puerpérale par le drainage capillaire, a appliqué le même traitement dans 115 cas.

La malade est placée sur une table, les jambes sur les genoux de l'opérateur.

Cette position ne fatigue pas la malade et elle facilite le tamponnement, le canal cervical et la cavité utérine formant dans cette situation une ligne plus ou moins droite.

Injection vaginale au sublimé, spéculum de Collin ne demandant pas à être maintenu par un aide.

On fixe l'utérus en pinçant la lèvre antérieure, rarement les deux lèvres. On nettoie le canal cervical avec des tampons trempés dans du sublimé à 1 p. 200. Ensuite des tampons bien exprimés sont introduits dans la cavité utérine. Les premiers tampons retirés sont imprégnés de la sécrétion utérine, les suivants sont de plus en plus secs.

Quand la cavité utérine est devenue sèche, on introduit de nouveau un tampon trempé dans du sublimé à 1 p. 1000 et on l'y laisse

(1) *Journal d'accouchements et de gynécologie russe,* avril 1898.

quelque temps afin de désinfecter un peu la couche superficielle de la muqueuse utérine.

L'excès du sublimé est éloigné avec un tampon bien exprimé. On introduit dans l'utérus la gaze iodoformée trempée dans une solution d'acide phénique à 2 pour 100 et bien exprimée.

Cette gaze est introduite jusqu'au fond que l'on sent à travers la paroi abdominale et on cherche que la gaze soit partout en contact avec la muqueuse utérine. Il ne faut pas trop la tasser ni dans la cavité utérine, ni surtout dans le canal cervical.

Ensuite le vagin est tamponné et il est utile de le remplir avec une assez grande quantité de gaze.

Le tampon est retiré au bout de 12 à 24 heures et on répète le tamponnement jusqu'à ce que les phénomènes de l'endométrite disparaissent.

Sur 115 malades traitées par 588 tamponnements, ce qui fait 48 tamponnements pour chaque malade, 114 ont guéri, 1 est morte, de septicémie.

L'auteur choisissait autant que possible les endométrites pures sans complications du côté des annexes.

Après le premier drainage la temprérarure baissait et souvent le jour même ou le lendemain elle revenait à la normale.

Cependant dans quelques cas le tamponnement a été suivi de l'élévation de la température, oscillant entre 0,1 à 1,5 et, dans un cas même elle s'est élevée de 38°,5 à 41° et a donné lieu à une paramétrite qui a guéri au bout de 20 jours.

En moyenne, les malades sont restées à l'hôpital 14 jours en comptant depuis le jour de l'accouchement jusqu'à leur jour de sortie.

M. Rechtsamer.

Contribution à l'étude des sarcomes utérins (1), par le Dr Weber.

L'auteur ayant eu à observer une malade, âgée de 36 ans, atteinte de sarcome de l'utérus, profite de cette occasion pour en faire une étude anatomo-pathologique complète.

La malade est entrée à l'hôpital de Sainte-Marie-Magdelaine, se plaignant de fortes hémorrhagies. Elle a été réglée à 15 ans, toujours régulièrement, a eu 4 grossesses normales; mais après le dernier accou-

(1) *Journal d'obstétrique et de gynécologie russe*, Saint-Pétersbourg, juin 1898.

chement, fièvre et depuis règles abondantes d'une durée de six à sept jours, pertes blanches. Il y a quatre ans, augmentation des glandes lymphatiques de l'aisselle et de l'aine. Au mois de mai 1896, ménorrhagie abondante qui a duré jusqu'à son entrée à l'hôpital le 4 mars 1897. La malade a beaucoup maigri, anorexie, œdème des jambes.

Corps utérin un peu augmenté, en antéflexion, surface légèrement inégale. L'utérus peu mobile, surtout de haut en bas et de bas en haut.

Curettage le 7 mars.

On a pu retirer une assez grande quantité de tissu blanc mou et friable.

Ce tissu est formé de petites cellules fusiformes, ovales, mais surtout rondes, ayant le caractère de tissu conjonctif. Un noyau remplissait les cellules. Les cellules très serrées, à peine de tissu conjonctif. Pas de traces de glandes. Dans un endroit seulement on a pu trouver quelques fibres musculaires lisses. Diagnostic : sarcome.

Malgré le curettage, l'hémorrhagie ne s'arrêtant pas, on a procédé à l'hystérectomie vaginale. La malade a été revue un an après, pas de récidive.

Longueur de l'utérus, 10 centim. Col utérin et le tiers inférieur paraît normal; plus on monte, plus on trouve des masses grises blanchâtres, vers le fond de l'utérus ces masses se confondent. Elles sont situées dans l'épaisseur de la paroi utérine de manière que la face extérieure n'est presque pas modifiée, sauf au niveau du fond utérin. Quant à la muqueuse, elle est unie dans sa partie inférieure, tandis que dans sa partie supérieure elle présente des saillies en forme de crêtes. La néoformation n'a jamais atteint la tunique séreuse.

On a fait des coupes de manière à avoir toutes les couches de la paroi utérine.

1° La première couche de muqueuse dans la partie inférieure de l'utérus présente les lésions de l'endométrite chronique interstitielle. Au fur et à mesure que l'on s'approche du fond utérin, cette couche s'amincit de plus en plus, le nombre de glandes diminue, on rencontre en quantité de plus en plus grande des cellules rondes qui par leur forme, leur coloration et leur caractère se distinguent peu des leucocytes. Dans cette couche on peut observer la destruction progressive des glandes par l'envahissement des cellules sarcomateuses.

2° La seconde couche c'est la néoformation elle-même. La structure est très uniforme et se présente sous l'aspect d'un sarcome à petites cellules rondes, très rapprochées ; chaque cellule renferme un noyau, remplissant entièrement la cellule, il se colore très vivement ; pas de cellules géantes, les vaisseaux en nombre très limité.

Troisième couche. Le passage progressif du sarcome dans la couche musculaire de l'utérus ; l'étude de cette couche montrera le lieu primitif du développement du sarcome. Pour mieux comprendre, l'auteur décrit la quatrième couche, la tunique séreuse et la couche musculaire extérieure qui sont normales. A mesure qu'on s'approche des parties centrales, les premières modifications se manifestent dans les capillaires. C'est ici que commence la prolifération des cellules du tissu conjonctif de l'adventice.

Elles ont une forme légèrement allongée, un gros noyau se colorant vivement et remplissant toute la cellule, ressemblant presque en tout aux cellules sarcomateuses. Au début l'endothélium est conservé, ensuite il se détache peu à peu et il disparait, la structure du vaisseau change, les cellules pénètrent irrégulièrement dans sa lumière ; la disposition en groupe de ces cellules au milieu du tissu musculaire utérin peu modifié et une petite lumière au milieu indiquent qu'un vaisseau a existé autrefois dans cet endroit. La prolifération augmente autour des vaisseaux, leur forme disparait et c'est ainsi qu'à la place des vaisseaux il se forme des portions constituées par des cellules rondes sarcomateuses. Ces cellules écartent les faisceaux des fibres musculaires et pénètrent progressivement entre les fibres elles-mêmes.

Cette prolifération des cellules n'est pas exclusive aux capillaires, on la voit encore autour des veines. dans l'adventice de ces vaisseaux. A côté de ces vaisseaux modifiés on en voit d'autres dont les parois sont intactes.

Les fibres musculaires lisses sont peu modifiées là où commence la prolifération autour des vaisseaux. Mais à mesure que le tissu musculaire approche le tissu sarcomateux, les fibres sont écartées par les cellules jeunes sarcomateuses et subissent des modifications caractéristiques. Les noyaux des fibres musculaires augmentent de volume, se colorent moins bien par l'hématoxyline, prennent une forme irrégulière. Près de la muqueuse les fibres sont à peine distinguées au milieu des cellules sarcomateuses.

A la périphérie du néoplasme, parmi les fibres musculaires encore peu modifiées, on rencontre des cellules géantes. Elles ont une forme ronde ou irrégulièrement allongée, sans capsule. Le protoplasma est homogène ou légèrement granuleux. Chaque cellule géante a plusieurs noyaux, entre 6 et 20, qui se colorent faiblement par l'hématoxyline, ont pour la plupart une forme ovale. Les noyaux disposés à la périphérie de la cellule, laissent son centre libre. Leur nombre n'est pas grand; au centre du néoplasme, ils n'existent pas; à la limite du tissu musculaire on voit dans le champ du microscope de 4 à 6 cellules géantes. RECHTSAMER.

Rapport entre la péritonite aiguë généralisée et quelques affections de l'utérus et de ses annexes (1), par ROUBINSTEIN.

L'auteur rapporte 4 observations de péritonite généralisée dans lesquelles la cause n'a pas été établie, toutes les 4 femmes étaient atteintes de fibromes utérins en même temps que d'une affection des trompes. Les trompes n'étaient pas distendues et les malades n'ont subi aucun traumatisme qui aurait pu déterminer la chute du contenu des trompes dans la cavité abdominale.

Rétention du fœtus dans un utérus, rupture (2), par ABOULADZE.

Le Dr Abouladze rapporte l'observation d'un cas de rétention longue du fœtus dans un utérus ayant une rupture.

La malade, paysanne âgée de 25 ans, se portait toujours bien, ainsi que toute sa famille. Réglée à 18 ans, tous les 29 jours, la durée des règles est de 2 ou 3 jours, la quantité est moyenne, et elles s'accompagnent d'un peu de douleurs dans le bas-ventre. Mariée à 21 ans ; 2 grossesses.

La première s'est terminée par un accouchement très laborieux, enfant mort-né.

La deuxième grossesse ne présentait rien de particulier si ce n'est que le ventre était considérablement plus développé que dans la première grossesse.

Les douleurs ont commencé 15 jours avant le terme. 12 heures après, rupture de la poche et une grande quantité de sang rouge s'en est écoulée ; au dire de la malade, le fœtus est remonté dans le ventre et ses mouvements ont cessé pour toujours.

Le mari, voulant soulager la malade, la secouait plusieurs fois ; le 8e jour après le début du travail une sage-femme a été appelée et a fait le diagnostic de présentation de l'épaule.

La malade a commencé à avoir des frissons, de la fièvre et se plai-

(1) *Journal d'obstétrique et de gynécologie*, Saint-Pétersbourg, 1898.

(2) *Journal d'obstétrique et de gynécologie*, Saint-Pétersbourg, mai 1898.

gnait de douleurs dans le bas-ventre. Elle perdait en rouge, ces pertes ont pris bientôt le caractère purulent. A la fin de la 3e semaine, le placenta, d'après la malade, est sorti, le mari a fait la ligature à l'entrée du vagin. 8 jours après, le mari a enlevé du vagin des parties charnues du fœtus (d'après lui, le foie, le cœur et les poumons) ; vers la fin de la 4e semaine (après le début du travail) il s'est formé près de l'ombilic une fistule d'où sortait du pus. Il sortait aussi du vagin des petits os, il y en avait une dizaine environ.

La malade très amaigrie, taille 142 centim., poids 26 kil., 5, température 38°,5, pouls 122, respiration 28.

Bassin : D. sp. 20,5 ; D. cr. 24,5 ; D. tr. 27,5 ; C. ext. 20 ; C. diag. 10,0 ; C. v. 8,25.

L'abdomen asymétrique, la moitié gauche plus saillante, ligne blanche peu pigmentée. Le pourtour de l'ombilic œdémateux, une portion de cette région dans une étendue de 3,5 sur 2,0 gangrenée ; un peu à droite de la ligne blanche, fistule, d'où en pressant, on fait sortir un pus vert, ichoreux. La fistule laisse passer la sonde n° 2, on rencontre un os dénudé.

Dans la partie gauche du ventre on sent une tumeur non mobile, ovale, douloureuse au toucher, les limites supérieures se perdent dans la profondeur de la cavité abdominale, entre la tumeur et les côtes gauches 2 1/2 travers de doigt à gauche et 3 à droite, entre la tumeur et l'épine iliaque antéro-supérieure 2 travers de doigt et entre le pubis et la tumeur 3 travers de doigt.

En pressant la tumeur à droite, il sort du vagin du pus épais, avec odeur fécaloïde. Au toucher, cette tumeur donne la sensation d'un sac rempli d'os ; ces os sont légèrement mobiles. La tumeur donne presque partout le son tympanique.

Le col de l'utérus effacé, l'orifice laisse passer la pulpe du doigt, ses bords sont épais, on sent dans l'orifice un bout pointu d'un os. Les mouvements communiqués au col se transmettent à la tumeur.

Le petit os enlevé est la moitié d'une vertèbre ; écoulement vaginal, matières fécales.

Diagnostic : Bassin rétréci, rupture incomplète de l'utérus pendant le travail, fœtus en présentation probable de l'épaule. Rétention d'une partie du corps dans l'utérus et d'une autre en dehors de lui sous la paroi abdominale. Fistule stercorale.

Le fœtus a été extrait par la laparotomie par le professeur Rheine. La cavité abdominale, aussi bien le fond que la partie adhérente à la paroi abdominale,est constituée indubitablement de tissu musculaire.

Fièvre continue. Dégagement par la plaie d'un contenu intestinal qui est de la bile pure.

Cachexie progresse. Mort. Autopsie.

Rupture de l'utérus dans le segment inférieur, juste au milieu de la paroi antérieure. La cause de la cachexie de la malade : fistules considérables entre les anses intestinales et le sac. Les anses intestinales sont intimement soudées entre elles et à la paroi abdominale antérieure au niveau de la fistule.

La cavité du col utérin est agrandie. Dans sa partie supérieure deux sorties : une dans la cavité utérine, bien contractée ; l'autre dans la cavité communiquant avec la fistule située dans la paroi abdominale antérieure (et où se trouvait le fœtus). Cette dernière cavité est formée en arrière par la face antérieure de l'utérus, en avant par le péritoine recouvrant l'utérus et par la paroi abdominale, en bas par le col utérin et en haut par la muqueuse des deux anses soudées de l'intestin grêle. Cette cavité est remplie par des masses fécalo-suppurées. Les autres organes ne présentent rien de particulier. M. RECHTSAMER.

Traitement des fistules vésico-utérines par la séparation de la vessie et du col utérin, et la supériorité de ce procédé sur les autres pratiqués par la voie vaginale (1), par le Dr DRANITZINE.

Le principe du traitement rationnel des fistules vésico-utérines par la voie vaginale a été posé par M. Joubert en 1849.

Il a eu l'idée d'arriver à la fistule par le col utérin en l'incisant, et après avoir fait l'avivement des bords de la fistule, il a appliqué les sutures communes au col et à la vessie.

Le succès a été complet, mais ce procédé n'était pas applicable à tous les cas et il présentait plusieurs inconvénients : l'a difficulté de l'antisepsie de la région et l'impossibilité de voir tout le champ opératoire.

Pour obvier en partie à ces inconvénients, Follet fit une incision transversale au niveau de l'insertion de la vessie sur le col, disséqua les deux lambeaux et divisa de cette façon le trajet fistuleux en deux parties : fistule vésico-vaginale dans la partie supérieure et fistule utéro-vaginale plus bas.

Sans avivement, il ne forma que la première fistule avec des fils qu'il enleva le 12e jour. La plaie vaginale ce cicatrisa au bout d'un

---

(1) *Journal d'obstétrique et de gynécologie*, Saint-Pétersbourg, septembre 1898.

mois. Pour séparer la vessie et l'utérus, il introduisit le doigt dans l'urèthre après l'avoir dilaté.

Le procédé opératoire a subi bien des modifications et actuellement c'est le procédé de Schampneys qui est le plus employé et qu'on devrait appeler le procédé de Follet Schampneys.

Schampneys introduit une sonde dans la vessie, fait une incision transversale de 3 à 4 centim. au niveau de l'insertion du cul-de-sac sur le col ; le sépare à travers le tissu cellulaire de la vessie, en dépassant les limites supérieures de la fistule.

Sans avivement, il ferme l'orifice vésical sans pénétrer dans la muqueuse par des fils d'argent, ainsi que l'orifice du col utérin. Il remet la vessie à sa place et suture la face antérieure du col également avec des fils d'argent qu'il enlève au bout de quelques jours.

Une sonde à demeure est laissée dans la vessie et le vagin est tamponné à la gaze iodoformée.

De Dr Dranitzine cite deux cas de fistule vésico-utérine opérés avec succès par le professeur Ott.

Ils présentent peu de particularités. Dans le premier cas, la fistule a dû avoir lieu à la suite d'une déchirure, et dans le second à la suite d'un processus gangréneux. La première femme a continué à être régulièrement réglée malgré la fistule.

Le professeur Ott a suivi le procédé de Schampneys, mais il préfère faire l'avivement des bords de la fistule aussi bien du côté de la vessie que du côté du col. Les fils qu'il emploie sont en soie fine et les sutures perdues.

Afin de prévenir la cystite, qui est assez fréquente à la suite de l'opération de la fistule, l'auteur conseille les lavages de la vessie à l'eau boriquée à 2 p. 100, longtemps avant l'opération. M. Rechtsamer.

BIBLIOGRAPHIE

L'appendicite dans ses rapports avec l'obstétrique et la gynécologie (Die Appendicitis in ihren Beziehungen zur Geburtshilfe und Gynäkologie), par E. Fraenkel. *Sammlung klinisch. Vorträge*, Breitkopf und Härtel, éditeurs, Leipzig, 1898.

Pour Fraenkel la grossesse ne joue aucun rôle pathogéniqu edans l'appendicite ; on a dit que l'appendicite avait une influence néfaste sur la grossesse, c'est une opinion exagérée. S'il est vrai que souvent il y a accouchement prématuré ou avortement, cela dépend surtout de la gravité de l'appendicite en cause. Des adhérences étendues de l'appendice avec les organes génitaux n'ont qu'un rôle très restreint au point de vue des contractions utérines, elles peuvent cependant gêner l'involution utérine après l'accouchement.

Dans les suites de couches, l'utérus en revenant sur lui-même peut tirailler des adhérences, amener l'ouverture d'un abcès appendiculaire et être ainsi le point de départ d'une péritonite diffuse. Le voisinage d'un appendice enflammé peut donner lieu à une infection puerpérale secondaire, due surtout au colibacille.

Enfin l'appendicite peut donner lieu à de la périmétrite, peut-être par l'intermédiaire des vaisseaux situés dans le ligament appendiculo-ovarien.

Le pronostic de l'appendicite dans la grossesse n'est pas très bon pour la mère, mais encore plus mauvais pour l'enfant.

Le diagnostic de l'appendicite chez une femme enceinte est rendu difficile par le météorisme, par la tension et la sensibilité de l'abdomen. On le fera plus sûrement sous le chloroforme. A défaut d'anesthésie on pourrait examiner la malade dans la position élevée du bassin, dans le décubitus latéral gauche.

Si l'on est à la première attaque d'appendicite avec symptômes bénins, faire le traitement médical (repos, glace, opium); en cas de récidive, opérer même quand la récidive s'annonce avec des apparences bénignes.

Les troubles de l'appareil digestif envisagés comme cause ou conséquence d'autres maladies (Die Störungen des Verdauungsapparates als Ursache und Folge anderer Erkrankungen), par Hans Herz. Karger, éditeur, Berlin, 1898.

Nous signalerons l'apparition de ce volume bien qu'il soit surtout du ressort du médecin général, parce qu'il contient un certain nombre de chapitres pouvant intéresser l'accoucheur et le gynécologue. Nous signalerons en particulier les études de l'auteur sur l'ictère des nouveau-nés, sur les rapports qui unissent l'appareil de la femme et l'appareil digestif par voie sanguine ou nerveuse, sur les affections génitales et leurs rapports anatomiques avec l'appareil digestif (adhérences, lésions tuberculeuses, etc.).

INDEX BIBLIOGRAPHIQUE TRIMESTRIEL

GYNÉCOLOGIE

Adolf. *Die Gefahren der künstlich. Sterilität, besonders in ihrer Beziehung zum Nervensystem*. Leipzig, Krüger. — **Arcoleo**. Contributo clinico ed anatomo-patologico allo studio della tubercolosi della mammella. *Archivio italianio di Gin*., 1898, n° 4, p. 368. — **Austerlitz** u. **Landsteiner**. *Ueber die Bakteriendichtigkeit der Bauchwand*. Wien. — **Bacon** (**J.**). Gonorrhœa in the female; rectal complications. *The Am. gyn. a. obst. J.*, 1898, n° 5, p. 398. — **Deshayes**. Les anomalies en gynécologie. *Tribune médicale*, 1898, n° 40, p. 786. — **Credé** (**R.**). Die Prophylaxe der Sepsis bei Laparotomien und bei Eingriffen am Uterus. *Monatss. f. Geburts. und Gynæk.*, décembre 1898, p. 583. — **Engstrom** (**O.**). *Mittheilungen aus der Gynæk. Klinik des Prof. E.*, etc. Berlin, Karger. — **Gattel**. *Ueber die sexuellen Ursachen der Neurasthenie u. Angstneurose*. Berlin, Hirschwald. — **Hyde**. The exanthemata as a factor in producing pelvic disorders. *Am. J. Obst.*, novembre 1898, p. 648. — **Jacobs**. Un cas de thrombose de l'artère utérine. *Bull. Soc. belge de gyn. et d'obst.*, 1898-99, n° 6, p. 107. — **Kahlden**. *Technik der hist. Untersuchung. Path. Anat. Präparate*, Iéna, 1898. — **Keiffer**. Sclérose des ligaments larges, de l'utérus et de la vessie. *Bull. Soc. belge de Gyn. et d'obst.*, 1898-99, n° 6, p. 112. — **Langhaus**. Ueber Enteroptose. *Monats f. Geb. und Gyn.*, novembre 1898, t. VIII, p. 535. — **Lefèvre**. Une forme commune de stérilité féminine et son traitement. *La Gynécologie*, décembre 1898, p. 507. — **Marchese**. Sulla trapiantazione delle ovaie. Contributo sperimentale. *Archivio italiano di Ginecol.*, 1898, n° 4, p. 340. — **Mooren**. *Gesichtsstorüngen u. Uterinleiden*. Wiesbaden, Bergmann. — **Moseley**. The use of thyroïd. *Medical News Philadelphia*, New-York, 17 septembre 1898, p. 353. — **Nagel**. *Die Gynækologie des praktischen Arztes*. Berlin, Fischer's med. Buch. — **Neugebauer**. Contribution à l'étude des corps étrangers de l'utérus. *Rev. de chirurgie et de gynécol. abdominales*, 1898, n° 6, p. 982. — **Noble**. Shall absorbable or non absorbable ligatures and sutures be employed in hysterectomy and salpingo-oophorotomy. *Med. News*, octobre 1898, p. 481. — **Odebrecht**. Ueber die Grenzen der Aseptik gegen die Antiseptik. *Sammlung zwangloser Abhandlungen aus d. Gebiete der Frauenkeilk. u. Geb.* Halle, Marhold. — **Pick**. Die Adenomyome der Leistengegend und des hinteren Scheidengewolbes, ihre Stellung zu den paroophoralen der Uterus und Tubenwandung u. Recklinghausen's. Adenomyomen. *Arch. f. Gyn.*, 1898, Bd. L. VII, Hft. II, p. 461. — **Rose**. Operative Sterilisirung der Frau. *Centralb. f. Gynæk.*, novembre 1898, n° 45, p. 1225. — **Rufus**. Albuminurie Complicating Gynecological operations. *Am. J. Obst.*, novembre 1898, p. 678. — **Savary Pearce**. Neurasthenia, its co-relation to the physiology and pathology of the female generative organs. *The Philadelphia Polycl.*,

1898, nº 38, p. 447. — **Segur**. Some remediable forms of sterility. *The Am. gyn. a. obst. J.*, 1898, nº 4, p. 319. — **Thiercelin**. *Contribution à l'étude de l'opothérapie ovarienne*. Thèse Paris, 1898-99. — **Thomson**. Zur Frage der Tubenmenstruation. *Centralb. f. Gynæk.*, novembre 1898, nº 45, p. 1227. — **Walte Heape**. On menstruation and ovulation in monkeys and in the human female. *British med. J.*, décembre 1898, p. 1868. — **Wendeler**. Zur senilen Atrophie der Eileiter. *Cent. f. Gyn.*, 1898, nº 51, p. 1386. — **Winckel**. *Die Bedeutung der Eierstocke f. die Enstehung des Geschlechts*, Munchen, Seitz et Schauer.

THÉRAPEUTIQUE GYNÉCOLOGIQUE. — **Dalché**. Quelques usages de l'acide lactique en gynécologie. *Tribune méd.*, décembre 1898, p. 992. — **Damas**. Nouvelle pince porte-aiguille à usages multiples. *La Semaine gynécologique*, Paris, 29 novembre 1898, p. 381. — **Ford**. The value of Electricity in Gynecology. *Med. News*, octobre 1898, p. 426. — **Mc Cardie**. On the administration of a certain mixture of chloroform and ether in gynecological operations by means of Clover's inhaler without the bag. *The Lancet*, décembre 1898, p. 16. 21. — **Mangin**. Etude sur l'emploi des courants de haute fréquence en gynécologie. *La Gynécologie*, 1898, nº 5, p. 385. — **Petit (P.)**. Emploi de la solution de chlorure de chaux en gynécologie. *Sem. gynécologique*, novembre 1898, p. 361.

VULVE ET VAGIN. — **Abbe (R.)**. New method of creating a vagina in a case of congenital absence. *Med. Record*, décembre 1898, p. 835. — **Caruso**. Sopra un caso molto raro di cisti da echinococco dei genitali esterni muliebra. *Arch. di Ost. e Ginec.*, 1898, nº 10, p. 642. — **Cullinan (N.)**. Notes on a case of persistence of hymen ; non rupture. *Lancet*, 1898, II, 1261. — **Hamonic**. Des kystes de la vulve et du vagin. *Revue clin. d'androl. et de gyn.*, octobre 1898, p. 289, 353, 821. — **Keiffer**. Stricture annulaire du vagin. *Bull. Soc. belge de gyn. et d'obst.*, 1898-99, nº 6, p. 109. — **Kelley (Th.)**. Vaginismus. *Am. J. Obst.*, octobre 1898, p. 529. — **Langfitt**. Vaginal section. *Am. J. Obst.*, novembre 1898, p. 723. — **Madlener**. Zur Technik der Entfernung von Scheidenpessarien. *Cent. f. Gyn*, 1898, nº 40, p. 1081. — **Malcolm Storer**. Fibroma of the Vulva. *The Boston med. a surg. J.*, décembre 1898, p. 506. — **Martin (A.)**. Ueber Exstirpatio vaginæ. *Berlin klinische Wochensch.*, 1898, nº 40, p. 877, 910. — **Maude (A.)**. A case of pseudo-hermaphrodisme. *The British gyn. J.*, novembre 1898, p. 429. — **Miles Taylor**. Vaginal section with report of cases. *Pacific med. J.*, décembre 1898, p. 705. — **Pretti**. Contributo allo studo delle alterazioni istologiche della vagina. *Arch. di. Ost. e Ginec.*, 1898, nº 8, p. 483. — **Raimond**. Do lo Colpocela. *La Gynécologie*, octobre 1898, p. 427. — **Rivalta**. *Contribution à l'étude des malformations congénitales de l'hymen et du vagin*. Th. Paris, 1898-99, nº 49. — **Schulze-Vellinghausen**. Ein eigenthumlicher Fall von Pseudohermaphroditismus. *Cent. f. Gyn.*, 1898, nº 51, p. 1377. — **Vignolo**. Sopra un caso di aneurisma arterioso-venoso vaginale. *Arch. ital. di. Ginec.* 1898, nº 5, p. 457. — **Vincenzo-Lauro**. Della craurosi vulvare. *La Ginecol. e l'ost. pratica*, 1898, nº 3, p. 41. — **Vittorio Uckmar**. Di un caso di mancaza completa della vagina e sua cura chirurgica. *La Clinica chirurgica*, 1898, nº 11, p. 536.

DÉVIATIONS ET DÉPLACEMENTS DE L'UTÉRUS, PÉRINÉORRHAPHIE. — **Bardescu.** Un nou procedeu de cisto-colpocœliorafie. *Rev. de chirurg.* Bucuersci, 1898, n° 9, p. 393. — **Burrage.** The immediate and remote results of seventy-one Alexander and seventy one suspensio-uteri operations. *Med., News*, octobre 1898, p. 457. — **Doléris.** Raccourcissement intra-abdominal du ligament rond par inclusion pariétale. *La Gynécologie*, décembre 1898, p. 494. — **Duret (H.).** Nouvelle opér. conservatrice pour la cure de l'inversion utérine irréductible. *Semaine gynécologique*, octobre 1898, p. 313. — **Godart.** Déviations de l'utérus. leur traitement. *La Policlinique*, 1898, n° 20, p. 349. — **Goldspohn (A.).** The serviceability of the Alexander operation in aseptic adherent retroversions of the uterus, when combined with liberation of it and resection and suspension or removal of adnexa through the dilated internal inguinal ring. *Med. Rec.*, 1898. II, 509. — **Hayd (H.).** Some Points in the Technique of the Alexander operation. *Am. J. Obst.*, novembre 1898, p. 665. — **Haslewood.** Note on a case of Acute Inversion of the Uterus. *The Lancet*, décembre 1898, p. 1702. — **Lambret.** Les opérations plastiques sur le tissu utérin dans les flexions de l'organe. *Arch. provinc. de Chir.*, 1898, p. 223. — **Lapeyre.** De l'utilisation du ligament rond dans l'opération d'Alquié-Alexander et la cure radicale de la hernie inguinale. *Gazette méd. du Centre*, 1898, n° 10, p. 145. — **Mackenrodt.** *Weitere Erfahrungen m. der Operation der Retroflexio uteri.* Arbeiten aus der Privat. Frauenkl. v. Dr Machenrodt. Berlin, Karger. — **Oliver.** Sudden and complete inversion of the uterus and cervix after the menopausa ; very small fibroid nodule in the fundus ; gangrene ; operation, etc. *The Lancet*, 1898, octobre p. 1057. — **Pichevin.** A propos de la rétroversion utérine. *La Semaine gynécologique*, Paris, 29 novembre 1898, p. 377. — **Prontière.** *Contribution à l'étude de l'hystéroscopie.* Thèse, Paris, 1898-99, n° 69. — **Rumpf.** Beiträge z. operativen Behandlung der Retroflexio uteri mit besonderer Berucksichtigung der Alexander'schen Operation. *Arch. f. Gyn.*, 1898, Bd. LVII, Hft. II, p. 424. — **Schultze.** *Vier Wandtafeln z. Diagnose u. bimanuellen Reposition des retroflectirten Uterus.* Leipzig, Engelmann. — **Stone.** Emmet's operation for lacerated perineum and Relaxed vaginal outlet. *Am. J. Obst.*, octobre 1898, p. 524. — **Vinet.** *De la douleur dans les rétrodéviations utérines.* Thè Paris, 1898-99, n° 33. — **Westermark.** Ueber die Prolapsoperationen und ihre Ergebnisse in Schweden. *Cent. f. Gyn.*, 1898, n° 35, p. 945.

MÉTRITES, ULCÉRATIONS. — **Alessandro.** Sulla dilatazione delle stenosi uterine. *La ginec. e l'ost. pratica*, 1898, n° 1, p. 7. — **Bastian.** Deux cas de bifidité de l'utérus et du vagin, avec métrite chronique. *Rev. de la Suisse romande*, 1898, n° 10, p. 521. — **Dührssen.** Ueber excisio vaginalis mucosæ uteri. *Cent. f. Gyn.*, 1898, n° 50, p. 1353. — **Dührssen (A.).** Ueber die Beseitigung von Gebärmutterblutungen durch die locale Anwendung der Dampfer. *Berl. klin. Woch.*, 1898, p. 795. — **Dunn.** Insufficient menstruation. *Am. J. Obst.*, novembre 1898, p. 715. — **Fullerton.** Gonorrhea of the uterus and its appendages. *The Philadelphia Polyclinic*, octobre 1898, p. 473. **Fred. Edge.** A case of uterus septus bilocularis and vagina semi-septa. *The British med. J.*, novembre 1898, p. 492. — **Keiffer.** Un cas d'adhérence cervico-vaginale post-partum. *Bull. Soc. belge de gyn. et d'obst.*, 1898-1899, n° 6, p. 108. — **Mangin.** Action de la ligature des artères utérines dans les hémorrhagies de l'utérus. *La Gynécologie*, 1898, n° 5, p. 402. — **M'Swain**. Conservative management of uterine inflammation and displacements. *Annals of gyn. a. ped.*, 1898, n° 1, p. 11.— **Oskar Bodenstein**. Giebt es eine peri-vaginitis phlegmonosa dissecans ? *Monats. f. Geb. und Gyn.*, déc. 1898, p. 613. — **Rosenthal**. Hæmatometra unilateralis im rechten Horne eines uterus bicornis. Cœlio-hysterectomia. *Mon. f. Geb. und Gyn*, sept. 1898, t. VIII, p. 273. — **Sellman**. Treatment of endometritis. *Am. J. Obst.*, novembre 1898, p. 728. — **Septimus Sunderland**. Uterine hemorrhage as affected in the climate of altitude. *The Lancet*, octobre 1898, p. 986. — **Vassmer**. Fälle von Uterustuberkulose. *Arch. f. Gyn.*, 1898, Bd. LVII, Hft. II, p. 301. — **Walter**. Remarks on primitiva amenorrhœa with report of case, etc. *Am. J. Obst.*, 6 octobre 1898, p. 512. — **William Wood Russel**. Remarks on the treatment of tuberculosis of the uterus and Fallopian tubes. *Annals of surgery*, Philadelphia, octobre 1898, p. 468.

TUMEURS UTÉRINES, HYSTÉRECTOMIE. — **Abel**. Dauererfolge der Zweifel'schen Myomectomie. *Arch. f. Gyn.*, 1898, Bd. LVII, Hft. II, p. 261.— **Babcolk**. The co-existence of fibromyome and carcinoma of the uterus, with a report of thre cases. *The Am. gyn. a. obst. J.*, 1898, n° 5, p. 401. — **Blume**. Some of the complication following vaginal hystero-salpingo-oophorectomie. *Am. J. Obst.*, novembre 1898, p. 657. — **Charles Green Cumston**. The conditions of the genitals organes with reference to vaginal hysterectomy for epithelioma uteri. *Annals of gynecology and pædiatry*. Boston, novembre 1898, p. 85. — **Cushing**. Choice of methods in hysterectomy. *Annals of gyn. a. ped.*, 1898, n° 1, p. 1. — **Damas**. Quelques considérations sur l'hystérectomie abdominale totale. *La Gynécologie*, décembre 1898, p. 502.— **Funke**. Beitrag zur abdominallen Totalexstirpation. *Zeitsch. f. Geb. u. Gyn.*, 1898, Bd. XXXIX, Hft. 3, p. 485. — **Gutierrez**. Resultados curativos de la histerectomia vaginal en el cancer de la matriz. *Annales de Obst., Gynec. y Pediatria*, septembre 1898, p. 257. — **Henrotay**. Sur les complications de l'hystérectomie vaginale. *Gazette de gyn.*, novembre 1898, p. 338. — **Jacobs**. Ein fall von vaginaler und vulvarer Implantation eines adenocarcinoma colli uteri. *Monats. f. Geb. und Gyn.*, septembre 1898, t. VIII, p. 238. — **Johannovsky**. Casuist.-beitrag zur Axendrehung des Uterus durch Geschwülste. *Monats. f. Geb. und Gynec.*, octobre 1898, t. VIII, p. 358. — **La Torre**. Intorno all'indicazione dell' isterectomio por fibromi ed alla cura di essi. *La ginec. e l'ost. pratica*, 1898, n° 2, p. 29. — **Livet (G.)**. Le cancer et l'acétylène. *Gazette de gynéc.*, 1898, n° 296, p. 305. — **Longuet**. Technique générale de l'hystérectomie vaginale totale. *La Semaine gynécologique*, Paris, 29 novembre 1898, p. 379. — **Loussot**. Un cas d'hystérectomie abdominale totale pour une vaste déchirure de l'utérus, survenue vingt-trois heures auparavant au cours d'une version ; guérison. *Gaz. des hôpit.*, 1878, n° 116, p. 1067. — **Mc Cann**. Six cases of malignant disease of the cervix uteri treated by vaginal hysterectomy. *The Lancet*, London, 16 octobre 1898, p. 863. — **Peterson**. A clinical and pathological study of five recent cases of hysterectomy for fibromata. *The Am. gyn. a. obst. J.*, 1898, n° 5, p. 411. — **Piccoli**. Per la priorita del processo di colpo-isterectomia posteriora, nella cura della inversione della vagina. *Arch. di ost. e ginec.*, 1898, n° 8, p. 478. — **Pichevin**. A propos de l'amputation sous-vaginale du col d'après le procédé de Schrœder. *La Semaine gynécologique*, décembre 1898, n° 51. — **Pichevin et Bonnet**. Quelques détails historiques à propos de l'hystérectomie abdominale totale : méthodes opératoires. *La Semaine gynécologique*, Paris, 6 septembre 1898, p. 281. — **Reynier**. Hystérectomie abdominale totale pour cancer uterin. *La Semaine gynécologique*, Paris, 22 novembre 1898, p. 369. — **Santillana**. Hystérectomie abdominale pour fibromyôme de l'utérus. *Bullet. de l'hôp. civil français de Tunis*, 1898, n° 2, p. 63. — **Sapelli**. Della isterectomia vaginale. *Annali di ost. e ginec.*, 1898, n° 9, p. 751, 797, 825. — **Schuster**. *Ein Fall v. multiplen Fibromyomen des Uterus u. der linken Tuben neben gleichzeitigem Spindellensarkom des rechten ovarium*. Tubingen, Pietzcker. — **Schrœder**. Zur vaginalen Estirpation des Uterus unmittelbar nach rechtzeitiger Geburt bei Carcinom und bei uterusruptur. *Zeitsch. f. Geb. u. Gyn.*, 1898, Bd. XXXIX, Hft. 3, p. 525. — **Stapler**. Neue Klemmethode zur abdominalem Totalexstirpation des Uterus. *Cent. f. Gyn.*, 1898, n° 42, p. 1153. — **Stinson**. Intraligamentous fibroid of the uterus with adhesion to the ovary ; myomectomy. *Med. News*, octobre 1898, p. 429. — **Thumin**. Zur totalexstirpation des Uterus und seiner Anhange ohne Ligatur u. ohne liegenbleibende Klemmen. *Berlin. klin. Wochensch.*, 1898, n° 51, p. 1131. — **Vautrin**. Du sphacèle des fibromes interstitiels de l'utérus. *La Semaine gynécologique*, Paris, 20 septembre 1898, p. 297. — **Westermark**. Ueber die Behandlung des ulcerinden Cervixcarcinom mittels konstanter Warme. *Cent. f. Gyn.*, 1898, n° 49, p. 1335. — **Wolfram**. Zur chir. grosser fibromyomata uteri. *Cent. f. Gynæk.*, novembre 1898, n° 45, p. 1228.

INFLAMMATIONS PÉRI-UTÉRINES, AFFECTIONS NON NÉOPLASIQUES DES ORGANES PÉRI-UTÉRINS. DÉPLACEMENT DES ORGANES PÉRI-UTÉRINS. — **Arnold W. W. Lea**. The treatment of acute pyosalpinx by incison and drainage, with notes of two cases. *The medical Chronicle*, Manchester, septembre 1898, p. 411. — **Borreman**. Pyosalpynx bilatéral volumineux opéré par laparotomie. *Bullet. Soc. belge de gyn. et d'obst.*, 1898-1899, n° 5, p. 75. — **Clarke**. Surgical treatment of morbid conditions involving the broad ligaments. *Am. J. Obst.*, novembre 1898, p. 688. — **Duchamp**. Du drainage des collections péritonéales par la voie rectale. *La Loire méd.*, 1898, n° 12, p. 327. — **Greene Custom**. Treatment of parametritic abcess. *Annals of gin. a. ped.*, 1898, n° 1, p. 27. — **Leguen**. De la colpotomie dans les suppurations annexielles. *Rev. internation. de méd. et de chir.*, 1898, p. 343. — **Ludwig Pincus**. Eine neue methode den Behandlung entzundlicher, namentlich exsudativen Beckenaffectionen mittelst « Belastungslagerung ». *Zeitsch. f. Geb. u. Gyn.*, Bd. XXXIX, Hft. 1, p. 13. — **Meckertrschiantz (M.)**. Zur Behandlung, der Salpingitis isthmica nodosa gonorrhoica. *Monats. f. Geb. und Gyn.*, novembre 1898, t. VIII, p. 509. — **Palmer Dudley**. A further report upon the conservative surgery of the uterine appendages. *The Am. ginec. a. obst. J.*, 1898, n° 4, p. 297. — **Reymond et Gosset**. Salpingo-ovarite avec pédicule tordu. *Bull. Soc. anat.*, novembre 1898, p. 701. — **Schnaper**. Ueber die Altersveranderungen der Fallopischen tuben. *Cent. f. Gyn.*, 1898, n° 44, p. 1201. — **Schultz**. *Hernies de la trompe de Fallope sans hernie de l'ovaire*. Th. Paris, 1898-1899, n° 1. — **Spinelli**. Sulla cura delle raccolte pelviche con la elitrotomia juxta-cervicale. *Archivio italiano di ginecologia*, 1898, n° 4, p. 297.

NÉOPLASMES DE L'OVAIRE ET DE LA TROMPE, DES ORGANES PÉRI-UTÉRINS. OVARIOTOMIE. — **Bouilly**. De la torsion des kystes para-ovariens et des lésions qui peuvent la simuler. *La Gynécologie*, décembre 1898, p. 481. — **Celestino de Argenta**. Note sur les kystes muco-dermoïdes de l'ovaire. *La Gynécologie*, 1898, n° 5, p. 420. — **Colombus**. Operative Technique for the intraligamentous ovarian cystoma. *Am. J. Obst.*, octobre 1898, p. 517. — **Commandeur** et **Frairier**. Note sur 4 observations de kystes de l'ovaire suppurés. *La Semaine gynécologique*, Paris, 22 novembre 1898, p. 370. — **Cumston**. Septic infection of ovarian cystome. *Am. J. Obst.*, novembre 1898, p. 630. — **Custom** (**G.**). Dermoid cyst of the ovary. *Annals of Gyn. a. Ped.*, 1898, n° 1, p. 28. — **Dartigues**. Tumeur solide de l'ovaire gauche. Torsion du pédicule. *Bull. Soc. anat.*, novembre 1898, p. 657. — **Dauber**. A case of large cystic abdominal tumour probably of the broad ligament or ovary of unusual duration and slow growth. *The Lancet*, Londres, 17 septembre 1898, p. 746. — **Godart** (**J.**). Fibrome intra-ligamentaire de 3,280 grammes, laparotomie, guérison. *Bull. Sc. belge de Gyn. et d'Obst.*, 1898-99, n° 6, p. 105. — **Ionnescu**. Castratia abdominala totala pentru lesuini septice utero-anexiale. *Rev. de Chir.*, Bucharest, 1898, n° 10, p. 433. — **Krœmer**. Ueber die Histogenese der Dermoidkystome und Teratome des Eierstocks. *Arch. f. Gyn.*, 1898, Bd. LVII, Hft. 11, p. 322. — **Kworostansky**. Zur Œtiologie der epithelialen Eierstockgeschwulste und Teratome. *Arch. f. Gyn.*, Bd. LVII, Hft. 1, p. 1. — **Lauro**. Voluminosa cisti proligera glandulare dell'ovario sinistro; calcificazione dell'ovario destro, doppia ovariectomie, guarizione rapidissima. *Archivio di Ost. e. Gynec.* — **Lynds**. Successful Removal of a one hundred and twenty five Pound ovarian tumor. *Med. News*, octobre 1898, p. 527. — **Martin** (**A.**). The evolution of ovariotomy. *Pacific. med. J.*, 1898, n° 10, p. 577. — **Otto Franqué**. Ueber Urnierenreste im Ovarium zugleich ein Beitrag z. Genese der cystoide Gebilde in der Umgebung der Tube. *Zeitsch. f. Geb. u. Gyn.*, 1898, Bd. XXXIX, Hft. 3, p. 499. — **Piéry**. Cancer musculaire lisse de l'ovaire. *Bullet. de la Soc. de chirurg. de Lyon*, 1898, n° 3, p. 72. — **Ries**. Stones in the ovary. *Annals of gynecology and pediatry*, Boston, novembre 1898, p. 73. — **Spinelli**. Indicazioni generali e tecnica della sterilizzazione della donna. *Archiv. ital. di ginec.*, 1898, n° 5, p. 442. — **Stinson** (**C.**). Ovariotomy, oophorectomy and salpingectomy without ligature clamp, or cautery, etc. *The Am. gyn. a. obst. J.*, 1898, n° 4, p. 327. — **Stobbaerts**. Kyste glandulaire proligère de l'ovaire. *Bullet. de la Soc. belge de Gyn. et d'Obst.*, 1898-99, n° 5, p. 73. — **Troschel**. *Beitrag z. klinisch. Dignität der papillaren Ovarialgeschwulste.* Arbeit. aus d. Privat-Frauenk. v. Dr Mackenrodt. Berlin, Karger. — **Vineberg**. Castration for rudimentary uterus, absence of vagina, menstrual molimena. *Am. J. Obst.*, 1898, n° 4, p. 500. — **Wathen**. Suppurating ovarian and intraligamentous cysts. *Med. News*, octobre 1898, p. 486. — **Werder**. Some clinical observations based upon one hundred and Sixteen abdominal sections for ovarian Tumors. *Am. J. Obst.*, novembre 1898, p. 668.

ORGANES URINAIRES. — **Berthold Singer**. Zur Path. und Ther. des Urethralprolapses beim weiblichen Geschlechte. *Monats. f. Geb. und Gyn.*, octobre 1898, t. VIII, p. 373. — **Blumenfeld**. Traumatismi degli ureteri nelle laparotomie. *La Riforma medica*, Naples,

24 septembre 1898, p. 833. — **Edebohls**. Wanderniere und Appendicitis, deren häufige Koexistenz und deren simultane Operation mittels Lumbalschnitt. *Cent. f. Gyn.*, 1898, n° 40, p. 1084. — **Noble (C.)**. Closure of vesico-vaginal fistula following vaginal hysterectomy and other operative procedures by the vaginal route. *The Am. gyn. a. obst. J.*, 1898, n° 5, p. 395. — **Rühl**. Ueber einen seltenen Fall von Ureterenverlauf bei Beckentumoren und dessen praktische Bedeutung. *Cent. f. Gyn.*, 1898, n° 39, p. 1056.

GROSSESSE EXTRA-UTÉRINE. — **Frederick Page**. A case of extra-uterine fœtation ; removal of a fully developped dead chied, the placenta being left; recovery. *The Lancet*, octobre 1898, p. 1123.

CHIRURGIE ABDOMINALE. — **Auché** et **Chavannaz**. Infections péritonéales bénignes d'origine opératoire. *Gaz. hebdom. des Sc. med.*, Bordeaux, 1898, n° 44, p. 519. — **Bidone**. Formazione della cicatrice ombelicale e modo di comportarsi delle fibre elastiche nelle varie eta. *Arch. ital. di ginec.*, 1898, n° 5, p. 463. — **Chanteur**. *De l'éventration sus-ombilicale*. Th. Paris, 1898-1899, n° 68. — **Clado**. La laparorrhaphie à l'Hôtel-Dieu. *Semaine gynécologique*, décembre 1898, n° 49. — **Coxe**. Six abdominal operations. *Med. Rec.*, octobre 1898, p. 546. — **Esperschied**. *Ueber Misserfolge m. Laparotomie bei tuberkuloser peritonitis*. Tubingen, Pietzcker. — **Fournier**. Action du chloroforme sur le cœur dans les grandes opérations abdominales. *La Gynécologie*, 1898, n° 5, p. 415. — **Galvani**. Surprises du ventre. *Rev. de gynéc. et de chirurgie abdominale*, 1898, n° 6, p. 1018. — **Häberlin**. Die Massage bei postoperativen Ileus, *Cent. f. Gyn.*, 1898, n° 42, p. 1164. — **Heffenger**. The abdominal Wound. *Med. Record*, décembre 1898, p. 865. — **James (O.)**. Some rare forms of abdominal tumours. *Edinb. med. J*, novembre 1898, p. 438. — **Lejars**. Traitement opératoire de la péritonite tuberculeuse. *Bullet. et mém. de la Soc. de chirurgie*, décembre 1898, p. 1106. — **Liell**. Surgery of the Peritoneal cavity. *The Am. gyn. a. obst. J.*, 1898, n° 5, p. 405. — **Maude**. Perforative appendicitis; diffused Peritonitis ; double laparotomy. *The Lancet*, octobre 1898, p. 984. — **Merkel**. Beitrag zur operativen Therapie der Bauchfelltuberculose. *Zeitsch. f. Geb. u. Gyn.*, Bd XXXIX, Hft. 1, p. 1. — **Mordeal Price**. Report of interesting cases of abdominal surgery. *The Philadelphia Polgel*, 1898, n° 44, p. 502. — **Mills**. A case of septic peritonitis ; laparotomy. Recovery. *The Lancet*, Londres, 10 octobre 1898, p. 875. — **R. de Bovin**. De l'action de la laparotomie sur les processus chroniques de la cavité abdominale (tuberculose exceptée). *Gaz. des hôpitaux*, décembre 1898, p. 1357. — **Robert Need**. Closure of vounds of the abdominal wall. *Medical Record*, New-York, 26 novembre 1898, p. 767. — **Rudolph Savor**. Fall von Milzexstirpation wahrend der Schwangerschaft wegen traumatischer Ruptur. *Cent. f. Gyn.*, 1898, n° 48, p. 1315. — **Shröder**. Zur Kasuistik der diagnostischen Irrthümer der Abdominaltumoren. *Cent. f. Gyn.*, 1898, n° 41, p. 1125. — **Webster**. Infective Peritonitis with special reference to a suggested method of improving the Present method of surg. Treatment. *The Am. gyn. a. obst. J.* 1898, n° 4, p. 303, 429. — **Wilmer Keusen**. Sequelœ of abdominal operations. *The Am. gyn. a. obst. J.*, 1898, n° 5, 422.

OBSTÉTRIQUE

ACCOUCHEMENT. — **Collins.** *Die schmerlose Entbindung*, etc., Leipzig, Grieben. — **Lynds.** The Care of Cases after Labor. *Annals of Gyn. a. Ped.*, 1898, n° 1, p. 20. — **(Pantano G. R.).** Contributo alla casuistica della prezentazioni di facia primitiva. *Arch. di Ost. e Gynec.*, 1898, n° 9, p. 513.

ANATOMIE, PHYSIOLOGIE ET BACTÉRIOLOGIE OBSTÉTRICALES. — **Blacher.** Ein Beitrag zum Bau der menschlichen Eihullen. *Arch. f. Gyn*, 1898, Bd. LVII, Hft. 1, p. 65. — **Calderini (G.).** Le emazie e l'emoglobina delle gravida e del feto. *Riforma medica*, octobre 1898, n°s 239 et 240, p. 158 et 169. — **Colpi.** Sulla struttura dell' amnios. *Archivio italiano di ginecol.*, 1898, n° 4, p. 364. — **Eden.** On the microscopic characters of retained products of conception. *Edinb. med. J.*, novembre 1898, p. 393. — **Ferrari.** Nuove ricerche sulla struttura normale e pathologica degli annessi fœtali. *Archivio ital. di Ginec.*, 1898, n° 5, p. 410. — **Ferroni.** Sulla prezensa e sulla distributione delle cosi delle « Mastzellen » nella membrana amnios. *Archiv. italiano di Ginec.*, 1898, n° 5, p. 447. — **Gubaroff.** Ergänzende Erklärungen zu der Beschreibung eines Präparates von Placenta prævia. *Monats. f. Geb. und Gyn.*, octobre 1898, t. VIII, p. 379. — **Heinrich Cramer.** Zur Frage der Reflexaplacenta. *Cent. f. Gyn.*, 1898, n° 49, p. 1329. — **Kössmann.** Studien zur normalen u. pathologischen Anatomie der Placenta. *Arch. f. Gyn.*, 1898, Bd. LII, Hft. 1, p. 224. — **Marchand.** Noch einmal das Chorion epithelium. *Cent. f. Gyn.*, 1898, n° 31, p. 809. — **Pfannenstiel.** Noch ein Wort zur Diskussion über die Syncytium Frage. *Cent. f. Gyn.*, 1898, n° 48, p. 1314. — **Silvie.** *Contribution à l'étude de la régression utérine.* Th. Paris, 1898-99, n° 13. — **Whitridge (W.).** The Bacteria of the Vagina and their Practical Significance, based upon the bacteriological Examination of the vaginal Secretion of ninety-two pregnant Women. *Am J. of Obst.*, octobre 1898, p. 449.

GROSSESSE. — **(Siredey (A.).** Le diagnostic de la grossesse. *Journ. de méd. et de chir. pratiques*, 1898, p. 855.

DYSTOCIE. -- **Blume.** A case of uterus bicornis, duplex and vagina duplex; with pregnancy in one horn. Excision of vaginal septum, normal labor. *Annals of gynecology and pædiatry*. Boston, novembre 898, p. 83. — **Courtenay C. Weeks.** Dystocia due to ante-partum hourglass contraction of uterus; Cæsarean section. *British med. J.*, décembre 1898, p. 1270. — **Isac.** Bassin rétréci, version. Enfant vivant. *Languedoc méd.-chirurg.*, 1898, n° 11, p. 207. — **Jalaber.** *Kystes pelviens de l'ovaire et accouchement*. Th. Paris, 1898-99, n° 20. — **Mueller (A.).** Die Behandlung des Uterus gravidus incarceratus mit dem elastichen Ballon. *Cent. f. Gyn.*, 1898, n° 43, p. 1181. — **Schütte.** Uterus septus cum Vagina septa und sepsis ante-partum beendet durch Sectio cæsarea. *Monats. f. Geb. und Gyn.*, octobre 1898, t. VIII, p. 382. — **Serejnikoff.** Ein Fall von Cœliotomie wegen Schwangerschaft in rüdimentären Horne eines Uterus bicornis bei lebensfähiger Frucht. *Monats. f. Geb. und. Gynæk.*, septembre 1898, t. VIII, p. 232.

GROSSESSE EXTRA-UTÉRINE. — **Füth.** Studien über die Einbettung des Eies in der Tube. *Monats. f. Geb. und Gynæk.*, décembre 1898, p. 590. — **Kinoshita (S.).** Ueber grosszellige decidualzelle ähnliche Wucherungen auf dem Peritoneum und den Ovarien bei intrauteriner Schwangerschaft. *Monats. f. Geb. und Gyn.*, novembre 1898, t. VIII, p. 500. — **Oliver.** Etude de quatre cas de grossesse extra-utérine à terme. *Sem. gynécologique*, octobre 1898, p. 321. — (**Taylor J. W.**) Ueber Extrauterin Schwangerschaft. *Wiener Mediz. Presse*, 1898, nº 40, p. 1536, 1628, 1662, 1705, 1826. — **Vineberg.** Differential Diagnosis between extra-uterine Pregnancy and Early Abortion. *Med. Record*, novembre 1898, p. 641. — **Voigt (Max).** Schwangerschaft auf der Fimbria ovaria. *Monats. f Geb. und Gyn.*, septembre 1898, t. VIII, p. 222. — **Walter Wilke.** Ein weiterer Fall von Extra-uterin Gravidität mit lebender Frucht in der freien Bauchhöle, *Cent. f. Gyn.*, 1898, nº 41, p. 1132. — **Wesley Bovee,** Ancient Full-Term Ectopic Pregnancy. *Med. News*, décembre 1898, p. 784.

NOUVEAU-NÉ, FŒTUS, TÉRATOLOGIE. — **Bollenhagen.** Ein Fall Duchenne'sche Lähmung nach Zangenanlehang. *Mon. fur Geb. und Gyn.*, octobre 1898, t. VIII, p. 370. — **Knappe.** *Der Scheintod der Neugeborenen. Seine Geschicte Klin. u. Gerichtsärtzl.*, etc. Wien, Braumüller. — **Peck.** Traumatic cataract in an infant's Eye from pressure of forceps. *Med. News*, novembre 1898, p. 689. — **Phocas.** Fractures intra-utérines. *Le Nord médical*, Lille, p. 221. — **Poise.** Maladie de Little d'origine obstétricale. *Archives méd. d'Angers*, 1898, nº 10, p. 440. — **Rivalta.** *Malformations congénitales de l'hymen et du vagin.* Thèse de doctorat, Paris. Société d'éditions scientifiques, 1898. — **Rosario Vitanza.** Su alcuni vizi congeniti degli organi genitali muliebri. *La Ginec. e l'Ost. pratica*, 1898, nº 2, p. 21.

OPÉRATIONS OBSTÉTRICALES. — **Carr (W.).** Symphyseotomy. *Am. J. Obst.*, octobre 1898, p. 535. — **Lynds.** Cæsarian Section for deformed spine and pelvis. *Med. News*, octobre 1898, p. 528. — **Moir (J.).** A table of cases of inductio of premature laber. *Brit. med. J.*, 1898, II, 619. — **Müller (A.).** Die Behandlung der Schultern bei der Extraction am Beckenende. *Monatschr. f. Geb. u. Gyn.*, novembre 1898, t. VIII, p. 477. — **Pozzoli.** Sulle cause che nelle incinte gia altra volta sinfisiotomizate rendona talora possibile il parto spontaneo. *Arch. di Ost. e Ginec.*, 1878, nº 8, p. 449. — **Siebour.** Ueber vier Falle vou Sectio Cæsarea nach Porro bez. mit Totalexstirpation wegen Osteomalacie. *Monatschr. f. Geb. u. Gyn.*, 1898, Bd. VII, Hft. 6, p. 629. — **Solé.** De l'accouchement prématuré artificiel. *Bull. Soc. belge de gyn. et d'obst.*, 1898-99, nº 5, p. 79.

PATHOLOGIE DE LA GROSSESSE, DE L'ACCOUCHEMENT ET DES SUITES DE COUCHES. — **Beffel.** Malignant Placentoma. *The Am. Gin. a. Obst. J.*, 1898, nº 4, p. 311. — **Bonnaire.** Traitement de l'éclampsie puerpérale. *La Presse médicale*, décembre 1898, p. 354, — **Bué (V.).** Sur un cas de môle hydatiforme. *Le Nord médical*, Lille, 1898, p. 260. — **Callender.** Suckling a cause of abortion. *The Lancet*, novembre 1898, p. 1198. — **Camescasse.** Eclampsie puerpérale consécutive à une grande fatigue suivie d'une chute. *Gaz. des hôpitaux*, décembre 1898, p. 1249, 1369. — **Cann (Mc).** Clamp and ligature in vaginal hysterectomy for malignant disease of the uterus. *Brit. med. J.*, 1898, II, 618. — **Dawson.** Case of puerperal septicæmia. *The Lancet*, octobre 1898, p. 1058. — **De Lee.** Two cases of Rupture of the Symphisis Pubis during labor. *Am. J. Obst.*, octobre 1898, p. 483. — **Döderlein.** Zur Verhütung der Infection Gebärender. *Berl. klin. Woch.*, 1898, n° 50, p. 1101. — **Draghiesco** et **Cristeano.** Rétention et putréfaction du fœtus pendant 4 mois et demi. *Bull. et mém. de la Soc. de Chirurg. de Bucarest*, 1898, n° 1, p. 24. — **Dührssen.** Ueber Aussakungen, Rückärtsneigungen u. Knickungen der schwangeren Gebärmutter mit besonderer Berücksichtigung der sogenannten Retroflexio uteri gravidi partialis. *Arch. f. Gyn.*, 1898, Bd. LVII, Hft. 1, p. 70. — **Dührssen.** Nachtrag zur Frage der Retroflexio uteri gravidi. *Cent. f. Gyn*, 1898, n° 50, p. 1362. — **Durante.** Varici e siatica delle donne gravide. *La Riforma medica*, Naples, 26 septembre 1898, p. 841. — **Earl William.** A case of puerperal fever treated with antistreptococcic serum. Recovery. *The Boston Med. a. Surgical Journal*, 10 novembre 1898, p. 467. — **Freund.** Ueber die Bedeutung der Differentialdiagnose zwischen eitriger Phlebitis und Lymphangitis der Beckenorgane in Puerperium fur Prognose u. Therapie, etc. *Zeitsch. f. Geb. u. Gyn.*, Bd. XXXIX, Hft. 3, p. 389. — **Gaulard.** Avortement incomplet; curage et curettage. *La Presse médic.*, novembre 1898, p. 273. — **Giglio.** Patologia dell' uovo e sua etiologia. Ricerche anatomo-istologische sulle alterazioni deciduo placento-fetali in relazione con le malattie infettive trasmissibili dei genitori. *Archivio italiano di Ginec.*, 1898, n° 4. p. 330. — **Gray.** Modern aspects of puerperal Fever. *Medical Record*, New-York, 26 novembre 1898, p. 763. — **Heidemann.** Das Milchfieber. *Monast. f. Geb. und Gyn.*, septembre, 1898, t. VIII, p. 243. — **Heinrich Camer.** Lysolvergiftung bei Uterusausspülung. *Cent. f. Gyn.*, 1898, n° 39, p. 1049. — **Izac.** Eclampsie. Guérison. *Languedoc méd.-chirurg.*, 1898, n° 11, p. 206. — **John Le Page.** Axis Traction with ordinary Forceps. *British med. J.*, décembre 1898, p. 1869. — **John T. Scollard.** Inversion of the puerperal uterus. *Annals of gynecology and pædiatry*, Boston, nov. 1898, p. 89. — **Juan Davalos.** Un caso de Fiebre puerperal tratado por el suero antidfiterio. *Cronica medico-chirurga de la Habana*, sept. 1893, p. 257. — **Merletti.** Profilassi dell' eclampsia puerperale secondo le moderne vedute intorno alla suo patogenesi. *Annali di Ost. e Ginec.*, 1898, n° 9, p. 697. — **Monod.** Grossesse et colite membraneuse aiguë avec symptômes d'obstruction intestinale. Guérison par les courants continus sans interruption de la grossesse. *Annales de la Policlinique méd. de Bordeaux*, décembre 1898, p. 758. — **Muret.** Diagnostic différentiel de la grossesse utérine, de la grossesse ectopique et de quelques tumeurs abdominales. *Rev. de gynéc. et de chirurg. abdominales*, 1898, n° 6. — **Murray (J. Gawler).** Two cases of puerperium complicated with scarlet fever; recovery; *Lancet*, 1898, II, 1260. — **Orlowski.** Un cas d'enchâtonnement du placenta. *La Gaz. méd. du Centre*, nov. 1898, p. 171. — **Peiser.** Verblutungstod der Frucht unter der Geburt infolge Ruptur einer Umbilicalartere bei insertio velamentosa. *Monats. f. Geb. und Gynæk.*, déc. 1893, p. 619. — **Pestalozza.** Sulla rottura spontanea dell'utero in travaglio di parto. *Archivio ital. di Ginec.*, 1898, n° 5, p. 452. — **Pourtalès.** Untersuchungen über die puerperale Wundinfection. *Arch. f. Gyn.*, 1898, Bd. LVII, Hft. 1, p. 36. — **Satullo (S.).** L'infarto placentare in relazioni con le malattie infettive della madre. *Archiv. di Ost. e Ginec.*, 1898, n° 9, p. 518, 577. —

Schœffer (O.). Ueber eine einjährige Retention eines abortiv Eies im Uterus. *Monats. f. Geb. und Gyn.*, oct. 1898, t. VIII, p. 342. — **Schnell (F.)**. Zur Aetiologie u. Therapie der Osteomalacie. *Zeitsch. f. Geb. u. Gyn.*, Bd. XXXIX, Hft. 3, p. 412. — **Scharitzler**. *Ueber Osteomalacie unter Mittheilung e. durch Kaiserschnitt u. Kastration behandelten Falles der Tübinger Frauenklinik.* Tubingen, Pietzeker. — **Shœmaker**. The Provalence and the Prevention of puerperal Infect'on in private Practice. *The Philadelphia Policlinic*, ect. 1898, p. 478. — **Siefart**. Œdem der Placenta und fœtale Leukämie. *Monats. f. Geb. und Gyn.*, sept. 1898, t. VIII, p. 215. — **Sippel** Ein Fall von Scharlach nach Laparotomie nebst Bemerkungen zum puerperalen Scharlach. *Cent. f. Gyn.*, 1898, nº 54, p. 1205. — **Solowig (A.)**. Ein Beitrag zur Uterus-Ruptur. *Monats. für Geb. und Gynæk.*, nov. 1898, t. VIII, p. 494. — **Thomas Wilson**. Vesico-vaginal septum Torn during labour : Slouhging vaginitis ; subsequent closure of the vulva. *The Lancet*, Londres, 26 nov. 1898, p. 1396. — **Val. Van Hassel**. Quelques cas d'éclampsie. *Annales médico-chirurgicales du Hainaut*, 1898, nº 10, p. 164. — **Wigham (W. Harper)**. Note on acase of persistence of hymen ; retained miscarriage. *Lancet*, 1898, II, 1325.

THÉRAPEUTIQUE, ANTISEPSIE, APPAREILS ET INSTRUMENTS. — **Cole**. The Use Obstetric Forceps, with Report of two cases of Inversion of the Uterus. *Med. News*, octobre 1898, p. 519. — **Dukes**. Axis Traction with ordinary forceps. *British med. J.*, nov. 1898, p. 1390. — **Fehling**. Ein viertheiliger Kranioklast. etc. *Cent. f. Gyn.*, 1898, nº 43, p. 1177. — **Janvier**. Pelvimètre universel. *Bull. Soc. belge de Gyn. et d'Obst.*, 1898-99, nº 5, p. 75. — **Klien**. Der heutige Stand der Axenzug-Zangenfrage. *Monats. f. Geb. und Gyn.*, oct. 1898, t. VIII, p. 386. — **Krug**. Ueber Trockensterilization Geburtshilfl-Instrumente in hermetisch verschlossenen Metallhlbrüchen *Cent. f. Gyn.*, 1898, nº 41, 1129. — **Vicarelli**. Il craniotomo trivella. *Annali di Ost. e Ginec.*, 1898, nº 10, p. 777.

VARIA. — **Ahlfeld**. *Lehrbuch der Geburtshilfe.* 2 Aufl. Leipzig, Grunow. — **Baumm**. Ein Uterusphantom zur Darstellung des Geburtsvorganges. *Monats. f. Geb. und Gyn.*, déc. 1898, p. 624. — **Consentino**. Rendiconto della Clinica ostetrico-ginocologica pareggiata dell'ospedale S. Francesco Saverio. *Arch. di Ost. e Ginec.*, 1898, nº 8, p. 510. — **Hillis (Thomas J.)**. Some remarks on the midwifery question, must the midwife perish? *Med. Rec.*, N.-Y., 1898, II, 472. — **Leumann**. Three cases of plague in pregnant women ; recovery in all three cases. *The Lancet*, Londres, 17 sept. 1898, p. 748. — **Martin Thiemich**. Ueber Veränderungen der Frauenmilch durch physiol. und path. Instande. *Monats. f. Geb. und Gyn.*, nov. 1898, p. 521. — **Missmahl**. *Katechismus der Geburshilfe f. Hebammen.* Tubingen, Laupp. — **Olshausen u. Veit**. *Lehrbuch der Geburtshülfe auf Grundlage des Lerhbuch v. K. Schrœder u. zugleich als 13 Aufl. desselben.* Bonn, Kohen. — **Teuffel (R.)**. Luft aspiration wahrend der Geburt. *Monats. f. Geb. und Gyn.*, nov. 1898, t. VIII, p. 518.

Le Gérant : G. Steinheil.

IMPRIMERIE LEMALE ET Cie, HAVRE

INSTRUMENTS GYNÉCOLOGIQUES
DU PROFESSEUR AUGUSTE REVERDIN

Par le Dr **Charles Berthier,**
Assistant à la Policlinique de Bruxelles,
Ancien assistant du Prof. Auguste Reverdin,
Ancien interne de l'Hôpital Cantonal de Genève.

Depuis quelques années surtout, les chirurgiens se sont attachés à modifier et à augmenter leur arsenal chirurgical, cherchant à rendre leurs interventions plus simples, plus sûres et plus rapides. « Perdre du temps, c'est perdre du sang », dit volontiers notre maître !

Parmi les inventeurs les plus féconds, les plus originaux, les plus heureux, il faut citer le professeur Auguste Reverdin, de Genève.

Ayant eu l'honneur de suivre sa clinique pendant plusieurs années, j'ai vu créer et employer bon nombre de ses instruments et ai pu, par une pratique journalière, me rendre compte de leurs avantages et apprécier différents progrès apportés, grâce à eux, à la technique opératoire.

C'est autant par reconnaissance pour mon excellent chef que pour rendre service aux nombreux confrères qui s'occupent de gynécologie que j'ai, dans l'espoir d'en vulgariser l'emploi, cherché à grouper en un court exposé, les principaux instruments qui sont *restés* dans sa pratique.

Aiguille à suture.

De tous les instruments d'Auguste Reverdin, celui auquel il a apporté le plus de soins, et qui a, sans conteste, réuni le plus de suffrages, c'est son aiguille à suture, trop connue pour que j'en fasse ici la description minutieuse.

Il l'a modifiée pour les opérations gynécologiques en y appliquant un long manche qui porte à son extrémité une aiguille de grandeur, de forme et de courbures variables. Cette aiguille, et c'est là un point fort important, peut être successivement placée à droite ou à gauche, mais toujours à angle droit. Cette disposition facilite pour la suture les mouvements qui nous sont les

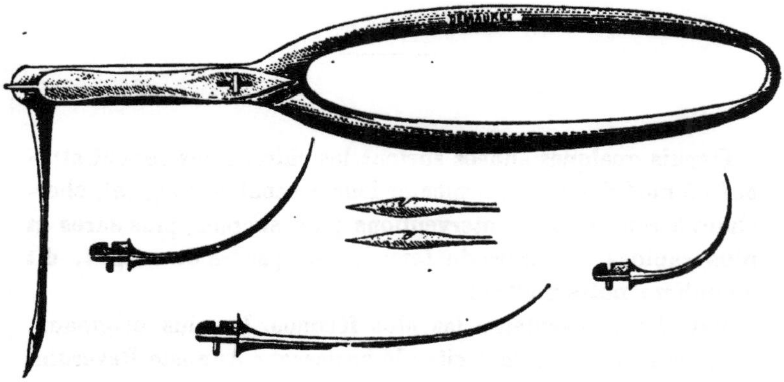

plus familiers : *pronation et supination*. Inutile d'ajouter qu'elle est entièrement métallique et qu'elle se démonte très facilement, ce qui permet une désinfection complète, absolue.

Ajoutons que l'instrument présente une grande solidité, *il est bien en main*, et beaucoup plus facile à diriger que n'importe quel porte-aiguille.

Quant au mouvement pour charger le fil, il est des plus naturels : fermer la main sans effort. Une simple pression suffit pour ouvrir le chas qui se referme de lui-même, car, dès que la pression cesse, les branches métalliques reprennent leur position normale. Grâce à cette simplicité, les sutures quelles qu'elles soient, points séparés, points de ganse, surjets, etc..., se font avec une très grande rapidité, ce qui a fait souvent dire que cette aiguille est une véritable machine à coudre.

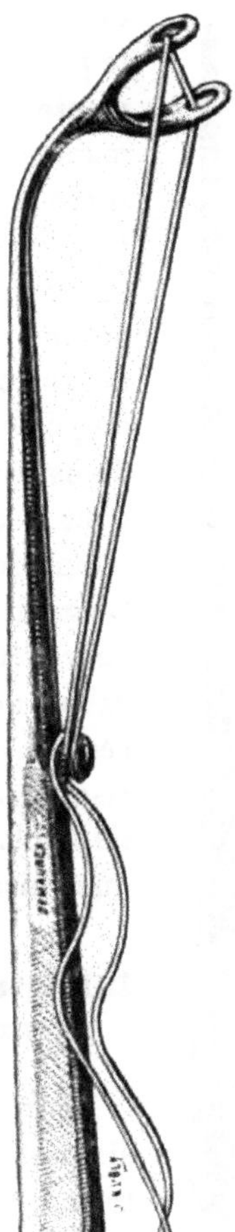

Sur la demande du professeur Richelot, on a fait construire pour les opérations dans le petit bassin une aiguille très solide et fortement recourbée, de façon à pouvoir — pour ainsi dire — harponner les tissus tout en les cousant.

La même aiguille peut servir également pour la staphylorrhaphie et en général pour toute suture : cutanée, intra-dermique, intestinale, bien que pour cette dernière, Auguste Reverdin préfère s'adresser à une simple aiguille de couturière, à condition toutefois que le diamètre de l'aiguille soit notablement plus gros que celui du fil. On évite ainsi que ce dernier, étranglé par les tissus, les enflamme.

Si le point de suture à faire est situé trop profondément et qu'on éprouve quelque difficulté à poser le fil dans le chas, on peut se servir d'un instrument en forme de *fourche* qui permet de porter très facilement, presque à l'aveuglette, le fil à destination. Le catgut, la soie, les fils métalliques, etc., sont indifféremment employés avec cet ingénieux instrument.

Aiguille mousse à deux chas.

Cette aiguille est destinée à placer deux fils à côté l'un de l'autre *et dans le même trou*. Elle est utile pour l'extirpation de tumeurs dont il faut lier le pédicule en plusieurs portions.

Elle est formée d'une tige d'acier sur le bord de laquelle sont découpées deux échancrures en forme de crochet ; l'une de ces échancrures se trouve à 3 centim. de la pointe, laquelle est mousse, l'autre à 8-10 centim. en deçà de la première. A partir de ce point, l'instrument augmente rapidement de volume de façon à représenter un manche lourd et facilement maniable. Après avoir traversé le pédicule on engage un fil dans l'échancrure la plus rapprochée du manche et on retire l'aiguille suffisamment pour dégager ce premier fil et lier une moitié ou une partie seulement du pédicule. On place ensuite un autre fil dans l'échancrure qui est restée au delà du pédicule, on achève de retirer l'aiguille et ce second fil est amené *exactement* auprès de son congénère, dont il reste néanmoins tout à fait *indépendant*, à moins qu'on préfère les solidariser en les entrecroisant. S'agit-il de lier le pédicule en trois ou quatre portions, on répète la même manœuvre. Ce qui fait surtout la valeur de cet instrument, c'est que le second fil, forcément placé dans le même trou que le premier, ne risque pas de laisser en dehors de la ligature une partie quelconque de tissu pouvant contenir encore quelque vaisseau.

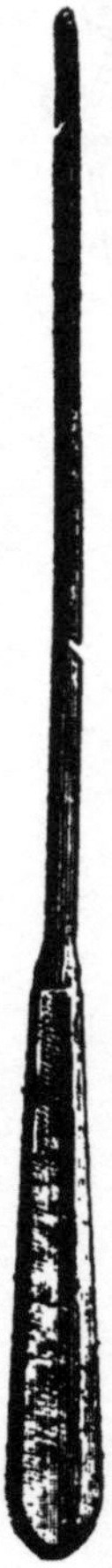

Dilatateur pour irrigation intra-utérine et Dilatateur-Trocart pour collections péri-utérines.

Pour les opérations dans la cavité de la matrice, si nombreuses de nos jours, il est bon d'avoir un instrument permettant de laver sérieusement cette cavité et assurant en même temps un facile retour au liquide antiseptique.

L'instrument dont nous nous servons journellement et que j'ai vu employer à l'étranger, toujours avec succès, se compose de deux branches longues de 29 centim. environ, réunies par une articulation à pivot. En arrière de cette articulation, les branches s'inclinent vers le bas pour se terminer par deux anneaux. Une crémaillère, située à quelques centimètres en avant de ceux-ci, permet à l'instrument de rester ouvert lorsque la pression des doigts a agi. A partir de l'articulation, les mors décrivent une courbe légèrement concave en avant. La branche

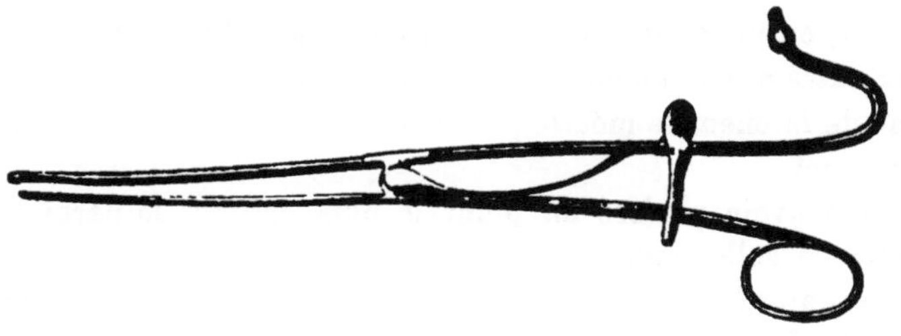

gauche, un peu plus courte que la droite, s'abrite contre cette dernière. Son extrémité est masquée par une petite proéminence qui termine la branche droite. Celle-ci est une véritable sonde pourvue d'un œil très large par lequel s'échappe le liquide provenant d'un récipient suspendu au-dessus de l'opératenr.

L'emploi de l'instrument est fort simple ; facilement introduit

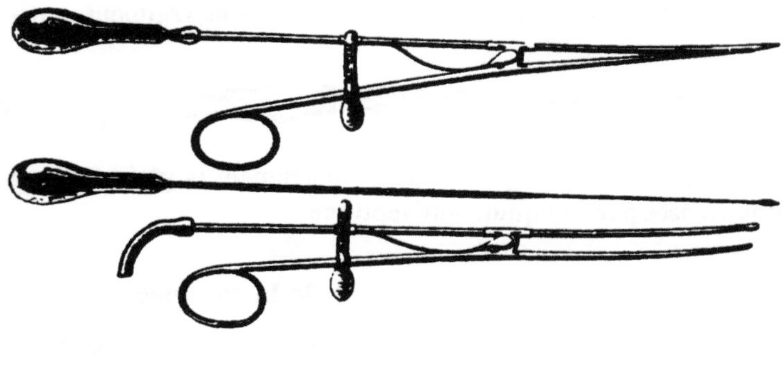

dans l'utérus, vu son peu de volume, ses branches en sont écartées suivant le besoin ; la crémaillère maintient cet écartement, grâce auquel le retour du liquide injecté et la sortie des matières solides, caillots, débris placentaires, etc... sont absolument assurés.

. Il n'arrive jamais, comme cela se produit trop souvent avec les sondes dites à double courant, de voir l'appareil se boucher. C'est peut-être là son principal mérite. Il en existe quatre modèles de grosseurs différentes.

Pour les collections péri-utérines le professeur Auguste Reverdin a fait construire, sur le même modèle, un *dilatateur-trocart*, en introduisant dans la branche gauche ouverte à ses deux extrémités une lame mince, flexible, glissant dans l'intérieur de la chemise métallique et se terminant par une pointe de trocart.

Après avoir perforé au point le plus saillant la paroi qui entoure la collection, on retire la lame-trocart, et, avant de laisser s'écouler le liquide antiseptique qui doit nettoyer la cavité, on écarte les branches du dilatateur, ce qui déchire les tissus sans les couper, réduisant ainsi au minimum les chances d'hémorrhagie. On fait alors un lavage complet, et s'il faut tamponner la cavité ou y placer un drain, rien n'est plus facile tant que l'instrument est encore en place, ses deux branches écartées.

Je ne ferai que mentionner en passant la **curette tubulée** pour raclages utérins. Elle est fort commode et vraiment anti-

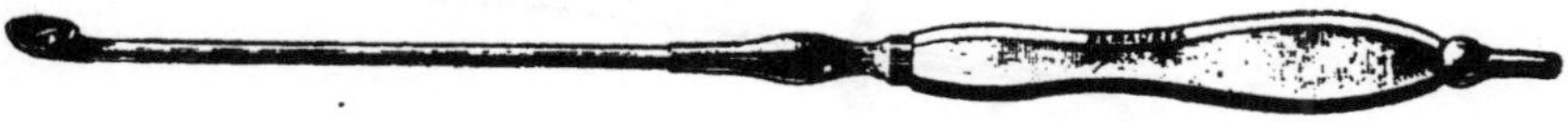

septique, puisqu'à chaque coup de l'instrument la plaie est aussitôt arrosée par le liquide antiseptique.

Pince pour l'abaissement de la matrice.

Cette pince, de forme allongée, mince, présente à son extrémité antérieure deux crochets assez semblables à deux érignes mousses, adossés, dont les pointes se masquent mutuellement lorsque l'instrument est fermé. A l'extrémité opposée, les branches de la pince se terminent par deux anneaux qui se superposent quand la pince est ouverte. L'instrument, introduit fermé dans la cavité utérine, pénètre facilement. C'est alors que par le rapprochement des anneaux la pince s'ouvre, c'est-à-dire que ses crochets s'écartent de la ligne médiane pour venir se plan-

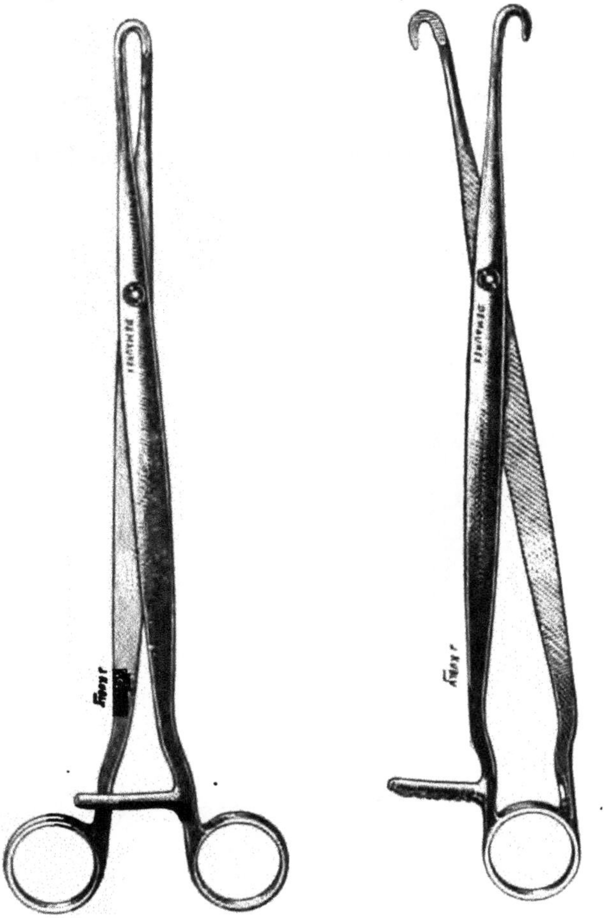

ter dans les parois de l'organe. Une légère traction les fixera d'une manière suffisante pour permettre d'amener facilement l'utérus de la vulve.

Pour dégager l'instrument, il suffit de le pousser légèrement en haut, vers l'intérieur de la matrice, puis de superposer à nouveau les crochets en faisant reprendre aux anneaux leur position première.

L'usage de cette pince est restreint aux cas où, ayant à faire à un *col court et friable*, le chirurgien prévoit que la prise faite avec une pince de Museux déchirerait les tissus.

Pinces en cœur et Pince-Trocart pour l'ovariotomie.

Lorsqu'au cours d'une opération d'ovariotomie le kyste est

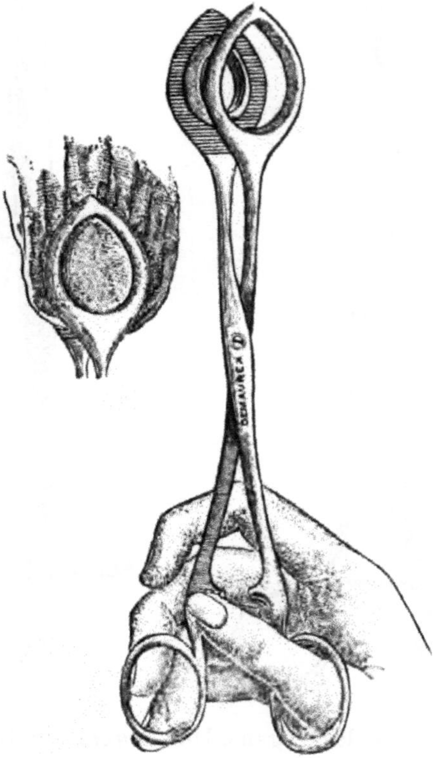

mis à nu, il est souvent utile d'amoindrir son volume en évacuant une partie du liquide qu'il contient. Les premiers ovariotomistes usaient volontiers du trocart, soit de celui de Chassaignac, soit de ceux plus compliqués de Kœberlé, Spencer Wels, Madurowiez, Péan, etc.

Ces appareils très embarrassants ne rendent en général pas les services qu'on en attend. Que de fois ne voit-on pas le liquide s'écouler à côté du trocart et tomber dans le péritoine? L'accident se produit surtout lorsqu'on emploie le trocart muni de deux rangées de griffes aiguës, qui, au lieu de retenir les parois du kyste, les déchirent et créent ainsi des ouvertures accessoires par lesquelles le liquide s'échappe. Les choses heureusement ne se passent pas toujours ainsi, et certainement ces instruments ont rendu des services dans bon nombre de cas, mais ils sont assez infidèles pour mériter le discrédit dans lequel ils sont peu à peu tombés.

Beaucoup de chirurgiens les ont abandonnés, et remarquons en passant que les cas dans lesquels ils ne fonctionnent pas, ou mal, sont précisément les difficiles, les dangereux; les cas de kystes à parois fragiles, dégénérées ou à contenu douteux. Voici comment Aug. Reverdin procède dans l'extirpation des tumeurs kystiques de l'ovaire. Il pratique au bistouri une incision un peu au-dessus de l'équateur de la tumeur. L'aide chargé de maintenir les parois de l'abdomen appliquées contre celles du kyste peut facilement, par une pression graduelle, faire en sorte que le jet du liquide qui s'échappe, dès que la poche est ouverte, continue à décrire une courbe suffisante pour ne pas retomber dans la cavité péritonéale.

Dès que la force du jet diminue, on saisit le kyste avec des pinces, dites *pinces en cœur* et on l'attire au dehors. Les deux branches des pinces dont il s'agit ne sont point semblables; le mors de l'une d'elles, qu'on pourrait appeler branche femelle, a la forme d'un cœur ou plutôt d'un contour de cœur, puisque tout son centre est évidé; le mors de la branche mâle porte sur sa face interne une saillie qui figure également la forme d'un cœur, mais cette fois plein et en plus petit que celui représenté par la branche femelle. Lorsque la pince se ferme, les deux cœurs *s'emboîtent* en laissant toutefois un espace suffisant entre eux pour ne pas jouer le rôle d'emporte-pièce. Il va de soi qu'une membrane quelconque, saisie par cette pince, se trouve déprimée circulairement, décrivant ainsi, entre les mors, un véritable escalier sur tout le pourtour de la surface de préhension.

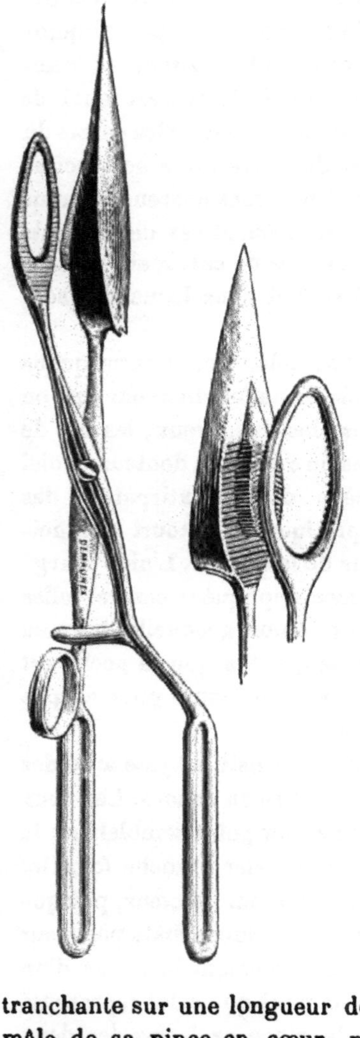

Il existe plusieurs modèles de dimensions différentes; le plus grand trouvera son application dans l'ovariotomie, les autres seront utiles lorsqu'il s'agira de saisir des tissus quelconques qu'on aura intérêt à attirer fortement à soi pendant leur dissection.

Les surfaces des mors sont bien arrondies de façon à ne pas couper; elles sont aussi pourvues en quelques points de profondes rainures, afin de retenir plus sûrement les parties saisies. Elles se ferment à l'aide de deux ou trois crans comme toute pince à forcipressure.

Quelquefois, au moment de l'introduction de la pince dans l'ouverture du kyste, une partie du jet quelque peu déviée risque de s'écouler dans l'abdomen. Pour remédier à cet inconvénient, Aug. Reverdin a fait allonger en forme de lance tranchante sur une longueur de 6 centim. environ, la branche mâle de sa pince en cœur, puis, afin de donner une bonne direction au liquide, il a fait creuser le dos de cette branche d'une gouttière qui va en s'élargissant et s'incurvant légèrement.

La ponction et la préhension du kyste ne constituent donc plus qu'un seul et même temps et la cavité péritonéale est aussi épargnée que faire se peut.

De la suspension en gynécologie.

Ce n'est pas à proprement parler un instrument spécial qui nous occupera dans ce chapitre, mais une méthode opératoire nouvelle qui a été trop souvent discutée pour que je puisse la passer sous silence.

J'en parle avec d'autant plus de plaisir qu'il y a, à mon avis, une omission à réparer.

Dans le dernier Congrès de chirurgie, tenu à Paris en 1897, alors que tout le monde était d'accord pour préconiser l'extirpation totale de l'utérus par la voie abdominale, personne n'a mentionné le nom d'Auguste Reverdin ; et cependant, déjà en 1892, à Genève, au Congrès des médecins de la Suisse Romande, puis l'année suivante au Congrès de chirurgie de Paris, notre maître avait très chaudement recommandé cette méthode et insisté très énergiquement sur les avantages incontestables *de la voie abdominale pour l'extirpation totale de la matrice envahie par des tumeurs solides et d'un certain volume.* Il démontra combien cette opération était rendue facile grâce au nouvel ensemble de moyens qu'il apportait, et combien les résultats en pouvaient être améliorés. La chose me paraît avoir une très réelle importance, car en 1892, peu de chirurgiens partageaient la conviction si nettement formulée par A. Reverdin. A cette époque, la voie vaginale tentait la majorité des chirurgiens ; ce ne fut que plus tard, lorsque l'expérience eut apporté des résultats probants, positifs, indéniables, que la voie abdominale fut remise en honneur, et je tiens à le redire encore : Auguste Reverdin fut un des promoteurs et un des plus chauds défenseurs de cette méthode aujourd'hui adoptée par tous.

Voici d'ailleurs quelques passages de la communication qu'il fit au Congrès de chirurgie (Paris, 1893) :

« Je vous dirai tout d'abord que la voie abdominale m'a toujours paru la plus rationnelle, la plus directe, lorsqu'il s'agit d'attaquer des tumeurs de l'utérus dépassant un certain volume et développées non dans la cavité de l'organe, mais dans l'épaisseur de ses parois. »

« Lorsqu'en raison de symptômes graves, menaçant la vie, on se décide à intervenir dans ces circonstances, deux méthodes principales se partagent la faveur des chirurgiens : l'hystérectomie totale et l'hystérectomie partielle.

Laquelle de ces deux manières de procéder mérite, a *priori*, la préférence?

Telle est la grave question qui a été et sera sans doute encore souvent débattue devant vous.

En supposant que le problème soit proposé à un pathologiste quelconque, non spécialisé dans la chirurgie, sa réponse ne se ferait sans doute pas attendre.

« Pourquoi, dirait-il, conserver quelque partie d'un organe dont la fonction est supprimée ? »

Et le chirurgien de répondre, s'il est sincère :

« Nous ne conservons que ce qu'il est impossible ou trop périlleux d'enlever ! »

Tel est bien, en effet, le vrai nœud de la question. On garde un pédicule parce qu'on ne peut faire autrement !

Reste à savoir si le dernier mot a été dit sur le sujet, si ce jugement est sans appel !

Le moignon formé par la partie inférieure de l'utérus est au moins inutile, souvent dangereux. Je n'en veux pour preuve que le soin jaloux avec lequel on s'efforce de l'amoindrir par tous les moyens possibles. On l'évide, on le creuse, on le réduit par des sutures profondes et superficielles ; on l'écrase dans des anses métalliques ou dans des liens de caoutchouc.

Le désir de se débarrasser de lui en le mettant à la porte de la cavité péritonéale, voire même de l'abdomen, est tel que, non content de le fixer dans la plaie, ou de le recouvrir avec de la séreuse, on a proposé de le faire basculer dans le vagin en ouvrant le cul-de-sac de Douglas !

Toute la chirurgie relative à l'hystérectomie évolue depuis des années autour de ce malheureux pédicule, et sa préoccupation constante est toujours de se protéger contre lui. »

« L'espoir d'enlever l'utérus en totalité par l'abdomen a toujours hanté le cerveau des chirurgiens.

Des procédés plus ou moins heureux ont été successivement proposés et ont donné quelques succès. M. Doyen, de Reims, a publié onze cas d'hystérectomie totale, couronnés dix fois de succès.

M. Guermonprez a extirpé deux utérus avec fibromes par la voie abdominale.

M. Lanelongue (de Bordeaux) a réussi également dans une entreprise semblable.

Quelques opérateurs ont encore obtenu de pareils succès, et cependant, malgré ces résultats encourageants, la méthode n'entre guère dans la pratique : on ne conclut pas volontiers à l'opération radicale en un seul temps.

Les principaux obstacles qui s'opposent à l'extirpation totale d'un utérus envahi par des fibromes sont : le volume, le poids et les adhérences. Ajoutons encore la situation encaissée au fond du petit bassin, du segment inférieur de l'utérus. Si donc, par un moyen quelconque, on parvenait à supprimer le poids, à rendre plus abordables les adhérences et à élever au-dessus du détroit supérieur les parties sur lesquelles il s'agit d'opérer, on aurait déjà singulièrement simplifié la question.

Dans le but de vaincre ces résistances, on a coutume de charger un aide vigoureux de soulever la tumeur, de l'incliner en différents sens, de façon à obtenir le plus de jour possible, et à rendre accessibles des points d'attache éloignés, fort difficiles à atteindre.

Toutes ces manœuvres sont très pénibles, impossibles même à soutenir longtemps.

L'aide dont on exige tant d'efforts prend une place considérable, et n'obtient d'ailleurs que des résultats relatifs.

Ce qui est certain, c'est qu'il est aussi gênant pour l'opérateur que gêné par lui.

J'ai donc eu pour objectif de me passer de cet aide encombrant en le remplaçant par une machine infatigable et docile. »

La première application de l'appareil eut lieu en mai 1892. Aug. Reverdin s'en servit pour enlever un fibrome du poids de

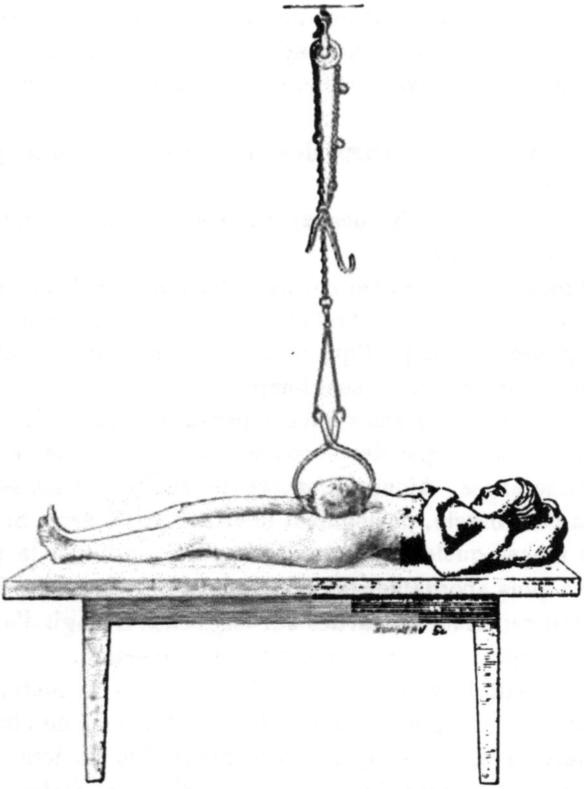

6 kil. 400 gram. L'opération y compris la narcose et le pansement dura 1 h. 50. Vingt-six jours après, la malade faisait cinq heures de voiture pour rentrer chez elle. Sa santé est aujourd'hui parfaite. Voici la description de l'appareil et la manière de procéder.

Il se compose d'une boucle fixée au plafond, boucle dans laquelle glisse une corde terminée par deux chaînettes suspendant une pince. Cette pince pourra être une énorme pince de Museux ou mieux encore une sorte de pince-forceps spéciale, dont les

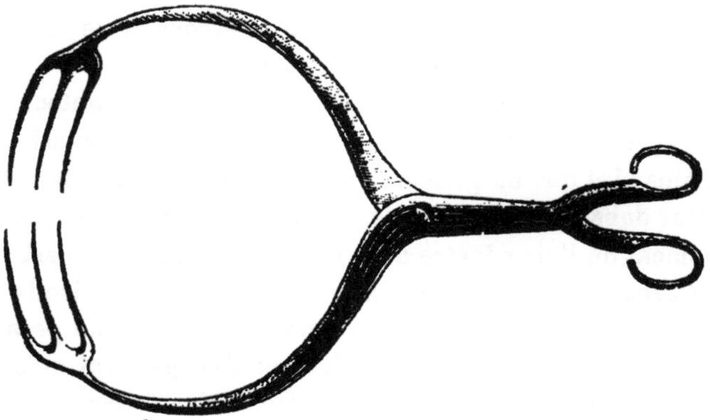

mors sont représentés par trois digitations qui compriment fortement la tumeur.

Des ouvertures ménagées à différentes hauteurs, sur le doigt médian de la pince, permettent d'y passer une forte broche qui traverse la tumeur de part en part. Plus on tire sur les branches de la pince, plus ses mors ont de tendance à se rapprocher, par conséquent à étreindre la masse saisie.

Dès que l'incision de la paroi abdominale est suffisante pour permettre d'aborder aisément le fibrome, on le saisit avec la pince aussi bas que faire se peut et autant que possible suivant son diamètre antéro-postérieur.

De cette façon la zone des ligaments larges, sur laquelle sont portés les premiers efforts, reste libre et peut être facilement attaquée.

On tire alors sur la corde. Cette première traction élève la tumeur de manière à faciliter le placement des pinces sur les ligaments larges, qu'on divise de proche en proche, au fur et à mesure qu'on descend le long des flancs de la tumeur.

On sectionne de la sorte, en ayant soin de couper toujours entre deux pinces, toutes les adhérences qui se présentent, tantôt à droite, tantôt à gauche.

On arrive peu à peu au niveau de la vessie qu'il faut dégager.

Plus on descend le long de la matrice, plus il faut se rapprocher d'elle, afin de relever sur ses faces antérieure et postérieure assez de péritoine pour pouvoir recouvrir le vide qui résultera de l'ablation totale de l'organe.

Une dernière traction amène bientôt le col à une hauteur tout à fait imprévue. Il est pour ainsi dire sous la main ; aussi, rien n'est plus aisé que de glisser sur lui la lame du bistouri et de pénétrer dans le vagin. Parfois un léger sifflement se produit au moment où l'air pénètre dans ce conduit. L'incision est faite de préférence sur la ligne médiane ; on saisit alors à droite et à gauche les parois vaginales avec deux pinces en L, qui permettent de maintenir le vagin solidement fixé pendant qu'on le détache de ses insertions utérines. On arrive forcément ainsi sur les artères utérines qu'on lie très aisément.

Pour que l'extirpation totale soit achevée, il suffit de contourner le col, le détachant de ses insertions postérieures.

On ferme alors le vagin par quelques points de suture et on adosse avec soin les feuillets des ligaments larges.

Il ne reste donc plus ni pédicule, ni solution de continuité au péritoine, ni même au vagin, à moins qu'il paraisse avantageux d'établir un drainage.

Les avantages du procédé résident surtout dans :

La simplicité de l'appareil; sa force; le peu de place qu'il occupe; la possibilité de diriger les tractions dans toutes les directions, tout en réglant exactement leur puissance; l'économie d'un aide; les attouchements beaucoup moins nombreux que par d'autres procédés ; et enfin, la hauteur à laquelle le vagin peut être amené. Pour toutes ces raisons la durée de l'opération est notablement raccourcie.

M. Collin, fabricant d'instruments de chirurgie à Paris, a très avantageusement modifié l'appareil de soulèvement. Grâce à lui, l'aide chargé d'opérer la traction est devenu inutile; le chirurgien peut lui-même, et très facilement, élever et diriger à son gré la tumeur. M. Demaurex, de Genève, a de son côté construit un nouveau modèle, très bien compris également, peut-être un peu moins facile à manier que celui de M. Collin, mais ayant l'avantage de coûter beaucoup moins cher.

Aug. Reverdin n'emploie pas, cela va sans dire, cet appareil dans tous les cas. Il le réserve pour les tumeurs d'un certain

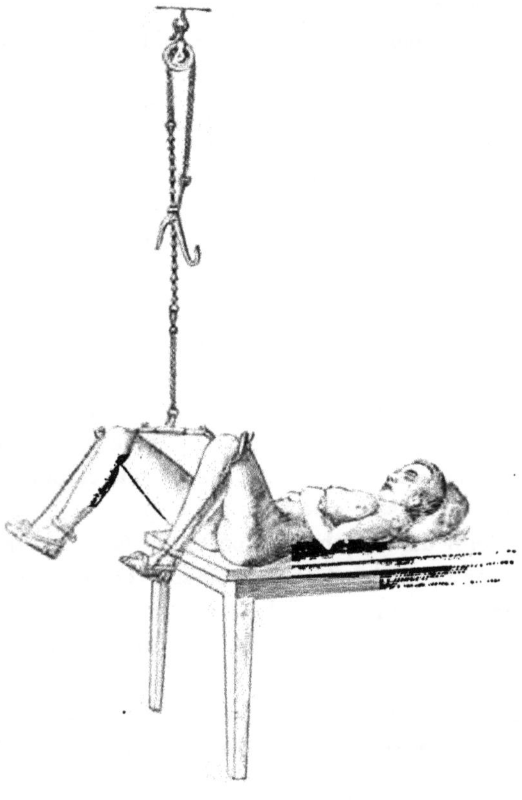

volume ou bien encore dans le but de lutter d'une façon modérée, graduable, contre des résistances provenant soit d'adhérences, soit de ligaments trop courts. Mais en aucun cas, et ce serait là faire d'un appareil utile un appareil dangereux, il ne faut exagérer les tractions. Pour mon compte, il ne m'est jamais arrivé de voir survenir aucune déchirure, aucun accident ; j'ai toujours été surpris de constater combien les tissus, sous l'influence d'une traction continue quoique modérée, cèdent peu à peu. Il arrive parfois que le dernier temps de l'opération, à savoir la désinsertion des culs-de-sac vaginaux au col utérin, se passe presque au dehors de l'abdomen, ou, tout au moins, au voisinage de sa paroi antérieure. On comprend aisément quelle facilité donne semblable déplacement pour terminer l'hémostase et les sutures de la tranche vaginale.

Cet appareil peut être, avec de légères modifications, appliqué, en dehors de l'extirpation des tumeurs, dans différents cas.

Pour l'élévation et l'écartement des membres inférieurs pendant les opérations gynécologiques, il suffit de remplacer la pince accrochée à l'appareil de soulèvement par une simple barre métallique dont les extrémités incurvées présentent une sorte de gorge large et confortable dans laquelle les jarrets trouvent à se loger. Pour éviter une compression trop pénible du creux poplité, une serviette placée entre ce dernier et la barre rigide, représentera une gouttière protectrice aussi simple qu'efficace.

Grâce à cet appareil, rien n'est plus facile que de pratiquer une périnéorrhaphie, un curettage utérin, une colporrhaphie.

Le rôle des aides se borne alors à fort peu de chose : écarter les lèvres, tenir un manche de spéculum, faire une irrigation, passer les instruments et le pansement. On peut même à la rigueur faire tout seul et sans difficulté une périnéorrhaphie, ou telle autre opération qui nécessite habituellement un ou deux assistants.

Il est employé comme appareil à suspension du bassin pour l'application de pansements, bandages et appareils en faisant à la barre horizontale une simple adjonction.

On place sous le siège une courroie de cuir très fort, assez semblable à une courroie de transmission. Large de 10 centim., elle mesure plus d'un mètre de long. A 5 centim. de chacune de ses extrémités sont percés deux trous de 3 centim. de diamètre, dont les bords sont solidement affermis par une armature métallique, ne faisant aucune saillie, mais pénétrant au contraire dans l'épaisseur du cuir.

Ce revêtement, outre qu'il est facile à tenir propre, offre une grande résistance et protège très efficacement le cuir.

Deux forts anneaux, terminés par un crochet, se placent à chaque extrémité de la tige métallique et supportent la courroie. On place la partie supérieure du corps de l'opéré, jusqu'au

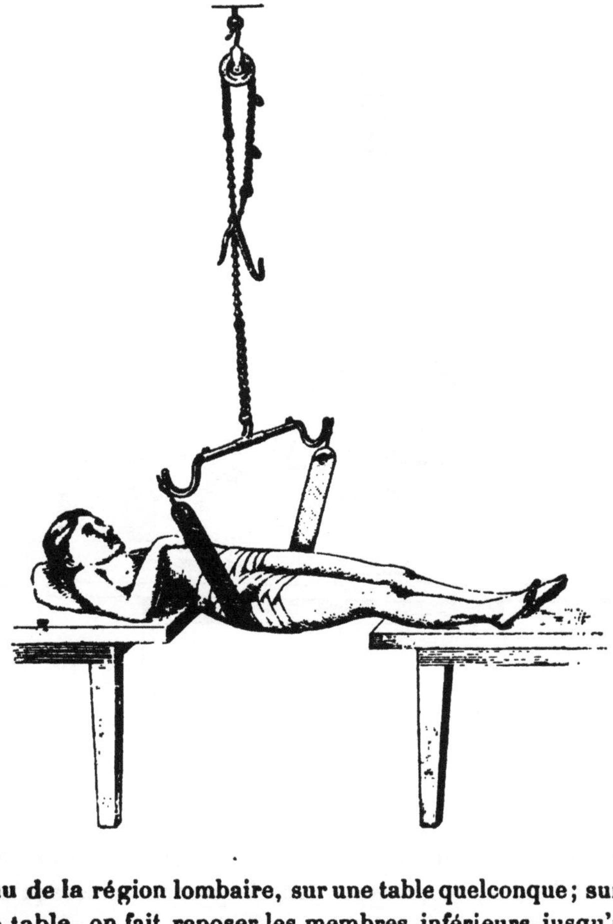

niveau de la région lombaire, sur une table quelconque; sur une autre table, on fait reposer les membres inférieurs jusqu'à mi-cuisse, en ayant soin de les écarter assez pour que le passage des bandes soit aisé. Il suffit de placer la lanière de cuir au point voulu, de la réunir aux crochets qui pendent de la barre horizontale, et de faire agir la traction pour avoir un appareil de soutien très commode, permettant de poser un bandage plâtré ou autre sans la moindre difficulté.

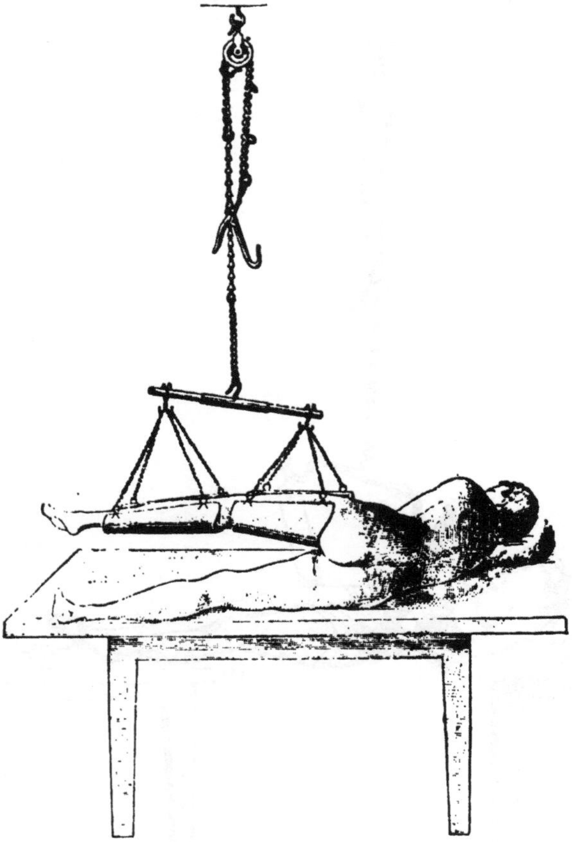

A. Reverdin entoure la lanière de çuir d'une gaîne de toile, sortant de l'étuve, et qui reste dans le pansement lorsqu'on a enlevé la courroie qu'on retire sans effort.

Pour les cas où la position latérale de l'opéré est indispensable, comme dans les résections du rectum, ou simplement utile (hémorrhoïdes, fistules, fissures, certaines ruptures du périnée), deux simples gouttières en métal, supportant, l'une la cuisse, l'autre la jambe, nous rendront les plus grands services. Des chaînes disposées comme celles d'une balance permettent de les suspendre à la branche métallique horizontale. Grâce aux boucles folles dont est munie chaque chaîne, l'équilibre est toujours assuré.

L'appareil à traction est le même pour tous les cas; il suffit d'y accrocher la pince à tumeurs, la barre fixe pour les jarrets, la courroie pelvienne, ou les gouttières suivant l'intervention résolue.

Siège-escalier.

Les opérations sur le vagin et le périnée sont parfois fort pénibles pour le chirurgien à cause de la position difficile qu'il doit garder. Il est en effet aussi fatigant que désagréable d'avoir à opérer à bout de bras, même pour quelques minutes seulement. C'est pour remédier à cet inconvénient qu'Auguste Reverdin a fait construire un *siège-escalier*, en métal, avec deux montants hauts d'un mètre environ. Ce petit meuble se place devant la table sur laquelle la malade est couchée. A sa partie supérieure, fixée sur les deux montants, est une barre de fer transversale qui sert de soutien :

1° Aux pieds de l'opérée ;

2° Aux avant-bras du chirurgien ;

3° A un tablier de caoutchouc ou de métal, qui va se fixer d'autre part sous les fesses de la malade.

Ce tablier a la forme d'un large sac, son fond est percé de trous qui permettent aux liquides employés pendant l'opération de s'écouler, par un gros tuyau de caoutchouc, dans un récipient posé à terre. En somme, le chirurgien se trouve assis dans une position aussi peu fatigante que possible.

Une douche suspendue au-dessus de la table permettra le nettoyage et la désinfection facile du champ opératoire.

Cet escalier sert également de point d'appui, quand on veut

utiliser le nouveau brancard de Reverdin comme *plan incliné*.

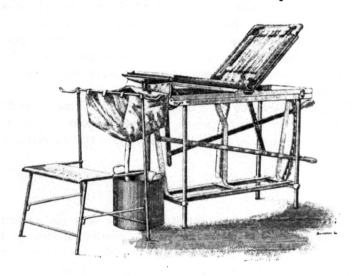

L'assistant chargé de l'anesthésie est commodément assis sur ce siège pendant qu'il administre éther ou chloroforme.

Je ne fais que mentionner en passant le **Lit Brancard-plan incliné**, car il vient d'être présenté au dernier Congrès de chirurgie (Paris, 1898).

Savon chirurgical.

Le savon a une telle importance en chirurgie qu'il serait regrettable de ne pas parler de celui que fait préparer A. Reverdin d'après une formule spéciale. Il est destiné à remplacer les savons roses ou verts, d'aussi mauvaise qualité que de parfum indiscret, qui ornent trop souvent les lave-mains des maisons particulières et même des hôpitaux.

Kummel de Hambourg, Hebra de Vienne, Bottini de Pavie et d'autres se sont également préoccupés de ce précieux auxiliaire de la toilette antiseptique.

Voici la formule de ce savon appelé : « *Savon chirurgical* ».

Huile d'amandes douces	72	parties
Lessive de soude	24	—
Lessive de potasse	12	—
Sulfo-phénate de zinc	2	—
Essence de roses	0	—

La manipulation se fait comme pour les savons en général.

La préparation consiste à ajouter à l'huile les lessives et la solution de sulfo-phénate de zinc par portions et lentement, afin d'obtenir, par une agitation constante, un mélange intime. Maintenir le récipient pendant plusieurs jours à une tempéra-

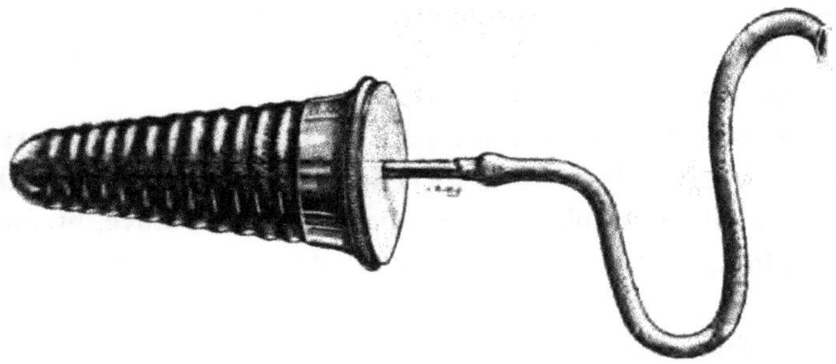

Savon gynécologique.

ture de 20°. On agite la masse jusqu'à consistance d'une pâte molle, et on laisse la solidification s'opérer dans des moules.

Ce savon ne dessèche pas la peau. La potasse le rend plus actif que le savon à base exclusivement sodique, car cet alcali exerce sur la couche cornée de l'épiderme un action dissolvante plus énergique que celle de la soude. Il a été également employé avec succès dans quelques affections cutanées.

La même pâte sert à la préparation d'un savon de forme spéciale « *Savon Gynécologique* » très commode pour la désinfection du vagin qui est représenté par la figure. Il sera présenté prochainement à la Société de chirurgie.

Reste à parler du *catgut*. Je veux appeler l'attention sur sa préparation par la chaleur sèche.

· M. A. Reverdin l'a publiée en 1888, après deux années d'expériences bactériologiques conduites avec beaucoup de soins par M. Léon Massol, à Genève, et par M. le Dr Bovet, à Berne· Les résultats ont été confirmés par des expériences portant sur des animaux, puis sur l'homme.

M. A. Reverdin a une confiance absolue dans ce mode de désinfection, et, depuis cette époque, il n'a pas cessé de s'en servir et de le recommander aux praticiens. Personnellement j'ai pu constater, pendant des années, la parfaite asepsie de ce produit, sa grande solidité et sa résorption qui s'opère en temps voulu. Jamais ce catgut, bien préparé, ne donne lieu à de la suppuration ; les tissus le tolèrent absolument, si bien qu'il ne m'est jamais arrivé de voir une ligature rejetée par l'organisme. Pour les détails de la préparation, voir *la Revue médicale de la Suisse Romande*, 1888, nos 5 et 9.

L'avantage de ce catgut est dans la rapidité de sa préparation (six heures), le bas prix de celle-ci, sa simplicité, la solidité qui n'est pas amoindrie par le passage dans l'étuve, et, par-dessus tout, l'absolue sécurité au point de vue de la stérilisation.

Le professeur Auguste Reverdin a encore fait construire de nombreux instruments, mais comme ils ne sont pas restés dans sa pratique courante et qu'il ne leur attribue pas lui-même une grande importance, je juge inutile d'en faire mention.

La plupart des modèles ont été établis à Genève par M. Demaurex, puis repris, et parfois améliorés par M. Mathieu et M. Collin, de Paris.

RECHERCHES BACTÉRIOLOGIQUES
SUR LE CANAL GÉNITAL DE LA FEMME (1)

Par **J. Hallé**
Ancien interne des hôpitaux.

I. — Description des micro-organismes.

Avant d'exposer nos recherches et nos observations, nous croyons plus simple de donner successivement la description des espèces bactériennes que nous avons isolées et étudiées. Cela nous évitera des répétitions qui se seraient produites fatalement pour chaque cas.

§ 1. — Microbes aérobies.

Gonocoque de Neisser (2). — Déjà après 24 heures de séjour à 37°, cet organisme apparaît sous la forme de petits points blancs transparents, humides, d'aspect muqueux, ressemblant parfois aux gouttelettes du pus qu'on a déposé à la surface du milieu. Les jours suivants, ces colonies grossissent, s'étalent mais restent plates, translucides. Lorsqu'on veut les prendre avec l'aiguille de platine, on constate qu'elles sont gluantes et filantes, mucoïdes ; elles végètent par la périphérie. Les bords sont quelquefois finement dentelés ; le centre se dessèche et devient moins transparent. Elles sont peu adhérentes à la gélose et une goutte d'eau les enlève assez facilement. Lorsque

---

(1) Voir *Annales de Gynécologie*, t. L, déc. 1898, page 418.

(2) Nous donnons ici un peu longuement les caractères du gonocoque, surtout ses caractères de culture, parce que nos résultats diffèrent un peu de ceux donnés par quelques auteurs.

l'ensemencement est discret, et les colonies bien séparées, elles peuvent acquérir plusieurs millimètres de diamètre ; lorsqu'elles sont très près les unes des autres, elles forment de petits points parfois confluents. Les colonies quelquefois ne poussent pas toutes en même temps et on voit de toutes petites colonies apparaître un jour ou deux après les autres, ces dernières ayant déjà un certain volume.

Sur plaque de gélose-sérum (procédé de Wertheim) ou sur plaque de gélose-ascite, ce microcoque donne au bout de vingt-quatre heures de fines colonies qui apparaissent comme de petits points blanc-gris. Examinées à un faible grossissement, ces colonies forment de petites taches finement granuleuses, jaunâtres, à bords légèrement ondulés, très fins; le lendemain elles sont plus grosses, d'un brun jaunâtre, arrondies ou plus souvent ovales, lenticulaires ou irrégulières. Lorsque la colonie arrive à la surface de la gélose, elle devient tout à fait caractéristique. A l'œil nu, on voit une couche fine, très transparente. A un faible grossissement, on constate, au centre de la colonie, un point brun jaunâtre, plus opaque, qui n'est autre chose que la partie de la colonie située dans l'épaisseur de la gélose ; tout autour on voit un nuage léger, très transparent, incolore, très mince et finement granuleux ; les bords sont tellement translucides qu'il est difficile de les délimiter. La partie profonde ne progresse pas, mais la colonie à la surface peut atteindre 1 à 2 millimètres de diamètre.

Ensemencé à la surface de tubes de gélose-ascite, ce coccus donne le long des stries de petites colonies plus ou moins confluentes qui ont les caractères identiques des colonies en surface décrites plus haut. Les cultures végètent par la périphérie et peuvent atteindre plusieurs millimètres quand le milieu est favorable.

Ce microcoque pousse facilement dans le bouillon ordinaire additionné d'un tiers de sérum d'ascite. Il trouble légèrement le milieu, forme une mince pellicule à la surface et un dépôt floconneux au fond des tubes.

Nous n'avons pas pu obtenir de culture appréciable dans le

bouillon simple ordinaire, ni sur gélose à l'urine. Sur gélose ordinaire récemment faite, très humide, contenant encore de l'eau au fond du tube, on peut quelquefois obtenir une première culture maigre après ensemencement de pus, mais on ne peut que rarement faire des cultures successives sur ce milieu.

Les cultures ne se font qu'à l'étuve à 35°-38°, par conséquent on ne peut faire de culture sur gélatine solide. Nous avons fait des cultures à 37° dans un mélange de gélatine et de liquide d'ascite ; ce microcoque y pousse comme dans le mélange de bouillon et de sérum. Si, après un séjour de quarante huit heures et plus à l'étuve, on retire ces cultures sur gélatine, on voit le milieu, qui était liquide, faire prise en se refroidissant ; le gonocoque n'avait donc pas liquéfié la gélatine.

Les cultures meurent assez facilement et on doit les réensemencer tous les huit jours. On arrive ainsi à garder vivants pendant des mois des échantillons de gonocoques.

Dans les milieux rigoureusement privés d'oxygène, ce microbe ne se développe pas ; nous avons assayé sur gélose-ascite et sur bouillon-ascite des cultures anaérobies, jamais nous n'avons vu de développement appréciable. Il est facile de se rendre compte de ce besoin d'oxygène par une expérience très simple. Dans des tubes contenant de la gélose-ascite en couche profonde (10 centimètres de hauteur), on ensemence pendant que le milieu est liquide un peu de ce microcoque. On fait prendre rapidement la gélose par l'eau froide et on met à l'étuve. On voit que la culture se fait exclusivement à la surface et à 1 millimètre au plus de profondeur dans l'épaisseur du milieu. Toutes les parties profondes restent stériles.

Une contre-expérience permet d'arriver à une conclusion identique. Si dans un des tubes ainsi préparés et où le gonocoque s'est développé seulement à la surface, on plonge une large pipette stérilisée et que par aspiration on enlève un cylindre d'agar-ascite, on voit sur tout le pourtour du cylindre creux qui en résulte et autour de la perte d'agar, se développer des colonies de gonocoque, sur plusieurs millimètres d'épaisseur. Il suffit donc d'introduire de l'air au contact des organismes ensemencés pour obtenir leur pullulation (1).

La morphologie du gonocoque en culture est analogue à celle qu'il présente dans le pus ; cependant il y a quelques différences. Qu'il soit en coccus isolé ou en diplocoque, il a ce caractère d'être irrégulier comme grosseur et comme forme. En effet, dans la même préparation on trouve des éléments plus petits que les cocci observés dans le pus et tout à côté des éléments plus gros. D'autre part, si on les examine à un fort grossissement, on voit que beaucoup de ces microcoques ne sont pas parfaitement ronds, ils ressemblent plutôt à de petits cubes à angles arrondis ; beaucoup, surtout les gros, sont en voie de division. Placés les uns à côté des autres, ils ne paraissent pas se toucher ; ils ne sont ni en grappes comme les staphylocoques, ni en chaînettes comme les streptocoques. Ces caractères se retrouvent identiques dans les coupes.

Les gonocoques se colorent facilement par les couleurs d'aniline avec les procédés ordinaires. Ils ne se colorent pas par la méthode de Gram.

De nombreuses cultures de cet organisme ont été inoculées à différents animaux, à doses assez considérables, sans effet pathogène appréciable. De fortes doses inoculées dans le péritoine de souris ont causé quelquefois la mort avec péritonite. On retrouvait alors le gonocoque vivant à l'intérieur des leucocytes et des cellules endothéliales.

Maintes fois nous avons comparé les cultures de gonocoques retirées de sources différentes ; nous avons toujours constaté la complète identité des divers échantillons. Jamais nous n'avons trouvé d'organismes méritant ni par leurs caractères de culture, ni par leurs propriétés tinctoriales la dénomination de pseudo-gonocoques.

Le gonocoque paraît donc être une espèce particulièrement fixe.

---

(1) On voit que nos résultats sont différents de ceux de Wertheim. Cet auteur considère en effet le gonocoque, comme un microbe facultativement anaérobie.

Bacille pseudo-diphtérique. — Ce bacille a été obtenu sur les tubes de gélose ordinaire, de gélose ascite et surtout sur les tubes de sérum de bœuf.

Sur la surface du sérum, après vingt-quatre heures de séjour à l'étuve, les colonies apparaissent comme de petits points blancs, opaques ; elles sont surélevées, assez adhérentes à la gélose, et simulent absolument les colonies de bacilles diphtériques provenant de l'ensemencement direct d'une angine. Cependant, au bout de quarante-huit heures, les colonies de ce pseudo-diphtérique se distinguent de ces dernières en ce qu'elles restent plus aplaties, plus sèches, plus adhérentes au milieu, moins opaques.

Sur gélose-ascite, ce bacille donne des colonies blanches assez épaisses et opaques, poussant rapidement. Il se développe de même sur gélose ordinaire.

Il pousse rapidement dans le bouillon alcalin ou même légèrement acide; il le trouble les premiers jours, et forme ensuite un dépôt blanc, épais, au fond du tube, dépôt plus lié, presque glaireux, moins sablonneux que celui formé par le bacille de Lœffler. Il y a aussi parfois un dépôt sur les parois du tube et un léger voile à la surface.

Sur pcmme de terre, à 37°, il donne un enduit blanchâtre peu épais, sec, à bord sinueux; après plusieurs jours la culture devient gris sale.

Sur gélatine, il donne, en strie, un enduit blanc, épais, opaque; en piqûre, le long du trait d'ensemencement on voit se développer de petites masses rondes, blanches, opaques, plus ou moins confluentes. Le milieu n'est pas liquéfié.

C'est un bacille de taille assez variable, rappelant *les formes courtes* du bacille de la diphtérie. Les bouts sont arrondis, parfois renflés. Il est immobile. Il se colore par des couleurs d'aniline et par la méthode de Gram. Il se développe aussi bien à l'abri de l'oxygène qu'à l'air libre. Il ne fait fermenter ni la maltose, ni la lactose, mais il attaque la glycose.

Les inoculations à la souris, au cobaye, au lapin, faites à maintes reprises, à doses variables et dans des conditions différentes ont montré que ce microbe n'avait aucun pouvoir pathogène pour ces animaux.

Bacille en massue de Weeks. — Ce bacille pousse, comme le précédent, sur les tubes de gélose, de gélose-ascite et surtout de sérum.

Sur la surface du sérum de bœuf, il donne au bout de vingt-quatre heures des colonies blanches semblables à celle du bacille précédent et qui, elles aussi, simulent les colonies du bacille diphtérique; les jours suivants, elles s'en différencient par une

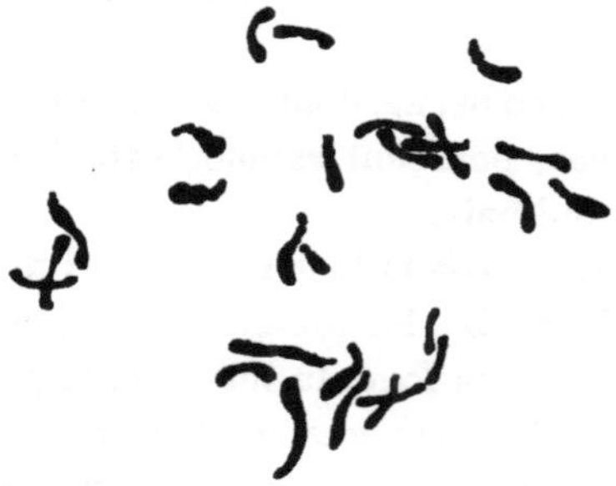

FIG. 1. — Bacille en massue de Weeks (culture pure). Obj. 1/12. Ocul. 4.

plus grande sécheresse, elles restent plus minces, deviennent cassantes, à bords légèrement sinueux.

Sur gélose-ascite, on obtient, après vingt-quatre heures, de petites colonies blanches, beaucoup moins épaisses que celles du pseudo-diphtérique précédent, elles se développent plus lentement et sont toujours moins opaques.

Sur gélose ordinaire, les colonies sont bien différentes. D'abord identiques à celles du streptocoque pyogène, elles sont très fines et transparentes. Elles poussent lentement et deviennent ensuite grisâtres, très sèches, fendillées ; les bords sont alors très dentelés, presque dendritiques.

Sur gélatine à 20° il ne pousse pas, à 24° on obtient très lentement de petits points blancs à peine visibles et qui restent extrêmement petits.

Il ne trouble pas le bouillon, mais donne un fin précipité poussiéreux, peu abondant, qui tombe au fond du tube.

On ne voit pas de développement appréciable sur pomme de terre.

Au microscope, on constate un bacille immobile, de taille variable, analogue au bacille pseudo-diphtérique, mais présentant, d'une façon à peu près constante, une extrémité renflée en massue. Dans la même colonie les bacilles sont très inégaux ; on voit souvent des bacilles en !.

Il se colore par toutes les couleurs ordinaires et par la méthode de Gram.

Il est exclusivement aérobie et ne fait fermenter, ni la maltose, ni la lactose, ni la glycose.

Il n'est pathogène ni pour la souris, ni pour le cobaye, ni pour le lapin.

Ce bacille est identique au bacille en massue que Weeks (1) a trouvé sur la conjonctive saine et malade, bacille que Morax (2) a retrouvé et parfaitement décrit.

Nous avons appelé ces deux bacilles « pseudo-diphtériques » parce que lorsqu'on ensemence du pus de la vulve sur sérum on obtient, en vingt-quatre heures, par le développement de leurs colonies un aspect tout à fait semblable à celui qu'on voit sur les tubes de sérum ensemencés avec l'exsudat d'une angine diphtérique. Un examen plus sérieux permet de voir que non seulement ces deux microbes sont différents l'un de l'autre, mais qu'aussi ils ne peuvent être confondus avec le bacille diphtérique.

Ce n'est donc que par quelques caractères assez grossiers qu'ils se ressemblent entre eux et ressemblent au bacille de Lœffler. Cependant l'existence fréquente de ces bacilles sur la vulve et la conjonctive est très importante à connaître pour éviter un diagnostic erroné de diphtérie (3).

(1) WEEKS. *Archiv of ophtalmology*, vol. XV, 1886.

(2) MORAX. *Recherches bactériologiques sur l'étiologie des conjonctivites aiguës et sur l'asepsie dans la chirurgie oculaire*. Thèse Paris, 1894.

(3) Nous avons ensemencé pendant notre internat chez M. Brun un grand

Streptocoques. — STREPTOCOQUE PYOGÈNE. — Nous ne décrirons pas cet organisme ; toutes les fois que nous l'avons rencontré, il s'est montré avec ses caractères habituels. Il avait toujours un certain degré de virulence, variable il est vrai, mais donnait au moins un abcès local à la cuisse de la souris, un érysipèle à l'oreille du lapin, etc...

Jamais il n'a donné de culture sur pomme de terre.

STREPTOCOQUE NON PATHOGÈNE. — (Streptocoque brevis de Lingelsheim ?) (Streptocoque de la salive. VEILLON.) Cet organisme a été isolé sur les tubes de gélose ordinaire ou de gélose-ascite, où il donne de petites colonies blanchâtres, peu épaisses, transparentes, légèrement bleutées ; elles restent toujours plus petites, et moins épaisses que celles du streptocoque de l'érysipèle.

Dans le bouillon, il pouse facilement en le troublant peu ou pas, et en donnant un dépôt floconneux.

Sur gélatine à 20°, nous n'avons pas eu de culture.

Sur pommes de terre, on obtient un développement lent, les colonies y sont très petites, d'un blanc crémeux et très discrètes. Il est exceptionnel de trouver plus de quelques colonies sur le même tube de pommes de terre. Il se développe lentement, 8 ou 10 jours au minimum. Les colonies poussées sur pommes de

---

nombre de conjonctivites de nature très différente. Nous avons pu ainsi nous rendre compte que ces deux bacilles étaient des hôtes normaux et presque constants de la conjonctive saine ou malade, que la ressemblance des colonies de ces deux organismes avec les colonies du bacille de Lœffler sur sérum après 24 heures pouvait amener à faire faire bactériologiquement des diagnostics de diphtérie oculaire dans des cas où la diphtérie est absolument étrangère. L'inoculation à l'animal peut permettre de savoir si le bacille isolé de la conjonctive est ou n'est pas diphtérique. Mais, par contre, les caractères de culture sur différents milieux des bacilles speudo-diphtériques précédemment décrits peuvent, croyons-nous, trancher également la question. Il y a donc toujours intérêt à ne pas ensemencer seulement une sécrétion oculaire sur le sérum seul, mais au moins en même temps, sur l'agar ordinaire, et l'agar ascite pour différencier les espèces et obtenir s'il y a lieu le gonocoque.

Ces considérations sont absolument applicables aux autres muqueuses, nasale, buccale, vaginale, utérine.

terre montrent sur lamelles des formes un peu spéciales. Au lieu de chaînettes courtes, on a souvent sur pommes de terre des grains ovoïdes, rappelant un peu l'aspect d'un véritable strepto-bacille en courtes chaînettes. Mais repris sur agar, bouillon, etc., ce streptocoque reprend tous les caractères propres aux streptocoques.

Pour avoir des colonies sur pommes de terre, il faut avoir soin de faire des ensemencements abondants, et de tenir le tube bouché avec un capuchon de caoutchouc pour éviter la dessiccation du milieu.

Ce streptocoque forme des chaînettes plus ou moins longues, mais il est caractérisé par l'inégalité de ses grains, qui sont les uns très petits et les autres plus gros que ceux du streptocoque pyogène. On voit aussi souvent dans les cultures, des formes involutives géantes.

Ce streptocoque se colore facilement par les méthodes ordinaires et reste coloré par la méthode de Gram.

Il n'a donné aucune lésion appréciable à la souris, ni au lapin, ni au cobaye, soit en injection sous-cutanée, soit en injection intra-veineuse, bien que nous ayons inoculé de nombreux animaux avec des doses très variées.

Cet organisme est identique à celui que Veillon (1) a décrit et qu'il a trouvé dans la bouche des personnes saines, ou atteintes d'angine ; il est analogue à une des espèces que V. Lingelsheim (2) a décrites sous le nom de streptococcus brevis. Il paraît également se rapporter à la description du streptocoque poussant sur pomme de terre que Marot (3) a décrit dans sa thèse.

STREPTOCOQUE TENUIS (VEILLON). — Nous avons isolé, dans un nombre assez restreint de cas, une espèce de streptocoque différente des précédentes et qui répond exactement à une petite espèce décrite également par Veillon.

Cet organisme est formé de cellules très fines, beaucoup plus

(1) VEILLON. Thèse de doctorat, Paris, 1894.

(2) VON LINGELSHEIM. *Zeit. für Hygiene*, Bd. X, 1891 et 1892.

(3) MAROT. *Sur un streptocoque*. Thèse de Paris, 1893.

petites que celles du streptocoque non pathogène, décrit plus haut. Les éléments ne sont seulement franchement arrondis que dans le bouillon et le liquide du fond des tubes. Dans les colonies, il forme des chaînettes d'éléments ovoïdes, presque bacillaires, chaînettes toujours courtes. Il ressemble beaucoup parfois au pneumocoque.

Il se colore facilement par les couleurs d'aniline, reste coloré après la méthode de Gram.

Sur gélose, cet organisme forme des colonies très fines, très translucides, à peine visibles à l'œil nu; plus petites que celles du pneumocoque. On ne les voit que sur les tubes d'agar très transparent.

Il trouble peu le bouillon, donnant un très léger dépôt floconneux. Il ne pousse pas sur gélatine, car il ne se développe qu'à l'étuve à 37°. Aux caractères précédents donnés par Veillon, nous en avons ajouté quelques autres en étudiant les propriétés des échantillons isolés par nous.

Cet organisme se développe beaucoup mieux que les autres streptocoques, sur les milieux additionnés de liquide ascitique; ses colonies peuvent alors prendre un développement assez considérable, qu'elles n'ont jamais sur agar ordinaire.

Le streptocoque tenuis est un organisme aérobie forcé. Nous avons plusieurs fois étudié ses propriétés à ce sujet ; jamais nous n'avons observé de développement à l'abri de l'air.

Inoculé aux animaux, souris, lapin, cobaye, il ne s'est jamais montré pathogène dans aucun cas.

Cet organisme peut donc être différencié du pneumocoque, par l'ensemble de ses caractères de culture, et ses propriétés biologiques.

Staphylococcus epidermitis albus. — Cet organisme est un gros microcoque, qui pousse abondamment sur gélose en donnant des colonies blanches et épaisses. Il pousse sur gélatine qu'il liquéfie très lentement et très imparfaitement.

Il se colore par la méthode de Gram.

Nous n'avons jamais obtenu avec lui d'effet pathogène, ni en inoculation intra-veineuse, ni en inoculation sous-cutanée. Cet organisme est identique à celui que l'on trouve communément sur la peau, et que Bodin, Sabouraud, etc., désignent sous le nom de micrococcus cutis communis (1).

Nous décrirons encore les caractères d'un organisme que nous avons rencontré assez souvent dans le canal génital de la femme, dans le pus des bartholinites et le col de l'utérus.

C'est un bacille assez long, fin, assez facile à colorer, qui tantôt se présente en amas, tantôt par deux. Les éléments accolés s'effilent souvent à l'autre extrémité.

Cet organisme reste coloré après la méthode de Gram.

Il ne se développe jamais en culture abondante.

Sur agar ordinaire très humide, il pousse en donnant des colonies à peine visibles, qui rappellent celles du pneumocoque. Il se développe beaucoup mieux sur sérum, et surtout sur agar-ascite.

Il trouble le bouillon ordinaire d'une façon très légère, et pousse mal dans ce milieu.

Il ne pousse pas sur pomme de terre, ni sur gélatine.

Il a été inoculé plusieurs fois sans rien amener d'anormal au point d'inoculation.

§ 2. — Microbes anaérobies.

Micrococcus fœtidus. (Veillon.) — Cet organisme a été rencontré dans le vagin, à l'état sain, dans l'exsudat de rétentions placentaires, dans le pus des bartholinites.

Il se présente dans le pus sous la forme de cocci isolés ou de diplocoques. Il a le même aspect dans les différents milieux. Dans le bouillon, il forme en outre de véritables chaînettes, courtes il est vrai, de quatre à cinq éléments ; aussi le nom de streptocoque lui conviendrait-il aussi bien.

Les grains des chaînettes nous ont toujours paru identiques.

(1) Sabouraud. Étude clinique et expérimentale sur les origines de la pelade. *Ann. Dermat. et Syphilig.*, 1896.

Jamais nous n'avons constaté de mouvement propre.

La taille de ce coccus est à peu près celle du streptocoque pyogène, mais il varie un peu de taille suivant les échantillons.

Il se colore facilement par toutes les couleurs d'aniline, moins bien cependant que le streptocoque pyogène. Comme les streptocoques, il reste coloré par la méthode de Gram.

Cultures. — Nous n'avons pu obtenir des cultures de cet organisme sur milieu aérobie en surface.

Ce coccus paraît bien être un *anaérobie* obligé.

Sur agar sucré profond, il forme des colonies un peu variables de taille, blanchâtres, n'ayant aucun caractère bien spécial, qui se développent habituellement après 48 heures ou même parfois 24 heures. Les colonies s'arrêtent à un ou deux centimètres de la surface du tube.

Sur agar sucré ascite, en tubes profonds, il se développe abondamment.

Sur gélatine sucrée, pas de colonie à la température de la chambre.

Sur agar sucré, acidifié par l'acide lactique, il ne se développe pas.

Sur bouillon sucré dans le vide, il se développe à la manière des streptocoques ; il forme de petits grains assez volumineux, de taille variable, nageant dans le liquide, sans que celui-ci soit notablement troublé. Au repos, ces grains se réunissent dans le fond et le bouillon devient clair. Ce caractére de ne pas troubler le bouillon persiste dans la suite.

Ce coccus ne se développe qu'à la température de l'étuve.

Les cultures de cet organisme répandent une odeur désagréable, assez pénétrante.

Rarement, il y a développement de gaz.

Role pathogène. — Nous n'avons inoculé que des cultures pures, le plus souvent avec une partie de l'agar du tube.

Les résultats de ces inoculations ont été assez variables.

Nous n'avons rien obtenu en inoculant une fois une culture pure sur bouillon dans la veine de l'oreille d'un lapin. Deux fois les inoculations au cobaye sous la peau ont été négatives ;

une fois en inoculant une culture sur bouillon; l'autre fois, il s'est produit une induration locale qui a guéri.

Sept fois, il s'est produit des abcès par inoculation sous la peau du cobaye, après un temps variant de quelques jours à un mois. Le pus de ces abcès était crémeux, épais, caséeux même dans les abcès anciens. Ces collections guérissaient, soit le plus souvent par ouverture spontanée, soit parfois par résorption lente. Le pus n'avait pas de caractère fétide.

Le coccus inoculé se retrouvait à l'état de pureté sur lamelles et en culture dans le pus des abcès expérimentaux.

Dans un autre cas, il s'est produit une large gangrène sèche qui a gagné toute la face ventrale de l'animal qui a succombé en quatre jours. Les coupes histologiques d'un fragment de tissu prélevé au niveau des parties de la gangrène en voie d'extension montrent sous le microscope, un coccus gardant le Gram, existant à l'état de pureté, infiltrant les tissus, contenu dans les tissus, contenu dans les petits vaisseaux et identique au microbe inoculé.

Nous avons tenté de reproduire plus sûrement ces gangrènes en associant au coccus précédent, soit le staphylocoque doré, soit le coli-bacille, soit le gonocoque.

Nos expériences n'ont réussi qu'avec le staphylocoque doré. Nous avions choisi un staphylocoque doré de virulence connue, donnant de petits abcès au cobaye.

L'organisme auquel nous donnons le nom de micrococcus fœtidus nous paraît identique à celui rencontré par Veillon dans trois cas de suppuration fétide (angine de Ludwig, plegmon périnéphrétique, et bartholinite) (1). Il est possible qu'il soit le même que celui rencontré par Menge et Krönig (2) dans le vagin et qu'ils décrivent sous le nom de streptocoque. Cependant nous n'avons jamais observé les formes en longues chaînettes.

Bacillus funduliformis. — Cet organisme a été trouvé dans

(1) VEILLON. Sur un microcoque anaérobie trouvé dans des suppurations fétides. *Société de Biologie*, 29 juillet 1893.

(2) MENGE et KRÖNIG. *Loc. cit.*

le vagin, à l'état sain, dans l'exsudat des rétentions placentaires, dans le pus des bartholinites.

Ce bacille se présente dans le pus de provenance humaine, et dans les sécrétions d'où il a été isolé, sous la forme d'un bâtonnet généralement un peu incurvé.

Dans le pus, on le trouve, soit dans les leucocytes où il forme de petits amas ; soit disséminé entre les cellules ; dans les cas où il existait seul dans le pus, il n'était jamais très abondant.

Cet organisme nous a toujours paru immobile.

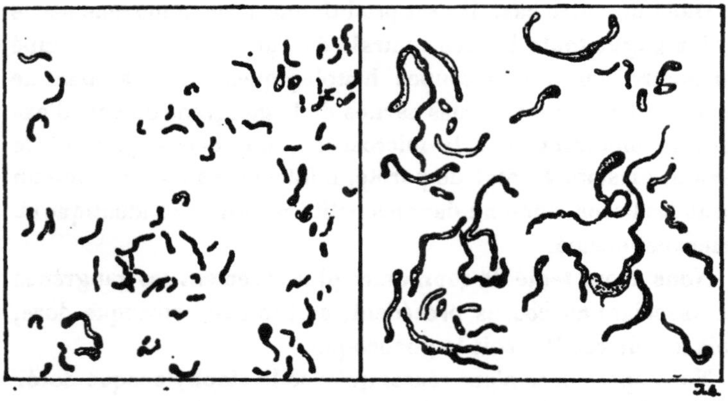

Fig. 2. — Bacillus funduliformis. Forme commune et formes géantes plus rares.

Ce bacille présente des aspects morphologiques qui méritent d'être signalés. Dans le pus, il se montre sous la forme d'un bâtonnet assez fin. Mais il est, généralement, légèrement incurvé ; il prend mal les couleurs, quelquefois ses extrémités sont mieux colorées que le centre.

En culture pure, sa forme est très variable, et dans nos premières cultures, nous avons longtemps cru à des impuretés, quand nous étions en présence des formes si différentes qu'il peut prendre. Nous avons pu cependant nous assurer qu'il s'agissait bien d'une seule espèce.

Tandis que souvent il offre l'aspect qu'il a dans le pus, souvent aussi, à côté des bacilles incurvés mal colorés, on trouve dans la même colonie des formes beaucoup plus volumineuses, mais se rattachant aux précédentes par toute une série d'intermédiaires. Le bacille s'allonge, devient tortueux, se renfle aux extrémités, ou bien s'élargit, devient trapu, et prend des aspects de massues ou de larmes. On voit aussi des sortes de boules non colorées qui ne sont cependant pas des spores (fig. 4).

D'autres fois, ce microbe prend en culture la forme de longs

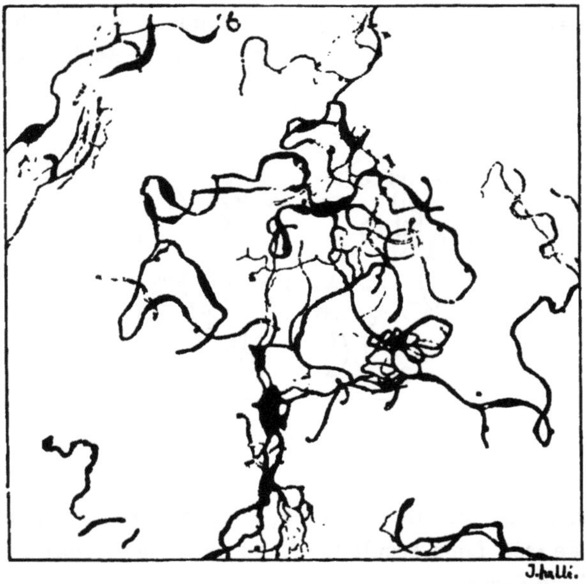

FIG. 3. — Bacillus funduliformis. Formes ramifiées (rares).

filaments flexueux, parfois bifurqués, ne laissant pas voir de spores dans l'intérieur du protoplasma ; il se renfle souvent en un point, et à ce niveau il se colore beaucoup plus fortement.

Quelquefois, il atteint un développement extrême : ses extrémités s'allongent, se bifurquent, se dilatent ensuite pour se réunir par de fins tractus. Ces formes branchues, ramifiées très élégantes sont vivaces, se reproduisent un certain temps en culture successive, sans que rien dans le milieu nutritif, la durée de séjour à l'étuve, etc., nous ait permis de prévoir telle ou telle forme. Toujours, on retrouve dans les colonies à éléments branchus des formes franchement bacillaires.

Dans les cas où les colonies renferment des variétés ramifiées, rien n'est changé à l'aspect macroscopique des colonies.

Quand on inocule ces variétés, on ne les retrouve pas dans le pus des abcès que l'on provoque, mais on voit seulement les formes intermédiaires allongées ou à renflement.

Nous avons désigné cet organisme sous le nom de bacillus funduliformis à cause de ses renflements en forme de boudin.

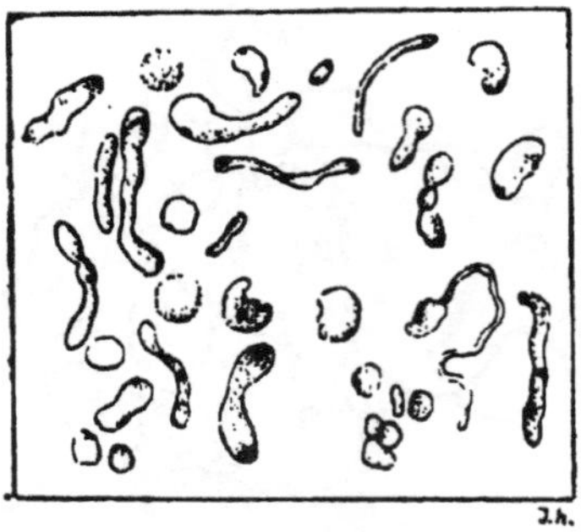

FIG. 4. — Bacillus funduliformis. Formes en boules.

Le bacille est difficile à colorer ; aucune substance ne nous a donné de très bons résultats. Il ne reste pas coloré après la méthode de Gram.

Cultures. — Nous n'avons jamais pu avoir de culture de cet organisme en milieu aérobie (agar, agar Wertheim, agar Pfeiffer, etc...).

Tout nous a montré qu'il s'agissait d'un organisme *anaérobie* strict. Il ne pousse qu'en présence d'un milieu réducteur, ou à l'abri de l'air.

En agar sucré profond, il se développe assez lentement, surtout s'il vient du pus (6 jours dans un cas). Dans les réensemencements, il pousse plus vite ; et ses colonies sont déjà souvent visibles au bout de deux jours. Jamais, même séparées, elles n'atteignent un gros développement.

A l'œil nu, elles sont blanc jaunâtre.

Sous le microscope, elles sont jaunâtres à un faible grossissement, à bord net, d'aspect lisse, arrondies ou lenticulaires et rappellent assez les colonies du gonocoque poussées dans les plaques d'agar au-dessous de la surface.

La culture du bacillus funduliformis s'arrête à 1 ou 2 centimètres au-dessous de la surface des tubes sucrés profonds. Les colonies les plus superficielles sont souvent un peu plus volumineuses que celles de la profondeur.

Nous avons assez souvent noté des développements de gaz, surtout dans les cultures abondantes.

Ces gaz ainsi que les cultures répandent une odeur fétide.

Les cultures sur agar ascite sucré profond sont remarquables par le beau développement des colonies.

Sur agar sucré profond, additionné pour l'acidifier d'un peu d'acide lactique, nous n'avons pas eu de développement.

Ce bacille ne pousse pas sur *gélatine sucrée* à la température de la chambre.

Sur *bouillon sucré dans le vide*, cet organisme donne un léger trouble au bout de trois jours. A ce trouble s'ajoute un fin précipité d'abord visible sur la paroi du tube (10ᵉ jour environ) et qui forme ensuite un dépôt au fond des tubes, laissant le bouillon à peu près limpide.

Les cultures sur bouillon ont une odeur fétide.

Nous n'avons jamais obtenu de culture qu'à la température de l'étuve (37°).

Rôle pathogène. — Les expériences pour étudier le rôle pathogène aux animaux, de l'organisme que nous venons de décrire, ne nous ont pas donné des résultats constants, ni faciles à expliquer par les questions de dose ou de provenance.

Nous n'avons inoculé que des cultures pures, de source différente. L'inoculation dans le sang du lapin par la veine de l'oreille d'une culture sur bouillon, n'a été suivie d'aucun accident morbide appréciable.

L'inoculation dans le péritoine du cobaye, faite une fois, a été négative.

L'inoculation sous la peau du même animal a donné les résultats suivants :

Sauf dans un cas, où l'inoculation a été faite avec une culture sur bouillon, dans tous les cas, il s'est fait une collection purulente :

Une fois, cette collection s'est résorbée sans s'abcéder.

Quatre fois, il s'est formé des abcès volumineux.

Une fois, l'abcès s'est compliqué de gangrène. L'eschare présentait à sa face profonde un pus épais et comme caséeux. Le cobaye a fini par guérir.

Dans trois autres cas, les désordres ont été beaucoup plus graves. Il s'est produit des abcès énormes, véritables gangrènes à marche envahissante, sans collection nette en aucun point. Le ventre, puis la peau du sternum, le cou, la racine des membres ont été envahis par un œdème dur, véritable plastron, où la gangrène apparaissait. Une fois, le cobaye est mort en quatre jours de cette gangrène foudroyante. Les deux autres fois, il a fini par guérir, après avoir présenté des abcès multiples.

Dans les cas d'abcès ou de gangrène expérimentale, nous avons pu retrouver l'organisme inoculé.

Cet organisme est probablement très voisin d'un bacille strictement anaérobie décrit par A. Veillon et Zuber (1) et trouvé chez un enfant atteint d'ostéo-arthrite purulente.

Bacillus nebulosus. — Cet organisme a été isolé du canal génital de la femme et dans le pus des bartholinites.

Cet organisme se présente avec un aspect à peu près toujours le même, soit dans le pus de provenance humaine, soit dans les cultures, soit dans les abcès qu'il provoque à l'animal. Ce caractère le distingue du bacille précédent, qui présente des aspects très variés.

(1) A. Veillon et A. Zuber. Sur quelques microbes strictement anaérobies et leur rôle dans la pathologie humaine. *Société de biologie*, mars 1897.

C'est un bacille assez fin, tantôt allongé, rappelant un peu le bacille de la septicémie des souris ou du rouget, tantôt plus volumineux; affectant rarement des formes incurvées, souvent renflé un peu à son centre, un peu effilé aux extrémités.

Nous ne lui avons jamais constaté de mouvements propres.

Il se colore assez bien par toutes les couleurs d'aniline.

Il se décolore par la méthode de Gram.

Nous ne lui avons jamais vu ni formes géantes, ni spores, ni figures d'involution. Son aspect est identique dans les vieilles, comme dans les jeunes cultures.

Cultures. — Nous n'avons jamais obtenu de culture en milieu aérobie.

Cet organisme paraît être un anaérobie obligé.

Ses cultures sont très remarquables en agar sucré profond et permettent de le distinguer des organismes précédemment décrits.

Il se développe assez lentement; et seulement après trois ou quatre jours d'étuve apparaissent de petits flocons, à peine visibles, à limites indécises. Les flocons grandissent, forment des boules nuageuses, rappelant des fleurs de chardon.

Ces colonies sont assez transparentes, inégales de taille, et de forme variable. Quand l'ensemencement est très peu abondant, et qu'il n'existe que quatre ou cinq colonies dans un tube, celles-ci peuvent atteindre parfois près d'un centimètre de diamètre et forment des boules élégantes au milieu de la gélose. Quand l'ensemencement a été plus abondant, elles sont plus petites, inégales; les unes sont arrondies, les autres de forme variable, mais toujours transparente, quoiqu'elles laissent passer inégalement bien la lumière.

Au microscope, à un faible grossissement, elles montrent un centre brunâtre un peu plus coloré, autour une zone d'extention à limite indécise.

Les colonies s'arrêtent généralement à 2 centimètres de la surface de l'agar profond sucré.

Ce bacille ne se développe pas à la température de la chambre, il ne pousse pas dans les milieux acides, et ne donne pas lieu à un dégagement de gaz appréciable.

Rôle pathogène. — Les résultats des inoculations n'ont pas été constants.

Dans un cas, l'animal n'a rien présenté d'anormal.

Dans six cas, il s'est produit des abcès.

Dans ces six cas, une fois, l'abcès s'est résorbé et a guéri spontanément sans s'ouvrir.

Dans les cinq autres cas, il s'est produit deux fois des abcès

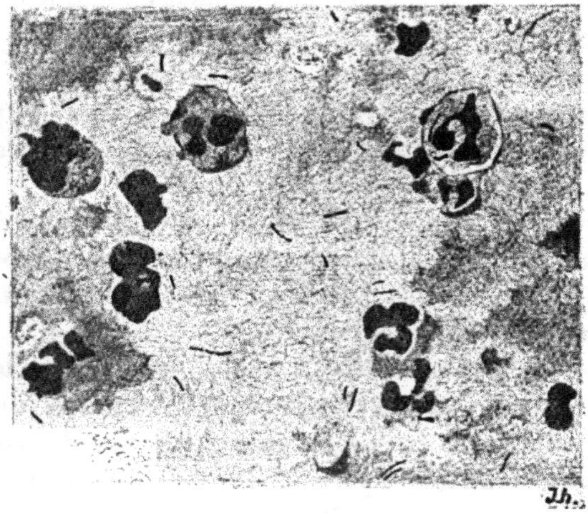

Fig. 5. — Bacillus nebulosus. Aspect dans un pus de bartholinite.

volumineux, de pus épais, qui ont fini par s'ouvrir spontanément et guérir. Dans trois cas, il s'est produit des gangrènes très étendues. Une fois l'animal est mort en cinq jours, la gangrène avait envahi tout l'abdomen et les quatre membres ; et l'animal a succombé quand l'eschare sèche a envahi le cou et la tête. Seul le dos n'était pas gangréné. Dans les deux autres cas, le processus fut moins rapide, il se fit des abcès locaux et l'animal a fini par guérir.

Une fois, nous avons inoculé en même temps que ce bacille

1 centimètre cube de culture de staphylocoque doré, de virulence connue, et donnant un abcès local au cobaye. Nous avons reproduit une gangrène très étendue ; mais l'animal a fini par guérir.

Nous avons toujours pu retrouver l'organisme inoculé sur lamelles et en culture dans les abcès et les gangrènes expérimentales.

Bacillus caducus. — Cet organisme a été isolé dans le col utérin, le vagin, l'exsudat de rétentions placentaires, un abcès péri-utérin.

Nous n'avons pu que assez rarement l'obtenir en culture pure. Dans les autres cas, il était mélangé avec des espèces dont nous n'avons pu le séparer.

C'est un bacille à peu près de la taille du précédent, facile à colorer, qui garde le Gram très fortement et conserve sa forme dans les cultures.

Il est exclusivement anaérobie; donne de très fines colonies qui apparaissent comme des points blancs dans la profondeur de l'agar sucré.

Les cultures ne sont restées vivaces que pendant trois ou quatre jours ; aussi l'étude de cet organisme a-t-elle été très incomplète.

ACTION
DE LA LIGATURE DES ARTÈRES UTÉRINES
DANS LES HÉMORRHAGIES DE L'UTÉRUS (1)

Par le Dr **Mangin** (de Marseille).

Les interventions chirurgicales étant devenues de mode dans le traitement des fibromes de l'utérus, on a vu surgir, à côté des opérations radicales d'hystérectomie, divers procédés qui sont en quelque sorte la conséquence de ces interventions.

En voulant perfectionner ces diverses opérations, les chercheurs, fort nombreux, surtout lorsqu'il s'agit d'opérations en vogue, ont essayé, dans le cas où ces opérations semblaient impossibles, de tourner la difficulté et d'arriver au même but par des procédés différents.

Or, créer du nouveau n'est pas toujours possible, aussi avons-nous vu rééditer de vieux procédés oubliés ou appliquer des méthodes générales ayant donné de bons résultats pour d'autres organes.

C'est ainsi qu'a reparu la méthode des ligatures atrophiantes appliquées à l'utérus, employée depuis longtemps, avec succès, pour d'autres parties du corps, essayée également pour l'utérus et aussitôt abandonnée, alors que les interventions radicales sur cet organe étaient rares. Aujourd'hui, elle renaît avec de nombreuses chances d'être acceptée comme conséquence des progrès réalisés dans l'hystérectomie vaginale ou abdominale.

A force de lier ou de pincer les artères utérines au commen-

---

(1) Communication au *Congrès de Gynécologie*, etc., de Marseille.

cement ou à la fin de ces opérations, on a appris à les lier seules, et cette intervention, jadis considérée comme difficile, apparaît aujourd'hui comme des plus simples et des plus inoffensives.

Se rappelant les résultats heureux obtenus par l'enlèvement des ovaires, ou à défaut par la ligature des vaisseaux utéro-ovariens, dans le traitement des fibromes, on s'est demandé, de divers côtés, s'il ne serait pas possible d'obtenir l'atrophie de ces tumeurs sans faire courir aux malades les risques d'une laparotomie, en s'attaquant aux artères utérines par la voie vaginale. Cette opération, à priori, semblait rationnelle, ces artères représentant la principale voie d'irrigation de l'utérus ; or, ce que l'on obtenait avec la suppression des utéro-ovariennes, on devait plus sûrement l'obtenir par celle des utérines.

Ces ligatures ont été préconisées en Allemagne par Fritsch dès 1885, puis par Baumgärtner en 1888, mais sans grand succès. Ce n'est qu'ultérieurement, lorsque Gottschalk, de Berlin, et Martin, de Chicago, eurent appelé l'attention sur ce procédé, que de nombreux médecins l'essayèrent de nouveau et en obtinrent de bons résultats. En France, la période d'engouement pour les opérations radicales, qui dure encore, a fait que les quelques essais tentés n'ont pas eu de suite ; nous-même avions essayé ce procédé des ligatures dès 1889 avec des résultats assez heureux, puis l'avions presque abandonné pour nous en tenir aux méthodes en vogue. L'important travail de Hartmann et Fredet, publié dans les *Annales de Gynécologie* au commencement de cette année, est venu appeler de nouveau notre attention sur cette méthode si simple. Nous l'avons reprise alors, et nous donnons ici les résultats constatés. Nous avons aussi recherché les faits observés autrefois par nous, intéressants justement par leur ancienneté.

Tous ne représentent pas, il vrai, la méthode en question absolument pure, la ligature des utérines ayant été associée à d'autres interventions ; mais, en étudiant les faits de près, on peut voir que la ligature des artères en question n'a pas été étrangère à la guérison des malades ou à leur amélioration durable. Cette ligature a été faite, dans certains cas, en même temps que l'amputation du col ou l'incision latérale de cet organe jusqu'à l'orifice interne.

Cette méthode a été surtout préconisée contre les fibromes. Il nous semble qu'elle ne doit pas être seulement réservée au traitement de certaines de ces tumeurs, mais qu'on peut l'étendre à un grand nombre de cas rebelles d'hémorrhagie utérine. On l'emploierait avantageusement dans les ménorrhagies sans lésions de la muqueuse, dépendant de la ménopause, d'affections cardiaques, d'hypertrophie de l'utérus, de déviations non corrigeables, d'états diathésiques, etc..., enfin dans toute métrorrhagie rebelle aux traitements médicaux, lorsqu'on prévoit que le curettage sera insuffisant et lorsqu'il y a intérêt à amener l'atrophie de l'utérus.

Il faut excepter les métrorrhagies suites d'une lésion des annexes. C'est là évidemment une contre-indication facile à comprendre : la circulation devant se faire plus active par l'utéro-ovarienne, après la ligature des utérines, celle-ci amènerait naturellement, dans ces cas, une aggravation des symptômes. Cette contre-indication doit s'étendre même aux lésions des ovaires guéries depuis un certain temps.

Nous verrons, par une de nos observations, que les lésions anciennes peuvent réapparaître. Il s'agissait, dans notre cas, d'une malade autrefois atteinte d'ovarite avec hémato-salpinx sans doute, mais guérie de cette affection au moment de notre premier examen.

Elle accusait des métrorrhagies rebelles que nous ne pouvions mettre que sur le compte d'une subinvolution de l'utérus à la suite d'un avortement de quelques mois. Devant l'échec des traitements médicaux, devant l'échec d'un curettage antérieur, nous étions dans l'alternative ou de faire une opération radicale, castration ou hystérectomie vaginale, ou de renouveler le curettage avec amputation du col, opération sans doute encore insuffisante.

Nous pensâmes alors à amener l'atrophie de l'utérus, par la ligature des utérines. Le résultat fut excellent pendant trois mois, les hémorrhagies disparurent ; mais, au bout de ce temps, survint un hématosalpinx droit avec congestion de l'ovaire anciennement malade et réapparition des hémorrhagies, qui obligèrent peu après à enlever les organes malades.

Dans certaines rétro-déviations utérines, lorsque l'utérus est très volumineux, la ligature des utérines, si toutefois la vie génitale de la malade est terminée, sera un bon complément de la fixation en avant; on produira sûrement ainsi l'atrophie de l'utérus, ce qui est le desideratum dans ces cas.

Dans les hémorrhagies de la ménopause, si rebelles à tout traitement, il y a là un moyen inoffensif qui, certainement, donnera de bons résultats et sera facilement accepté par les malades, c'est-à-dire sans tout l'appareil d'une opération.

Il en sera de même dans les ménorrhagies par affection cardiaque. On sera heureux d'avoir un mode de traitement efficace et pouvant s'appliquer sans anesthésie générale. On sait combien ces hémorrhagies sont souvent rebelles aux moyens médicaux, et combien elles entravent le traitement même de l'affection cardiaque, en ne permettant pas l'emploi des iodures.

Cette opération trouvera évidemment son application la plus fréquente dans les fibromes. C'est, du reste, pour ces affections qu'elle a été tout d'abord préconisée, et tous les chirurgiens qui l'ont essayée n'ont eu qu'à s'en louer. Il est donc permis de croire que cette opération est appelée à un certain avenir; elle n'est pas applicable naturellement à tous les cas : il semble même que ses promoteurs en limitent trop les indications, sans doute pour la faire accepter plus facilement.

Quant à nous, nous lui accordons volontiers une part plus grande dans le traitement des fibromes, dût le champ de l'hystérectomie en être quelque peu restreint.

En première ligne ce procédé sera applicable à toutes les femmes atteintes de fibromes, épuisées par les hémorrhagies, et trop faibles pour supporter une opération radicale. Cette intervention pourra être une opération d'attente devenant souvent curative.

En deuxième ligne, on devra songer à ce procédé de préférence à tout autre, au voisinage de la ménopause; ici il suffit souvent de gagner quelques mois pour arriver au moment où la régression naturelle des tumeurs se produit.

Il est applicable aussi dans le cas de petites tumeurs du col ou de tumeurs implantées dans la partie inférieure de l'utérus.

Dans les fibromes très volumineux, mais très vasculaires, on peut aussi tenter ce procédé; dans ces cas, les utéro-ovariennes participant plus sérieusement à l'irrigation intérieure, il n'y a pas à craindre le sphacèle de la tumeur.

Il y a quelques contre-indications importantes à connaître :

1° Toute lésion des ovaires ou des trompes doit faire préférer la voie abdominale.

Comme nous l'avons déjà dit, il y aurait à craindre une aggravation des symptômes morbides, par suite de la suppléance des utéro-ovariennes.

2° Le volume trop considérable de la tumeur. Cette contre-indication n'est basée que sur le raisonnement; aussi l'expérimentation l'infirmera peut-être. Mais, jusqu'à nouvel ordre, nous n'oserions pas priver subitement une grosse tumeur des trois quarts de son irrigation, de peur d'amener son sphacèle.

Ce danger semble devoir être surtout à craindre dans le cas où la tumeur est très dure, c'est-à-dire très mal irriguée.

3° La dégénérescence des tumeurs. Évidemment, s'il y a début de transformation de mauvaise nature, on doit choisir sans hésiter une intervention radicale.

4° L'élévation de la tumeur et l'étroitesse du vagin, qui peuvent rendre l'opération impossible par la voie vaginale.

La ligature des utérines peut être employée encore dans une variété de cas dont nous trouverons quelques exemples dans nos observations. Je veux parler des cancers du col. Elle a ici une certaine utilité dans les affections peu avancées, en amenant à sa suite l'atrophie de l'utérus et en retardant sans doute la récidive.

Celle-ci n'était pas venue dans un de nos cas au bout de 10 ans et, dans un autre, elle n'a paru qu'après huit ans. Il est vrai que, dans un troisième, il n'y a pas eu de résultat apparent sur la marche de la maladie ; mais là, sans aucun doute, la propagation s'était déjà faite aux ligaments larges, sans que cela fût encore perceptible au toucher.

Toutefois cette intervention n'a pas été inutile puisque les hémorrhagies se sont arrêtées.

Il n'en est malheureusement pas toujours ainsi, les faits cités par Hartmann et Fredet le montrent clairement.

Baumgartner et Tuffier ont relaté des observations où une régression a pu être constatée ; aussi pensons-nous que, jusqu'à nouvel ordre, chaque fois qu'une intervention radicale pour cancer sera impossible, la ligature des utérines devra être essayée comme complément du curettage ou de l'amputation du col. Les observations se multipliant, on pourra dans peu de temps sans doute poser les indications précises de cette petite intervention qui a au moins le mérite de ne pas être dangereuse.

Le procédé que nous avons employé n'offre rien de particulier : c'est le premier temps de l'hystérectomie vaginale avec ligatures ; décollement de la vessie, désinsertion de la vessie, désinsertion du col, ligature des utérines accrochées par le doigt, ligature à la soie, que nous enlevons le huitième jour.

La ligature en masse a un inconvénient dont j'ai pu me rendre compte récemment : comme la tunique interne de l'artère n'est pas toujours rompue, si le pédicule pris dans la ligature est volumineux, on peut au bout d'un certain temps voir revenir la perméabilité de l'artère.

Chez la malade de l'observation XIII, c'est à ce fait, constaté d'un côté, que j'attribue le retour des pertes de sang dans l'intervalle des règles.

Il nous semble, dans ces conditions, qu'il serait plus avantageux de se contenter de pincer la base des ligaments larges comme l'ont fait Schwartz et Rochard et comme l'a conseillé Röhmer ; il y aurait encore mieux, ce serait de détruire les artères au moyen de l'angiotribe de Doyen ou de Tuffier. On serait certain alors que la perméabilité des artères ne pourrait pas reparaître ; il y aurait, en employant ce moyen, une hémostase plus complète et plus définitive. Il sera prudent, si on se sert des pinces ou de l'angiotribe, de bien saisir le pédicule artériel ; il y aurait à craindre, si on pinçait seulement les branches des utérines le long de l'utérus, de voir survenir des hémorrhagies secondaires au moment de la chute des eschares, les branches serrées étant trop près du tronc principal pour permettre la formation d'un caillot solide.

Étudions maintenant les résultats obtenus. Les observations 1 à 3 se rapportent à des cancers du col : nous avons vu que la marche de cette affection n'était pas entravée lorsque toutes les parties atteintes n'avaient pu être enlevées ; en revanche, dans les cas d'affection épithéliomateuse encore très limitée, l'atrophie de l'utérus, constante après l'opération, a été sans doute cause des résultats heureux constatés.

Les observations 4, 5, 6, 9, 14, se rapportent à des fibromes de différentes grosseurs qui ont tous diminué de volume ; l'amputation ou l'incision du col n'a été que l'accessoire. En effet, ces interventions étaient destinées à favoriser l'énucléation des fibromes, et c'est l'atrophie que nous avons constatée, en même temps que la disparition des hémorrhagies.

Dans l'observation 14, le résultat a été remarquable ; la malade étant complètement exsangue au moment de l'intervention, nous avons vu les hémorrhagies s'arrêter et très rapidement la malade s'est relevée.

Dans les observations 7, 8, 10, 11, 12, nous voyons des hémorrhagies incoercibles heureusement modifiées par la ligature des utérines ou seulement des grosses branches irriguant le col.

Dans l'observation 8, nous trouvons, comme fait intéressant l'affection ancienne de l'ovaire et de la trompe droite se réveillant au bout de quelque temps, fait duquel nous avons tiré des contre-indications à la ligature des utérines.

Enfin, dans l'observation 12, nous voyons des hémorrhagies d'origine cardiaque heureusement modifiées par cette opération, quoique l'affection cardiaque continue à suivre son cours.

D'après les faits observés par nous, nous pouvons poser les conclusions suivantes :

1° La ligature des artères utérines est une opération simple, sans danger, ne nécessitant pas la narcose.

2° Elle sera utile dans les hémorrhagies rebelles aux traitements médicaux, lorsque les lésions de la muqueuse utérine sont insuffisantes pour les expliquer et que le curettage sera par conséquent inefficace.

3° Elle fera disparaître, presque sûrement, les hémorrhagies des fibromes et amènera souvent l'atrophie de ces tumeurs, surtout lorsqu'elles seront placées au voisinage du col.

4° La seule contre-indication bien nette à cette opération est une affection des annexes.

Obs. 1. — Mme G..., 36 ans. Épithélioma ayant envahi le col; hémorrhagies abondantes, utérus très volumineux ; — les ligaments larges semblent encore indemnes ; utérus mobile. La malade se refusant à toute opération radicale pouvant lui faire courir quelque danger, je me décide pour l'amputation haute du col après ligature préventive des utérines. Le 18 septembre 1888, curettage du col et destruction de la masse cancéreuse au thermo-cautère de façon à empêcher l'inoculation aux parties voisines. Décollement de la vessie, ligature des utérines et amputation du col jusqu'à l'orifice interne ; suites simples ; sutures enlevées le 8e jour.

Les hémorrhagies cessent complètement. Revue trois mois après : l'utérus, très volumineux avant l'opération, a *diminué de volume*. Cinq mois après, on constate la présence de nouveaux noyaux épithéliomateux qui progressent assez rapidement : toutefois il n'y a plus d'hémorrhagies.

Obs. 2. — Mme X..., 40 ans. Plusieurs grossesses. Utérus très volumineux, règles abondantes, pertes de sang continuelles dans l'intervalle. Petit noyau dur sur la lèvre antérieure, de la grosseur d'une noisette.

Épithélioma au début. Destruction au thermo-cautère de l'épithélioma. puis amputation haute du col après ligature préventive des utérines. Douleurs vives les premiers jours ; suites simples. Revue régulièrement pendant trois ans : les règles viennent chaque mois, mais peu abondantes ; l'utérus a beaucoup diminué de volume; la ménopause est arrivée vers 44 ans, sans accident.

Revue en août 1898, pas trace de récidive de l'affection épithéliomateuse. Il a manqué l'examen microscopique pour que le diagnostic fût certain, mais il est à retenir que *l'utérus s'est atrophié* et que *les règles sont devenues moins abondantes*.

Obs. 3. — Mme N..., 31 ans. 2 grossesses, 1 fausse couche. Mère morte d'hémorrhagies utérines (?).

15 mois avant la date du 1er examen, fait en juillet 1889, a eu une hémorrhagie très violente après une suppression de règles de 9 mois : depuis, pertes de sang. Il n'y a pas eu de rejet de môle.

A l'examen, le col et l'utérus sont volumineux ; la lèvre antérieure est couverte de fongosités à base indurée ; épithélioma au début. — Je propose l'hystérectomie vaginale, qui est refusée comme comportant quelque danger. En août 1889, curettage et amputation haute du col après ligature des utérines et destruction de la partie malade au fer rouge pour empêcher la greffe de l'épithélioma sur les parties voisines ; suites simples. — L'utérus diminue peu à peu de volume.

Revue en août 1891 : fausse couche de 2 mois il y a 8 mois, suivie de quelques pertes de sang. Elles cèdent à quelques pansements intra-utérins. — Revue en août 1894 pour une poussée d'urticaire. *Utérus en bon état, peu volumineux, règles peu abondantes.* — Au commencement de 1897, nouvelles hémorrhagies, — récidive de l'épithélioma. — La malade se refuse encore à l'hystérectomie, — curettage, enlèvement de fongosités assez abondantes, amélioration passagère ; perdue de vue quelques mois après. A ce moment, le cancer gagnait les ligaments larges et la malade commençait à souffrir.

Obs. 4. — Mme C..., 50 ans. 1 grossesse, 1 fausse couche. Examinée en janvier 1890, est encore très abondamment réglée. Utérus très volumineux. Cystalgie amenée par un petit fibrome logé dans la partie antérieure de l'utérus.

Le 23 janvier, curettage, ligature des principales branches des utérines, après décollement de la vessie, incisions latérales du col remontant près de l'orifice interne suivant la méthode de Doléris. Ménopause. Revue six mois après : *utérus diminué déjà de volume*. 4 ans après, guérison persistante.

Obs. 5. — Mme C..., 38 ans. 2 grossesses bonnes, mère morte de cancer du rectum. Métrorrhagies très fortes, tumeur fibreuse du col et petit fibrome interstitiel dans la paroi antérieure de l'utérus, qui est lui-même très volumineux.

En janvier 1891, enlèvement du petit fibrome du col ; curettage, incision très élevée des deux côtés du col ; — ligature des utérines après le décollement de la vessie. Notre intention était d'amener l'atrophie de l'utérus si possible, et par suite celle du fibrome ; si ce but n'était pas obtenu, la disparition de l'anneau musculaire du col devait permettre au fibrome de se pédiculiser plus facilement.

Revue huit mois après, allait bien : l'utérus avait diminué de volume, on ne sentait plus le petit fibrome interstitiel. Depuis, donne de ses nouvelles de loin en loin ; la guérison persiste.

Obs. 6. — Mme O..., 40 ans. Pas de grossesse ; vue pour la première fois en mai 1889, — règles irrégulières, — métrorrhagies ; depuis quelques mois les pertes ne cessent pas. Œdème des jambes et des mains ; pas d'albumine, suffocations, souffle à la pointe, cœur gras. Utérus volumineux, fibromateux, de la grosseur du poing. Le traitement médical échoue. Revue en février 1890 : l'électricité, employée sous forme de courants continus, diminue les pertes de sang par moments : elle amène peu à peu l'énucléation du fibrome vers la cavité utérine. En 1893, la malade se décide enfin à se faire enlever son fibrome. Dilatation du col, incision très haute du col, ligature préventive des utérines, morcellement du fibrome qui est gros comme les deux poings. Il reste dans la paroi quelques petits noyaux fibromateux ; suites normales. La malade, revue 9 mois après, n'a plus d'hémorrhagies ; l'*utérus a diminué considérablement de volume*, comparé à ce qu'il était 15 jours après l'opération. Les fibromes interstitiels ne sont plus sentis ; résultat satisfaisant à tous points de vue. Les œdèmes ont disparu.

Obs. 7.— Mme I..., 32 ans. Pas de grossesse, réglée à 14 ans, vue en mars 1890 pour la première fois, — hystérie ; quelques mois après l'établissement des règles, a eu une frayeur qui les arrête : elles reparurent avec une abondance extrême à la suite de l'emploi d'emménagogues ; depuis, elles ont toujours été très fortes.

Au moment du premier examen, avait des hémorrhagies très abondantes et presque continuelles depuis plusieurs mois. Utérus volumineux, mobile ; rien du côté des ovaires. Dans l'utérus, on constate la présence d'un petit polype (20 février 1890) ; curettage et enlèvement du polype gros comme une noix. Suites bonnes.

En janvier 1891, réapparition des pertes de sang. Ovaires prolabés dans le cul-de-sac postérieur, douloureux au toucher, mais non augmentés de volume : congestions fréquentes du côté du foie.

En janvier 1892, devant la persistance des pertes de sang, l'utérus étant volumineux, je décide une nouvelle opération ; curettage, amputation du col et incision du col très élevée avec ligature des principales branches des utérines. La muqueuse était saine; douleurs vives à la suite de l'intervention ; congestion des ovaires, qui restent douloureux assez longtemps.

Les hémorrhagies cessent presque complètement pendant quatre ans environ.

En juin 1893, il y eut cependant des pertes assez abondantes : pendant quelque temps, l'utérus a diminué de volume. Revue en 1898 : retour des métrorrhagies sans lésion de la muqueuse : hématocèle due à une affection des ovaires; le repos et un traitement médical arrêtent les pertes.

Obs. 8. — Mme C..., 27 ans, 4 grossesses; examinée en février 1890 pour la première fois ; a été traitée il y a quelques années pour une affection du cœur, se plaint depuis longtemps de métrorrhagies ; métrite, utérus très volumineux ; soignée par des pansements intra-utérins. Amélioration.

Revue en mai 1892; a été reprise de pertes de sang. Un autre médecin a fait des cautérisations utérines, puis un curettage ; à la suite de ce traitement, a souffert des régions ovariennes. Au moment du nouvel examen, l'utérus paraît très volumineux. Les ovaires semblent sains ; depuis 2 mois, métrorrhagie ayant apparu après un retard de 50 jours, caillots fibrineux ; nouveau curettage en juin 1892. Je trouve la muqueuse utérine presque normale : dans ces conditions, je suppose que le nouveau curettage sera aussi inefficace que le premier. Je fais alors l'amputation du col avec ligature des branches principales des artères utérines, après décollement de la vessie. Suites simples.

La malade revient en octobre 1892 : les pertes de sang ont reparu très abondantes après un arrêt de trois mois pendant lequel elle a souffert du côté droit. L'utérus semble avoir diminué de volume, mais on sent l'ovaire et la trompe volumineux. L'absence de température me fait porter le diagnostic d'hématosalpinx. Devant l'insuccès des traitements médicaux, la malade se décide à une opération radicale : laparotomie, qui permet d'enlever l'ovaire droit contenant de petits kystes sanguins et la trompe correspondante contenant environ deux cuillers à café de sang.

Obs. 9. — Mme C..., 33 ans, pas de grossesse : est mal réglée ; métrorrhagies abondantes depuis quelques mois. Était restée 6 mois sans règles. Un médecin, trouvant l'utérus très développé, avait cru à une grossesse. Utérus fibromateux, du volume d'une tête d'adulte, surtout développé à droite. Vaginisme.

J'essaie sans résultat le traitement médical et les courants continus, qui sont mal supportés. En novembre, la malade se décide à une intervention qu'elle veut aussi simple que possible, se refusant à toute opération radicale.

En 1894, je fis le curettage de l'utérus avec amputation large du col; incision très haute de celui-ci de chaque côté et ligature des utérines à la soie, après décollement de la vessie. — Dilatation du vagin. Douleurs vives : enlèvement des fils le huitième jour; suites simples. Revue trois mois après; l'*utérus a considérablement diminué de volume*, les règles sont peu abondantes. Un an après, la guérison se maintient

Obs. 10. — Mlle N..., 42 ans : métrorrhagies très abondantes depuis plusieurs années.

Premier examen en janvier 1895, utérus très volumineux, non fibromateux; hypertrophie du col, échec de divers traitements médicaux. Je fais le curettage de l'utérus en février 1895 : suites simples. Amélioration quelques mois, puis les pertes reprennent. Traitement par pansements intra-utérins au phéno-salyl et au chlorure de zinc à 1/2, puis par les courants continus, sans résultats.

Au commencement de 1897, persistance de métrorrhagies; curettage amputation très large du col et ligature des grosses branches des utérines ; le curettage avait ramené une muqueuse saine en apparence ; suites simples. Depuis, les règles ont disparu complètement, la ménopause s'est faite sans incident, l'utérus a beaucoup diminué de volume.

Obs. 11. — Mme S..., 46 ans, pas de grossesse. Mère morte d'une affection cancéreuse, règles irrégulières, très abondantes depuis un an : le traitement médical, essayé pendant six mois, ne donne aucun résultat : il en est de même des pansements intra-utérins. Les pertes sont dues surtout à des troubles de la circulation ; un peu d'hypertrophie du cœur avec léger souffle à la pointe ; l'hydrastis est mal supporté et donne des accès de suffocation. Devant l'insuccès du traitement médical, je propose le curettage qui est accepté et pratiqué en mars 1898, sans chloroforme, la muqueuse utérine ne paraissant pas sérieusement malade. Je joins au curettage la ligature des utérines après injection préalable de quelques grammes d'une solution très étendue de cocaïne, dans le tissu cellulaire entourant le col ; cette intervention est très bien supportée. Les fils placés le long de l'utérus sont enlevés le huitième jour ; suites simples, un peu de douleurs les premiers jours. Les pertes ont disparu ; les règles, devenues régulières, sont très peu abondantes.

Obs. 12. — Mlle X..., 34 ans, réglée à 15 ans, régulièrement; souffre beaucoup à l'époque de ses règles depuis plusieurs années, métrorrhagies très abondantes, insomnie, tachycardie, nervosisme, insuccès des divers traitements médicaux.

A l'examen, on trouve l'utérus volumineux, contenant un petit fibrome dans la paroi antérieure. Ce fibrome a à peu près la grosseur d'une noix ; rien aux annexes, Hypertrophie considérable du cœur, rétrécissement à l'orifice aortique.

En mai 1898, curettage et incision du col, ligature des utérines. Suites simples : douleurs violentes pendant quelques jours. Sphacèle de la partie antérieure du col.

Revue en juillet, les règles ont été beaucoup moins abondantes. En août, réapparition des règles un peu en avance : l'*utérus a repris son volume presque normal*, la tumeur a presque disparu. La malade continue à souffrir de son affection cardiaque.

Obs. 13. — Mme V..., 41 ans, mariée à 39 ans : pas de grossesse ; régulièrement réglée à 14 ans. Premier examen en décembre 1897 : malade depuis son mariage, a eu depuis quelques années des retards de un à deux mois, suivis d'hémorrhagies qui ont fait croire à des avortements : pas de syphilis. Aucune tare organique. L'utérus paraît sain, pas de pertes blanches dans l'intervalle des règles, le volume n'est pas augmenté, les annexes n'ont rien.

Tous les traitements médicaux restent impuissants. Les courants continus donnent une faible amélioration, mais sont mal supportés. Le tamponnement intra-utérin avec des hémostatiques laissés en place plusieurs jours, a donné une amélioration de quelques mois.

En janvier 1898, nouveau retard de deux mois, suivi de métrorrhagies qui depuis continuent. Au milieu de mai, la malade se décide à se faire opérer. Je pratique un curettage avec incision latérale du col ; ligature des utérines ; suites simples ; enlèvement des sutures le huitième jour. Depuis, la malade va bien. En août et septembre, réapparition de quelques pertes rosées en dehors des règles. Elles cèdent à la reprise du traitement par l'hydrastis, qui autrefois était impuissante même à modérer les pertes.

En septembre, réapparition de pertes abondantes.

Obs. 14. — Mme F..., 41 ans ; pas de grossesse. Fibrome de l'utérus de la grosseur du poing, donnant lieu à des métrorrhagies abondantes.

En mai 1890, curettage. J'enlève une muqueuse fongueuse et quelques petits polypes muqueux ; les pertes de sang s'arrêtent ; l'état général, qui était très mauvais, se remonte facilement, mais le fibrome continue à grossir.

Revue en février 1895. Le fibrome a le volume d'une tête d'adulte; métrorrhagies très fortes, troubles cardiaques très marqués ; le traitement médical améliore légèrement la situation.

En juillet 1898, la malade revient avec des métrorrhagies plus abondantes que jamais, très affaiblie, menacée d'asystolie : toute intervention sérieuse est contre-indiquée. Je me décide pour la ligature des utérines, sans endormir la malade. Injection de solution d'eucaïne B dans le tissu cellulaire autour du col. Décollement de la vessie et ligature des utérines.

Cette ligature est très pénible, le fibrome étant très haut placé. Fils laissés en place huit jours.

Mme F... nous donne de ses nouvelles fin septembre : elle va très bien, a repris des forces ; plus de règles. La ménopause tant attendue arrive enfin.

HYPERTROPHIE GLANDULAIRE UTÉRO-VAGINALE

DE NATURE BÉNIGNE

SIMULANT UNE TUMEUR MALIGNE

Par le Dr **De Sinéty**.

Tous les gynécologistes ont eu l'occasion d'observer cet amas de glandes muqueuses à épithélium caliciforme que l'on rencontre sur le col utérin. Le plus ordinairement, ces productions, sur lesquelles M. Bouilly a de nouveau appelé l'attention (1), sont situées sur une des lèvres du col, surtout la lèvre postérieure, ou dans l'intérieur de la cavité cervicale, au-dessus du museau de tanche (2).

Mais, il n'en est pas toujours ainsi, et, dans certains cas, le volume et le siège de la tumeur pourraient donner lieu à des erreurs d'interprétation, comme le démontre l'observation suivante :

Mme X..., âgée de 32 ans, a eu deux enfants, et a été soignée pour une métrite il y a sept ans. Actuellement elle se plaint encore de douleurs dans le ventre et de pertes blanches très abondantes. Elle n'accuse ni ménorrhagies ni métrorrhagies. La fonction menstruelle est normale.

---

(1) BOUILLY. Des hypertrophies glandulaires localisées du col de l'utérus. *Semaine gynécologique* et *Gaz. des hôpitaux*, 1898, p. 1316.

(2) Quelques auteurs, à l'exemple d'Howitz, ont décrit ces lésions sous le nom de métrite kystique du col. V. DE SINÉTY. *Traité de gynécologie*, 2e édition, p. 385.

En examinant la malade, on trouve, au toucher, l'utérus un peu gros, mobile, le col assez volumineux, mou, entr'ouvert, légèrement granuleux.

En contournant le col, on constate à droite, à 3 ou 4 centimètres de l'orifice cervical, une tumeur arrondie, mamelonnée, irrégulière, de la grosseur d'une noisette. Cette tumeur glisse facilement sur les tissus sous-jacents et se déplace avec la muqueuse qui la supporte. La consistance du néoplasme fait penser à un amas d'œufs de Naboth, développés sur un point où ils n'existent pas d'ordinaire.

L'examen au spéculum confirme le diagnostic. L'aspect des kystes multiples constituant la tumeur, leur couleur blanc grisâtre, leur transparence, ne laissent aucun doute sur la nature de la lésion.

Chez la plupart des femmes, à l'état normal, il n'y a pas de de glandes sur cette région du col (1). Néanmoins plusieurs auteurs en ont décrit, même dans le vagin. Il est probable que la disposition des glandes varie selon les sujets. En tout cas, chez notre malade, il en existait certainement un groupe considérable à plusieurs centimètres de l'orifice cervical, très près du cul-de-sac vaginal droit.

Le volume et la situation de cette tumeur étaient tellement exceptionnels, étant donnée sa nature, qu'ils pouvaient entraîner à une erreur d'interprétation. Malgré la bénignité de la lésion, j'ai conseillé l'ablation, la présence du néoplasme pouvant être en partie cause des douleurs, et surtout de la leucorrhée abondante accusée par la malade.

---

(1) DE SINÉTY. *Loc cit.*, p. 300.

THÉRAPEUTIQUE GYNÉCOLOGIQUE

HYSTÉRECTOMIE VAGINO-ABDOMINALE

Par le Dr **Delagénière** (du Mans) (1).

Définition. — On donne ce nom à l'extirpation totale de l'utérus par les voies vaginale et abdominale combinées, en commençant par la voie vaginale.

Synonymie. — *Opération de Bardenheuer.*

Historique. — En 1881, Bardenheuer fit paraître un travail important, dans lequel il se déclara partisan de l'ablation totale, par voie vaginale et abdominale, de l'utérus, dans le cas de fibromes. Il veut ainsi éviter les accidents septiques et autres, dus au pédicule. Il fut suivi dans cette voie par Boldt, Jacobs, Rouffart, Chaput, etc.

Technique opératoire. — La malade sera préparée pour subir à la fois une laparotomie et une hystérectomie vaginale. Elle aura subi une période plus ou moins longue de préparation (voir *Hystérectomie abdominale totale*). Le chirurgien se préparera pour faire la première partie vaginale de l'opération, puis, avant de passer au temps abdominal, il fera une nouvelle préparation complète de ses mains.

De même pour les *instruments*. Dans un premier plateau, le chirurgien disposera tous les instruments qui lui seront nécessaires pour le premier temps vaginal de l'opération, et ces *instruments* se borneront à deux écarteurs, un bistouri, une paire de ciseaux, deux pinces à abaissement, six pinces longuettes.

Dans un deuxième plateau, bien séparé du premier, seront les instruments et les fils nécessaires au deuxième temps abdominal de l'intervention. Comme *instruments* il lui suffira d'avoir : un bistouri, deux

(1) Extrait de la *Chirurgie de l'utérus,* qui vient de paraître.

paires de ciseaux droits et courbes, une pince de Museux, douze longues pinces hémostatiques et douze petites, quatre ou cinq clamps; une aiguille de Reverdin courbe; puis des aiguilles à surjet courbes et droites. Comme fils, des soies fines et moyennes, des catguts et des crins de Florence pour la paroi.

Un aide sera suffisant, mais il devra, comme le chirurgien, refaire complètement la toilette de ses mains, avant de commencer le temps abdominal.

Manuel opératoire. (Type : *Épithélioma de l'utérus* (1). La malade est endormie à l'éther, elle est placée dans la position de la taille, les jambes fortement relevées.

a) *Temps vaginal.* — Le col est découvert avec les écarteurs, et saisi directement avec les pinces à abaissement, si les culs-de-sac vaginaux et le fond du vagin ne doivent pas être enlevés. Dans le cas contraire, la muqueuse vaginale sera saisie avec une pince, sur la paroi postérieure du vagin, de façon à y faire un pli, qu'on sectionnera d'un coup de ciseaux. Partant de cette brèche vaginale, on incisera circulairement le vagin, de façon que l'incision soit située au-dessous du museau de tanche, à deux centimètres au moins.

Au niveau de l'incision circulaire, on saisit la muqueuse du vagin et on la dissèque avec les ciseaux et les doigts recouverts d'une compresse, en commençant en arrière, en passant sur les côtés et en terminant en avant; on décolle ainsi la muqueuse des culs-de-sac vaginaux jusqu'à l'insertion du vagin sur le col. Ce dernier est en quelque sorte encapuchonné par la collerette du vagin disséquée. Sans tenir compte de cette collerette, et à travers son épaisseur, on saisit le col avec une pince de Museux, puis on commence l'isolement du col en avant, en refoulant en haut la vessie et l'utérus. On s'arrête dans cette dissection quand, du bout du doigt, on sent la séreuse. En arrière, même manœuvre, en redoublant de précautions pour ne pas ouvrir la séreuse.

Quand le col est isolé en avant et en arrière, on recherche du bout du doigt, l'artère utérine, de chaque côté, et on applique, sur cette artère et sur la base du ligament large, une pince longuette de chaque côté. On sectionne les tissus entre la pince et le col, de sorte que ce dernier se trouve ballant, encapuchonné de sa collerette. On le sec-

(1) D'après notre procédé personnel que nous avons adopté pour tous les cas de cancer de l'utérus.

tionne alors transversalement avec le bistouri (fig. 355 et 356).

Là se borne le temps vaginal de l'opération ; on nettoie le champ opératoire, on écouvillonne la cavité utérine avec une mèche imbibée

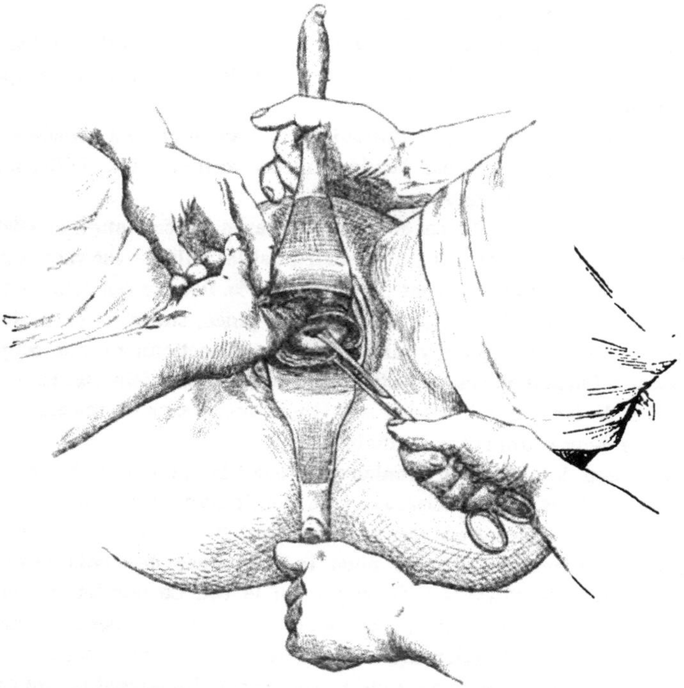

FIG. 355. — Hystérectomie vagino-abdominale (H. Delagénière). — Temps vaginal. — Amputation du col.

de chlorure de zinc au 10e ; puis on place entre les deux pinces une compresse aseptique, avec laquelle on tamponne la plaie vaginale.

b) *Temps abdominal.* — La malade est placée sur le plan incliné (1) et sa paroi abdominale est vigoureusement frottée avec une solution de sublimé au millième. Pendant ce temps le chirurgien et son aide se

(1) La malade se trouve naturellement sur un plan incliné quand on fait usage de notre table à renversement. Il suffit, en effet, de relever l'extrémité qui se rabat.

savonnent les mains de nouveau, se passent les ongles et le bout des doigts à la teinture d'iode, puis se lavent à l'alcool, au permanganate de chaux, et enfin au sublimé. On ne saurait trop insister sur cette

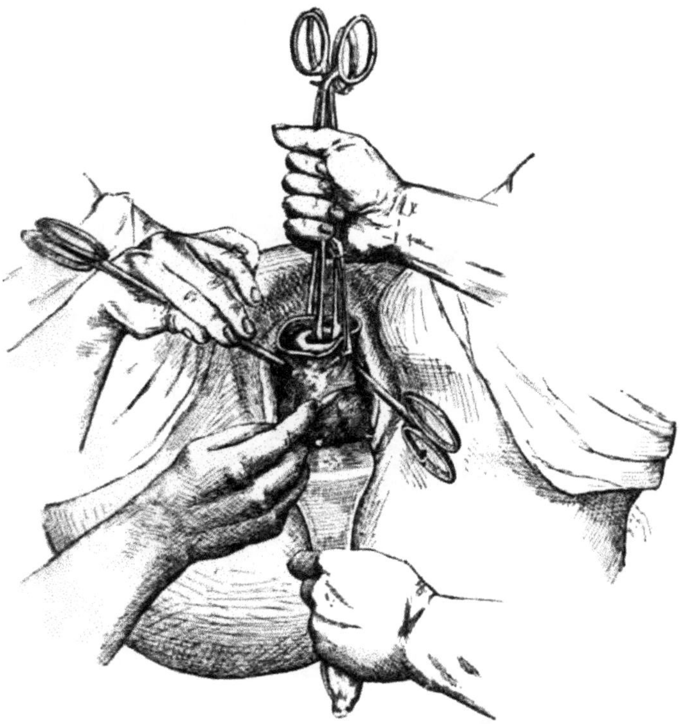

FIG. 355. — Hystérectomie vagino-abdominale (H. Delagénière). — Temps vaginal. — Décollement de la séreuse.

désinfection complète des mains avant de procéder au temps abdominal.

On pratique alors (1) une incision médiane partant du pubis et remontant à l'ombilic ; la séreuse est ouverte et la malade inclinée. Dans le fond du bassin, on cherche l'utérus et les annexes ; on place une pince de Museux sur le fond de l'utérus, que l'aide maintient soli-

(1) Nous supposons le chirurgien à la gauche de la malade.

dement en haut. Saisissant les annexes du côté gauche et les maintenant soulevées, on sectionne le ligament large au-dessous des annexes par petits coups, et en ayant soin de saisir avec des pinces hémostatiques les artères qui donnent du sang. Arrivé au bord de l'utérus, on sectionne transversalement le péritoine qui recouvre l'utérus, au

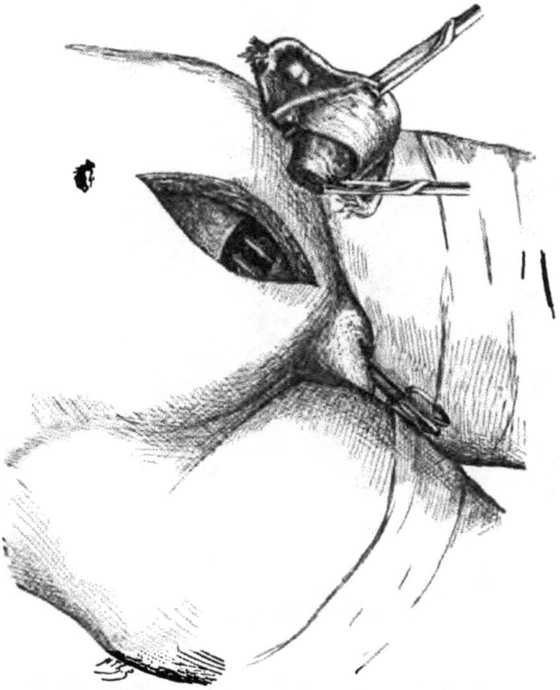

FIG. 357.— Hystérectomie vagino-abdominale.— Procédé de H. Delagénière. — Temps abdominal.

moyen des ciseaux, qui trouvent facilement le chemin tracé par le décollement vaginal de la séreuse. Le ligament large droit est sectionné de la même façon, de sorte que l'utérus ne tient plus que par sa face postérieure ; avec les ciseaux on sectionne rapidement et transversalement ce feuillet péritonéal postérieur. La pièce est alors enlevée. De chaque côté, les feuillets des ligaments larges se sont écartés et rien n'est plus facile que de chercher dans leur épaisseur et le long des vaisseaux iliaques, les ganglions qui sont toujours envahis, dans le cas de cancer du col. On procède alors à l'hémostase. On peut remplacer les deux pinces qu'on a mises par le vagin, par des ligatures ; puis on lie séparément l'artère utéro-ovarienne et une petite artériole, qu'on trouve habituellement au niveau de la section du ligament rond. On referme le péritoine au moyen de deux surjets superposés, avec lesquels on suture d'abord le ligament large d'un côté, puis le péritoine antérieur, au péritoine postérieur de la collerette, et enfin, le ligament large de l'autre côté. On place dans le cul-de-sac de Douglas un de nos tubes métalliques et on referme la paroi abdominale (fig. 357).

La malade est pansée comme d'ordinaire, au moyen de compresses stériles et de coton stérile ; puis le tamponnement vaginal est changé et remplacé par une compresse stérile saupoudrée d'iodoforme. Le drain abdominal sera changé au bout de 24 heures, puis supprimé au bout de 48 heures ; le tamponnement vaginal sera renouvelé tous les deux jours pendant une semaine ; enfin les fils de la paroi abdominale seront enlevés le huitième jour.

Suites. — Les suites seront celles d'une hystérectomie abdominale totale. Comme accidents spéciaux, rien de particulier à signaler, sinon le danger d'*infecter la séreuse*, en passant du temps vaginal au temps abdominal.

Indications. — L'hystérectomie vagino-abdominale présente des avantages pour la facilité de l'exécution de l'opération, mais ces avantages disparaissent devant le danger d'infection que l'on fait nécessairement courir à la malade. Nous la proscrivons donc absolument, quand l'opération peut se faire complètement par le ventre ou par le vagin.

Elle reprend au contraire tous ses droits et devient l'opération de choix, quand l'opération nécessite l'emploi des deux voies combinées. Or le *cancer utérin* est la seule affection qui remplisse ces conditions ; car, d'après nous, dans tous les cas de cancers, on doit enlever, en même temps que l'utérus, le tiers supérieur du vagin, et tous les ganglions iliaques.

REVUE DES SOCIÉTÉS SAVANTES

SOCIÉTÉ OBSTÉTRICALE ET GYNÉCOLOGIQUE DE CHICAGO

Séance du 19 novembre 1898.

De l'analyse chimique et microscopique de l'urine appliquée au diagnostic de la cystite, par J. A. Wesener.

J'ai trouvé, en cherchant pendant le peu de temps que j'ai pu y consacrer, que dans la littérature on fait peu mention de l'examen chimique et microscopique de l'urine dans les cas de cystite.

Nous nous sommes expliqué sur les caractères de l'épithélium dans la cystite et dans la pyélite ; ce moyen de diagnostic n'est pas absolu. Il n'y a pas, en effet, grande différence entre l'épithélium de la vessie et celui du bassinet. Sous l'influence de l'inflammation, les cellules perdent en peu de temps leurs caractères, de telle sorte qu'il est absolument impossible de différencier l'épithélium dans ces deux affections.

Chez les femmes que l'on suppose atteintes de cystite, l'urine doit être recueillie par le cathétérisme ; cette règle écarte toute possibilité de contamination par le vagin.

L'urine normale contient toujours quelques leucocytes, qui peuvent augmenter sous l'influence d'irritations chimiques ; une urine chargée et fortement acide en contient une quantité plus considérable.

Ce fait rend quelquefois plus difficile le diagnostic entre une augmentation de leucocytes ou un commencement de cystite. Dans le premier cas, nous ne devons pas trouver de micro-organismes dans une urine fraîchement émise, tandis que, dans le second cas, les microbes existent toujours. Je dirai plus tard qu'une augmentation de leucocytes chez l'homme indique soit une inflammation de l'urèthre postérieur et de ses glandes, soit une cystite, soit une pyélite. Si le point de départ de cette suppuration est dans l'urèthre ou dans ses glandes, le pus se présente habituellement sous forme de filaments.

Quand il s'agit d'une femme nous devons prendre nos précautions pour mettre le vagin hors de cause : en pareil cas la sécrétion uréthrale est rare, à moins qu'il ne s'agisse d'une cystite : dans la cystite l'urine peut être acide ou alcaline ; si c'est une infection coli-bacillaire elle est acide, mais quand il pousse des organismes secondaires elle est alcaline; ces derniers décomposent l'urée en carbonate d'ammoniaque. Sur les 300 urines de cystite examinées, 69 p. 100 étaient acides et 21 p. 100 étaient alcalines ; dans ce nombre rentraient probablement les cas de décomposition produite après l'émission.

Ces faits prouvent que la réaction dépend sans aucun doute du microbe infectant : les travaux de Rostoski, Krogius, et Mueller, justifient cette assertion. Joh. Mueller a trouvé l'urine de cystite acide dans 73 p. 100 des cas qu'il a examinés. Melchior a aussi montré dans 62 cas que la décomposition ammoniacale dans la cystite dépend uniquement du microbe présent. Le plus important est le proteus vulgaris. Il pousse facilement sur gélatine et albumine, a une odeur putride et décompose les matières protéiques en ammoniaque. On ne le trouve pas souvent dans la cystite. Schnitzler a montré dans son travail que l'urine, en règle générale, était alcaline, que cette alcalinité (ses cas étaient presque tous chez des femmes) était due probablement à la contamination par des affections utérines. Rostoski, Huber, Melchior, Krogius, et Barlowe ont montré que le coli-bacille était le plus fréquent dans les 120 cas qui ont été réunis. Le proteus vulgaris a été trouvé 11 fois, le bacillus typhosus, le streptocoque et le gonocoque 3 fois chacun; le diploccocus ureæ liquefaciens 14 fois. Dans tous ces cas, excepté avec le proteus vulgaris, l'urine était acide. Le coli-bacille a donné une urine acide dans tous les cas observés par Rostoski. Il a trouvé que l'urine mise dans des tubes stériles et laissés en observation à 37° pendant 1 mois et 1 mois et demi devenait toujours acide quand l'infection était due au coli-bacille.

Deux épreuves sont employées pour déterminer la présence de pus et de leucocytes dans l'urine. L'une chimique, recommandée par Vitali; l'urine suspecte, si elle est alcaline, est traitée par l'acide acétique pour la rendre acide ; on filtre et on ajoute au résidu quelques gouttes de teinture de gaïacol fraîchement préparée. S'il y a du pus, la surface interne du filtre prend une teinte bleue. J'ai trouvé cette épreuve très satisfaisante, même quand il n'y avait que des traces de pus. Au moyen du microscope, on détermine nettement la présence des cellules de pus ; quelquefois, cependant, il est nécessaire de colorer ces cellules avec une solution d'iodure de potassium iodurée, afin de les différencier des cellules épithéliales dégénérées. Si l'urine est alcaline, les cellules de pus grossissent, deviennent luisantes et homogènes et leur noyau disparaît. Mais on peut éviter cela par l'acide acétique.

Pour différencier la cystite de la pyélite, voici comment je procède : Dans la cystite il y a toujours plus de pus que dans la pyélite, et pour cette raison nous trouvons plus facilement l'épithélium rénal dans la pyélite parce qu'il y a moins de pus. Après avoir centrifugé l'urine, il faudra s'assurer s'il y a de l'albumine. Dans la cystite nous la trouverons présente ou absente suivant la quantité de pus, tandis que, dans la pyélite, nous trouvons une quantité considérable d'albumine. L'explication de cette différence est que le rein est un organe beaucoup plus vasculaire que la vessie, de telle sorte que l'exsudation se fait plus facilement; les hématies se trouvent plus fréquemment dans la pyélite que dans la cystite. D'ailleurs dans la pyélite on trouve souvent des cylindres.

En clinique, on peut différencier ces deux affections en lavant la vessie avec de l'eau stérilisée immédiatement après la miction et en recherchant s'il y a du pus dans l'urine et dans l'eau du lavage. Si l'eau contient une quantité considérable de pus, il est probable qu'il y a cystite. Vous n'aurez pas beaucoup d'examens microscopiques d'urine à faire pour vous apercevoir que la proportion des cellules épithéliales est inférieure à celle des leucocytes. La plupart de ces cellules épithéliales sont de larges cellules dont les unes sont des cellules épithéliales banales, les autres des « macrophages » dérivés du feuillet moyen.

P. N.

Examen instrumental de la vessie, par W. T. Belfield (Chicago).

La cystite, jadis considérée comme une entité morbide, est à l'heure actuelle rabaissée à la valeur d'un trouble symptomatique. Les raisons de cette sorte de déchéance ont été nettement exposées par Senn ; il a été établi en particulier qu'elle est toujours de nature bactérienne et, d'autre part, que la vessie *normale* n'est pas apte à subir l'infection bactérienne. Il y a une vingtaine d'années, on reconnaissait comme causes de cystites : les rétrécissements, l'hypertrophie de la prostate (chez l'homme) et les corps étrangers de la vessie incrustés de sels calcaires. A cette époque, on ne disposait que d'un seul moyen d'exploration, le cathéter. En 1883, H. Thompson publia un livre : *Exploration digitale de la vessie.* En deux années de pratique, il put observer trente et quelques cas de tumeurs de la vessie, diagnostiquées grâce à l'exploration digitale, proportion très élevée en comparaison du petit nombre de faits de ce genre constatés auparavant. Ce mode d'exploration fournit des renseignements sur les tumeurs et sur certaines incrustations écailleuses de la paroi vésicale, que Thompson disait être fréquentes, mais qu'il ne pouvait expliquer. Entre temps, Leiter et Nitze avaient appliqué l'électricité à l'éclairage de la vessie avec le cystoscope, instrument purement théorique au début, mais qui, perfectionné, devint un instrument très utile pour l'examen de la vessie.

Depuis 1887, le cystoscope permit d'édifier la cystologie. Voici succinctement quelques-unes des notions qu'il a fournies : jadis, on ne disposait, pour déceler les pierres dans la vessie, que du cathéter. Or, à l'heure actuelle, le cystoscope a permis de constater qu'il est des calculs vésicaux qui échappent à l'exploration avec la sonde. Avec le nouvel instrument d'examen, on explore la totalité de la paroi de la vessie, et, où qu'elle soit, on aperçoit une partie au moins de la pierre (l'auteur cite, à ce sujet, un cas très probant tiré de sa pratique personnelle). Cette exploration fournit des renseignements si importants, qu'elle a supplanté entièrement la méthode d'exploration digitale de H. Thompson, méthode qui avait constitué, dans son temps, un progrès sérieux.

Il est, d'autre part, un certain nombre d'affections restées presque insoupçonnées avant l'emploi du cystoscope. En première ligne, les ulcérations non tuberculeuses de la vessie. Ces ulcérations sont fréquemment incrustées de phosphates, constituant les écailles adhérentes signalées par Thompson.

En général, les ulcérations tuberculeuses ne sont pas mises en évidence avec le cystoscope. La raison, c'est qu'elles ne sont pas des lésions primitives, et que non seulement la cystite est tenue effacée par d'autres lésions, mais l'état de la vessie et la sensibilité du col empêchent l'emploi de tout instrument. L'auteur cite encore les fissures du col, lésion assez fréquente, justiciable, comme la fissure anale, de la dilatation ; les varices vésicales, foyer parfois d'hémorrhagies profuses.

A signaler, en terminant, l'endoscope qui, sous son dernier modèle, n'est qu'un remplaçant imparfait du cystoscope. R. L.

Examen instrumental de la vessie pour le diagnostic de la cystite chez la femme, par M. L. Harris.

Je m'occuperai exclusivement de l'instrumentation destinée à faciliter le diagnostic des affections vésicales, et encore aurai-je seulement en vue mon instrument que j'appelle le *séparateur des urines* et dont le but est de recueillir isolément l'urine de chaque rein.

Il est admis qu'un diagnostic de cystite n'est pas toujours possible; un malade peut accuser tous les symptômes subjectifs d'une cystite sévère sans que les lésions anatomiques soient très prononcées; c'est ainsi que, avec de la douleur, de la pyurie, des fréquences, de l'ammoniurie, le véritable siège peut être extra-vésical.

Pour faire correctement un diagnostic de cystite, il est nécessaire de savoir si les éléments ou les caractères anormaux de l'urine ont leur origine dans la vessie elle-même : l'urine normale ne subit aucune modification dans une vessie normale, de telle sorte que la comparaison de l'urine prise dans la vessie avec l'urine venue directement des reins pourra indiquer la localisation précise de la maladie.

Le mérite de cet instrument dépend justement de ce fait que grâce à lui on peut non seulement séparer l'urine des deux reins, mais encore ne pas tenir compte de la vessie. A plusieurs reprises j'ai démontré ces faits et mes expériences ont été répétées par d'autres opérateurs qui se sont servis de mon instrument.

Chez tout malade présentant des symptômes de cystite, avant d'introduire l'instrument, la vessie sera soigneusement vidée et l'urine recueillie dans un récipient très propre; elle sera ensuite nettoyée par des irrigations et l'instrument sera fixé en position convenable; les pochettes seront irriguées par un courant d'eau stérilisée : de telle sorte l'urine sera collectée juste au moment où elle s'échappe des uretères sans contamination possible par le contenu vésical.

Les caractères qui devront particulièrement attirer notre attention dans ces analyses sont les suivants :

La réaction.

La présence ou l'absence de productions pathologiques, de pus, de sang, de cellules épithéliales, de cristaux.

La réaction sera prise à deux reprises, car des modifications importantes se produisent parfois rapidement.

Si l'urine prise directement au sortir du rein présente un certain degré d'acidité, tandis que celle de la vessie est alcaline, il est évident que le processus pathologique produisant l'alcalinité doit résider dans la vessie. Si l'urine rénale est indemne de productions pathologiques, tandis que celle de la vessie contient du pus, de l'épithélium, des bactéries, la participation de la vessie n'est pas discutable.

Toutes ces affirmations auront plus de poids par des exemples :

je ne ferai allusion qu'aux faits se rapportant au sujet que je traite.

1° Un malade présentait des symptômes subjectifs de cystite, irritation, douleurs et mictions fréquentes : l'urine au sortir de la vessie était alcaline et contenait du pus avec des cristaux de phosphate tribasique ; il y avait donc toutes les apparences de cystite. Mais l'emploi de l'instrument spécial montra que l'urine du rein droit était acide, claire, non purulente, avec seulement quelques cristaux octaédriques d'oxalate de chaux. Au contraire, l'urine du rein gauche était fortement alcaline, trouble, contenait du pus et de nombreux et larges cristaux de phosphate basique. Le diagnostic de pyélite du rein gauche fut substitué à celui de cystite.

2° Une femme souffrait très vivement de symptômes vésicaux depuis un an et demi : sa vessie avait été examinée, lavée, son urèthre dilaté, et de nombreux topiques appliqués à multiples reprises : tout cela sans aucun résultat. L'emploi de l'instrument montra que le rein gauche fabriquait de l'urine normale acide ; il ne venait pas d'urine du rein droit. Quant à l'urine recueillie de la vessie juste avant l'introduction de l'instrument, elle était faiblement acide, pâle, légèrement trouble et contenait de nombreux leucocytes au milieu desquels on apercevait de belles chaînettes de streptocoques. L'ensemble de tous ces faits nous conduisait à admettre que les symptômes vésicaux n'avaient été au début que des irradiations ayant pour point de départ une maladie du rein droit, tandis que la cystite qui existait incontestablement au moment de l'examen était une affaire secondaire due à une infection streptococcique de la vessie par le traitement qui avait été institué contre une cystite qui à ce moment n'existait pas.

Ces deux faits sont une excellente démonstration de la valeur de cet instrument dans le diagnostic différentiel de la cystite. Dans les formes tant soit peu graves de cystite, il se produit toujours des modifications dans la composition de l'urine par le fait de son séjour dans le réservoir ; or nous étions jadis incapables de dire si le pus avait son origine dans la vessie ou dans le rein. En éliminant, grâce à l'instrument, la vessie de l'arbre urinaire nous pouvons assigner aux éléments anormaux leur véritable origine.

Nous pouvons maintenant dire dans tel cas, s'il s'agit d'une maladie de vessie, d'une maladie des reins, ou si les deux viscères sont intéressés. L'inflammation limitée à la vessie, sans propagation, est une rareté Nous pouvons par l'examen chimique, histologique et bactériologique et la prise en considération de l'étiologie, déterminer la rareté et la cause des modifications qui s'opèrent dans la vessie.

Cet instrument n'est nullement destiné à être substitué au cystoscope et aux spéculums vésicaux, car ces appareils ont une application très limitée; chacun d'eux a ses indications; quant au séparateur des urines, il possède les avantages suivants :

1° Il collecte l'urine de telle façon qu'elle puisse être analysée;

2° Il ne pénètre pas dans les uretères et évite ainsi les dangers de l'infection rénale;

3° Non seulement il permet de distinguer une maladie du rein d'une maladie de la vessie, mais encore de déterminer l'état exact et la capacité fonctionnelle de chaque rein, ce qui est essentiel dans toutes les maladies de l'arbre urinaire;

4° Son maniement est simple et n'exige pas une habileté extraordinaire. P. N.

Traitement médicamenteux de la cystite chez la femme.
Par J.-H. Etheridge.

J'ai été chargé de l'étude des médicaments employés dans le traitement de la cystite; le traitement chirurgical doit donc être laissé de côté. La liste des médicaments employés anciennement contre la cystite est très longue, et je mentionnerai seulement ceux qui sont les plus employés à l'heure actuelle; ils sont peu nombreux. Le traitement actuel de cette maladie est presque exclusivement chirurgical; et depuis un quart de siècle, le champ de la thérapeutique médicale est devenu de plus en plus étroit. On peut diviser ce traitement en deux parties :

I. Général.

II. Local.

Le traitement général consiste principalement dans l'usage de médicaments activant les fonctions du tube digestif et de la peau, et de médicaments dont l'action modific les caractères de l'urine. Celle-ci ne doit pas avoir une action irritante sur les organes atteints. Enfin d'autres médicaments doivent modifier la douleur et le ténesme vésical. Le régime doit aussi réclamer notre attention.

L'intestin devra être maintenu libre par des laxatifs pris journellement, à jeun. Il est de toute importance de se persuader qu'un verre d'eau chaude pris immédiatement après le laxatif lui sera d'un grand secours, à tel point qu'il suffira d'une bien moins grande quantité de médicament. Je ne puis affirmer que des selles plus nombreuses entraîneront hors de la circulation rénale des produits irritants pour une vessie enflammée ; mais il est reconnu que la liberté de l'intestin contribue à diminuer les douleurs d'une vessie enflammée et que l'afflux sanguin qui se fait vers l'intestin grâce aux laxatifs tend à diminuer la congestion de la vessie.

Si la peau est sèche et ne fonctionne pas bien, il faudra faire journellement des frictions avec une grosse toile; en attirant par ce moyen le sang à la surface, on décongestionne les organes internes.

L'indigestion, la goutte, le rhumatisme, la grippe et particulièrement les exanthèmes sont autant de complications auxquelles il faudra prêter attention et remédier.

Le régime des malades atteints de cystite doit être surveillé de près. Le lait est très employé. Des guérisons de cystite grave et rebelle ont été obtenues par un régime exclusivement lacté. Le régime doit être surtout composé d'aliments liquides tels que lait, bouillon, jaunes d'œufs, extrait de bœuf, etc.

Contre la douleur et le ténesme, il faut employer les analgésiques. L'opium est le médicament par excellence contre la douleur. On l'emploie en poudre de Dower avec camphre ainsi qu'en suppositoires. Mais il a de sérieux inconvénients en troublant les sécrétions et les excrétions. La principale objection est dans l'habitude que l'on en prend. D'autres médicaments tels que le chloral et les bromures sont souvent employés contre la douleur. Ils n'ont pas les inconvénients de l'opium. Tous les analgésiques doivent être abandonnés dès que les indications le montrent. Et ce serait une grave responsabilité pour le médecin de laisser le malade s'habituer à l'opium.

Les indications du traitement médical sont fournies surtout par la réaction de l'urine. Si l'urine est trop acide ou très acide, il faut employer des médicaments qui la rendront alcaline ; si elle est alcaline, il faut changer sa réaction et c'est par l'ingestion de certains médicaments que l'on atteindra ce but.

En même temps que ces médicaments qui changent la réaction de l'urine, nous pouvons donner aussi par l'estomac des antiseptiques capables d'agir sur l'urine.

Le traitement de tous les cas de cystite comprend deux variétés de médicaments : ceux que l'on peut administrer par l'estomac et ceux que l'on peut appliquer dans la vessie.

La réaction acide de l'urine dépendant, dans la majorité des cas, du phosphate de soude, les médicaments alcalins corrigent l'hyperacidité.

Il faut faire une sélection dans les médicaments alcalins. Les sels de lithine, carbonates et citrates, sont très agréables et très avantageux.

Le citrate de potasse, à la dose de 20 à 30 grains, 3 ou 4 fois par jour, est un des médicaments les plus efficaces pour neutraliser l'hyperacidité de l'urine. Quel que soit le médicament employé, on doit en même temps faire boire le plus d'eau possible. Une façon agréable de pousser les malades à prendre beaucoup d'eau est de la parfumer avec l'essence d'un fruit. Les acides des fruits sont convertis en carbonates alcalins dans le sang et agissent comme diurétiques.

Je tiens à mentionner ici le grand bénéfice que l'on retire de la grande quantité d'eau ingérée pour augmenter la sécrétion urinaire.

L'eau, chaude ou froide, doit être prise plusieurs fois par jour. Les tisanes seront prises en les acidulant avec du jus de citron ou d'orange ; elles deviennent ainsi meilleures et facilitent la sécrétion.

La réaction alcaline de l'urine peut être changée par des médicaments pris à l'intérieur, mais qui sont peu nombreux. Le plus universellement employé est l'acide benzoïque ou ses dérivés.

L'acide borique change la réaction alcaline dans peu de cas, si on le compare à l'acide benzoïque.

Les acides minéraux à forte dose peuvent atteindre le même but.

Nous avons parlé des meilleurs médicaments pour changer la réaction de l'urine. On doit cependant surveiller leur emploi pour éviter de délabrer l'estomac.

Le second groupe des médicaments employés contre la cystite à l'intérieur, est la classe des agents bactéricides. Leur nombre est légion, et beaucoup ont été employés.

Depuis quelques années, de nouveaux médicaments ont été introduits qui demandent une plus longue expérience. L'urine des malades atteints de cystite est un excellent milieu de culture pour les microorganismes. Ainsi : Kastalskaya a examiné 12 cas de cystite et a trouvé le bacterium coli, le streptocoque pyogène, le pseudo-bacterium coli, le pseudo-staphylocoque blanc, le bacillus fœtidus, le bacille tuberculeux, et des cocci non pathogènes.

Les plus anciens médicaments bactéricides sont la créosote, dont on se sert spécialement contre le bacille de Koch, le cubèbe, l'huile de santal, l'eau de goudron, l'uva ursi, le buchu, le salicylate de soude, et les sulfo-carbonates. Puis viennent les balsamiques et les térébenthines. Ce sont d'anciens remèdes, mais ils sont sûrs.

Nous arrivons maintenant à étudier des médicaments plus importants. Ils sont employés dans le traitement local de la vessie, et appliqués à l'aide du cathétérisme. Haggard dit que le cathétérisme malpropre suffit pour expliquer la majorité des cas de cystite chez la femme. Ainsi prévenus, nous pouvons affirmer que le cathétérisme malpropre peut amener des désordres vésicaux aussi sûrement que nos précautions peuvent les prévenir. Il n'est donc pas besoin de dire qu'un cathétérisme septique est absolument sans excuse. Sans entrer dans la technique employée pour le cathétérisme, je crois devoir dire que les mains et la sonde doivent être aussi propres que si l'on devait s'attaquer à la cavité abdominale. On peut éviter la douleur en injectant dans l'urèthre une solution de cocaïne à un quart pour cent.

Avant d'introduire un médicament dans la vessie, nous devons en enlever toutes les mucosités. La solution salée stérilisée ou une solution saturée d'acide borique peuvent être employées ; je me sers de cette dernière. Les injections doivent être faites par petites quantités à la fois, une once ou deux et poussées doucement. Une distension brusque de la vessie est très douloureuse et non sans danger.

On doit la laver 3 ou 4 fois avant de se servir du médicament.

Le choix du médicament à introduire dans la vessie dépend de ce qu'a révélé l'examen de l'urine. Dans tous les cas de cystite simple, le meilleur remède est le nitrate d'argent de 0,10 cent. à 0,50 pour cent; dans des cas rebelles, 5 ou 6 gouttes d'une solution à 1 p. 100. Son usage n'est pas douloureux; il ne l'est qu'exceptionnellement.

Dans les premiers temps, le lavage est fait tous les deux jours, plus tard tous les jours, et il peut être continué autant qu'il le faudra. On peut en même temps donner des médicaments à l'intérieur, afin de modifier les urines.

S'il y a ulcération ou suppuration, on peut se servir de l'acide phénique. Quand l'urine est chargée de mucosités et de pus, le tannin est d'un grand secours, à la dose de 50 centigr. pour 30 grammes. Enfin on peut aussi se servir de sulfate de zinc et d'acétate de plomb, ainsi que d'une infusion d'hydrastis canadensis, d'une solution de chlorate de potasse ou de perchlorure de fer. Beaucoup d'autres médicaments ont aussi été employés dans la vessie. J'ai noté les plus importants.

On ne peut se servir des opiacés et des autres analgésiques dans la vessie, parce que la muqueuse vésicale n'est pas une surface absorbante ; ils ne peuvent donc soulager la douleur. Quand les injections vésicales sont par trop douloureuses on peut y remédier par une injection de morphine.

En résumé, quand l'examen de la vessie a démontré que le traitement chirurgical devait être abandonné et qu'il fallait établir une médication interne et un traitement local, on doit faire une analyse d'urine pour déterminer quels médicaments il faut employer si l'urine est acide ou alcaline, et s'efforcer de remédier aux troubles de la digestion. On devra en même temps décider de l'emploi des analgésiques, et de grandes quantités d'eau doivent être absorbées.

Le traitement local doit être fait avec les précautions antiseptiques les plus grandes; la première chose à faire est de nettoyer la vessie aussi complètement que possible avec une solution salée ou une solution saturée d'acide borique; dans la majorité des cas de cystite, ce traitement est suffisant. Quand l'amélioration ne se fait pas sentir au bout de 10 à 14 jours, on se sert d'une solution de nitrate d'argent, qui donnera un bon résultat. Beaucoup de médecins se servent de ce médicament dès le début, disant que le nitrate d'argent est le médicament par excellence contre l'inflammation des muqueuses, et que l'on gagne du temps en commençant par lui le traitement de la cystite; cela est vrai. Les cas qui résistent au traitement local et général tombent sous la main du chirurgien.

P. N.

Traitement chirurgical de la cystite chez la femme, par ALEXANDER HUGH FERGUSON.

Le traitement chirurgical de la cystite chronique chez la femme est un peu différent de ce qu'il est chez l'homme. On peut, chez la femme, faire, à l'aide du cystoscope, des applications locales sur des ulcérations et même les curetter. Chez elle on peut, avec des solutions de nitrate d'argent ou avec tout autre topique, toucher directement les parties enflammées et les ulcérations sans cautériser en même temps les parties saines de la muqueuse.

De même, il y a quelque chose de spécial dans la cystostomie sus-pubienne quand on se trouve en présence d'une femme; quoiqu'on y ait eu recours, je ne crois pas que le drainage sus-pubien soit supérieur au drainage uréthral temporaire.

La colpocystotomie, autour de laquelle on a mené grand bruit, doit être condamnée. Des modes plus chirurgicaux et plus rationnels de traitement ont pris sa place. Elle ne facilite en rien le traitement direct des parties enflammées, ulcérées ou malades de la muqueuse. Si le repos et le drainage permanent de la vessie semblent le mode de traitement le meilleur, la cystostomie sus-pubienne trouve son indication; elle n'a pas les inconvénients de la fistule vaginale et ne réclame pas pour guérir une opération secondaire, tandis que la fistule vésico-vaginale est une cause constante d'ennuis par le passage des urines dans le vagin, et qu'elle nécessite pour guérir une opération secondaire. Je n'ai eu qu'une fois recours à la colpocystotomie et je regrette de l'avoir faite, parce que j'ai dû faire trois opérations successives pour fermer la fistule et que la cystite n'a pas été guérie.

Avant d'instituer un traitement chirurgical direct contre la cystite, il faut toujours examiner avec soin l'utérus et les annexes. Il faut rechercher l'état des reins. Quelquefois il faut faire une néphrotomie ou une néphrectomie avant d'aborder le traitement vésical. C'est ainsi, par exemple, que s'il y a tuberculose rénale, il vaut mieux commencer par traiter cette dernière avant d'aborder la vessie, l'extension des lésions rénales étant plus grave que celle des lésions vésicales que l'on traitera secondairement. H. H.

La prophylaxie de la cystite chez la femme, par S. A. Ketsch.

Les conditions dans lesquelles se développe la cystite de la femme ont été très heureusement modifiées. Autrefois il était commun de voir la cystite suivre l'accouchement, quand on avait recours au cathétérisme pour vider la vessie. On sondait à cette époque les malades sans même soulever les vêtements. Le résultat de cet excès de pudeur était le développement d'une maladie de longue durée. Nous n'avons plus ces fausses hontes, nous exposons bien à la vue le méat; nous lavons soigneusement les parties, et de cette façon nous passons un cathéter sans transporter de germes infectieux dans sa cavité. Le résultat est que la vessie reste saine après l'accouchement.

Il existe une série de conditions anormales du bassin osseux et de son contenu qui favorisent le développement de lésions vésicales au moment de l'accouchement.

Tels les rétrécissements du bassin qui gênent le passage de l'enfant sont une cause de risques de lésions pour la vessie. Aujourd'hui nous savons traiter ces cas par la symphyséotomie, la version, le forceps aussi bien que par la section césarienne et l'opération de Porro.

Une inclinaison excessive du bassin prolonge la durée de l'accouchement et augmente les dangers de compression de la vessie (compression, contusion de la vessie, fistule, etc.). Pendant la grossesse, une déviation utérine, la rétroversion peut occasionner des accidents graves du côté de la vessie, accidents auxquels il importe de parer à temps. La vessie peut subir les changements de situation et de forme les plus considérables sans qu'une cystite se développe. L'éclosion d'une cystite demande le concours de plusieurs circonstances (état congestif, infection hétérogène d'ordinaire, rétention de l'urine décomposée). Si l'une de ces circonstances existe isolément, on peut en général écarter aisément tout danger. Le résultat est déjà plus incertain, quand il y a combinaison de deux de ces facteurs.

On sait qu'il existe souvent chez la femme un état d'irritabilité de la vessie, vessie irritable, entraînant de la congestion. Mais, dès que la congestion cesse, les accidents vésicaux s'amendent.

L'expérience enseigne qu'il faut, pour écarter les troubles vésicaux : 1° éviter de créer une condition d'où peut naître une cystite, 2° débarrasser la malade d'une condition déjà existante sans en créer une nouvelle à la faveur de notre intervention. Une condition unique peut exister longtemps sans déterminer la cystite. En beaucoup d'autopsies, j'ai pu constater un état congestif de la muqueuse vésicale, une vascularité intense indiquant que la stase vasculaire datait de loin, sans qu'il fût survenu des altérations inflammatoires. Je me demande aussi si l'infection, seule, est capable de causer la cystite. On a expérimenté sur l'animal pour tâcher de résoudre la question, mais, dans ces expériences, n'a-t-on pas précisément, en introduisant la matière infectieuse, produit une lésion qui est devenue le foyer de l'infection, le point d'inoculation ?

Il est donc capital, quand on est obligé d'agir sur la vessie, d'entourer son intervention des précautions les plus rigoureuses, c'est-à-dire d'éviter toute contamination et tout traumatisme capable de produire des lésions. R. L.

Discussion :

Kreisll. — On pense communément que le bacterium coli ne se rencontre que dans l'urine acide, tandis que d'autres micro-organismes, pathogènes, micrococcus ureæ, diplococcus Hauser et staphylococcus pyogenes aureus, peuvent se trouver dans l'urine alcaline. Dans un travail documenté de 62 cas de maladies infectieuses de l'appareil génito-urinaire, Melchior divise les faits en trois groupes : 1° faits très rares, processus purement bactériens, 2° cas dans lesquels la vessie est le siège principal de l'infection ou a été le foyer d'origine, cystite, cysto-pyélo-néphrite, 3° cas dans lesquels l'origine de la maladie réside dans les portions supérieures de l'appareil urinaire, dans les reins ou le bassinet. Chez 3 femmes rentrant dans le premier groupe, on trouva le bacterium coli dans l'urine acide ; dans un quatrième cas, celui d'un jeune homme atteint d'uréthrite et de prostatite chronique qui présenta des accidents de cystite aiguë à la suite de rapports sexuels, l'urine ne renfermait que le diplococcus ureæ. Dans le second groupe, le plus nombreux, rentraient 30 cas de cystite et 7 de cysto-pyélo-néphrite. Dans ces 37 cas, la vessie était-elle le siège principal ou le foyer d'origine de l'infection, propagée consécutivement au bassinet ? 12 de ces cas concernaient des femmes, les autres des hommes.

Bactéries trouvées dans l'urine : bacterium coli 16 fois, en culture pure 14 fois ; diplococcus ureæ 10 fois, en culture pure 8 fois ; proteus Hauser 6 fois, en culture pure.

Sur les 37 cas de cystite, urine ammoniacale 16 fois, acide 21 fois. Dans ces 21 cas, on trouva le bacterium coli 15 fois, le gonocoque 1 fois et les autres fois le diplococcus ureæ exclusivement. Le plus grand nombre de ces cystites pouvaient être rapportées à une uréthrite, à une infection produite par des instruments, un cancer, ou à un processus émané d'organes périvésicaux. Dans 5 seulement (concernant tous des femmes), la maladie s'était développée spontanément, mais pouvait être rapportée à une auto-infection d'origine vulvaire et vaginale (présence à peu près constante du bacterium coli dans les organes génitaux féminins et protection médiocre du méat urinaire).

Le troisième groupe comprenait 11 cas : *a*) 4 de tuberculose du canal urinaire, *b*) 3 de pyélite due au coli, *c*) 1 de cystite due au coli avec infection rénale, *d*) 3 d'infection par diplococcus ureæ.

La cystite gonorrhéique, pure, est extrêmement rare (cas de Wertheim, de Lindholm, etc.). Dans les autres cas, il s'agissait d'infections mixtes.

Une complication rare de la cystite gonorrhéique chronique, observée chez la femme par Kolischer de Vienne, c'est la cystite ulcérative, avec infiltration (infiltrating ulcerating cystitis).

Un point important, négligé jusqu'ici dans ce débat, c'est l'urine résiduale.

Or, cette urine est capable d'entretenir la cystite et de favoriser la multiplication des micro-organismes. On n'a pas signalé, au nombre des substances thérapeutiques, l'urotropine (?) inefficace contre la cystite gonorrhéique, mais utile contre les cystites communes. D'autre part, le nitrate et le lactate d'argent sont les meilleurs topiques dans les cystites communes et infectieuses, à la condition de ne pas employer des solutions plus concentrées que 1 p. 1000, tout au plus 1 p. 500 et pas plus d'une once chaque fois. Les instillations de 10 à 20 gouttes d'une solution à 5 ou 10 p. 100 sont non seulement extrêmement irritantes et douloureuses, mais non efficaces. Il est possible, avec l'uréthroscope, d'appliquer ces solutions sur une petite surface, mais elles ne prennent pas contact avec toute la surface malade quand la vessie est vide et ses parois contractées.

L'instrument imaginé par Harris représente une innovation remarquable pour l'examen de la vessie et pour obtenir, en certains cas, séparément, l'urine des reins. Comme le cystoscope, il a ses limites et ses contre-indications, mais il peut rendre des services dans les cas où le cystoscope est en défaut, par exemple, dans ceux où il est impossible de trouver l'extrémité vésicale de l'uretère ou de la pénétrer avec le cathéter, dans ceux aussi où la capacité de la vessie trop réduite ne permet pas d'injecter la quantité de liquide ou d'air nécessaire à un bon examen cystoscopique.

Dudley s'élève contre la condamnation absolue de la colpo-cystotomie prononcée par Ferguson. Certes, l'opération n'est pas indiquée dans les cystites aiguës, mais dans les formes chroniques de la maladie où la paroi vésicale est très contractée et très épaissie et où elle est le siège d'altérations ulcéreuses étendues, elle est la seule thérapeutique convenable. Il est en effet des cas de souffrances extrêmes, prolongées, tenaces, dans lesquels la colpocystotomie, en mettant la vessie à un repos complet, procure un soulagement immédiat et extrême. L'opérateur vise un double résultat : d'abord, palliatif ; puis, curatif. Dans un certain nombre de cas, la maladie au niveau de la vessie et dans les zones supérieures des voies urinaires est si étendue que l'opération ne peut être que palliative ; une cure, au sens anatomique, est en réalité impossible La capacité urinaire est parfois réduite à une demi-once et on ne saurait songer, en semblables conditions, à une cure secondaire de la fistule vésico-vaginale. Mais, au contraire, dans d'autres cas moins graves, cette fistule, qui ne doit être que temporaire, permet un traitement direct, plus efficace de la vessie.

Dudley s'élève vivement contre les irrigations vésicales intempestives. En général, il ne faut les faire qu'après examen cystoscopique, par la raison que la *maladie* de la vessie peut être *localisée* et de ce fait réclame un *traitement* purement *local*. Les irrigations risquent non seulement de ne pas guérir la lésion locale, mais de compromettre la paroi qui est saine.

La dilution extrême de l'urine qui résulte de l'ingestion d'une grande quantité d'eau, et l'abondance corrélative de l'urine remplace avantageusement les irrigations artificielles vésicales ; en fait, c'est une méthode d'irrigation naturelle et souvent efficace.

D'autre part, on ne saurait trop insister sur la nécessité d'une asepsie rigoureuse dans la thérapeutique intra-vésicale.

Goldspohn (A.). — Il est des cas dans lesquels on observe tous les symptômes que Belfield a reconnus à la cystite, et où cependant il n'existe aucun processus inflammatoire d'une région quelconque des voies urinaires, reins, bassinets, uretères, vessie. Il s'agit alors de troubles vésicaux de nature nerveuse et d'ordre réflexe, analogues à ces accidents dyspeptiques si fréquemment associés à une maladie des organes génitaux. Ces accidents vésicaux, donnant l'illusion d'une cystite, peuvent coïncider avec des déplacements, des états hyperhémiques et inflammatoires des organes internes de la génération. Toutefois, il importe toujours de s'efforcer de faire un diagnostic exact et de ne conclure qu'après soigneux examen à un état purement irritable de la vessie. Cette notion de la vessie irritable est utile, car elle permettra, en l'absence de cystite, d'éviter des médicaments et des manœuvres qui ne sont pas sans inconvénients.

L'auteur note encore qu'il a obtenu de bien meilleurs résultats de l'emploi d'une solution aqueuse stérilisée d'huile de girofle, à 1/4 ou 1/2 p. 100, que de la banale solution boriquée.

Cuthbertson (W.). — Il est un certain nombre de cas dans lesquels les accidents vésicaux, qui pourraient faire croire à l'existence d'une cystite, ne sont pourtant que des troubles fonctionnels, indépendants de toute lésion de la vessie. A l'appui de cette opinion, il cite l'observation d'une femme à laquelle il suffit de faire ingérer des boissons abondantes, de la soumettre à un régime humide en quelque sorte pour voir disparaître des accidents vésicaux que ni les médicaments internes ni les irrigations ordinaires n'avaient pu atténuer.

Bacon (Ch.). — A son avis, on n'a pas suffisamment, dans la discussion actuelle, précisé les conditions des actes thérapeutiques ; pourquoi, comment faut-il les faire, dans quelle proportion faut-il les répéter, etc. ? Il lui a paru, d'autre part, que, dans la pensée générale, ces applications (irrigations antiseptiques, etc.) étaient destinées à détruire dans l'intérieur de la vessie l'agent infectieux. Or, c'est là une erreur ! L'époque est déjà lointaine où l'on espérait, dans une infection quelconque, détruire l'agent infectieux par des topiques antiseptiques. Nous ne pouvons détruire le bacillum coli, le staphylocoque, le bacille de la tuberculose, ou tout autre agent infectieux avec les solutions boriquées. Nous savons, par ce qui se passe en particulier dans le traitement de la gonorrhée soit du vagin, de l'urèthre, du col ou du corps de l'utérus, que les applications antiseptiques sont parfois de valeur douteuse. Elles font, à l'occasion, plus de mal que de bien, et l'on doit de plus en plus arriver à cette conviction *qu'une guérison est effectuée par la nature elle-même et que nous assistons simplement la nature*. N'est-ce pas le cas dans les infections de la vessie? Ne devons-nous pas nous appliquer surtout à mettre les malades dans les meilleures conditions pour seconder les forces réactionnelles de la nature? Une des plus importantes consiste à supprimer la congestion, l'hyperhémie des organes pelviens, de la vessie et des autres organes. On peut la réaliser en plaçant le plus tôt possible la malade dans le décubitus horizontal et en stimulant la circulation de façon à supprimer l'hyperhémie de la vessie.

D'autre part, quand on fait des irrigations de la vessie, c'est évidemment dans le but de la drainer largement. Or, ce drainage peut en certains cas s'effectuer à la faveur d'une position spéciale (génu-pectorale, etc.).

Bacon (J.). — Avec l'engouement actuel de certains gynécologistes pour la voie vaginale, on entreprend par cette voie des opérations souvent très longues, au cours de laquelle la vessie subit des compressions prolongées (action des écarteurs, surtout de l'écarteur vaginal antérieur) et de forts tiraillements, conditions susceptibles de compromettre la vitalité, la résistance et même l'intégrité de la muqueuse vésicale. Il en résulte que des micro-organismes pathogènes, restés jusque-là inoffensifs à cause de l'intégrité de la muqueuse, sont rendus tout à coup dangereux à cause des effractions, des lésions qu'elle a subies.

Frankestal (L.). — L'antisepsie absolue, c'est-à-dire la suppression complète de tous germes nocifs, des organes génitaux externes, de l'urèthre en particulier, étant en maintes circonstances irréalisable, cela l'a conduit à faire prendre pour le cathétérisme des précautions particulières. Le cathéter est d'abord introduit d'un centimètre seulement dans l'urèthre et mis en communication avec l'irrigateur garni de solution boriquée à saturation; l'instrument n'est poussé plus à fond qu'en même temps que s'opère l'irrigation.

Mc Arthur (L.), tout en reconnaissant l'avantage de l'instrument imaginé par Harris, relève à son passif plusieurs choses : 1° malgré la réalisation des conditions requises pour l'examen, d'après Harris, il ne permet pas de déterminer toujours s'il s'agit d'une pyélite ou d'une cystite ; 2° le siège d'élection des papillomes de la vessie est aux orifices de l'uretère. Or, la présence d'un peu de sang dans l'un ou l'autre des flacons où l'on a déposé le liquide obtenu avec cet instrument ne suffit pas pour faire un diagnostic précis. Dans un cas d'urines purulentes où les accidents étaient imputables au rein, il était nécessaire de savoir sûrement s'il s'agisssit d'une maladie du rein avant de procéder à l'opération.

J'utilisai le cathéter d'Harris dans le but d'élucider ce point.

Je lavai la vessie et recueillis de l'urine purulente d'un côté, et de l'urine normale de l'autre côté. Je m'efforçai de plus d'obtenir assez d'urine pour y déterminer la proportion de l'urée (2 p. 100), et étudier le sédiment correspondant au côté sain et au côté malade. Le sujet mourut. Or, l'autopsie montra que le rein du côté malade avait fait tout le travail, car son congénère était un organe tout à fait rudimentaire.

Harris. — Il n'a pas dit que son instrument permettait toujours d'établir laquelle était primitive de la cystite ou de la pyélite. Mais il met en évidence la pyélite et montre qu'il faut cesser dans ce cas un traitement dirigé contre la cystite et partant sans utilité. En ce qui concerne l'erreur d'appréciation indiquée par Mc Arthur sur l'intégrité fonctionnelle du rein, commise dans le cas qui a été signalé, elle est imputable à l'opérateur et non à l'instrument.

Harris a, précédemment, indiqué comment, avec son cathéter urétéral, on peut déterminer la capacité rénale; or c'est un élément qu'il faut soigneusement établir pour chaque rein toutes les fois que l'indication se pose d'un acte chirurgical sur l'un d'eux. R. L.

BIBLIOGRAPHIE

Operative Gynecology, par Howard Kelly, 2 volumes. Appleton, éditeur, New-York, 1898.

Nous n'entreprendrons pas l'analyse des deux beaux volumes que vient de publier Howard A. Kelly. Le nom de l'auteur est garant de l'intérêt qui s'y attache. Dans cette œuvre très personnelle, on trouve réunis une série des travaux déjà antérieurement publiés par Kelly, ses recherches sur l'uretère, son procédé d'hystérectomie abdominale totale pour fibromes, etc., réunis à un grand nombre d'autres études, si bien que toute la gynécologie et même, pourrions-nous dire, une bonne partie de la chirurgie abdominale (l'appendicite, les anastomoses intestinales) se trouvent exposées dans ce traité. D'importance inégale suivant les chapitres, cet ouvrage offre un intérêt considérable, car il nous donne le résultat des recherches d'un grand travailleur et d'un bon opérateur. C'est une œuvre très personnelle et comme telle importante à consulter pour tous ceux qu'intéresse la chirurgie abdominale et gynécologique. Si nous ajoutons que l'ouvrage est luxueusement édité, que les figures, toutes inédites, en sont remarquablement exécutées et parfaitement reproduites, nous en aurons assez dit pour engager à lire ce traité, le plus intéressant qui ait été publié depuis des années.

Néoplasmes kystiques de l'utérus, par Eugène Druon. Paris, Maloine, éditeur, 1899.

Sous le nom de néoplasmes kystiques de l'utérus, l'auteur décrit toutes les productions composées d'une masse solide néoplasique et d'une portion liquide contenue dans une ou plusieurs cavités qui, par leur volume considérable, donnent à ces productions leur caractère particulier.

Ces néoplasmes kystiques dérivent le plus souvent de fibromes. Les kystes sont le résultat de : 1° la dilatation de vaisseaux lymphatiques ; 2° l'infiltration œdémateuse par suite de stase aidée par la perméabilité excessive de vaisseaux très jeunes ; 3° la nécrose en foyer, consécutive à l'oblitération des vaisseaux sanguins par des thrombus néoplasiques provenant de la prolifération de l'endothélium vasculaire; 4° l'inclusion d'épithélium provenant soit de la muqueuse utérine, soit de débris du corps de Wolf.

On peut soupçonner une néoplasie kystique de l'utérus lorsque, vers l'âge de la ménopause chez une femme portant antérieurement un fibrome, on voit la tumeur prendre un accroissement rapide, lorsque cette tumeur est manifestement d'origine utérine (agrandissement de la cavité à l'hystéromètre, communication au col des mouvements).

Le traitement est l'hystérectomie abdominale totale.

La suture intestinale. Histoire des différents procédés d'entérorrhaphie, par Félix Terrier et Marcel Baudouin.

Un peu délaissée en France jusqu'à ces dernières années, la chirurgie intestinale gagne de jour en jour du terrain. Aussi l'ouvrage que nous donnent MM. Terrier et Baudouin vient-il à son heure. Les chirurgiens que la question intéresse et qui n'ont cependant pas leur technique bien arrêtée, ne savaient où étudier les divers procédés préconisés. A la suite de patientes recherches, MM. Terrier et Baudouin ont réuni sous forme chronologique les nombreux mémoires publiés sur cette question. C'est dire que leur travail, le plus complet qui ait été publié, intéressera le lecteur. De nombreuses figures, une blibliographie étendue et précise lui assurent le succès. C'est un ouvrage qui a sa place indiquée dans la bibliothèque de tous les chercheurs.

H. H.

Compte rendu des travaux publiés sur les maladies de l'appareil urinaire et sur celles de l'appareil génital de l'homme et de la femme, par Jores, Gessner, Finger et Freund. Extrait de *Ergebnisse der allgemeinen Pathologie und pathologischen Anatomie des Menschen und der Thiere*, de Lubarsch et Ostertag. Bergmann, éditeur, à Wiesbaden, 1898.

On trouve dans ce volume le résumé des travaux publiés dans ces dernières années sur les maladies de l'appareil génital urinaire de la femme. Ces travaux sont classés par ordre de matières. L'ouvrage se termine par l'analyse faite par Eber des maladies de l'appareil génital des animaux.

VARIÉTÉS

Société d'Obstétrique, de Gynécologie et de Pædiatrie de Paris.

La première séance de cette Société, fondée le 20 janvier dernier, a eu lieu le vendredi 3 février, à 8 heures et demie, à l'Hôtel des Sociétés savantes, sous la présidence de M. Hervieux, médecin honoraire de la Maternité, ancien président de l'Académie de médecine, doyen d'âge.

Membres titulaires.

MM.	MM.	MM.
Baudron.	Jalaguier.	Pozzi.
Bouffe de Saint-Blaise.	Kirmisson.	Quénu.
Boully.	Labadie-Lagrave.	Ribemont-Dessaignes.
Broca.	Le Gendre.	Richelot.
Brun.	Legueu.	Routier.
Champetier de Ribes.	Lepage.	Schwartz.
Delbet.	Lucas-Championnière.	Segond.
Doléris.	Marfan.	Simon (Jules).
Guinon.	Méry.	Terrier.
Hartmann.	Nélaton.	Varnier.
Hervieux.	Pinard.	Wallich.
Hutinel.	Potocki.	

Le Bureau est ainsi constitué :

MM. Pinard, Président.
Terrier, Vice-président.
Varnier, Secrétaire général.
Baudron, Secrétaire annuel.
Legueu, —
Potocki, Archiviste.
Champetier de Ribes, Trésorier.

Sont nommés membres honoraires : les professeurs F.-J. Herrgott, de Nancy, et L.-D. Moussous, de Bordeaux.

La deuxième séance aura lieu, au siège de la Société, le vendredi 3 mars, à 8 heures et demie du soir.

Le Gérant : G. Steinheil.

IMPRIMERIE LEMALE ET Cie, HAVRE

APPENDICITE ET GROSSESSE

Par A. Pinard (1).

Après les communications si nombreuses et si importantes faites ici sur l'appendicite, après les orateurs aussi éloquents que compétents entendus par vous mardi dernier et aujourd'hui même, vous annoncer qu'en montant à cette tribune mon but est de vous entretenir encore de ce sujet, va, selon toute vraisemblance, vous paraître un acte téméraire et inutile.

Cependant, si vous voulez bien entendre avec votre habituelle bienveillance la brève communication que je vais vous faire, j'espère que vous serez convaincus que ma témérité a au moins une excuse : le désir d'être utile.

Je me hâte de dire que mon intention formelle est de n'envisager aujourd'hui l'appendicite que dans ses rapports avec la première période de la puerpéralité, c'est-à-dire avec la grossesse, et de n'étudier surtout que les chapitres concernant le traitement et le diagnostic.

Si, lors de la communication que j'ai eu l'honneur de vous faire l'année dernière, le 22 mars, quelques-uns d'entre vous ont pu croire que l'appendicite venant compliquer la grossesse constitue un accident tout à fait exceptionnel, il faut qu'ils se détrompent. Depuis le 22 mars, c'est-à-dire depuis moins d'une année, j'ai pu observer trois cas d'appendicite chez des femmes enceintes, une fois en consultation, deux fois dans ma propre clientèle, et je sais que, depuis la même époque, outre les observations publiées, des cas semblables, mais inédits, ont été vus

(1) Communication à l'*Académie de médecine*, 16 février 1897.

par quelques-uns de nos collègues. Cela ne veut pas dire que la grossesse prédispose à l'appendicite — hypothèse probable, mais non encore prouvée par un assez grand nombre de faits — mais cela montre que cette redoutable complication est à craindre et peut être rencontrée chez la femme enceinte comme chez tout individu. Je dois déclarer que si mes deux clientes sont actuellement vivantes, c'est parce qu'elles ont été opérées à temps, et si elles ont été opérées en temps opportun, c'est que j'avais puisé dans les travaux de nos collègues, dans les communications faites à cette tribune, les connaissances suffisantes, les éléments nécessaires pour déterminer l'indication absolue de l'acte opératoire.

Aussi, ne vous étonnerez-vous point de m'entendre leur adresser l'expression de ma vive gratitude. Sans eux, sans leurs études consciencieuses, sans leur ténacité à montrer l'importance et la gravité de cette affection, ces deux belles jeunes femmes auraient eu le sort de ces deux malheureuses que j'ai vues mourir pendant cette même année, et qui sont mortes parce que, le diagnostic n'ayant pas été fait ou l'ayant été tardivement, toutes deux succombèrent avec le ventre rempli de pus, l'une enceinte de cinq mois, l'autre de six mois.

La lecture attentive des observations publiées, ce que j'ai constaté dans les cas observés par moi personnellement, me conduisent à adopter pour le traitement de l'appendicite compliquant la grossesse la formule de notre collègue Dieulafoy, à laquelle se ralliait mardi dernier notre collègue Reclus, et je dis : *Toute appendicite diagnostiquée pendant la grossesse commande l'intervention.*

Que peut-on objecter à cette formule ? que l'appendicite peut rester catarrhale ou ne déterminer qu'une collection purulente localisée, qu'une péritonite enkystée. J'admets, si l'on veut, la réalité de ces modalités pathologiques ; mais quel est donc le clinicien qui osera affirmer que, dans tel cas, l'appendicite restera catarrhale, que dans tel autre cas, la péritonite restera localisée ?

Sur quels symptômes s'appuiera-t-il pour établir cette classification ? Mais le temps, dira-t-on, mais la marche de l'affection pourront apporter la lumière. Peut-être, mais ce sera trop souvent la lumière funèbre. Et j'en demande pardon à mon éminent collègue M. Ferrand, ce n'est point dans la communication qu'il vient de nous faire que je trouve les indications suffisantes pour légitimer l'expectation ou le traitement dit médical.

Est-ce que dans les observations publiées, dans les observations rapportées par notre collègue Dieulafoy, l'on ne trouve pas la preuve de l'évolution rapide et foudroyante dans certains cas ? Est-ce que nous ne savons pas aujourd'hui combien vite le fœtus court de dangers, soit par le fait de l'intoxication, comme dans deux de mes observations, soit par le fait de l'infection, comme le démontrent l'observation de Krönig (1) et celle de Wallich (2), soit enfin par simple expulsion prématurée?

Dans ces conditions, en n'opérant pas, quelques femmes atteintes d'appendicites à manifestations localisées pourront mener leur grossesse à terme, mais ne seront pas guéries, comme le faisait justement remarquer notre collègue Reclus et comme le prouvent les observations de Tuffier (3), de Le Gendre (4) et de Bouveret (5). En opérant toujours, et le plus tôt possible, les femmes atteintes d'appendicite à manifestations localisées guériront de leur appendicite et mèneront dans la plupart des cas la grossesse à terme ; les femmes atteintes d'appendicite à manifestations graves avorteront presque toujours, mais guériront le plus souvent. Tel est le bilan qui peut être établi d'après les observations que j'ai pu étudier ou voir.

Je crois nécessaire et absolument utile de faire connaître une fois de plus ces résultats, afin d'éclairer nos confrères qui, pour la première fois, se trouveront en face de cas semblables, et aussi afin de préparer les familles. Je m'explique. Il ne faut pas seule-

---

(1) KRÖNIG. *Bakteriologie d. genitalkan. der Schwangeren, Kreissenden und Puerper.* In-8°, Leipzig, 1897, p. 107.

(2) WALLICH. De l'appendicite dans ses rapports avec la puerpéralité. *Clinique obstétricale*, par A. PINARD. Paris, 1889, p. 109 et 110.

(3) TUFFIER. *Revue d'obstétrique et de pédiatrie*, 1897, p. 206.

(4) LE GENDRE. *Revue d'obstétrique et de pédiatrie*, 1897 p. 200.

(5) BOUVERET. In Thèse de BOUTTIER, p. 36, 1887.

ment que le corps médical soit convaincu de la nécessité de l'intervention dans les cas d'appendicite, il faut aussi que le public en soit averti. Je vais vous en donner la preuve. Dans le cas de cette jeune femme, dont nous a parlé, mardi dernier, notre collègue Dieulafoy, et qui fut opérée par mon ami Segond, le 14 janvier dernier, voici exactement ce qui se passa. Cette jeune femme est ma parente, et dans la famille on veut bien m'accorder quelque confiance. Malgré cela, dès que le jeudi je fis entrevoir la nécessité probable d'une intervention, je fus reçu assez froidement. Je fis préparer et chauffer une chambre d'opération quarante-huit heures à l'avance, je fis prévenir le Dr Segond; j'espérais, en demandant le secours de mon collègue Dieulafoy, vaincre les résistances; et bien, je dois l'avouer, ce n'est pas la confiance qu'on m'accordait, ce n'est point l'autorité et l'éloquence de mon collègue Dieulafoy, pas plus que celle de Segond qui enlevèrent la situation et déterminèrent le consentement de toute la famille, ce fut le père de la jeune femme; non pas parce qu'il a autant de cœur que de jugement, mais parce qu'avec ces qualités, il savait que la fille d'un de ses amis, atteinte d'appendicite, était morte parce qu'elle n'avait pas été opérée.

Le médecin ne doit avoir à lutter que contre les difficultés du iagnostic.

Avec une observation attentive des faits, il me semble que dans la pluralité des cas, à l'heure actuelle, l'accoucheur, au courant des descriptions dont s'est enrichie la littérature médicale depuis quelques années, pourra faire le diagnostic d'appendicite compliquant la grossesse.

L'étude de ce diagnostic a été tentée déjà par P. Munde (1), puis par R. Abrahams (2) et, ai-je besoin de le dire, par notre collègue Dieulafoy (3), et c'est en utilisant les travaux de ces auteurs, ainsi que les observations publiées ultérieurement, que je vais essayer à mon tour d'esquisser ce chapitre.

---

(1) MUNDE. *Medical Record*, 26 octobre 1895, p. 611.

(2) R. ABRAHAMS. *American journal of obstetrics*, février 1897.

(3) G. DIEULAFOY. *Clinique médicale de l'Hôtel-Dieu*, XVIe leçon : « La grossesse et l'appendicite », p. 315.

Aujourd'hui, il doit être à la connaissance de tous les médecins que l'appendicite peut s'observer pendant toute la durée de la grossesse. De plus, il faut savoir que l'appendicite peut faire son apparition chez une femme dont l'état de santé est florissant et toutes les fonctions régulières, aussi bien que chez une femme ayant une constipation opiniâtre ou ayant eu déjà des appendicites à répétition. Ou bien le début est celui d'une simple indigestion (coliques, nausées, vomissements, diarrhée); ou bien la douleur abdominale seule ouvre la scène. Cette douleur est le plus souvent localisée dans la moitié droite du ventre et surtout dans la fosse iliaque, au point fameux connu sous le nom de point de Mac Burney. Mais il faut savoir que, quelquefois, au début, comme j'ai pu le constater, la douleur est généralisée. De plus, je l'ai rencontrée trois fois siégeant au niveau du foie et une autre fois dans la région inguinale. Dans tous les cas, il y a douleur, cette dernière ne disparaissant que quand la péritonite est diffuse ou généralisée. Quoi qu'il en soit, la température ne tarde pas à s'élever. Je n'ai point rencontré, ni dans les observations de mes confrères, ni dans les miennes, des hyperthermies accentuées dès le début. Dès les premiers jours, la température gravite autour de 38 degrés et le pouls autour de 100. Les vomissements peuvent continuer ou faire place à des éructations nombreuses. Il en est de même de la diarrhée, à laquelle succède ordinairement une constipation opiniâtre.

Mais toujours un symptôme peut être perçu : c'est la contracture particulière des muscles de la région droite, si bien appelée défense musculaire et coïncidant avec un léger tympanisme. Le véritable ballonnement n'apparaît que plus tard.

Ce cortège symptomatique me paraît assez caractéristique pour que le diagnostic puisse être posé. La vulgaire indigestion n'a pas de suites, ou n'a guère de suites comparables à la symptomatologie de l'appendicite. La colique hépatique et, je puis dire, les affections du foie auxquelles on peut et doit songer au début, ont des symptômes qui leur sont propres. Les vomissements de la grossesse, même opiniâtres, ne déterminent que des douleurs localisées aux attaches diaphragmatiques, et si on peut constater à un moment donné de l'accélération du pouls dans ces cas, on ne constate pas d'élévation de température, si ce n'est exceptionnellement dans la période ultime.

La grossesse extra-utérine même, siégeant à droite, tubaire ou autre, ne me paraît pas devoir être confondue avec l'appendicite. Dans les cas où il y aurait complication de ces deux accidents, comme dans l'observation de Black (1), — observation sujette à caution du reste, — l'erreur serait aussi pardonnable que peu dangereuse. La rupture d'un kyste fœtal s'accompagne de symptômes hémorrhagiques particuliers. Ces antécédents mettront sur la voie d'un kyste fœtal infecté et donnant lieu à des phénomènes de péritonite. Je ne ferai que signaler le diagnostic différentiel à faire avec la salpingite et l'annexite, et cela au début de la grossesse seulement, et enfin avec les tumeurs juxta-utérines siégeant à droite (abcès de l'ovaire, rein flottant, etc.). Enfin, il me paraît qu'il suffit de nommer la fièvre typhoïde pour l'éliminer.

Cette simple esquisse du diagnostic de l'appendicite et du diagnostic différentiel présente, je le sais, de grandes lacunes. Mais j'ai tenu à rester confiné sur le terrain obstétrical. Aussi je viens faire appel à mes collègues plus compétents et je les supplie de venir nous donner une étude magistrale du diagnostic différentiel avec les colites, l'entéro-colite, etc. Ils rendront ainsi la tâche plus facile à des confrères moins expérimentés et feront éviter des erreurs fâcheuses ; car s'il est nécessaire d'enlever l'appendice malade, il est au moins inutile d'enlever l'appendice sain. En agissant comme je le désire, nos collègues seront utiles à leurs confrères, plus encore aux malades, et ils augmenteront la reconnaissance déjà si grande qu'on leur doit.

Quant à moi, je me résume en disant :

1° Le diagnostic de l'appendicite pendant la grossesse est généralement facile.

2° Toute appendicite diagnostiquée pendant la grossesse commande l'intervention.

---

(1) BLACK. *Ann. of Gyn. and Pediat.*, 1897, p. 525.

HYSTÉRECTOMIE CÉSARIENNE VAGINALE

POUR CANCER DU COL DE L'UTÉRUS

CHEZ UNE FEMME ENCEINTE DE HUIT MOIS

Par le Dr **G. Michelini** (Maternité de Gênes).

Le cancer du col de l'utérus est une des complications les plus graves de la grossesse, aussi bien pour la mère que pour le fœtus. C'est une maladie très rare. La statistique de notre maternité de Pammatone montre que, depuis 1859 jusqu'à aujourd'hui, il ne s'est présenté à l'observation que trois cas de cancer du col de l'utérus en état de grossesse.

Le premier cas appartient à mon regretté maître César Zanobini qui en a publié l'observation.

Thérèse M..., 40 ans, mariée, VIIpare était presque au terme de sa grossesse. Pendant les premiers mois on avait eu recours au cautère actuel pour arrêter une hémorrhagie abondante. La grossesse continua presque jusqu'à son terme malgré la répétition de l'hémorrhagie. Le fœtus était mort avant le commencement du travail.

Après deux jours d'attente, le professeur Zanobini enleva, avec l'écraseur, la masse cancéreuse, il débrida le col par cinq incisions faites dans le tissu dégénéré, et exécuta la version classique. La femme mourut quatorze heures après l'opération.

Le second cas a été observé et publié par le professeur Louis Acconci.

Il s'agissait d'une femme enceinte de sept mois. Le professeur Acconci imagina et pratiqua à cette occasion, pour la première fois, le 4 juillet 1895, l'hystérectomie césarienne vaginale.

Le troisième cas a été recueilli à la Maternité dont j'ai la direction, et il m'a paru avoir assez d'importance au point de vue clinique et opératoire pour mériter d'être relaté.

Avant de rapporter l'observation de mon opérée, je crois utile de rappeler en quelques mots l'état de la question.

Le cancer du col de l'utérus gravide aurait été observé, selon Winckel, 8 fois sur 15,000 accouchements, et, selon Stratz, 12 fois sur 17,900 accouchements.

Les différentes formes de cancer qui atteignent si communément l'utérus en état de vacuité, coïncident rarement avec la grossesse et l'accouchement. Ce fait peut tenir soit à ce que le cancer constitue un obstacle à la conception, soit à ce qu'il provoque facilement l'avortement dans le cas exceptionnel où la conception a pu avoir lieu, soit enfin à ce que le cancer ne rencontre des conditions favorables à son développement qu'à l'âge où la femme a perdu ou va perdre sa faculté de reproduction.

Jusqu'au XVIIe siècle, personne ne contredisait l'opinion d'Hippocrate, selon laquelle le cancer de l'utérus s'oppose absolument à la fécondation ; Mauriceau montra le premier que le cancer de l'utérus rend l'accouchement difficile, mais n'est pas un obstacle insurmontable à la conception.

Dans 21 cas étudiés par Cohnstein, le cancer était antérieur à la grossesse, l'antériorité variait de plusieurs mois à un an ; plusieurs fois la conception avait eu lieu, malgré l'existence d'une ulcération.

Lorsque le cancer n'est qu'à ses débuts, la conception peut ordinairement se produire, mais les modifications qui se produisent alors dans l'utérus, donnent un coup de fouet vigoureux au développement de la néoplasie qui fait alors de rapides progrès.

Quelquefois d'abondantes hémorrhagies provoquent l'avortement, un accouchement prématuré, ou bien le tissu néoplasique ne pouvant suivre le tissu normal dans sa distension, il se produit une rupture. D'après la statistique de Lewes, portant sur 129 cas, l'avortement se produirait dans 40 p. 100 des cas de cancer du col.

Lorsque la maladie est encore peu avancée, la grossesse peut parfois arriver à terme.

D'après une statistique établie par Cohnstein, sur 100 cas, on noterait l'avortement et l'accouchement prématuré 10 fois, l'accouchement retardé 2 fois, et 88 fois l'accouchement s'est produit au terme de la grossesse.

Pendant l'accouchement, l'infiltration cancéreuse du col le rend rigide, la dilatation est retardée, ou est même impossible, et la femme peut mourir sans être accouchée.

Cependant, même dans des cas qui paraissent désespérés, il arrive quelquefois que la tumeur, chassée par le fœtus, est expulsée en même temps que lui, ou bien que son tissu se ramollit et cède le passage.

Bien que le **diagnostic** du cancer du col de l'utérus soit en général facile, il convient de rappeler qu'on l'a confondu avec l'insertion vicieuse du placenta (Lachapelle, Lecorché), avec la tête du fœtus (Boivin, Dugès), avec la présentation pelvienne (Chantreuil), avec une induration simple du col de l'utérus (Boilles), avec des petites parties fœtales (Depaul, Cazeaux).

Le **pronostic** de cette maladie est grave pour le fœtus et pour la mère:

Traitement curatif. — Lorsque le cancer peut être opéré radicalement, je crois avec Mackenrodt que, quel que soit l'âge de la grossesse, il faut procéder sans délai à l'extirpation. C'est la conduite actuellement préconisée dans le cancer de l'utérus en état de vacuité, à *fortiori* elle doit s'imposer pour un utérus en état de grossesse, puisque la marche du cancer est, dans ce cas, fort accélérée.

Charpentier, se souciant seulement de la vie du fœtus, repousse l'*avortement provoqué*. Il n'admet pas davantage l'*accouchement prématuré* parce que, avec ce moyen, l'accouchement n'a pas toujours lieu spontanément à cause de la résistance que rencontre la dilatation ; et qu'il faut alors avoir recours aux incisions sur le col, puis au forceps ou à la version

D'autres accoucheurs, parmi lesquels, Lee, Rosser, Hermann, Scanzoni, West, conseillent de provoquer l'*avortement*.

L'*accouchement prématuré provoqué*, conseillé par Simpson, est rejeté par Oldham, Mezies, Cohnstein et Gusserow.

L'*amputation du col* a été exécutée et recommandée par Schatz, Schröder, Benecke, Routh, Frommel et Galabin.

Dans une statistique de Bar, qui a recueilli 17 cas de ce genre, il a noté 7 fois l'interruption de la grossesse. Chez quelques-unes des femmes arrivées au terme de la grossesse, l'accouchement se produisit spontanément et après un certain temps survint même une autre grossesse.

Langenbeck, Lisfranc, Putignat, Simpson ont pratiqué l'extirpation du cancer après les suites de couches. D'autres grossesses sont survenues après l'opération. Charpentier se déclare absolument opposé à la pratique des accoucheurs allemands, parceque, avec l'amputation du col, la femme enceinte n'est pas à l'abri d'une récidive. Il est partisan de l'expectation ; il cite une statistique personnelle de 7 cas de grossesse compliquée de cancer du col et, en 6 de ces cas, l'accouchement a été spontané ; dans le septième il dut exécuter des incisions multiples et appliquer ensuite le forceps. Cette statistique laisse ignorer si les fœtus sont tous nés vivants, et si les femmes n'ont pas succombé rapidement, pendant les suites de couches. Pour notre part, nous ne saurions accepter l'expectation, fatale toujours à la mère, souvent aussi au fœtus.

Cohnstein a démontré que dans 47 cas où l'accouchement a été laissé aux forces de la nature, on a observé 12 fois la rupture de l'utérus, suivie de la mort de la mère ; 5 fois des déchirures du col, dont trois suivies de mort.

En outre, lorsque l'accouchement ne se termine pas spontanément, tous les moyens conseillés pour l'effectuer : *dilatation spontanée du col*, *dilatation artificielle avec l'éponge ou la laminaire*, *ballon de Barnes*, *incisions* et *débridements*, ne donnent bien souvent aucun résultat favorable, et il faut avoir recours au forceps, à la version et même à la céphalotripsie.

Les *opérations partielles*, telles que l'amputation du col, sont insuffisantes pour la mère et elles interrompent le plus souvent le cours de la grossesse ; Theilhaber les rejette complètement.

Une seule opération est donc légitime, c'est l'ablation complète, l'*hystérectomie totale.* Hernandez, à ce point de vue, divise la grossesse en trois périodes :

I. — *Dans les trois premiers mois*, l'hystérectomie vaginale totale. Landau, Kaltenbach, Hofmeier, Taylor, Thoia et d'autres ont extirpé l'utérus dans les premiers mois de la grossesse. Theilhaber a recueilli 17 opérations d'hystérectomie exécutées au commencement de la grossesse sans vider l'utérus. Toutes ces malades ont guéri.

Olshausen a provoqué l'avortement après le troisième mois de grossesse, et huit ou dix jours plus tard il a extirpé l'utérus.

II. — *Au delà de quatre mois*, Hernandez ne pense pas que l'hystérectomie vaginale soit une opération simple, à cause du développement de l'utérus. Jusqu'à 7 mois et demi, il conseille l'hystérectomie abdominale totale, mais l'opération est sérieuse pour la mère.

III. — Dans la troisième période, à partir de la seconde moitié du septième mois, jusqu'au *terme de la grossesse*, l'on doit, selon Hernandez, exécuter l'*opération césarienne suivie immédiatement de l'extirpation totale de l'utérus et de ses annexes.*

Cette opération répond à la double indication de sauver le fœtus, tout en préservant la vie de la mère. Cette opération est, à la vérité, sérieuse, et il résulte d'une statistique de Hernandez que 6 opérations pratiquées au terme de la grossesse ont donné 6 morts.

Schröder, quand le succès de l'accouchement par la voie vaginale est douteux, conseille l'opération césarienne simple comme étant le moyen le plus sûr pour le fœtus et le plus inoffensif pour la mère.

L'opération de Porro, selon laquelle on laisse *in loco* le col affecté du cancer, est absolument à rejeter, dans le cas que nous considérons, car elle accroît le danger pour la mère.

Bar a recueilli 14 cas d'opération césarienne pendant le travail : 10 femmes sont mortes, 11 fœtus vivants, l'un est mort rapidement après la naissance.

Bien que tous les accoucheurs admettent la funeste influence du cancer du col de l'utérus sur la grossesse, et, réciproquement, de la grossesse sur la marche du cancer, l'accord cesse dès qu'il s'agit de la conduite à suivre en pareil cas.

En effet, tandis que quelques-uns prétendent que, vu les difficultés graves et les dangers qu'offre l'accouchement à terme on doit provoquer l'avortement ou l'accouchement prématuré, selon l'époque de la grossesse à laquelle on constate d'une manière certaine la maladie, d'autres, plus soucieux de la vie du fœtus, rejettent non seulement l'avortement provoqué, mais aussi toute opération ou application topique capables de le produire involontairement.

Pour Pozzi, le diagnostic de grossesse avant le quatrième mois, chez une femme atteinte de cancer, n'est pas possible, car le volume de l'utérus peut être causé par le développement du cancer ; mais une fois le diagnostic établi, il conseille l'hystérectomie vaginale, de préférence à l'amputation du col de l'utérus, car celle-ci détermine l'avortement et est suivie d'une récidive rapide.

Si le cancer est diffus, si le col de l'utérus est dur et inextensible, l'on devra provoquer l'avortement suivi de curettage et de la cautérisation du cancer.

Si le col est envahi par les fongosités, mais pas entièrement induré, et s'il se peut se distendre, il convient d'attendre.

Les opérations, indiquées, suivant les circonstances, sont :

1° L'*accouchement provoqué*, suivi peu de jours après de l'hystérectomie.

2° L'*opération césarienne*, suivie plus tard de la colpo-hystérectomie.

3° L'*extirpation totale de l'utérus contenant le fœtus*, par les voies abdominale et vaginale combinées, suivant le procédé employé la première fois, avec un complet succès, par Spencer Wells, le 21 octobre 1881.

4° L'*hystérectomie par la voie sacrée*, après résection du coccyx et, au besoin, d'une partie du sacrum.

Pierre Delbet déclare difficiles à établir les indications thérapeutiques, lorsque le cancer de l'utérus complique la grossesse. Le plus grand embarras est toujours de savoir si l'on doit sacrifier la mère ou le fœtus. Si le cancer est nettement circonscrit et si l'on a un espoir fondé de guérir la mère, il faut sacrifier le fœtus. Si le cancer est inopérable, la mère est irrévocablement condamnée, il est nécessaire de se préoccuper d'abord de la vie du fœtus.

Fritsch, dans les cancers opérables, recommande l'extirpation totale au moment où les douleurs de l'accouchement vont commencer. Lui-même a exécuté presqu'au terme de la grossesse deux extirpations totales abdominales de l'utérus avec succès.

Dührssen a préconisé tout récemment l'opération césarienne vaginale, déjà exécutée par Acconci. Il juge que l'on doit opérer quel que soit l'âge de la grossesse et la période de l'accouchement.

Cette opération semble infiniment moins dangereuse que l'opération césarienne suivie de l'extirpation de l'utérus, que pratique Freund, lequel, sur 18 cas, a eu 8 cas de mort (44,4 p. 100); elle paraît aussi préférable à l'expectation. L'action des contractions utérines a, en effet, une assez grande part dans le fâcheux pronostic de cette maladie, car elles provoquent la rupture ou l'écrasement du tissu cancéreux, ce qui, abstraction faite du danger immédiat de l'hémorrhagie, ouvre la porte à l'infection septique aussi bien qu'à l'inoculation cancéreuse.

Le pronostic pour le fœtus reste d'ailleurs très grave avec l'expectation.

L'accouchement prématuré artificiel, suivi de l'extirpation vaginale de l'utérus, est peu recommandable ; car il donne pour le fœtus un pronostic par trop incertain, tout en aggravant le pronostic pour la mère, par la diffusion du cancer. (Cette diffusion a beaucoup plus de chances encore de se produire, si l'on attend plusieurs jours après l'accouchement pour l'extirpation totale de l'utérus.) Il faut donc en arriver à l'opération césarienne vaginale qui conserve la vie du fœtus, n'expose pas la mère à un danger plus grand qu'une hystérectomie vaginale en dehors de la grossesse, opération dans laquelle la mortalité est peu élevée.

Conclusions. — 1° Chaque fois qu'une femme enceinte est reconnue atteinte de cancer du col de l'utérus, *si le cancer est susceptible d'opération,* l'on doit pratiquer l'extirpation totale de l'utérus et des annexes sans retard, quel que soit l'âge de la grossesse, par la voie vaginale.

2° L'hystérectomie vaginale césarienne est possible même au terme de grossesse.

3° Dans le cancer qui ne peut être opéré radicalement, l'opération césarienne conservatrice sera la seule opération indiquée.

4° L'accouchement par les voies naturelles doit être regardé comme très dangereux, car il peut être l'origine d'une infection grave avec suites mortelles.

Voici maintenant l'histoire du cas qui, pour la première fois dans ma carrière d'accoucheur, s'est présenté à mon observation.

Histoire clinique. — N° 104 du registre. — Els..., VIIpare, 35 ans, mariée, entre à la maternité de Pammatone, le 18 mai 1897.

Premières règles assez abondantes à 15 ans, et les règles suivantes régulières.

Des 6 grossesses antérieures, 5 se terminèrent régulièrement, la sixième fut interrompue par un avortement au troisième mois. Les suites de couches furent régulières ; elle nourrit 4 de ses enfants jusqu'à leur douzième mois.

Antécédents héréditaires: nuls.

Antécédents personnels. — Elle n'a jamais été souffrante, en dehors des maladies propres à l'enfance. Depuis une année elle a des ménorrhagies suivies de leucorrhée jaunâtre qui, dans ces derniers temps, devint fétide,

État actuel. — Le squelette semble normal, la femme est très maigre et profondément anémique.

L'examen des organes du thorax et de l'abdomen ne présente rien d'anormal.

Examen obstétrical. — La malade ne se souvient plus de la date de sa dernière menstruation; elle n'eut aucun phénomène sympathique; depuis trois mois et demi, environ, elle a senti les mouvements actifs du fœtus.

A l'inspection l'utérus présente une forme ovale, longitudinale; son fond atteint la zone sus-ombilicale moyenne. Au palper la tête peut être sentie à droite au-dessus du détroit supérieur; les petites parties dans le cadran supérieur droit; le battement du cœur fœtal se perçoit dans le cadran inférieur gauche, aussi bien que le souffle utérin. La circonférence de l'abdomen, au niveau du nombril, est de 82 centimètres; la distance du pubis au nombril est de 24 centim., du pubis à l'apophyse ensiforme 40 centim.

Un écoulement séreux, sanguinolent et fétide sort du vagin.

A l'exploration, on trouve le vagin occupé par une masse néoplasique en choux-fleur, du volume d'un poing, molle et saignant facilement. Les contours du vagin se présentent libres. Le doigt, à travers cette masse, arrive jusqu'au canal cervical que l'on sent dur, infiltré.

Quelle que soit la délicatesse avec laquelle l'on ait exécuté l'exploration vaginale, il se produit une hémorrhagie notable, qui s'arrête par un tamponnement serré de gaze iodoformée, imbibée dans une solution de sublimé à 0,33 p. 1000.

Huit heures après, le tampon est expulsé, et l'on fait une irrigation avec de l'acide phénique à 2 p. 100; l'hémorrhagie cesse. Jusqu'au jour de l'opération l'on continue les irrigations vaginales deux fois par jour.

Diagnostic. — Cancer du col de l'utérus chez une femme très émaciée, enceinte, au huitième mois de sa grossesse.

Le carcinome étant opérable, j'ai cru de mon devoir d'exécuter l'hystérectomie césarienne vaginale qui, tout en sauvant la vie au fœtus, promettait aussi la guérison de la mère.

Le jour précédant l'opération, on donne un bain chaud complet à la malade, un purgatif (huile de ricin).

Opération. — Le 26 mai, à neuf heures du matin, j'ai pratiqué l'hystérectomie césarienne vaginale assisté par le personnel sanitaire de la Maternité.

Un quart d'heure avant l'opération, injection hypodermique d'un centigramme de chlorhydrate de morphine et d'un milligramme d'atropine, puis anesthésie avec le chloroforme Duncan. Pour obtenir une anesthésie complète, il faut 50 grammes de chloroforme et 55 minutes.

La femme est placée dans la position ordinaire de l'hystérectomie vaginale ; on lave avec de l'eau chaude et du savon les organes génitaux externes et le vagin, ensuite désinfection locale avec solution de sublimé à 0,33 p. 100. Quatre valves sont introduites dans le vagin, la masse néoplasique est découverte et est excisée avec des forts ciseaux courbés et la cuiller de Simon ; aussitôt, cautérisation de la surface sanglante et du canal cervical, avec le thermocautère de Paquelin. Le col de l'utérus, saisi avec deux pinces de Museux, est viré en bas ; j'exécute alors une incision circulaire sur l'insertion du vagin, je détache la vessie et j'ouvre le repli péritonéal vésico-utérin en fixant, moyennant quatre points de suture, le péritoine à la paroi vaginale antérieure ; ayant ouvert l'espace de Douglas, je fixe avec des points de suture le péritoine à la paroi vaginale postérieure. Je lie et coupe les ligaments larges à la base, et je continue de la sorte en haut jusqu'à ce que l'utérus puisse être abaissé. Avec un bistouri, je fais une incision qui, de la paroi antérieure du canal cervical, s'étend jusqu'au segment antérieur de l'utérus.

L'incision fournit peu de sang, et ses bords sont fixés avec des pinces de Museux. Ayant rompu la poche des eaux qui se présente dans l'incision, j'exécute facilement la version classique et aussitôt l'extraction du placenta. Je continue tout de suite la ligature et la section des ligaments larges. En tirant avec les pinces sur l'utérus, il s'extrait facilement, en même temps que les trompes et les ovaires après la ligature des portions restantes des ligaments larges. Après l'extraction du placenta on n'eut pas d'hémorrhagie. Avec une irrigation boriquée à 40°

l'on procède à la toilette du péritoine du petit bassin, et après avoir fixé les moignons des ligaments larges aux bords de la blessure vaginale, celle-ci est réunie avec des points détachés de suture. On répand sur la blessure de l'iodoforme, on tamponne le vagin avec de la gaze stérilisée. Durée de l'opération, 45 minutes.

Quarante-huit heures après l'opération, le tampon est levé, et

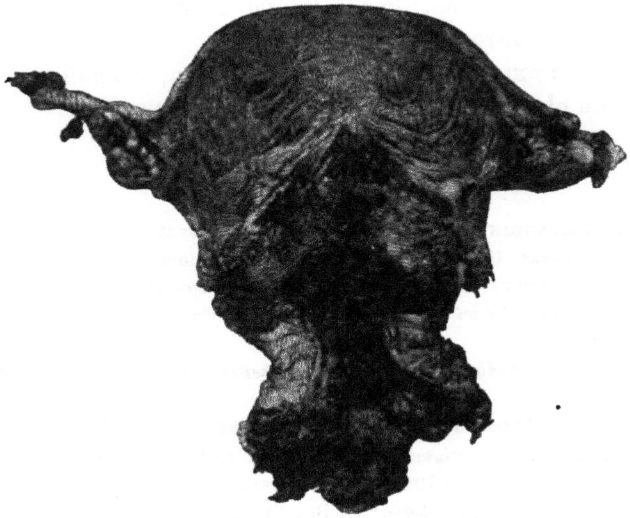

Utérus et annexes enlevés par l'opération césarienne vaginale.

l'on fait une irrigation vaginale tiède avec de la solution boriquée à 2 p. 100.

Les suites de couches furent régulières, la plus haute température fut atteinte le cinquième jour, 38°.

Le 4 du mois de juin, la femme se leva et elle sortit de la Maternité parfaitement guérie le 20 du même mois.

Fœtus. — Le fœtus, du sexe féminin, fut extrait de l'utérus en état d'asphyxie et ne put être ranimé par les moyens en usage en pareilles circonstances ; il mourut deux heures après l'extraction. Cet accident est dû sans doute à l'action prolongée du chloroforme sur la mère.

Le *poids* du fœtus est de 2,000 gr.

Longueur. — Du sommet au nombril, 230 millim.; du nombril aux talons, 200 millim.; total, 430 millim.

Diamètres. — Occipito-frontal, 90 millim.; sous-occipito-bregmatique, 90 millim.; occipito-mentonnier, 130 millim.; bipariétal anatomique, 90 millim.; bipariétal obstétrical, 85 millim.; bitemporal, 70 millim.; mento-frontal, 90 millim.; bisacromial, 120 millim.; bitrochantérien, 90 millim.

Annexes fœtales. — Longueur du cordon, 450 millim.; diamètre du placenta, 170 millim.; poids, 500 gr.

BIBLIOGRAPHIE

CESARE ZANOBINI. *Del cancro dell' utero considerato come complicazione della gravidanza*. Genova, 1878. Tipografia E. Faviola.

A. CHARPENTIER. *Traité pratique des accouchements*. Paris, 1870.

BAR. *Du cancer utérin pendant la grossesse et l'accouchement*. Th. agrég., Paris, 1886.

GUSSEROW. *Handbuch des Frauenkrankheiten*, in BILLROTH et LUECKE, 2 édit., 1886.

SCHRÖDER. *Centralbatt für Gynäkologie*, 1886.

FRITSCH. *Traité clinique des opérations obstétricales*. Traduit sur la 4e édition allemande, par JULES STAS, Paris, 1892.

POZZI. *Traité de gynécologie*, 2e édit., Paris, 1892.

PIERRE DELBET. *Traité de chirurgie* de DUPLAY et RECLUS. Paris, 1892.

PAUL ZWEIFEL. Totalexstirpation einer carcinomatösen Gebärmutter im 6 Monat der Schwangerschaft. *Centralb. f. Gynäk.*, 1889.

HERNANDEZ. *Annales de Gynécologie*, août et septembre, 1894.

Traitement du cancer de l'utérus gravide. Paris, G. Steinheil, éditeur, 1893.

LUIGI ACCONCI. *Rendiconto clinico*, 1894-95. Genova, e *Rivista di Ostetricia e Ginecologia*, anno 1°. Torino.

A. DÜHRSSEN. *Der Vaginale Kaiserschnitt*. Berlin, 1896.

RECHERCHES BACTÉRIOLOGIQUES
SUR LE CANAL GÉNITAL DE LA FEMME

Par J. Hallé,
Ancien interne des hôpitaux.

II. — Bactériologie du canal génital de la femme à l'état sain.

Avant d'exposer les résultats de nos examens bactériologiques de la flore normale du vagin, de la vulve et du col utérin chez la femme saine, nous croyons utile de résumer les principaux travaux publiés sur ce sujet.

Historique. — Les premières recherches sur la bactériologie des organes génitaux de la femme, eurent pour point de départ l'étude de l'étiologie de la fièvre puerpérale ; plus tard, on se préoccupa de savoir si les accouchées portaient en elles les germes pathogènes capables de provoquer les accidents des suites de couches, et de nombreux travaux furent entrepris sur la bactériologie du canal génital de la femme, à l'état de santé, pendant la grossesse et la puerpéralité.

Les résultats des auteurs s'accordent peu ; mais on peut diviser les opinions émises en deux groupes. Les uns, Winter, Witte, Samschin, trouvent dans le vagin de la femme à l'état normal de très nombreux organismes parmi lesquels se trouvent des organismes pathogènes, tels que le staphylocoque doré, le streptocoque pyogène, etc. . Les autres, Bumm, Kronig, Menge,

---

(1) Voir *Annales de gynécologie*, n° de février 1899, p. 118.

Stroganoff, n'admettent au contraire, dans les voies génitales inférieures, que des saprophytes sans danger.

Si on se rapporte aux dates des différentes publications, on voit que les travaux les plus récents sont favorables à cette seconde opinion.

C'est Winter (1) qui le premier publia des recherches systématiques sur la flore de chaque partie de l'appareil génital : il montra que l'utérus et les trompes étaient exempts de germes, mais trouva dans le vagin des organismes très variés, au milieu desquels existaient les espèces pathogènes des suppurations banales.

Quelques années plus tard, Dœderlein (2) publia des recherches dont les résultats catégoriques devaient amener toute une série de travaux de contrôle. Toutes les investigations de cet auteur sont fondées sur la différence de réaction chimique des sécrétions vaginales. Ayant remarqué que le vagin sain avait une réaction acide, il crut pouvoir faire une distinction nette entre la sécrétion normale et pathologique, la première étant fortement acide, la seconde alcaline, neutre ou faiblement acide. Rencontrant dans le premier cas, un organisme qu'il obtenait en culture à l'exclusion souvent de tout autre, il crut pouvoir faire de ce bacille l'apanage de la muqueuse vaginale à l'état de santé. Cet organisme est, pour Dœderlein, la cause de l'acidité normale.

Les auteurs qui reprirent cette question après Dœderlein furent préoccupés par ces résultats et cherchèrent à infirmer ou confirmer ses conclusions ; reprenant la question avec une technique souvent peu rigoureuse, ils devaient trouver des résultats discordants, mais eurent le mérite de montrer ce qu'il y avait de trop absolu dans les résultats de Dœderlein et d'artificiel dans les distinctions qu'il faisait sur la seule réaction du contenu vaginal.

---

(1) WINTER. Die Mikroorganismen in Genitalkanal der gesunden Frau. *Zeitschr. für Geb. und Gyn.*, XIV, 2.

(2) DŒDERLEIN. *Das Scheidensecret und sein Bedeutung für das Puerperalfieber*. Leipzig, 1892.

Stroganoff (1), dans un travail suggéré par le Professeur D. Ott, de Saint-Pétersbourg, reprit la question, et montra dans un mémoire important que l'acidité du vagin était un fait à peu près constant et qu'il ne fallait pas fonder une division entre l'état pathologique et l'état normal sur l'existence de ce signe; il montra que la flore vaginale est relativement pauvre en espèces; mais ses recherches, entreprises surtout pour montrer s'il existe ou non des germes dans les cavités génitales, ne sont pas conduites au point de vue bactériologique avec une technique suffisamment complète, au moins pour ce qui regarde les cultures. Cet auteur s'attache surtout, en effet, à distinguer les espèces suivant qu'elles liquéfient ou non la gélatine. Il est le premier qui chercha la cause de la rareté des espèces pathogènes dans le contenu vaginal et institua à cet effet plusieurs séries de recherches. Dans une première série d'expériences, faites *in vitro* sur des tubes de culture, il cherche à montrer un antagonisme entre les bactéries du vagin et le staphylocoque blanc et admet que les bactéries du vagin contrarient le staphylocoque ensemencé en même temps qu'elles sur les cultures sur gélatine, alors qu'il n'en est rien sur agar. Nous ne croyons pas que ces expériences sur des milieux nutritifs autorisent aucune conclusion, du moins elles ne nous paraissent pas prouver ce que Stroganoff s'efforce de démontrer : elles ne peuvent convenir que pour des organismes qui poussent également bien sur un même milieu, ce qui, de fait, n'existe jamais; de plus, elles concluent de ce qui se passe *in vitro* sur des surfaces ensemencées, à ce qui peut se faire sur une muqueuse, ce qui, à notre avis, n'est pas comparable.

Dans une autre série d'expériences sur l'animal, Stroganoff cherche si les microbes pathogènes peuvent vivre dans le vagin. Il s'adresse pour cela au vagin des lapines, dans lesquelles il introduit des germes pathogènes. Ces recherches montrèrent que l'introduction de germes pathogènes dans le vagin des la-

(1) STROGANOFF. *Recherches bactériol. sur le canal génital de la femme dans les diverses périodes de la vie*. Thèse Saint-Pétersbourg, 1893.

pines n'était suivie d'aucune sécrétion anormale et que les germes ne s'y développaient pas. Il conclut de ses expériences à l'action bactéricide du mucus vaginal pour les germes pathogènes.

Pour ce qui est du col utérin, Stroganoff admet que cette cavité est exempte de germes, à plus forte raison de germes pathogènes, et se fonde surtout sur des raisons d'ordre anatomique pour expliquer la stérilité de la cavité cervicale.

Menge et Krönig (1) ont entrepris sur le même sujet que Stroganoff de longues et minutieuses recherches, dont les résultats, publiés en partie séparément, ont été réunis, cette année, en deux volumineux ouvrages.

Menge s'est préoccupé surtout de la bactériologie du canal génital à l'état sain et pathologique, en dehors de la grossesse et de la puerpéralité. Krönig étudie la bactériologie du canal de la femme enceinte et de la puerpérale, à l'état normal et pathologique.

Ces auteurs nous paraissent être les premiers qui se soient mis dans les conditions bactériologiques convenables, en multipliant les examens, et surtout en se servant de milieux de culture variés, enfin en recherchant dans un assez grand nombre de cas les germes anaérobies. C'est le premier travail dans lequel la culture de ces organismes se trouve poursuivie ; aussi les résultats de Menge, comme ceux de Krönig qui a suivi la même technique, sont-ils plus complets que ceux de leurs devanciers. Nous remarquerons que ces auteurs, qui ont de nombreuses méthodes pour la recherche des anaérobies, se sont surtout bien trouvés des tubes d'agar sucré profond de Liborius.

Nous résumerons rapidement les recherches de Menge sur les questions que nous avons nous-même étudiées.

D'après Menge, la flore de la vulve est très variable ; la majeure partie des bactéries de la vulve provient du vagin et comprend un grand nombre de saprophytes anaérobies.

---

(1) C. Menge et B. Krönig. *Bakteriologie des weiblichen Genitalkanales.* Leipzig, 1897.

Pour recueillir les sécrétions du vagin, Menge se sert d'un instrument imaginé par lui, et formé d'une cuiller à couvercle que l'on introduit dans la cavité vaginale, que l'on ouvre et ferme à volonté et qui se stérilise facilement. Pour éviter certaines critiques faites à ses devanciers, il a poursuivi ces expériences en choisissant comme type de vagin sain celui de 70 femmes ayant subi une laparotomie moins de 16 jours avant. Ce choix, croyons-nous, est malheureux, car l'auteur ne nous dit pas pourquoi ces opérations avaient été pratiquées, et l'état de ces femmes ne paraît pas se rapprocher des conditions habituelles de la vie féminine.

Menge a fait ses cultures sur agar alcalin, en plaques, ensemençant chaque fois l'entrée et le fond du vagin. Il constate que le fond du vagin ne donne presque jamais de colonie sur agar alcalin (62 fois sur 70 cas); par contre, l'entrée du vagin renferme des organismes poussant sur ce milieu. Il ensemence alors dans les mêmes conditions sur milieu acide et trouve une série de 12 cas, une fréquence deux fois plus grande de germes anaérobies poussant sur milieu acide et venant du fond du vagin. Voyant que, aussi bien avec l'entrée qu'avec le fond du vagin, les cultures ne donnent qu'une faible quantité de colonies, hors de proportion avec les organismes constatés sur lamelles, il ensemence une série de sécrétions vaginales en milieux privés d'oxygène et constate que la flore microbienne du vagin se compose surtout d'organismes anaérobies obligés ou facultatifs. Parmi les germes qu'il isole, il trouve un streptocoque que Krönig avait déjà isolé, microbe exclusivement anaérobie. Cet organisme, qui garde le Gram comme les streptocoques aérobies, est assez fragile; il n'est pas pathogène pour les animaux.

Menge étudie ensuite la propriété qu'a le vagin de se débarrasser des organismes pathogènes introduits dans sa cavité et montre qu'il existe dans cet organe un processus « d'auto-stérilisation ».

Reprenant chez la femme les recherches de Stroganoff chez la lapine, il introduit dans le vagin des cultures pures de bacille pyocyanique (23 fois), de staphylocoque doré (30 fois), de streptocoque pyogène (27 fois). Pour les trois espèces le résultat fut le même. Après un temps très court, les espèces introduites disparaissent et ne se multiplient pas. Cette propriété de se débarrasser des germes n'est pas due à la présence du bacille décrit par Dœderlein, car, d'une part, cet organisme n'est pas constant même dans le vagin acide où cet auteur croyait avoir fixé sa demeure.

La bactériologie du col utérin a été minutieusement étudiée par Menge. Cet auteur trouve des résultats très différents de ceux obtenus par Winter, qui avait constaté de nombreux organismes dans la cavité cervicale, organismes parmi lesquels existaient le staphylocoque blanc et doré, et le streptocoque, atténué, il est vrai. Chez 20 femmes dont le col paraissait sain, quatre fois seulement les plaques donnèrent des colonies microbiennes, seize fois elles demeurèrent stériles ; le résultat des ensemencements en milieu anaérobie, par contre, montre des germes, mais ces organismes ne font pas partie de la flore de la muqueuse cervicale ; ce sont des germes du vagin transportés au niveau de cette cavité, et l'orifice externe du col marque dans les conditions normales la limite entre le segment bactérifère génital et le segment dépourvu de germes. Sur ce point, il nous paraît exister dans le travail de Menge quelques obscurités.

Reprenant ensuite les recherches de ses devanciers sur la bactériologie du corps de l'utérus, Menge montre que la cavité du corps ne contient pas de germes à l'état normal, pas plus que le col ; comme Wertheim, il montre que le gonocoque paraît être le seul organe qui ait le pouvoir de végéter sur une muqueuse utérine saine, et que ce diplocoque peut exister dans l'utérus sans association d'aucune autre espèce.

RECHERCHES PERSONNELLES

Nous avions entrepris, avant de connaître le mémoire de Menge, une série d'examens bactériologiques des différents points du canal génital chez l'enfant et la femme ; nous donnons nos résultats qui portent malheureusement sur un nombre assez restreint de cas, mais qui ont été donnés par la technique que nous avons décrite dans le chapitre précédent et qui nous paraît supérieure à celle de nos devanciers. Nous croyons, en effet, que la faible divergence entre les conclusions de Menge et les nôtres tient surtout à une différence de technique. Menge s'est toujours servi des plaques d'agar ou de gélose additionnée de liquide kystique. Cette méthode, nous avons pu nous en assurer, ne convient qu'aux espèces vivaces et expose à bien des erreurs. Les larges surfaces des plaques se dessèchent et les espèces fragiles ne se différencient pas ; au contraire la méthode des tubes volumineux ensemencés en dilution successive dans le bouillon du fond donne des surfaces humides et faciles à protéger des germes extérieurs. Aussi pensons-nous que si nous avons constaté une flore plus abondante que celle décrite par Menge, il y a lieu de faire intervenir, pour expliquer le fait, les milieux de culture employés, plutôt que la réaction de ces milieux. Nous avons fait dans quelques cas chez l'enfant, dans tous les cas chez l'adulte, la recherche patiente des organismes anaérobies.

Recherches sur la flore normale de la vulve et du vagin chez l'enfant. — Pour recueillir les sécrétions de l'enfant, nous nous sommes servi de pipettes stérilisées, après avoir arrondi la cassure à la lampe, de façon à ne pas blesser la muqueuse. Pour recueillir les sécrétions vaginales, nous faisions écarter les lèvres de l'enfant et nous prélevions les sécrétions normales profondément dans cet organe.

Nous ne reviendrons pas sur les procédés de culture employés (agar ordinaire alcalin, agar de Pfeiffer, agar de Wertheim, etc.) et sur le mode d'ensemencement.

Nos recherches ont porté sur quatre fillettes. Une des enfants a été examinée à deux reprises, à huit mois d'intervalle : le contenu bactérien était resté le même. La seconde fois seulement nous avons ensemencé en milieu anaérobie.

Les quatre fois, il s'agissait d'enfants déjà à l'hôpital pour une affection chronique (mal de Pott, paralysie infantile), deux fois d'enfants entrant le jour même à l'hôpital pour une maladie aiguë (bronchite, embarras gastrique).

Si nous résumons nos recherches bactériologiques sur la flore du canal génital de l'enfant, nous pouvons dire que la flore de la vulve rappelle beaucoup celle du vagin ; mais que, au niveau de la vulve, on trouve plus habituellement des organismes venus de l'air et faciles à cultiver, et des espèces plus variables que dans la cavité vaginale.

Sur lamelles, par frottis, on remarque dans les sécrétions tant du vagin que dans celles recueillies sur la vulve, des cellules épithéliales plates, quelques rares leucocytes, et un nombre considérable d'organismes, très variés de forme rappelant ceux de la muqueuse buccale. Certaines espèces vivent à la surface des cellules épithéliales ou dans leur profondeur ; certaines formes sont peut-être des spirilles, mais nous n'avons pu les obtenir en culture pure.

Les cultures nous ont permis d'isoler les espèces suivantes, dont nous avons donné plus haut les caractères. Ce sont, par ordre de fréquence :

Le *bacille pseudo-diphtérique en massue ou bacille en massue de Weeks*.

Le *bacille pseudo-diphtérique commun*.

Le *streptocoque non pathogène*.

Un coccus anaérobie que nous avons désigné sous le nom de *micrococcus fœtidus* (Veillon).

Le *staphylocoque blanc de la peau* (Staph. epidermitis albus).

Le *coli-bacille* (très rare) et toujours en très petite quantité.

Un *bacille anaérobie*, ayant en culture la forme d'une faucille, poussant difficilement, peu vivace et dont nous n'avons pu poursuivre l'étude.

Recherches sur la flore du vagin chez la femme, à l'état sain. — Pour recueillir la sécrétion vaginale, nous ne nous sommes pas servi d'instruments spéciaux comme celui employé par Menge. Nous nous sommes contenté d'entr'ouvrir le vagin et de recueillir les sécrétions dans une pipette, en ayant soin d'écarter les lèvres pour faire bâiller l'orifice vaginal.

Nous n'insisterons pas sur le détail de ces recherches, que nous pouvons résumer ainsi :

L'examen bactériologique et les cultures nous ont montré la même flore vaginale chez l'adulte et chez l'enfant ; cependant les espèces sont généralement moins abondantes chez l'adulte ; nous n'avons pas rencontré d'espèces aérobies pathogènes ; nous avons isolé parmi les espèces anaérobies, outre le *micrococcus fœditus* (Veillon), le *bacillus nebulosus*, le *bacillus caducus*, espèces dont nous avons donné plus haut les caractères.

Recherches sur la flore bactérienne du col utérin à l'état sain. — Pour recueillir le contenu du col, nous avons introduit un spéculum stérile ; nous introduisions ensuite dans le col une pipette stérilisée pour recueillir les sécrétions. Nos recherches n'ont porté que sur quelques femmes.

Nous avons pu nous assurer que le bouchon muqueux du col contenait à l'état normal un assez grand nombre de micro-organismes, faciles à colorer sur lamelles et qui ne donnent jamais en culture aéorobie qu'un nombre très petit de colonies, alors que les cultures en milieu anaérobie montrent des colonies nombreuses et variées. Si on enlève avec un tampon de ouate le bouchon muqueux du col utérin, et qu'on ait soin de prélever le mucus dans la profondeur de la cavité cervicale, à 2 centimètres environ de profondeur, on n'obtient plus que de très rares formes microbiennes, et on ne peut supposer que ces organismes sont ceux que la pipette a entraînés vers la profondeur. Ce fait suffit, croyons-nous, pour faire supposer, comme Menge l'a démontré, que la cavité du col est à peu près exempte de micro-organismes.

Les cultures en milieu anaérobie du bouchon muqueux du col utérin nous ont montré des résultats très différents de ceux obtenus par Stroganoff et Menge. Si nous osons conclure des quelques cas examinés par nous très complètement, nous pouvons dire que, à la surface tout au moins du bouchon muqueux du col utérin, il existe une flore anaérobie abondante.

Pour donner une idée de la proportion entre les deux groupes d'organismes, aérobies et anaérobies, les ensemencements en tubes profonds, que nous avons pratiqués en dilution successive, sont très instructifs. Tandis que dans la profondeur, jusqu'à une limite de deux centimètres environ de la surface, les premiers tubes ensemencés contiennent un nombre incalculable de colonies, dans le haut du tube, au contraire, on remarque seulement quelques très rares colonies aérobies. La proportion est telle qu'à partir du 4e ou 5e tube d'agar sucré profond ensemencé par dilution, il n'existe plus dans le tube aucune colonie de microhe aérobie.

Les microbes anaérobies contenus dans le col utérin, tout au moins au niveau de son orifice externe, sont donc abondants. Nous ne croyons pas avoir réussi à isoler toutes les espèces qui végètent normalement dans cette région. Certainement plusieurs ont dû nous échapper. Nous avons pu cependant isoler à l'état de pureté :

Le *micrococcus fœditus* (Veillon) dans 3 cas examinés.

Un bacille anaérobie strict, gardant le Gram, dont l'étude n'a pu être suivie très complètement, isolé dans 2 des 3 cas examinés (*bacillus caducus*).

Le *bacillus nebulosus* à colonies nuageuses isolé dans un cas.

Les microbes aérobies isolés du bouchon muqueux du col et qui sont toujours en nombre relativement très minime, ont été des organismes déjà connus et trouvés dans le vagin à l'état de santé. Ce sont :

Le *streptocoque non pathogène*, 1 fois.

Le bacille fin, décrit plus haut.

Un coccus, ne gardant pas le Gram.

Quelques rares colonies du *staphylocoque epidermitis albus* (1 cas).

Nous n'avons pas rencontré, dans le col, les espèces que nous avons désignées sous le nom de pseudo-diphtériques.

Conclusions.— Sur la vulve de la femme et de l'enfant, existent, à l'état normal, des organismes en nombre assez considérable.

La plupart de ces organismes sont ceux du vagin.

Le vagin contient, à l'état normal, des microbes aérobies et des microbes strictement anaérobies. Les organismes anaérobies paraissent souvent augmenter de nombre dans la profondeur du vagin et abondent dans le bouchon muqueux du col utérin. A partir de ce point, le canal génital (utérus, trompe) ne contient pas de germe à l'état normal.

Les organismes aérobies du canal génital sont surtout :

1) *Un streptocoque* non pathogène, qu'il est possible de différencier du streptocoque pyogène.

2) *Deux espèces de bacille*, qui se rapprochent de celui de la diphtérie par leur caractère de culture sur sérum, mais que l'ensemble de leurs caractères et leur innocuité pour l'animal montrent être des espèces distinctes du bacille de Löffler.

3) D'autres formes bacillaires non pathogènes.

Aucune de ces espèces aérobies de la partie microbienne du canal génital *n'est pathogène pour l'animal.*

Les microbes anaérobies de la flore normale du vagin, du col et de la vulve, sont *susceptibles d'amener* chez l'animal *des abcès et des gangrènes*, quelquefois mortelles, quand on les inocule en culture pure.

CORPS ÉTRANGER DU VAGIN

BOITE MÉTALLIQUE RESTÉE ENKYSTÉE PENDANT CINQ ANS AU FOND DU VAGIN

Par V. Dujon (de Moulins),
Ancien interne des hôpitaux de Paris.

La jeune malade dont il est question dans cette observation, X..., de Cheragnes (Allier), est âgée de 19 ans. Ells est fille de ferme.

Depuis 2 ans elle présente une suppuration vaginale tellement fétide qu'on la renvoie de toutes ses places. Contrainte alors, elle va consulter le Dr Chégut, de Cheragnes, et lui confesse qu'il y a 5 ans, deux jeunes gens lui introduisirent dans le vagin une boîte de pommade métallique dont nous montrons

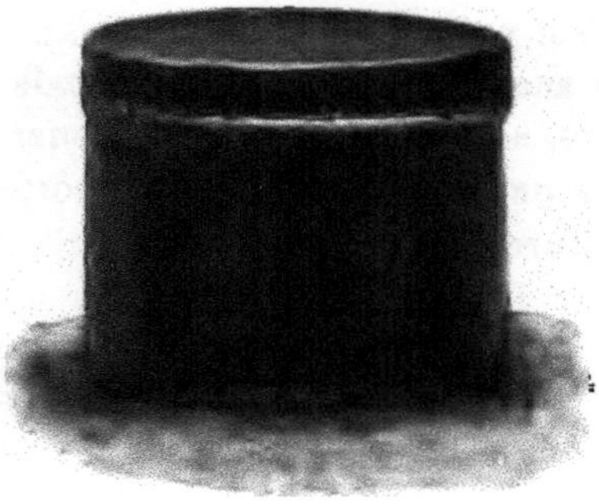

la photographie en grandeur naturelle. Le Dr Chégut nous adresse la malade à l'hôpital de Moulins pour faire l'extraction de la boîte, dont on nous apporte un spécimen. C'est une boîte cylindrique avec couvercle, haute de 3 centim., présentant à ses bases un diamètre de 3 centimètres et demi.

La malade est examinée sur la table à spéculum. Dès qu'on entr'ouvre les grandes lèvres, on voit s'écouler un liquide purulent brun jaunâtre, d'une horrible fétidité. Après injection, le vagin est exploré avec l'index. Il paraît être de profondeur normale et il ne présente rien de spécial sur ses parois ; mais à son fond on ne trouve rien qui rappelle le museau de tanche et les culs-de-sac. Il existe un diaphragme fibreux, épais et dur, présentant en son centre un orifice irrégulier qui n'admet pas l'introduction de l'extrémité de l'index. Mais il est facile d'y introduire un stylet métallique. Ce stylet vient buter contre un corps sonore qui ne peut être que la boîte en question.

Le toucher rectal combiné avec le palper abdominal permet de sentir une grosse masse, faite de la boîte et de l'utérus qu'il est impossible de différencier.

Toute cette masse est très mobile ; il n'y a pas trace d'inflammation péri-utérine ou péri-vaginale.

En dehors de la suppuration fétide, la malade ne se plaignait, comme troubles fonctionnels, que de troubles de la défécation.

Ses règles apparurent à l'âge de 14 ans et demi, c'est-à-dire 6 mois après l'introduction de la boite ; elles se firent toujours régulièrement et sans douleurs.

Opération, le 22 décembre 1898. — La malade est chloroformée. L'orifice fibreux du fond du vagin, après lavage soigneux, est dilaté, assez péniblement, au moyen d'un dilatateur utérin à 3 branches.

Quand il a atteint les dimensions d'une pièce de deux francs, on saisit, avec un fin davier, une des parties métalliques placées dans la cavité pré-utérine. On retire, après des tractions répétées, et faites de façon à ménager la vessie, un disque métallique déformé qui n'est autre que le couvercle de la boîte. La boîte elle-même est ensuite saisie et extraite ; elle est très déformée. Son fond est devenu irrégulièrement ovalaire et se trouvait logé dans le cul-de-sac postérieur, mais sa face antérieure, sur laquelle reposait le col utérin, est très aplatie, et la boîte se termine en avant par une pointe qui avait perforé depuis longtemps la cloison recto-vaginale et déterminé la formation d'une

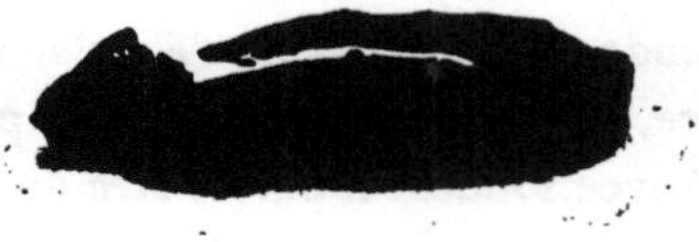

Couvercle.

fistulette recto-vaginale, contribuant certainement à la fétidité de la suppuration.

La cavité évacuée se présente avec des parois irrégulières, sanieuses, grisâtres par places, rougeâtres ailleurs. Au fond se

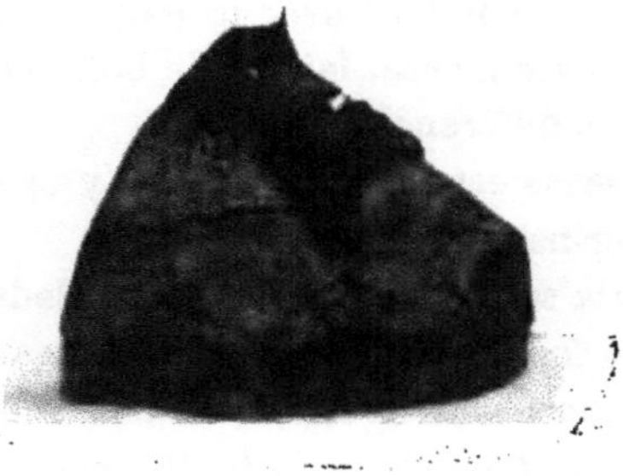

Boîte.

trouve le col utérin, petit, en bas la fistule recto-vaginale, en avant l'orifice de communication avec le vagin.

Pansement à la gaze iodoformée, renouvelé chaque jour.

Au bout d'un mois la malade quitte l'hôpital, guérie. La fistulette recto-vaginale s'est fermée spontanément, et toute suppuration est tarie ; il reste encore un cercle fibreux cicatriciel entre la partie antérieure du vagin et l'ancienne cavité ; ce cercle admet facilement l'introduction de l'index.

DES FIBRO-MYOMES DU VAGIN

Par **John Philips** (1).

Ayant observé deux exemples de cette altération pathologique rare et assez importante du vagin, je les ai relatés en détail. Ayant, d'autre part, fait des recherches sur ce sujet, j'ai pu rassembler 27 cas publiés depuis 1882, époque à laquelle parut la monographique classique de Kleinwächter : « *Les néoplasmes connectifs et myomateux du vagin* ».

Obs. 1. — B..., 36 ans, sans enfants. Vue pour la première fois en 1890 (douleurs pendant le coït, irritation gastrique et mammaire réflexe). L'examen vaginal décèle une tumeur petite dans le cul-de-sac antéro-latéral gauche du vagin, immédiatement au-dessous du niveau de l'orifice externe du col. Rien d'autre d'anormal dans le bassin. La tumeur était sessile, lisse, indolente, et recouverte par la muqueuse tout à fait saine et mobilisable sur elle. Grosseur d'une noix. — *Diagnostic :* Kyste vaginal. Mais on reconnut, après incision, la véritable nature du néoplasme qui fut aisément énucléé. Fermeture de la loge par des sutures profondes et superficielles, etc. *Guérison* simple et rapide. L'*examen microscopique* montra qu'il s'agissait d'une tumeur fibro-myomateuse, avec prédominance de l'élément fibreux. La guérison opératoire s'accompagna de la disparition définitive des troubles réflexes mentionnés.

Obs. 2. — A..., 49 ans, a, durant toute la période de sa vie sexuelle, souffert extrêmement de névralgies et de rhumatismes ; presque toujours, elle a reçu des soins médicaux. Trois ans avant que je fusse appelé à la voir, elle s'était plainte à son médecin de souffrir de quelque chose qui pressait sur sa vessie. L'examen montra une tuméfaction petite, en apparence mobile, dans la paroi vaginale antérieure et infé-

(1) *British med. Journal*, février 1899, p. 262.

rieure. Jusqu'à trois ou quatre années auparavant, menstruation normale ; depuis, très irrégulière, avec de longues périodes d'aménorrhée alternant avec des pertes durant quelques jours. Trois ou quatre semaines avant, elle eut un écoulement vaginal, très irritant, ayant de l'odeur, laquelle ne disparut que grâce à des irrigations vaginales réitérées. Cet écoulement se renouvela plusieurs fois, et l'on supposa que la tuméfaction s'était rompue et évacuait une partie de son contenu par le vagin. La malade avait formellement refusé tout traitement chirurgical. Actuellement, elle accusait un besoin constant d'uriner et un écoulement de mauvaise odeur. Elle a engraissé et ne présente d'autre trouble pathologique que son extrême névrose. Le palper hypogastrique donne seulement la sensation d'une tuméfaction située sur la ligne médiane et s'élevant juste au-dessus du détroit supérieur du bassin.

Examen par le vagin: Moitié antérieure du bassin occupée par un néoplasme élastique, presque fluctuant, lisse, commençant en bas juste au-dessus de l'orifice interne de l'urèthre, remontant vers le détroit supérieur et situé au-dessous de la muqueuse de la paroi antérieure du vagin. Il empiétait tellement sur le canal vaginal qu'on ne réussissait qu'avec beaucoup de patience et de peine à atteindre avec le doigt explorateur le col de l'utérus. Avec un cathéter dans la vessie et un doigt dans le vagin on se rendait compte qu'il était limité au bassin et à la paroi antérieure du vagin. La muqueuse du vagin était mobile au-dessus de lui. Pas de connexions apparentes avec l'utérus. Les tissus qui recouvraient la portion inférieure avaient une coloration pourpre. Pas traces d'ouverture, d'orifice sur les parois de la capsule. Un examen pratiqué après anesthésie confirma tous ces détails. Utérus de volume normal, légèrement rétroversé et enclavé au-dessous du promontoire. La tumeur donnait au toucher la sensation d'un kyste tendu, contenant un liquide dont on retira une faible quantité, évacuation qui laissa les parois un peu flasques.

L'écoulement désagréable qu'on a signalé était le résultat de la rétention au-dessus de la tumeur d'une certaine quantité de sang menstruel, et non d'une évacuation ayant sa source dans le néoplasme. Le *diagnostic* était extrêmement difficile et oscillait entre : *a*) fibrome sous-séreux, pédiculé, enclavé ; *b*) forme rare de périmétrite antérieure; *c*) kyste vaginal ; *d*) kyste dermoïde de l'ovaire; ou enfin, *e*) fibro-myôme du vagin.

Opération. — Après irrigation antiseptique et soins préliminaires usuels, la femme étant placée dans la position exagérée de la taille, la muqueuse du vagin fut incisée au niveau de la portion inférieure de la tumeur. Il ne s'écoula pas de liquide et le néoplasme apparut solide et encapsulé. Énucléation très laborieuse et hémorrhagie abondante. La tumeur enlevée, une sonde dirigée en haut pénétra de six pouces dans la loge. Un certain nombre de pinces furent appliquées sur les points saignants. Puis, la loge ayant été touchée avec une solution iodurée, fut bourrée de gaze. Une nouvelle hémorrhagie s'étant produite avant le réveil de l'opérée, il fallut appliquer un plus grand nombre de pinces. *Guérison* régulière et apyrétique, mais persistance de troubles nerveux.

Examen de la tumeur. — Néoplasme lobulé, dur, encapsulé, du poids de 14 onces 1/2; diamètre longitudinal 5 pouces, transverse 3 pouces 1/2, de forme triangulaire et donnant une vague sensation de fluctuation. Au microscope, constatation d'éléments cellulaires rappelant exactement par leurs formes et leurs dispositions ceux des fibromes utérins — un mélange d'éléments fibreux et musculaires.

Kleinwächter, grâce à des recherches très complètes dans la littérature médicale, a rassemblé 53 cas. Il comprend, note et critique dans sa liste de faits, les 35 cas de Neugebauer et les 37 cas de Breisky. D'où, avec les 29 cas dont j'ai noté les particularités, un total de 81 observations qu'il est possible de bien étudier. Il semble que le premier exemple de cette production pathologique ait été relaté en 1773 (Jacob Denys), et, que quelques-uns des faits rapportés par Kleinwächter commandent certaines réserves malgré l'analyse rigoureuse à laquelle il les a soumis. Cet auteur a d'ailleurs étudié d'une façon si complète les matériaux rassemblés jusqu'en 1882, que je ne veux ici soumettre à une analyse critique que les 29 cas que j'ai pu collecter ultérieurement.

Kleinwächter a repoussé l'opinion de Kiwisch que le plus grand nombre des fibro-myômes vaginaux prennent leur origine dans l'utérus, dont ils se sépareraient plus tard, et, de fait, 9 fois dans mes cas il n'existait aucune connexion apparente avec cet organe. Dans un seul cas seulement, il existait également un fibrome utérin. Ces tumeurs sont des fibromes, des myômes, ou des combinaisons de ces deux variétés, soit des fibro-myômes.

Age. — L'âge est mentionné 24 fois : malade la plus jeune, 29 ans; la plus âgée, 52; 2 ayant plus de 50 ans; 3 plus de 45 et 6 plus de 40. Ces chiffres viennent à l'appui de l'opinion de Kleinwächter que les fibro-myômes du vagin s'observent surtout dans la dernière période de la vie sexuelle et vers la ménopause. D'autre part, 3 cas d'une authenticité bien établie par Traetzl, Wilson et Martin ont été observés chez des enfants : 1) à 1 an un quart, 2) 2 ans et demi, et 3) fille nouveau-née.

Volume. — Très variable. Gremler a cité le fait où il était le plus grand. La tumeur pesait 10 livres 2 onces 1/2, et pendait de la paroi vaginale, comme une grosse poire, avec un pédicule de l'épaisseur de deux doigts. Dans 2 cas, le néoplasme avait le volume d'une tête d'enfant; on l'a d'ailleurs trouvé très variable, d'une grosse pomme à une lentille, et, communément, d'une noix.

Siège. — Tumeur habituellement unique, pédiculée ou sessile, et vraisemblablement toujours sessile au début. C'est la paroi vaginale antérieure qui est habituellement atteinte. Sur 39 des cas rapportés par Kleinwächter où le siège est mentionné, 25 fois il correspondait à la paroi antérieure ; sur les 29 collectés par moi, 23 fois aussi il occupait cette paroi, soit à droite ou à gauche de la ligne médiane.

Dégénérescences. — Dans 5 cas, il y eut gangrène de la muqueuse vaginale qui recouvrait la tumeur. D'autre part, on a noté 2 transformations intéressantes : a) calcification et b) formation d'un hématome dans la substance du néoplasme. Dans le premier cas (cas de Strassmann), la malade avait, un an et demi auparavant, avalé une épingle, et, durant quelques mois, avait ressenti entre l'anus et le vagin des douleurs lancinantes qu'elle supposait produites par la pointe de l'épingle. A l'examen, on sentit, immédiatement au-dessous de la muqueuse, un corps dur, lobulé, du volume d'une lentille. En l'énucléant, on reconnut qu'il s'agissait d'un nodule fibreux en processus de calcification et sans aucun rapport avec l'épingle. Dans le cas de Hofmokl, la tumeur fut ponctionnée, ponction qui ne donna que du sang. En l'enlevant, on trouva une cavité sphérique à parois rugueuses et de tissu fibro-myomateux. Hofmokl vit dans ce fait un exemple d'hématome vrai.

Les **symptômes** sont naturellement en rapport avec le volume, le siège, la rapidité d'évolution de la tumeur. Il faut, d'autre part, avoir présent à l'esprit les dégénérescences possibles, calcification, sphacèle, etc.

L'évolution du néoplasme est variable, en général, très lente. Dans un cas, il mit 10 ans à atteindre celui d'un œuf de poule, tandis que dans un autre, après avoir grossi très lentement durant 4 ans, il doubla brusquement de volume en 6 mois. Dans la seconde de mes observations, la tumeur datait au moins de 3 années.

Dans 5 cas, la tumeur ne donna lieu à aucun symptôme, dans 2 autres les malades demandèrent du soulagement parce qu'elles sentaient comme « une masse ». Les autres symptômes observés furent : miction difficile (5 fois), dyspareunie (4 fois), obstruction rectale (3 fois), douleurs lombaires, tiraillements, locomotion difficile, troubles réflexes. Retentissement sur la menstruation insignifiant. Dans les cas où les malades accusèrent des métrorrhagies, il est probable que les pertes irrégulières de sang provenaient d'ulcérations survenues à la surface de la tumeur. Sur 29 cas, 24 fois on constata ces effets, 5 fois seulement il y eut des ménorrhagies vraies. Kleinwächter incline à penser que ces tumeurs créent plutôt l'aménorrhée. La fécondité ne paraît pas altérée et la grossesse ne semble pas avoir sur ces tumeurs la même influence que sur les fibro-myômes utérins. Au moment de l'accouchement, la tumeur peut gêner la marche du travail, et les suites de couches peuvent se compliquer du sphacèle soit de la tumeur, soit de la paroi vaginale, sphacèle aboutissant à la fistule vésico-vaginale.

Le **diagnostic différentiel** doit être fait avec : a) les kystes du vagin, *b*) les fibromes utérins sous-séreux, pédiculés, et *c*) un processus malin, primitif. La première de ces affections est souvent l'occasion d'une erreur de diagnostic, la ponction donnant un résultat négatif. Dans mon second cas, assurément la fluctuation semblait exister, et, une fois extraite, la tumeur donnait la sensation d'un liquide contenu dans une poche à parois flasques.

Traitement. — La tumeur est-elle petite, et observe-t-on qu'elle est à l'état de repos? pas d'intervention. Par contre, si l'on constate qu'elle grossit rapidement, qu'elle se pédiculise, qu'elle se sphacèle, il faut intervenir. Plusieurs méthodes ont été suivies, parmi lesquelles la torsion de la tumeur, la ligature de son pédicule, le galvanocautère, l'énucléation et la suture, *l'écraseur*. Le traitement idéal paraît être : incision et énucléation avec sutures superficielle et profonde, dans les cas de tumeurs sessiles ; ligature du pédicule par portions et ablation dans ceux de tumeurs polypoïdes. Une asepsie rigoureuse est évidemment nécessaire ; 21 fois sur mes 29 cas, il fut procédé à l'incision, à l'énucléation et au bourrage de la poche avec de la gaze, méthode qui donna les meilleurs résultats. Dans un cas de tumeur polypeuse, du poids d'une livre et demie, occupant entièrement le vagin, Storer, après avoir essayé de sectionner le pédicule avec un fil *écraseur*, réussit avec une chaîne. Mais ne réussissant pas à dégager la tumeur par le vagin, il introduisit l'avant-bras dans le rectum, après dilatation forcée du sphincter, et, grâce à des pressions exercées de haut en bas, obtint ce dégagement. Dans un autre cas, la tumeur fut dégagée avec le forceps obstétrical et à l'aide d'un doigt introduit dans le rectum, puis le pédicule fut lié par parties et la tumeur enlevée. Je n'ai rencontré aucun cas où la cœliotomie fût nécessaire. La torsion est dangereuse, parce que dans le cas de ces tumeurs situées dans la paroi vaginale antérieure, on peut facilement saisir la vessie dans le pédicule, et reproduire ainsi une fistule vésico-vaginale. Un avertissement sur les éventualités possibles après l'énucléation de la tumeur : les parties sont très vasculaires et une hémorrhagie secondaire peut survenir, comme dans ma seconde observation.

Conclusions. — Les fibro-myômes du vagin sont certainement uniques et sont habituellement à développement lent. Leur siège le plus ordinaire est sur la paroi vaginale antérieure ; ils sont sessiles ou pédiculés. Ils n'exercent aucune influence notable ni sur la conception, ni sur l'évolution de la grossesse ; mais ils peuvent être la cause de dystocies graves. Les symptômes dépendent de leur volume, de leur siège et traduisent d'ordinaire les compressions qu'il exercent sur les organes voisins.

La gangrène est le processus dégénératif qui les atteint le plus fréquemment. Le traitement le plus approprié est l'ablation par l'énucléation avec suture ou bourrage de la poche avec de la gaze.

INDICATIONS BIBLIOGRAPHIQUES

(1) *Zeit. f. Heilk.*, Bd III, p. 335. — (2) *Prager Vierteljahrschrift*, 1877, Bd II, p. 59. — (3) Billroth's. *Handbuch der Frauenkrankheiten*, Bd III, p. 723. — (4) *Klin. Vorträge*, Bd II, p. 545. — (5) *Allgem. wien. med. Zeit.*, 1868, Bd XX, p. 227. — (6) *Medical Times and Gazette*, 1876, I, p. 360. — (7) *Zeit. f. Geb. u. Gyn.*, Bd III, p. 406. — (8) Neugebauer, p. 79. — (9) Porro's Case. *Ann. de Gynéc.*, 1876, p. 72.

BIBLIOGRAPHIE DES 29 CAS

Cas 1. — Macan. *Dublin Quarterly Journ. Med. So.*, 1881, vol. LXXI, p. 156.

Cas 2. — Donald. *Medical Chronicle*, vol. IX (1888-9), p. 303.

Cas 3. — C. M. Grenn. A case of Fibro-myoma of the Vagina. *Boston Med. and Surg. Journ.*, 1892, CXXVII, p. 594.

Cas 4. — Da Costa. Large Fibroid Tumour of the Anterior Wall of the Vagina. *Medical News* (*Philadelphia*), 1895, vol. LXXVII, p. 463.

Cas 5. — Caswell. Fibroma of the Vagina. *Boston Med. and Surg. Journ.*, 1883, CIX, p. 151.

Cas 6 et 7. — Gaye. *Berl. klin. Woch.*, 1882, n° 43, p. 652.

Cas 8. — G. Braun. Gebrauch eines bei Extirpation eines Fibroms der vorderen Vaginalwand benützen Spekulums. *Wien. med. Woch.*, 1885, XXXV, p. 1557-9.

Cas 9. — LEWERS. *Obstet. Trans.* (*London*), 1887, vol. XXIX, p. 299.

Cas 10. — TILLAUX. Fibro-myôme de l'urèthre. *Annales de Gynécologie*, 1889, vol. XXXII, p. 161.

Cas 11. — HERMAN. *Obstet. Trans.* (*London*), 1889, vol. XXII, p. 44.

Cas 12. — STUMPF. Myofibrom der Vagina mit beginnender Verjauchung. *Münch. med. Woch.*, 1890, XXXVII, p. 694.

Cas 13 et 14. — P. STRASSMAN. Zur Kenntnis der Neubildungen der Scheide. *Centralbl. f. Gynäk.*, 1891, p. 825.

Cas 15. — HOFMOKL. Entfernung eines Kindskopfgrossen Fibromyom der vorderen Vaginalwand durch elastische Ligatur. *Wien. med. Presse*, 1891, XXXII, p. 1229.

Cas 16. — HASENBALG. Fibröser Polyp der Vagina. *Zeits. f. Geb. u. Gynäk.*, 1892, XXIII, p. 52.

Cas 17. — A. BREISKY. *Handbuch der Frauenkrank.*, Bd III, p. 731.

Cas 18, 19 et 20. — HASTENPFLUG. *Ueber Vaginal-Myome.* Inaugural Diss. Jena, 1888.

Cas 21. — C. CLEVELAND. *New-York Journal of Gyn. and Obstet.*, 1893, vol. III, p. 154.

Cas 22. — WERNITZ. *Centralbl. f. Gynäk.*, 1894, n° 26, p. 632.

Cas 23. — THORNTON PARKER. *Virginia Medical Monthly*, Richmond, 1886, 7, XIII, p. 793.

Cas 24. — ALFRED C. GODFREY. Fibro-myomata of the Vaginal Wall. *Colorado Medical Journal*, 1896, n° 9, p. 284.

Cas 25. — J. C. MOORE. *St-Louis Med. and Surg. Journal*, 1885, vol. XLVIII, p. 125.

Cas 26. — R. CONDAMIN. Note sur une observation de fibrome juxta-uréthral du vagin. *Archives provinciales de Chirurgie*, Paris, 1894.

Cas 27. — PAQUÉT. Tumeur fibreuse du vagin. *Bulletin médical du Nord*, 1882, n°. 2, p. 65.

Cas 28 et 29. — JOHN PHILLIPS. Présent article.

REVUE GÉNÉRALE

ANOMALIES DE SITUATION ET DE DÉVELOPPEMENT DE L'UTÉRUS GRAVIDE ET LEURS COMPLICATIONS

Par le Dr R. Labusquière.

Il est des accouchements où, quand il n'est pas prévenu de l'influence de certaines conditions anatomiques, le praticien se leurre de l'espoir d'une marche régulière du travail et d'une terminaison rapide, accouchements qui, contrairement à cette attente, se prolongent et réclament des interventions parfois pénibles et difficiles. Sous l'influence de facteurs qui peuvent être divers, l'extension, le développement de l'organe gestateur n'a pu se faire d'une manière régulière ; certaines portions de l'utérus n'ont pu suivre régulièrement le développement de l'œuf, d'où l'ectasie exagérée, anormale, supplémentaire en quelque sorte d'autres, et ces défectuosités, qui peuvent déjà influer défavorablement sur la grossesse jusqu'à en interrompre le cours, s'accentuent parfois du fait des contractions utérines et, au lieu de l'accouchement régulier, facile, espéré, ce sont les complications les plus graves et les interventions les plus radicales qui se présentent au praticien : rétroversion complète et incomplète de l'utérus gravide, ectasies sacciformes de telle ou telle région de la matrice, coudures de cet organe, — telles sont les anomalies de siège, de direction, d'extension que nous envisageons ici.

***

Nos lecteurs savent qu'il a été publié dans ce journal des

contributions nombreuses et importantes sur certains points au moins de ce sujet. Nous nous bornerons à rappeler ici : 1° le travail important de MM. Pinard et Varnier, « *Contribution à l'étude de la rétroversion de l'utérus gravide ; note sur le rôle des adhérences péritonéales anciennes dans l'étiologie de la rétroversion et de l'enclavement irréductible de l'utérus gravide* » (1) ; 2° celui de MM. Varnier et Delbet, « *Rétroflexion de l'utérus gravide à terme, obstruction pelvienne par un fibrome adhérent*, etc. » ayant pour base un cas aussi grave qu'intéressant dans lequel, pour la première fois, on fit, avec succès, l'hystérectomie abdominale totale sans évacuation préalable de la matrice (2). Il est également intéressant de relire une courte note de Schwartz (3) sur « *Deux observations de rétroflexion utérine. Utérus à ressort et utérus gravide* », ainsi qu'une observation de rétroversion de l'utérus gravide qui fut simplement réduite, observation communiquée par Hartmann (4), et le travail de M. Paquy sur « *La colpotomie antérieure* » (5). Nous bornant à ces quelques citations qu'on pourrait multiplier beaucoup, nous désirons analyser maintenant d'assez près, en raison de l'intérêt et des côtés pratiques de la question, un mémoire important de Dührssen (de Berlin), ayant pour titre *Des ectasies sacciformes, des inclinaisons en arrière et des coudures de l'utérus gravide avec étude spéciale de la soi-disant rétroflexion de l'utérus gravide, partielle* » (6), et résumer une thèse de M. Harlay, contemporaine de ce travail.

*
* *

L'auteur allemand s'occupe d'abord de *l'étiologie* des ectasies sacciformes de l'utérus gravide.

---

(1) 1886, novembre, p. 338 ; 1837, février, p. 85, mars 338.

(2) 1897, février, p. 102.

(3) 1894, octobre, p. 241.

(4) 1894, octobre, p. 263.

(5) 1896, juin, p. 436.

(6) Ueber Aussackungen, Rückwartsneigungen und Knickungen des schwangeren Uterus mit besonderer Berücksichtigung der sog. Retroflexio uteri gravidi partialis. *Cent. f. Gyn.*, 1898, n° 32, p. 859.

I. — Les ectasies sacciformes de la paroi postérieure de l'utérus, situées dans le petit bassin, peuvent se produire :

A. Sur l'utérus rétrofléchi (rétroflexion de l'utérus gravide, partielle, vraie).

B. Sur l'utérus antéfléchi :

a) Dans le cas d'utérus bicorne.

b) Par le fait de tumeurs.

c) Sous l'action de la partie fœtale qui se présente ou sous l'influence du développement plus grand du segment inférieur, postérieur de l'utérus.

d) Du fait d'adhérences périmétritiques de la paroi postérieure de l'utérus.

e) Par le développement défectueux de la paroi antérieure et le développement supplémentaire de la paroi postérieure de l'utérus consécutivement à la vagino-fixation et à la ventro-fixation *sans fermeture isolée du péritoine.*

II. — Les dilatations sacciformes de la paroi antérieure de l'utérus situées dans le petit bassin peuvent être produites :

α) Par la partie fœtale qui se présente.

β) Par la vagino-fixation et la ventro-fixation.

III. — Les dilatations sacciformes des parois latérales de l'utérus gravide antéfléchi peuvent être causées :

γ) Par des adhérences périmétritiques.

δ) Par des torsions de l'utérus.

) Par vagino-fixation et ventro-fixation.

Les ectasies sacciformes réunies dans les groupes c, e, α, β, et ε, ne se produisent que sous l'influence de l'accouchement.

Sous le rapport de *l'étiologie de la rétroversion de l'utérus gravide partielle, vraie*, l'auteur a observé deux cas dans lesquels : 1) *des adhérences périmétritiques* de la paroi postérieure du corps de l'utérus étaient la cause de l'anomalie de situation et de forme existante. Tout d'abord ces adhérences retinrent la paroi postérieure de l'utérus dans le petit bassin, et l'œuf en s'accroissant la repoussa de plus en plus jusqu'au détroit inférieur. Dans ces cas, ces adhérences, qui auraient existé avant la grossesse, opposèrent un obstacle insurmontable à la réduction de l'ectasie utérine (des exemples analogues ont été rapportés par Stille, Braxton Hicks et Ribnikar).

Un second facteur étiologique de la rétroflexion partielle, ce sont les : 2) *rétractions de la séreuse utérine* dans le voisinage de l'angle de coudure. Ces zones rétractées de la séreuse agissent comme les brides périmétritiques ; elles retiennent la portion de la paroi postérieure de l'utérus qu'elles limitent dans le bassin, portion évidemment d'autant plus importante que la traction s'exerce plus haut.

3) La rétroflexion partielle de l'utérus gravide peut aussi être la conséquence : a) d'un rétrécissement pelvien suivant le conjugué vrai, la saillie anormale du promontoire empêchant l'ascension de la paroi postérieure de l'utérus dans le grand bassin ; b) *de tumeurs* agissant par le même mécanisme.

Remarque. — L'auteur, en passant, note que les divers moments étiologiques énumérés ci-dessus jouent aussi un rôle important dans l'étiologie de la *rétroflexion de l'utérus gravide, complète*. Au sujet des adhérences périmétritiques, il écrit : « de ces adhérences, les plus redoutables pour l'avenir de la grossesse et de l'accouchement ce sont celles qui, comme dans les cas de Schatz et Moldenhauer, intéressent la vessie, l'épiploon, l'intestin et qui forment comme un toit, comme un couvercle au-dessus du détroit supérieur ». Nous rappelons que c'est un fait de cet ordre qui a été l'occasion du mémoire, cité au début, de Pinard et Varnier.

Dans la rétroversion de l'utérus gravide, la déviation elle-même de l'utérus, au moins quand elle existe au 2e et au 3e degré, force l'organe à s'accroître vers la concavité sacrée ou même vers le plancher périnéal, en sorte que l'enclavement est une conséquence inévitable de cet accroissement. Si la rétroversion n'est qu'au 1er degré, le fond de l'utérus siège au niveau du promontoire et l'organe gestateur peut arriver à se développer librement dans la cavité abdominale.

L'auteur esquisse ici, à grands traits, avant d'aborder l'étude étiologique et clinique des ectasies sacciformes de l'utérus, la physionomie morbide de la rétroflexion et de la rétroversion de l'utérus gravide avec incarcération.

La clef du *diagnostic* est dans l'appréciation juste de la tumeur formée par la vessie pleine d'urine. Mais, même après l'évacuation de la vessie, ce diagnostic peut présenter de graves difficultés, dans des conditions rares il est vrai : par exemple, quand la portion supra-vaginale du col est anormalement longue et que le corps de l'utérus, par l'effet d'une torsion sur le col, vient à se placer latéralement par rapport au col. Dans ces cas particulièrement difficiles, le cathétérisme de l'utérus doit être fait.

Les causes de la mort à la suite de la rétroversion de l'utérus gravide peuvent venir : a) de la *vessie*, *b*) de l'*utérus*, *c*) de *l'intestin*. Mais dans 9 p. 100 des cas, elle résulte de la rétention d'urine associée à la rétroflexion : 1) mort par urémie, 2) beaucoup plus souvent par gangrène de la vessie (influence pathogénique de la seule rétention d'urine; hyperhémie veineuse, compression exercée par le col de l'utérus sur les vaisseaux, afférents et déférents, au niveau du col de la vessie, d'où stase veineuse et anémie artérielle, nécrose ; adhérences d'anses intestinales à la voûte de la vessie nécrosée et passage, à travers les parois intestinale et vésicale altérées de micro-organismes partis de l'intestin).

En semblables conditions *il faudrait, par crainte de rupture du réservoir urinaire altéré, proscrire toutes manœuvres de reposition*.

La gangrène de la vessie ne se terminerait par guérison que lorsque la muqueuse vésicale ou même toute la vessie complètement décollée par le travail de suppuration s'élimine par l'urèthre. A défaut de cette élimination, le sphacèle aboutit à la mort : a) par intoxication putride, ou *b*) par pyémie (formation d'abcès sous ou intra-péritonéaux, suppuration du rein; péritonite putride par rupture de la vessie ou propagation du processus gangréneux vésical au péritoine, terminaisons qui paraissent avoir été l'effet de tentatives de reposition). En certain cas (Kroner, Rasch, Chambers) une manœuvre thérapeutique nécessaire, le cathétérisme, aurait déterminé des hémorrhagies *ex vacuo*.

Il importe, sous le rapport du traitement, de savoir *au bout de combien de temps la rétention d'urine aboutit à la gangrène de la vessie*.

Dans un cas observé par Walters, l'expulsion de la muqueuse vésicale sphacélée se fit déjà après 4 jours, en dépit d'une reposition immédiate.

D'autre part, un fait très ancien (1732), relaté par Reinick, paraît établir qu'une femme atteinte de rétention complète de l'urine avait pu survivre 10 jours (morte par urémie); la vessie contenait 21 livres d'urine.

Il est remarquable de constater combien peu, dans ces cas, l'utérus et son contenu font preuve de solidarité pathologique. Et quand l'organe gestateur est le siège de phénomènes morbides, ils sont le plus souvent secondaires et les effets soit de la propagation de la phlegmasie vésicale ou d'une infection septique directe (par exemple, perforation produite par les instruments introduits dans la vessie, des parois vésicale et utérine, etc.). Pinard et Varnier écrivaient dans leur mémoire : « A ne considérer que l'appareil symptomatique et l'anatomie pathologique de la rétroversion de l'utérus gravide, on pourrait presque dire que *dans cette maladie l'utérus n'est rien et la vessie est tout* ». *Loc. cit.*, février 1887, p. 8577.

Une faute commise souvent, c'est de parler indifféremment de rétroversion et de rétroflexion de l'utérus gravide. Or, la distinction importe, les 2 états présentent dans leur marche des différences notables. Une rétroversion de l'utérus gravide au premier degré n'aboutit pas en général à l'incarcération ; au deuxième degré, l'incarcération survient le plus souvent s'il n'y a pas avortement. Toutefois, un décubitus convenable de la malade et le cathétérisme régulier peuvent amener la reposition spontanée de l'utérus. *L'incarcération survient dans la rétroversion un demi-mois plus tôt que dans la rétroflexion, déjà vers la moitié du 3e mois*. Le redressement artificiel est aisé. La mortalité est pour ainsi dire nulle, sauf dans le cas où le cathétérisme a été tout à fait négligé. D'ailleurs, même l'enclavement effectué, la guérison naturelle est possible, si la paroi antérieure du corps de l'utérus arrive à se développer dans le grand bassin. *Mais alors il y a rétroversion de l'utérus gravide partielle.* Elle se distingue de la rétroflexion de l'utérus gravide partielle, parce que dans la première le col de l'utérus est dirigé non en bas, mais vers la symphyse.

La rétroversion de l'utérus gravide au troisième degré présente un intérêt tout spécial. Ici, détail à noter, l'enclavement est plutôt tardif et se produit, en général, vers le milieu de la grossesse, environ 2 mois et demi plus tard que dans la rétroversion au deuxième degré. L'utérus étant à peu près complètement retourné, toute la partie inférieure peut librement se développer dans l'excavation, tandis que le fond de la matrice refoulant le plancher périnéal, se développe dans cette direction. Beaucoup de ces cas ont été, à tort, pris pour des exemples de rétroflexion de l'utérus gravide partielle (G. Veit).

Les cas de cet ordre que l'auteur a pu réunir ont fourni : 7 morts ; 2 gangrènes de la vessie ; 4 avortements spontanés ; 4 avortements artificiels ; et seulement 6 accouchements à terme après reposition.

*
* *

Traitement de la rétroversion et de la rétroflexion de l'utérus gravide avec incarcération. — Il faut avant tout donner issue à l'urine. Donc, pratiquer le cathétérisme. Ne pas oublier que quelquefois le simple refoulement du col rend ce cathétérisme extrême facile et permet même l'émission spontanée de l'urine. En s'ingéniant ainsi à libérer la vessie, la ponction de cet organe sera rarement indiquée. Toutefois, au cas d'échec, il faudra y avoir recours, à la condition expresse qu'il n'existe aucun phénomène de gangrène de la vessie.

La vessie évacuée, on est conduit à procéder à la reposition de l'utérus (réduction en agissant par le vagin, la femme étant dans la position génu-pectorale ; réduction, suivant la méthode de Sänger, la femme étant mise en position élevée du bassin ;

attraction du col au moyen d'une pince après narcose, etc.).

La réduction obtenue, Dührssen met toujours, quand il s'agit d'une grossesse à 3 mois, un pessaire, pratique de laquelle il n'a, comme Zweifel, observé jusqu'ici aucun inconvénient. Mais, *même après la réduction obtenue*, il importe de surveiller la malade parce que la rétention d'urine peut persister et même la gangrène vésicale survenir.

Si, du fait d'adhérences périmétritiques ou d'altérations ostéomalaciques du bassin, la reposition échoue, on attend en veillant soigneusement à l'évacuation de la vessie et du rectum. Mais, si l'urine devient sanglante, noirâtre, ammoniacale, si la fièvre s'allume, si, en résumé, apparaissent *des symptômes de gangrène de la vessie*, plus de temporisation. — Il faut *procéder à l'évacuation immédiate de l'utérus* par la ponction immédiate des membranes ovulaires par la voie naturelle ou à travers la paroi postérieure du vagin. Ce procédé thérapeutique va *sans tentatives préalables de reposition* quand, au moment du traitement, la femme présente déjà des symptômes de gangrène de la vessie. Dans ces cas, comme cela a été noté plus haut, il faut, le cathétérisme ayant échoué, proscrire la ponction vésicale : *mieux vaut faire succéder à la ponction de l'œuf le cathétérisme de la vessie.*

Mais qu'en dépit de ce traitement, l'urine devienne plus trouble, plus fétide, qu'elle contienne des débris noirâtres et du pus, que la fièvre persiste ou augmente, que l'incontinence alterne avec la rétention de l'urine, que la vessie évacuée constitue une tumeur reconnaissable derrière la symphyse, sensible, grosse comme le poing, que des infiltrations de la paroi abdominale, une distension douloureuse du ventre, des vomissements apparaissent, ce sont là autant de phénomènes qui indiquent que la paroi vésicale, gangrénée, est en voie de se détacher.

Par rapport à ces cas graves, Pinard et Varnier ont réalisé un progrès important dans le traitement en proposant l'ouverture de la vessie par le vagin (taille vaginale).

Existe-t-il une infiltration de la paroi abdominale, il faut inciser. De même, au cas d'un abcès prévésical ; abcès qui peut être sous-péritonéal ou intra-péritonéal. Dans le 1er cas, ou bien on ouvrira la vessie par la taille élevée, ou bien on agrandira une ouverture déjà existante de façon à réaliser un large drainage de haut en bas, par le vagin. S'il s'agit d'un abcès intra-péritonéal situé entre la paroi vésicale et abdominale, et isolé de la cavité péritonéale à la faveur des adhérences contractées par la vessie avec la paroi abdominale, mieux vaudra éviter d'ouvrir la vessie par en haut, de peur de léser les adhérences isolantes.

En ce qui concerne la *laparotomie*, elle est, en *général*, *contre-indiquée* dans ces cas graves, compliqués de cystite gangréneuse.

*
* *

Traitement de la rétroflexion de l'utérus gravide partielle, pendant la grossesse. — Ce traitement est soumis aux mêmes principes que ceux qui dominent celui de l'incarcération complète. En présence de troubles urinaires graves, renoncer à la reposition et interrompre la grossesse. Si l'on ne réussissait pas à attirer le col, on pourrait procéder à la ponction de l'utérus, et si l'enfant vivait, à la césarienne *vaginale*.

Dans les cas connus d'*accouchements* compliqués de *rétroversion de l'utérus gravide partielle*, on a, le plus souvent, pour accélérer l'accouchement toujours notablement prolongé, recouru à la réduction de la partie de l'utérus située dans le bassin (Wyse, Oldham et Stille) et extrait l'enfant en agissant sur les pieds ou le siège. Quand, en raison de la situation basse de la tête, de son engagement déjà trop accusé, les modes d'extraction sont irréalisables, Oldham conseille de dilater manuellement le col et de l'attirer en arrière. En semblables conditions, la colpeuryse intra-utérine, combinée avec la position élevée du siège, pourrait rendre des services.

Rétroflexion de l'utérus gravide partielle, apparente. C'est le même état que dans la rétroflexion de l'utérus gravide, partielle, vraie ; cependant, il ne s'agit alors que de l'ectasie sacciforme de la paroi postérieure de l'utérus. Dans 8 cas, la *distension sacciforme fut l'effet d'un utérus bicorne*. Dans l'utérus bicorne, la corne droite est située un peu en arrière ; l'œuf vient-il à se développer dans cette corne, il imprime en s'accroissant une impulsion à l'utérus vers la concavité du sacrum, d'où la formation du diverticule utérin. Dans 5 de ces cas on diagnostiqua une grossesse extra-utérine, et 4 fois la laparotomie fut pratiquée.

Dührssen note qu'il a été le premier à décrire la *dilatation sacciforme causée par des tumeurs*.

Dans son observation, il s'agissait d'un myôme qu'on enleva par énucléation après laparotomie, celle-ci ayant été précédée de la réduction du diverticule utérin. *Guérison*, mais accouchement prématuré, spontané à 7 mois. Entre autres faits analogues, l'auteur cite celui de MM. Varnier et Delbet, objet de la monographie que nous avons également rappelée.

Dans les derniers mois de la grossesse, le diverticule *de la paroi postérieure du corps de l'utérus antéfléchi peut être causé par la partie fœtale qui se présente* (Scanzoni ; cet auteur incrimine le « ventre pendant »). Levret admettait que l'insertion du placenta sur le segment inférieur pouvait entraîner la dilatation sacciforme de la paroi postérieure de l'utérus.

Diverticules de la paroi postérieure de l'utérus antéfléchi par des adhérences périmétritiques. Il y a 10 ans déjà que Dührssen a déclaré que les tiraillements exercés par ces adhérences pendant la grossesse pouvaient créer des dilatations sacciformes de la paroi postérieure de la matrice, de nature à faire croire à une rétroflexion de l'utérus gravide partielle. Or, ce qu'il a observé à la suite des adhérences trop solides contractées par l'utérus vaginofixé, alors qu'il n'avait pas, au début de cette intervention, la précaution de fermer isolément le Douglas antérieur, est venu confirmer la justesse de cette opinion.

Que se passait-il dans un utérus trop fortement vaginofixé et devenu gravide ? Les adhérences utéro-vaginales, trop résistantes, empêchaient la paroi antérieure de suivre l'extension de l'œuf; cette paroi était de plus en plus refoulée vers le bassin, tandis que la paroi postérieure, subissant une surdistension de suppléance, attirait fortement le col en haut, au-dessus du promontoire. Or, les brides, adhérences périmétritiques retenant en bas la paroi postérieure, agissent de même façon et produisent le diverticule postérieur. Thérapeutique difficile dans ces cas ; peut-être la césarienne vaginale est-elle appelée à rendre des services. Il faudra, le cas échéant, la compléter par la castration totale, s'il existait des altérations bilatérales des annexes.

Diverticules sacciformes de la paroi postérieure de l'utérus par insuffisance d'extension de la paroi antérieure consécutive à la vagino-fixation et à la ventro-fixation sans fermeture isolée du péritoine. Le meilleur traitement de ces complications, c'est le traitement prophylactique (fermeture isolée de la boutonnière péritonéale dans la vagino-fixation) (1).

Diverticules sacciformes de la paroi antérieure de l'utérus : Cette ectasie anormale peut se produire, par exemple, chez des primipares par le double mécanisme suivant : les ligaments rétracteurs de l'utérus attirent fortement le col en arrière, tandis que la paroi abdominale très tendue, douée d'une forte tonicité, refoule vers le bassin le pôle fœtal qui force sur la paroi antérieure.

Traitement : Suppression de la pression abdominale par la narcose, refoulement en haut du pôle fœtal, et simultanément attraction en avant de l'orifice externe. Au cas d'échec de ces tentatives et de danger imminent pour la mère, indication possible de la césarienne vaginale après ouverture du cul-de-sac antérieur du vagin.

Diverticules sacciformes des parois latérales de l'utérus gravide, antéfléchi : Ils sont les effets des tractions et torsions exercées sur l'utérus par des adhérences périmétritiques et des brides paramétritiques.

Traitement : Conserver intacte le plus longtemps possible la poche des eaux. La poche des eaux rompue, attirer l'orifice

---

(1) Voir : *Annales de gyn. et d'obst.*, janvier 1899, p. 48.

externe dans l'axe du vagin, le dilater et procéder à la version. En cas d'impossibilité, l'indication se pose de la mutilation du fœtus ou de la césarienne.

*
* *

Le travail de Dührssen, communiqué à la Société de Leipzig (séance du 4 mai), donna lieu à une discussion dont voici le résumé. Sur la cause du phénomène capital dans la rétro-déviation de l'utérus gravide, *la rétention d'urine*, Zweifel émit cette opinion qu'elle était due, non à la compression considérable de l'urèthre, mais plutôt à la formation d'un repli, d'un éperon aux dépens de la paroi postérieure de la vessie par coudure du col vésical en arrière. La nécessité du cathétérisme vésical étant universellement reconnue, on discuta la question de savoir si l'on pouvait utiliser les *cathéters rigides* (en verre ou métallique), question que la plupart résolurent par l'affirmative. La question de *l'emploi de la sonde utérine* dans le but de faire le diagnostic, souleva des réserves. Sänger, Krönig par exemple, rappelèrent les dangers de l'interruption de la grossesse et, de plus, notèrent que même l'examen avec la sonde utérine pouvait induire en erreur, particulièrement dans les cas d'allongement anormal du col. En semblables conditions, pour peu que le corps de l'utérus soit dévié sur le côté, on peut conclure à l'existence d'une tumeur, d'une grossesse extra-utérine. Zweifel et Dührssen admirent l'emploi de la sonde utérine, tout en limitant l'emploi, en raison de ses inconvénients, à des cas qui doivent rester rares. En ce qui concerne la *gangrène de la vessie*, Sänger est peu disposé à la rapporter aux tentatives de reposition. Elle est plutôt la conséquence de la rétention de l'urine, due à l'ignorance, où reste trop souvent le médecin, de la véritable nature des accidents, ignorance qui fait qu'il ne songe ni à évacuer la vessie, ni à réduire l'utérus. Contrairement à Dührssen, il croit que, même pour les cas graves, il ne faut pas systématiquement proscrire les tentatives prudentes de reposition. Il ne connaît qu'un exemple authentique de ces *hémorrhagies*, consécutives au cathétérisme, dites *ex vacuo*, le cas de Kroner (1). D'après lui, ces hémorrhagies proviennent d'érosions vasculaires, effets de gangrènes partielles. Il insiste particulièrement sur la *distinction* à faire entre la *rétroversion et la rétroflexion* de l'utérus gravide, la première étant de beaucoup plus grave, et il estime que l'application d'un pessaire convenable chez toute femme atteinte de rétroflexion de l'utérus et en âge d'enfanter est un bon traitement prophylactique des accidents possibles dans l'éventualité d'une grossesse. Græfe, parlant des *tentatives de reposition*, déclare avoir à plusieurs reprises observé ceci : Ayant dans des cas d'utérus gravide, rétrofléchi, compliqué d'incarcération, réussi à ramener au détroit supérieur et même un peu au-dessus le corps de l'utérus, mais sans obtenir l'antéflexion normale, il se proposait d'arriver, dans une autre séance, à la faveur de la narcose, à ce résultat. Or, dans l'intervalle, la réduction s'était complétée spontanément. Souvent aussi il a vu s'effectuer spontanément, au cours de la grossesse, la réduction d'un utérus primitivement fixé en rétroflexion par des adhérences périmétritiques, réduction spontanée, assurément due à l'extension progressive, sous l'influence de la grossesse, de ces adhérences. Il croit donc à l'utilité du refoulement prudent et répété du fond de l'utérus à travers le cul-de-sac vaginal. Conformément à l'avis exprimé par Dührssen, Zweifel condamne la *ponction de la vessie* dans les cas particulièrement graves où le cathétérisme ne réussit pas, cas dans lesquels l'urine infectée risquerait de contaminer le péritoine. Relativement à la présence du *bacterium coli* dans l'urine, Krönig ne croit pas qu'il en faille sûrement déduire l'existence d'adhérences vésico-intes-

(1) Dans ce cas, rapporté par DÜHRSSEN (*Arch. f. Gyn.*, Bd LVII, Hft 1, p. 99), l'hémorrhagie survint une heure après le cathétérisme, qui avait donné issue à 5 litres d'urine claire. Perte de connaissance, vomissements, vessie remontant encore au-dessus de l'ombilic ; évacuation, avec le cathéter, de 2 litres et demi d'urine sanglante, évacuation après laquelle la vessie resta encore volumineuse. Or, l'autopsie montra que la face supérieure de la vessie avait contracté, avec l'épiploon, des adhérences qui l'empêchaient de revenir sur elle-même après le cathétérisme, d'où l'hémorrhagie *ex vacuo*.

tinales, ces micro-organismes pouvant arriver dans la vessie, soit en traversant l'urèthre, soit par les voies sanguines. Un dernier point sur lequel a insisté Sänger, c'est la *relation étiologique* qui paraît exister entre un certain nombre de ces *ectasies sacciformes de l'une ou l'autre des parois de l'utérus et certaines opérations gynécologiques d'acquisition récente*, relation qui doit attirer l'attention et engager à perfectionner les procédés opératoires, remarque à propos de laquelle Dührssen déclare à nouveau que depuis 3 ans, époque à partir de laquelle il a fait dans l'utéro-vagino-fixation la *fermeture isolée* de la boutonnière vésicale, il n'a plus observé de troubles de l'accouchement.

*
* *

Le travail de M. Harlay (1) est fort instructif et très documenté, car il contient 193 observations, plus ou moins détaillées. L'auteur y note la rareté remarquable des rétroversions irréductibles de l'utérus utéro-gravide, en comparaison de la fréquence des rétrodéviations irréductibles de l'utérus à l'état de vacuité, rareté qui trouve son explication dans ce fait que le plus souvent les rétrodéviations irréductibles coïncident avec des lésions annexielles complexes, bilatérales, causes de stérilité.

Les faits, rapportés par M. Harlay, sont sériés en quelque sorte, c'est-à-dire groupés de façon à mettre bien en relief les conditions pathologiques multiples diverses capables de créer la rétrodéviation. De ces conditions peu connues, nous citerons l'enclavement de tout ou partie du fond de l'utérus, au-dessous de l'anneau formé par les ligaments utéro-sacrés, enclavement qui peut résister aux manœuvres ordinaires de reposition, et qui peut conduire à une thérapeutique radicale. L'observation rapportée par Schwartz, et que nous avons rappelée plus haut, est un exemple de ce mécanisme de l'enclavement. Le groupement des cas permet également de se faire une idée des diverses

---

(1) *Contribution à l'étude de la rétrodéviation de l'utérus gravide*. Paris, 1898, nº 95, G. Steinheil.

méthodes de traitement, qui ont été appliquées, suivant les circonstances, et de se convaincre de l'efficacité et de la simplicité, en général au moins, des manœuvres manuelles de reposition par le vagin.

« Les 193 observations réunies par nous, écrit l'auteur, peuvent donc se résumer de la façon suivante :

Réductions spontanées.............	36 cas	dont 10 avec adhérences.
Réduction tentée par le rectum......	18 —	dont 2 insuccès.
Réduction par le vagin et le rectum...	8 —	
Réduction par le vagin............	65 —	
Réduction par méthode instrumentale.	9 —	
Réduction par ballons.............	7 —	

26 cas de mort avec autopsies, ayant permis de constater :

Adhérences solides de l'utérus................	2 cas.
Adhérences vésico-intestino-pelviennes.......	7 —
Rétrodéviations non adhérentes..............	17 —

3 avortements dus à une rétrodéviation non traitée.

9 avortements provoqués.

12 cœliotomies, dont 2 seulement paraissent légitimes par l'existence d'adhérences utérines.

Des 193 observations, il n'en est que 12 où l'ouverture de la cavité abdominale était la seule intervention indiquée, la seule pouvant permettre d'opérer la réduction. »

Ses *conclusions* sont :

« Le pronostic de la rétrodéviation de l'utérus gravide est en général bénin.

Au début de la grossesse, que l'utérus soit libre ou adhérent, on devra s'en tenir à la simple expectation, la réduction s'opérant le plus souvent spontanément.

Si des symptômes de rétrodéviation apparaissent, on devra faciliter la réduction spontanée en maintenant la libre évacuation de la vessie et du rectum.

On opérera le redressement manuel de l'utérus, de préférence par le vagin, et presque toujours avec succès, s'il ne se fait pas spontanément.

L'irréductibilité de l'utérus rétrodévié, au cours de la grossesse, est rarement observée. Lorsqu'elle existe, elle est due non à des adhérences utérines qui se relâchent et se rompent sous l'influence de la gravidité, mais à des adhérences solides qui unissent la vessie à l'épiploon et au rectum. La seule intervention vraiment utile dans ces cas est la cœliotomie, qui n'entrave en rien l'évolution de l'œuf et met la mère à l'abri d'accidents mortels. »

***

Ce qui importe, ce que l'on sait et qui ressort encore plus nettement de l'examen des faits, c'est *un diagnostic précoce, exact* de la nature des accidents observés. Il faut donc connaître, au moins dans ses traits essentiels, la physionomie clinique de l'incarcération de l'utérus gravide et de la rétention d'urine qui la complique, de manière si grave parfois, quand la situation pathologique n'a pas été reconnue et qu'elle a été négligée. Si la rétention d'urine et sa cause prochaine sont reconnues à temps, on parera, le plus souvent, de la manière la plus simple, par les manœuvres manuelles de réduction par le vagin et par le cathétérisme méthodique, rigoureusement aseptique bien entendu, aux accidents. Il n'en sera pas malheureusement toujours ainsi et il faut savoir que, dans des cas tout à fait rares, il est vrai, seule, une intervention grave, comme la cœliotomie, pourra sauver la malade.

REVUE DES SOCIÉTÉS SAVANTES

SOCIÉTÉ D'OBSTÉTRIQUE, DE GYNÉCOLOGIE ET DE PÆDIATRIE DE PARIS

Séance du 3 mars 1899.

M. PINARD. **Des suites des opérations pratiquées sur l'utérus au point de vue des grossesses et des accouchements ultérieurs.** — A. C..., âgée de 41 ans, au terme de sa sixième grossesse, entre à la clinique Baudelocque le 21 décembre 1898, ayant, disait elle, perdu les eaux dans la journée, à 3 heures. A eu déjà cinq grossesses, toutes terminées à terme par des accouchements spontanés. Les cinq enfants se sont présentés par le sommet et sont nés vivants : le premier en 1879, le deuxième en 1882, le troisième en 1885, le quatrième en 1888, le cinquième en 1890. En 1894, quatre ans et demi après son dernier accouchement, ayant, dit-elle, une chute de matrice, elle subit une opération pratiquée par deux médecins et qui devait remédier à son infirmité. Elle a été endormie et les médecins lui ont dit qu'ils avaient pratiqué l'*opération de Schrœder.*

Grossesse actuelle. — Dernières règles, du 22 au 25 mai. Cette femme était bien constituée et son état général paraissait excellent. L'enfant vivant se présentait par le siège en S. I. G. En pratiquant le toucher, on constate que la portion vaginale du col n'existe plus. Le moignon qui reste est à peine perméable ; on sent des noyaux cicatriciels et, en trois endroits différents, trois fils d'argent (1). Les membranes sont bien rompues, car il s'écoule du liquide amniotique physiologique.

Le 22 décembre, même état ; pas de contractions douloureuses.

Le 23, Mlle Roze, trouvant le siège très mobile, l'utérus très incliné à droite, fait mettre une ceinture eutocique.

Le 24, apparaissent quelques contractions utérines douloureuses dans la journée. A la visite du soir, orifice assez perméable pour in-

(1) Deux fils seulement furent trouvés à l'autopsie ; le 3e suivit probablement le fœtus pendant l'accouchement. Il s'agissait de crins de Florence et non de fils d'argent.

troduire le doigt. Pendant la nuit, contractions peu énergiques et bien espacées.

Le 25, à 8 heures du matin, orifice comme une pièce de cinq francs ; contractions tous les quarts d'heure. Dans l'après-midi, un pied s'engage : les bords de l'orifice restent épais. Bruits du cœur normaux. Pouls maternel, 76 ; 37°. Le soir, à 7 heures, P. 98, T. 38°. Même état de l'orifice. A 8 heures du soir, les bruits du cœur fœtal deviennent irréguliers, tumultueux : d'abord incomptables, ils battent quelque temps après à 140, puis à 150, puis redeviennent incomptables.

Le 26, à 1 h. 1/2 du matin, ils sont à 120 ; à 2 heures, à 108 ; à 3 heures du matin, ils ne sont plus perçus. Le pouls maternel est à 110 T. 38°,8. Le ventre se ballonne et est très douloureux. L'orifice est toujours dans le même état. Jusque-là, on s'était borné à faire des injections et à pratiquer des tamponnements antiseptiques. On fait donner alors un grand bain d'une heure et on administre 50 centigrammes de sulfate de quinine.

A 7 heures du matin, grand frisson. Immédiatement après, T. 38°,8, P. 160. Respiration 52. Ventre de plus en plus douloureux et de plus en plus ballonné. A 10 heures du matin, je fais donner du chloroforme et je pratique le toucher manuel. Je constate alors que le vagin est certainement rétréci dans sa partie supérieure. Les parois sont tendues, paraissent bridées. Au niveau de l'orifice interne, offrant la dilatation d'une petite paume de main, je constate des irrégularités et des nodosités, et il s'écoule de l'utérus un liquide roussâtre et fétide. Malgré cela, je pense que par des tractions lentes, je pourrai extraire le fœtus. L'extration du tronc fut relativement facile. Pour réduire le volume de la tête, je pratiquai la crâniotomie, et, à l'aide de tractions lentes exercées sur le tronc, la tête put traverser également le canal utéro-vaginal rétréci. Il s'écoula alors un liquide absolument infect. Lavage de l'utérus et délivrance artificielle, puis irrigation de l'utérus avec 20 litres de liquide antiseptique. Tamponnement vaginal à la gaze iodoformée. P. 128, T. 37°,3. Injection de 1,000 grammes de sérum salin, 80 centimètres cubes de sérum antistreptococcique. Glace sur le ventre. Grogs. Mort le soir même, à 10 heures.

Autopsie, par M. le Dr Paquy, chef de laboratoire. — Incision de l'ombilic au pubis. A l'ouverture, il s'écoule une grande quantité de liquide louche. Péritonite généralisée. Anses intestinales très vascularisées et agglutinées par des fausses membranes.

Examen de l'utérus. — L'utérus enlevé mesure 20 centimètres de hauteur; sur sa face postérieure, et à gauche, au-dessus du cul-de-sac de Douglas, large ecchymose sous-péritonéale dirigée obliquement de haut en bas et de gauche à droite, commençant au niveau de la base du ligament large et se terminant, en arrière, à 2 centimètres environ de la ligne médiane, à la hauteur du ligament utéro-sacré. Le péritoine est intact; il n'y a pas de sang, sauf dans le cul-de sac de Douglas. L'utérus est incisé sur sa face antérieure, suivant la ligne médiane. Le placenta s'insérait sur la face postérieur du corps. Le col est représenté par trois moignons scléreux ayant, au niveau du vagin, 3 ou 4 centimètres de large. De place en place, on trouve de petits kystes muqueux. A 2 centimètres du bord inférieur du moignon de droite, on trouve un crin de Florence et un autre à 2 centimètres environ du moignon de gauche, au niveau du segment inférieur. A gauche de la ligne médiane, on trouve une large déchirure quadrilatère du muscle utérin, n'intéressant pas le péritoine, mais allant jusqu'à lui. Cette déchirure est obliquement dirigée de bas en haut et de droite à gauche, commençant en bas, presque au niveau de la ligne médiane, au niveau de l'insertion vaginale, se terminant en haut à 5 centimètres de la ligne médiane, au niveau de l'union du corps de l'utérus et du segment inférieur. Cette déchirure mesure 9 centimètres de longueur, 4 centimètres de largeur et 3 centimètres de profondeur, au niveau de la partie moyenne, où elle est complètement sous-péritonéale.

Examen histologique du col. — Nous avons fait durcir dans le formol puis lavé à l'eau courante un fragment du col. Le tissu musculaire normal du col a disparu en partie, surtout à la partie inférieure de la pièce, pour faire place à du tissu conjonctif fibreux.

L'observation clinique prouve qu'il s'est agi d'une dystocie créée par une opération pratiquée dans le but de remédier à une chute de la matrice, chez une femme ayant accouché antérieurement cinq fois, spontanément et heureusement.

L'autopsie montre qu'il y a eu rupture de l'utérus et du vagin, par suite de rétrécissement cicatriciel opératoire, les crins de Florence ayant agi primitivement comme cause de rupture et d'infection péritonéale avant toute intervention obstétricale.

On ne sait quelle opération a été pratiquée, mais on peut affirmer que cette opération a été la cause de la mort.

Depuis l'avènement de l'antisepsie et de l'asepsie dans la pratique chirurgicale, un progrès immense a été réalisé. A-t-on toujours pensé cependant aux conséquences que peut avoir l'acte opératoire sur l'avenir fonctionnel de l'utérus? Un fait est indéniable, c'est que depuis la vulgarisation de la gynécologie opératoire, les accoucheurs ont vu apparaître, soit pendant la grossesse, soit pendant l'accouchement, des troubles fonctionnels, chez des femmes ayant subi des opérations pratiquées sur la sphère génitale, et attribuables sans aucun doute à ces dernières. Malgré le nombre et l'importance des observations concernant ce sujet, il faut reconnaître que les éléments véritablement scientifiques nécessaires pour entraîner un jugement définitif, font encore défaut. Tous les faits que je vais citer ont été relevés dans mon service. Assurément j'ai éprouvé quelque embarras à les classer, car les renseignements fournis par les femmes, concernant les opérations subies, sont le plus souvent insuffisants. Mais j'ai constaté que presque tous les opérateurs font partie de cette Société. En compulsant leurs notes, ils pourront relever mes erreurs, si erreur il y a, et, dans tous les cas, préciser l'acte opératoire pratiqué.

J'ai classé tous ces faits sous les rubriques suivantes : *Opérations pratiquées sur le col : amputation de Schrœder. Hystéropexie. Opération d'Alquié-Alexander. Laparotomies pour salpingectomie. Laparotomies pour ovariotomies. Laparotomies pour myomectomie.*

I. — Amputation du col et Schrœder (1)

1892, n° 1390.— 34 ans. Six grossesses : deux premières à sept mois. Trois suivantes, à terme. Un avortement à quatre mois. — Curettage et Schrœder.— Septième grossesse. Hémorrhagies pendant la grossesse. A terme. Durée totale du travail : trois heures quarante. Période de dilatation : trois heures et demie. Période d'expulsion : seize minutes. Enfant vivant, 3,330 grammes Suites normales.

1894, n° 985. — Femme âgée de 41 ans. Dix accouchement spontanés à terme.— Curettage et amputation du col.— Onzième grossesse deux ans après. Grossesse de huit mois. Rupture précoce des membranes. Période de dilatation : sept heures. Expulsion : dix minutes. Siège : enfant mort.

1896, n° 212. — Multipare, 28 ans. Un accouchement spontané à terme. Un avortement de trois mois.— Curettage et amputation du col

(1) Voir Audebert. Étude sur la grossesse et l'accouchement après l'amputation du col. *Annales de Gynécologie*, janvier 1889.

en 1891. — Deux avortements de quatre mois consécutifs. Un accouchement prématuré. Siège. Période de dilatation : neuf heures cinquante-cinq minutes. Enfant de 1,570 grammes. Suites normales.

1896, n° 418. — *Trois accouchements à terme. Amputation du col suivie de trois avortements, le dernier compliqué de rétention placentaire et d'hémorrhagie. Curage digital.* — Jeanne D..., employée de commerce. Premières règles à seize ans. Les trois premières grossesses à terme, enfants vivants. En 1892, métrite avec hypertrophie du col, amputation du col. Après cette opération, elle devient enceinte deux fois ; la première fois en 1893, avortement à cinq mois, l'enfant vécut dix-huit heures ; la seconde fois en 1895, fausse couche de six mois, l'enfant respira quelques instants.

Ces cinq grossesses, sont du même père, alcoolique.

La sixième grossesse actuelle est d'un autre père, sobre.

Dernières règles du 16 au 22 octobre 1896 ; au moment de son entrée à Baudelocque, le 6 mars, elle est enceinte de quatre mois et demi environ ; l'utérus remonte à dix-neuf centimètres au-dessus du pubis.

Au début de la grossesse, rien à signaler, si ce n'est une petite perte de sang en janvier ; elle a cessé de travailler depuis un mois.

La rupture prématurée des membranes s'est produite le 5 mars, à minuit. Les contractions commencent le 8 mars, à 2 heures du matin ; bientôt les pieds du fœtus paraissent à la vulve et l'expulsion du fœtus par l'extrémité pelvienne a lieu bientôt après ; il pèse 300 grammes.

Délivrance quarante-cinq jours après, le 22 avril, par curage digital, pour hémorrhagie. Sort guérie le 10 mai.

1896, n° 1810. — *Quatre accouchements à terme. Amputation du col. Une grossesse à terme normale.* — Marie D..., 34 ans, giletière, entre à la clinique, le 4 mai 1896.

Réglée à quatorze ans ; quatre grossesses antérieures à terme ; enfants vivants et bien portants ; l'un est mort depuis. En février 1895, métrite chronique qui est traitée, à Necker, par le curettage et l'amputation du col.

Grossesse actuelle. — Dernières règles du 12 au 15 janvier 1896 ; au moment où elle est admise, elle est enceinte de trois mois et demi ; l'utérus remonte à 8 centimètres au-dessus du pubis ; rien d'anormal, si ce n'est un peu d'éventration ; le 16 octobre, cinq mois et demi après son admission, elle est à terme; la hauteur de l'utérus est de 33 centimètres. A 2 h. 1/2 du matin, dilatation de 1 franc ; sommet engagé en D. P.

La dilatation est complète à 5 h. 1/2 du soir; on rompt les membranes à la dilatation complète ; l'expulsion du fœtus a lieu à six heures du soir en O. P. ; le travail a duré plus de seize heures. Extraction simple du placenta une demi-heure après.

L'enfant, du sexe masculin, crie de suite; il pèse 3,980 grammes ; sa longueur totale est de 52 centimètres ; au huitième jour, il pèse 4,130 grammes.

La mère sort guérie le 26 octobre.

Le repos absolu que cette femme a pu garder pendant son séjour au dortoir, c'est-à-dire pendant cinq mois et demi, n'a certainement pas été sans influence sur la durée normale de la grossesse.

1897, n° 184. — *Deux accouchements à terme ; un avortement. Curettage et amputation du col. Accouchement avant terme. Rupture prématurée des membranes.* — Jeanne D..., 30 ans, couturière. Antécédents tuberculeux dans sa famille.

Premières règles à treize ans. Rougeole.

Première grossesse en 1885 ; garçon à terme, présentation du sommet, accouchement spontané.

Deuxième grossesse en 1887, *ibid.*

Troisième grossesse en 1894, avortement à trois mois. A la suite surviennent des hémorrhagies très fréquentes et très fortes ; malgré l'ergotine, les injections chaudes, elles persistent pendant deux mois ; la malade entre à alors Tenon où on lui fait un curettage et une amputation du col.

Grossesse actuelle. — Dernières règles du 2 au 7 juin 1896. Les mouvements actifs sont perçus à la fin de septembre Elle entre à la clinique Baudelocque le 28 janvier 1897, souffrant un peu.

La rupture prématurée des membranes a eu lieu la veille, le 27 janvier, sans contractions. L'utérus mesure 32 centimètres de hauteur, sommet engagé en G. A.

Le travail marche régulièrement, et l'accouchement se produit le 29 janvier à 7 h 35 du soir. Enfant vivant, du poids de 2,688 grammes. Délivrance normale trente minutes après ; le placenta pèse 450 grammes. Mensuration des membranes, 31/5.

1897, n° 232. — Primipare de 22 ans. En 1895, curettage et amputation partielle du col (Bouilly). Grossesse en 1896, accouchement prématuré en 1897. Rupture prématurée des membranes. Accouchement spontané. Enfant vivant : 2,730 grammes.

· 1897, n° 1967. — *Accouchement à terme. Curettage et opération de Schrœder. Accouchement à sept mois et demi : présentation de l'épaule, rupture prématurée des membranes. Physométrie. Putréfaction fœtale. Embryotomie.* — Lina M..., 31 ans, ménagère, entre à la clinique Baudelocque le 1er novembre 1897, à minuit.

Premières règles à dix-huit ans, régulières. Première grossesse en novembre 1892. Accouchement à Saint-Louis ; fille à terme, venue par le sommet, élevée par une nourrice ; bien portante.

En octobre 1893, curettage et opération de Schrœder, à Saint-Louis.

Deuxième grossesse actuelle. — Dernières règles : 15 au 18 mars. Perception des mouvements actifs au mois d'août. La hauteur de l'utérus est de 33 centimètres ; pas d'albumine. Elle vient à la consultation le 30 octobre dans la matinée ; elle dit avoir perdu de l'eau ce jour-là, à 4 heures du matin. L'utérus est contracté ; on ne peut reconnaître que deux masses qui semblent constituées par le dos et par la tête située en haut et à droite. Rien au niveau du détroit supérieur ; on entend les battements du cœur, à droite, peu distinctement. Le sang qui s'écoule en abondance est clair, plutôt rosé. Pas de contractions douloureuses. Dans l'après-midi, petites douleurs ; pas de modifications du col ; l'écoulement sanguin a cessé. Au palper, on trouve l'utérus moins dur, et on confirme le diagnostic de présentation de l'épaule. La tête est toujours en haut et à droite. Les bruits du cœur fœtal sont nettement entendus.

Le 31 octobre, quelques petites douleurs ; plus de pertes. Auscultation négative.

Le 1er novembre, à 11 heures du matin, on introduit un ballon Champetier, gonflé à 300 grammes ; de temps à autre, quelques petites contractions.

Le 2, le ballon est dans le vagin ; on le retire à 8 h. 1/2. A 9 h. 1/2, dilatation comme une paume de main. Mauvaise odeur, écoulement sanieux et fétide. A 11 heures, intervention par M. Varnier. Embryotomie avec l'embryotome de M. Ribemont-Dessaignes. La section part de l'aisselle supérieure (la gauche) pour aboutir obliquement à la partie droite du cou. Par conséquent, le bras gauche reste attaché à l'extrémité céphalique. Fœtus putréfié exhalant une odeur infecte. Placenta putréfié. Quelques heures après l'intervention, température 41°.

Les quatre jours suivants, la température oscille entre 37°,5 et 38°,5. On fait des injections intra-utérines quotidiennes, qui ramènent des caillots et des débris fétides. Quarante grammes par jour de sérum A.

Le 6, température 39°,2. Le 9, température 38°,4.

Du 9 au 13, la température est normale et, à part quelques écarts, se maintient entre 37° et 37°,5.

En donnant des injections intra-utérines, on se rend compte de l'état du col qui est le suivant : au fond du vagin, on trouve un petit bourrelet d'un demi-centimètre d'épaisseur, irrégulier, de consistance moyenne, mais présentant sur le pourtour une série de tubercules indurés du volume d'un noyau de cerise. Ces tubercules circonscrivent un orifice qui laisse à peine pénétrer l'extrémité du doigt.

La femme est actuellement en bon état (9 décembre 1897).

1897, n° 2120. — *Première grossesse normale. Curettage et amputation du col. Deuxième grossesse sans complications ; accouchement à terme.* — Émilie J..., 39 ans, journalière.

Premières règles à quinze ans ; rhumatisme articulaire à dix-sept ans.

Première grossesse. Elle accouche spontanément chez elle d'une fille à terme, en présentation du sommet.

Trois semaines après son accouchement, elle entre à l'hôpital Necker pour un prolapsus utérin qui est traité par l'amputation du col. En même temps, castration gauche.

Grossesse actuelle. — Dernières règles du 26 au 29 février. Apparition des mouvements actifs à la fin de juillet 1897. Elle entre à la salle de travail de la clinique Baudelocque, le 29 novembre 1897, à 3 heures du soir. Elle souffre depuis la veille (midi) La hauteur de l'utérus mesure 34 centimètres. Rien d'anormal, à part des varices au niveau des membres inférieurs. Pas d'albumine. Sommet engagé en G. A. A son entrée, la dilatation est complète, la poche des eaux rompue. A 4 heures, elle expulse un enfant du sexe féminin pesant 3,480 grammes et long de 48 centimètres. Rien à noter pendant la période de délivrance ; le placenta pèse 630 grammes.

1898, n° 129. — Multipare, 35 ans. Amputation du col entre la troisième et la quatrième grossesse. Trois avortements : un de trois mois et deux de six mois. Curettage et amputation du col pour métrite en 1884, par M. Picqué, à Pascal. Quatrième grossesse : avortement de six mois. Cinquième accouchement à sept mois ; enfant vivant. Sixième, avortement de six mois ; enfant mort-né. Septième accouchement, spontané à terme ; enfant 3,250 grammes. Période de dilatation, cinq heures et demie. Suites normales. Pour cette grossesse, repos et traitement spécifique.

1898, n° 915. — Multipare, 35 ans. Premier accouchement à terme en 1884. Forceps. Deuxième, à terme, spontanément. Troisième, avortement de six semaines. Quatrième, accouchement spontané à terme. Le 11 novembre 1895, curettage et Schrœder par le Dr Picqué, pour endométrite. Cinquième, accouchement à terme. Trois applications de forceps infructueuses. Version interne. Enfant vivant, de 4,320 grammes. Période de dilatation : six heures. Suites normales. Enfant vivant.

II. — Hystéropexie

1894, n° 1469. — Tertipare. Deux accouchements à terme. Péritonite après le deuxième accouchement, en 1892. En 1893, laparotomie par M. Pozzi. Hystéropexie et ablation de l'ovaire. En 1894, troisième grossesse. Présentations successives de l'épaule et du siège.

1894, n° 2135. — Multipare, 39 ans. Quatre accouchements spontanés à terme. Enfants vivants. Hystéropexie en octobre 1892, par M. Michaux, à l'hôpital Saint-Michel. Grossesse en 1894. Rupture prématurée. Sommet. Accouchement spontané. Enfant vivant, 3,020 grammes. Placenta sur le segment inférieur. Suites normales.

1895, n° 1959. — Secondipare, 24 ans. Premier accouchement spontané à terme. Sommet. Enfant vivant. Prolapsus consécutif. Hystéropexie en 1895, le 5 janvier, à Saint-Louis, par M. Richelot. Grossesse à terme. Sommet G. A. ; 2,730 grammes. Période de dilatation : huit heures et demie. Suites normales.

1895, n° 1966. — Trois accouchements, deux à terme, spontanés ; un avortement. Hystéropexie en 1893, par M. Pierre Delbet. Quatrième grossesse. Version par manœuvres externes. Ceinture maintenant la tête en bas. Accouchement spontané à terme. Sommet. Enfant vivant, 3,200 grammes. Durée du travail : quinze heures. Suites normales.

1897, n° 1428. — Multipare, 36 ans. Trois accouchements à terme et un à sept mois. Amputation du col et curettage en avril 1888, à Bichat, par M. Terrier. Castration droite et hystéropexie abdominale pour salpingite et rétroversion en mars 1896, par M. Terrier. Grossesse en 1897. Présentation de l'épaule. Membranes rompues au début du travail. Version par manœuvres internes par Mlle Roze. Enfant vivant de 4,430 grammes. Suites normales.

1898, n° 599. — Multipare, 38 ans. Huit accouchements à terme spontanés. Sommet. Un siège à huit mois. Un avortement de deux mois et demi. Opérée le 30 avril 1897. Hystéropexie pour rétroversion douloureuse. Salpingectomie gauche (Legueu).

Grossesse en 1898. Présentation de l'épaule. Version. Ceinture eutocique. Accouchement spontané. Sommet. 3,840 grammes. Suites normales.

III. — Opération d'Alexander

1896, n° 261. — Secondipare. Premier accouchement en 1889, spontané et à terme. En 1893, curettage et Alexander à l'hôpital Saint-Louis. Un accouchement prématuré. Épaule. Rupture prématurée des membranes. Ballon Champetier. Évolution spontanée. Enfant de 2,100 grammes, mort-né. Délivrance artificielle. Suites normales.

1897, n° 903. — 30 ans. Un accouchement spontané à terme. Enfant vivant. Sommet. En octobre 1894, douleurs abdominales. Curettage par Potherat en 1895, à Beaujon. Opération d'Alexander à Beaujon. Grossesse en 1897. Rupture prématurée des membranes. Présentation de l'épaule. Ballon Champetier. Version interne par Mlle Roze. Enfant vivant, 3, 570 grammes. Délivrance artificielle. Suites pathologiques. Sortie guérie.

1897, n° 1567. — Tertipare, 28 ans. Un accouchement spontané à terme. Enfant vivant. Deux avortements de trois mois. En juin 1896, opération d'Alexander à la Salpêtrière, par M. Potherat, pour rétroversion (suites pathologiques, quatre mois de séjour au lit). Grossesse en 1897. Accouchement prématuré. Rupture prématurée des membranes. Liquide fétide. Température 38°,4. 112 pulsations. Sommet. Accouchement spontané. Enfant de 2,490 grammes. Suites normales.

IV. — Laparotomie et salpingectomie

1892, n° 618. — Primipare, 36 ans. Laparotomie et salpingectomie. Grossesse de huit mois. Accouchement prématuré. Application de forceps. Enfant de 2,500 grammes. Suites de couches pathologiques.

1893, nº 35. — Multipare, 26 ans. Deux accouchements spontanés à terme. Enfants vivants. Laparotomie et salpingectomie à Bichat, par M. Hartmann. Troisième grossesse. Expulsion d'un macéré, 2,100 grammes. Suites normales.

1895, nº 2006. — 33 ans. Deux avortements, puis deux accouchements à terme. Laparotomie et salpingectomie (grossesse extra-utérine ?) le 17 juillet 1894, à Necker, par M. Routier. Grossesse en 1895. Accouchement spontané. Sommet. Enfant vivant, 3,030 grammes. Suites normales.

1896, nº 180. — Multipare, 31 ans. Deux accouchements à terme, spontanés. Deux avortements. Laparotomie et salpingectomie en 1895. Avortement de deux mois ensuite.

1897, nº 1755. — Multipare, 30 ans. Deux accouchements à terme, troisième au huitième mois ; quatrième et cinquième, avortements de trois mois. Grossesse extra-utérine, en 1896, opérée par M. Terrier, à Bichat, en mars 1896. Salpingectomie. Grossesse en 1897. Accouchement prématuré. Rupture des membranes cinq jours avant le début du travail. Accouchement spontané. Siège. Enfant mort au début du travail : 2,110 grammes. Suites normales.

1897, nº 2199. — Multipare, 24 ans. Un accouchement. Grossesse double. Accouchement prématuré. Un enfant mort et un enfant vivant. Laparotomie et salpingectomie en janvier 1895, à Tenon.

Grossesse en 1897. Accouchement prématuré. Rupture précoce des membranes. Siège. Enfant de 2,530 grammes. Suites normales.

V. — Laparotomie pour kystes de l'ovaire

1894, nº 832. — Multipare, 38 ans. Cinq grossesses à terme. Accouchements spontanés. Enfants vivants. Laparotomie, en 1892, par M. Péan, à Saint Louis. Sixième grossesse à terme. Accouchement spontané. Enfant vivant. Suites normales (pas d'éventration).

1894, nº 1427. — Primipare, 26 ans. En 1893, laparotomie pour kyste ovarien dermoïde, par M. Albarran, le 14 août 1893. Dernières règles le 5 décembre 1893. Grossesse à terme. Enfant de 2,760 grammes, vivant. Accouchement spontané. Suites normales (pas d'éventration).

1894, nº 1487. — Première grossesse. Accouchement à huit mois, enfant vivant. Double ovariotomie à la Pitié par M. Lejars, en août 1894. Avortement de deux mois au mois de septembre 1894.

1895, n° 1755. — Premier accouchement spontané à huit mois. Enfant vivant. Laparotomie et ovariotomie le 10 juillet 1894. Kyste de l'ovaire gauche. Deuxième grossesse à terme. Accouchement spontané. Sommet. Enfant vivant de 3,020 grammes. Travail : huit heures. Pas d'éventration. Suites normales.

1896, n° 1546. — Primipare. Opérée en 1895 à la clinique Baudelocque, par P. Segond. Une grossesse en 1896. Accouchement spontané à terme. Sommet. Enfant vivant. Suites normales.

1897, n° 136. — Primipare âgée de 20 ans : première ovariotomie en 1894 ; deuxième ovariotomie en 1896, alors que l'utérus était gravide de deux mois. Hémorrhagies pendant la grossesse. Accouchement spontané à terme. Sommet. Enfant vivant de 3,050 grammes. Suites de couches normales. Il n'y avait pas d'éventration (Pozzi).

1897, n° 1363. — 43 ans. Laparotomie et ovariotomie en 1889, par M. Bouilly. Premier accouchement spontané à terme en mars 1890; deuxième accouchement à terme en août 1897. Deux sommets. Enfants vivants. Suites normales.

VI. — LAPAROTOMIE POUR MYOMECTOMIE

1896, n° 107. — Multipare, 30 ans. Un accouchement à terme; quatre avortements. Opération pour tumeur fibreuse par M. Ricard, en 1894, à Necker. Grossesse en 1896. Accouchement à terme, spontané. Sept heures dix de travail. Enfant vivant de 4,030 grammes. Suites de couches normales.

Les 34 observations ci-dessus peuvent donc se résumer ainsi :

Amputation du col de Schrœder. — 11 observations. — 16 grossesses dont : 5 à terme, 11 avant terme ; 6 accouchements prématurés, 5 avortements.

Hystéropexie. — 6 observations. — 4 présentations de l'épaule pendant la grossesse ou au moment du travail ; 2 sommets.

Opération d'Alexander. — 3 observations. — 2 épaules ; 1 accouchement prématuré, 2,490 grammes.

Laparotomie et salpingectomie. — 6 grossesses. — 5 accouchements prématurés ou avortements ; 1 accouchement à terme.

Laparotomie pour kystes de l'ovaire. — 7 observations. — 8 grossesses ; 1 avortement de deux mois et demi, à la suite de double ovariotomie ; 7 accouchements à terme.

Laparotomie pour myomectomie. — 1 observation, 1 accouchement à terme.

Chez aucune des femmes ayant subi la laparotomie, je n'ai constaté d'éventration pendant la grossesse au niveau de la cicatrice.

Discussion. — M. Quénu. L'éventration chez une femme enceinte après laparotomie ne dépend pas seulement du mode de reconstitution de la paroi, mais elle résulte souvent de ce que la femme devient enceinte trop tôt après l'opération.

M. Segond. — On ne peut nier que l'opération de Schrœder ne reconnaisse des indications très nettes. Les opérations de fixation utérine, ne sont pas comparables ; l'opération d'Alexander présente un caractère physiologique que n'a pas l'hystéropexie abdominale antérieure. Enfin, les opérations annexielles ont des conséquences qu'il faut préciser.

Il y aurait avantage à classer ces observations par catégories pour envisager d'une façon plus précise leurs conséquences au point de vue des grossesses ultérieures.

M. Pinard. — Je répondrai à M. Quénu que certaines femmes laparotomisées au cours d'une grossesse pour un kyste de l'ovaire, par exemple, peuvent continuer leur grossesse, accoucher à terme sans avoir cependant d'éventration. Et à M. Segond que j'ai, dans ma communication, adopté la classification qu'il propose.

M. Doléris. — La malade qui fait l'objet de l'intéressante communication de M. Pinard a dû, vraisemblablement, subir une opération d'Emmet pour une déchirure du col remontant très haut, et, en outre, une opération plastique qui avait pour but ou qui eut pour effet de rétrécir le vagin. L'opérateur a commis la faute lourde de laisser les crins de Florence, très difficiles à enlever, à cause de leur situation élevée. Quand on fait de mauvaise gynécologie, on doit s'attendre à des désastres.

Paul Segond. **Note sur un cas d'appendicite survenue au cinquième mois de la grossesse.** — Femme de 34 ans ; rétroversion mobile, sans lésions annexielles appréciables ; elle devint enceinte à la fin d'août 1898 : troisième grossesse normale de cinq mois environ. Le 13 février, douleurs vagues à la nuque et aux reins. Diagnostic : grippe.

Le 14, subitement, vers 11 h. 1/2 du matin, vives douleurs abdominales, un peu calmées par une piqûre de morphine. Pas de travail ;

ventre légèrement météorisé. Région iliaque droite douloureuse à la pression, surtout au point appendiculaire, et, à ce niveau, légère défense musculaire. A gauche, ventre douloureux à la pression, sans localisation ; ni vomissements ni nausées. Langue blanche mais très humide, P. 88 ; T. 37°,2. (A plusieurs reprises déjà des symptômes analogues s'étaient montrés pour disparaître aussitôt.)

M. Baudron n'en porta pas moins le diagnostic d'appendicite. Journée calme. Le soir, T. 37°,2 ; P. à 90. Pas de piqûre de morphine, nuit très bonne.

Le 15, à une heure du matin, ventre souple et indolent, sauf peut-être au niveau du point appendiculaire. Pouls 90 ; T. 37°, 2. Quelques éructations, selle suffisante, grande quantité de gaz. Aucune tendance à la nausée ou au vomissement ; lait, additionné d'eau de Vichy, parfaitement toléré. Le soir, T. 38° ; P. 96. Nuit bonne.

Le 16 au matin, météorisme. M. Féraud fit demander M. Baudron. A 6 heures et demie du soir, le météorisme était plus considérable que le matin, mais la région appendiculaire demeurait souple et sans réelle sensibilité. La langue était humide, le facies rassurant. T. à 37°,8 ; P. 96 ; pas de nausées, émission de gaz par l'anus. M. Baudron fut cependant d'avis qu'une intervention s'imposait à bref délai, et rendez-vous fut pris avec moi, pour le lendemain 2 heures et demie.

Nuit assez calme ; mais, à 8 heures du matin, crise douloureuse, dans la fosse iliaque droite ; quelques frissons, météorisme évident et P. 104 ; T. 37°,3. A 2 heures, quand nous arrivâmes, avec MM. Baudron et Féraud, P. 128, météorisme très accusé, et les deux régions iliaques se montraient douloureuses à la pression, avec prédominance de la douleur à droite ; le facies commençait à se gripper, soif vive et éructations fréquentes, ni vomissements ni nausées. Mme X... était en pleine péritonite appendiculaire. Sur ma demande, les professeurs Pinard et Dieulafoy se réunissaient à MM. Baudron et Féraud à 3 heures ; ils jugèrent qu'une intervention immédiate devait être tentée, quelque grave qu'en fût le pronostic et, à 7 heures du soir, j'opérais Mme X...

Large incision au niveau de la région appendiculaire ; évacuation d'une quantité considérable de pus grumeleux, recherche et résection d'un appendice petit, mais complètement gangrené jusqu'à un demi-centimètre de son insertion cæcale ; lavage très soigné du péritoine, à l'eau stérilisée chaude, et fermeture partielle de cette première incision, avec drainage de la région appendiculaire et de la cavité pelvienne. Incision symétrique dans la fosse iliaque gauche, et, après évacuation du pus accumulé de ce côté, mêmes manœuvres de lavage péritonéal et de drainage.

A deux heures du matin, la nuit suivante, Mme X... avortait, sans aucune douleur. Le 18 au matin, T. 37°,2 ; P. à 110, le facies très rassurant, ni sécheresse de la langue, ni vomissements, ni nausées, aucun météorisme ; le soir à 11 heures, même état ; à 5 heures du matin, le 19 février, l'état s'aggrava brusquement. Le pouls s'affola et Mme X... succombait dans la soirée.

Peut-être les progrès de la clinique nous permettront-ils un jour de ne jamais confondre les améliorations réelles de la maladie avec ces *accalmies traîtresses* dont le professeur Dieulafoy a si bien fait ressortir les terribles conséquences? Mais ce jour-là n'est certes pas venu et l'opération s'impose dans les cas les plus douteux. Si le traitement de l'appendicite aiguë doit être ainsi compris en chirurgie générale, la nécessité d'opérer toujours et le plus vite possible s'affirme d'une manière encore plus formelle dans le cas particulier des appendicites aiguës survenant au cours de la grossesse, car l'appendicite, évoluant sur une femme grosse, se trouve dans des conditions topographiques et physiologiques particulièrement néfastes.

La conclusion paraît donc aussi nette que possible, elle est bien telle que Pinard l'a formulée : « Toute appendicite diagnostiquée pendant la grossesse commande l'intervention. » J'ajoute que cette intervention doit être aussi précoce que possible, c'est-à-dire qu'elle devrait suivre de 5 à 6 heures tout au plus l'instant où le diagnostic a été porté. J'entends parler, seulement, des appendicites sérieusement diagnostiquées ; j'avoue cependant que je préfère, de beaucoup, faire une erreur de diagnostic et pratiquer une incision non justifiée, mais toujours innocente quand elle est bien conduite, que de risquer une seule mort par abstention.

Discussion. — M. Le Gendre. — A quels caractères reconnaît-on l'appendicite aiguë? le syndrome classique n'existe pas toujours au complet, et on ne peut faire une laparotomie toutes les fois qu'il existe seulement une douleur dans la fosse iliaque. Dans un cas d'appendicite pendant la grossesse, qui a été opéré avec succès et publié par moi, le diagnostic avait été fait parce que la malade avait un passé appendiculaire ; mais il n'en est pas toujours ainsi, et le diagnostic de l'appendicite aiguë à son début présente parfois de sérieuses difficultés.

M. Baudron. — Chez la malade dont M. Segond vient de parler, il y avait un passé appendiculaire.

M. QUÉNU. — La douleur iliaque est parfois un signe trompeur ; j'ai vu des pneumonies, des pleurésies s'accompagner à leur début de ces douleurs dans le côté. Bien d'autres affections peuvent déterminer cette douleur profonde, ou superficielle, sans que l'appendice soit en cause. Les partisans de l'intervention d'emblée disent, il est vrai, qu'il faut, avec la douleur, un état général particulier ; mais cet état particulier n'est pas encore nettement défini. Je m'adresse donc surtout aux médecins d'enfants, qui doivent voir beaucoup d'appendicites au début, pour leur demander de bien vouloir préciser les signes certains de l'appendicite aiguë.

M. SCHWARTZ. — Un malade que je viens d'opérer avait tous les signes d'une appendicite aiguë, T. 38°,5 ; P. 120. il y avait douleur locale. Je réséquai l'appendice : celui-ci était absolument sain.

M. NÉLATON. — J'ai vu avec M. Rendu une malade chez laquelle, lors d'un premier examen, je crus à une appendicite : il n'y avait rien d'urgent. Nous décidâmes de continuer le traitement médical et d'attendre. Quinze jours après, je revis cette malade et je constatai un kyste suppuré et inclus dans le ligament large, que j'opérai et qui guérit.

M. POZZI. — J'ai vu et opéré un cas analogue à celui dont a parlé M. Schwartz : à l'œil nu l'appendice parut sain, à part une bulle d'œdème sous-séreux. Or, à l'examen histologique, cet appendice a montré les lésions nettes de l'appendicite folliculaire. Il ne faut donc pas se fier à l'aspect macroscopique de l'appendice pour affirmer son intégrité. Il faut aussi l'examen histologique.

M. LEPAGE. — Pendant la grossesse, l'appendicite est encore plus grave que dans l'état normal : l'intoxication en cas d'appendicite est beaucoup plus rapide. Il y a donc intérêt à opérer de bonne heure et dans tous les cas.

M. DOLÉRIS. — Je crois aussi que chez la femme enceinte l'opération s'impose d'une façon urgente ; je signalerai la difficulté qu'il y a parfois à différencier l'appendicite et l'ovarite.

M. PINARD. — Je constate avec plaisir que la thérapeutique de l'appendicite chez nous a fait un progrès ; car on n'a pas parlé de traitement médical.

Nous discutons sur les difficultés du diagnostic, mais ces difficultés ne sont pas si sérieuses qu'on pourrait le croire. Et s'il est un point sur lequel nous sommes tous d'accord, c'est sur la nécessité plus impérieuse que jamais d'opérer l'appendicite pendant la puerpéralité.

REVUE ANALYTIQUE

OPÉRATION CÉSARIENNE

(*Une modification dans la technique opératoire.*)

Une incision nouvelle dans la section césarienne (Ein neuer Schnitt bei der Sectio cæsarea). H. FRITSCH. *Cent. f. Gyn.*, 1897, nº 20, p. 561.

L'idée de la modification de technique opératoire dont il s'agit a été suggérée à l'auteur dans les conditions suivantes. Son collègue, le professeur Kaufman, l'ayant fait assister à l'autopsie d'une femme qui était arrivée à une époque avancée de sa grossesse, Fritsch exprima le désir de voir l'orifice externe de la matrice de haut en bas ; pour cette raison, on incisa, transversalement, le fond de la matrice. C'est alors qu'il fut frappé de l'extrême facilité avec laquelle on put extraire le fœtus et du peu de distension de l'incision, qui n'intéressait pas les trompes. Ce n'est qu'après un intervalle assez long, qu'il eut l'occasion de contrôler les avantages de cette incision transversale du fond de l'utérus sur la femme vivante, et de nouveau, dans ce cas, il fut frappé de l'extrême facilité avec laquelle se faisait l'extraction de l'enfant. Les avantages de cette incision seraient multiples :

a) Elle permet d'inciser l'abdomen plus haut, de telle façon que l'ombilic correspond environ au milieu de l'incision. Condition qui a cet avantage de mieux prévenir les hernies ; car, en général, les hernies se développent au-dessous de l'ombilic, particulièrement, quand l'incision s'étend trop bas.

b) Le nettoyage fut parfait. La plaie abdominale put être bien pressée, l'utérus bien comprimé par les mains des assistants.

c) Le sang ne s'écoula pas dans la cavité abdominale mais au dehors. On n'eut pas une seule fois à étancher dans la cavité abdominale.

d) L'hémorrhagie fut minime bien que le placenta fût intéressé. Dès que les larges sinus placentaires se furent vidés immédiatement après l'incision, l'hémorrhagie s'arrêta spontanément.

e) Le placenta décollé, les jambes du fœtus se présentèrent à l'incision. Condition avantageuse, car le dégagement de l'enfant eut lieu rapidement.

f) La diminution de la plaie, simultanément avec la rétraction du fond de la matrice, fut remarquable. Il suffit de 7 sutures pour réunir la plaie. L'hémorrhagie cessa immédiatement.

g) Il importe, au niveau du fond de l'utérus, d'inciser parallèlement, aux vaisseaux, c'est-à-dire transversalement, parce que les sutures sont disposées alors perpendiculairement aux vaisseaux, et que cette disposition est bien plus efficace pour arrêter l'hémorrhagie.

h) La situation spéciale de l'incision sur le fond de la matrice permet de rentrer, après son évacuation, l'utérus en grande partie dans la cavité abdominale. Seul, le fond de l'utérus est maintenu hors de l'abdomen à l'aide d'un fil-tracteur. R. L.

De l'incision sur le fond de la matrice dans l'opération césarienne (Ueber den Fundalschnitt bei der Sectio cæsarea). P. Müller. *Cent. f. Gyn.*, 1898, n° 9, p. 226.

Depuis un certain nombre d'années déjà, Müller, pour d'autres raisons que Fritsch, a renoncé à l'incision de la paroi antérieure de l'utérus dans l'opération césarienne. Il incise également sur le fond de la matrice, mais non transversalement. L'incision est sagittale et les parois postérieure et antérieure sont également intéressées. La raison capitale qui lui fit abandonner l'incision antérieure, c'est que cette incision porte principalement sur le segment inférieur de l'utérus, portion très mince de l'organe qui, dans un accouchement laborieux, est réduite à une mince membrane. Or, l'utérus évacué, cette zone de l'organe ne récupère pas de suite son épaisseur primitive, surtout quand l'arrière-faix, ce qui est fréquent, siégeait sur la paroi antérieure et un peu bas. De là, l'inefficacité relative des sutures à ce niveau et le danger d'hémorrhagies secondaires.

L'hémorrhagie avec l'incision sur le fond de l'utérus est moindre qu'avec l'incision sur la paroi antérieure. L'extraction du fœtus est aussi aisée. Il est également facile d'éviter, au moyen de compresses de gaze, l'écoulement du liquide amniotique dans la cavité abdominale.

On ferme la plaie utérine exclusivement au catgut et par une suture continue. Le premier étage réunit les couches les plus profondes de la paroi utérine, et l'on n'évite pas de comprendre dans la suture le revêtement interne de la matrice. Au contraire, les fils pénètrent largement dans la cavité utérine. Cette manière de procéder a le grand avantage de prévenir une hémorrhagie secondaire dans l'utérus. Cette suture profonde, dans laquelle les points sont menés très près les uns des autres, terminée, on coapte la musculeuse de l'utérus au moyen de deux étages de sutures, très rapprochées. Et même, quand cette paroi est particulièrement épaisse, on fait un troisième étage. Puis, la couche superficielle et le péritoine sont fermés par une dernière suture continue.

Telle est la technique suivie depuis six ans et toujours avec des résultats très satisfaisants. Jamais on n'a eu à enregistrer des hémorrhagies secondaires même dans le cas où l'on avait laissé dans le ventre un utérus semblable à un sac flasque, relâché.

En conséquence, Müller conseille aussi l'incision sur le fond de l'utérus, et ne voit pas d'avantage bien notable à inciser soit transversalement (d'après Fritsch), soit d'avant en arrière, dans une direction sagittale, d'après sa propre méthode. R. L.

Section césarienne conservatrice avec incision transversale sur le fond de l'utérus d'après le procédé de Fritsch (pour carcinome) (Sectio cæsarea conservativa mit querem Fundalschnitt nach Fritsch (wegen carcinoma). E. Clemenz. *Cent. f. Gyn.*, 1898, n° 10, p. 249.

Obs. — X..., 34 ans, 4 accouchements antérieurs normaux, le dernier 5 années auparavant. Grossesse compliquée d'un carcinome de la portion vaginale, avec extension au tissu cellulaire para-utérin. Début du travail à terme, et opération césarienne avec incision transversale du fond de la matrice d'après le procédé de Fritsch. Extraction facile d'un enfant du sexe féminin, vivant, du poids de 2,330 grammes. *Suites de couches*, en ce qui concerne la cicatrisation de la plaie opératoire, régulières. *Exeat* le seizième jour après l'opération.

Après un historique rapide des communications antérieures et l'exposé des appréciations plus ou moins divergentes auxquelles a donné lieu le procédé de Fritsch, l'auteur exprime ainsi son impression personnelle : « J'ai, dans cette opération césarienne, appris à connaître les avantages de l'incision transversale. L'incision abdominale put être faite plus haut et la cavité abdominale, sans utilisation de la position élevée du siège, être entièrement garée contre toute souillure ; l'hémorrhagie ne fut pas considérable, bien qu'il me fut impossible d'éviter la lésion d'une grosse veine vers l'angle tubaire droit.

En tout cas, l'hémorrhagie s'arrêta après l'évacuation de l'utérus presque complètement ; il fut inutile de le comprimer bien que la première suture fût appliquée au niveau du milieu de la plaie. La rapidité de la diminution de la plaie transversale fut remarquable et, à l'avenir, je ferai l'incision plus petite que dans ce cas, convaincu de pouvoir extraire facilement le fœtus. L'utérus se contracta si parfaitement pendant l'application de la suture que je craignis d'avoir quelques points de suture trop lâches, bien qu'en les plaçant je les eusse solidement serrés; enfin, les conditions des tissus au voisinage de la plaie furent telles qu'il fut aisé de faire une suture séro-séreuse. Les suites opératoires ne se compliquèrent d'aucun trouble qu'on aurait pu attribuer au mode de suture transversale; l'accouchée eut des suites de couches régulières malgré les dangers réels d'infection que créait l'existence de l'affection cancéreuse ; et l'on n'observa pas de symptômes de nature à faire supposer des adhérences de la plaie utérine avec les organes voisins. »

Somme toute, l'auteur n'a eu qu'à enregistrer des avantages de l'« *incision à la Fritsch* » et est disposé à n'en pas utiliser d'autre à l'avenir.

R. L.

Deux opérations césariennes conservatrices avec incision fondale, transversale pour bassins rétrécis, ostéomalaciques (Zwei konservative Kaiserschnitte mit querem Funduschnitt wegen osteomalaskischer Beckenenge). L. Heidenhain. *Cent. f. Gyn.*, 1898, n° 24, p. 633.

Dans les deux cas, sténose pelvienne, de nature ostéomalacique absolue. La première femme opérée le 1er novembre 1897, arriva en douleurs, apyrétique et la poche des eaux conservée. Chez la seconde, l'opération, d'après l'estimation qui fut faite, dut avoir lieu douze jours environ avant le terme normal de la grossesse. Dans le premier cas, l'opération fut faite dans le décubitus ordinaire; dans le second, le siège étant légèrement relevé afin de pouvoir, le cas échéant, enlever facilement l'utérus. Le ventre incisé et l'utérus attiré au dehors, la partie supérieure de l'incision abdominale fut fermée et toutes précautions prises pour éviter l'écoulement de liquide dans la cavité péritonéale. *Incision transversale* sur le fond de l'utérus avec le bistouri et élargissement de cette incision avec les ciseaux; compression par les mains des assistants du segment inférieur et des ligaments de l'utérus, et *dégagement extrêmement rapide de l'enfant*, environ 4 à 5 minutes depuis l'incision cutanée jusqu'à l'extraction terminée de l'enfant. Le premier enfant était légèrement asphyxié, probablement par suite de la compression ; le second cria vigoureusement. Hémorrhagie dans les 2 cas minime. Tout amputé perd plus de sang que n'en perdirent ces deux femmes. L'utérus se contracta au moment même où l'on procédait à son évacuation. Dans le premier cas, la compression fut maintenue jusqu'à ce qu'on eut appliqué 4 à 5 sutures profondes; dans le second, elle fut interrompue dès l'enlèvement de l'arrière-faix. Quelle a été la part d'action dans ces résultats de l'ergotine injectée? La question reste indécise. Il importe de ne pas comprimer trop longtemps les vaisseaux afférents, parce qu'un état d'ischémie augmente les dangers de l'hémorrhagie.

Suture de la plaie utérine au catgut et intéressant la paroi interne de l'utérus et suture séro-séreuse dans le premier cas. Dans les deux cas, section, au ras de leur insertion, des ovaires, la compression digitale étant seule employée pour éviter l'hémorrhagie. D'autre part, suture des surfaces cruentées et leur retournement soigneux, au moyen d'une suture continue, dans le ligament large dans le but de prévenir des adhérences avec les organes voisins. C'est pour abréger la durée de l'acte opératoire, que le chirurgien préféra, dans les deux cas, l'opération césarienne, complétée par la castration ovarique, au Porro et à l'extirpation totale.

Suites opératoires très satisfaisantes dans les deux cas. R. L.

Deux cas d'incision sur le fond de l'utérus dans l'opération césarienne. (Zwei Fälle von Fundalschnitt bei Sectio cæsarea conservativa). RIEDINGER. *Cent. f. Gyn.*, 1898, nº 29, p. 761.

1) 23 ans. Bassin rachitique généralement rétréci. Conjugué, 8 centim. 5. Opération césarienne, à indication relative, faite cinq heures après le début du travail, la poche des eaux étant encore intacte; première position du sommet. Incision abdominale commencée 7 centim. au-dessus du nombril, et prolongée à mi-distance du nombril et du pubis. Le ventre ouvert, attraction de la moitié supérieure de l'utérus en avant de la paroi abdominale; le revêtement péritonéal est terne et semé de vésicules à contenu gazeux. Incision de 12 centim., hémorrhagie faible. Extraction aisée d'un enfant de 3,600 grammes, décollement et expulsion spontanés de l'arrière-faix et des membranes. Fermeture de la plaie utérine par des sutures à la soie, dix profondes et autant de superficielles. L'utérus est recouvert avec le péritoine. Suture à trois étages de la paroi abdominale. Suites *apyrétiques*. Pendant trois jours, des douleurs abdominales, coliques post-partum. Vingt jours après, enlèvement des sutures, deux trajets superficiels ont suppuré, la malade quitte le lit. La femme allaite elle-même. A ce moment et à un examen ultérieur, on constate que l'*utérus reste remarquablement haut*.

2) 33 ans; quatre accouchements antérieurs ayant tous nécessité des inter-

ventions graves (perforation, extraction artificielle, etc.). Bassin rétréci, plat, rachitique, conjugué vrai de 7 centim., promontoire double, sacrum aplati. Deuxième présentation du sommet, ventre pendant, contractions énergiques, tête de l'enfant volumineuse au-dessus du bassin. Col effacé, dilatation complète, etc. Opération césarienne. Incision sur le fond de la matrice, entre les deux trompes, et longue de 15 centim. Extraction facile d'un enfant du poids de 3,980 grammes. Fermeture de l'incision utérine avec des sutures à la soie, 8 profondes, 9 superficielles, etc. Guérison.

Malgré son apparition récente, cette modification de technique est déjà dotée d'une riche littérature médicale. Deux seulement des auteurs qui s'en sont occupés ont fait des réserves, Everke et G. Braun. Mais, Everke a perdu sa malade de septicémie, issue qui ne saurait être attribuée au mode d'incision et de suture ; d'autre part, Braun a pu rendre responsable de l'hémorrhagie observée chez son opérée la grande faiblesse antérieure. Les avantages reconnus généralement à la nouvelle incision sont : le placenta n'est presque jamais dans l'incision ; le dégagement de l'enfant, dont les pieds sont habituellement à portée, est facile ; l'incision se raccourcit vite, très peu de sutures sont nécessaires pour la réunion et l'hémostase.

Toutefois, l'auteur relève deux défectuosités à la nouvelle technique opératoire : 1° le fait constaté, chez une des opérées, de la situation très élevée de l'utérus, en quelque sorte d'une ventro-fixation involontaire, ventro-fixation due peut-être en partie à l'état antérieur de la séreuse (voir l'obs.), mais aussi aux adhérences avec les organes voisins déterminées par les extrémités des fils de suture ; 2) ce nouveau mode d'incision s'écarte du principe de convergence des sutures, convergence dont certains faits au moins établissent les avantages. Une suppuration par exemple ayant son point de départ au niveau de la suture utérine transversale pourrait facilement fuser entre les intestins.

R. L.

De la combinaison de l'incision sur le fond de la matrice dans la césarienne avec la résection des trompes (Ueber die Verbindung des queren Fundalschnitts mit Resektion der Tuben). J. Halban. *Cent. f. Gyn.*, 1898, n° 31, p. 815.

X..., 31 ans, IIpare, rachitique, un accouchement à terme, terminé par l'opération césarienne conservatrice. Enfant vivant, de 2,950 grammes. Suites de couches absolument normales. Réunion par première intention. Dans la suite, développement dans la partie inférieure de la cicatrice abdominale d'une pointe de hernie abdominale.

État actuel.— Femme petite, anémique, nutrition défectueuse, nature délicate. Altérations rachitiques très accusées ; organes thoraciques et abdominaux sains. La cicatrice abdominale de la première césarienne descend à quatre doigts de la symphyse, dépasse l'ombilic d'une longueur de main. Dans la partie inférieure, les muscles droits ont cédé, la peau est très mince. Bassin rachitique, généralement rétréci. Conjugué vrai, de seulement 6 centim. 2.

En raison de l'indication absolue, et du désir justifié, exprimé par la femme, de n'être plus exposée à une césarienne, on décida de combiner, avec cette opération, un procédé de stérilisation.

Opération.— Ouverture du ventre suivant la cicatrice de la première intervention. La cicatrice utérine primitive est entièrement intacte, nullement amincie ; les sutures à la soie encapsulées. Bascule de l'utérus au dehors. On lie les trompes au niveau de la région de l'isthme, à 4 centim. environ de sa portion interstitielle. A ce moment, ouverture de la cavité utérine au moyen d'une incision qui suit le bord inférieur de la trompe droite, le fond de l'utérus et gagne le bord inférieur de la trompe gauche. L'incision s'étend à environ 3 centim. en dehors de l'extrémité utérine de l'oviducte, c'est-à-dire sur la portion de cet organe qui repose immédiatement sur l'utérus *gravide.* L'incision du fond de l'utérus intéresse le placenta qui est situé en haut et à droite, ce qui donne lieu à une hémorrhagie à ce niveau, tandis qu'à gauche la perte de sang reste insignifiante. Rupture des membranes, dégagement aisé de l'enfant, décollement du placenta, etc. On pratique ensuite sur le bord supérieur des trompes une incision que l'on fait aboutir à l'incision inférieure, de façon à limiter une tranche de tissu qui comprend une portion de la partie interstitielle de la trompe, et qui est détachée de l'utérus. La trompe se trouve de ce fait complètement séparée de la matrice, et son extrémité interne à laquelle reste attaché du tissu utérin, pend librement dans la cavité abdominale. Suture soigneuse de l'incision utérine et de la région qui correspond à la tranche de tissu excisée (suture profonde n'affectant pas la caduque et suture séro-séreuse). Résection du fragment interne de la trompe, et recouvrement soigneux avec le péritoine de l'extrémité interne de la partie de la trompe qui reste dans l'abdomen. Fermeture du ventre (suture à deux étages) après avivement des muscles droits dans la région où ils avaient cédé.

Suites opératoires apyrétiques, réunion par première intention.

R. L.

BIBLIOGRAPHIE

1° Contribution à l'étude du traitement opératoire de la rétroflexion de l'utérus, par A. Mackenrodt.

2° Contribution à l'étude de la place que doivent occuper en clinique les tumeurs papillomateuses de l'ovaire, par Troschel. Berlin. Karger, éditeur, 1898.

Dans le premier de ces mémoires, Mackenrodt dit que dans le traitement de la rétroflexion utérine il ne recourt plus à l'opération d'Alexander, mais pratique toujours soit la vagino-fixation simple en ouvrant le cul-de-sac antérieur et en créant des adhérences entre la face postérieure de la vessie et la face antérieure de l'utérus, soit la vagino-fixation combinée au raccourcissement des ligaments larges et sacro-utérins. Pour faire cette seconde opération, Mackenrodt ouvre le cul-de-sac antérieur par une incision curviligne à convexité antérieure, et disséquant ensuite la base des ligaments larges et sacro-utérins à leur insertion sur le col utérin, il croise ces ligaments par quelques points de suture serrés et fixés au-devant de la face antérieure de la portion cervicale de l'utérus. L'auteur, convaincu des bons résultats de la vagino-fixation dans les rétrodéviations utérines, se demande si le raccourcissement des ligaments larges et utéro-sacré à lui seul suffirait à corriger les rétrodéviations; « c'est, dit-il, ce que l'avenir seul pourra décider. »

Dans le second mémoire, Troschel rappelle que, tandis que pour la plupart des tumeurs, l'examen histologique peut donner la valeur clinique, au point de vue de la bénignité ou de la malignité, d'une tumeur, les kystes papillomateux de l'ovaire font exception à cette règle. Après avoir passé en revue l'opinion des différents anatomo-pathologistes sur la bénignité ou la malignité des kystes papillomateux ovariens, il rapporte 3 cas qu'il a observés et dont il conclut que les tumeurs papillomateuses de l'ovaire, quoi qu'on en dise, ne doivent pas être considérées comme bien malignes, et que, même en présence de métastases constatées au moment de l'opération, il faut néanmoins les opérer.

Le Gérant : G. Steinheil.

IMPRIMERIE LEMALE ET Cie, HAVRE

RÉTENTION D'URINE

PAR COPROSTASE D'ORIGINE GRAVIDIQUE (1)

Par le professeur **Alphonse Herrgott.**

Le 22 avril 1897, en arrivant dans mon service, on me remet la carte d'un de mes distingués confrères d'un département voisin. Il me recommandait une malade « qui venait d'éprouver des douleurs abdominales horribles », et ajoutait qu'il me l'envoyait « en vue d'une intervention opératoire, s'il y avait lieu, n'ayant pas fait, il est vrai, un diagnostic ferme, mais appréhendant une grossesse tubaire avec ses tristes conséquences, si on laissait les choses en cet état ».

Je me rends immédiatement auprès de cette malheureuse et voici ce que j'apprends :

Cette femme, âgée de 37 ans, régulièrement menstruée depuis sa quinzième année, serait enceinte pour la deuxième fois. Sa première grossesse daterait de quatorze ans. L'accouchement aurait été assez difficile et aurait été terminé par l'extraction, à l'aide d'un forceps, d'un garçon qui vit encore actuellement.

Depuis cet accouchement, après lequel elle serait restée trois semaines couchée, elle se serait toujours bien portée et aurait été bien réglée jusqu'au 4 janvier. Depuis lors, elle n'avait plus eu ses époques. Elle avait bien, à la fin de mars, éprouvé

(1) Communication faite à la *Société obstétricale de France*, le 8 avril 1899.

quelques difficultés dans la miction, mais elle n'y avait pas attaché d'importance, lorsque, le mardi 13 avril, alors qu'elle faisait la lessive, elle éprouva de violentes douleurs dans le bas-ventre. Elle dut se mettre au lit, mais elle était si faible, que pour s'y rendre elle fut obligée de s'appuyer contre les murs.

Une fois couchée, loin de diminuer, les douleurs s'accentuèrent et la malade ne put fermer l'œil de toute la nuit, tant ses souffrances étaient intolérables. Elle avait uriné ce jour-là assez difficilement, comme cela lui arrivait depuis un mois. Le ventre n'était nullement ballonné; il était même, déclare-t-elle, « plat comme une planche ». Elle ne se trouvait pas constipée; elle alla même deux fois à la selle ce jour-là.

Le lendemain, mercredi, les douleurs étaient si pénibles qu'elle ne put rester dans son lit. Elle se leva et passa toute la nuit à se traîner dans sa chambre; enfin, vers sept heures du matin, elle se recoucha.

Les douleurs étaient toujours aussi vives, mais elles avaient un caractère intermittent. Elles duraient un quart d'heure, cessaient pour reparaître un quart d'heure après. La malade, depuis le début de ses souffrances, éprouvait souvent le besoin d'uriner, mais elle ne pouvait le faire qu'en petite quantité. Son ventre avait un peu augmenté de volume.

A huit heures, le médecin appelé était arrivé, et, après l'avoir examinée, ordonnait une purgation qui devait être suivie, après effet, d'un lavement laudanisé.

Cette prescription ne fut exécutée que deux jours après, le vendredi 16 avril. Pendant ce temps, les douleurs persistaient, le ventre continuait à grossir; les besoins d'uriner devenaient de plus en plus fréquents, mais il n'y avait pas d'incontinence.

Le 16, la malade se décida enfin à prendre l'huile de ricin qui lui avait été prescrite, ce qui amena plusieurs selles abondantes.

Du 17 au 21, l'état resta le même; l'appétit était toujours conservé, il est vrai, mais les douleurs abdominales devenaient de plus en plus violentes, tout en conservant leur caractère d'intermittence. Les besoins d'uriner demeuraient toujours aussi impérieux et fréquents. Le ventre devenait de plus en plus volumineux et sensible, cependant jamais elle n'avait éprouvé de vertige ni de syncope ; elle ne perdit qu'une fois, le jour où elle prit de l'huile de ricin, un liquide légèrement rosé.

Le 21, le médecin préoccupé jugea qu'il était urgent de l'envoyer à la Maternité, à Nancy.

Le lendemain, accompagnée d'une amie, elle se décida à suivre le conseil qui lui était donné.

Bien qu'elle souffrît beaucoup, elle put aller à pied de la voiture qui l'amenait jusqu'au wagon et agir de même à son arrivée.

Après la lecture de la carte que je venais de recevoir, je m'attendais à trouver une personne pâle, anémiée, abattue, présentant en un mot le masque qu'une rupture d'un kyste tubaire imprime d'habitude sur la physionomie de celle qui en est la victime.

Je suis tout surpris, et j'ajouterai enchanté, de voir que notre malade avait relativement bonne mine.

L'abdomen est large et volumineux comme il le serait si l'utérus était distendu par un produit de conception arrivé au terme de la gestation. Il existe un œdème sus-pubien assez marqué ; les membres inférieurs sont légèrement infiltrés.

Par le palper on délimite facilement une tumeur médiane rénitente remontant à six travers de doigt au-dessus de l'ombilic.

On perçoit également une légère sensation de flot qui paraît assez superficielle ; on ne sent aucune partie dure capable de faire supposer la présence d'un fœtus. La percussion des flancs demeure sonore, la zone de matité est médiane et nettement arrondie à sa partie supérieure.

Ces divers signes nous permettent, au premier abord, d'écarter l'hypothèse d'une hémorrhagie dans la cavité péritonéale. L'aspect de la malade serait différent, il y aurait eu des syncopes, elle n'aurait pas pu effectuer, aussi facilement, un voyage assez long, il lui aurait été impossible de marcher comme elle l'a fait, la matité ne serait pas localisée dans la région où nous l'avons perçue, elle s'étendrait aussi latéralement, ce qui n'est pas.

Mais quelle est la nature de cette tumeur ? Est-ce l'utérus ? Est-ce la vessie ? Est-ce un kyste ?

Il me semble difficile qu'un utérus de trois mois et demi, au plus, puisse être distendu par de l'hydramnios au point de remonter presque jusqu'au creux épigastrique, et comme cette femme se plaint d'être obligée d'uriner *trop* souvent, l'exagération même de cette fréquence nous indique qu'avant d'aller plus loin, il y a lieu de *vider le réservoir urinaire*, la tumeur qui remonte ainsi à six travers de doigt au-dessus de l'ombilic pouvant être la vessie.

Voulant éviter une évacuation trop rapide et pour permettre à cet organe de revenir progressivement sur lui-même, on pratique le cathétérisme avec une sonde molle de petit calibre.

L'écoulement dura près *d'une heure* et l'on recueillit 4,450 centimètres cubes d'urine, *presque quatre litres et demi !*

La tumeur avait disparu et avec elle les douleurs dont se plaignait la malade.

La vessie vidée, on trouve une autre tumeur située légèrement à droite, un peu au-dessus du rebord du bassin, qui correspond bien, comme volume, à celui d'un utérus de 3 mois.

J'avais supposé que cette rétention d'urine, si considérable, était peut-être le résultat de l'incarcération d'un utérus gravide dans la cavité pelvienne ; la tumeur qui apparaît latéralement au-dessus des pubis me montre que cette rétention d'urine a une autre cause.

Je pratique le toucher, mais j'éprouve une assez grande difficulté à introduire mon doigt qui est serré au niveau de l'orifice vulvaire et dans le vagin.

Je pénètre néanmoins assez profondément, de façon à atteindre le col utérin qui est ramolli et fortement échancré à droite et à gauche.

Il est très élevé et se trouve directement en avant, appliqué derrière la symphyse pubienne et se continuant nettement avec la tumeur qui avait été perçue par le palper et qui nous semblait être l'utérus distendu par une grossesse de trois mois. La paroi postérieure du canal vaginal fait une forte saillie et semble appliquée contre la paroi antérieure qui est ainsi repoussée en avant. Elle est tendue, arrondie et légèrement irrégulière.

L'état œdémateux de ces parties rend la colonne postérieure du vagin très saillante et facilement reconnaissable au toucher.

J'essaye de déprimer cette tumeur qui fait bomber le vagin, mais elle est trop dure et je n'y produis pas de dépression digitale.

Malgré cela, en raison de ces irrégularités mamelonnées qui se trouvent à la surface de cette tumeur, je pense que la cloison recto-vaginale est ainsi distendue par des matières fécales durcies et je prescris des lavements purgatifs de façon à vider le rectum.

Trois lavements furent administrés. Une formidable débâcle se produisit dans la soirée et se renouvela pendant la nuit.

La malade aurait rempli *huit* vases de nuit !

Dans le courant de la journée on avait été obligé de recourir de nouveau au cathétérisme pour vider la vessie qui n'avait pas retrouvé sa tonicité. On avait encore recueilli 2,250 centimètres cubes d'urine.

On fut obligé de la sonder une troisième fois, dans le courant de la nuit, ce qui donna issue à 1,700 centimètres cubes de liquide.

A partir de ce moment, la miction se fit spontanément et abondamment. De 3 heures du matin à 7 heures elle avait émis 1,750 centimètres cubes.

Quand, le lendemain 23, je revis cette femme, elle était transformée. Non seulement elle ne souffrait plus, mais le ventre était souple, d'un volume normal ; le col était au centre de l'excavation, le vagin n'était plus tuméfié et avait repris sa forme habituelle.

Elle n'avait plus qu'un désir, retourner chez elle.

Malheureusement, elle fut obligé de différer son départ. Elle n'était pas arrivée seule, une amie l'avait accompagnée pour, disait-elle, lui donner du courage ; or, cette amie, avant son départ, avait eu la malencontreuse idée de manger, sans doute pour être à la hauteur de sa tâche, un plat de champignons.

Ces champignons étaient vénéneux et pendant que l'on sondait la malade, elle s'était subitement trouvée souffrante. Son état fut même très alarmant pendant 24 heures. Elle fut obligée de rester plusieurs jours dans mon service avant de pouvoir retourner dans son village.

Elle y avait été précédée par celle qu'elle avait accompagnée, et qui avait pu facilement faire à pied les 8 kilomètres qui séparent la gare de sa demeure.

La dernière partie de la grossesse de notre ancienne malade s'effectua sans encombre; elle accoucha facilement le 4 octobre, d'un garçon à terme, ainsi qu'a bien voulu me le faire savoir le médecin qui me l'avait envoyée.

Cette observation m'a paru intéressante parce qu'elle est un exemple remarquable de l'intensité des phénomènes morbides qui peuvent être *la conséquence de la constipation* chez la femme enceinte.

Il est facile de comprendre la manière d'après laquelle, selon toute vraisemblance, les accidents se sont produits.

L'utérus, augmenté de volume par la grossesse, avait comprimé le rectum et mécaniquement accentué la constipation.

La partie inférieure du tube digestif, s'encombrant de matières fécales, a refoulé l'utérus en avant, derrière la symphyse, et, par le fait, la miction est devenue de plus en plus difficile, comme cela s'observe, d'après un mécanisme analogue, lorsque l'utérus gravide est en rétroversion.

Cet *enclavement de matières fécales* augmentant sans cesse se comportait donc comme un utérus enclavé et nous avons vu se produire tous les symptômes qui l'accompagnent : rétention d'urine, amenant dans le cas particulier une augmentation de volume de la vessie tout à fait extraordinaire, douleurs intermittentes d'autant plus accentuées que la rétention est plus marquée, fréquentes émissions d'urine par regorgement, ténesme vésical, puis gêne mécanique dans la circulation caractérisée par l'œdème des membres inférieurs, de la vulve, de la cloison recto-vaginale.

Tous ces symptômes si pénibles, dont l'intensité même masquait la véritable nature, se dissipèrent lorsqu'on en eut fait disparaître la cause, *lorsqu'on eut vidé les réservoirs.*

On ne saurait trop insister sur l'importance d'un pareil précepte; mon père ne manquait pas de le rappeler dans ses cours et c'est pour ne l'avoir pas oublié qu'il nous a été possible de soulager si rapidement la malade qui nous avait été adressée.

On sait, en effet, combien chez la femme, et surtout chez la femme enceinte, la constipation est fréquente. La plupart des traités d'obstétrique insistent sur les inconvénients qui en résultent. M. le professeur Budin dans son livre récent : *Femmes, couches et nouveau-nés,* a consacré tout un chapitre (1) à l'étude des *rapports de l'utérus avec l'intestin au point de vue clinique* pendant l'accouchement et la puerpéralité ainsi que pendant la grossesse.

Quelquefois cette constipation est d'une opiniâtreté vraiment surprenante. Capuron, (2) cité par Tarnier, a vu une femme qui était restée trois mois sans avoir de garde-robes.

M. G. Millot, dans son mémoire sur l'*Obstétrique en Italie*, qui est une sorte de traduction résumée du magnifique ouvrage du professeur A. Corradi, intitulé *Dell Ostetricia in Italia*, dit (3) que la paresse de l'intestin, sa paralysie se rencontrent assez fréquemment chez les femmes enceintes et que l'obstacle purement mécanique, dû au développement de l'utérus, est la cause principale de la constipation ; il rapporte que Alessan-

(1) Page 30 à 48. Paris, 1897.

(2) *Traité des maladies des femmes*, p. 367, Paris, 1812.

(3) P. 113. Paris, 1882.

dro Benedetti dit (1) avoir connu une femme enceinte qui eut une constipation qui dura quarante-cinq jours.

Caldani le jeune, cité par A. Corradi (2) a également vu une femme chez laquelle une constipation avait duré soixante-cinq jours. Elle fit un avortement de 3 mois, puis elle eut une diarrhée à la suite de laquelle est succomba.

Ces cas sont évidemment exceptionnels, mais, sans aller aussi loin, la constipation peut être, par la congestion pelvienne qu'elle produit et par les purgatifs qu'elle nécessite, une véritable menace d'avortement. Aussi est-ce avec raison que M. Budin dit que « la conduite logique consiste à évacuer l'intestin, soit à l'aide de lavements, soit même au moyen de purgatifs, puis à arrêter les contractions de l'utérus avec l'opium (3).

Tout récemment, le 10 février 1899, on amenait dans mon service une femme qui avait eu un début d'avortement à la suite d'une purgation nécessitée par un encombrement intestinal.

Ces contractions utérines prématurées s'arrêtèrent sous l'action de lavements laudanisés.

Les accoucheurs n'ignorent pas aussi que si la constipation est fréquente et tenace dans les cas de vomissements incoercibles, ceux-ci disparaissent ou s'atténuent quand on parvient à rétablir le cours régulier des selles.

Quelquefois ce sont des alternatives de constipation et de diarrhée, mais ces évacuations liquides ne font pas toujours disparaître l'obstruction. L'accumulation des matières fécales persiste et « il se produit seulement, dit Vinay (4), une espèce de canal qui livre passage aux matières liquides ».

Parfois même le cours des selles est régulier, et malgré cela, ainsi que le fait remarquer J. M. Duncan (5), cité par Tarnier et

---

(1) *Annales universelles de médecine*, 1858, CXLIII, p. 533.

(2) *Dell Ostetricia in Italia*, p. 194.

(3) *Loc. cit.*, p. 37.

(4) *Traité des maladies de la grossesse*, p. 222, Paris, 1894.

(5) J. Matthews Duncan. *Clinical Lectures on Diseases of Women*, 2e édit., p. 89 et suiv.

Budin, l'accumulation des matières peut néanmoins persister.

Les auteurs du *Compendium de médecine pratique* (1), qui ont, on le sait, consacré à l'étude de la constipation un important article, bien souvent cité, rappellent que chez la femme enceinte, la constipation peut être la conséquence de la pression que l'utérus exerce sur le côlon descendant.

Cette compression atteint son maximum quand l'utérus est en rétroversion.

Le docteur Pitschaft (2), de Baden, a fait disparaître une constipation datant de vingt jours « en rendant à l'utérus, qui par son fond était placé dans la concavité du sacrum et comprimait l'intestin, la position qu'il doit avoir ».

Les résultats ne sont pas toujours aussi heureux, le cas de MM. Chantemesse, Vidal et Legry, cité par Budin (3), montre que la compression d'un utérus gravide en rétroversion peut produire une constipation capable d'amener une péritonite mortelle.

Mais, ajoute Monneret dans l'article du *Compendium* que nous venons de mentionner, « il n'arrive pas toujours que l'on puisse donner une explication si simple de l'accident qui nous occupe ». Le diagnostic de la cause est souvent fort délicat. En effet, dans l'observation qui est le point de départ de cette étude, il serait bien difficile de préciser autrement qu'en invoquant l'influence vague et banale de la grossesse, la véritable étiologie de cette constipation dont les effets, du côté de la vessie, avaient été les mêmes que ceux qui existent dans la rétroversion d'un utérus en état de gestation. On a fait intervenir, il est vrai, la chlorose, si fréquente chez les femmes au début de la grossesse, comme pouvant être capable de produire la constipation. On sait que cet inconvénient est fréquent chez les chlorotiques, mais cette hypothèse ne peut être généralisée, elle est sujette à de trop nombreuses exceptions. Aussi, sommes-nous le plus souvent

(1) T. II, p. 458, Paris, 1837.

(2) *Hufeland's Journal et Med. chirurg. rev.*, 1835.

(3) *Loc. cit.*, p. 34.

réduits à constater le fait sans pouvoir scientifiquement en donner une explication plausible. Cependant, malgré ses incertitudes étiologiques, il m'a semblé que le cas de constipation survenue pendant la gestation qu'il nous avait été donné d'observer, méritait d'attirer l'attention et était digne d'être rapporté comme un remarquable exemple de *rétention d'urine par coprostase d'origine gravidique*.

OPÉRATION CÉSARIENNE

NÉCESSITÉE PAR UN KYSTE DERMOIDE INCLUS DANS LE LIGAMENT LARGE

ACCIDENTS DUS AU CATGUT (1)

Par le professeur **Alphonse Herrgott.**

Le 1er août 1898, on amène à la Maternité de Nancy, une femme de 37 ans, Mme F..., en travail depuis 24 heures.

Cette malade, primipare quoique mariée pour la seconde fois, est grande et bien constituée.

Menstruée à l'âge de 16 ans, elle le fut régulièrement jusqu'à 34; depuis trois ans, ses règles sont moins abondantes et moins périodiques.

Elle ne peut préciser la date de sa dernière menstruation. Pendant les premiers mois de sa grossesse, elle eut quelques troubles stomacaux; dans les derniers, la miction devint fréquente et douloureuse. Léger œdème au niveau des malléoles. A l'auscultation de la poitrine, on trouve la respiration normale, mais les bruits du cœur sont mal frappés et le pouls est irrégulier.

Elle nous dit qu'elle ressent des douleurs abdominales depuis une quinzaine de jours, mais que le travail ne s'est, en réalité, déclaré que depuis la veille.

Le fond de l'utérus dépasse l'ombilic de six travers de doigt; il est incliné à droite.

Le fœtus se présente par le sommet, mais la tête n'est pas

---

(1) Communication faite à la *Société obstétricale de France*, le 7 avril 1899.

engagée, et, quand on l'applique contre la colonne vertébrale, elle déborde à peine le rebord de la symphyse.

Le dos est à gauche, les battements s'entendent nettement de ce côté.

Jusqu'alors rien ne nous expliquait le motif pour lequel le travail n'aboutissait pas, mais par le toucher nous trouvons une volumineuse poche des eaux qui pénètre dans la cavité vaginale à travers *un col souple, transversalement dilaté, refoulé en avant et en haut, derrière la symphyse pubienne, par une tumeur située dans le cul-de-sac postérieur.*

Cette tumeur, rénitente et mollasse, obstrue presque complètement l'excavation, surtout en arrière et à droite. En pratiquant le toucher rectal, on remarque que cette tumeur n'a aucune connexion avec les parois du bassin. Elle est située audevant du rectum, elle est arrondie et dépressible comme le serait l'extrémité pelvienne d'un fœtus à terme.

Les contractions utérines devenant de plus en plus énergiques, la poche des eaux arrive à la vulve qu'elle entr'ouvre, puis, elle se rompt spontanément, donnant issue à un liquide jaune verdâtre mais non fétide.

On ausculte, les battements fœtaux sont réguliers. On touche, il n'y a pas de procidence. On parvient moins difficilement à atteindre la tête quoiqu'elle demeure toujours élevée. La suture sagittale est transversale, la grande fontanelle est seule perçue à droite. La tête n'est pas fléchie ; la fontanelle est inaccessible à gauche.

Quelle est la nature de cette tumeur qui obstrue ainsi l'excavation et qui rend l'accouchement impossible ?

Au premier abord, j'avais cru reconnaître une tumeur fibreuse assouplie par la gestation : mais, en l'examinant plus attentivement, j'avais constaté que cette tumeur, qui était arrondie et légèrement bosselée, était *inégalement* dépressible, de consistance et de résistance variables suivant le point exploré, aussi étais-je hésitant entre une tumeur fibro-kystique et un kyste dermoïde à contenu épais comme cela s'observe si fréquemment dans ces sortes de néoplasmes.

J'essayai, mais inutilement de repousser l'obstacle au-dessus du détroit supérieur, la femme étant couchée sur le dos. Je la fis mettre également sur les genoux, dans la situation genu-pectorale, je réitérai mes tentatives de refoulement par le vagin et par le rectum. Mes efforts demeurèrent infructueux. La tumeur restait dans la cavité pelvienne.

Si j'étais hésitant sur la véritable nature de l'obstacle, sa consistance m'indiquait qu'elle n'était pas susceptible de disparaître par une ponction. Examinée pendant les contractions et en dehors de celles ci, les sensations perçues étaient restées les mêmes, il n'y avait pas ces alternatives de fluctuation et de tension que l'on observe pendant le travail dans les tumeurs liquides de l'ovaire, ainsi que Cazeaux, déjà, le faisait si justement remarquer.

« La densité de la tumeur liquide, dit-il, la résistance et la fluctuation qu'elle présente sont singulièrement modifiées par la contraction. Pressée violemment alors par la tête du fœtus, la tumeur, d'abord molle et facilement fluctuante, devient dure, tendue, résistante ; aussi est-il bon de l'examiner pendant et après la douleur, car les différences qu'elle présente sont encore un des éléments du diagnostic (1) ».

L'emploi du trocart était donc inutile et dangereux : inutile, la consistance du contenu n'en permettant pas l'écoulement et par conséquent l'amoindrissement, que ce soit une tumeur fibro-kystique ou un kyste dermoïde ; dangereux, par la porte que cette ponction intempestive pouvait ouvrir à l'infection.

Comme cette tumeur, qui n'était ni réductible, ni susceptible d'être refoulée était trop volumineuse pour permettre d'extraire par le vagin un fœtus même amoindri par la basiotripsie, la voie abdominale me paraissait la seule voie possible, la seule indiquée. Il fallait, pour délivrer cette malheureuse, pratiquer l'opération césarienne, que le fœtus soit encore vivant ou qu'il ait déjà succombé.

---

(1) *Traité théorique et pratique de l'art des accouchements*, 9e édition, p. 74?. Paris, 1874.

Je n'avais pas oublié, il est vrai, les six cas de mort sur huit opérations césariennes pratiquées pendant le travail pour des kystes dermoïdes, que M. Remy a rapportés dans sa thèse d'agrégation (1) ; mais la plupart de ces interventions sont, ainsi que le fait justement remarquer M. Cocard (2), ou antérieures à l'antisepsie (Maigne, 1839 ; Lyon, 1845), ou pratiquées après d'autres manœuvres très préjudiciables au succès de l'opération définitive.

De plus, je pouvais opposer à cette statistique, basée sur des faits relativement anciens, les statistiques plus modernes, celle de Léopold (3), par exemple, qui ne donne une mortalité que de 10,7 p. 100. J'étais ainsi amené à partager l'opinion exprimée par S. Pozzi (4) lorsqu'il dit : « L'opération césarienne ou l'opération de Porro ne me paraissent pas plus graves pour la mère, que les violences aveugles et excessives exercées par les voies naturelles, et l'on a, en outre, aussi l'avantage de sauver l'enfant. »

Or, l'enfant était vivant. La femme était en travail depuis plus de vingt-quatre heures ; les membranes n'étaient plus intactes ; le kyste, sous la pression exercée par la tête pouvait se rompre ; il fallait se hâter.

Mon collègue, le professeur Weiss, examine la malade. Il partage ma manière de voir et veut bien me prêter son assistance dans l'opération que je vais entreprendre.

La malade endormie, le champ opératoire asepsié, j'incise la paroi abdominale, de l'ombilic à quatre centimètres de la symphyse pubienne. Comme l'ouverture était insuffisante, je l'agrandis, vers le haut, de cinq centimètres environ.

Il s'écoule une assez notable quantité de liquide péritonéal, jaune citrin.

---

(1) *De la grossesse compliquée de kyste ovarique*, p. 209. Paris, 1886.

(2) *Les traitements des kystes de l'ovaire pendant la grossesse et les suites de couches, leur valeur relative*. Thèse de Paris, 1896, p. 45.

(3) Cité par RIBEMONT-DESSAIGNE et LEPAGE, in *Précis d'Obstétrique*, p. 1226, 4e édit , Paris, 1898.

(4) *Traité de Gynécologie*, 3e édit., p. 871 Paris, 1897.

On entoure les bords de l'incision avec des compresses stérilisées, de façon à empêcher l'issue de l'intestin qui tend à s'échapper.

Je sectionne l'utérus sur toute la longueur de sa face antérieure. Les membranes déchirées, je saisis les pieds du fœtus que j'extrais rapidement. Il vivait ; c'était une fille de 2,530 grammes.

Pour éviter que pendant la délivrance le sang ne s'écoule dans la cavité péritonéale, je fais basculer l'utérus à travers l'incision de la paroi abdomidale dont les bords sont maintenus, le plus possible, rapprochés. Je décolle le placenta, je l'extrais et j'arrache quelques lambeaux de membranes restés adhérents.

On comprime la surface placentaire et les lèvres de la plaie utérine au moyen de compresses bouillies chaudes.

L'hémostase obtenue, l'utérus est remis en place, mais on a beaucoup de peine à contenir les anses intestinales qui cherchent à faire irruption de tous côtés. On y arrive néanmoins après avoir diminué l'étendue de l'incision abdominale au moyen d'une pince placée un peu au-dessous de l'ombilic qui produit l'adossement momentané des parois.

M. Weiss veut bien se charger de suturer l'utérus ; il le fait d'après le procédé de Sænger.

Un premier plan de sutures profondes, comprenant toute l'épaisseur de l'utérus, sauf la muqueuse, est établi. Nous nous efforçons de ramener les bords du péritoine sectionné entre les lèvres de la plaie de façon à en produire l'adossement. L'adossement de cette séreuse est rendu plus complet par un deuxième plan de sutures artificielles plus nombreuses que les premières.

Pendant que l'on suture l'utérus, ses fibres se relâchent, cet organe se ramollit. Pour éviter une hémorrhagie, je le frictionne doucement, et je fais faire une injection sous-cutanée d'ergotine.

Puis, avant de placer les derniers fils, on introduit dans la cavité utérine, par la partie inférieure, encore béante, de la plaie une mèche de gaze iodoformée que l'on fait ressortir par l'orifice vaginal, et l'on ferme complètement l'utérus.

Toutes ces sutures sont faites au catgut.

On examine alors la cavité péritonéale et l'on se rend bien compte de la situation et de la nature de l'obstacle qui avait nécessité notre intervention.

C'est une tumeur blanchâtre, arrondie, située dans l'aileron moyen du ligament large droit, qu'elle distend considérablement, surtout en arrière vers le cul-de-sac de Douglas, où existent de nombreuses adhérences avec la partie postérieure de l'excavation.

Quelques-unes de ces adhérences sont détruites sans doute par les tentatives de refoulement que j'avais pratiquées.

L'ovaire droit est normal et tout à fait indépendant de cette tumeur qui, d'après les caractères qu'elle présente, semble bien être un *kyste dermoïde inclus dans le ligament large droit.*

Mon collègue et moi, nous ne croyons pas, en raison de la situation intra-ligamentaire de ce kyste, que l'extirpation doive actuellement en être tentée. Ce nouveau traumatisme serait trop grave et tout à fait de nature à compromettre l'existence de notre malade dont le pouls devenait de plus en plus faible et irrégulier, bien que la perte de sang ait été peu considérable; mais, on se rappelle que, dès notre arrivée, nous avions été frappés par le mauvais état du cœur.

On ferme donc l'abdomen ; le péritoine pariétal est accolé au moyen d'une suture en surget faite avec du catgut : des sutures profondes à la soie et à points séparés réunissent la paroi abdominale ; la peau, enfin, est suturée avec du crin de Florence.

On fait un pansement avec de la gaze iodoformée ; un bandage de corps maintient la couche de coton qui recouvre l'abdomen et la malade est portée dans son lit.

A ce moment l'état général est assez bon, la température est de 37°,4 ; le pouls reste fréquent, et, comme il n'y a pas de menace d'hémorrhagie, on retire, dans le courant de la nuit, la mèche de gaze iodoformée pour permettre le libre écoulement des lochies qui sont tout à fait normales.

Le lendemain, 2 août, l'état demeure satisfaisant ; la miction se fait facilement ; mais, le soir, la température s'élève à 39°. Le ventre n'est pas douloureux, quoiqu'il soit un peu ballonné.

Le 3, même état ; la température reste élevée, 39°,2 et le pouls fréquent, 126 ; malgré cela la malade ne se plaint pas ; elle ne se trouve que fatiguée. Comme elle n'avait pas encore eu de selles depuis sa délivrance, je prescris un lavement simple qui n'amène que quelques gaz. Un lavement huileux, administré dans la soirée, est suivi d'une selle diarrhéique.

Le 4, l'état général devient de plus en plus mauvais ; il y a de la stomatite aphteuse. La température qui, le matin, est de 38°, s'élève à 39°,6 dans la soirée. Le pouls varie de 120 à 148.

Le ventre, sans être douloureux, est cependant sensible dans la région occupée par l'utérus. En effet, directement derrière la suture abdominale, on sent cet organe dont le fond remonte un peu au-dessus de l'ombilic. Il semble appliqué et comme fixé derrière la paroi abdominale.

Le 5, l'état reste le même et toujours aussi grave. Les lochies cependant sont rosées et sans odeur ; néanmoins, comme il se pourrait que des lambeaux de membranes fussent restés dans la cavité utérine et fussent devenus le point de départ de l'infection dont la malade était atteinte, je prie mon chef de clinique, le Dr Maleterre, de faire *avec précaution* une injection intra-utérine avec une solution de permanganate de potasse.

Le liquide qui ressort de l'utérus ne semble pas altéré.

Il se produit, le lendemain, une légère amélioration.

La température est moins élevée le matin, 37°,8. Le soir elle remonte à 39°. La partie de la paroi abdominale qui recouvre l'utérus est douloureuse à la pression légère. L'émission des urines, qui avait été spontanée, est impossible, on est obligé de recourir au cathétérisme. Malgré cela, la cicatrisation se fait régulièrement ; on peut enlever les fils des sutures profondes. Dans le courant de la journée, la malade est étonnée de se sentir subitement mouillée par un flot de liquide qui s'écoule hors de la vulve : *c'était du pus épais mélangé à de la sérosité.*

On continue les injections intra-utérines et chaque fois elles ramènent *une certaine quantité de pus mélangé de grumeaux et de filaments.*

Le 8, les sutures superficielles au crin de Florence sont enlevées. La réunion est complète.

L'état continue à être mauvais. On est toujours obligé de sonder la malade dont les urines sont troubles et boueuses.

La diarrhée, qui avait cessé, recommence.

Cependant, le lendemain, l'état général semble un peu moins grave, bien que, le soir, le thermomètre soit encore monté jusqu'à 39°,6. L'émission des urines redevient spontanée. Les injections intra-utérines ramènent toujours un liquide purulent.

Le 10, la température s'abaisse notablement ; elle est de 37°,6 le matin et ne dépasse pas 38° dans la soirée ; le pouls, il est vrai, reste toujours fréquent, 120, mais l'état de notre malade s'est considérablement amélioré. L'appétit reparaît. Il n'y a plus de stomatite. Les selles sont régulières et normales. Le ventre n'est plus douloureux ; il est souple et dépressible, sauf dans la partie qui recouvre l'utérus que l'on sent toujours comme adhérent à la paroi abdominale.

Les injections intra-utérines sont continuées. La malade réclame son enfant qui avait été confié à une nourrice du service. Elle est toute heureuse de voir qu'il est en bonne santé et d'apprendre qu'il a augmenté. Il pèse 2,700 grammes.

Peu à peu la réunion de la paroi abdominale, qui jusqu'alors avait été parfaite, semble moins nette. Le 13, la cicatrice est tendue et luisante et, à la partie inférieure, par un point de suture, une goutte de pus apparaît.

En pressant un peu au niveau de la région sus-pubienne, on sent que la peau, très amincie, recouvre une collection purulente qui ne tarde pas à se faire jour à travers la désunion cicatricielle.

Au niveau de la partie ombilicale de la suture, il existe un deuxième abcès plus volumineux que le précédent qui s'ouvre également spontanément et qui se prolonge en haut et en bas, sur une longueur de cinq centimètres, sous les parties du derme qui n'ont pas cédé.

Des drains sont établis dans ces différentes directions, de façon à assurer le libre écoulement du pus. La partie intermédiaire de la suture heureusement demeure solide.

Deux jours après, le 15, je suis tout surpris de voir le liquide de l'injection utérine s'écouler en partie par la plaie de la paroi abdominale, *qu'il y a communication entre le fond de la cavité utérine et l'air extérieur!*

Je fais naturellement suspendre ces lavages utérins qui, du reste, devenaient moins nécessaires, le liquide, depuis la veille, ne ramenant presque plus de pus et ressortant, à peu près, tel qu'il était injecté.

Nous continuons à faire le pansement des abcès de la paroi deux fois par jour; malgré cela, la quantité de pus demeure assez notable, lorsque, le 17, pendant qu'on irriguait l'abcès sus-pubien, je vois flotter au milieu du liquide un filament blanchâtre; je le saisis, je l'attire et j'extrais un fil de catgut long de 7 à 8 centimètres.

Je tenais le corps du délit, cause de la suppuration qui avait amené la désunion des tissus suturés et qui venait de si gravement compromettre la guérison de notre opérée.

En effet, le fil enlevé, la cicatrisation se fit avec une surprenante rapidité!

Du 21 au 24, nous continuons à extraire par la plaie ombilicale, cette fois, des fragments de catgut plus ou moins longs.

L'élimination de ces fils terminée, la plaie se referme, les tissus se réunissent, la température redevient normale, oscille dans les environs de 37°, et le pouls tombe enfin au-dessous de 100.

Quelques jours après, le 4 septembre, Mme F... sortait guérie, emportant dans ses bras une fille de 3,490 grammes.

Son séjour à la Maternité avait été de trente-cinq jours. Il aurait assurément été moins long et les émotions que nous avons éprouvées moins vives, si le catgut que nous avions employé avait été *réellement* stérile. Cependant, le flacon dont nous l'avions extrait, n'avait jamais été décacheté, le bouillon dans lequel il baignait était demeuré limpide; nous pouvions donc légitimement espérer que les sutures faites avec lui seraient solides et que rien ne viendrait entraver la marche régulière de la cicatrisation.

On a vu combien nos espérances avaient été déçues. Nos sutures au catgut ont été le point de départ d'accidents infectieux qui ont fait courir à notre malade les plus grands dangers. Au début, c'est une péritonite heureusement localisée à la partie de la séreuse qui se trouve en rapport avec la face antérieure de l'utérus.

Cette *péritonite adhésive*, qui permit l'accolement du péritoine pariétale au péritoine utérin, a été en quelque sorte providentielle pour notre malade. Sans ces adhérences, le liquide injecté dans l'utérus aurait fusé dans la cavité péritonéale à travers les sutures mal unies et auraient pu être le point de départ d'une inflammation extrêmement grave de la séreuse tout entière.

Or, cet abcès de la paroi utérine avait, selon toute vraisemblance, la même origine que les abcès de la paroi abdominale. L'utérus et le péritoine pariétal avaient été suturés avec le même catgut et tous les tissus suturés de la sorte avaient été infectés et avaient suppuré, tandis que les sutures faites à la soie ou au crin de Florence n'avaient heureusement été le siège d'aucun travail inflammatoire.

Cette différence ne nous surprend pas. Si la stérilisation de la soie et du crin de Florence s'obtient relativement assez facilement, il n'en est plus de même du catgut. Il est très difficile de le rendre *complètement* aseptique.

Pour atteindre ce but désiré tout en lui conservant ses inappréciables qualités qui lui permettront d'être, tout à la fois, souple, solide et susceptible d'être résorbé, on est obligé de lui faire subir de longues et minutieuses préparations *qui détruisent sûrement tout germe capable d'être le point de départ de manifestation infectieuse.*

On comprend, dès lors, qu'un bon catgut soit difficile à trouver, aussi les mauvais sont-ils nombreux. Mais, les plus dangereux, ceux dont il faut *surtout* se méfier, ce sont ceux qui ne sont stériles qu'à la surface. On est trompé par la *fausse* sécurité qu'ils inspirent, et, les accidents qu'ils occasionnent, dont nous venons de relater un exemple qui aurait pu être plus lugubre encore, montrent bien le danger que présente leur emploi.

Je n'insisterai pas longuement sur la nature de la tumeur qui, rendant l'accouchement par les voies naturelles impossible, nous a obligé de pratiquer l'opération césarienne. C'était, d'après les signes qu'il nous a été possible de constater et que j'ai rappelés dans le courant de cette observation, *un kyste dermoïde inclus dans le ligament large droit.* Or, on sait que les tumeurs de cette nature ne se développent qu'exceptionnellement dans le ligament large, et que, quand elles s'y trouvent, elles se comportent cliniquement comme de véritables fibromes irréductibles.

RADIOGRAPHIE DE L'UTÉRUS GRAVIDE (1)

Par M. Varnier.

La récente publication dans le *Deutsche Medicinische Wochenschrift*, n° 39 de 1898, d'une note de Robert Müllerheim, de Berlin (2), *sur la valeur des rayons de Rœntgen en obstétrique*, m'engage à vous faire connaître les résultats que M. Pinard et moi, avec la collaboration technique de notre préparateur, M. Vaillant, nous avons obtenus, à ce jour, quant à la radiographie *intra-utérine*.

Après avoir rappelé notre communication du mois d'août 1897 au Congrés de Moscou *sur la pelvigraphie et la pelvimétrie par les rayons* X (3), et confirmé en parculier ce que nous disions alors de la mensuration du diamètre transverse, Müllerheim ajoute que nous « avons limité nos recherches au bassin non gravide » (vous verrez tout à l'heure qu'il n'en est rien).

Or, dit-il, « il y aurait grand intérêt, pour étendre éventuellement le domaine de l'exploration externe, à savoir si la radiographie peut nous renseigner sur le volume de la tête fœtale, sa présentation et sa position ». Avant de faire l'expérience sur des femmes enceintes, il lui a paru nécessaire de pratiquer d'abord des essais sur le cadavre, « les mouvements du diaphragme, les pulsations des vaisseaux, les mouvements du fœtus pouvant être des causes d'erreur non négligeables ».

---

(1) Communication faite le 31 mars à la *Société d'obstétrique, de gynécologie et de pædiatrie de Paris.*

(2) Ancien assistant de Freund à Strasbourg.

(3) *Annales de gynécologie*, t. XLVIII, p. 361.

Müllerheim a donc procédé comme suit : ouvrant l'abdomen d'un cadavre de femme adulte, il y introduisait un cadavre d'enfant, l'y plaçait dans une attitude déterminée, puis suturait la paroi. Après quoi il prenait une radiographie du tout, à l'aide de plaques de Schleussner, d'un inducteur donnant 35 centimètres d'étincelle et d'une ampoule placée de 50 à 70 centimètres de la plaque.

La conclusion de ces expériences, au nombre de 5, est qu'on peut, *dans ces conditions*, faire le diagnostic de la présentation et de la position d'un ou de deux fœtus, etc. Et l'auteur annonce, en terminant, qu'*il exposera ultérieurement les résultats obtenus sur la femme vivante.*

Le mémoire annoncé par Müllerheim il y a cinq mois n'a pas encore paru. Vous n'en serez point étonnés lorsque nous vous aurons exposé le peu que nous obtenons, au point de vue de la radiographie intra-utérine, sur la femme *enceinte* morte ou vivante, après trois années de recherches méthodiquement poursuivies.

I. — Études préliminaires.

Dès le mois de mars 1896, dans deux notes (1) publiées en collaboration avec M. James Chappuis, professeur de physique à l'École centrale, nous abordions cette étude. Nos premières recherches portaient sur des *utérus* de trois mois et de huit mois, *conservés dans l'alcool.*

Nous insistions sur l'utilité de ces travaux d'approche pour résoudre, avant d'essayer la radiographie, pleine de difficultés, de la femme vivante, certaines questions préjudicielles :

1° La paroi utérine gravide, doublée du placenta, est-elle perméable aux rayons X ?

2° Est-il possible de radiographier le contenu de l'utérus approchant du terme et mesurant en moyenne 14 centimètres d'épaisseur ?

Les épreuves obtenues par nous en 1896, présentées alors à

(1) *Annales de gynécologie*, t. XLV, p. 185 et p. 281 ; *Académie de médecine*, 10 et 24 mars 1896.

l'Académie, et que je vous montre (1), résolvaient ces deux questions par l'affirmative. Il s'agissait, il est vrai, d'utérus conservés dans l'alcool. Mais de certaines expériences faites sur les cadavres frais de cobayes gravides, nous pouvions, dès cette époque, conclure qu'il n'y avait pas, pour la radiographie, de différences capitales entre les tissus frais et les tissus conservés, et prévoir que les résultats obtenus sur ceux-ci pourraient être obtenus sur ceux-là. Et nous ajoutions : « Il est permis d'espérer que la puissance chaque jour croissante des rayons X sera suffisante pour triompher du surcroît d'épaisseur et de résistance apporté par les quelques centimètres de paroi abdominale doublant l'utérus *in situ.* »

Restait à élucider, avant d'aborder l'expérimentation sur le vif, une troisième question préjudicielle :

3° En admettant qu'on arrive à traverser le tronc d'une femme à terme ou près du terme, n'est-il pas à craindre que l'opacité du squelette pelvi-vertébral de la mère empêche d'obtenir la silhouette du fœtus ou mieux du squelette fœtal ?

Des expériences sur le cobaye nous faisaient espérer que non.

Et nous terminions en disant : « L'application des rayons X, que nous allons faire maintenant à des utérus gravides de six, sept et huit mois *in situ,* permettra de résoudre à la fois et complètement, pour ce qui est du cadavre de la femme enceinte, les deux questions : épaisseur du tronc et opacité du squelette maternel.

Pour diverses raisons, je n'ai pu reprendre ces expériences préliminaires qu'en 1897, en collaboration, cette fois, avec M. Pinard, et voici ce à quoi nous sommes arrivés à ce jour.

D'abord, nous pouvons vous prouver qu'ainsi que nous le disions en 1896, il n'y a pas de différences capitales, au point de vue de la radiographie, entre les tissus conservés et les tissus frais.

Je vous présente deux clichés pris, le 13 février 1899, sur un

(1) Voy. *Annales de gynécologie*, t. XLV, p. 186.

utérus gravide de sept mois, conservé dans l'alcool depuis sept mois, et deux autres clichés pris, le 18 juillet 1898, sur le même utérus frais. Ils ont été faits tous les quatre avec deux minutes de pose.

Ils se valent en netteté. Tout ce qu'on voit du fœtus (la totalité du squelette) sur l'utérus conservé se voit sur l'utérus frais. Les clichés du 13 février dernier sont seulement un peu plus corsés (1).

Cela étant, nous sommes autorisés à dire que si, radiographiant le cadavre entier, conservé dans l'alcool, d'une femme enceinte, nous obtenons la silhouette du fœtus dans l'utérus, nous devrons obtenir le même résultat, *tôt ou tard,* sur le cadavre frais d'une femme enceinte, ce qui sera autrement démonstratif que les expériences de Müllerheim, ci-dessus rapportées.

Or, je vous montre la *radiographie d'une femme enceinte de sept mois,* morte d'éclampsie, et *conservée dans l'alcool depuis neuf mois.* Vous pouvez y voir, outre le squelette maternel, le contour de l'utérus et la *silhouette du fœtus,* qui se présente par le sommet, dos à gauche. Cette silhouette est presque exactement superposable à celle obtenue en 1896, sur notre utérus de huit mois extrait du ventre et conservé dans l'alcool. Elle est seulement plus pâle.

La question est donc résolue pour le *cadavre conservé.*

D'après ce qui précède, vous pressentez qu'elle est bien près de l'être pour le *cadavre frais.*

II. — Expériences cadavériques.

Voici, en effet, les résultats de trois expériences à ce sujet faites par nous depuis un an.

(1) Je répète ce que j'ai déjà dit au Congrès de Moscou, en présentant à l'examen de nos collègues étrangers nos clichés pelvigraphiques : « Nous renonçons à produire ici des similigravures qui ne sauraient donner qu'une idée par trop imparfaite des résultats obtenus. Nous tenons nos clichés à la disposition de ceux de nos confrères que cette question intéresse. Ils pourront les examiner dans les conditions que nous jugeons nécessaires, comme l'ont fait nos collègues présents à la séance du 31 mars et le professeur Döderlein (de Tübingen).

Première expérience : 22 janvier 1898, sur le cadavre d'une scoliocyphotique, morte non accouchée, par suite d'une congestion pulmonaire massive.

Trois clichés ont été pris dans le décubitus dorsal en cinquante-quatre, vingt-sept et dix-sept minutes. Sur le meilleur, celui de vingt-sept minutes, vous voyez *la tête du fœtus* à l'entrée du bassin.

Sur un cliché pris de profil, la plaque étant à gauche et l'ampoule à droite, vous apercevez nettement le contour de l'utérus et, dans cet utérus, *la colonne vertébrale du fœtus.*

Deuxième expérience : 14 mai 1898, femme morte, non accouchée, d'éclampsie (7 mois).

Nous disposions, à cette époque, d'une ampoule donnant des instantanés du bassin sur la femme vivante. Confiants dans sa puissance, nous n'avons posé que trois minutes dans le décubitus dorsal et cinq minutes de profil. (C'était trop peu, nous vous le démontrerons tout à l'heure.)

Néanmoins, sur le premier cliché (décubitus dorsal), vous voyez outre une grande partie du bassin de la mère : 1° le bord droit de l'utérus déjeté à gauche ; 2° l'intestin à droite ; 3° *la tête du fœtus*, nette et se présentant d'aplomb au détroit supérieur. Il est impossible de déterminer d'une façon précise l'orientation de cette tête ; il semble que l'on devine, à gauche, l'attache de la colonne vertébrale. (Il s'agirait donc d'une gauche.) C'est, en effet, ce que montre la radiographie aite *en quinze minutes* sur le même cadavre conservé dans l'alcool.

Sur le cliché pris de profil, vous voyez : 1° le contour de l'utérus ; 2° l'intestin ; 3° la colonne vertébrale de la mère ; 4° *deux os du fœtus*, probablement de l'avant-bras.

Troisième expérience : 16 janvier 1899, femme enceinte de six mois et demi, morte dans le service de notre collègue Charrin.

Nous avons fait quatre clichés :

1° Dans le décubitus dorsal, quatre minutes de pose : on ne voit pas l'utérus ; on devine la tête du fœtus.

2° Dans le décubitus dorsal, six minutes de pose : on voit nettement *le contour de la tête fléchie*, à distance de l'arc antérieur et des lignes innominées, presque tout entière déjetée à droite du plan médian que déborde seul l'occipal. De l'occipital part, pour se porter obliquement dans la direction de la symphyse sacro-iliaque gauche, *un tronçon bien visible de colonne vertébrale.* Tout le reste est flou. On voit les symphyses sacro-iliaques de la mère.

3° De profil, après quatre minutes de pose : on devine le profil de l'utérus, mais on ne voit rien du fœtus.

4° Sur le ventre, après quatre minutes de pose : on voit les crêtes iliaques dans toute la partie antérieure non couverte par l'utérus, presque médian, débordant un peu plus à droite.

A gauche, le *contour net de l'occiput fœtal ;* on suit *celui du sinciput* à deux travers de doigt au-dessous du bord supérieur du pubis. Rien de la face. A gauche également, on voit *la colonne vertébrale du fœtus*, et dans presque toute son étendue. On devine le pôle supérieur. Les petits membres ne se voient pas. On devine seulement le pli de flexion d'une jambe sur la cuisse.

L'intestin de la mère est très nettement modelé; sa colonne vertébrale n'apparaît qu'au-dessus du fond de l'utérus.

En résumé, ainsi que devaient vous le faire prévoir les résultats obtenus sur le cadavre conservé dans l'alcool : du fœtus dans l'utérus, *in situ*, sur le cadavre frais, ce qui jusqu'à présent se voit le mieux, c'est la tête en bas, et la colonne vertébrale. Les os des membres, déjà très pâles sur la pièce alcoolique, cessent d'être visibles sur le cadavre frais. Ils se perdent dans l'espèce de brume qui, marquant la place de l'utérus, voile également la portion rétro-utérine du squelette maternel.

Vous ne serez pas étonnés, après ce que nous venons de vous montrer sur le cadavre, de ne plus voir sur les radiographies de la femme vivante, dans le décubitus dorsal, que la tête du fœtus. Vous jugerez que c'est déjà quelque chose, lorsque vous saurez qu'il y a quelques semaines encore, nous ne voyions rien du tout.

III. — Radiographies de l'utérus gravide sur la femme vivante.

Voici, en effet, où nous avaient conduits *deux séries d'expériences faites sur des femmes enceintes vivantes*, de juillet à octobre 1897 et d'avril à décembre 1898.

Première série (5 juillet à 1er octobre 1897).

13 femmes enceintes, dont 7 de deux mois à quatre mois et demi, et 9 de cinq mois à sept mois et demi.

La durée de la pose (une minute par centimètre d'épaisseur) a varié de seize à vingt et une minutes. Dans un seul cas elle a été de trente-huit minutes (deux minutes par centimètre). Étincelle de 25 centimètres. Ampoule bi-anodique à réservoir de potasse, placée à 51 centimètres de la plaque sensible. Le dispositif et les conditions de l'expérience sont ceux que nous avons décrits dans notre note au Congrès de Moscou (1).

Conclusions. — Jusqu'à quatre mois et demi, on voit le bassin maternel en totalité, et d'autant plus nettement que la grossesse est plus jeune. De l'utérus et de son contenu, on n'aperçoit pas trace ; ils se laissent traverser avec une facilité telle qu'ils ne gênent pas l'étude pelvigraphique.

A partir de cinq mois, l'utérus et son contenu forment sur le cliché un voile mal limité, sans contours nets, qui cache la paroi postérieure du pelvis et la colonne vertébrale. Du fœtus, aucune trace nette. C'est à peine si, dans deux cas, on devine, et il y faut les yeux de la foi, une pâle silhouette de la tête fœtale dans l'aire pelvienne.

Bref, en présence de ces résultats négatifs, nous avions abandonné momentanément la poursuite, attendant de meilleures ampoules.

En avril 1898, nous disposions d'ampoules qui nous permettaient d'obtenir en quelques minutes des radiographies du bassin. Les recherches furent reprises.

Deuxième série (23 avril à 20 octobre 1898).

7 femmes enceintes, dont 2 de deux mois à trois mois et 5 de cinq mois à huit mois.

La durée de la pose a été beaucoup plus courte que dans la série précédente, de cent à deux cent quatre-vingts secondes (une minute trois quarts à quatre minutes trois quarts)

Pour 5 de ces femmes, le dispositif et les conditions de l'expérience furent les mêmes que dans la première série.

Pour 2, il a été modifié en ce sens que nous avons substi-

(1) *Annales de gynécologie*, t. XLVIII, p. 362.

tué à la bobine de 25 centimètres des *bobines donnant 40 et 50 centimètres d'étincelle.*

Les résultats furent dans tous les cas identiques à ceux de la première série, c'est-à-dire *négatifs*, que le fœtus fût vivant ou mort.

Une fois encore nous abandonnâmes la poursuite.

Nous ne devions pas tarder à nous apercevoir qu'en diminuant le temps de pose, sous prétexte de réduire autant que possible les effets contrariants des mouvements de la paroi abdominale et du fœtus, nous faisions fausse route.

Il fallait, sous peine de tourner indéfiniment autour de la place sans y pouvoir pénétrer, revenir, malgré l'opposition des techniciens, à notre idée directrice initiale: « *C'est de l'expérimentation cadavérique que nous viendra la solution.* »

J'ai donc étudié, sur le cadavre conservé dans l'alcool d'une femme enceinte de sept mois, la question, capitale vous allez le voir, du temps de pose. Des radiographies en furent faites en dix, quinze et vingt minutes (au lieu de deux à cinq comme précédemment). Il apparut alors qu'avec les ampoules dont nous disposions, on ne voyait encore rien du fœtus après dix minutes ; qu'à quinze minutes on voyait nettement la tête, et qu'à vingt minutes elle s'effaçait.

Il y a donc, pour la radiographie de l'utérus gravide, pendant la deuxième moitié de la grossesse, un temps de pose limité, *variable pour chaque ampoule*, qu'il faut atteindre et ne pas dépasser, sous peine d'aboutir à un échec.

Cela établi, et sans désemparer, j'allai chercher au dortoir une femme enceinte de six mois et demi à sept mois. Nous la fîmes poser *perinde ac cadaver*, quinze minutes : du premier coup, et pour la première fois, nous obtînmes nettement le contour de la tête fœtale sur la femme vivante (13 février 1899).

Voici le compte rendu de cette expérience. Je vous montre en même temps le cliché obtenu :

1° M..., n° 17 de la salle Dugès, 18 ans et demi, primipare, dernières règles, 25 à 29 juillet. Grossesse de sept mois environ.

Hauteur de l'utérus, 23 centimètres; circonférence abdominale maxima, 81 centimètres ; épaisseur maxima du ventre, 20 centimètres.

Par le palper : tête en bas, dos à gauche.

Sur le cliché que nous vous présentons (quinze minutes de pose) vous voyez nettement tout le bassin maternel sauf le sacrum.

Celui-ci est en effet masqué par la *tête du fœtus* dont on suit bien le contour. Ce contour est concentrique à celui du détroit supérieur dont le sépare une bande noire de deux travers de doigt d'épaisseur.

Ce contour est plus net à droite, du côté du front, qu'à gauche vers l'occiput. Tandis qu'à gauche la silhouette de la tête s'arrête brusquement au droit de la symphyse sacro-iliaque, c'est-à-dire *là où cesse le fond noir de l'aire pelvienne*, à droite il se prolonge encore dans l'étendue de trois travers de doigt au delà de la symphyse sacro-iliaque pour se perdre seulement au voisinage du promontoire. On devine le rebord orbitraire et la racine osseuse du nez. Aucune autre partie du squelette fœtal n'apparaît sur la plaque. La colonne vertébrale de la mère s'estompe vaguement dans le brouillard utérin.

La tête transversalement dirigée, fléchie, mesure 114 millimètres de l'occiput au front et 90 dans le sens perpendiculaire au précédent.

Sur le cliché à dix minutes, on ne voit encore rien de net.

Sur le cliché à vingt minutes, on ne voit plus rien de net.

Sur un nouveau cliché à quinze minutes, fait trois jours après, on retrouve la tête comme ci-dessus, mais moins nette et comme doublée; il semble qu'elle ait bougé pendant la pose. Vous saisissez là sur le fait un des inconvénients des poses prolongées.

Et maintenant, nous voulons vous prouver qu'il ne s'agit pas là d'un coup de hasard et que l'expérience peut être refaite avec succès, même sur une femme *approchant du terme*.

2° D..., n° 14 de la salle Dugès. Dernières règles, 10 à 15 mai 1898. Au palper : O. I. G. T. non engagée.

Hauteur de l'utérus, 33 centimètres ; circonférence maxima, 88 centimètres ; épaisseur maxima, 26 centimètres.

Sur le cliché que nous vous présentons (quinze minutes de pose). vous voyez nettement tout le bassin maternel sauf le sacrum qui comme la colonne vertébrale, s'estompe vaguement dans la brume utérine.

Le *contour de la tête fœtale*, qui semble mieux fléchie que dans le cas précédent, se voit et se suit bien à distance du contour pelvien, depuis le voisinage de la symphyse sacro-iliaque gauche jusqu'à l'extrémité droite du diamètre transverse. Le contour est un peu mieux accentué que dans le cas précédent. L'occiput est plus apparent, tandis que le front disparait dans le blanc de l'os iliaque droit. On ne voit aucune autre partie du squelette fœtal.

3° R..., n° 6 de la salle Dugès, secondipare, dernières règles finies le 2 juin. Au palper : O. I. G. T. non engagée.

Circonférence abdominale maxima : 93 centimètres. Épaisseur maxima : 27 centimètres.

Sur le cliché radiographique pris le 9 mars, et que nous vous présentons (11 minutes de pose), vous voyez nettement dans l'aire pelvienne le *contour de la tête* fléchie et d'aplomb dont le front peut être suivi *jusqu'au voisinage du promontoire*. Ici, ce n'est donc pas seulement dans le vide de l'aire pelvienne qu'a marqué la silhouette de la tête fœtale, mais *sur la silhouette même du bassin maternel*. Nous sommes en progrès sur les clichés précédents.

4° P. ., primipare, dernières règles, 27 juin. Au palper : O. I. G. T. non engagée.

Circonférence maxima : 94 centimètres. Épaisseur maxima : 25 centimètres.

Sur le cliché radiographique pris le 11 mars, et que nous vous présentons (10 minutes de pose), on voit plus nettement que dans le précédent, outre la silhouette de l'occiput et du sinciput dans l'aire pelvienne, le *contour du front tranchant sur la fosse iliaque interne* de la mère.

5° D..., primipare, dernières règles fin juillet. Au palper : O. I. G. T. non engagée.

Hauteur de l'utérus : 32 centimètres. Circonférence maxima : 83 centimètres. Épaisseur maxima : 26 centimètres.

Sur le cliché radiographique pris le 29 mars (5 minutes et demie de pose), on voit mieux encore que dans les précédents le contour de la tête fléchie, non seulement dans le vide de l'aire pelvienne, mais encore sur la silhouette de la paroi du grand bassin où il peut être suivi (front) jusqu'au voisinage du promontoire.

En résumé, *nous pouvons actuellement, sur la femme enceinte vivante*, aussi bien à six mois et demi qu'aux approches du terme, *radiographier la tête du fœtus à l'entrée du bassin, juger de son volume, de son orientation, de son degré de flexion et d'engagement.*

Sur les radiographies ainsi faites, dans le décubitus dorsal, on ne voit ni la colonne vertébrale ni les membres du fœtus.

Quels sont donc les obstacles à l'obtention d'une silhouette fœtale plus complète, avec le matériel dont nous disposons actuellement ?

Est-ce le liquide amniotique ? Non ; nous avons démontré, en effet, que l'utérus frais, sorti du ventre et posé sur la plaque, permet d'obtenir une silhouette du fœtus aussi nette que celle fournie par un utérus conservé pendant des mois dans l'alcool.

Est-ce quelque chose de spécial à la paroi utérine vivante doublée du placenta ? La circulation, par exemple ?

Non ; car sur le cadavre, toutes choses égales d'ailleurs (décubitus dorsal, etc.), on n'obtient pas davantage. Et d'ailleurs nous possédons la radiographie *in vivo* d'une *grossesse extra-utérine*. Qu'y voyez-vous ?

Le squelette du bassin maternel, sauf le sacrum ; dans l'aire du détroit supérieur, à distance de l'anneau pelvien, le *contour d'une tête fléchie*, orientée l'occiput à gauche, le front à droite (on devine l'orbite). C'est tout.

Sont-ce les mouvements respiratoires de la mère ? les mouvements du fœtus ? Qu'il y ait là *in vivo* une gêne possible, nous ne saurions le nier. Cependant, sur le cadavre, dans le décubitus dorsal, nous n'obtenons pas davantage. Il en est de même sur la femme vivante alors que le fœtus est mort. C'était le cas, par exemple, pour la grossesse extra-utérine ci-dessus.

Nous croyons que l'explication de l'échec partiel de la radiographie du fœtus *in utero* doit être cherchée : 1° dans l'inégalité de rapprochement de la plaque sensible, a) de la portion pelvienne et *b*) de la portion abdominale de l'utérus gravide ; 2° dans l'épaisseur plus grande des parties maternelles à traverser :

pour la tête en bas, le sacrum et la peau; pour le reste, la colonne vertébrale, la masse sacro-lombaire et la peau.

A l'appui de cette explication, nous pouvons apporter des preuves.

Dans notre expérience cadavérique du 22 janvier 1898, la radiographie dans le décubitus dorsal ne donne que la tête du fœtus. Le cadavre est alors radiographié de profil, le flanc gauche (occupé par le dos du fœtus) reposant directement sur la plaque. Immédiatement apparaît sur la plaque la silhouette de la colonne vertébrale fœtale.

Dans la seconde expérience cadavérique (14 mai 1898), la radiographie dans le décubitus dorsal ne donne que la tête du fœtus. Le cadavre est alors radiographié de profil, le flanc gauche reposant directement sur la plaque, et l'on voit apparaître la silhouette d'un des avant-bras du fœtus.

Dans la troisième expérience cadavérique (16 janvier 1899) la radiographie dans le décubitus dorsal ne donne que la tête et un mince tronçon (intra-pelvien) de la colonne vertébrale du fœtus. Le cadavre est alors radiographié sur le ventre, le fœtus contre la plaque, et voici qu'apparaît, outre la tête, la colonne vertébrale dans presque toute son étendue et une vague silhouette du pôle fœtal supérieur.

S'il en est ainsi, il y a lieu, dira-t-on, d'expérimenter sur la femme vivante la radiographie : 1° dans le décubitus latéral ; 2° dans le décubitus ventral. En théorie, c'est parfait.

En pratique, c'est impossible.

On peut essayer de tourner la difficulté de la façon suivante :

La femme restant sur le dos : 1° appliquer une pellicule sensibilisée sur la moitié du ventre correspondant au dos du fœtus et placer l'ampoule du côté opposé ; 2° appliquer une pellicule sensibilisée sur le ventre et placer l'ampoule sous le lit percé d'une large fenêtre à travers laquelle les rayons X pourront aborder le sujet et impressionner la pellicule.

Ces expériences sont en cours. Nous vous en exposerons ultérieurement les résultats.

QUELQUES REMARQUES

A PROPOS DE

TROIS CAS D'HYSTÉRECTOMIE ABDOMINALE TOTALE

POUR CANCER UTÉRIN

Par **Henri Hartmann.**

La vulgarisation de la position élevée du bassin, l'emploi méthodique de compresses stérilisées limitant le champ opératoire, la substitution de la ligature isolée des vaisseaux aux grosses ligatures en masses faites autrefois, la suppression de toute surface cruentée intra-abdominale par la suture exacte des feuillets péritonéaux séreux ont, dans ces dernières années, amélioré d'une manière telle le pronostic des opérations abdominales que le nombre des partisans de la voie vaginale dans le traitement des néoplasmes utérins a considérablement diminué et qu'en particulier pour le traitement du cancer, beaucoup de chirurgiens sont revenus à la voie abdominale qu'avait, dès 1881, conseillée Freund.

Quelques gynécologistes ont même pensé qu'il y avait là une voie nouvelle permettant des opérations plus larges pour les cancers de cet organe dont l'ablation par la voie vaginale est si décevante au point de vue des résultats définitifs. L'observation suivie des malades permettra seule de se faire une opinion. Il est donc intéressant de publier actuellement des documents sur cette question, c'est à ce titre que nous donnons ici la relatiou de trois de nos malades.

Obs. I. — *Cancer du corps utérin. Hystérectomie abdominale totale. Guérison opératoire. Mort 9 mois après de généralisation cancéreuse.*

Mme D..., 60 ans, nous est adressée par le Dr Guyard (de Malesherbes).

Cette malade, dont la ménopause avait eu lieu sans incidents à 52 ans, a commencé, il y a cinq mois, à avoir un écoulement vaginal rosé, qui est bientôt devenu réellement sanglant. Cet écoulement s'est fait sans aucune douleur. Depuis six semaines il existe quelques douleurs dans le bas-ventre et dans l'aine droite. Pas de troubles de la miction, pas de troubles digestifs, pas d'amaigrissement.

9 mars 1897. Le col est un peu irrégulier, sans bosselures; de son orifice s'écoule du sang fluide mêlé de sérosité. Il semble qu'il soit un peu attiré à droite par une bride cicatricielle. Le corps utérin est augmenté de volume autant qu'on en peut juger, l'examen étant difficile par suite de la présence d'une paroi abdominale flasque et épaisse. Le tout semble mobile et les mouvements imprimés au col sont indolents.

Le 17 mars 1897, l'*hystérectomie abdominale totale* est pratiquée par M. Hartmann dans la maison de santé de la rue Bizet. Le chloroforme est donné par M. Bourbon. M. Hartmann est aidé de MM. Du Bouchet et Chauvet. L'anesthésie a été pénible et pendant toute la durée de l'opération la malade a eu une respiration saccadée. Après avoir fendu la paroi qui est surchargée de graisse, nous tombons sur le péritoine qui se déchire facilement. Une certaine quantité de liquide citrin un peu louche s'écoule du petit bassin, au moment où nous relevons les anses d'intestins. Tout le péritoine de cette excavation est rouge, vascularisé, épaissi, friable. Il est surtout soulevé par de la graisse qui masque les vaisseaux du ligament large. Section de ceux-ci en dehors des annexes, en dedans d'une ligature préalablement posée.

Libération avec l'ongle de la vessie adhérente à la face antérieure de l'utérus. Nous avançons progressivement la libération de l'utérus après section du péritoine antérieur, attirant doucement en haut l'utérus, qui friable se laisse déchirer par les pinces à la moindre traction. Ouverture du cul-de-sac postérieur par une pince introduite par le vagin. Bascule de l'utérus à gauche, section des insertions vaginales. Ligature des artères utérines. Mèche de gaze iodoformée vaginale, deuxième mèche sortant par la partie inférieure de l'incision abdominale.

Guérison opératoire sans incident.

Pendant six mois la malade va bien ; puis elle se plaint de douleurs dans les lombes et les fesses. Elle fait de l'ascite qui nécessite une ponction le 15 novembre, et meurt cachectique le 1er décembre 1897, sans qu'il se soit reproduit le moindre écoulement par le vagin.

OBS. II. — *Cancer du corps utérin. Hystérectomie abdominale totale. Guérison opératoire. Récidive 16 mois plus tard.*

L. A..., femme P..., 48 ans, entre le 4 août 1897 à l'hôpital Bichat, pour des pertes de sang et d'eau rousse, accompagnées de douleurs lancinantes dans le bas-ventre ; d'après ce qu'elle raconte, elle aurait eu de tout temps des pertes blanches.

Il y a six mois les règles, jusqu'alors régulières, cessent pour faire place à un écoulement continu d'eau rousse. En même temps surviennent des douleurs lancinantes. Il y a trois semaines, véritable hémorrhagie qui dure 5 jours, s'arrête, puis reparait.

Réglée à 13 ans ; jamais de grossesses. Il y a 13 ans, affection stomacale qui a nécessité un régime lacté pendant 18 mois.

Le père est mort d'une affection intestinale ; la mère, âgée de 90 ans, est bien portante.

La malade a un facies un peu cachectique, le teint très pâle. Elle se plaint de douleurs lancinantes dans le bas-ventre et d'un écoulement continu d'eau rousse ayant une odeur un peu fétide.

Au toucher le col est assez régulier, un peu gros, à orifice regardant en bas et en arrière. Cet orifice légèrement dilaté permet l'introduction du doigt qui sent dans son intérieur des parties bourgeonnantes. On imprime difficilement quelques petits mouvements à ce col utérin et l'on ne peut déterminer exactement la situation du corps, étant gêné par la résistance et par l'épaisseur de la paroi abdominale qui est surchargée de graisse. Urines : 300 grammes, réaction neutre ; densité : 1017 ; urée : 16,65 par litre.

Le 19 août 1897. *Hystérectomie abdominale*, par M. HARTMANN. — De nombreuses adhérences réunissent l'utérus et les annexes aux parties voisines. L'opération se termine sans incident, les annexes sont enlevées avec l'utérus.

L'examen de la pièce montre qu'il s'agit d'un épithélioma intra-cervical avec lésions inflammatoires non suppurées des annexes.

Guérison sans incident.

Nous revoyons la malade le 20 octobre ; elle va tout à fait bien, n'a ni douleurs, ni écoulement, le fond du vagin est souple.

En décembre 1898 elle commence à souffrir de nouveau, et lorsque nous l'examinons en février 1890 elle a manifestement une récidive locale.

OBS. III. — *Cancer du corps utérin. Hystérectomie abdominale totale. Guérison opératoire.*

D..., 48 ans, cuisinière, nous est adressée par le professeur Panas.

Cette malade raconte que depuis un an les règles sont irrégulières, surviennent à intervalles de 3 à 6 semaines. Au printemps dernier, elle se plaint d'étouffements, de bouffées de chaleur, en même temps les règles deviennent irrégulières. Ces divers phénomènes font croire à l'arrivée de la ménopause. Les règles cessent de paraître pendant 9 semaines, puis reviennent le 18 juin très abondantes et durent de 10 à 12 jours.

Le 15 juillet, nouvelle hémorrhagie très abondante qui persiste pendant 19 jours. Après un arrêt d'une quinzaine, l'hémorrhagie reparaît et persiste d'une manière continue.

Réglée à 13 ans; période d'aménorrhée de 18 mois; depuis l'âge de 16 ans, règles régulières mais pertes blanches. 4 grossesses à terme; la première il y a 19 ans; la deuxième de deux jumeaux, 14 mois plus tard; la troisième 4 ans après; la quatrième il y a 10 ans.

10 septembre 1898. Le col est gros, bosselé, présente une teinte générale légèrement vineuse. A un examen plus minutieux, cette teinte générale se dissocie en une série de petites arborisations vasculaires. A la partie antérieure de l'orifice on voit un petit bourgeon. De cet orifice s'écoule constamment un sang liquide, comme mélangé de sérosité.

Au toucher le col offre une consistance ferme presque dure et uniforme; le corps est dur, en antéflexion normale, un peu augmenté de volume.

L'hystéromètre pénètre à une profondeur de 13 centimètres.

Urines = 1,600 grammes; acides; D = 1019; urée: 20 gr. 5 par litre.

16 septembre 1898. *Hystérectomie abdominale totale*, par M. HARTMANN. — L'opération est pratiquée très simplement. Les suites opératoires ne présentent rien de particulier.

En mars 1899, la malade est toujours en parfait état.

Dans les trois cas, il y a eu guérison opératoire, mais dans deux de ces cas, bien que nous n'ayons constaté au cours de l'opération aucune propagation ganglionnaire, la récidive est survenue. Le troisième est encore trop récent (7 mois) pour nous permettre de tirer une conclusion.

La simplicité extrême de l'opération, la possibilité que l'on a par la voie abdominale d'enlever d'un bloc l'organe avec le cancer qu'il contient, fait que, pour nous, il n'y a aucune hésitation à affirmer pour les *cancers du corps*, la supériorité de la voie abdominale sur la voie vaginale, même abstraction faite des avantages résultant de la possibilité d'exciser par cette voie une étendue plus ou moins grande des ligaments larges ou des ganglions secondairement envahis.

Nous n'avons pas eu l'occasion dans ces derniers temps d'agir sur des *cancers du col opérables*. Mais encore dans ces cas nous n'hésiterions pas à préférer la voie abdominale. Il nous semble simplement nécessaire, en pareil cas, de commencer par un curettage préalable, constituant le premier temps de l'intervention. Ce curettage a, pour nous, un double avantage : il permet de désinfecter d'une manière complète les parties et d'établir, dans une certaine mesure, l'extension du néoplasme. Dans bon nombre de cas, on se trouvera amené par lui à se contenter d'une intervention limitée et à laisser de côté toute opération radicale.

RECHERCHES BACTÉRIOLOGIQUES

SUR

QUELQUES CAS DE RÉTENTIONS PLACENTAIRES

ET DE SUPPURATIONS D'ORIGINE GÉNITALE

Par **J. Hallé**,
Ancien interne des hôpitaux (1).

Historique. — Nous croyons pouvoir résumer l'histoire bactériologique de l'infection puerpérale dans ces derniers temps, en disant que les recherches récentes ont montré qu'à côté de l'infection classique à streptocoque pyogène, il était possible de rencontrer des infection mixtes. Dans certains cas, le streptocoque pourrait même manquer complètement.

Widal, en 1889, avait déjà signalé un cas d'infection puerpérale dans lequel les cultures aérobies n'avaient montré qu'un bacille qu'il identifia au bacille qu'Albarran et Hallé avaient décrit dans l'infection urinaire, et qu'il fut possible d'assimiler dans la suite au bacterium coli commune d'Escherich (2).

Les recherches ultérieures montrèrent qu'il y avait lieu d'étudier, à côté des espèces aérobies de l'utérus, les organismes anaérobies de cette cavité, à peine signalés, et que les auteurs considéraient comme des saprophytes sans intérêt. C'est ainsi que Vignal put isoler d'un utérus le vibrion septique. Mais parmi les recherches entreprises sur ce sujet, nous devons sur-

---

(1) Voir *Annales de gynécologie*, décembre 1898, février et mars 1899.

(2) WIDAL. *Étude sur l'infection puerpérale, la phlegmatia alba dolens et l'érysipèle.* Thèse Paris, 1889.

tout mettre en lumière les travaux de Krönig (1) et la thèse de Du Bouchet (2).

Du Bouchet relate quelques observations d'infection puerpérale dans lesquelles l'utérus contenait des organismes anaérobies. Ceux-ci étaient souvent en beaucoup plus grand nombre que le streptocoque. L'espèce qu'il rencontra le plus souvent était une grosse bactérie, anaérobie, qu'il put cultiver sur gélatine, mais sur laquelle il donne peu de renseignements. Cet organisme existait parfois dans la profondeur des tissus de l'utérus malade. Cet auteur cite également une observation d'infection puerpérale blennorrhagique. Il conclut que l'affection puerpérale peut être due à des microbes variés, parmi lesquels les anaérobies sont fréquents. La présence de ces germes dans les tissus semble indiquer une action qui leur est propre.

Beaucoup plus complètes sont les recherches de Krönig, qui embrassent toute la question de la bactériologie du canal génital de la femme enceinte, avant, pendant et après l'accouchement à l'état normal et pathologique.

Il montre d'abord que chez la femme enceinte, le vagin ne contient pas de germes aérobies poussant sur agar, que la flore vaginale est presque exclusivement composée de saprophytes anaérobies. 11 fois, il a cherché ces germes ; il les a toujours trouvés. Krönig décrit des espèces, parmi lesquelles trois sortes de bacilles et un coccus (3). Étudiant le contenu bactérien des eaux de l'amnios au moment des couches, il montre que chez les femmes fébricitantes au moment du travail, avec poche des eaux rompue, le liquide amniotique contient le plus souvent des microbes anaérobies, sans aucun germe aérobie. Parmi les espèces isolées se trouve un bacille anaérobie, gardant le

(1) KRŒNIG. *Bakteriologie des genitalkanales der schwangeren, kreissenden und puerperalen Frau.* Leipsig, 1897.

(2) DU BOUCHET. *Recherches bactériologiques sur quelques cas d'affections utérines*. Thèse Paris, 1897.

(3) Nous ne pouvons guère assimiler aucune de nos bactéries anaérobies aux espèces de Krönig ; le coccus paraît identique à celui que nous avons désigné sous le nom de micrococcus fœtidus (Veillon).

Gram (1), et une grosse bactérie qui rappelle le bacille du charbon, pousse facilement sur gélatine et qui est pathogène pour le cobaye (2).

Krönig étudie ensuite toute une série de cas dans lesquels les accouchées ont présenté des accidents fébriles, et montre que le streptocoque est rarement seul dans la cavité utérine de ces malades. Il trouve cet organisme associé au coli ou à d'autres organismes ; décrit des cas à coli seul, à staphylocoque doré seul. Enfin il rappelle deux cas personnels et un dû à Ernst (3), où l'examen bactériologique n'a décelé aucun streptocoque, mais seulement des organismes anaérobies. Un de ces cas fut mortels ; la malade mourut d'infection avec thromboses veineuses multiples. Les organismes isolés étaient un bacille et un coccus, tous deux strictement anaérobies. Pour lui, les cas de tympanite utérine à gaz fétides sont dus à ces organismes. Il remarque que les germes pyogènes existent rarement dans les cas où les lochies sont extrêmements fétides. Reprenant cependant l'histoire de treize femmes ayant des microbes anaérobies dans l'utérus après l'accouchement, il montre que chez six seulement il y eut des accidents fébriles légers ; toutes purent sortir de l'hôpital dans le délai habituel de 20 jours. Son ouvrage se termine par une étude remarquable de la blennorrhagie avant, pendant et après l'accouchement.

Nous n'avons pas étudié jusqu'à présent un nombre suffisant de cas, pour donner dès à présent les conclusions de nos examens; nous croyons cependant pouvoir donner nos observations, parce que, d'une part, elles confirment absolument les recherches de Krönig et que, d'autre part, elles viennent compléter plusieurs points de la bactériologie des microbes anaérobies du canal génital étudiés par nous précédemment.

---

(1) Il s'agit sans doute du bacille souvent rencontré par nous et désigné sous le nom de bacillus caducus.

(2) Cet organisme est probablement celui rencontré par Du Bouchet.

(3) Ernst. Ueber einen gastbilden den Anaerobien im menschlichen Kœrper und... *Virchow's Archiv*, Bd CXXXIII, 1893.

OBS. 1. — *Accouchement et suites de couches normales. — Présence de microbes anaérobies dans l'utérus.*

Nous avons examiné les lochies prises dans l'utérus, chez une femme ayant accouché 70 heures auparavant, n'ayant pas eu d'injection vaginale, ni intra-utérine et qui n'eut dans la suite aucune suite de couches pathologique. La sécrétion utérine, un peu trouble et fade, renfermait des leucocytes et des hématies avec quelques rares organismes.

Les ensemencements sur milieu aérobie n'ont rien donné (agar ordinaire, agar de Wertheim).

Seules, les cultures anaérobies ont montré des colonies, et encore en nombre peu considérable. Il s'agissait d'un bacille, se décolorant par le Gram et que les cultures ont permis d'identifier au bacillus funduliformis, décrit plus haut.

Ce fait est en faveur de l'opinion de Krönig qui montre que l'utérus peut contenir après l'accouchement des germes anaérobies, sans qu'aucun accident se manifeste.

OBS. 2 et 3. — *Rétention de débris placentaires. — Cultures.*

Nous avons examiné le contenu utérin de deux femmes venant de faire un avortement, et qui n'ont présenté dans la suite aucun accident pathologique.

Chez l'une, il s'agissait d'une fausse couche de quatre mois, ayant débuté la veille par une légère hémorrhagie. L'avortement se fit en deux fois. Le 3e jour après l'expulsion du fœtus, avant l'expulsion du placenta, alors qu'il n'existait aucun phénomène fébrile, on préleva dans la cavité utérine des sécrétions atrocement fétides.

Les cultures ont montré que l'utérus contenait presque exclusivement des espèces anaérobies. Le seul organisme aérobie isolé était un streptocoque, qui avait les caractères du streptocoque non pathogène décrit plus haut, et qui ne donnait d'abcès ni à la souris, ni au lapin, ni d'érysipèle à l'oreille du lapin.

Les espèces anaérobies isolées ont été : le micrococcus fœtidus (Veillon), le bacillus caducus, tous deux décrits plus haut.

Il n'y eut pas d'accident fébrile dans la suite ; grâce peut-être à quelques injections intra-utérines d'eau bouillie.

L'autre observation est à peu près calquée sur la précédente.

L'utérus contenait quelques échantillons du streptocque non

pathogène, et une quantité énorme d'anaérobies, appartenant aux deux espèces trouvées dans le cas précédent.

OBS. 4 — *Avortement de 2 mois 1/2. — Accidents fébriles. — Curettage. Examen bactériologique différent du contenu utérin avant et après le curettage.*

Marie D..., 21 ans, blanchisseuse, bonne santé habituelle, deux enfants vivants ; une fausse couche antérieure. Entre à Necker le 28 avril, pour un avortement de 2 mois 1/2.

Le début des accidents remonte au 21 avril et est marqué par une hémorrhagie légère. Elle fait sa fausse couche deux jours après et entre le 28 au soir à l'hôpital, pour pertes sanglantes, malaise et fatigue générale. Un peu de fièvre (38°).

Le 29 au matin, injection vaginale au sublimé et injection intra-utérine à l'eau boriquée. Fièvre modérée (38°).

Dans la journée, on prélève dans l'intérieur de la cavité utérine, à l'aide d'une pipette des produits, muco-purulents colorés par le sang et d'une odeur infecte.

Le soir, frisson. Température 39°.

Le lendemain 30, curettage pratiqué sous le chloroforme dans le service de M. le professeur Le Dentu. La température, qui était de 39° le matin, monte le soir à 40°, le pouls reste bon à 90.

L'état général est médiocre.

Le 30. Examen au spéculum ; on prélève dans la cavité utérine diminuée de volume, mais dont le col est encore bien perméable, une certaine quantité de sérosité à peine louche, mais sans aucune odeur.

Pendant quelques jours la fièvre persiste, mais l'état général s'améliore, ainsi que l'état de l'utérus.

La malade est complètement guérie de son avortement au bout de trois semaines, mais le mois suivant est reprise d'accidents fébriles dont la cause paraît d'abord difficile à préciser, puis trouvent leur explication dans l'apparition de signes manifestes de tuberculose pulmonaire qui emporte la malade en quelques jours avec méningite tuberculeuse finale.

EXAMEN ET CULTURE DU CONTENU UTÉRIN AVANT CURETTAGE (29 avril). — *Examen sur lamelles.* — Leucocytes assez abondants. L'examen direct montre comme organismes :

Une bactérie très abondante assez mince, un peu incurvée gardant le Gram.

Un coccus, plus coloré, peu abondant, tantôt par deux, ou en courtes chainettes, gardant le Gram.

Les *cultures aérobies* permettent d'isoler :

Deux ou trois colonies de bacterium coli commune.

Le streptocoque pyogène relativement peu abondant (pathogène pour la souris et le lapin).

Les cultures en milieu *anaérobie* montrent que les organismes anaérobies sont en nombre infiniment plus considérable que les aérobies.

On ne peut isoler qu'une seule espèce constituée par le bacille observé dans le pus (bacillus caducus).

Examen et culture du contenu utérin après curettage (1er mai). — *Examen sur lamelles.* — Quelques leucocytes. On ne retrouve plus le bacille prédominant avant le curettage ; on voit seulement des cocci gardant le Gram en diplocoques ou en courtes chainettes.

Les cultures en milieu aérobie montrent une seule espèce abondante, qu'il est possible d'identifier au streptocoque pyogène.

Les cultures en milieu anaérobie ne permettent de retrouver aucun échantillon du bacille si abondant avant le curettage.

Cette observation nous paraît intéressante par ce fait que les résultats de l'examen bactériologique ont été absolument différents avant et après l'intervention chirurgicale. Avant le curettage, ce sont surtout les microbes anaérobies qui dominent dans l'utérus. Le nettoyage mécanique du curettage supprime tous les organismes anaérobies ; mais le streptocoque pyogène qui est beaucoup plus pathogène et a surtout la propriété de vivre aux dépens des tissus encore vivants, n'a été en rien influencé par l intervention. Fous croyons qu'une série d'examens bactériologiques de cavités utérines pratiqués avant et après curettage, expliqueraient les résultats un peu contradictoires de cette opération.

Obs. 6. — *Affection puerpérale mortelle. Absence de fétidité des sécrétions utérines. Streptocoque pyogène à l'état de pureté, pas d'anaérobie*

Nous avons examiné le contenu de l'utérus chez une femme entrée à l'hôpital avec des accidents extrêmement graves de fièvre puerpérale. La mort est survenue le surlendemain par péritonite généralisée.

Dans ce cas, où les lochies n'étaient pas fétides, nous n'avons pas trouvé de microbes anaérobies, mais seulement le streptocoque pyogène.

Nous avons vu, d'après les travaux de Krönig et de Du Bouchet, qu'il fallait faire jouer un rôle aux organismes anaérobies dans certains cas d'affections puerpérales. Ces auteurs ont montré en effet que non seulement ces germes pouvaient agir par les poisons qu'ils élaborent dans l'intérieur de la cavité utérine, mais encore qu'ils peuvent pénétrer les sinus et se retrouver dans les veines thrombosées péri-utérines. L'observation suivante montre qu'il y a lieu de se préoccuper de ces mêmes organismes, dans l'examen bactériologique des abcès et phlegmons péri-utérins développés après l'accouchement.

Obs. 7. — *Paramétrite suppurée ouverte dans le vagin. Pus fétide contenant des organismes anaérobies en grande abondance et le streptocoque pyogène.*

Jeanne Mei..., 28 ans, entre à l'hôpital Necker dans un état grave, avec fièvre et douleurs violentes dans le ventre ; 15 jours auparavant elle avait fait une fausse couche de trois mois et demi environ, s'était soignée chez elle ; environ six jours après l'expulsion du fœtus, elle commença à présenter des frissons, de la fièvre et des douleurs abdominales, surtout du côté droit. Depuis six jours, elle a une fièvre persistante, un état général mauvais.

Au moment où elle entre à l'hôpital, elle se met à perdre une quantité considérable de pus fétide par le vagin. Elle est examinée immédiatement au spéculum et on peut facilement trouver l'orifice de la collection purulente, qui se trouve situé sur le côté droit du col utérin. L'abcès ne s'étant évacué spontanément qu'en partie, on peut faire pénétrer une pipette par l'orifice et on prélève du pus dans la poche purulente. Élargissement de l'ouverture de l'abcès, drainage. Il s'écoule au moins un demi-litre de pus. Améloration rapide, puis persistance d'une fistule qui finit par guérir après deux mois environ.

L'*examen microscopique* du pus, pris au moment de la rupture de l'abcès, montre des leucocytes au milieu desquels on trouve :

1° Un bacille assez court qui paraît prédominant ;

2° Un bacille assez long, difficile à colorer, peu abondant ;

3° Des cocci, isolés ou en courtes chaînettes, peu abondants.

Les cultures *aérobies* permettent d'isoler seulement le streptocoque pyogène.

Les cultures *anaérobies* montrent que le streptocoque est en très petite quantité dans ce pus, qui renferme presque seulement des anaérobies. On ne peut isoler à l'état de pureté qu'un seul organisme identifié au bacillus caducus; mais cet organisme n'a pu être étudié complètement, ayant succombé au 3e ensemencement (1).

Nous devons à l'obligeance de nos amis Veillon et Zuber, l'observation suivante qui montre que les espèces microbiennes strictement anaérobies peuvent provoquer seules la suppuration de collections kystiques abdominales. Les ensemencements anaérobies ont permis de se rendre compte du contenu bactérien de cet abcès. Nous donnerons en détail cette observation.

OBS. 8. — *Kyste suppuré de l'ovaire gauche. Pus fétide ne renfermant que des espèces microbiennes strictement anaérobies* (VEILLON et ZUBER).

Une femme de 23 ans, entre dans le service de M. le Dr Delbet, à l'hôpital Laënnec, le 9 juillet 1895, pour des accidents de pelvi-péritonite. Bien réglée depuis l'âge de 13 ans, sans passé génital pathologique, sans grossesse antérieure, elle a été prise, en janvier 1895, de douleurs violentes dans l'hypogastre avec mictions douloureuses, gastralgie, nausées. En même temps, elle s'est aperçue que son ventre grossissait. On fit successivement le diagnostic de métrite, salpingite, enfin de grossesse. En juin, elle eut une poussée de pelvi-péritonite, avec fièvre, douleurs abdominales violentes, hoquets, vomissements porracés.

Elle entre à l'hôpital dans un état de faiblesse et d'amaigrissement extrême, mais sans fièvre. A l'examen, on trouve une tumeur fluctuante, peu mobile, occupant le cul-de-sac vaginal et la fosse iliaque gauche. Une ponction exploratrice permet de retirer 50 centimètres cubes de pus verdâtre, fluide et horriblement fétide. Une incision par le cul-de-sac vaginal permet d'évacuer une grande quantité de pus fétide. Après drainage et pansement, la malade sort guérie le 3 août.

Elle rentre à l'hôpital le 20 novembre de la même année, souffrant

---

(1) Cet organisme est peut-être celui signalé par Marmorek dans une observation d'infection puerpérale rapportée dans la thèse de Du Bouchet, obs. XIII, *loco citato*.

de nouveau du ventre, surtout à gauche et on trouve une tumeur à ce niveau. On pratique la laparotomie, suivie de l'ablation des trompes et des ovaires. La malade guérit rapidement et sort en très bon état du service.

L'examen des organes enlevés, montre, à droite, l'existence d'un kyste de l'ovaire du volume d'une petite orange, sans adhérence, à contenu clair, transparent, légèrement rosé. A gauche, il existe deux tumeurs kystiques du volume d'une petite orange chacune ; l'une très adhérente, difficile à énucléer, renferme un pus fétide ; l'autre, un liquide rougeâtre, purulent et fétide. On conclut au diagnostic de kyste de l'ovaire suppuré.

Recherches bactériologiques. — L'étude bactériologique du pus a été faite une première fois en juillet pour le liquide retiré par la ponction exploratrice ; et une deuxième fois en novembre pour le liquide recueilli aseptiquement dans les deux poches kystiques suppurées enlevées par la laparotomie.

Le résultat a été identique dans les deux séries de recherches.

Examen microscopique. — Sur lamelles, on constate la présence de trois formes microbiennes différentes :

1° Des cocci, en diplo, ou en amas, de grosseurs variées, se colorant mal par le Gram.

2° Des formes bacillaires courtes, souvent strepto-bacille, se colorant par le Gram.

3° Des formes spirillaires, ne se colorant que par le Gram, moins nombreuses.

Cultures. — Les ensemencements ont été faits en milieux aérobies et en milieux anaérobies (gélose sucrée en tubes profonds).

Les cultures aérobies sont restées stériles.

Les cultures anaérobies ont permis d'isoler deux espèces microbiennes dont les caractères sont les suivants :

Espèce A. — Diplocoques à grains ovalaires, quelquefois allongés pour former un petit bacille de la dimension du bacille du choléra des poules. Ils sont placés à côté les uns des autres, quelquefois en chaînettes courtes. Les grains sont souvent inégaux de taille. Il se décolore par la méthode de Gram, mais inégalement.

Il ne pousse pas en gélatine sucrée, en tubes profonds à 20°.

Il pousse sur agar sucré profond à 37°.

Au bout de deux jours, les colonies deviennent visibles à l'œil nu. Examinées à un faible grossissement, elles se montrent sous la forme de colonies rondes, régulières, jaunes ou brunâtres, assez opaques, à à bords nets, parfois lenticulaires.

Cultivé en surface sur agar sucré incliné, dans le vide, ce coccus donne, après 48 heures, de petits points visibles au microscope, jaunâtres, clairs, à bords nets, très transparents. Après trois ou quatre jours, elles deviennent un peu plus épaisses.

En bouillon sucré dans le vide, ce microbe donne un trouble fin ; le bouillon redevient clair dans la suite avec un dépôt poussiéreux.

Inoculé sous la peau du cobaye, cet organisme donne un abcès caséeux à pus fétide. Le cobaye ne meurt pas.

Espèce B. — Petit bacille court à bords arrondis, par deux ou en streptobacille souvent en amas.

Se colore bien, garde la coloration après la méthode de Gram.

Il ne pousse pas en gélatine sucrée à 20°.

Il pousse bien dans l'agar sucré en tubes profonds à 37°, 38° ; donne en 48 heures des colonies visibles à l'œil nu, petites, granuleuses, uniformes, grisâtres, peu transparentes. Cultivé en surface sur agar sucré incliné dans le vide, il donne un exsudat blanchâtre, formé de colonies rondes, confluentes.

Inoculé sous la peau du cobaye, il donne un abcès à pus épais, crémeux, fétide. L'animal ne meurt pas.

Le spirille n'a pu être isolé à l'état de pureté.

Les cultures aérobies et anaérobies du liquide clair du kyste non suppuré de l'ovaire droit sont restées stériles.

REVUE CLINIQUE

Par le Dr **Thierry**,
Professeur de clinique obstétricale à l'École de médecine de Tours.

I. — Décollement prématuré du placenta normalement inséré. — Hémorrhagie. — Mort. — Autopsie.

Fille X..., 23 ans, primipare. Proche le terme de sa grossesse, est surprise vers le milieu de la nuit, chez elle, par des coliques vives, et une hémorrhagie des voies génitales. Elle est dans un état syncopal, lorsque, par les soins du commissaire de police, elle est amenée dans le service de la Clinique d'accouchements, où elle succombe rapidement, après avoir perdu quelques caillots de sang. La mort du fœtus avait été constatée avant celle de la mère.

C'est en face du cadavre de cette femme que je me trouvai le matin. Le développement du ventre était celui d'une grossesse sensiblement à terme ; l'utérus remontait aux côtes. — Le toucher rencontrait du sang coagulé dans le vagin, et trouvait un col ouvert (à 2 francs environ), mais avec des bords épais, incomplètement effacés. — Le bassin était normal, et la personne d'ailleurs très bien constituée, avec toutes les apparences d'une santé habituelle.

La paroi abdominale fut ouverte sur la ligne blanche, et l'utérus mis à nu. Une incision dirigée sur la ligne médiane, de haut en bas, ouvre la matrice, et laisse échapper en abondance le liquide amniotique. Le fœtus est en O. I. G. A. ; la tête est amorcée au détroit supérieur, en asynclitisme postérieur. Le cordon est flottant, non tendu ; il ne forme pas de circulaires autour du cou. La cavité amniotique est intacte, et n'est, en aucun point, maculée de sang. Le placenta est inséré à la fois sur le fond et sur la zone moyenne de l'utérus, sur les faces postérieure et latérale gauche. Adhérent à la paroi utérine par son contour supérieur, il est soulevé dans le reste de son étendue, et bombe dans la cavité amniotique. Les membranes sont également décollées suivant un espace triangulaire, dont la base se confond avec le bord inférieur du placenta, et dont le sommet tronqué aboutit à l'orifice entr'ouvert de l'utérus. Au niveau de cet espace, la pression du doigt provoque une crépitation due à l'écrasement d'un caillot sanguin.

Une ouverture pratiquée à la matrice, au niveau de l'insertion placentaire, donne issue à un énorme caillot mêlé de sang liquide. Ce caillot peut être suivi au-dessous des membranes jusqu'à l'orifice utérin.

Il n'y avait pas d'urine dans la vessie ; les reins ne présentaient pas de lésions appréciables. Les membres inférieurs, ni la face n'étaient œdématiés. — Il n'a été obtenu aucun renseignement quant aux circonstances qui ont accompagné l'accident hémorrhagique. — Les causes du décollement placentaire échappent donc à l'examen.

II. — **Présentation de l'épaule. — Rupture prématurée de la poche des eaux. — Fœtus mort. — Rétraction de l'anneau de Bandl. — Obstacles à la version.**

Femme V..., 37 ans, modiste ; réglée à 14 ans, IIpare.

Premier accouchement, en 1891 — terminé par une application de forceps. L'enfant est vivant et bien constituée.

Dernières règles au 5 décembre 1896. Apparition des mouvements actifs, fin avril. Dans la nuit du 2 au 3 octobre, à 1 heure du matin, rupture de la poche des eaux. Les douleurs n'apparaissent que vers 7 heures dans la matinée, et le travail se poursuit lentement toute la journée. Un confrère est appelé le lendemain par la sage-femme ; il constate la mort du fœtus, trouve une dilatation suffisante, et tente une version, après avoir constaté la présentation de l'épaule, avec procidence du bras : La tentative reste infructueuse. Seconde tentative sous le chloroforme, et avec l'assistance d'un confrère. Même insuccès, La parturiente est alors envoyée dans le service de la Clinique, où je la trouve le 5 octobre, à 4 heures du soir.

Le bras du fœtus pend, la main en dehors de la vulve ; l'épiderme se détache par lambeaux, dès qu'il est tiraillé. Le doigt en remontant jusqu'à l'épaule, trouve appliqué, contre cette épaule et à droite, les orteils du pied gauche sur lequel ont été exercées les tentatives de version. Ce pied n'a pu être davantage abaissé, malgré l'énergie des tractions. Autour du pied et de l'épaule, l'utérus est hermétiquement fermé. Pour pénétrer dans la cavité, j'insinue un doigt, puis deux dans l'anneau de contraction. La résistance de celui-ci cède et permet l'écartement du doigt. A ce moment des gaz de putréfaction s'échappent avec un tel bruit de l'utérus, que les assistants pensent à une émission de gaz par l'anus. Je diagnostique une présentation de l'épaule droite, dorso-antérieure, avec procidence complète du bras et procidence du pied gauche par suite des tentatives de version.

Je m'explique l'insuccès des manœuvres déjà pratiquées, par le double obstacle résultant, 1° de la rétraction de l'anneau de Bandl, qui fixe l'épaule et s'oppose à son dégagement ; 2° du choix du pied gauche, sur lequel se sont exercées les tractions. Celles-ci ont, en effet, amené ce pied supérieur *au-devant du pied droit,* le refoulant en arrière et l'immobilisant, tandis qu'elles ne tendaient qu'à infléchir le plan latéral gauche du fœtus, et à peser sur l'épaule droite, engagée dans l'orifice.

Après chloroformisation, j'amputai le bras procident que son état de macération ne permettait pas de réintégrer dans la cavité utérine ; je refoulai le moignon, et allai saisir le pied droit. Sans difficulté, j'amenai, à l'aide de ce pied, l'engagement du siège, et je terminai classiquement l'extraction par la manœuvre de Mauriceau, sans être gêné par l'anneau de Bandl, dont la contraction avait cédé.

Délivrance artificielle. Injection intra-utérine au sublimé, suivie d'une injection d'eau bouillie. Drainage de l'utérus avec la gaze iodoformée, et pansement vulvaire antiseptique. La température le soir est à 40°, à 6 heures du soir, — à 38°,7, à 9 heures.

Le 6 octobre, temp. matin 36°,8 ; temp. soir 37°,2.

La femme V... quitte la Maternité le 12 octobre, dans les meilleures conditions de santé.

REVUE DES SOCIÉTÉS SAVANTES

ACADÉMIE DE MÉDECINE

M. A. PINARD (en collaboration avec M. SEGOND). **Grossesse extra-utérine, diagnostiquée au sixième mois, opérée à une époque rapprochée du terme. Extraction d'un enfant vivant; suites heureuses pour la mère et pour l'enfant.**

J'ai l'honneur de présenter à l'Académie une femme chez laquelle j'ai fait le diagnostic de grossesse extra-utérine, le 7 novembre 1898 et chez laquelle l'extériorisation du sac et l'extraction du fœtus furent pratiquées le 21 décembre 1898.

Je n'entrerai pas ici dans les détails de cette intéressante observation. Je me bornerai au sommaire suivant :

Femme âgée de 37 ans, ayant eu déjà huit grossesses, toutes terminées à terme par des accouchements spontanés. Le dernier accouchement date du mois de janvier 1892. Depuis cette époque, santé parfaite, règles régulières.

Dernières règles, du 3 au 6 janvier. Premiers accidents dans les mois de mai et juin. Après péripéties diverses, arrivée à la Clinique Baudelocque le 7 novembre 1898. Le diagnostic fait, cette femme, systématiquement, est soumise à une hygiène spéciale jusqu'au 21 décembre.

Je juge bon d'opérer à ce moment, bien qu'il n'y ait pas de faux travail. Extériorisation du sac par simple incision de la paroi abdominale et de la paroi kystique. Après extraction du fœtus, suture des parois du kyste fœtal à la peau. Élimination du placenta par fragments, complète le 1er mars 1899.

L'enfant pesait, au moment de son extraction, 2,875 grammes et présentait une asymétrie faciale due à une attitude vicieuse.

Aujourd'hui, comme vous pouvez le constater, toute asymétrie a disparu et cette petite fille vigoureuse pèse 4,775 grammes.

Quant à la mère, vous pouvez également constater que son état de santé est parfait.

C'est donc la deuxième observation de ce genre que je puis présenter à l'Académie, en ayant présenté une à peu près semblable le 6 août 1895.

. Ces deux observations me paraissent surtout intéressantes, parce qu'elles montrent deux cas de grossesse extra-utérine, soignée pendant les derniers mois et conduite jusqu'à terme. C'est pour moi le point capital, qui montre l'importance de l'hygiène dans ces circonstances et qui permet d'attendre pour ouvrir l'œuf que le fœtus présente toutes les aptitudes à la vie extra-utérine.

Quant aux enfants se développant en dehors de la matrice jusque près du terme, ils peuvent être aussi bien conformés que les utérins, comme celui que je vous présente le prouve.

Je termine en disant que dans les cas de grossesse extra-utérine diagnostiquée vers le sixième mois, on peut, en soumettant la femme à une *hygiène spéciale*, espérer l'évolution jusqu'au moment où une intervention permettra de faire de la chirurgie obstétricale conservatrice, c'est-à-dire de sauver la mère et l'enfant.

M. Guéniot. — Je désirerais savoir de M. Pinard si le fœtus qu'il a extrait si heureusement était pourvu d'une enveloppe membraneuse ou si, au contraire, il se trouvait libre, au contact direct de la masse intestinale. Ce détail me semble très important à préciser.

En effet, au cours de 1893, je fis, à la Maternité, une laparotomie dans un cas de grossesse extra-utérine parvenue presque à terme. Pendant les six dernières semaines, j'avais imposé à la femme le repos absolu au lit. De la sorte, les douleurs abdominales qui, auparavant, étaient très vives, se calmèrent peu à peu, et nous pûmes, sans accident, atteindre (à une semaine près) le terme normal.

A l'ouverture du ventre, je trouvai le fœtus libre, au contact des viscères maternels ; il était à nu, sans aucune enveloppe. Je fus assez heureux pour l'extraire bien vivant. C'était une fille du poids de près de six livres (exactement 2,980 grammes). Je me félicitais naturellement d'un tel résultat et déjà j'escomptais, comme une très grande rareté, la survie presque certaine de cet enfant. Mais, bientôt, je m'aperçus qu'il fallait en rabattre. Une bonne nourrice lui avait été donnée, ce qui n'empêcha pas une décroissance rapide et constante du poids primitif. Une seconde nourrice fut substituée à la première ; puis, une troisième à la seconde. Néanmoins, quoi que l'on fît et malgré tous les soins dont il était entouré, cet enfant continua à déchoir.

Je dus lui ouvrir une succession d'abcès qui se formèrent dans la région sacrée, au cou, à la joue gauche, etc. Bref, il succomba au bout de seize jours, après avoir perdu 720 grammes sur son poids de naissance, c'est-à-dire presque le quart de son poids initial.

Comment expliquer cette issue malheureuse ? Je pense que le fœtus, libre dans la cavité abdominale, avec son placenta inséré sur les viscères, s'était infecté au cours de la grossesse et que, une fois livré aux conditions de la vie extérieure, il n'a pu résister aux suites de cette infection. Je regrette vivement, à cet égard, d'avoir omis des recherches bactériologiques qui, très probablement, auraient mis en évidence les méfaits du coli-bacille.

SOCIÉTÉ D'OBSTÉTRIQUE, DE GYNÉCOLOGIE ET DE PÆDIATRIE DE PARIS

Séance du 31 mars 1899.

M. H. Varnier. **Radiographie de l'utérus gravide.** — (Voir plus haut la communication *in extenso*.)

M. P. Segond. **Suites éloignées de l'hystéropexie. Présentation d'un utérus hystéropexié depuis plus de six ans et enlevé par hystérectomie abdominale.** — Il s'agit d'une femme à laquelle M. Segond avait, en 1892, pratiqué un hystéropexie abdominale pour prolapsus utérin. Deux ans après l'intervention, reparurent des douleurs abdominales et pelviennes que l'on put rapporter à l'existence d'un rein mobile à droite. Enfin, en octobre 1898, apparurent des phénomènes d'obstruction intestinale légère et intermittente. L'utérus, en situation élevée, avait une certaine mobilité, et MM. Segond et Baudron pensèrent que les phénomènes d'occlusion incomplète présentés par la malade étaient dus à l'étranglement passager de l'intestin dans l'espace pariéto-utérin cloisonné par des adhérences. M. Segond pratiqua l'hystérectomie abdominale et trouva un utérus amarré à la paroi par huit tractus, vestiges des 4 fils de soie a l'aide desquels il l'avait fixé en 1892.

Il ne restait aucune trace des fils. Les cordons fibreux avaient une longueur d'environ 2 centim. et formaient dans leur ensemble une sorte de treillage dont les mailles étaient évidemment très bien disposées pour se prêter à un étranglement interne. Les suites opératoires furent simples ; la malade est actuellement guérie.

M. Bouilly rappelle que la possibilité de l'étranglement de l'intestin entre la paroi abdominale et l'utérus, chez les femmes ayant subi l'hystéropexie abdominale, a été signalée déjà par Jacobs, de Bruxelles, au congrès de gynécologie, d'obstétrique et de pædiatrie de Bordeaux en 1895.

Personnellement, il a observé une autre conséquence de la ventro-fixation. Si les adhérences pariéto-utérines peuvent être lâches, comme dans le cas de M. Segond, elles peuvent aussi être assez solides pour être un obstacle sérieux à l'abaissement de l'utérus au cours d'une hystérectomie vaginale consécutive. M. Bouilly a dû, dans un cas de ce genre, sectionner aux ciseaux un cordon d'adhérences très résistantes qui s'opposait absolument à l'abaissement de l'utérus.

M. Segond a observé deux faits analogues à celui de M. Bouilly. Il y a donc lieu, lorsqu'on pratique l'hystérectomie vaginale secondaire chez des femmes déjà laparotomisées, d'être prévenu des difficultés opératoires que peut produire une hystéropexie antérieure.

M. Bouilly. **Des suites des opérations pratiquées sur l'utérus et ses annexes au point de vue des grossesses et des accouchements ultérieurs. Opérations sur le col.** — M. Bouilly prend pour point de départ de la discussion l'importante communication que M. Pinard a faite à la séance du 3 mars (1).

La première observation de M. Pinard ne prête matière à aucune discussion. Il y a eu une opération atypique, incorrecte, mal exécutée ; on pouvait prévoir *a priori* le résultat obstétrical désastreux.

Reste la série des opérations correctes ayant eu pour conséquence des avortements, des accouchements prématurés, des mauvaises présentations et une lenteur plus ou moins grande du travail.

Dans le bloc des observations de M. Pinard quelques-unes doivent être tout d'abord mises à part, dans lesquelles la relation des troubles gravidiques avec l'opération antérieure est douteuse ou nulle. D'autre part, s'il est certain que les tissus pathologiques restaurés n'ont pas la propriété anatomique et physiologique des tissus sains, il faut aussi reconnaître que les lésions nécessitant une intervention sur le col, sont par elles mêmes capables de créer des conditions pathologiques mauvaises pour la grossesse et l'accouchement. Les altérations du col ne sont pas limitées à la zone opératoire. Dans ces cas de métrite cervicale parenchymateuse avec dégénérescence scléro-kystique, le col

(1) *Ann. de gynécol.*, t. LI, p. 283.

n'est pas la seule partie malade : au-dessus du col il y a de la métrite parenchymateuse dont l'évolution est progressive. Les ovaires également participent, comme le corps utérin, à ces lésions primitivement cervicales.

Il y a donc lieu de tenir compte de l'état de l'utérus dans lequel évolue la grossesse des femmes qui ont subi une amputation du col.

M. Bouilly n'apporte que deux documents personnels ayant trait, l'un à une femme qui, après une restauration cervicale et vagino-périnéale, mena à terme sans incident une grossesse qui se termina par un accouchement normal, l'autre à une femme qui, moins d'un an après une opération d'Emmet et un curettage, fut revue enceinte de trois mois.

La conclusion de M. Bouilly est que tout en tenant compte de l'avertissement donné par M. Pinard, il ne faut pas proscrire les opérations qui consistent à exciser les tissus malades et à restaurer les formes altérées des cols atteints de déchirures étendues, de métrite cervicale parenchymateuse, de dégénérescence scléro-kystique, de métrite cervicale glandulaire ancienne.

« *La bonne exécution des manœuvres opératoires et la réunion par première intention représentent les conditions indispensables pour obtenir de bons résultats immédiats et éloignés.* »

M. Champetier de Ribes. — Les déchirures du col, les métrites du col peuvent, il est vrai, apporter des obstacles à la fécondation et provoquer des avortements ; mais quand le travail débute, elles ne créent pas de difficultés réelles pour l'accouchement.

Ces cols, durs avant le travail, se ramollissent bien. Si M. Bouilly a parlé de cas où l'opération chirurgicale n'a pas été nuisible, je pourrai citer, par contre, un cas personnel où l'opération de Schrœder a influencé fâcheusement la grossesse et l'accouchement.

Il s'agissait d'une grande multipare accouchée à terme sept fois spontanément, sans rien de spécial.

En août 1888, elle subit l'opération de Schrœder. Aussitôt après, début de grossesse. Douleurs de ventre. Rupture des membranes à sept mois et demi environ.

Au toucher le col est remplacé par un anneau rigide de tissu cicatriciel. Vives douleurs sans dilatation appréciable. Craignant la rupture, j'introduis un ballon, mais ce n'est qu'au bout de 53 heures, qu'avec les doigts d'abord, puis avec le dilatateur Tarnier, j'obtiens une dilatation permettant l'accouchement.

Enfant vivant, petit.

En juin 1890, avortement de deux mois.

Il nous paraît évident que l'opération pratiquée sur le col est responsable de ces deux cas de dystocie.

M. Segond souscrit aux conclusions de M. Bouilly. Pour lui, une opération de Schrœder, bien faite, permet un accouchement facile et physiologique. C'est une opération excellente, mais difficile à bien pratiquer et dont les indications sont rares. Il importe donc de jeter l'anathème sur cette folie du Schrœder qui a gagné tous les médecins.

M. Porak rappelle deux désastres obstétricaux consécutifs à des opérations pratiquées sur le col. Dans un cas il s'agissait d'une femme qui, dix ans auparavant, avait subi une amputation du col. Elle resta plusieurs jours en travail sans que le col, rigide, se dilatât. Elle mourut peu de temps après la délivrance. Dans un autre cas, la rigidité cicatricielle du moignon cervical amena une rupture utérine. M. Porak pratiqua immédiatement la laparotomie et sutura la déchirure. La femme est actuellement guérie.

M. Lepage est d'avis que les accoucheurs devraient faire pour le col ce qu'ils font aujourd'hui pour le périnée, c'est-à-dire suturer immédiatement après la délivrance les cols déchirés. On éviterait ainsi la plupart des lésions qui nécessitent dans la suite une opération de Schrœder.

Pratiquée correctement, cette opération de Schrœder ne peut entraîner de dystocie grave, mais elle a des inconvénients au point de vue de la marche normale de la grossesse dans les dernières semaines et au point de vue du travail.

M. Lepage rappelle deux observations personnelles qui sont consignées dans le mémoire d'Audebert et une troisième observation inédite. Dans un cas, il s'agissait d'une cardiaque qui n'eut qu'une menace d'accouchement prématuré à sept mois ; il n'y a pas lieu d'incriminer le Schrœder. Dans les deux autres, des interventions atypiques suivies de complications septiques avaient été pratiquées sur le col ; il y eut dans le premier, dystocie grave, cinq jours de travail, mort de l'enfant, basiotripsie à travers un anneau cicatriciel incomplètement dilaté ; dans le second, rupture prématurée des membranes et accouchement prématuré. M. Lepage conclut à la nécessité : 1° d'une intervention correctement exécutée suivie de réunion par première intention ; 2° d'enlever le moins possible du tissu cervical pour permettre le développement physiologique de l'utérus gravide et l'ampliation du tissu mou pendant le travail.

M. Bouilly insiste à nouveau sur les difficultés d'exécution de l'opération de Schrœder, sur la nécessité d'en bien surveiller les suites immédiates et sur ses indications restreintes. Pour lui, le Schrœder est surtout indiqué chez des femmes ayant passé l'âge de la conception. Il en restreint l'application à des cas exceptionnels pendant la période d'activité sexuelle.

M. Pinard répond à M. Bouilly qu'en soulevant cette discussion son intention n'a jamais été de proscrire telle ou telle intervention chirurgicale, mais de mettre à l'étude, dans un milieu compétent, l'influence de telle ou telle opération sur l'avenir fonctionnel de l'utérus. C'est ainsi que M. Bouilly a pu, dans les observations mêmes de M. Pinard, en trouver qui semblent prouver l'influence heureuse d'un acte opératoire au point de vue des grossesses et des accouchements ultérieurs. Mais on ne peut nier qu'à côté de ces cas il en est d'autres où l'acte chirurgical paraît avoir eu une influence désastreuse, par exemple les observations rapportées ci-dessus par MM. Champetier de Ribes, Porak et Lepage.

M. Pinard ne nie pas d'une façon absolue que, comme l'a dit M. Bouilly, l'état pathologique préopératoire des tissus puisse à lui seul créer des conditions mauvaises pour la grossesse et l'accouchement ; mais il ne saurait l'admettre dans tous les cas. Il possède en effet deux observations qui démontrent, qu'une intervention chirurgicale pratiquée sur un col sain (pour une simple sténose considérée comme obstacle à la fécondation) peut être cause ultérieurement de dystocie. Dans les deux cas, une grossesse survint et la période de dilatation, qui dépassa 48 heures, fut accidentée. Cependant il y avait eu réunion par première intention. C'est du reste M. Pozzi qui a opéré dans un de ces cas. M. Pinard espère reprendre avec lui la discussion dans la prochaine séance ; car il n'accepte pas sans réserves ce que M. Pozzi a écrit sur l'innocuité des opérations plastiques sur le col

La suture immédiate des déchirures du col dont a parlé M. Lepage aurait, sur les opérations tardives, l'avantage de ne pas entraîner d'ablation de tissus, ce qui paraît capital.

M. Oui (de Lille). **Note sur la dystocie par excès de volume du fœtus.** — M. Oui présente (à l'appui de sa candidature) une observation datant de 1894. C'est l'histoire de l'accouchement d'une femme de 40 ans, secondipare. Le bassin était normal. La tête qui n'était pas celle d'un hydrocéphale mais d'un fœtus paraissant volumineux, restait au-dessus du détroit supérieur, malgré des contractions énergiques et régulières. Trois applications régulières de forceps au détroit supérieur sont pratiquées sans résultats. Mort de l'enfant. Basiotripsie. Extraction de la tête très pénible, des épaules facile, grâce à la manœuvre de Ribemont-Dessaignes, du tronc assez laborieuse. Sans matière cérébrale l'enfant pesait un peu plus de 6 kilog., le diamètre bi-acromial mesurait 20 cent. Suites de couches apyrétiques.

Cette observation pourrait être intitulée, dit M. Oui : « Exemple de la conduite à ne pas tenir dans le cas de gros enfant. » Dans un cas semblable la seule conduite à tenir rationnelle serait l'agrandissement momentané du bassin par la symphyséotomie.

M. Queirel (de Marseille). **Présentation de la face. Présentation du front.** — M. Queirel envoie (à l'appui de sa candidature) deux observations qui ont trait aux présentations anormales face et front. La première a trait à une multipare qui accoucha après un travail court d'un enfant petit. Le dégagement s'effectua en transversale. Le bassin était normal. M. Queirel se demande si cette anomalie n'est pas due à la présence du placenta inséré sur le segment inférieur, prouvée par la mensuration des membranes. Enfin, fait remarquable malgré la rapidité du travail, l'enfant vint en état d'apnée ; il fut difficilement ranimé, ne cria que le 3e jour et garda pendant quatre jours de la raucité de la voix.

La deuxième observation est celle d'une femme secondipare dont le bassin était rétréci (diamètre promonto-sous-pubien 10,5) ; le travail fut long, 35 heures, par défaut d'engagement. La tête finit cependant par s'engager, mais en variété frontale. M. Queirel étudie à ce propos le mécanisme de l'engagement et du dégagement de la tête dans ces présentations frontales et fait remarquer que si dans les bassins normaux la variété frontale se corrige le plus souvent spontanément au cours du travail, dans les bassins rétrécis, au contraire, il n'en est pas de même quoique l'accouchement puisse encore être spontané.

M. Thierry (de Tours). **Perforation sous-péritonéale de la paroi antérieure de la vessie et fistule vésico-cutanée à la suite d'un accouchement spontané.** — M. Thierry présente (à l'appui de sa canditature) l'observation d'une grande multipare à bassin normal, qui arriva à la

Clinique d'accouchement trois jours après un accouchement à terme spontané, avec des phénomènes de péritonisme accentué sans élévation notable de la température.

On assista à la formation lente d'une collection qui finit par pointer dans la région sus-pubienne latérale gauche. Une incision donna issue à 20 centimètres cubes de sérosité sanguinolente, puis les jours suivants à une excrétion continue d'urine.

Il s'agissait donc d'une fistule urinaire consécutive à une infiltration d'urine sous-péritonéale en rapport avec une perforation peu étendue de la paroi antérieure de la vessie.

La cause de cette perforation est très vraisemblablement la compression exercée par la tête fœtale pendant le travail. La malade a quitté l'hôpital trois mois et demi après l'accouchement.

La fistule persistait. La miction naturelle n'était pas troublée.

A. Couvelaire,
Interne des hôpitaux.

REVUE ANALYTIQUE

DE LA CÉSARIENNE VAGINALE

De la césarienne vaginale (Der vaginale Kaiserschnitt), par le professeur Acconci. *Monatsschrift f. Geb. u. Gyn.*, 1899, Bd IX, 115. t. 3, p. 323.

Quand on parle de *cancer compliquant la grossesse*, c'est de cancer du col qu'il s'agit; car, les cancers du corps de l'utérus gravide correspondent à des extrêmes raretés : *a*) d'une part, le cancer du corps est beaucoup moins fréquent que celui du col; *b*) d'autre part, il n'atteint en général la femme que très tard, alors que son aptitude à concevoir n'existe plus.

L'opinion actuelle sur la conduite à tenir quand il y a cancer de l'utérus et grossesse est celle-ci : Lorsque le diagnostic de cancer est établi, et que les conditions requises pour l'opération existent, il faut opérer sans hésitation, que le fœtus soit viable ou non. L'extirpation totale de l'utérus, qui dans ces cas est l'opération de choix, peut être exécutée différemment suivant l'époque de la grossesse. A son début, il faut sans conteste faire l'hystérectomie vaginale. La difficulté est de préciser jusqu'à quel moment de la gestation elle est de mise. Jusqu'à 3 mois, d'après le plus grand nombre des opérateurs. Mais on l'a maintes fois faite plus tard (Onufujeff à 4 mois, van der Mey à 5 mois, Olshausen à 4, 5 et 6 mois). Par contre, Chiarleoni dut terminer par la voie abdominale l'extirpation commencée par le vagin d'un utérus gravide de 4 mois et demi. Déterminer exactement jusqu'à quel moment on peut enlever l'utérus gravide par le vagin reste difficile, parce que des conditions multiples et éminemment variables entrent en jeu (dimensions, élasticité du vagin, développement de l'utérus, etc.). Les résultats de l'hystérectomie vaginale, en tant qu'immédiats, sont absolument bons; 25 cas communiqués par Olshausen dont 11 tirés de la statistique de Theilhaber ont fourni 25 guérisons. Ces chiffres démontrent que le pronostic de l'hystérectomie vaginale pour cancer de l'utérus n'est pas aggravé par le fait de la circonstance de la concomitance de la grossesse.

***

La grossesse étant trop avancée, l'hystérectomie vaginale n'est plus possible. Or, pour ces cas, Olshausen, dès 1884, a conseillé l'interruption artificielle de la grossesse, et l'hystérectomie vaginale à une époque plus ou moins tardive du puerpérium : 7 cas traités ainsi (Olshausen 5, Berthod 1, Theilhaber 1) ont donné 7 guérisons.

Mais, en dépit de ces résultats *immédiats* excellents, Olshausen a abandonné lui-même sa méthode à cause des deux objections dont elle est passible : 1° la stimulation imprimée au néoplasme par la grossesse se poursuit pendant le puerpérium ; 2° les processus de régression, le travail actif de résorption qui caractérisent le puerpérium favorisent les métastases cancéreuses.

Pour parer à ces dangers, Olshausen a, dans ces derniers temps, proposé, dans les cas où l'enfant est mort ou encore non viable, l'interruption artificielle de la grossesse suivie immédiatement de l'hystérectomie vaginale.

Il existe pour les cas envisagés ici d'autres méthodes opératoires. On s'est efforcé d'éviter : *a*) la contamination de la cavité abdominale, *b*) la résorption d'éléments cancéreux et la réinfection consécutive. Dans ce but, Mackenrodt procéda d'abord à l'extirpation des masses cancéreuses avec la curette et le thermocautère et fit ensuite l'hystérectomie abdominale d'après la méthode de Martin. Pestalozza traita à peu près de la même manière et avec succès un utérus cancéreux, gravide à 5 mois.

Hernandez, dans un cas de grossesse à 6 mois, amputa d'abord le col au thermocautère, ouvrit le Douglas et tamponna le vagin. La laparotomie faite, il pratiqua l'amputation supra-vaginale de l'utérus au-dessus d'un lien élastique, appliqué sur le segment inférieur de l'utérus et termina l'opération par l'extirpation par le vagin de ce qui restait d'utérus.

Ott et Fritsch procédèrent de même dans un cas.

Fehling adopta une autre technique opératoire dans un cas de grossesse à 6 mois. Il fit d'abord la cœliotomie, puis, au moyen de la césarienne, fit l'extraction du fœtus long de 30 centimètres et pesant 650 grammes, après quoi il pratiqua au-dessus d'un lien élastique l'excision de l'utérus, ferma l'abdomen et enleva par le vagin le moignon utérin.

Zweifel procéda de même dans 3 cas; plus récemment encore, Doyen et Péan suivirent une même méthode d'hystérectomie totale en deux temps, mais il s'agissait de grossesses parvenues à une époque plus avancée.

Quand la grossesse est arrivée à une époque ou le fœtus est viable, la méthode opératoire la plus généralement adoptée consiste dans l'opération césarienne qu'on fait suivre soit de l'extirpation vaginale totale d'après Freund, soit de l'extirpation vaginale totale, soit de l'extirpation totale en 2 temps et par la double voie (d'abord amputation supra-vaginale, puis extirpation vaginale du col et *vice-versa*).

Dans un cas de grossesse à 8 mois, Mangiagalli procéda comme suit : extirpation avec la curette des masses cancéreuses au niveau du col; libération, avec le couteau galvanique, du vagin, de ses insertions sur le col; décollement de la vessie, puis, avec l'anse galvanique, amputation élevée du col sans lésion des ligaments larges et tamponnement du vagin à la gaze iodoformée. L'eschare produite sur le col par l'anse galvanique était destinée à éviter la résorption des éléments cancéreux qui restent toujours dans la cavité cervicale. Résultat bon.

Quelle est la meilleure méthode opératoire ? Au jugement d'Olshausen l'intervention par la double voie serait la moins rationnelle. On préconise beaucoup l'extirpation totale d'après Freund, précédée de l'opération césarienne. Mais, en dépit des perfectionnements réalisés par le curettage et la cautérisation des masses cancéreuses, la désinfection et le tamponnement du vagin, etc., le chiffre de la mortalité reste encore trop élevé.

Pour Olshausen, l'hystérectomie vaginale, précédée de l'opération césarienne, reste le mode opératoire de choix. Il faut, suivant lui, faire d'abord la césarienne classique, puis suturer la plaie utérine au moyen de quelques fils prenant toute la paroi, et alors seulement procéder à l'extirpation vaginale par le vagin.

De même Fritsch qui, pourtant, avait déjà obtenu 2 succès avec l'extirpation abdominale totale de l'utérus cancéreux et gravide, est actuellement un vif partisan de l'hystérectomie vaginale. Dans sa plus récente monographie, il relate un cas de cancer limité au col de l'utérus, avec une grossesse touchant à sa fin. Son intention était de faire la césarienne et l'extirpation abdominale totale. Or, un matin, il trouva la femme en travail : dilatation de 6 centimètres, orifice élastique, dilatable. Il appliqua le forceps, amena un enfant vivant, puis fit l'hystérectomie vaginale avec une facilité surprenante. *Guérison.* Chrobak et Reckmann ont rapporté, chacun, une observation presque identique.

De ce qui précède ressort le *progrès énorme qu'a fait l'hystérectomie vaginale dans le traitement du cancer de l'utérus gravide*, dans les cas, bien entendu, justiciables d'un traitement radical.

***

Mais si l'on peut adopter l'hystérectomie vaginale sans hésiter quand il est possible d'extirper l'utérus sans son évacuation préalable, cette décision comporte des réserves quand, avant l'hystérectomie, il faut soit provoquer l'accouchement, soit faire l'opération césarienne. Dans ce dernier cas, en effet, les dangers sont multiples : risques d'infection, pertes de sang, lésions possibles, épuisement des parturientes par les fatigues du travail, etc., enfin taux de la mortalité encore assez élevé.

D'autre part, l'extirpation abdominale totale, avec ou sans césarienne préalable, entraîne des dangers sérieux. (Les dangers d'infection ne sauraient, quoi qu'on fasse, curettage, cautérisations, etc., être complètement supprimés.)

Pour ces raisons, se trouvant en présence d'une grossesse arrivée au septième mois, le col de l'utérus étant atteint de cancer justiciable, encore d'une opération radicale, mais la matrice étant trop volumineuse pour être extirpée par le vagin sans évacuation préalable, Acconci imagina un mode opératoire inspiré de l'incision sagittale médiane de la paroi antérieure du col et du corps de l'utérus, utilisée en premier lieu par Doyen pour l'attaque et l'extirpation des fibromes sous-muqueux.

Obs. — X..., 36 ans. Entrée à la clinique le 1er juillet 1895, IXpare. Premières règles à 15 ans. 6 accouchements à terme ; 2 avortements. Dernière grossesse terminée par un avortement de 3 mois, celui-ci en novembre 1892. Suites de couches normales. Pas de maladie spéciale dans la famille. N'a jamais été malade auparavant. Depuis la dernière grossesse, d'abord quelques irrégularités menstruelles, ménorrhagies, puis, dans l'intervalle des règles, écoulement blanchâtre, peu à peu plus abondant, et qui devint fétide, etc.

État actuel. — Squelette normal; atrophie musculaire, amaigrissement considérable, anémie profonde. Seins et organes de l'abdomen normaux.

Examen obstétrical. — En raison des pertes de sang irrégulières, pas de date précise des dernières règles ; vomissements pendant les 5 premiers mois de la grossesse actuelle. Premiers mouvements fœtaux, commencement de mai.

Utérus ovale, bien vertical, le fond arrivant à mi-hauteur entre le nombril et l'appendice xiphoïde. Extrémité fœtale au-dessus du détroit supérieur ; petites parties, dans l'hypochondre droit, doubles battements fœtaux dans le flanc gauche. Circonférence passant par l'ombilic, 91 centimètres; au-dessous de l'ombilic, 91,5; distance xipho-pubienne, 36,5; pubio-ombilicale, 20 centimètres. Bassin normal.

Examen vaginal. — Au niveau de la lèvre postérieure du col de l'utérus, partant de la muqueuse du canal cervical, tumeur à surface inégale, se déchirant facilement, saignant beaucoup, et du volume d'un gros œuf de poule. Le doigt traverse facilement le canal cervical qui dans toute sa longueur, aussi bien en avant qu'en arrière, paraît infiltré, et a une consistance comme ligneuse. Culs-de-sac, vessie, intestin paraissent indemnes.

Diagnostic. — Grossesse à 7 mois complets, compliquée de cancer du col avec anémie profonde et nutrition défectueuse.

Par suite du siège du néoplasme qui affectait la totalité du col, l'accouchement par les voies naturelles était impossible ; par contre, on pouvait d'une intervention radicale espérer la guérison. Mais laisser aller la grossesse à terme exposait à l'extension de la néoplasie et, consécutivement, à l'impossibilité d'une intervention radicale. D'autre part, la date de la grossesse était une raison d'opérer vite, parce que le fœtus était viable. Il y avait indication à l'extraction du fœtus et à l'extirpation totale de l'utérus.

Opération, le 4 juillet 1895. - La femme chloroformisée. est placée dans la position pour l'hystérectomie vaginale. Libération du col suivant le procédé de Martin. Exérèse, avec le couteau du thermocautère Paquelin, du néoplasme et du col aussi haut que possible. Abaissement du col au moyen de 2 fortes pinces ; incision circulaire du vagin comme dans l'hystérectomie vaginale, décollement de la vessie, incision du cul-de-sac vésico-utérin et suture du feuillet pariétal par 3 sutures à points séparés à la paroi vaginale antérieure. Incision du Douglas et également suture du péritoine viscéral à la paroi postérieure du vagin. Suture et section progressive des ligaments larges, jusqu'à possibilité d'amener en bas l'utérus. Ouverture de la cavité utérine d'abord au moyen d'une incision médiane qui, partant de la lèvre antérieure de l'utérus, se continue verticalement en haut, puis avec une incision semblable en arrière. Immédiatement la poche des eaux fait saillie hors de l'utérus. Comme cependant l'ouverture n'est pas encore assez grande pour permettre l'extraction du fœtus, et qu'on ne peut prolonger l'incision en haut, on augmente l'ouverture avec le dilatateur de Mauri. Rupture des membranes et extraction de l'enfant par la version. L'enfant extrait, on continue la ligature et la section des ligaments larges, et l'on abaisse de plus en plus l'utérus. Comme ses dimensions sont encore trop considérables pour permettre son extraction, on prolonge l'incision médiane et on extrait le délivre. Après quoi, attraction facile en dehors et excision de l'utérus, annexes comprises, après ligature du ligament infundibulo-pelvien.

Toilette soigneuse de la cavité abdominale, suture des pédicules annexiels au bord de l'incision vaginale, et tamponnement vaginal à la gaze iodoformée.

Dans l'ensemble, hémorrhagie pas trop abondante. Toutefois, la perte de sang au niveau des parois antérieure et postérieure de l'utérus fut assez notable après l'extraction de l'enfant ; elle fut facilement arrêtée au moyen de fortes pinces.

Au réveil, l'état de la femme était assez bon et se maintint ainsi environ 12 heures. Survint alors du collapsus, heureusement combattu par l'injection intra-veineuse de 1 litre et demi de sérum artificiel. Pendant les 5 premiers jours, température normale (37°,2) Tout faisait espérer la guérison, quand le 9 juillet survinrent, peut-être à la suite d'un écart de régime, des troubles digestifs (garde-robes multiples, séreuses, abondantes), suivis de collapsus. *Mort* rapide avec les symptômes d'anémie cérébrale aiguë.

L'autopsie permit de conclure à la mort par *anémie générale aiguë.*

En terminant *l'auteur réclame pour lui la priorité de l'opération*, son intervention datant du 4 juillet 1895, et la première de Dührssen du 24 avril 1896.

L'opération a été encore pratiquée par Michelini (1), Winter, Pfannenstiel, Hegar, Mittermaier avec succès ; par Seiffart (insuccès), Schauta (succès).

Conclusion. — Grâce à la nouvelle méthode opératoire, la thérapie de la grossesse compliquée de cancer du col de l'utérus encore justi-

(1) Voir *Annales de gyn. et d'obst.*, mars 1899, p. 181.

ciable d'une opération radicale, se trouve considérablement simplifiée. Quel que soit en effet l'âge de la grossesse, l'hystérectomie vaginable devient applicable. Au cas, en effet, où l'utérus est déjà trop volumineux pour être enlevé d'emblée par cette voie, la césarienne permet de l'évacuer, de réduire ainsi suffisamment son volume pour rendre cette hystérectomie vaginable réalisable. R. L.

Extirpation vaginale totale d'un utérus cancéreux à la fin de la grossesse (Vaginale total Exstirpation eines carcinomatösen Uterus am Ende der Schwangerschaft), H. Fritsch. *Cent. f. Gyn.*, 1898, n° 1.

Obs. 2. — X..., Vpare. Les 4 accouchements antérieurs normaux, faciles : le dernier, 3 ans et demi auparavant. Grossesse actuelle : dernières règles en novembre 1896, premiers mouvements du fœtus en mars. Pertes de sang faibles, mais fréquentes. Dans l'intervalle des pertes de sang, écoulement aqueux, très fétide. Douleurs lancinantes dans l'abdomen.

État le 25 juin 1896 : vagin large, lisse. Portion vaginale du col transformée en avant en une tumeur de consistance carcinomateuse. Le cancer s'étend sur le côté droit et sur la lèvre postérieure du col. Le quart gauche et postérieur est sain. L'orifice du col constitue une fente transversale à travers laquelle le doigt pénètre et reconnaît la tête fœtale. Le cancer, étant limité, paraît justiciable d'une opération radicale. En conséquence, la résolution est prise de faire dès le lendemain l'opération césarienne et de la faire suivre de l'extirpation abdominale totale. Dans la nuit, début du travail. Le matin, à 7 heures, le col s'est dilaté ; diamètre de la dilatation, environ 6 centim. Col dilatable. En raison de ces modifications, nouveau plan opératoire. Césarienne vaginale et hystérectomie vaginale totale.

Opération : 1° Rupture de la poche des eaux, forte incision sur la partie saine de l'utérus avec les ciseaux de Smellie, application de forceps et extraction de l'enfant. L'orifice externe n'oppose que peu de résistance. Hémorrhagie modérée. Enfant à terme du poids de 2,900 grammes, long de 49 centimètres. Expression du placenta (procédé de Crédé). 2° Hystérectomie vaginale qui fut facile. Après l'opération, la femme était très faible. P. 114 à 120. Injection de 300 grammes de solution salée chaude, 5 injections d'éther camphré, etc. Suites opératoires régulières. *Exeat* le 24 juillet.

Sans vouloir aborder l'étude complète du cancer compliqué de grossesse, Fritsch se croit autorisé à formuler la proposition suivante : *il ne faut plus faire dans ces cas l'extirpation abdominale totale, ni l'opération césarienne ou le Porro avec, comme complément, l'extirpation totale par en bas ;* Dührssen en conseillant la « césarienne vaginale » a indiqué la meilleure méthode opératoire.

Le bassin est-il large, ce qui est le cas le plus ordinaire, enlever la masse cancéreuse qui obstrue la filière pelvienne. Cela fait, abaisser la portion vaginale du col. Si l'état de l'orifice externe est aussi favorable que dans le cas précédent, appliquer le forceps. Au cas d'orifice étroit ou non dilaté, section de l'utérus en avant ou en arrière, ou en avant et en arrière, si possible dans le tissu sain. Extraction de l'enfant par le procédé le plus prompt (le cas échéant, par la version). Il faut ensuite enlever le placenta immédiatement après, faire l'hystérectomie vaginale totale.

D'autre part, l'auteur estime encore que dans les cas de ruptures de l'utérus qui après l'extraction de l'enfant par les voies naturelles donnent lieu à une hémorrhagie mettant la vie en péril, l'extirpation vaginale est plus rationnelle que l'hystérectomie abdominale. R.L.

BIBLIOGRAPHIE

Sur un rare cas d'énurésie guérie par une intervention gynécologique (Di un raro caso di enuresi guarita a mezzo d'intervento ginecologico) E. Tauzzi. Estratto dagli. *Atti della Soc. Italiana di Ost. e Gin.*, vol. V, anno 1898.

L'auteur montre qu'il faut, dans les cas d'incontinence d'urine, procéder à un examen attentif de la zone vésico-vaginale et ne pas se contenter d'appliquer à tous les notions thérapeutiques consacrées par *la routine*. Il cite plusieurs faits intéressants recueillis dans la littérature médicale qui mettent bien en relief l'influence pathogénique d'une condition toute spéciale, justiciable elle-même d'une thérapeutique particulière et précise. Ainsi, Frank (de Cologne) a observé un cas où l'incontinence urinaire était sous la dépendance d'une ovarite droite et où il guérit le trouble primitif en traitant le processus fondamental. Dans un autre cas, il guérit l'énurésie en libérant, au moyen de la colpotomie antérieure, le col vésical d'un cordon cicatriciel gros et douloureux qui, par tiraillement continuel, annulait la tonicité et l'action du sphincter vésico-uréthral. De même, Albarran guérit, par un acte opératoire gynécologique, un cas d'incontinence restée rebelle à tous les autres traitements, et qui se compliquait d'antéflexion de l'utérus, d'adhérence de la vessie à l'isthme utérin, et de brièveté exagérée de la paroi antérieure du vagin. Or, l'auteur a, grâce à une intervention de même nature, obtenu la guérison, dans un cas de cet ordre.

Femme de 36 ans, atteinte dès l'enfance d'énurésie nocturne. A 16 ans, premières règles, qui s'établissent péniblement. Mariée à 17 ans, pas d'enfant. A partir de cette époque, amélioration relative de l'incontinence. Mais plus tard, l'infirmité reparut au point que l'urine était involontairement perdue même le jour, surtout à l'occasion des moindres efforts (toux, etc.). La particularité essentielle qui se dégageait de l'examen, était : une *paroi vaginale antérieure tendue et peu étoffée par défaut de développement congénital*. La portion vaginale du col de l'utérus était conique, plutôt longue, et présentait plutôt de la sténose, particulièrement vers l'orifice interne ; le corps de l'utérus en état d'hypoplasie, était en rétroversion. Électricité, massage, etc. ayant échoué, l'auteur estimant que le trouble de la fonction urinaire dépendait surtout de la tension excessive de la paroi antérieure du vagin et un peu du déplacement de l'utérus, s'appliqua à corriger ces conditions anatomiques défectueuses : 1° en maintenant l'utérus en avant par l'hystéropexie abdominale, 2° en allongeant la paroi antérieure du vagin, à la façon de Skutsch, c'est-à-dire au moyen d'une incision transversale suturée dans le sens sagittal. — Depuis ce moment, la femme ne perdit plus une goutte d'urine ni le jour ni la nuit, ni aux époques des règles, époques où, jadis, l'incontinence s'accentuait.

Truzzi, conformément à l'opinion émise dans leur traité par Labadie Lagrave et Legueu, estime que, grâce aux progrès accomplis dans l'examen gynécologique et aux avantages du cystoscope, on réussira à réduire notablement la proportion des énurésies dites à tort essentielles.

R. L.

Seize cas d'opération césarienne (Sedici casi di operazione cesarea), E. Truzzi. Estratto dagli *Annali di ostetritia e ginecologia*, 401, 1899,

The opening of the New Lakeside Hospital, Hunter Robb, Extrait de *Cleveland med. Gazette* avril 1898.

De l'influence de l'extirpation des ovaires sur les modifications anatomiques dans l'utérus. The influence of extirpation (of the ovaries upon structural changes in the uterus). Hunter Robb, Ext. de *Cleveland med. Gazette*, mai 1898.

Irrigations de solutions salées et d'autres solutions en pratique chirurgicale (Irrigation witt salt solution and other fluids in surgical practice), Hunter Robb. Ext. de *l'Am. J. Obst.*, 1898, n° 6.

Venus cruenta violans interdum occidens (Ein Beitrag zur Lehre von den Verletzungen der weiblichen Sexualorgane sub coitu). F. NEUGEBAUER. *Monatssch. f. Geb. u. Gynæk.*, Bd IX.

VARIÉTÉS

Le 8e Congrès de la Société allemande de gynécologie se tiendra à Berlin du 24 au 27 mai prochain.

Les sujets traités seront :

Traitement des Myômes et *Fièvre puerpérale*.

INDEX BIBLIOGRAPHIQUE TRIMESTRIEL

GYNÉCOLOGIE

Bardesco. Cystoraphie combinée à la colpo-cœlioraphie. *Bull. et mém. de la Société de Chirurgie*, Bucarest, avril, mai, juin 1898, t. I, n° 2, p. 67. — **Bidone** (E.). Fibrom des Musculus obturator internus. *Monats. für Geburts. und Gynäk.* Bd IX, Marz 1899, Heft 3, p. 336. — **Casper u. Caspary.** *Allgemeine Therapie der Krankheiten der Harnorgane der austeckenden Geschlechtskrankheiten.* Vienne, Urban et Schwarzenberg, 26 feb. 1899. — **Crossen.** A vesico-vaginal opening as a Means of Bladder drainage in extensive plastic Work on the uterus. *Amer. Journal of Obstetrics*, feb. 1899, p. 179. — **De Paoli.** Studio clinico ed istologico sui casi di ginecologia curati nel bienno 1896-1898. *Archivio Italiano di ginec.*, 31 déc. 1899, n° 6, p. 594. — **Dudley** (E. C.). *Diseases of women : treatise on principles and practice of gynecology.* Londres, H. Kimpton, janv. 1899. — **Fish** (E.). The uterus again. *Annals of gynecology and pediatry*, vol. XII, march 1899, n° 6, p. 379. — **Fredet.** *Recherches sur les artères de l'utérus.* Th. Paris, 1898-99. — **Gebhard.** *Pathologische Anatomie der weiblichen sexual organe.* Leipzig, S. Hirzel, 23 feb. 1899. — **Hall** (E.). Pelvic disease and insanity. *Annals of Gyn. a. Ped.*, déc. 1898, p. 145. — **Henrotin.** The indications for interference by way of the vagina in pelvic diseases. *American Gynæc. and Obst. Journal*, déc. 1898, vol. XIII, n° 6, p. 529. — **Herman** (G.). *Naturgeschichte der geschlechtsliebe*, Bd I, Leipzig, A. Strauch, 15 dez. 1898. — **Herman.** *Sexualismus u. Generation*, A. Strauch, Leipzig, 10 nov. 1898. — **Humiston** (W.). The graver Nerve disturbances due to organic changes in the genital organs. *Annals of gynec. a. ped.*, janv. 1899, p. 245. — **Krantz.** Nervöse Frauenkrankheiten. *Centralblatt f. Gynäk.*, n° 6, 1899, p. 173. — **Kossmann.** Ueber die Zweckmässigkeit der Uterusepithels. *Cent. für Gynæk.*, janv. 1899, n° 3, p. 69. — **Lefèvre (V.-Ch.).** Une forme commune de stérilité féminine. *La Gynécologie*, 1er février 1899, n° 1, p. 31. — **Manton (W. P.).**, Operative gynecology on the insane. *Medical News*, vol. LXXIV, n° 10, march, 11, 1899, p. 298. — **Max Flesch.** *Prostitution u. Frauenkrankheiten.* Frankfurt a M., J. Alt, 15 dez. 1898. — **Max Runge.** *Das Weib in seiner geschlechtlichen Eigenart.* Berlin, J. Springer, 17 nov. 1898. — **Mirabeau.** Ueber trophische Blasenstörungen nach gynäkologischen Operationen. *Centralblatt f. Gynæk.*, 18 marz 1899, n° 11, p. 296 — **Mundé (P. F.).** A case of aneurism of the uterine artery, cured by ligation of the internal iliac artery. *Medic. Rec.*, 3 déc. 1898, p. 94.— **Natzmer (H. J.).** *Das kohlensaure Gas u. seine Anwendung zur Behandlung der Erkrankungen des mannlichen u. weiblichen geschlechts Apparates sowie des Darmsystems, in besond. Bezugnahme auf die amerikan gas douche.* 2 feb. 1899, Leipzig, A. Strauch. — **Neugebauer (F.).** Venus cruenta violans interdum occideus. *Monats. für Geburts. und Gynæk.* Band IX, Marz 1899, Heft 3, p. 389. — **Otto Engström.** *Mittheilungen aus der gynækologischen Klinik.* S. Karger, Berlin, 1899. — **Paull (H.).** *Die Frau.* Vienne, W. Braumüller, 15, Dez. 1898. — **Pichevin.** A propos des opérations conservatrices sur l'utérus et les annexes. *Semaine gynécologique*, fév. 1899, n° 9, p. 65. — **Pichevin.** Chirurgie de l'utérus. *Semaine gynécologique*, Paris, 1899, p. 33. — **Racoviceano-Pitesti.** Statistique d'interventions gynécologiques. *Bullet. et mém. de la Soc. de chirurgie de Bucurest*, 1898, n° 2, p. 72. — **Rossa (E.).** *Die gestielten Anhange des ligamentum latum.* Karger, Berlin, 3 nov. 1898. — **Scherwood-Dunn.** The relation of diseases of the female generative organs to nervous and mental affections. *Annals of gyn. a. ped.*, janvier 1899, p. 219. — **Thurnim (L.).** Die Hebelklemme zur Blutstillung fur die vaginale Radikaloperation. *Centralb. für Gynæk.*, feb. 1899, n° 5, p. 138.

THÉRAPEUTIQUE GYNÉCOLOGIQUE.— Boldt. Eine aussergewöhnliche Verletzung bei einer versuchten Ausschabung des Uterus. *Monats. für Geburts. und. Gynæk.* Band IX, Marz 1899, Heft 3, p. 360. — **Dührssen.** Die Kautelen der Uterus-vaporisation. *Cent. f. Gyn.*, n° 11, p. 292. — **Frank c. Hammond.** The value of Ethyl Bromide in Gynæcology and Obstetrics. *Amer. gynæc. and obst. Journal.* March 1899, vol. XIV, n° 3, p . 296. — **Jayle.** Nouvelle table gynécologique. *La Presse médicale*, Paris, 15 février 1899, p. 79. — **John B. Shober.** Remarks upon the use of mammary gland and parotid gland desiccations in gynecology. *Amer. Journal of Obstetrics.* Feb. 99, p. 173. — **Martin Freund.** Stypticin, ein neues Hæmostaticum. *Monats. für Geburts. und Gynæk.* Band IX, Marz 1899, Heft 3, p. 353.— **Rebuschini.** L'organo-thérapie ovarique. *Gaz. de gynécologie*, Paris, 1899, p. 1 et 17. — **Walzer (F.).** Ueber heifse Scheidenirrigationen. *Centralb f. Gynæck.* feb. 1899, n° 7, p. 202. — **Wesley Borée.** The use and abuse of normal salt solution. *Amer. Journal of. Obstetrics*, Jan. 1899, p. 15.

VULVE ET VAGIN. — Blondel (R.). Un cas de pseudo-hermaphrodisme. *La Gynécologie*, 15 février 99, n° 1, p. 21. — **Caruso.** Sopra un

caso multo raro di ciste da echinococco dei genitali esterni muliebri. *Archivio italiano di ginec.* 31 déc. 99, n° 6, p. 592. — **Dührssen.** *Die Einschränkung des Bauchschnitts durch die vaginale Köliotomie* (Kolpocœliotomia anterior). Berlin, Karger. — **Ferroni.** Observazioni sulla struttura delle cisti della glandula vulvo-vaginale. *Archivio italiano di ginec.*, 31 déc. 99, n° 6, p. 579. — **Freymuth** et **Petruschky.** Ein Fall von vulvitis gangrœnosa (noma genitalium) mit Diphteriebacillen. Behandlung mit Heilserum. Heilung. *Deutsch. med. Woch.*, 14 avril 1898, p. 233. — **Godart.** Carcinome de la glande de Bartholin. *Bull. de la Soc. belge de gynécologie et d'obstetrique*, Bruxelles, t. IX, 1898-99, n° 8, p. 157. — **Godart.** Epithélioma de la vulve. *Bull. de la Société belge de gynécologie et d'obstétrique*, Bruxelles, IX, 1898-99, n° 8, p. 158. — **Hans Vörner.** Ein. Fall von primärer Vaginitis gonorrhoica. *Monatschr. für Geb. und Gyn.* T. IX, H. 2, p 212 — **John Philips.** On fibromyomata of the vagina. *British Med. Journal*, Londres, 4 février 99, p. 262 — **Jung.** (**Ph.**) Ueber primäre Sarkome der vagina bei Erwachsenen, *Monatsts, fur. Geburts. und Gynæk.* Band IX, Marz 1899, Heft 3, p. 373. — **Lallich.** 42 Kieselsteine in der Vagina eines 16 jahrigen Madchens. *Centralb. fur Gynæk.* fév. 99, n° 7, p. 262. — **Lanelongue.** Sur un cas de kyste suppuré du vagin d'origine wolffienne. *Rev. de Gynéc., Obst. et Pédiatrie de Bordeaux*, janv. 99, p. 25. — **Le Clerc.** Vulvo-vaginites des petites filles. *L'Année médicale* de Caen, 1899, n° 1, p. 10. — **Mekerttschiantz.** Hæmatoma vulvæ post coitum primum und post partum, ein Fall. *Monats. fur. Geburts. und Gynæk.* Band IX, Marz 1899, Heft 3, p. 143. — **Merletti (C.).** Sui rapporti clinici ed anatomo patologici della Vulvite pruriginosa col cancroide e colla Cancrosi vulvare. *Archivio di ostetricia e ginecologia*, anno VI, feb. 99, n° 2, p. 65. — **Neugebauer (F.).** Kasuistik des pseudo-hermaphroditismus. *Centralb. f. Gynæk.* feb. 99, n° 5, p. 139. — **Siebourg.** Ein Fall von Pseudohermaphroditismus masculinus completus. *Deutsch. med. Woch.* n° 23, 9 juin 1888, p 367. — **Solowij (A.).** Ein Beitrag zum Pseudo-hermaphrodismus. *Monat. f. Geb u. Gyn.* Bd IX, Hft. 2, p. 210. — **Tapié de Céleyran.** Sur un cas d'élytrocèle postérieure, Th. Paris, 1898-99, n° 250. — **Truzzi.** Estirpazione della vagina e dell'utero secondo Martin per epitelioma vaginale primitivo. *Annali di Ostetricia e Ginec.*, anno XXI, feb. 99, n° 2, p. 157 — **Vigevani** et **Casarini.** Contributo allo studio delle vulvo vaginite delle bambine. *Riforma medica.* 30 nov. 1898, p. 161. — **W. Duff. Bullard.** Elephantiasis of the vulva with report of a case. *Medic. Rec.*, n° 9, 28 janv. 99, p. 128.

TUMEURS UTÉRINES, HYSTÉRECTOMIE. **Andrew J. Downes.** Myomectomy during pregnancy. *American gynæc and obst. Journal.* déc. 1898, vol. XIII, n° 6, p. 582. — **Bastian** De la cure radicale du cancer du col utérin par la voie abdominale. *Revue médicale de la Suisse romande*, 19e année, n° 3, 20 mars 1899, p. 200. — **Beckmann.** Zur histologie und histogenese der Uterussarkome. *Zeits. fur Geburts. und Ginæk.* XI Bd., 2 Heft 1899. p. 287. — **Bleich.** Bemerkung zü dem Aufsatz von Dr Petersen : Zwei Fälle von amputatio uteri gravidi myomatosi supravaginalis. *Monats. fur Geburts. und Gynæk.* Band IX, März 1899, Hft 3, p. 388. — **Ehrendorfer.** Zur Achsendrehung des uterus durch Geschwülste. *Monats. fur Geburts. und Gynæk.* Band IX, Marz 99, Heft. 3, p. 301. — **Godar.** Cancer du col utérin. *Bull. de la Société belge de gynécologie et d'obstétrique*, Bruxelles, t. IX, 1898-99, n° 8, p. 159. — **Gottschalk.** Zur Behandlung des ulcerinden inoperablen cervix carcinoms. *Cent. f. Gyn.*, 1899, n° 3, p. 79. — **Hassel (Van)** La colpotomie dans les collections pelviennes. *Annales médico-chir. du Hainaut.* Paturages, janv. 1899, p. 10. — **Henry Bernard.** Fibromyôme utérin calcifié ; pierre utérine. *Bulletins de la Soc. anatomique.* 6e serie, t. I, fév. 99, p. 198. — **Heaman** et **Leslie Durno.** A case of inversion of uterus by a fibroid. Enucleation of fibroid and reposition of uterus. *Brit. med. Journ.*, fév. 1899, p 469. — **Holocoko.** Zur Achsendrehung des uterus durch Geschwülste. *Centralblatt fur Gynæk.*, 11 März 1899, n° 10, p. 270. — **Hunter Robb.** A case of endothelioma lymphangiomatodes of the cervix uteri. *The American journal of the medical sciences.* Philadelphia, janv. 1899, p. 14. — **Halliday Croom.** Vaginal hysterectomy for cancer. *Edinburgh med. Journal*, March 1899, p. 249. — **Irish.** Abdominal hysterectomy for cancer of the cervix. *The Boston Med. and Surg. Journal.* vol. CXL, n° 11 16, Marz 1899, p. 251. — **Iwanow.** Totale vaginale exstirpation einer während der Geburt rupturirten Gebarmutter. *Cent. f. Gyn.* 1899, n° 2, p. 33. — **Jacobs.** Cure radicale du cancer utérin par la voie abdominale. *Bulletin de la Société belge de gyn. et d'obst.*, t. IX, 1898-1899, n° 9, p. 166. — **Jousselin.** *De la dégénérescence muqueuse ou myxomateuse des fibromes de l'utérus.* Th. Paris, 1898-99, n° 272. — **Keiffer.** De l'infiltration suppurée du corps utérin dans l'ulcération carcinomateuse, sa localisation. *Bull. de la Soc. belge de gynécologie et d'obstétrique.* Bruxelles, t. IX, 1898-99, n° 8, p. 155. — **Kreutzmann (H.).** Diabetes mellitus and carcinoma uteri. *Am. J. Obst.*, déc. 1898, p. 846. — **Landau (L.).** Wann muss ein myom des uterus operirt werden? *Die Therapie der Gegenwart.* janv. 99, 1 Heft, p. 27. — **Lauro.** Indicazionie tecnica operativa dell'amputazione del collo dell'utero. *Archivio di ostetricia e ginec.* Gen. 1899, n° 1, p. 31. — **Loevy.** Ligature des artères de l'utérus dans un cas de cancer utérin. *Bulletins de la Soc. anatomique*, 6e série, t. Ier, fév. 99, p. 134. — **Lawson Tait.** The treatment of « Unavoidable Hemorrhage » by removal of the Uterus. *Medical Record*, vol. LV, n° 9, March 4, 1899, p. 307. — **Marchesi.** Ulteriore contributo allo studio della rotazione assiale dei tumori ovarici. *Archivio italiano di Ginec.*, 31 déc. 99, n° 6, p. 569. — **Mauclaire.** Sur trois cas de cancer du col utérin traités par l'hystérectomie abdominale totale. *Bullet. et mém. de la Soc. de chirurg* Paris, janvier 1899, p. 1188. — **Micholitsch (Th.)** Ein Fall von Achsendrehung des uterus durch ein gestieltes Myom. *Zeits. fur Geburts. und Gynæk.* XL Bd, 2 Heft, 1899, p. 276. — **Otto v. Franqué.** Ueber sarcoma Uteri. *Zeits. fur Geburts. und. Gynæk.* XL Band, 2 Heft 1899, p. 183. — **Petersen Ernst.** Zwei Falle von amputatio uteri gravidi myomatosi supravaginalis. *Monatschr. f. Geb. u Gyn.* t. IX, Hr, p. 217. — **Pichevin (R.).** A propos du cancer utérin. *Sem. gynécol.*, 7 fév. 99, p. 41. — **Pichevin.** Hystérectomie et cancer utérin. *Semaine gynécologique*, mars 1899, p. 73. — **Pinzani.** Ricerche sperimentali intorno agli effetti dell'amputazione della portio sulla nutritione dell'utero. *Annali di ost. e ginec.* 1898, n° 12, p. 881. – **Polk (W. M.).** Suprapubic hysterectomy with intraperitoneal treatment of the stump in pregnancy at term for obstructed Labor. *Medical Record*, vol. LV, n° 9, March 4, 1899, p. 305. — **Purslow.** A suggested modification in the technique of the operation of pan hysterectomie. *Lancet*, 1899, t. I, p. 299. — **Riddle Goffe.** Hysterectomy for puerperal sepsis ; with report of a case. *Medical News*, N.-Y, 1899, I, 103. — **Ries (E.).** Results of the extented operation for carcinoma of the uterus. *American gynec. and obst. Journal*, déc. 1898, vol. n° VI, p. 570. — **Roncaglia.** Dell' isterectomia abdominale totale. *Archivio italiano di ginec.*, 31 déc. 99, n° 6, p. 541. — **Rouffart.** Laparo-hystérectomie pour fibrome utérin et abcès du ligament large droit. *Bullet. de la Soc. belge de gyn. et d'obst.*, 1898-99, n° 7, p. 138. — **Rouffart.** Notes sur quelques cas d'hystérectomie abdominale, etc. *Bullet. de la Soc. belge de gyn. et d'obst.*, 1898-99, n° 7, p. 125. — **Sapelli.** Della isterectomia vaginale. *Archivio italiano di ginec.*, 31 déc. 99, n° 6., p. 585. — **Skene (A.).** Myomectomy by a New Method. *American gynec. and obst. Journal*, mars 99, vol. XLV, n° 3, p. 235.

DÉVIATIONS ET DÉPLACEMENTS DE L'UTÉRUS, PÉRINÉORRHAPHIE. — **Dudley (E. C.).** General Principles Indications and Contra Indications of Mechanical Support for Uterine Deviations. *Amer. gynæc. and. obst. Journal*, March 99, vol. XLV, n° 3, p. 241. — **Franklin H. Martin.** Electricity in the Mechanical Treatment of Malposition of the Uterus. *Amer. gynæc. and obst. Journal*, March 99, vol. XIV, n° 3, p. 249. — **Inglis Parsons.** A new method of treatment for prolapse of the uterus with notes on 10 cases of procidentia, *Lancet*, 1899, t. I, p. 292 — **Jacobs.** Résultats tardifs d'opérations plastiques dans le prolapsus génital total externe. *Bulletin de la Soc. belge de gyn. et d'osbt.*, t. IX, 1898-1899, n° 9, p. 163. — **Krantz.** *Diagnose u. Therapie der nervosen Frauenkrankheiten in Folge gestörter Mechanik der Sexual Organe.* Wiesbaden, J. F. Bergmann, 5 februar 99. — **Lima (Alvès de).** *De la fréquence des lésions annexielles dans les rétro-déviations douloureuses de l'utérus en dehors de la grossesse.* Th. Paris, 1897-1898, n° 57. — **Mackenrodt.** Zur operation bei Retroflexio uteri. *Centralblatt f. Gynæk.*, 25 feb. 99, n° 8, p. 210. — **Mas (J.).** Condicions anatomiques i gynecologiques de l'hysterorraphia inguinal. *La Gynecologia catalana*, Aug. II, 15 déc. 98, 15 janv. 99. Nums. 5-6, p. 131. — **Pichevin.** Retrodéviation utérine et colpohystéropexie antérieure. *La Semaine gynécologique*, Paris, 21 juin 99, p. 57. — **Pichevin.** Usage de pessaires dans les rétrodéviations utérines. *La Semaine gynécologique*, 21 mars 1899, p 89. — **Sprigg (W. M.).** Pessaries in the treatment of Retroversion of the Uterus. *Am. J. Obst.*, déc. 1898 p. 862. — **Watkins (T. J.).** Tampons and Pessaries in the Treatment of Displacement of the Uterus. *Amer. gynæc. and obst. Journal*, March 1899, vol. XIV, n° 3, p. 258. — **William H. Rumpe.** The use of Massage in Malpositions of the Uterus. *Amer. gynæc. and obst. Journal*, March 99, vol. XIV, n° 3, p. 256.

MÉTRITES, ULCÉRATIONS, etc. — **Bovis (R. de).** Les corps étrangers de l'utérus. *Semaine médicale*, 1898, p. 115. — **Heinrich Schultz.** Beitrage zur Pathologie und Therapie der Uterus-gonorrhoe. *Zeitschrift für Geburts. und Gynæk.*, 1899, XL Bd, I Heft, p. 93. — **Kentmann (H.).** Myometritis œdematosa und Sondenperforation. *Monast. f. Geb. und Gyn*, oct. 1898, t. VIII, p. 333. — **Pichevin.** Traitement des métrites chroniques. *La Semaine gynécologique*, Paris, 14 février 99, p 49. — **Pollosson.** Utérus bifide. *Soc. des sciences médicales. L'Écho méd. de Lyon*, 15 janvier 1899, n° 1, p. 25. — **Saborit.** Principals indicacions i contra-indicacions del rasclament uteri. *La Gyn. catalana.* Novembre 1898, p. 65. — **Schuh (M.).** A case of atrophie of Uterus. *Med. Record*, décembre 1898, p. 914. — **Wardwicke.** The Topical Use of Quinine in Leucorrhœa. *The Lancet*, janvier 1899,

p. 26. — **Witthauer.** Zwei nicht gewöhnliche Falle von Hœmatometra und Hœmatosalpinx. *Monatschr. f. Geb. u. Gyn.*, t. IX, H 2, p. 205.

INFLAMMATIONS PÉRI-UTÉRINES ; AFFECTIONS NON NÉOPLASIQUES DES ORGANES PÉRI-UTÉRINS; DÉPLACEMENT DES ORGANES PÉRI-UTÉRINS. — **Brothers** (**A.**). Hydrosalpinx Complicated by Incomplete Abortion and Simulating Ectopic gestation. *Amer. Journal of Obstetrics*, feb. 99, p. 176. — **Castillo** (**F.-V.**). *De la colpocœliotomie sans hystérectomie dans l'extirpation des lésions utéro-annexielles.* Th. de Paris, 1897-1898, nº 93. — **Ely Van de Warker.** The Relations of Pelvic cellulitis to Recent Pelvic surgery. *American Gynæc. and Obst. Journal*, février 1899 nº 2, p. 113. — **Guéniot.** Hydrosalpinx chez une vieille femme. *Bulletin de la Société anatomique*, 6ᵉ série, t. I, janvier 1899, p. 108. — **Jonneson.** Castratia abdominala totala pentru lesioni septice utero annexiale. *Revista di chirurgia,* Bucarest, déc. 1898, t. II, p. 508. — **Lauwers.** Tuberculose des deux ovaires. *Bulletin de la Société de gynécologie et d'obstétrique,* Bruxelles, t. IX, 1898-1899, nº 8, p. 153. — **Pichevin.** De l'appendicite chez la femme. *Semaine gynécologique,* mars 1899, p. 97. — **Pryor.** Why i Perform Vaginal Ablation in Pelvic Inflammatory Cases. *Am. J. Obst.,* décembre 1898, p. 817. — **Rousseau.** *De la péritonite blennorrhagique chez la petite fille,* th. Bordeaux. — **Stratz** (**C.-H.**). Zur Behandlung der Beckenperitonitis. *Centralblatt f. Gynæk.*, nº 6, 1899, p. 165. — **Wertheim.** Zur Technik der Exstirpation von Hæmatocelen. *Centralblatt f. Gynæk*, 11 Marz 1899, nº 10, p. 265. — **Wiart** (**P.**). Hernie inguinale congénitale de la trompe gauche. *Bulletin de la Soc. anatomique*, 6ᵉ série, t. I, janvier 1899, p. 59. — **William O. M. Donald.** Pelvic Neuritis or inflammation of the Pudic Nerwe in Women. *Amer. Journ. of Obstetrics*, feb. 1899, p. 156. — **Yordanoff** (**I.**). *Recherches cliniques et bactériologiques des salpingo-ovarites.* Th. Paris, 1897-1898, nº 127.

NÉOPLASME DE L'OVAIRE ET DE LA TROMPE, DES ORGANES PÉRI-UTÉRINS. OVARIOTOMIE. — **Baldy.** Ovarian Cyst Protruding through the Inguinal Canal. *Am. J. Obst.*, décembre 1898, p. 827. — **Burcklard** (**G.**). Ueber cystische Eierstockstumoren endotheliar Natur. *Zeits. für Geburts. und Gynæk.*, XL Bd, 2 Heft., 1899, p. 253. — **Chancey D. Palmer.** What is the Proper Field of Salpingooöphorectomy. *Amer. Journal of Obstetrics*, january, 1899, p. 1. — **Deaver.** Peritonitis, Cause, Twisted Ovarian Pedicle. *Am. J. Obst.*, décembre 1898, p. 832. — **Duncan.** A case of rapidly growing ovarian tumour complicating pregnancy ; ovariotomy, recovery. *Lancet*, 1899, t. I, p. 300. — **Emile Ries.** Steinbildung in Ovarinm. *Zeitschrift für Geburts. und Gynæk.*, 1899, XL, Bd I, Heft, p. 73. — **Gaston Latteux.** Sur une tumeur dermoïde mixte incluse dans le ligament large. *Revue de Gynécologie*, fév. 1899, nº 1, p. 39. — **Gersuny** (**R.**). Ueber partielle Exstirpation des Ovariums. *Centr. fur Gynæk.*, Feb. 1899, nº 5, p. 129. — **Griffon.** Fibromyôme aborigène du ligament large. *Bulletins de la Soc. anatomique*, 6ᵉ série, t. I, janvier 99, p. 79. — **Kingman** (**R. A.**). Report of a second case of double ovariotomy during pregnancy with hydatiform mole. *The Boston Med. and Surg. Journal*, vol. CXL, nº 8, 23 feb. 99, p. 185. — **Lauro.** Degenerazione maligna di una cisti dermoïde dell'ovario sinistro. *Archivio di Ost. e Ginecol.*, décembre, 1898, p. 721. — **Lyot et Rebregend.** L'angiotripsie appliquée à l'ablation des annexes. *Revue de Gynécologie*, févr. 1899, n° 1, p. 61. — **Mowat**. Note on a rapidly growing Ovarian tumour complicating pregnancy; ovariotomy, Miscarriage. Recovery. *Lancet*, 25 fév. 1899, p. 513. — **Narbonne**. *Kystes du canal de Nuck*. Th. Paris, 1898-99. — **Phocas**. L'ovariotomie. *Le Nord médical*, mars 1899, n° 106, p. 49. — **Pin**. Tractament consecutive a les ovarotomies. *La Gynec. Catalana*, novembre 1898, p. 88. — **Pinzani**. Ricerche sperimentali intorno ad alcune modificazioni portate dalla castrazione ovarica sul ricambio materiale e sulla costituzione del sangue. *Archivio italiano di ginec.*, 31 déc. 99, n° 6, p. 571. — **Stanley Boyd**. Remarks on oophorectomy in the treatment of cancer of the breast. *British Med. Journal*. Londres, 4 février 99, p. 257.

ORGANES URINAIRES. — **Bacon (C. S.)**. Ætiology of Movable Kydney. *Amer. Gynæc. and Obst. Journal*, fév. 99, n° 2, p. 143. — **Calderini**. Transperitoneale Einpflanzung des Ureters in die Blase behufs Heilung d. Ureter Gebärmutterfistel. *Monatschr. f. Geb. u. Gyn.*, t. IX, n° 2, p. 174. — **Courties**. *De la cystoscopie chez la femme*. Th. Paris, 1898-99, n° 251. — **Depage**. Rupture de l'ovaire. Hémorrhagie intra-péritonéale foudroyante, laparotomie. Guérison. *Annales de la Société belge de chirurgie*, Bruxelles, avril 1898, t. VI, p. 53 — **Edebohls (G. M.)**. The relations of movable kidney and appendicitis to each other and to the Practice of modern Gynæcology. *Medical Record*, vol. 55, n° 10, march 11, 1899, p. 341. — **Grant Baldwin**. Complete incontinence of urine. *American Gynæc. and Obst. Journal*, février, n° 2, p. 131. — **Gustav Fütterer**. Symptoms and Diagnosis of Movable kydney with Report of Eighteen Cases. *Amer. Gynæc. and Obst. Journal*, Feb. 99, n° 2, p. 151. — **Hadra (B. E.)**. Wanderniere und Appendicitis. *Centralblatt. f. Gynæk.*, 4 Marz 99, n° 9, p. 245. — **Kahn (E.)**. Noch 2 Falle von Vesico Vaginalfistlen operirt nach W. A. Freund. *Centr. f. Gynæk.*, feb. 99. n° 7, p. 198. — **Kolischer**. *Die Erkrankungen der weiblichen Harnhöhre u. Blase*. Vienne F. Deuticke, 17 nov. 98. — **Landau**. Der Harnleiterkatheterismus in Gynækologie. *Berl. klin. Wochensch.*, 1899, n° 2, p. 39. — **Mc Arthur**. The Surgical Treatment, of movable kidney. *Amer. Gynæc. and Obst. Journal*, Febr. 99, n° 2, p. 168. — **Mackenrodt**. Die operation der Ureterfisteln und Ureterverletzungen. *Centralblatt. f. Gynæk.*, n° 12 25 März 1899, p. 318. — **Morestin**. Laminaire engagée dans l'urèthre et la vessie d'une jeune femme et retirée par la taille uréthrale. *Bulletin de la Soc. anatomique*, 6e série, t. I. fév. 99, p. 130. — **Paul F. Mundé**. Complicated case of vesico-utero-vaginal fistula, cure; *Medical Record*, N. Y., janv. 1899, p. 77. **Romm (G.)**. Neubildung einer zerstörten weiblichen Harnröhre unter Anvendung der Gersun J'schen Methode der Sphinkterenbildung. *Centralblatt f. Gynæk.* 25 Feb. 99, n° 8, p. 227. — **Romm**. Vier Blasen Scheiden fisteln operirt nach den neuen Verfahren von W. A. Freund. *Centralb. f. Gynæk.*, Feb. 99, n° 7, p. 193. — **Sänger (M.)**. Zur abdominalen Uretero-cysto-anastomosis bei Ureter Genitalfisteln. *Monatschr. f. Geb. u. Gyn.* T. IX, H. 2. p. 187. — **Stehman (H. B.)**. Symptoms and Diagnosis of Movable Kidney. *Amer. Gynæc. and Obst. Journal*, feb. 99, n° 2, p. 162.

GROSSESSE EXTRA-UTÉRINE. — **Pinard et Segond**. Grossesse extra utérine diagnostiquée au 6e mois, opérée près du terme. *Bulletins de l'Académie de Médecine*, t. XLI, n° 11, séance du 14 mars 1899, p. 309.

CHIRURGIE ABDOMINALE. — **Baldy**. Abdominal Section Some Three Months after Vaginal Section. *Am. J. Obst.*, décembre 1898, p. 825. — **Barlow**. Two cases of Intussusception in infants treated by abdominal section and reduction : recovery. *Lancet*, 1899, t. I, p. 291. — **Charles P. Noble**. Abdominal Section on a Patient suffering from Exophtalmicgoitre. *American Gynæc. and Obst. Journal*, déc. 1898, vol. XIII, n° 6, p, 587. — **John B. Deaver**. Suture of the Wound after Abdominal Section. *Amer Journal of Obstetrics*, Janv. 1899, p. 25. — **Joseph Price**. Abdominal versus vaginal Section in Pelvic Surgery. *American Gynæk. and Obst. Journal*, december 1898, vol. XIII, n° 6, p. 522. — **La Torre**. A propos de la suture abdominale. *La Gynécologie*, 15 fév. 99, n° 1, p. 1. — **Littlewood**. Seven cases of volvulus treated by abdominal section ; three recoveries. *Lancet*, 1899, t. I, p. 428. — **May Thome**. After effects of abdominal Section. *British Med. Journal*, Londres, 4 février 1899, p. 264. — **Pond**. The Advantage of intestinal Drainage in certain cases of Appendicitis and Other Abdominal Inflammation. *Am. J. Obst.*, décembre 1898, p. 829.

OBSTÉTRIQUE

ACCOUCHEMENT. — **Hammond**. A Resume of one Thousand cases of Labor. *Am. J. Obst*, décembre 1898, p. 855. — **Keller (A.)**. *Die Gesichtslagen in der geburtshilflichen Klinik zu München* i. d. J. 1892-1893. Inaug. Diss. Munich.

ANATOMIE, PHYSIOLOGIE ET BACTÉRIOLOGIE OBSTÉTRICALE. — **Schnell (Ferdinand)**. Bindegewebszellen des Ovarium in der Gravidität. *Zeits. für Geburts. und Ginæk*, XL Bd, 2 Heft, 1899, p. 267 — **Fothergill**. The fonction of the decidual cell. *The Edinburgh Med. Journal*, mars 1899, p. 265. — **Hub. Peters**. *Ueber die Einbettung des menschlichen Eies u. das früheste bisher bekannte menschliche Placentationsstadium*. Wien, 1899. — **Keiffer**. Recherches nouvelles sur l'ovogenèse. *Bulletin de la Soc. belge de Gynéc. et d'Obst.*, t. IX, 1898-1899, n° 10, p. 19. — **Lange**. Die Beziehungen der Schilddrüse zur Schwangerschaft. *Zeitschrift fur Geburts. und Gynæk.*, 1899, XL Bd. 1 Heft, p. 34. — **Ludwig Blumreich**. Syncytiale Wanderzellen und Syncytium malignum. *Zeitsch. f. u. Gynæck.*, 1899, Bd, II, Heft. 1, p. 133. — **Marchand**. *Beitræge zur Kenntnis der Placentarbildung. Die Placenta des Kaninchens*. 27 oct. 1898, Marbourg -- **Muggia**. Sopra alcuni diametri pelvici materni e fetali. *Annali di Ostetricia e Ginec.* anno XXI, sep. 1899, n° 2, p 136. — **Peters (H.)**. *Ueber die Einbettung des menschlichen Eies u. das fruheste bisher bekannte menschiche Placentationsstadium*. Wien J. Deuticke, 23 Feb. 99. — **Rudolf Spuler**. Beiträge zur Histologie der Blasenmole. *Zeitschrift fur Geburts. und Gynæk.*, 1899, XL, Bd, I Heft, p. 129.

GROSSESSE. — **Hyper (B.M.)**. The case and management of the prenant woman. *Medical News*, N.-Y., 1899, 1, 134. — **Le Clerc**. Grossesse nerveuse avec faux travail sur laquelle vient se greffer, au sixième mois, une grossesse normale. *Année médicale de Caen*, 24ᵉ année, n° 3, 15 mars 1899, p. 33 — **Preston (J. H.)**. Hygiene of Pregnancy. *Annals of Gynecology and Ped.*, vol XII, Feb. 99, n° 5, p. 302. — **Trotta**. Per la gravidanza cervicale. *Archivio Italiano di Ginecologia*, 31 déc. 1899, n° 6, p. 597.

DYSTOCIE. — **Gifford Nash.** Note on a labour obstructed by a pelvic ovarian tumour. *Lancet*, 1899, I, 89. — **Cordemans.** Grossesse développée dans un utérus renfermant plusieurs fibromes interstitiels. *Bulletin de la Société Belge de Gyn. et d'Obst.*, t. IX, 1898-1899, nº 9, p. 179 — **Eberlin.** Ueber zwei Geburten bei Scheidenatresie. *Zeitschrift für Geburts. und Gynæk*, 1899, XL Bd, I Heft, p. 12. — **Fournier.** De la conduite à tenir dans les bassins rachitiques. *Le Nord médical*, Lille, 1 janvier 1899, p. 7. — **Otto v. Weiss.** Deformation des Beckens veranlasst durch eine cystische Geschwulst im unteren Abschnitt der Wirbelsäule. *Monats. fur Geburts. und Gynæk.* Band IX, März 1899, Heft 3, p. 308. — **Pichevin** A propos de la dystocie causée par certaines opérations gynécologiques. *Semaine gynécologique*, 14 mars 1899, p. 81. — **Sodan (E.).** *Ueber Schwangerschaft im rudimentaren Nebenhorn.* Inaug. Diss. Königsberg. — **Stanley P. Warren.** Dystocia due to Accidental Hemorrhage with Clinical Notes of four cases *Amer. Journal of Obstetrics*, Feb. 1899, p 162. — **Wagner (A.)** Drei Geburtsfälle bei Uterus septus. *Zeits fur Geburts. und Gynæk.* XL Bd, 2 Heft, 1899, p. 244.

GROSSESSE EXTRA-UTÉRINE. — **Becker.** Zur Behandlung der Tubargravidität mittels vaginaler Köliotomie nebst ergänzenden Bemerkungen zu den Indicatione dieser operationsmethode bei anderweitigen Aduexerkrankungen. *Cent. f. Gyn.*, 1899, nº 2, p 36. — **Benham Lucas.** A case of Tubal gestation with Rupture and Fatal Hæmorrhage at a very Early Period of Pregnancy. *The Lancet.* March 25, 1899, p. 827. — **De Strauch** Cinq cas de grossesses extra-utérines répétées. *Revue de Gynécologie*, fév. 1899, nº 1, p. 51. — **Doléris (A.).** Hémorrhagies tubo-ovariques et grossesse extra-utérine. *La Gynécologie*, 15 février 1899, nº 1, p. 8. — **Johann Veit.** Zur Behandlung früher Extrauterinschwangerschaften. *Zeitschrift für Geburts. und Gynäk.*, 1899, XL Bd, I Heft, p. 151. — **Orthmann.** Zwei Fälle von sehr frühzeitigen Unterbrechung einer Eileiterschwangerschaft, nebst Bemerkungen zur Therapie. *Deutsche medic. Woch.*, Leipzig, 1899, p. 28 — **Phocas.** De la grossesse extra-utérine. *Le Nord médical*, 15 janvier 1899, p. 13. — **Pond** Ectopic or Extra-uterine Pregnancy. *Med. Record*, déc 1898, p. 909. — **Racoviceano-Pitesti.** Grossesse extra-utérine opérée par voie vaginale. *Bullet. et mém. de la Soc. de chirurgie de Bucarest*, 1898, nº 2, p. 62. — **Ross (J.).** Ectopic Gestation Occurring Twice in the same Patient, two operations and two recoveries. *Am. J. Obst.*, décembre 1898, p 850. — **Rouffart.** Trois cas de grossesse extra-utérine. *Bullet. de la Soc. belge de Gyn. et d'Obst.*, 1898-99, nº 7, p. 119. — **Schober.** Ectopic Gestation Associated with Primary Tuberculosis of the Fallopian Tube. *Am. J. Obst.*, décembre 1898, p. 836. — **Tricomi.** Gravidanza ectopica protratta *Riforma medica*, 14 déc. 1898, fig. 733. — **Higgins (J. L.).** Extrauterine gestation. *Amer. Journal of Obstetrics*, janv. 1899, p. 57.

NOUVEAU-NÉ, FŒTUS, TÉRATOLOGIE. — **Albertin.** Malformation congénitale utéro-vaginale avec indépendance complète du vagin et de l'utérus. *Bull. de la Société de Chirurgie de Lyon*, 1899, nº 4, p. 3. — **Bilhaut.** Malformations congénitales multiples chez un nouveau-né. *Revue médicale*, nº 245, 15 mars 1899, p. 75. — **Boursier (A.).** Sur un cas d'absence congénitale du vagin. *Revue mensuelle de Gyn. d'Obst. et de Pædiatrie de Bordeaux*, t. I, fév. 1899, p. 64. — **Burckhard.** Zwei Doppelmissbildungen. *Zeitschrift für Geburts. und Gynäk.*, 1899,

XL Bd, I Heft, p. 20. — **Chaumier**. A quel âge se forme la fontanelle antérieure. *Gazette médicale du Centre*, 4e année, n° 3, mars 1899, p. 45. — **Cramer** (**H.**). Der Argentumkatarrh der Neugeborenen. *Centralblatt f. Gynäk.*, 4 März 99, n° 9, p. 242. — **Hochsinger**. Angeborener Defect des uropoetischen Systems u. totaler Fruchtwassermangel. *Wiener Medizin. Presse*, 1899, n° 3, p. 98. — **Jameson** (**P.C.**). Observations on the Prophylaxis of ophtalmia Neonatorum. *Medical Record*, vol. 55, n° 9, March 4, 1899, p. 314. — **Keiffer**. Quelques monstres rhino et cyclo-céphaliens. *Bulletin de la Soc. belge de Gynéc. et d'Obst.*, t. IX, 1898-1899, n° 10, p. 183. — **Kusmin**. Ein vereinfachtes aseptisches Verfahren bei der Verbindung und Behandlung der Nabelschnur. *Centralblatt f. Gynäk*, März 1899, n° 10, p. 267. — **Marchand**. Ueber die Fortdauer der automatischen Herzcontraktionen nach dem Tode bei Neugeborenen. *Cent. f. Gyn.*, 1899, n° 3, p. 65. — **Resinelli**. Contributo allo studio della peritonite fetale. *Annali di Obstetricia e Ginec.*, anno XXI Feb. 99, n° 2, p. 89. — **Tridondani**. Diagnosi di morte del prodotto del concepimiento. *Annali di Ostetricia e Ginec.*, anno XXI, Feb. 99, n° 2, p. 164. — **Wright** (**E. S.**). Partial Absence of Uterus and Vagina. *Amer. Journal of Obstetrics*, Feb. 99, p. 184.

OPÉRATIONS OBSTÉTRICALES. — **Acconci**. Der vaginale Kaiserschnitt. *Monats, fur Geburts. und Gynæk.* Band IX, März 1899, Heft 3, p. 323. — **Boyd** (**G.-M.**). An Elective Cæsarean Section. *Amer. Gynæc. and Obst. Journal*, march 1899, vol. XIV, n° 3, p. 293. — **Braun Fernwald**. Zur Kranioklastfrage. *Centr. fur Gynæk.*, janv. 1899, n° 3, p. 73. — **Crysewicz**. Zwei Fälle von sectio Cæsarea ausgeführt mit querem Fundalschnitt nach Fritsch. *Centralblatt f. Gynæk.*, n° 12, 25 März 1899, p. 313. — **Démelin**. De l'embryotomie rachidienne. *Archives de thérapeutique clinique*, 2e année, n° 3, mars 1899, p. 62. — **Dickinson**. The combinest Trendelenburg-Walcher Posture in Obstetric Operating, with Notes on other Postures. *Am. J. Obst.*, déc. 1898, p. 785. — **Dührssen**. Der vaginale Kaiserschnitt. *Monats. für Geburts. und Gynæk.* Band IX, März 1899, Heft 3, p. 333. — **Earle**. A case of tumour of the uterus complicated by twin pregnancy, cæsarean section, recovery. *Lancet*, 1899, t. I, p. 86. — **Guzzoni degli Ancarani**. Contributo alla storia del taglio cesareo sulla donna agonizzante. *Annali di Ost. e Ginec.*, 1898, n° 12, p. 893. — **Lucette Home**. An interesting case of Cæsarean section in private practice. *The Lancet*, janv. 1899, p. 156. — **Morisani**. Dieci casi di parto cesareo. *Archivio di Ostetricia e Ginec.* Gen., 1899, n° 1, p. 40. — **Palmer** (**S.**). Cæsarean section in a generally contracted Pelvis with a True Conjugate of seven centimetres minus. *The Boston Med. a. Surg. J.*, déc. 1898, p. 621. — **Pasquale Grégorio**. L'embriotomia in taluni casi di distocia. *Riforma medica*, 15 déc. 1898, p. 745. — **Spinelli**. Nuovo processo per provocare il parto prematuro. *Archivio Italiano di Ginecologia*, 31 déc. 1899, n° 6, p. 529. — **Truzzi**. Sedici casi di operazione cesarea. *Ann. di Ostet. e Gynecologia*, janv. 1899, t. XXI, p. 1. — **Whitridge Williams**. The cause of the conflictings Statements concerning the Bacterial contents of the vaginal secretion of the pregnant Woman. *Am. J. Obst.*, déc. 1898, p. 807.

PATHOLOGIE DE LA GROSSESSE, DE L'ACCOUCHEMENT ET DES SUITES DE COUCHES. — **Baer**. Neglected Miscarriage and retained secundines. *The Phyladelphia Polycl.*, décembre 1898, p. 571.

— **Baumm** (P.). Ueber den Begriff des Puerperalfiebers und die praktische Bedeutung der Definition der Krankheit. *Centralblatt f. Gynæk.*, 18 März 99, n° 11, p. 289. — **Berry**. Parturition followed by a brain lesion involving the Speech and certain motor centres. *Lancet*. 1899, t. I, p. 439. — **Blailock**. (W. R.), Treatment of Eclampsia *Annals of Gynec. and Ped.*, vol. XII, Feb. 99, n° 5, p. 307. — **Bong**. Ueber einen neuen durch Secale cornutüm bedingten Fall von Uterusruptur. *Deutsch. med. Woch.* n° 21, 26 mai 1898, p. 336 — **Böschen** (J.). *Ueber diffuse puerperal-septische Peritonitis*. Ing. Diss. Berlin, janv. 99. — **Bué**. Des hémorrhagies de la délivrance dans le cas de fœtus mort et macéré. *Le Nord médical*, Lille, 15 février 99, p. 43. — **Brunton**. Case of post-partum eclampsia with recovery. *The Lancet.*, n° 3941, March, 11, 1899, p. 688. — **Bumm**. Zur Definition des Begriffs « Puerperalfieber ». *Centralblatt f. Gynæk.*, n° 6, 1899, p. 161. — **Carstens**. A case of Rupture of the Body of the Uterus during Confinement ; Celiotomy. *Am. J. Obst.*, décembre 1898, p. 852. — **Delore**. Placentite microbienne. *L'Echo médical de Lyon*, 15 janvier 99, n° 1, p. 1. — **Dickinson** (R.). Dangerous Thinning a Elongation of the Lower Uterine Segment : Including three cases of Rupture. *Amer. Gynec. and Obst. Journal*, March 1899, vol. XIV, n° 3, p. 280.— **Duret**. Des pyohémies utérines puerpérales. *La Semaine gynéc.*, 17 fév. 1899, p. 17. — **Edward P. Davis**. Two cases of Sacro-iliac Disease in Parturient Women. *Amer. Journal. of. Obstetrics*, janv. 1899, p. 51. — **Fieux**. De l'opportunité de l'accouchement provoqué dans l'éclampsie de la grossesse. *Revue mensuelle de Gyn., d'Obst. et de Pédiatrie de Bordeaux.*, t, I, fév. 99, p. 74. — **Francis D. Kendall**. Two cases of rupture of the uterus. Post Mortem cæsarean Section. One child saved. *Annals of Gynecology and Pediatry.*, vol. XII, march., 99, n° 6, p. 385. — **Frank Ford**. Eclampsia with a report of two cases. *Annals of Gyn. a. Ped.*, décembre 1896, p. 162. — **Green (Charles M.)** A case of puerperal septicemia treated by supportives and stimulants, recovery, *Boston med. and surg.* Janvier 1899. I, 114. — **Greene Cumston**. Premature separation of the Placenta. *Annals of Gynecology and Pediatry*, vol. XII, march 99, n° 6, p. 365. — **Henrh Percy**. Gurettement in Puerperal Fever. *Annals of Gynecology and Pediatry*, vol. XII, march 99, n° 6, p. 375. — **Leopold Meyer**. Ueber Darmverschliessung wahrend der Schwangerschaft und Geburt. *Monatschr. f. Geb. u. Gyn.*, t. IX, H. 2, p. 159. — **Lutherb. Peter**. Prolonged Retention of a Dead Embryo within the Uterus. *Am. Gynec. and Obs. Journal*, fév. 99, n° 2, p. 138. — **Malcolm Storer**. On retrodisplacements of the pregnant uterus. *The Boston Med. and Surg. Journal*, vol. CXL, n° 10, march. 9, 1899, p. 228. **Marx** (S.) — The More Unusual Forms of Puerpueral Hemorrhage. *Medical News*, vol. LXXIV, n° 9, march 4, 1899, p. 259. — **Merletti**. Profilassi del l'eclampsia puerperale secondo le moderne vedute intorno alla sua patogenesi. *Archivio italiano di Ginec.*, 31 déc. 99, n° 6, p. 576. — **Miguel Carbo**. Retrodesviacions del utero en estado de Gestacion. *Anales de Obstetricia, Ginecopatia i Pediatria*, ano XIX, feb. 99, Num. 219, p. 33. — **Moriarta** (D. C.) Empyema complicating the Puerperium. *Amer. Gynæc. and Obst. Journal.*, feb. 99, n° 2. p. 171. — **Ostermayer**. Ein durch Kochsalzinfusionen geheilter Fall von schwerster Sepsis post-abortum. *Centralblatt f. Gynæk.*, n° 12, 25 Marz 1899, p. 324. — **Parisot**. Pathogénie et traitement de l'éclampsie. *Revue int. de méd. et de chirurgie*, mars 1899, p. 91. — **Percy** (A.). Curettement in puerperal Fever. *Annals of Gynecology* *and Ped.*, vol. XII, feb. 1899, n° 5, p. 291. — **Piccoli** (G.). Cura dello aborto evitabile. *Archivio di Ostetricia e Ginecologia*, anno VI, Feb. 99, n° 2, p. 101. — **Piering** (C.). *Ueber den Abortus*. Berlin, Fischer's med. Buchh. 9 Feb. 1899. — **Pohl** (J.). *Beitrag zur Lehre von Placenta praevia an der Hand. 467 Fällen.*, Inaug. Diss. Berlin. — **Resinelli**. Osservazioni cliniche ed anatomo-patologiche su di un caso di Corio-epitelioma maligno. *Annali di Ost. e Ginec.*, 1898, n° 12, p. 914. — **Roudino**. Ricerche sperimentali sulla patogenesie e sull'istologia patologica dell infezione endo-uterina post-partum. *Archivio di Ostetricia e Ginec.*, Gen., 99 n° 1, p. 1. — **Secheyron**. Des accidents de la grossesse dans les utérus avec petits fibromes. *Archives médicales de Toulouse*, 5e année, n° 6, 15 mars 99, p. 105. — **Shearer** (T. W.). Symptomatology of puerpueral Eclampsia. *Annals of Gynecologia and Ped.*, vol. XII, Feb. 99, n° 5, p. 311. — **Sintenis** (E.). Ein Fall von incarcerirter Inguinalhernie bei Graviditat. *Centralblatt f. Gynäk.*, 4 Marz 99, n° 9, p 248. — **Tate**. Puerperal gangrene. *The American Journal of Obstetrics*, New-York, avril 98, p. 501. -- **Taylor**. (F. W.). Diabetes Mellitus and Pregnancy. *The Boston Med. and Surg. Journal*, vol. CXL, n° 9, March 2, 1899, p. 205. — **Vignolo**. Di alcune particolari alterazioni delle membrane dell'uovo umano in caso di rottura prematura e precoce. *Annali di Ostetrica e Ginec.*, anno XXI, Feb. 99. n° 2, p. 120. — **Von Koblanck**. Zur puerperalen Infection (Zweiter Theil.). *Zeitschrift für Geburts. und Gynäk.*, 1899, XL Bd. I Heft, p. 85. — **Walter C. Wood**. Post puerperal psoïtis *Annales of Surgery*, N.-Y., feb. 1899, p. 143. — **Westphalen**. Behandlung des Uterus gravidus incarceratus mit dem. elastischen Ballon. *Centralb. f. Gynæk.*, Feb. 99, n° 5, p. 144.

THÉRAPEUTIQUE, ANTISEPSIE, APPAREILS ET INSTRUMENTS. — **Braun Fernwald**. Zur Kranioklastfrage. *Cent. f. Gyn.*, 1899, n° 3, p. 73. — **Clinton Edgar**. The practical application of asepsis in normal labor. *Med. Record.*, New-York, vol. 55, n° 6, p. 193. — **Ella Blaybock-Atherton**. Salicin used in a case of Puerperal Fever. *Annals of Gynecology and Ped.*, vol. XII, Feb. 1899, n° 5, p. 299. — **Harms** (G.). *Uble Zustande bei Gebarmutterausspülungen in Wochenbett.* Inaug. Diss. Bonn. janv. 1889.— **Schrader** (Th.). Noch ein Wort zur Kranioklastfrage. *Centralblatt f. Gynæk.*, 25 Feb. 1896, n° 8, p. 217.

VARIA. — **Caw** (J.). Albuminuric retinitis with special reference to its occurence during pregnancy. *Medic. Rec. N.-Y.*, 28 janv. 1899, p. 127. — **Decio**. Congetture sull'epoca della introduzione del forcipe in Milano. *Annali di Ost. e Ginec.*, 1898, n° 12, p. 903. — **Dührssen**. *Vademecum der Geburtshülfe u. Gynækologie*, Berlin, Karger. — **Freygang**. *Die Einschrankung der weiblichen Fruchtbarkeit durch Verhutung der Empfangnis*, Leipzig, A. J. Schlöffer, 27 oct. 1898. — **Joaquin Cortiguera**. Parto en un cadaver. *Anales de Obstetricia Gynecopatia y Pediatria*, ano XIX, marzo 1899, p. 65.

Le Gérant : G. STEINHEIL.

IMPRIMERIE LEMALE ET Cie, HAVRE

CONSIDÉRATIONS
SUR LE TRAITEMENT DU CANCER UTÉRIN
PAR L'HYSTÉRECTOMIE ABDOMINALE TOTALE (1)

PAR MM.

L. Picqué, Chirurgien de l'hôpital de la Pitié.

et

P. Mauclaire, Professeur agrégé à la Faculté, Chirurgien des hôpitaux.

Résumé historique et considérations préliminaires.

Il n'est pas besoin de rappeler en détail les grandes étapes du traitement chirurgical du cancer utérin. En 1829, Récamier pratique le premier une hystérectomie vaginale *méthodique*. En 1830, Delpech propose l'hystérectomie abdominale totale. Mais si, grâce à la ligature méthodique des ligaments larges proposée et pratiquée par Récamier, les malades ne mouraient pas souvent d'hémorrhagie, elles succombaient presque toutes à la septicémie et les chirurgiens se résignaient à recourir, soit au traitement palliatif des cautérisations ignées ou autres, soit à l'amputation intra-vaginale du col utérin, et celle-ci était faite

(1) Ce mémoire est le développement du rapport présenté par M. Picqué, en décembre 1898, à la Société de chirurgie à propos de trois observations de M. Mauclaire. Dans ce nouveau travail nous laissons de côté les sarcomes de l'utérus, le déciduome malin et les cas de cancer compliqués de grossesse. A ce dernier point de vue, voir Noble : onze cas de cancer compliqués de grossesse, traités par l'hystérectomie abdominale totale. *The Americ. J. of obst.*, 1896, t. XXXIII, p. 873, et Ch. Bosche. *Cancer utérin et grossesse.* Thèse Paris 1897.

soit au ras des insertions vaginales (Osiander), soit un peu au-dessus (amputation conoïde de Récamier) (1).

Avec l'antisepsie commence une aurore nouvelle. Le 30 janvier 1878, Freund pratiquait avec succès sa première hystérectomie abdominale totale pour cancer, et son opérée vivait encore en 1893.

Le 1er février 1878, Schrœder pratiquait pour la première fois l'amputation supra-vaginale du col par la voie vaginale. Mais sa malade mourut du fait de l'opération.

Le 12 août 1878, Czerny faisait sa première hystérectomie vaginale pour cancer et préconisa dès lors beaucoup cette méthode opératoire.

Mais après quelques tentatives isolées l'opération de Freund tomba momentanément dans l'oubli, sa technique opératoire étant encore insuffisante. Or, d'après Ahlfeld (2), en 1880, 7 opérations donnèrent 71 p. 100 de mortalité. Par contre, l'hystérectomie vaginale gagna beaucoup de terrain. Ch. Pawlik cherche même à enlever par la voie basse le tissu cellulaire péri-utérin et, pour ne pas risquer de couper l'uretère, il le cathétérisa au préalable. Linkenheld (3) avait proposé aussi depuis longtemps de racler ce tissu cellulaire pelvien.

Or, d'une part, les récidives fréquemment observées peu de temps après l'hystérectomie vaginale et, d'autre part, les progrès de la technique opératoire survenus dans la chirurgie abdominale, la position inclinée de Trendelenburg entre autres, devaient fatalement conduire les chirurgiens à revenir à l'opération de Freund, et même à la perfectionner. Déjà en 1881 ce remarquable opérateur avait songé à enlever tous les ganglions envahis par le cancer au cours de l'hystérectomie abdominale. Ce fut surtout à partir de 1890 que ces « larges extirpations »

(1) Pour plus de détails historiques, voir PICHEVIN et S. BONNET. *Semaine gynécologique*, 1898, p. 273.

(2) Cité d'après F. BARFOUR. Hystérectomie vaginale pour cancer. *British med. J.*, 22 mai 1897.

(3) Cité d'après HEGAR et KALTENBACH. *Traité de Gynéc. opérat.* Traduction française de BAR, p. 341.

furent pratiquées par Rump, Gusserow, Hofmeier, Veit, Zweifel, von Rosthorn, etc., en Allemagne; par Clark (1896), Russell, Kelly, Mann, Pryor, Riess (1895), en Amérique et en Angleterre ; par Rouffart et Jacobs, en Belgique. En France, il nous semble que la première opération de ce genre fut faite par le professeur Terrier (1896), puis par Quénu, Michaux, Reynier, Legueu, Faure, Hartmann, etc., pour ne citer que les chirurgiens qui ont publié leurs observations. De même que dans le cancer du sein on fait le curage de l'aisselle, de même dans le cancer de l'utérus ces différents opérateurs ont résolu de poursuivre le néoplasme presque dans ses derniers ganglions en pratiquant « l'évidement du bassin ».

Au moment où cette opération semble renaître, il nous paraît opportun de l'étudier avec ses nouveaux perfectionnements et en elle-même et comparativement avec la méthode rivale beaucoup plus modeste, l'hystérectomie vaginale.

Toutefois, pour être utile, cette étude doit être précédée des quelques considérations préliminaires suivantes.

Considérations anatomiques et anatomo-pathologiques.

A. — *Étant donné que le pronostic opératoire de l'hystérectomie abdominale totale est plus grave que celui de l'hystérectomie vaginale,* **existe-t-il une variété de cancer utérin, à évolution lente** *pour le traitement de laquelle la simple hystérectomie vaginale pourrait être considérée comme relativement suffisante ?*

La réponse à cette question semble être actuellement négative.

En ce qui concerne les variétés différenciées suivant le siège initial, il semble que le *cancer du col* et le *cancer de l'isthme* aient une marche plus rapidement envahissante que le *cancer du corps*. Les *variétés ulcéreuses*, *végétantes*, ou *infiltrées* ne sont à considérer qu'au point de vue de la technique opératoire. Il semble que la *variété superficielle* siégeant sur la muqueuse vaginale du col ait une marche moins rapide que la *variété cavitaire;* celle-ci envahit rapidement le corps de l'utérus et les tissus péri-utérins, la vessie et le rectum surtout. La *variété infiltrante* ou *nodulaire* du col a aussi une marche rapidement envahissante.

Quant aux variétés histologiques (1), que l'épithélioma soit *pavimenteux* ou *tubulé*, ou *cylindrique* ou *atypique*, il ne semble pas qu'il y ait de grandes différences dans l'envahissement périphérique et dans le retentissement ganglionnaire. Le *carcinome encéphaloïde* est le seul que l'on observe, car le *carcinome squirrheux* de l'utérus n'est pas décrit par les histologistes. Toutefois Goullioud admet chez les femmes âgées une forme squirrheuse sans grande sécrétion, presque sans hémorrhagies et à marche très lente. Verneuil (2) considérait la variété cylindrique comme moins grave et conservant pendant longtemps la bénignité des adénomes. L'attention est attirée actuellement sur la transformation possible de certaines métrites en cancer (3). Cependant, les données acquises sur ce point sont encore trop vagues pour pouvoir nous être utiles au point de vue qui nous intéresse.

Russel (4), après avoir étudié les métastases et les récidives post-opératoires du cancer utérin, conclut en distinguant les trois variétés suivantes : 1) Les cancers de la portion vaginale du col (celle qui est revêtue d'un épithélium pavimenteux) ont une grande tendance à envahir les parois vaginales, soit par propagation directe, soit par envahissement du tissu sous-muqueux.

D'après Russell, le *cancer de la portion intra-vaginale du col est le plus souvent un épithélioma ayant peu de tendance à la métastase.* 2) Le *cancer de la portion sus-vaginale*

---

(1) Voir CORNIL et BRAULT, *Société anat.*, janvier 1888, et CORNIL, Histologie de l'épithélioma du col utérin. *Journ. des connaissances médicales*, 1889, p. 44.

(2) VERNEUIL. *Archives générales de médecine*, janvier 1884.

(3) BRIGGS. *British med. Journ.*, 30 octobre 1897.

(4) RUSSEL. The operative significance of metastases and post-operative recurrence in carcinome of the uterus. *Americ. Journ. of obst.*, 1896, p. 851.

du col est, le plus souvent, un adéno-carcinome de nature très maligne, car il gagne rapidement le tissu conjonctif péri-utérin et la vessie. 3) Le *cancer du corps de l'utérus* est souvent un adéno-carcinome justiciable de la cure radicale.

Quant à Winter (1), dans son étude sur les récidives du cancer de l'utérus il insiste surtout sur le rôle de l'inoculation opératoire. C'est dans le cas de cancer du corps que celle-ci est rare, cela tient à ce que le néoplasme ne touche pas les bords de la plaie.

Enfin M. Texier (2) pense que « la forme interstitielle et la forme ulcéreuse sont les plus malignes ; la forme végétante évolue moins vite et donne des résultats opératoires beaucoup plus favorables ».

En somme, aujourd'hui comme il y a douze ans nous pouvons dire, avec M. Bouilly (3), que « la variété histologique importe peu au point de vue pratique. Cependant la récidive est fréquente dans la muqueuse vaginale après le cancer superficiel du col ; elle se fait surtout dans le tissu péri-utérin quand le cancer débute par un nodule infiltré dans le col ou par l'invasion de la muqueuse du col ». Cette incertitude tient évidemment à notre ignorance actuelle sur la nature même du cancer. Quelle que soit la variété histologique du cancer, la première opération à faire devrait donc, en principe, porter non seulement sur l'utérus, mais sur les tissus péri-utérins, les ganglions principalement. *Il est donc évident qu'aucune variété de cancer ne peut être traitée radicalement par l'hystérectomie vaginale.* Par la voie abdominale peut-on enlever tous les tissus et surtout tous les ganglions dégénérés ? Voyons donc si ceux-ci sont nombreux et où ils siègent.

B. — **Territoire lymphatique de l'utérus.** — Voici la description du territoire lymphatique de l'utérus et de ses annexes

(1) Winter. *Centrabl. f. Gynæk.*, 1893, p. 524.

(2) Texier. *Indications de l'hystérectomie vaginale dans le traitement du cancer du col de l'utérus.* Thèse Bordeaux, 1897.

(3) Bouilly. Diagnostic précoce du cancer de l'utérus. *Semaine méd.*, 1886, p. 474.

d'après les recherches de Morgagni, Cruiskank, Mascagni, Fridolin, Léopold, Sappey, Cruveilhier, Lucas-Championnière, Mierjewsky, Poirier, Wallich, Peiser.

Donnons tout d'abord le résumé de la description de M. P. Poirier :

Les *vaisseaux lymphatiques du col utérin* nés des couches muqueuse et musculaire apparaissent sur toute la périphérie du col en formant de véritables cercles lymphatiques à directions transversales ; ils cheminent dans le tissu cellulaire péri-utérin, convergent vers les parties latérales du col, se placent ensuite autour de l'artère et de la veine utérine en se dirigeant comme ceux-ci transversalement en dehors. Ils passent en arrière de l'uretère, suivent le bord inférieur du ligament large, gagnent la paroi latérale du bassin et finalement ils se jettent dans les ganglions lymphatiques situés dans l'angle de bifurcation de l'artère iliaque primitive. Ceux-ci sont au nombre de deux ou trois. Le plus élevé de ces ganglions occupe le sommet de l'angle que forment l'iliaque externe et l'hypogastrique ; il répond au détroit supérieur du bassin et recouvre en partie la veine iliaque externe. Les deux autres ganglions, plus petits, sont placés le long et en avant de l'artère hypogastrique, par conséquent dans la cavité pelvienne et appliqués à la paroi interne de celle-ci au niveau du bord externe ou pelvien du ligament large. Dans cette description M. Poirier n'admet pas l'existence du ganglion lymphatique péri-cervical décrit par M. Lucas-Championnière ; il n'y a à ce niveau qu'un plexus, un enroulement lymphatique.

Les *lymphatiques nés du corps de l'utérus* convergent vers les angles utérins ; ils s'engagent dans le bord supérieur du ligament large, s'accolant à l'artère utéro-ovarienne ; ils suivent le trajet de celle-ci pour remonter jusqu'à un groupe de ganglions lombaires situés au-devant de la veine cave et de l'aorte et à des ganglions situés au-devant des vaisseaux iliaques primitifs, ceux-ci allant se continuer avec ceux de la veine cave et ceux de l'aorte, l'ensemble de ces ganglions formant ainsi une chaîne non interrompue.

Quelques lymphatiques de l'utérus se rendent encore aux ganglions de l'aine par le ligament rond ; ce groupe de lymphatiques naît surtout de la partie de l'utérus qui répond à l'insertion utérine de ce ligament ; aussi « l'inflammation ou la dégénérescence des ganglions inguinaux au cours d'une affection utérine permet de supposer que l'affection occupe la partie supérieure et antérieure du corps de l'organe » (Poirier).

Les deux groupes de lymphatiques, ceux du col et ceux du corps, sont unis par des anastomoses au niveau de l'isthme.

Les valvules dans ces lymphatiques ont leur concavité dirigée vers les ganglions lymphatiques ; mais il ne faut pas exagérer l'importance de la direction des valvules dans le système lymphatique; l'évolution rétrograde est fréquente d'après Cruiskank, Strauss, Reklinghausen, Sappey, Poirier.

Les *lymphatiques de la trompe, ceux de l'ovaire*, s'anastomosent avec ceux du bord de l'utérus et vont aux ganglions lombaires.

Les *lymphatiques du tiers supérieur du vagin* se confondent avec ceux du col et se rendent aux ganglions placés dans la bifurcation des deux artères iliaques. Les lymphatiques du *tiers moyen du vagin* suivent le trajet de l'artère vaginale et se rendent à un ou deux ganglions situés sur les côtés du rectum, dans les angles du bouquet artériel que forment la vaginale, l'ombilicale et l'iliaque interne (Poirier).

M. Poirier a beaucoup insisté sur des lymphatiques qui se développent dans les adhérences péri-utérines. Ce fait est très important au point de vue qui nous intéresse, car au cours de l'envahissement du bassin par le néoplasme, la propagation se fait non seulement par contiguïté et par la voie lymphatique normale, mais aussi par des lymphatiques anormaux qui se développent dans des adhérences utéro-vésicales, ou utéro-rectales. La vessie est fréquemment envahie par le cancer, et cependant il n'y a pas de lymphatiques qui vont normalement de l'utérus à la vessie (1). Cette propagation rapide et souvent pré-

(1) Voir PASTEAU. *État du système lymphatique dans les maladies de la vessie et de la prostate.* Thèse Paris, 1898.

coce doit se faire, à notre avis, par les troncs lymphatiques néoformés dans les adhérences.

Russell (1) a repris dernièrement l'étude des ganglions tributaires de l'utérus ; sa description est semblable à celle de M. Poirier dont il semble ignorer les recherches. Il émet une affirmation qui peut avoir son intérêt, c'est que : chez une malade, des ganglions lombaires hypertrophiés considérés comme néoplasiques étaient simplement inflammatoires, car le microscope n'y décela aucun élément cancéreux.

Les recherches de Peiser (2) ont confirmé, en grande partie, la description de Cruveilhier et celle de Poirier. Les lymphatiques de l'utérus se rendent : 1° aux ganglions iliaques externes de chaque côté de l'artère iliaque externe ; 2° aux ganglions hypogastriques dans l'espace compris entre les vaisseaux iliaques externes et hypogastriques ; 3° aux ganglions sacrés latéraux sur les parties latérales de la face antérieure du sacrum (les ganglions sacrés, médians, appartenant au rectum, sont situés dans le méso-rectum ; 4° aux ganglions lombaires situés devant l'iliaque primitive, la veine cave inférieure, l'aorte abdominale. La bifurcation de l'aorte marque la limite entre les ganglions lombaires inférieurs et supérieurs. Les lymphatiques du col vont aux ganglions iliaques internes; ceux-ci forment une première étape dans l'envahissement ganglionnaire. Pour Peiser, les lymphatiques du col se rendent aussi aux ganglions sacrés latéraux placés sur la veine hypogastrique et ces ganglions sont en communication directe avec les ganglions hypogastriques et les ganglions lombaires. Ceux-ci sont la dernière étape des lymphangites cancéreuses du col et du corps utérin.

Quant aux troncs lymphatiques eux-mêmes, qui partent du col, ils présentent la topographie suivante : Deux ou trois troncs

---

(1) Russell. The operative significance of metastase and post-operative recurrence in carcinome of the uterus. *Americ. J. of obst.*, 1866, p. 851.

(2) Peiser. Cancer du col utérin et hystérectomie abdominale totale. *Zeitschrift f. Geburt. und Gynäk.*, 1898, t. XXXIX, 2e fascicule, p. 259. Voir à la fin du travail de Peiser une bibliographie complète sur les lymphatiques utérins.

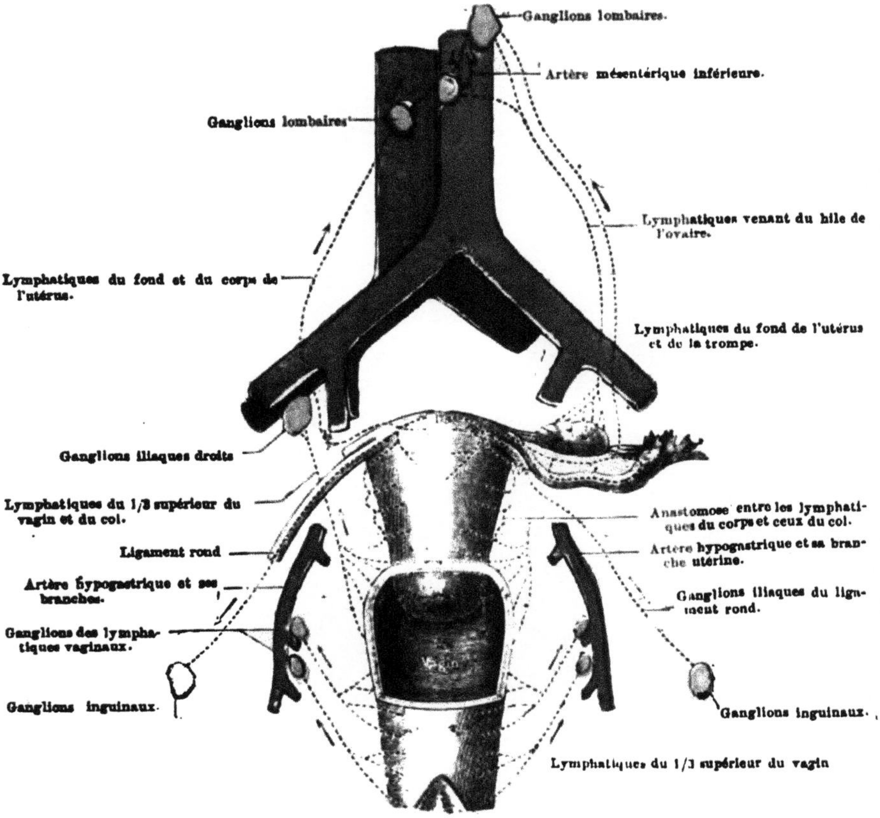

PLANCHE I

Système ganglionnaire dépendant de l'utérus (Schéma d'après POIRIER).

G. Steinheil, Éditeur.

PLANCHE I

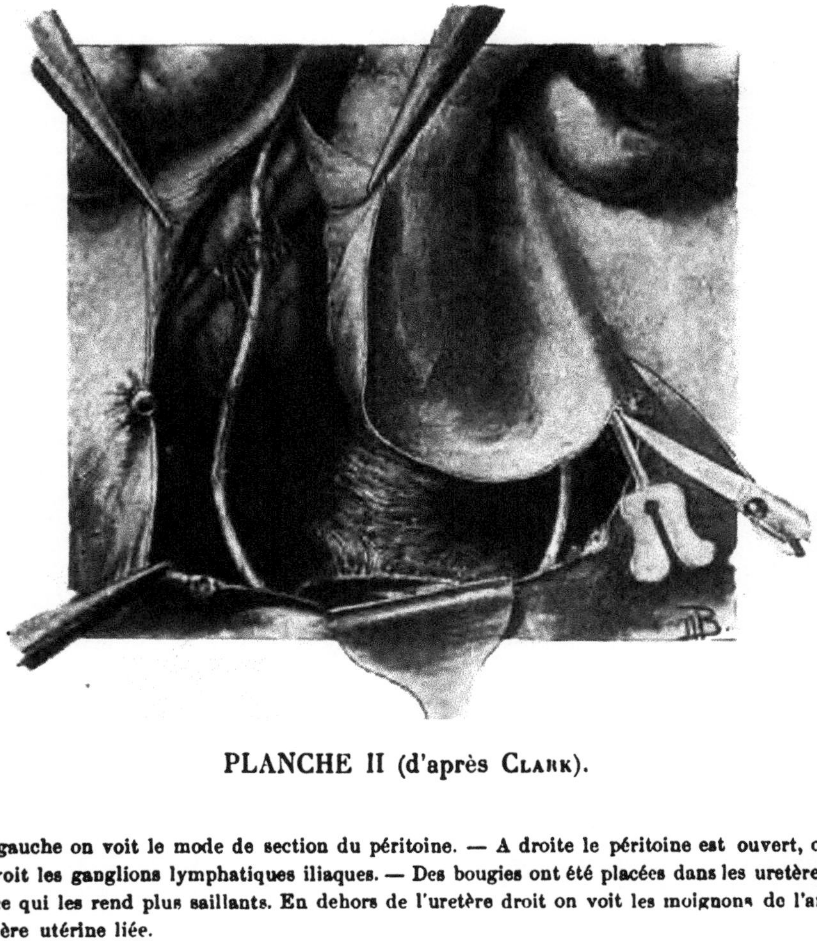

PLANCHE II (d'après CLARK).

A gauche on voit le mode de section du péritoine. — A droite le péritoine est ouvert, on voit les ganglions lymphatiques iliaques. — Des bougies ont été placées dans les uretères, ce qui les rend plus saillants. En dehors de l'uretère droit on voit les moignons de l'artère utérine liée.

G. Steinheil, Éditeur.

suive

sent l

obtur

D'a

ccau

en ar

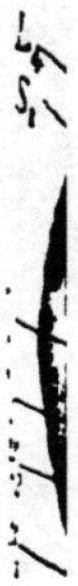

té

pi

su

ch

ca

gé

suivent l'artère utérine dans la base du ligament large, croisent l'uretère, les vaisseaux hypogastriques, l'artère et le nerf obturateur et aboutissent aux ganglions de l'iliaque interne.

D'autre part, deux ou trois autres troncs lymphatiques cervicaux suivent d'abord le ligament large, puis ils se dirigent en arrière à travers le ligament utéro-sacré, vers la paroi pos-

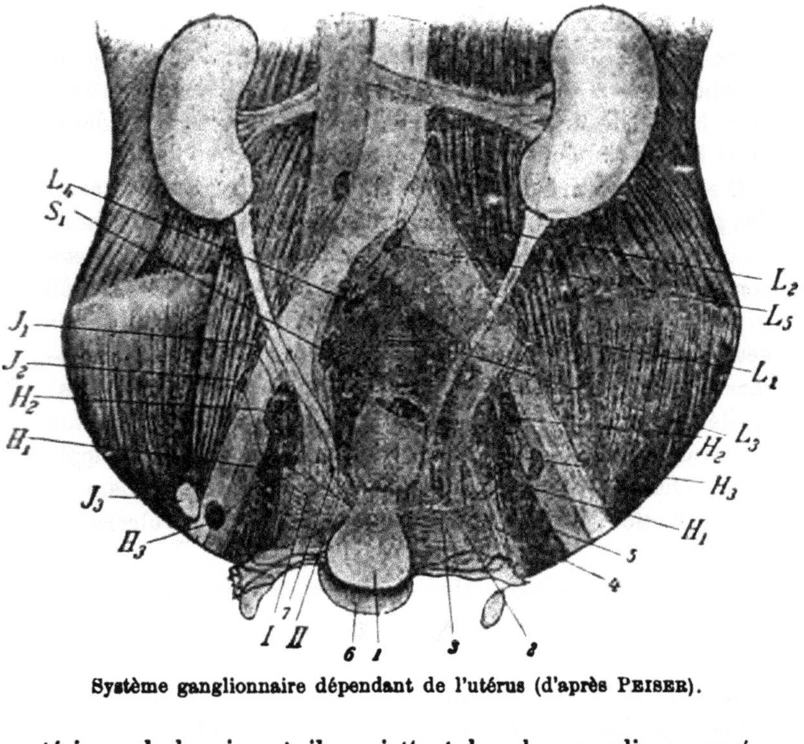

Système ganglionnaire dépendant de l'utérus (d'après PEISER).

térieure du bassin, où ils se jettent dans les ganglions sacrés placés près de la bifurcation des vaisseaux iliaques primitifs.

C. — **Quelles sont les lésions des lymphatiques et des ganglions dans les cas de cancer utérin?** — De tout temps les chirurgiens se sont préoccupés des lymphatiques et des adénites cancéreuses dans le cas de cancer utérin. Mais ils étaient obligés de les respecter. Puisque actuellement par la voie abdominale il faut chercher à les enlever, nous devons nous efforcer de préciser leur date d'apparition, leur topographie, leur envahissement, etc.

En 1863, Winter conclut des statistiques de Wagner, Blau, Dybowsky et des siennes que le cancer n'envahit pas les ganglions avant d'avoir envahi les ligaments larges. Mais cette opinion est erronée et s'explique par ce fait que l'auteur n'avait pas fait d'examen histologique et cette erreur est importante à relever, car le chirurgien se souviendra qu'il ne peut affirmer avoir à sectionner dans des tissus sains que si l'examen histologique a été pratiqué. C'est là un fait évident, mais il a besoin d'être rappelé.

D'après Roger Williams (1), sur 78 cas d'autopsie, il y avait des ganglions néoplasiés évidents dans 56 cas et il est facile de constater que chaque ganglion néoplasié devient un nouveau centre d'irradiation. Les ganglions iliaques sont pris dans 56 p. 100, des cas. Les ganglions lombaires sont rarement envahis seuls (2 fois sur 78 cas); les ganglions inguinaux étaient néoplasiés 6 fois sur 78 cas ; les ganglions mésentériques 3 fois. L'adénopathie sus-claviculaire gauche a parfois été notée deux ans avant la mort ; c'est cependant le plus souvent un signe de la fin. Quand tous ces ganglions suppurent, dit Williams, c'est que l'infection pyogène vient le plus souvent de l'ulcération initiale.

D'autre part, les recherches de Peiser, confirmées par celles de Riess, sont bien désespérantes. Se basant sur les travaux de Dittrich, Cruveilhier, Pawlick, Russell, Peiser affirme que les *vaisseaux et les ganglions lymphatiques du col sont touchés dans 50 p. 100 des cas, au moment où la malade vient consulter le chirurgien*. De plus, pour Mackenrodt, Seelig, Gussenbauer, Schuchardt, Clark, *même dans les cas où le cancer du col paraît être tout à fait au début de son évolution et*

(1) Roger Williams. Morphologie du cancer de l'utérus. *British Gynec. Journal*, janvier, février 1896, analysé dans la *Semaine gynécologique*, 1896, p. 165.

que la malade présente des ligaments larges et des culs-de-sac en apparence parfaitement sains, les ganglions lymphatiques sont déjà touchés dans la plupart des cas. Mais, suivant nous, Peiser schématise un peu trop les étapes de l'infection ganglionnaire, quand il dit que la première étape est représentée par les ganglions hypogastriques et les ganglions latéraux, la deuxième par les ganglions iliaques externes; la troisième par les ganglions lombaires inférieurs. Suivant nous, une de ces étapes peut être brûlée pour ainsi dire par les greffes cancéreuses.

De plus, les ganglions lombaires ne représentent pas, à proprement parler, la dernière étape de l'envahissement du cancer utérin, car on peut observer encore l'adénopathie à très longue distance. Celle-ci s'explique par des greffes cancéreuses qui siègent dans le canal thoracique (cas de Chaput) (1), puis dans le triangle sus-claviculaire gauche (Troisier) (2), etc. Pour expliquer l'adénopathie inguinale, Martin admet une circulation lymphatique à rebours se faisant des ganglions iliaques aux ganglions inguinaux. Il faut admettre plutôt avec Troisier une lymphangite cancéreuse se faisant aux dépens des lymphatiques du ligament rond.

L'adénopathie à très grande distance peut être précoce, car nous avons constaté une phlegmasie du bras gauche au début d'un cancer du col utérin, chez une de nos malades de la Pitié.

On pourrait croire que les ganglions néoplasiés sont moins abondants dans le cancer de corps. Cependant les observations rapportées par Valat (3) ne plaident pas en faveur de cette hypothèse.

Quant à la généralisation proprement dite, elle est très rare.

---

(1) CHAPUT. *Société anatomique*, janvier 1888.

(2) TROISIER. L'adénopathie sus-claviculaire gauche dans le cancer abdominal. *Société méd. des hôpitaux*, 13 janvier 1888 et *Archives générales de médecine*, janvier 1889, et BELIN. *Adénopathies externes à distance dans le cancer viscéral.* Th. Paris, 1888 (G. Steinheil, éditeur).

(3) VALAT. *De l'épithéliome primitif du corps de l'utérus.* Thèse Paris, 1888. (G. Steinheil, éditeur.)

M. Cornil (1) n'en rapporte aucun cas dans les 34 observations que contient son mémoire. Des exemples en ont été rapportés cependant (Moricourt, Virchow). Pour Roger Williams, elle s'observerait dans 20 p. 100 des cas, contre 73 p. 100 dans les cancers du sein, ce qui tient à ce que celui-ci dure en moyenne 4 ans au lieu de 2.

Dans son excellente étude sur la morphologie du cancer utérin, Roger Williams étudie les propagations aux divers organes voisins. Sur un total de 78 autopsies, le vagin était envahi presque complètement 72 fois, à peine atteint 6 fois ; la vessie infiltrée, 56 fois, perforée 29; les lésions rénales étaient constantes, hydronéphrose 67 fois, compliquée 5 fois de pyélo-urétérite, ouverte 2 fois dans le péritoine ; 57 fois la lésion était bilatérale ; le rectum était infiltré 19 fois, perforé 10 fois. Dans 34 cas il y avait des adhérences fusionnant tous les organes pelviens ; néoplasie secondaire des trompes 18 fois, pyosalpinx 5 fois, hydrosalpinx 2 fois.

Disons enfin qu'en ce qui concerne la généralisation, Hofmeier pense que le cancer du corps se généralise moins vite que le cancer du col ; pour Roger Williams, la généralisation serait plus fréquente si une complication fatale n'abrégeait ordinairement la durée du mal. Quant à celle-ci, elle serait, pour cet auteur, de deux ans en moyenne.

D. — **Nature, fréquence et siège des récidives après l'hystérectomie.** — Disons tout d'abord que le mot récidive est mauvais, par la raison bien simple que si le néoplasme se reproduit, il faut avouer que c'est parce qu'il n'a pas été enlevé en son entier. Il est vrai que nous ne connaissons pas encore bien précisément la nature du cancer. Néanmoins les expressions « repullulation » ou « reviviscence » seraient bien plus exactes, à moins de supposer, ce qui n'est plus douteux, que c'est le chirurgien qui, avec son bistouri ou les pinces, inocule inconsciemment en d'autres points, une lésion primitivement limitée. Cela

(1) Cornil. Tumeurs épithéliales du col. *Journal de l'Anatomie*, juillet 1864.

est possible, mais non démontré. Mais comme nous le verrons, cette hypothèse doit entrer en ligne de compte dans la technique opératoire.

Nous allons constater maintenant que les récidives se font suivant deux processus, soit par propagation pure et simple de l'infection néoplasique, soit par inoculation opératoire.

a) Récidive vaginale. — Voici le cas typique qui nous montre le siège le plus fréquent de la récidive, trois mois après une hystérectomie vaginale : la récidive occupe la cicatrice et progressivement toute la partie droite de la vessie, toute la région comprise depuis l'iliaque primitive gauche jusqu'à la base du ligament large du même côté.

Winter (1) a montré que ces récidives vaginales occupent souvent des points qui, ordinairement, ne sont pas envahis par le néoplasme. Pour lui, la récidive vaginale est presque toujours due à l'inoculation opératoire. Elle est plus rare dans le cas de cancer du corps parce que l'inoculation est alors moins facile. Parfois, cependant, dit-il, la récidive vaginale est due à la présence de noyaux cancéreux qui n'ont pas été enlevés pendant l'opération.

b) Récidive vulvaire. — Les récidives vulvaires par inoculation directe existent. Ainsi, Niebergall (2) observa une malade qui était restée bien portante pendant quatorze mois après une hystérectomie vaginale pour carcinome. Or, au bout de ce temps, elle présenta une récidive à la partie supérieure droite de l'orifice vulvaire. Niebergall se souvint alors que pendant l'opération, la valve placée sur la paroi vaginale antérieure avait entamé la vulve, précisément au point où siégeait la récidive. Il s'agit donc très probablement d'une inoculation cancéreuse, la métastase par voie lymphatique paraissant impossible à Niebergall. Dans un cas de Rosner (3), la greffe cancéreuse se fit au niveau du point

(1) Winter. Sur les récidives du cancer de l'utérus, notamment sur les récidives par inoculation. *Centrabl. f. Gynäk.*, 1893, n° 23, p. 524.

(2) Niebergall. Métastase vulvaire par inoculation d'un carcinome du corps de l'utérus. *Arch. f. Gynäk.*, 1896, p. 491, t. LII.

(3) Rosner. *De l'inoculation du cancer de l'utérus.* Travail analysé dans la *Semaine gynécologique*, 1896, p. 215.

où le chirurgien avait pratiqué l'épisiotomie pour se donner un accès plus facile sur l'utérus néoplasié.

Dans le cas suivant de Calzavara (1), il faut, selon toute probabilité, invoquer la métastase lymphatique rétrograde du vagin. Il s'agit d'une femme ayant un carcinome du corps et du col utérin avec adénite cancéreuse inguinale ; il y avait, de plus, deux petites tumeurs de même nature et disposées systématiquement un peu plus haut que les caroncules myrtiformes. Le vagin était intact. La métastase rétrograde veineuse étant peu probable, il faut se rabattre sur la métastase lymphatique rétrograde par les lymphatiques allant aux ganglions inguinaux, à moins de supposer ici encore une inoculation directe.

c) Récidive pelvienne. — Elle se fait dans les organes pelviens, la vessie, le rectum, le péritoine et surtout dans les ganglions sus-décrits. C'est une *carcinose pelvienne diffuse* qui emporte la malade par infection ou par urémie consécutive à la compression des uretères. Enfin les ganglions qui compriment les veines iliaques et la veine cave donnent lieu à de la phlébite qui, par embolie, peut emporter la malade. Il serait évidemment important de savoir, comme il a été dit dans le rapport à la Société de chirurgie, dans quelles proportions la récidive se fait dans la muqueuse vaginale ou dans les ganglions. La plus grande fréquence de la récidive dans les ganglions serait une indication précieuse pour l'hystérectomie abdominale.

A défaut de renseignements précis sur ce point, les considérations qui précèdent vont nous permettre néanmoins d'établir avec quelque précision les indications de l'hystérectomie abdominale totale ; *le cancer utérin étant un cancer très grave, il faut lutter contre lui par une opération, aussi précoce et aussi étendue que possible.*

(1) Calzavara. Un caso di metastasi linfatica retrograda alla vagina di uno adeno-carcinom a dell'utero. *Gazetta degli Ospedali e delle Clinice*, 1896.

Indications et contre-indications de l'hystérectomie abdominale totale pour cancer.

La **première indication** est tirée de l'*âge du néoplasme*. Tous les auteurs sont bien d'accord pour affirmer que l'hystérectomie abdominale totale, *complétée de l'évidement ganglionnaire*, donnera ses meilleurs résultats dans le cas de cancer au début, soit du col, soit du corps. Il est certain que cet évidement constitue le temps principal de l'opération ; c'est la raison d'être de l'opération : c'est lui qui, pour ses partisans, fait de l'hystérectomie abdominale la seule opération radicale dans le cancer, si toutefois l'opération est faite à temps et complètement.

Par la voie vaginale cette dissection pelvienne serait laborieuse, délicate, dangereuse et illusoire. Pawlick cependant avait essayé de se contenter de cette voie. Nous verrons plus loin que la voie haute, qui ne donne pas toujours à cet égard une satisfaction complète, permet seule d'isoler l'uretère des tissus néoplasiques péri-utérins.

La **deuxième indication** à envisager est tirée du *siège du néoplasme*. Il semble démontré que le *cancer du corps* a une évolution plus lente que le cancer du col. L'envahissement lymphatique semble aussi plus lent. Cette hypothèse paraît pouvoir être déduite des opérations faites par la voie basse. Ainsi sur 14 cas d'hystérectomie vaginale pour cancer du corps, la guérison, soit très prolongée, soit définitive, a été observée dans plusieurs cas par Landau (1).

Le *cancer de la portion vaginale du col* semble aussi avoir une évolution anatomique relativement lente et relever de la voie haute qui permettra d'enlever jusqu'au tiers supérieur du vagin comme l'ont fait quelques chirurgiens.

Restent donc le cas de *cancers de la portion sus-vaginale*

---

(1) THUMING. Ueber 104 mit Totalexstirpation behandelte Fälle von Krebs der Gebärmutter. *Berlin. klin. Woch.*, 1898, p. 396.

du col et les *cancers de l'isthme de l'utérus* dont l'évolution est assez rapide et se complique de bonne heure de traînées lymphangitiques. Ici on peut dire que l'ablation totale des tissus néoplasiés, déjà hypothétique dans les cas précédents, devient alors une utopie.

Pour Rouffart, pour Jacobs, comme pour la plupart des auteurs, l'ablation par la voie haute est indiquée quand il s'agit soit de cancer du col au début, soit de cancer du corps, l'utérus étant encore mobile, et sans envahissement du tissu cellulaire péri-utérin, des lymphatiques, des ganglions et des culs-de-sac vaginaux. Cependant, dit Jacobs, par la voie abdominale on peut enlever plus largement les parois vaginales et le tissu cellulaire voisin que par la voie basse. Jacobs rejette l'opération dans les cas avancés avec fortes douleurs irradiées et envahissement du tissu cellulaire du ligament large, et il rejette la formule des chirurgiens américains qui choisissent la voie haute quand la voie basse n'est plus praticable.

Le *volume de l'utérus néoplasié, sa mobilité et l'étroitesse du vagin* doivent entrer aussi en ligne de compte. Von Rosthorn (1) (de Prague), en 1892, recommande beaucoup l'hystérectomie abdominale simple chaque fois que l'utérus est trop volumineux et peu mobile. Kustner (2) (de Breslau) ajoute que la *friabilité du col et l'existence d'adhérences péritonéales* doivent faire préférer la voie haute. Il est évident que la voie basse nécessitant dans ces conditions le morcellement utérin rend par ce fait l'inoculation vaginale plus fréquente. Dans un cas Freund préféra également la voie haute parce que le vagin était très étroit et le col très haut placé et non abaissable.

Il est évident que même dans les cas de prolapsus de l'utérus cancéreux, c'est encore à la voie haute qu'il faut avoir recours, car elle permet d'enlever les ganglions pelviens.

L'âge de la malade ne semble pas avoir grande importance.

(1) Von Rosthorn. *Prager med. Woch.*, 1892, n° 9.

(2) Kustner. *Monatsschrift f. Geburt. und Gynäk.*, 1897, et *Volkmann's Samml. klin. Vort.*, fév. 1898.

Ainsi Thuming, contrairement à beaucoup d'auteurs, ne croit pas que le cancer utérin soit plus grave chez les femmes âgées de moins de trente ans. Après l'opération la récidive n'est pas plus rapide, et des guérisons définitives ont été observées chez ces jeunes malades, après l'hystérectomie vaginale, comme chez des malades plus âgées.

De même l'âge avancé n'est pas une contre-indication. En effet, chez dix hystérectomisées de Landau âgées de 60 à 80 ans, six peuvent être considérées comme guéries définitivement.

Mais à ce dernier point de vue la comparaison ne peut pas être faite entre l'hystérectomie vaginale et l'hystérectomie abdominale même simple, cette dernière intervention étant sans aucun doute plus compliquée et plus longue, et partant, plus difficile à supporter par des malades déjà âgées. Il est assurément difficile de fixer une limite, mais l'âge de 55 ans nous paraît être la limite maxima, en supposant que la malade soit dans un excellent état général. A un âge plus avancé l'évolution du cancer peut être très lente, par conséquent, il vaut mieux ne pas faire courir aux malades les dangers d'une opération qu'en saine logique nous ne pouvons pas encore appeler radicale.

Les **contre-indications** se déduisent aisément de ce qui précède : quand après la laparotomie, qui jusqu'à un certain point peut être exploratrice, on constate que l'utérus est adhérent de toutes parts, au rectum et à la vessie surtout, quand les ligaments larges sont infiltrés de noyaux cancéreux sensibles à la palpation, quand le long des artères et veines iliaques et de l'uretère on sent des ganglions indurés volumineux plaqués contre les parois pelviennes, il vaut mieux refermer l'abdomen et se contenter de faire par la voie vaginale un curettage utérin s'il y a lieu. L'existence même soit d'une ou de deux salpingites suppurées, soit de collections péri-utérines suppurées d'origine lymphatique ou autres, soit enfin l'existence d'un fibrome peuvent très bien être considérées comme des contre-indications à l'intervention par la voie haute, étant donné que l'opération devient très complexe et peut facilement être suivie de septicémie péritonéale. Et cependant Freund a obtenu des guérisons dans ces conditions peu favorables. Par la palpation, même sous chloroforme, on ne peut reconnaître l'existence et l'étendue des ganglions néoplasiés ; toutefois nous pensons que le toucher rectal fait avec prudence et patience pourrait à ce point de vue donner de bons renseignements, puisque par ce toucher prolongé très loin, on peut sentir les uretères et la face interne de la cotyloïde. Trélat (1) et Fochier (2) ont d'ailleurs conseillé beaucoup ce mode d'exploration. Pour Rouffart (3), l'embonpoint peut être une contre-indication, car l'épaisseur des parois empêche d'arriver facilement dans le pelvis. En effet, chez notre troisième malade très adipeuse, l'opération fut des plus difficiles.

Dès lors nous avouons ne pas comprendre quelques chirurgiens américains, quand ils nous conseillent d'enlever par l'abdomen tous les cancers jugés inopérables par le vagin, c'est-à-dire quand ils déclarent intervenir dans tous les cas, même quand il existe un envahissement des ligaments larges ou lorsqu'il s'agit d'une récidive après l'hystérectomie vaginale. Nous avons dit plus haut pourquoi il fallait intervenir de bonne heure; d'ailleurs la pratique des américains nous semble des plus dangereuses, à tous les points de vue, non seulement pour les malades, mais aussi pour la méthode elle-même. Celle-ci ne tarderait pas à être complètement abandonnée, si elle était appliquée à tort et à travers. Et nous ne sommes pas encore prêts de voir « le jour où on pourra extirper ensuite le rein du côté malade ainsi que l'uretère, ou bien aboucher celui-ci dans le rectum, et, si la vessie est malade, on pourrait agir de même avec les deux uretères » (Bardenheuer) (4). Dans un cas de ce genre, Schnitzler (5) s'est contenté de faire l'implantation des deux uretères dans le rectum chez une femme qui avait un

(1) TRÉLAT. *Bulletin de la Société de chirurgie*, 24 juin 1885.

(2) FOCHIER et CONDAMIN. *Lyon médical*, juillet 1892, p. 339.

(3) ROUFFART. Du choix de l'intervention dans le traitement du cancer utérin. *Journal médical de Bruxelles*, déc. 1897.

(4) Cité d'après HEGAR et KALTENBACH. *Gynéc. opératoire*, p. 341.

(5) *Société médic. de Vienne*, 21 octobre 1898.

cancer inopérable de l'utérus ayant envahi la vessie. Mickulicz, cependant, dit qu'il ne faut pas se laisser arrêter par l'envahissement de la vessie ou du rectum, « ces deux organes n'étant pas indispensables pour l'existence » !

Techniques opératoires de l'hystérectomie abdominale totale pour cancer.

Nous allons exposer les différentes techniques opératoires, chacune séparément, et nous les envisagerons ensuite dans leur ensemble.

1° **Technique de Freund.** — Elle a été bien exposée par son élève Funke (1). Nous voyons que ce chirurgien se propose de curer le petit bassin comme on cure l'aisselle pour pratiquer l'excision de tous les lymphatiques et du tissu cellulaire lui-même. Freund fait vingt-quatre heures avant l'opération, l'incision circulaire du vagin autour du col utérin. Le lendemain seulement, il enlève l'utérus par la voie abdominale. On circonscrit l'utérus et les ligaments larges au moyen de grandes incisions ; dissociation et ablation du tissu cellulaire du ligament large ; ablation des ganglions iliaques, après avoir fait sur le péritoine pariétal une incision parallèle à l'uretère. Si les ganglions sont trop adhérents aux vaisseaux, Freund les laisse en place. Dans certains cas, ce chirurgien fait le renversement du moignon dans le vagin. Enfin si les végétations cancéreuses du col sont trop exubérantes, il en pratique l'ablation dans une séance opératoire antérieure.

2° **Technique de Riess.** — La veille de l'opération : nettoyage du col par le vagin, et suture du museau de tanche avec de la soie, ou autoplastie avec un lambeau vaginal pour oblitérer l'orifice. Cela évite la dissémination des produits septiques dans le ventre, au moment de l'ablation de l'organe par la laparotomie. La malade étant anesthésiée, on cherche à sentir les ganglions pelviens par le vagin et par le toucher rectal combiné au palper hypogastrique.

(1) FUNKE. *Zeitschrift f. Geburt. und Gynäk.*, t. XXXIX, n° 3, p. 435.

Opération. — **Premier temps.** *Incision du vagin autour du col utérin par la voie vaginale.*

Deuxième temps. *Ouverture du ventre.* — a) Ligature des vaisseaux ovariens, puis section du ligament large et application d'un clamp sur le moignon utérin du ligament;

b) Incision du péritoine d'abord au niveau de l'uretère, puis au dessus de l'iliaque primitive, et dissection de ce conduit jusqu'à la hauteur de la bifurcation des vaisseaux iliaques primitifs ;

c) On applique alors des ligatures sur le ligament large en dehors de l'uretère, et des clamps le long de l'utérus, après avoir sectionné le ligament ;

d) L'uretère est ensuite de nouveau disséqué jusqu'au niveau de la face postérieure de la vessie ; après quoi on dissèque le péritoine de la face antérieure de l'utérus jusque près de la vessie ;

e) Ligature des vaisseaux utérins (artère et veines) près de leur origine;

Cela fait, on s'efforce d'enlever tout le tissu cellulaire pelvien en disséquant autant que possible la région des vaisseaux iliaques externes et internes. On s'efforce aussi d'enlever le plus de ganglions possible dans le méso-rectum et au niveau des vaisseaux hypogastriques.

Après avoir répété les mêmes manœuvres du côté opposé, on pratique une incision au niveau du cul-de-sac de Douglas, et avec le doigt on effondre le vagin dont on résèque une partie, ce qui achève le détachement de l'utérus ; on bourre le reste du vagin de haut en bas avec de la gaze iodoformée.

Enfin, on suture les lames péritonéales divisées au cours de l'intervention pour la dissection des ganglions, etc.

Ce qui caractérise la technique de Riess, c'est que si les ganglions sont tuméfiés, immobiles, adhérents, il ne les enlève pas pas et dans ces cas il laisse l'utérus. *L'ablation de celui-ci ne doit être pratiquée que si les ganglions paraissent sains.*

a) 3° **Technique de Pelser.** — Introduction de sondes fines dans les deux uretères suivant la méthode de Clark ;

---

(1) Dès lors pourquoi Riess conseille-t-il de les enlever ?

b) Ouverture du ventre ;

c) Ligature des vaisseaux utéro-ovariens à la partie la plus élevée et la plus externe des ligaments larges ;

d) Première incision du péritoine pariétal, parallèle à l'uretère, et s'étendant jusqu'au point de bifurcation de l'artère iliaque primitive; cette incision doit être faite sur une sonde cannelée ;

e) De cette première incision péritonéale, on en fait partir deux autres courbes, passant l'une en avant, l'autre en arrière de l'utérus ;

f) Dissection prudente du péritoine, de manière à tailler les deux lambeaux péritonéaux, en avant et en arrière de l'utérus;

g) On découvre d'abord les ganglions situés en dehors de l'iliaque primitive, et on les enlève. Ce sont les ganglions iliaques externes ;

h) On enlève ensuite les ganglions hypogastriques et tout le tissu cellulaire compris dans le triangle formé par l'artère iliaque externe, l'artère hypogastrique et le pubis ; toutes ces manœuvres doivent s'effectuer sans le secours d'un intrument tranchant ;

i) On dissèque, et l'on nettoie ensuite tout ce qui se trouve en dedans de l'artère hypogastrique et en arrière de celle-ci, près de l'origine de l'artère utérine ;

j) Ligature des vaisseaux utérins et section entre deux ligatures ;

k) Ablation de tout le ligament large, en ayant bien soin de refouler l'uretère en dehors, de manière à l'éviter ;

l) On attaque les *ganglions sacrés*, que l'on enlève avec le tissu cellulaire voisin ;

m) On curette le *Douglas ;*

n) On nettoie tout ce qui se trouve entre la vessie et l'utérus, mais en ayant soin de ménager l'uretère ;

o) Incision du vagin à un centimètre et demi au-dessous du col, avec le thermocautère ;

k) Réunion des lames péritonéales.

4° **Technique de Clark** (1). — *Cathétérisme préalable des uretères* :

a) Introduction des bougies dans les uretères après avoir cocaïnisé la vessie. Cela permet de gagner du temps et de conserver les forces de la malade pour l'opération ;

b) La malade est mise dans la position de Trendelenburg et l'on fait une incision abdominale assez longue pour avoir les mouvements libres en manœuvrant au fond du pelvis ;

c) Ligature de la partie supérieure du ligament large avec l'artère ovarienne ; division circulaire du péritoine vésico-utérin du côté opposé ; on repousse la vessie et on écarte les feuillets du ligament pour découvrir l'artère utérine ;

d) *Dissection de l'artère utérine jusqu'à 2 centim. de l'utérus, au delà de sa branche vaginale et ligature de ce vaisseau ;*

e) Dissection de l'uretère libre dans la base du ligament large ;

f) Ligature de ce qui reste du ligament large près des vaisseaux iliaques et ce fragment est détaché du bassin ;

g) On pousse la dissection bien au delà de la zone carcinomateuse même quand le col semble être atteint ;

h) Mêmes manœuvres du côté opposé ;

i) Perforation du vagin avec des ciseaux pointus en tirant sur l'utérus avec des pinces à griffes de façon à faire des tractions sur le vagin et à tendre ses parois, ligaturer par petits segments (1 centim.) et section de chaque segment après l'avoir lié ;

j) Introduction de la gaze iodoformée par en haut dans l'espace vide laissé par l'hystérectomie ; cette mèche sort par le vagin ; réunion au-dessus du péritoine rectal et vésical par une suture continue à la soie fine.

k) Irrigation de la cavité pelvienne et fermeture de l'abdomen sans drainage.

5° **Technique de Chalot**. — *Ligature préalable des deux artères iliaques internes :*

Chalot (2) a proposé les transplantations systématiques des

---

(1) Clark. Dix cas de cancer de l'utérus opérés par une méthode d'hystérectomie radicale. *Johns. Hopkin's hospital. Bull.* Fasc. 1896, p. 37.

(2) Chalot. *Indépendance méd.*, 16 septembre 1896.

deux uretères dans la vessie et la ligature préventive des deux iliaques internes pour extirper le cancer diffus de l'utérus par l'abdomen. Howard Kelly fit la ligature préalable des utérines en dehors des uretères, et Polk la ligature préalable « de la branche antérieure de l'iliaque interne ».

Pryor (1) a proposé, en 1897, de lier tout d'abord les deux iliaques internes et de procéder ensuite à une ablation large de l'utérus et des tissus qui l'entourent pour réopérer des cancers récidivés après l'hystérectomie vaginale.

Ce chirurgien fait remarquer que, à part les ganglions du méso-rectum nourris par la mésentérique inférieure, les ganglions pelviens dégénérés sont tous tributaires de l'iliaque interne ; de plus, cette hémostase serait un moyen d'arrêter le développement des tissus dont l'ablation est impossible. Montgomery (2) a aussi recommandé cette méthode.

Cette ligature préalable des artères iliaques internes peut, à notre avis, rendre de grands services. Ainsi Lennander (3) affirme que la compression d'une des artères iliaques primitives pratiquée un peu au-dessus de la symphyse sacro-iliaque, surtout si cette compression comprend en même temps l'artère utéro-ovarienne voisine, procure une hémostase presque complète dans toute la moitié correspondante du petit bassin.

Legueu (4), chez une de ses opérées, fit la ligature de l'iliaque primitive à gauche et celle de l'iliaque interne à droite.

6° **Technique de Jacobs** (5). — *Opération en deux temps : ablation du corps d'abord et du col ensuite.* — Par la voie vaginale, cautérisation du col très profonde avec le thermocautère. Laparotomie dans la position de Trendelenburg. Le paquet utéro-annexiel est attiré hors des parois abdominales.

---

(1) PRYOR. *Loc. cit.*

(2) MONTGOMERY. Carcinome utérin. *Med. Record*, 1er mai 1897.

(3) LENNANDER. Compression intra-abdominale temporaire de l'aorte ou d'une de ses grosses branches dans certaines opérations pratiquées sur le bassin et l'abdomen. *Centralbl. f. Ginæk.*, 1897, n° 17.

(4) LEGUEU. *Société de chirurgie*, déc. 1898.

(5) JACOBS. *Loc. citato.*

Les ligaments larges sont incisés en dehors des annexes et trois petites pinces de Péan sont placées sur les artères ovariennes, utérines et sur les ligaments ronds. L'incision des ligaments larges porte jusqu'au niveau de l'orifice interne. Le col est incisé rapidement transversalement et la masse utérine est enlevée avec les annexes. On promène le thermocautère sur la surface de section du col et dans la lumière du canal cervical. Tous les ganglions épars dans le tissu cellulaire et le long des vaisseaux sont enlevés. Les ligaments larges sont ensuite fermés par un surjet jusqu'au voisinage du col, puis celui-ci est enlevé. Pour cela, une des branches des ciseaux étant introduite dans le canal cervical, le col est incisé de haut en bas et le vagin ouvert, l'index placé dans les culs-de-sac permet de sectionner tout autour du col et en dehors du néoplasme. Finalement, on fait des sutures pour fermer en bas la cavité péritonéale.

Onze malades ont été opérées ainsi ; dix guérirent ; la onzième est morte de pneumonie double quelques jours après l'opération. Dans trois cas dans lesquels les ganglions n'avaient pu être enlevés en totalité, la récidive survint du 3ᵉ au 5ᵉ mois.

Rouffart (de Bruxelles) (1) pratique tout d'abord par la voie basse la désinsertion du vagin à l'aide du thermocautère ; il détache la vessie et il tamponne le vagin, puis par la voie haute il fait l'excision utérine et ganglionnaire.

7° **Méthode de Penrose.** — La méthode abdomino-vaginale est préférée par Penrose (2) pour cette raison capitale que le temps septique de l'opération est pratiqué en dernier lieu, le col infecté et dégénéré étant enlevé à la fin de l'opération par le vagin. De plus, par en bas son ablation est facilitée par la libération préliminaire de l'utérus qui a été séparé de ses ligaments et de la vessie par la voie abdominale.

Veit, Bröse, Küstner, sont aussi parmi ceux qui jugent plus

(1) ROUFFART. *Bullet. de la Société belge de Gynéc.*, 1898, n° 7, p. 129.

(2) PENROSE. Hystérectomie abdominale et vaginale combinées. *Americ. J. of Obst.*, 1896, p. 822.

prudent de terminer l'opération par le vagin pour éviter l'infection du péritoine par le col infecté.

Voici maintenant en quoi les techniques de MM. Terrier, Quénu, Michaux, Reynier, Faure, diffèrent des précédentes.

M. Terrier enlève l'utérus selon les règles presque classiques, soit en un temps en sectionnant le vagin, d'abord en avant, puis peu à peu à droite et à gauche. Ou bien, si l'utérus est trop gros, il fait d'abord une hystérectomie supra-vaginale, enlevant ensuite le col comme une tumeur sans les pinces multiples que M. Reynier place pour obtenir l'hémostase temporaire; il préfère la ligature qui a l'avantage de ne pas encombrer le champ opératoire.

Dans l'opération qu'il a rapportée, **M. Quénu** a employé approximativement le procédé de bascule latérale, dit procédé des Américains. L'uretère a été mis à nu et repoussé en dehors pour permettre l'ablation des prolongements du néoplasme utérin. L'artère utérine fut liée à son origine. Il n'y avait pas de ganglions iliaques. L'utérus a été sectionné sur la ligne médiane pour faciliter la pénétration dans le vagin et la section transversale de celui-ci au-dessous du cul-de-sac.

M. Reynier (1) fait tout d'abord par le vagin une incision circulaire au bistouri, tout autour du col, en n'intéressant que la muqueuse vaginale, puis il agit par la voie abdominale. Mais l'auteur ne parle pas de l'ablation des ganglions pelviens. Quant à l'uretère, il est isolé et écarté par un aide, afin de ne pas gêner l'application des pinces.

Celles-ci doivent être placées en dehors du néoplasme, et ce n'est qu'à la fin de l'opération qu'elles sont remplacées par les ligatures.

Notre collègue **J.-L. Faure** (2) conseille fortement son procédé d'hystérectomie abdominale totale par section médiane préliminaire. Cependant, d'après Walter Tate (3), la rétention de pus

---

(1) REYNIER. *Congrès de chirurgie de Paris*, 1898.

(2) FAURE. *Ibidem*.

(3) WALTER TATE. *Brit. med. J.*, 11 déc. 1897.

dans la cavité de l'utérus cancéreux s'observe dans 62 p. 100 des cas, d'où les critiques que M. Terrier a adressées à ce procédé.

Envisageons maintenant dans leur ensemble toutes ces techniques opératoires.

En ce qui concerne les opérations préliminaires, le curettage du col utérin, dans le cas de cancer du col et la suture de l'orifice utérin dans le cas de cancer du corps ont été pratiqués souvent dans une séance opératoire préalable. On ne saurait évidemment trop recommander ces différentes précautions.

L'incision préalable du vagin au pourtour du col a aussi ses partisans (Freund, Bardenheuer, Reynier). Il est certain que dans les cas de cancer avancés du col, cette incision vaginale préalable évitera d'entrer dans la vessie ou dans le rectum au moment où par l'abdomen on cherche à isoler le col néoplasié.

Quant à l'ablation de l'utérus, quel que soit le procédé technique employé, elle doit être faite largement. Le procédé de bascule de droite à gauche ou vice versa nous a paru plus commode que celui qui consiste à effondrer d'abord le cul-de-sac antérieur ou le cul-de-sac postérieur. *Tout dépend du siège et de l'étendue des lésions.*

Le plus simple serait d'aller tout d'abord droit vers les utérines pour faire l'hémostase le plus vite possible. Rappelons que dans un cas, l'un de nous n'a pas pu trouver les artères utérines, probablement comprimées et atrophiées par un cancer cervical d'apparence squirrheuse. La ligature des artères utérines peut donc présenter des difficultés et nous sommes étonnés que cette circonstance ne soit pas plus souvent signalée.

La friabilité de l'utérus peut rendre l'ablation très compliquée. Tantôt c'est le corps qui se déchire, tantôt, même sous de faibles tractions, le corps se détache dans la main de l'opérateur et le col reste en place. Dans une de nos observations, les végétations du col paraissaient très dures, mais, au niveau de l'isthme, l'utérus très friable fut déchiré complètement au cours de l'opération.

A notre avis, cette friabilité est une cause fréquente d'infection péritonéale consécutive. C'est pourquoi nous ne sommes pas enclins à employer la technique recommandée par notre excellent ami Faure, c'est-à-dire la section médiane de l'utérus initiale, permettant de décortiquer ensuite facilement chaque moitié des masses formées par l'utérus et ses annexes.

Quant à l'instrument d'exérèse, c'est aux ciseaux que la plupart des chirurgiens ont eu recours. Cependant étant donné que Mackenrodt (1), Jordan, Henrotay, ont recommandé l'emploi du thermocautère et même du galvano-cautère pour l'hystérectomie vaginale, afin d'éviter les inoculations opératoires, l'idéal serait évidemment d'employer ces instruments par la voie haute, mais la question des escarres à éliminer permet de comprendre l'hésitation, même si ces escarres restaient aseptiques, ce qui est toujours hypothétique.

Les adhérences péri-utérines sont souvent difficiles à rompre. Notons cependant que dans un de nos cas, l'utérus et la vessie paraissaient tout d'abord très adhérents, cependant le plan de clivage fut facile à trouver.

Les déchirures de la vessie ont été notées plusieurs fois. Dans les cas de Freund, de Legueu, de Jacobs, de Rosthorn, la plaie a été suturée, sans incident consécutif.

Les adhérences au rectum et la perforation de celui-ci sont rarement signalées.

Le grand avantage, dit-on, de la voie haute c'est de pouvoir enlever deux ou trois centimètres de l'extrémité supérieure du vagin. Cela est exact, mais il faut dire aussi que si le cancer est déjà si étendu, la cure radicale devient des plus problématiques. Ce temps de l'opération est d'ailleurs des plus difficiles surtout chez les femmes très adipeuses.

Pour éviter l'uretère au cours de l'opération, nous avons vu que Clark puis Kelly ont conseillé de les cathétériser. Dans les cas de cancer limité au corps avec peu de ganglions iliaques, le décollement du péritoine, tout au moins dans un de nos cas,

(1) Mackenrodt. *Centralbl. f. Gynäk.*, févr. 1896, p. 126.

a permis de soulever l'uretère en même temps que la séreuse et ce conduit a pu être respecté. Mais si des ganglions ou si des masses néoplasiques englobent l'uretère, le cathétérisme nous paraît indispensable.

Enfin si l'uretère était coupé, il faudrait, à l'exemple de Freund, pratiquer l'urétéro-cysto-néostomie.

Quant au temps opératoire qui consiste à enlever les ganglions iliaques ou sacrés, il est évident qu'il ne doit être pratiqué que si ces ganglions ne sont pas trop nombreux ni trop adhérents aux vaisseaux, car s'il en était ainsi, il faudrait, à l'exemple de Freund, les laisser en place. Ce temps est le plus délicat de l'opération il doit être fait lentement et méthodiquement, de même que l'ablation du tissu cellulaire qui entoure soit l'uretère, soit les ganglions iliaques. La veine iliaque, l'uretère iliaque ont été blessés par Riess, l'iliaque externe par Rosthorn, etc.

Il est évident que le drainage vaginal doit être pratiqué ; le drainage abdomino-vaginal présenterait même des avantages, suivant nous, dans les cas où l'infection péritonéale serait à craindre. Disons cependant que, comme nous l'avons déjà dit, Jacobs et d'autres chirurgiens n'hésitent pas à fermer le vagin par un surjet et par-dessus ils suturent au catgut le péritoine pelvien.

(A suivre.)

LES PÉDICULES VASCULAIRES DE L'UTÉRUS

Ligament large.
Gaine hypogastrique. — Fossette ovarienne (1).

Par **Pierre Fredet**,
Prosecteur à la Faculté de médecine de Paris.

Chez l'adulte, on voit pénétrer dans le bassin, au niveau du détroit supérieur, sensiblement au point de division des artères iliaques primitives, un cordon qui se dirige obliquement vers l'angle de l'utérus (normalement antéfléchi sur le vivant), c'est-à-dire en bas et en avant. Il est formé de fibres lisses, contient une artère et des veines. On lui a donné différents noms : cordon utéro-ovarien, ligament infundibulo-pelvien, ligament rond postérieur, etc., qu'on ne saurait, à vrai dire, considérer comme absolument synonymes. Nous l'appellerons *cordon des vaisseaux tubo-ovariens*, ou mieux, peut-être, *cordon des vaisseaux spermatiques internes*, car la présence de vaisseaux dans son intérieur est sa caractéristique principale.

La corne utérine se trouve à notable distance au-dessus du plancher pelvien ; le cordon vasculaire, qui soulève simplement le péritoine au niveau de la bifurcation iliaque, doit donc se pédiculiser pour arriver à destination et semble entraîner un méso

(1) Ce mémoire est détaché de notre thèse sur les « artères de l'utérus » (Paris, 1899, G. Steinheil, édit.) dont il constitue le premier chapitre. Plusieurs des documents et des dessins qui y sont contenus ont déjà paru dans le *Journal de l'Anatomie*, publié sous la direction de M. Mathias-Duval. M. Alcan, éditeur, a bien voulu mettre à notre disposition pour ces *Annales* les clichés des planches II, III, IV, et de nos figures 1, 2, 3 et 4 qui sont sa propriété Nous l'en remercions.

(v. Pl. I, etc.). Ce méso est le *ligament large*, lame péritonéale à deux feuillets, de forme à peu près triangulaire (v. Pl. III). Le bord supérieur ou faîte, épais, contient dans sa portion juxta-pelvienne le cordon vasculaire tubo-ovarien ; puis, quand le cordon atteint le pôle supéro-externe de l'ovaire et la frange ovarienne du pavillon, il est continué par la trompe en avant, l'ovaire et le ligament ovarien en arrière. Le cordon vasculaire se comporte, vis-à-vis de ces organes, comme un ligament qui les empêcherait de céder à leur poids, en les rattachant au détroit supérieur.

Le bord interne correspond au bord de l'utérus, les deux feuillets constituants de la cloison passant l'un en avant, l'autre en arrière de l'organe.

La base d'implantation, ou bord inférieur, descend de la bifurcation iliaque vers l'utérus, à l'union du col et du corps. Elle décrit une courbe douce : à concavité supérieure, car le bassin est creux ; à concavité postérieure, car elle est refoulée en avant par la saillie arrondie de l'ovaire, logé dans sa fossette, en arrière du ligament large (v. Pl. I).

Tel est le ligament large chez l'adulte. Les deux lames péritonéales qui entrent dans sa constitution s'unissent au niveau du faîte, par-dessus le cordon vasculaire et les annexes. L'antérieure, arrivée au pied d'implantation, se réfléchit en avant sur le plancher et la vessie, en dehors sur la paroi, pour tapisser les fosses paravésicales, comme elle se continue en dedans sur l'utérus. La postérieure se comporte de façon analogue. En dedans, elle passe sur l'utérus ; au niveau de la base du ligament, elle se réfléchit sur la paroi pelvienne et la tapisse dans une petite étendue (fossette ovarienne) jusqu'à ce qu'elle rencontre la saillie de la gaine hypogastrique. Elle revêt cette saillie, puis descend en arrière d'elle dans la fosse hypogastrique.

La lame antérieure est encore soulevée par le ligament rond. Parti assez haut de l'utérus, il se dirige vers la paroi, en s'abaissant, se recourbe en avant, remonte sur les vaisseaux iliaques externes et pénètre dans le trajet inguinal.

Nous reviendrons, dans un instant, sur la constitution et la signification du ligament large, quand nous aurons décrit la gaine hypogastrique.

En arrière du ligament large, la paroi pelvienne présente deux autres soulèvements d'importance inégale. D'abord, et pour n'en plus parler, une saillie variable, qui semble émaner de l'utérus au niveau de l'orifice interne du col, se dirige en arrière vers le rectum et circonscrit l'orifice de l'entonnoir péritonéal de Douglas : c'est l'organe dit bien à tort utéro-sacré, puisqu'il est formé de fibres lisses sous-péritonéales unissant le rectum à l'utérus (v. Pl. I, fig. 3, etc.). Entre lui et le ligament large existe au contraire une autre saillie à deux versants, l'un antérieur, l'autre postérieur, à crête regardant l'utérus, d'importance capitale pour le chirurgien qui cherche l'utérine à son origine : c'est la saillie du bord supérieur libre du *pédicule vasculaire des organes pelviens*. Cette masse contient l'artère utérine, les veines utérines, les vaisseaux du vagin, de la vessie, l'uretère, etc., intimement unis. Les veines en forment la majeure partie. Le tissu conjonctif, plus ou moins chargé de graisse, qui s'interpose entre les éléments du pédicule, se condense à la périphérie. Il lui constitue une coque (1), qu'on a disséquée en membrane (gaine hypogastrique) et qui, dans tous les cas, limite parfaitement la masse dont elle épouse les formes. Grâce à elle, le pédicule est un organe défini, facilement séparable des organes voisins. On ne peut le comprendre adéquatement qu'en le voyant

---

(1) Cette coque est plus épaisse près de la paroi pelvienne que près de l'utérus. Elle apparaît là, indiscutablement, sous forme d'une membrane qui s'étale sur l'artère hypogastrique et se continue en arrière sur ses branches pariétales intra et extra-pelviennes jusqu'au niveau des trous sacrés antérieurs. Quand on désarticule le sacrum, pour examiner à l'aise la face postérieure du pédicule vasculaire des organes pelviens, on voit mal ce prolongement postérieur de la gaine, car il n'est plus possible de tendre la partie située en arrière de l'hypogastrique. Mais si l'on fend le sacrum sur la ligne médiane, on lui conserve ses points d'attache aux os et on la démontre facilement. Voyez d'ailleurs la figure si démonstrative de Luschka :

LUSCHKA (H.). Die Fascia pelvina in ihrem Verhalten zur hinteren Beckenwand. *Sitzungsberichte d. math. nat. Cl. d. k. Akad. d. Wissenschaften.* Wien, 1859, Bd. XXXV, S. 105.

dans son ensemble. Il faut l'isoler complètement, c'est-à-dire

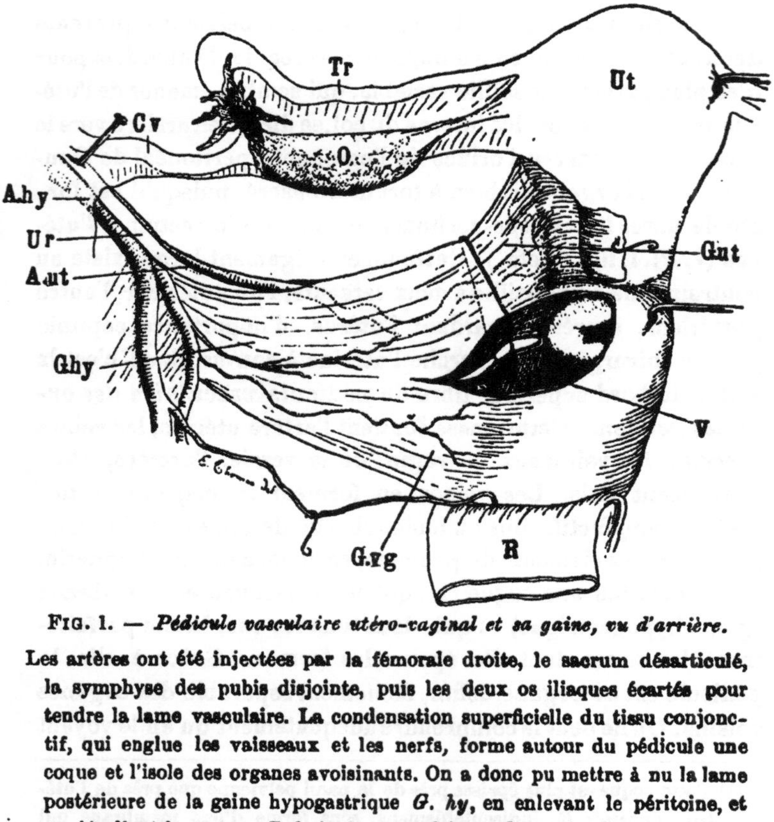

FIG. 1. — *Pédicule vasculaire utéro-vaginal et sa gaine, vu d'arrière.*

Les artères ont été injectées par la fémorale droite, le sacrum désarticulé, la symphyse des pubis disjointe, puis les deux os iliaques écartés pour tendre la lame vasculaire. La condensation superficielle du tissu conjonctif, qui englue les vaisseaux et les nerfs, forme autour du pédicule une coque et l'isole des organes avoisinants. On a donc pu mettre à nu la lame postérieure de la gaine hypogastrique *G. hy*, en enlevant le péritoine, et en décollant le rectum *R* de la face postérieure du vagin *V*.

Par une incision faite dans le cul-de-sac latéral du vagin, on a dissocié le pédicule utéro-vaginal en un segment utérin, *G. ut.*, et un segment vaginal, *G. vg*. On aperçoit presque de face le col utérin, parce que l'utérus *Ut* était en rétroflexion marquée, comme cela a lieu généralement sur le cadavre, et qu'il a été redressé ; *A. hy*, artère hypogastrique, branches postérieures extra-pelviennes et hémorrhoïdales. L'uretère *Ur*, prolongeant la crête du pédicule vasculaire, recouvre en partie le bord antérieur de l'hypogastrique. L'artère utérine *A. ut* se dégage au-devant de lui, chemine parallèlement à sa direction et le surcroise au moment où il fuit, en avant et en bas, vers la vessie.

Cv, cordon vasculaire tubo ovarien ; *Tr*, trompe ; *O*, ovaire.

pénétrer profondément entre le vagin et le rectum, après section longitudinale ou désarticulation du sacrum, et s'engager entre la vessie et le plancher pelvien.

On isole ainsi une lame aplatie d'avant en arrière, très épaisse, de forme trapézoïde vue d'arrière (v. fig. 1). La petite base du trapèze correspond à l'origine et à la terminaison des vaisseaux utéro-vaginaux et vésicaux, aux vaisseaux hypogastriques. Elle commence au-dessous du détroit supérieur et finit près de l'épine sciatique.

La grande base est beaucoup plus étendue, car elle représente la ligne de pénétration des vaisseaux dans l'utérus et le vagin, depuis la corne utérine jusque vers la fin du vagin au plancher pelvien.

Le bord supérieur est libre. Il semble commencer à la bifurcation iliaque par la saillie de l'uretère (1), qui constitue d'abord sa ligne de faîte et disparaît ensuite dans la profondeur de la lame. Il décrit, dans son ensemble, une courbe régulière, sous le péritoine, jusqu'au voisinage de l'utérus; puis il se relève rapidement le long de l'organe, avec l'artère utérine, mais disparaît alors entre les deux feuillets du ligament large.

Le bord inférieur, libre aussi, s'applique à la paroi et au plancher pelviens, de l'épine sciatique au plancher uro-génital.

La grande lame vasculaire reste simple et aplatie en arrière. En avant elle se dédouble, car elle contient les vaisseaux utérins d'une part, l'uretère et les vaisseaux vésicaux d'autre part. Elle se décompose donc en deux lames secondaires : l'une postérieure, purement utéro-vaginale, l'autre antérieure, purement vésicale. Henlc (2) a donné un dessin exact de cette disposition.

(1) Les faits observés par nous concordent donc avec ceux qu'a figurés Hasse (Beobachtungen über die Lage der Eingeweide im weiblichem Beckeneingange. *Arch. f. Gyn.*, Berlin, 1875, Bd VIII, Hft 3, S. 402, Taf. X) et nullement avec ceux décrits et figurés par Vallin, qui s'élève à tort, à notre sens, contre la conception de Hasse (VALLIN. *Situation et prolapsus des ovaires*, th. Paris, 1887, p. 15 et 16). Nous n'avons vu ni compris la fossette ovarienne comme lui (p. 21).

(2) HENLE (J.). *Handbuch der systematischen Anatomie des Menschen*, Bd II. *Eingeweidelehre*, 2e Aufl. ; Braunschweig, 1873, S. 914.

Pour la rendre évidente, il faut réséquer les branches du pubis, fendre par le milieu la vessie, d'avant en arrière (v. fig. 24 de notre thèse). Chaque moitié est emportée sur le côté avec l'uretère et les vaisseaux, tandis que la partie utéro-vaginale du pédicule reste en place. La lame secondaire vésicale est, en effet, séparable de la lame utéro-vaginale jusqu'au point où l'uretère pénètre la masse primitive.

Le chirurgien pratique une opération analogue quand, ayant ouvert le cul-de-sac antérieur du vagin, il sépare de la face antérieure de l'utérus et du vagin, la vessie et les uretères. Le doigt de l'opérateur, introduit entre la vessie et l'utérus, sent, de chaque côté de la matrice, la face antérieure de la partie élevée ou utérine du pédicule utéro-vaginal.

Le bord supérieur du pédicule vasculaire utéro-vaginal, prolongé jusqu'à la bifurcation iliaque par l'uretère, part du même point que le cordon des vaisseaux spermatiques internes. Mais il est en arrière d eux et ne s'inclut pas entre les feuillets de leur méso, le ligament large (1). Il en reste séparé par une certaine étendue de la paroi pelvienne (v. Pl. I); ce n'est que tout au voisinage de l'utérus qu'il s'en rapproche et s'engage finalement entre ses deux lames constitutives (voyez les coupes).

La surface pelvienne en forme de fuseau, comprise entre les deux courbes opposées et confondues à leurs extrémités, de la base du ligament large et de la saillie du bord supérieur du pédicule hypogastrique, contenu dans sa gaine, est la *fossette ovarienne*. Elle est tapissée par la réflexion du feuillet péritonéal postérieur du ligament large, qui vient ensuite recouvrir la saillie à deux versants de la gaine hypogastrique et se continue en dernière analyse sur la face postérieure de la lame vasculaire. La fossette ovarienne ainsi définie constitue une région chirurgicale où l'on trouve toujours, plus ou moins aisément il est vrai, l'artère utérine à son origine.

(1) C'est ainsi que les choses se présentent chez l'adulte. Chez le fœtus, alors que les annexes sont haut situées, le ligament large semble prendre racine sur le sommet du pédicule utérin, de sorte que l'artère paraît cheminer dans tout son trajet entre les feuillets du ligament large.

Cette conception de la fossette ovarienne diffère sensiblement de celle dite de Krause, qu'on admet généralement; mais elle répond aux pièces que nous avons vues. Elle se concilie à peu

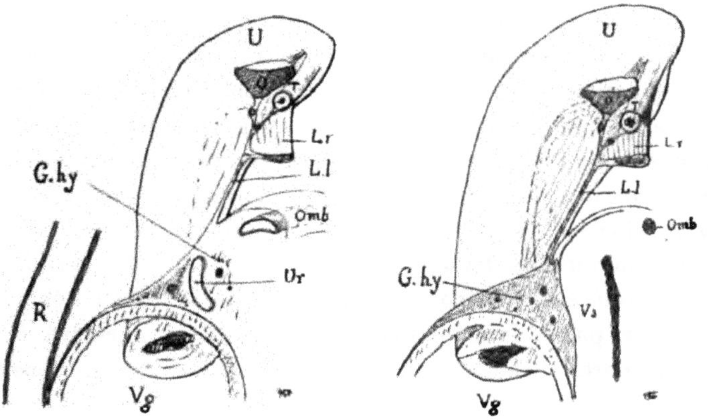

FIG. 2. — *Coupes verticales antéro-postérieures passant par le ligament large et la gaine hypogastrique sur un fœtus de 7 à 8 mois* (grossies 3 fois environ).

Le vagin a été préalablement bourré d'ouate et dilaté au maximum, l'utérus redressé et le ligament large tendu; puis la pièce a été fixée par l'alcool. La première coupe I a été faite près de la paroi pelvienne, la seconde II a entamé le col utérin et la vessie.

U, utérus ; *Vg*, vagin ; *G. hy*, gaine hypogastrique et son contenu ; *Ll*, ligament large ; *O*, ovaire ; *T*, trompe ; *Lr*, ligament rond ; *Omb*, ombilicale ; *Ur*, uretère ; *Vs*, vessie.

Dans les deux coupes on constate que le sommet de la gaine hypogastrique tend à s'inclure entre les feuillets du ligament large, contrairement à ce que l'on voit chez l'adulte (sauf au voisinage du bord de l'utérus). Il n'y a donc pas de fossette ovarienne comparable à celle de l'adulte chez le fœtus, ce qui est en rapport avec la situation différente de l'ovaire. On aperçoit en coupe, dans la gaine hypogastrique, plusieurs artères. On voit aussi, par transparence, l'artère utérine entre les feuillets du ligament large, non sinueuse et à distance du bord de l'utérus.

près avec la description que M. Hammerschlag (1) publiait, à la même époque que nous, dans un intéressant mémoire sur

(1) HAMMERSCHLAG. Die Lage des Eierstocks. *Zeitsch. f. Geb. u. Gyn.* Stuttgart, 1897, Bd XXXVII, S. 462-479. V. notamment sa fig. 9.

la situation des ovaires au cours de la vie intra et extra-utérine. Nous admettons volontiers avec lui que la fossette ovarienne de l'adulte répond à la partie postérieure de la fosse obturatrice, pour employer la nomenclature de Waldeyer (1).

La saillie de la gaine hypogastrique se sent et se voit contre la paroi pelvienne, sur le cadavre. Mieux encore sur le vivant, elle est accusée par l'uretère, qu'on reconnaît souvent à sa forme aplatie, à sa couleur jaunâtre, parfois à ses contractions rythmiques. En arrière de lui sont les vaisseaux hypogastriques; il recouvre plus ou moins le bord antérieur de l'artère.

L'utérine naît en un point variable de l'iliaque interne par un tronc commun avec l'ombilicale, ou isolément. Elle s'engage entre l'uretère et la paroi pelvienne, si elle n'y était dès son origine, et passe immédiatement au-devant de l'uretère. Elle chemine parallèlement à lui, sous le péritoine de la fossette ovarienne. Puis les deux organes modifient leurs rapports : ils se croisent. L'artère continue à se porter en dedans vers l'utérus, relativement haut. L'uretère, qui était en arrière de l'utérine, doit se diriger vers la vessie, en bas, en avant : il s'enfonce sous l'utérine, qui occupe dès lors le faîte du pédicule utéro-vaginal.

On trouve donc l'artère utérine, *à son origine*, dans la fossette ovarienne, au-devant de l'uretère, au moment où elle émerge de l'hypogastrique. *L'uretère est le repère fondamental*, et le lieu de la ligature est la fossette ovarienne, quelle que soit la variante opératoire (2). Rumpf (3) incise simplement le péritoine au-devant de l'uretère. Altuchoff (4) ouvre le liga-

(1) Waldeyer désigne sous le nom de fosse obturatrice l'espace compris entre le ligament rond ou le canal déférent en avant, le psoas et les vaisseaux iliaques en haut, l'uretère en arrière. Cette région confine aux fosses paravésicales en avant, à la fosse hypogastrique en arrière.

(2) Nous avons décrit ces procédés opératoires dans un article intitulé « Théorie et technique des ligatures de l'artère utérine ». *Revue de chirurgie*, 1898, t. XVIII, n° 5, p. 448-466.

(3) RUMPF. Vorgeschnittenes Carcinoma Uteri durch Laparotomie exstirpirt. *Zeitsch. f. Geb. u. Gyn.*, Stuttgart, 1895, Bd XXXIII, S. 212-214.

(4) ALTUCHOFF (N.). Eine neue Methode der Unterbindung der Arteriæ

ment large entre la trompe et le ligament rond, et décolle le feuillet postérieur, réfléchi sur la fossette, jusqu'à rencontrer l'uretère et l'utérine. Gubaroff (1) partait de plus loin. Au moyen d'une incision semblable à celle de la ligature de l'iliaque externe, il décollait le péritoine de la fosse iliaque, puis du bassin, jusqu'à ce qu'il arrivât à l'uretère, ce qui, soit dit en passant, lui permettait d'atteindre à la fois l'utérine à l'origine et le cordon vasculaire des annexes.

Ajoutons immédiatement, comme correctif, que la fossette ovarienne ne se présente pas toujours avec l'admirable netteté de la planche I. Son étendue transversale varie et peut devenir très faible, quand la gaine hypogastrique s'introduit entre les deux feuillets du ligament large, à distance de l'utérus ; mais ce n'est généralement pas le cas. On conçoit même qu'elle puisse être nulle. Ordinairement, la gaine hypogastrique n'entrant dans la base du ligament large que très près de l'utérus, nous ne saurions admettre, comme typique du ligament large de l'adulte, la coupe figurée par M. Charpy (2), bien qu'elle soit vraie près de l'utérus. Les pièces dont nous donnons le dessin la contredisent nettement (v. Pl. I, II et III, fig. 1, etc.).

La face postérieure de la gaine hypogastrique est séparable du péritoine qui la revêt dans une certaine étendue. On décolle la séreuse depuis la paroi pelvienne jusqu'à l'utérus. Mais, sur la ligne médiane, au niveau du col et notamment de l'orifice interne, la séparation est impossible. Si l'on sectionne le cul-de-sac postérieur du vagin sur la ligne médiane, on pénètre presque fatalement dans la cavité péritonéale. Le doigt, introduit par cette ouverture dans le cul-de-sac de Douglas, touche la face postérieure de la lame vasculaire, mais en reste séparé par le péritoine. Si, au contraire, respectant le cul-de-sac sur la ligne médiane, on l'incise un peu latéralement, on peut, avec

---

uterinæ per Laparotomiam. *Monatsch. f. Geb. u. Gyn.* Iena, 1896, Bd, III, Hft 9, S. 442-458.

(1) Gubaroff (A. v.). Ueber die Unterbindung der Uterusgefässe. *Centr. f. Chir.* Leipzig, 1889, S. 369-370.

(2) Charpy (A.). *Organes génito-urinaires*. Toulouse, 1890, p. 229.

précaution, s'engager entre le péritoine et la face postérieure de la gaine et la dénuder jusqu'à son bord supérieur, cela sans ouvrir le péritoine.

Au moyen de deux incisions faites, l'une dans le cul-de-sac antérieur, l'autre dans le cul-de-sac postérieur, il est donc pos-

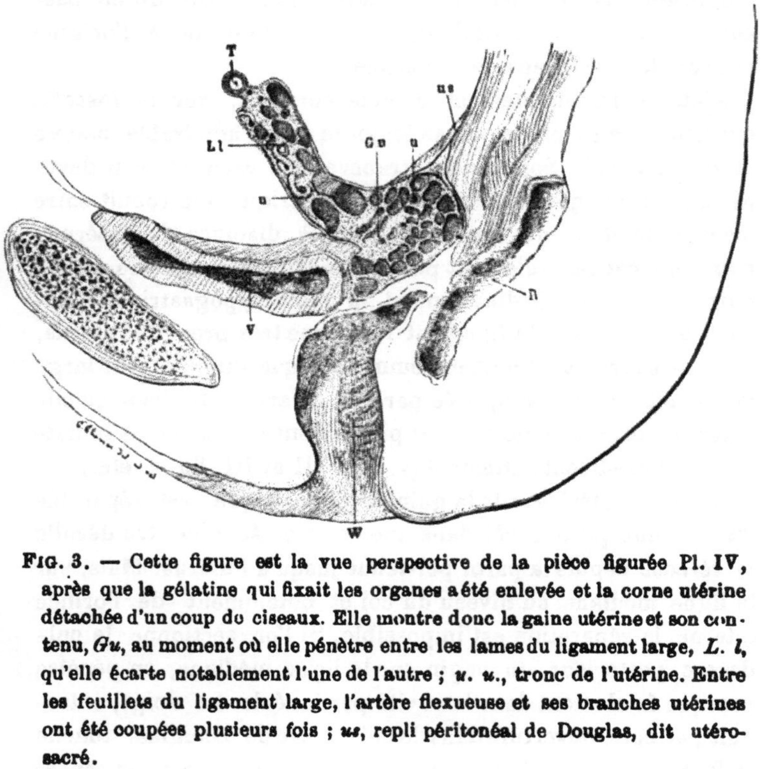

Fig. 3. — Cette figure est la vue perspective de la pièce figurée Pl. IV, après que la gélatine qui fixait les organes a été enlevée et la corne utérine détachée d'un coup de ciseaux. Elle montre donc la gaine utérine et son contenu, *Gu*, au moment où elle pénètre entre les lames du ligament large, *L. l*, qu'elle écarte notablement l'une de l'autre ; *u. u.*, tronc de l'utérine. Entre les feuillets du ligament large, l'artère flexueuse et ses branches utérines ont été coupées plusieurs fois ; *us*, repli péritonéal de Douglas, dit utéro-sacré.

sible d'isoler les deux faces de la portion utérine de la lame utéro-vaginale dans toute son étendue. On peut enfin la disjoindre de la portion vaginale en ouvrant le cul-de-sac latéral. En écartant, avec les deux index, la lèvre vaginale de la plaie, de sa lèvre cervicale, on entraîne avec chacune d'elles la portion du pédicule qui y attient : celle qui reste adhérente au vagin contient donc les vaisseaux vaginaux, celle qui reste unie à l'utérus contient l'utérine et ses divisions cervicales. (V. fig. 1.)

La portion utérine du pédicule serait triangulaire, en coupe sagittale, avec sommet supérieur et base inférieure, car la lame utéro-vaginale présente son maximum d'épaisseur au niveau du col. Rien n'est plus aisé que de la pincer entre les mors d'un clamp ou de l'entourer d'un fil à ligature. On embrasse à la fois

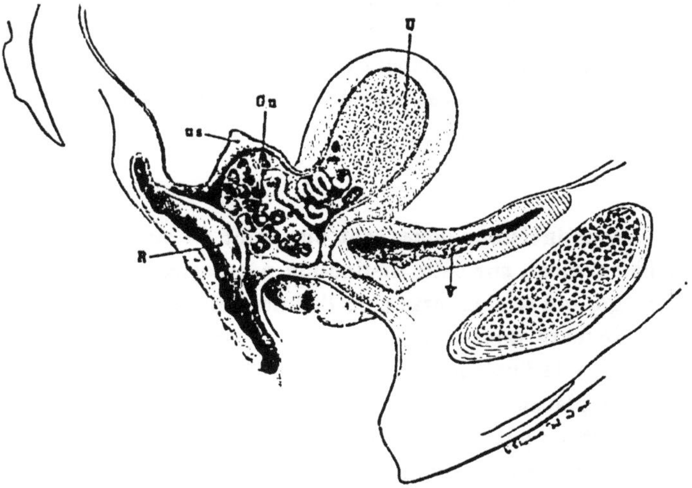

Fig. 4. — Tranche adjacente à celle représentée fig. 3. La coupe qui l'a détachée a passé à peu près au milieu de l'utérus, *U*. — *V*, Vessie ; *W*, vagin au fond duquel on aperçoit le col utérin ; *R*, rectum ; *G.u*, gaine vasculaire utérine avec son contenu. L'artère utérine a été sculptée dans la gangue veineuse. Elle décrit des flexuosités très marquées au niveau de l'orifice interne du col. On comprend pourquoi elle apparaît coupée deux fois sur la pièce IV ; *us*, soulèvement péritonéal de Douglas dit utéro-sacré.

l'utérine et ses branches, les veines utérines, les nerfs, etc. La ligature en masse de la portion utérine du pédicule utéro-vaginal, disjointe par déchirure de la portion vaginale, constitue essentiellement l'opération de Gottschalk (1)-Martin (2), dite à

(1) Gottschalk (S.). Die Unterbindung der Vasa uterina bei Myom. *Centr. f. Gyn.*, Leipzig, 1893, S. 897-900.

(2) Martin (Franklin H.). Vaginal ligation of a portion of the broad.

tort ligature de la base du ligament large. Les auteurs précités n'en ont pas montré suffisamment la signification anatomique et la grande valeur hémostatique. Il est vrai qu'on lie cette masse à la base du ligament large si l'on reste très près de l'utérus, puisque la gaine pénètre à ce niveau entre ses deux lames, mais à brève distance du bord utérin, ligament large et gaine hypogastrique se séparent. Il est presque fatal de déchirer le péritoine, si l'on tente d'aller jusqu'à la trompe et aux artères qui cheminent au-dessous d'elle, en essayant de séparer les deux feuillets du ligament large au-dessus de la gaine hypogastrique, même très près de l'utérus. (Voir les deux coupes de bassins d'adultes.)

***

Nous insistons donc, tant au point de vue anatomique que chirurgical, sur cette distinction nécessaire entre le ligament large, qui se comporte chez l'adulte comme le méso des annexes et de leurs vaisseaux, et la gaine hypogastrique, contenant les artères de l'utérus. M. Pierre Delbet (1) l'avait très bien établie en se plaçant principalement au point de vue clinique. M. Farabeuf n'a pas manqué de la faire, dans ses cours, en se basant sur l'observation de l'adulte. Nous allons montrer que l'embryologie exige cette distinction et explique la constitution du ligament large, car la description que nous en avons donnée précédemment n'a que la valeur d'un inventaire.

Le ligament large du *fœtus* ne se présente pas comme une simple lame tendue du bord de l'utérus à la paroi du bassin. C'est un coin à base pelvienne et à sommet utérin, dont les faces divergentes regardent en avant et en arrière.

La paroi péritonéale antérieure est presque transversale. Sa limite supérieure est marquée par le ligament rond. Le péritoine arrivé à la paroi pelvienne se réfléchit en avant, tandis que le

---

ligaments, etc. *Americ. J. of obst.*, New-York, 1893, vol. XXVII, p. 481-492.

(1) Delbet (Pierre). *Des suppurations pelviennes chez la femme.* Paris, 1891, p. 31-32.

ligament rond remonte sur la fosse iliaque et se porte vers le trajet inguinal.

La paroi postérieure est plus oblique, sa limite supérieure est indiquée par la trompe en avant ; le ligament de l'ovaire et l'ovaire, en arrière. Plus en dehors, un cordon de fibres lisses se détache du pôle supéro-externe de l'ovaire et de la frange du pavillon, et s'étale dans la fosse iliaque dont il fronce le péritoine. En arrière de ces fibres lisses, on observe un autre soulèvement péritonéal qui en est indépendant. Il répond au cordon vasculaire tubo-ovarien, lequel ne pénètre pas encore dans le bassin à cet âge. La surface péritonéale postérieure, arrivée à la paroi, s'y réfléchit comme l'antérieure, mais se dirige en arrière. Sa ligne de faîte, elle aussi, constituée par le cordon de fibres lisses et le cordon vasculaire, remonte sur la fosse iliaque.

L'espace triangulaire, compris entre le ligament rond en avant, la trompe, l'ovaire en arrière et les cordons qui leur font suite sur la fosse iliaque, présente donc une base évasée. Le péritoine qui le tapisse se prolonge en dehors avec celui de la fosse iliaque, de même qu'il se continue en avant et en arrière avec celui des faces divergentes du coin après réflexion à angle presque droit sur leur ligne de faîte. Ce péritoine est déprimé entre le ligament rond et les annexes, comme s'il avait tendance à s'introduire entre les deux ordres d'organes, à les pédiculiser isolément de façon à unir l'utérus à la paroi par un double méso, l'un contenant le ligament rond, l'autre les annexes, les deux mésos semblant descendre l'un et l'autre de la fosse iliaque vers l'utérus.

Cette disposition laisse entrevoir ce qui s'est passé et fait présumer que *le ligament large résulte, en partie, de l'entraînement dans le bassin et de la plicature dans le sens transversal, d'un méso primitivement longitudinal et inséré sur la fosse iliaque, c'est-à-dire sur le côté de la cavité pelvienne et au-dessus d'elle.*

Qu'on nous permette d'expliquer sommairement, mais d'une façon plus complète, tous ces faits, en rappelant le mode de développement de l'utérus, des trompes et de l'ovaire, et leur topographie *chez l'embryon.*

On sait que l'ovaire se développe aux dépens de la partie interne du corps de Wolff et que les canaux de Müller, origine des trompes et de l'utérus, naissent de la partie externe de cet organe. Le corps de Wolff, organe transitoire chez les animaux supérieurs, est situé dans la région lombaire. Un faisceau de fibres lisses, sous-péritonéales, unit son extrémité supérieure à la face abdominale du diaphragme. Les fibres lisses soulèvent un repli que Kölliker (1) a décrit sous le nom de *ligament diaphragmatique*. L'extrémité inférieure du corps de Wolff est attachée à la région inguinale par un organe analogue qu'il a appelé *ligament inguinal*. Le corps de Wolff et ses ligaments ont tendance à s'isoler de la paroi et soulèvent un méso longitudinal continu, du diaphragme à la région inguinale. Le méso possède par conséquent deux faces péritonéales : l'une qui regarde la ligne médiane, que nous nommerons *médiane*; l'autre qui est tournée vers la partie latérale du corps, que nous nommerons *latérale*.

Lorsque le corps de Wolff disparaît, l'ovaire et le canal de Müller qui en sont des restes reçoivent les insertions des ligaments diaphragmatique et inguinal. Le ligament diaphragmatique disperse ses fibres sur le pôle supérieur de l'ovaire et le pavillon de la trompe; le ligament inguinal semble s'attacher au pôle inférieur de l'ovaire.

Quant aux vaisseaux de l'ovaire et de l'extrémité supérieure du canal de Müller, ils naissent de l'aorte dans la région lombaire et se portent (ou se porteront) à la veine cave, au même niveau, presque transversalement dirigés sous le péritoine.

Mais les choses ne restent pas en cet état. L'ovaire et la trompe subissent une migration apparente, et l'utérus se constitue. Les deux canaux de Müller, placés longitudinalement en dehors de l'ovaire et de son ligament inguinal dans leur partie supérieure,

---

(1) KÖLLIKER (A.). *Embryologie ou Traité complet du développement de l'homme et des animaux supérieurs*. Trad. française sur la 2e éd. allemande, par AIMÉ SCHNEIDER. Paris, 1882, p. 1001.

sous-croisent le ligament inguinal, un peu plus bas que l'ovaire, pénètrent dans le bassin et vont s'ouvrir dans le sinus uro-génital.

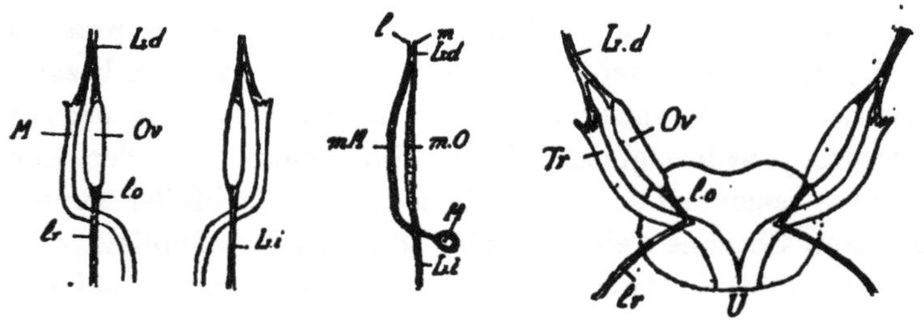

I II III

FIG. 5. — *Trois schémas destinés à faire comprendre le mode de formation du ligament large.*

Ov, ovaire; *M*, canal de Müller; *Tr*, trompe; *Ld*, ligament diaphragmatique; *Li*, ligament inguinal; *lo*, ligament de l'ovaire; *lr*, ligament rond.

I. — *Grand méso longitudinal* primitivement tendu du diaphragme à la région inguinale de chaque côté de la cavité pelvienne.

II. — *Coupe du méso à sa base*, — le méso à deux feuillets regardant : l'un *m*, la ligne médiane; l'autre *l*, la partie latérale du corps. Il se subdivise en deux mésos secondaires, *m O*, méso ou aileron de l'ovaire, *m M*, méso ou aileron du canal de Müller. Ces deux mésos se fusionnent : en haut, au moment où le ligament diaphragmatique va partager ses fibres à l'ovaire et au canal de Müller ; en bas, au niveau du croisement du canal de Müller par le ligament inguinal. — Le canal de Müller, pénétrant au delà dans le bassin, entraîne le feuillet médian du méso longitudinal primitif et s'en fait un méso qui s'implante verticalement sur la paroi pelvienne latérale. Ce méso étant évidemment continu avec le grand méso longitudinal primitif, l'ensemble constitue une sorte de T dont la branche horizontale reste au-dessus de la cavité pelvienne et en dehors d'elle, et dont la branche verticale contourne le bord du bassin, puis s'applique, en descendant, à la paroi pelvienne.

III. — *Entraînement du méso longitudinal primitif dans le bassin*, vers la ligne médiane, par le rapprochement des deux canaux de Müller qui se fusionnent en un utérus *U*. Plicature du méso qui tend à devenir transversal comme le méso pelvien du canal de Müller figuré en II.

Ils restent d'abord indépendants l'un de l'autre. Dans ce trajet, ils soulèvent nécessairement le péritoine pelvien et entraînent un méso qui se branche sur le méso longitudinal primitif, comme une expansion de sa face médiane. Ce méso se voit avec la plus grande netteté chez certains animaux (1) et même chez l'embryon humain.

Les canaux de Müller croisent également, à angle presque droit, les artères ombilicales situées contre la paroi du bassin. Ces dernières fournissent au point de croisement les artères utérines, pour le segment inférieur des canaux de Müller. Les utérines remontent de suite, le long du canal de Müller correspondant. Chacune d'elles chemine entre les deux feuillets péritonéaux soulevés par le canal de Müller, dans le méso qui l'unit à la paroi. Comme les annexes ne sont pas encore descendues dans le bassin, et que ce méso est *une partie du ligament large*, l'artère utérine paraît, chez le jeune, s'engager de suite entre les feuillets du ligament large.

Rappelons que les deux canaux de Müller restent isolés chez les animaux à utérus bicorne, mais qu'ils se fusionnent plus ou moins complètement sur la ligne médiane chez les animaux à utérus double, bipartit ou simple.

Le *rapprochement des canaux de Müller* achève de créer le ligament large, tel qu'il existe chez l'adulte. En effet, au point où chacun d'eux croise le ligament inguinal, il adhère intimement à celui-ci. Ils ne peuvent se rapprocher l'un de l'autre, sans entraîner avec eux, vers la ligne médiane, c'est-à-dire dans le bassin, le ligament inguinal et, par suite, le méso longitudinal primitif dont il fait partie. Aussi voit-on ce méso se plier, se couder à angle aigu au niveau du point d'adhérence. Sa face médiane, qui regardait en dedans, se plie en feuille double et tend à prendre la position transversale. Le méso transversal, que soulevaient déjà les canaux de Müller, s'étend alors par le haut

(1) V. par exemple la fig. 11 (embryon de cobaye, dans le mémoire de BLUMBERG (M.) u. HEYMANN (B.). — Ueber den Ursprung, den Verlauf und die Bedeutung der glatten Musculatur in den Ligamenta lata beim Menschen und bei den Saügenthieren. *Archiv f. Anat. u. Phys.*, Anat. Abth. Leipzig, 1898; Hft IV u. V, S. 263-287. Taf. XII, XIII, XIV. — Voir également les fig. 9 (embryon de jument) et 16 (embryon de vache) pour saisir le mécanisme de l'entraînement vers le bassin du méso longitudinal primitif.

et s'accroît aux dépens du méso longitudinal. La surface péritonéale médiane du segment de méso compris au-dessus du point d'adhérence du canal de Müller et du ligament inguinal, qui se réfléchissait sur le flanc et la fosse iliaque, perd pied sur cette fosse iliaque et devient flottante entre la paroi et l'utérus. La surface péritonéale médiane du segment compris au-dessous du point d'adhérence du canal de Müller et du ligament inguinal, qui se réfléchissait sur la fosse iliaque, perd pied sur cette fosse iliaque et devient flottante entre la paroi et l'utérus. Toute la surface péritonéale latérale est entraînée, elle aussi, vers la ligne médiane. Elle s'étale sur la fosse iliaque, perd pied sur cette fosse, s'étend et se déprime dans l'angle formé par la plicature du méso entraîné. Néanmoins, les extrémités du méso restent en place sur le plateau qui domine l'excavation pelvienne, témoignant de la situation primitive occupée par lui. Mais l'ovaire, le ligament de l'ovaire, la partie du canal de Müller qui représente la trompe, le ligament rond, sont entraînés dans le bassin et entrent dans la constitution du ligament large. Wieger (1) a démontré chez l'homme, Blumberg et Heymann chez les animaux, que la portion du ligament inguinal située plus haut que le point d'adhérence avec le canal de Müller, c'est-à-dire le point autour duquel a lieu la plicature, forme chez l'adulte le ligament rond. L'un et l'autre se continuaient jadis en ligne droite. Maintenant ils se continuent à angle aigu.

Le ligament rond reçoit un vaisseau spécial qui lui vient de la paroi abdominale; l'artère spermatique externe. L'ovaire et la trompe, pendant leur migration apparente, entraînent le ligament diaphragmatique supérieur dont les restes constituent le ligament infundibulo-pelvien. Leurs vaisseaux primitivement transversaux, quand l'ovaire était dans la région lombaire, deviennent obliques quand l'ovaire occupe la fosse iliaque puis le

---

(1) WIEGER (G.). Ueber die Entstehung und Entwickelung der Bänder des weiblichen Genitalapparates beim Menschen. — Ein Beitrag zur Lehre des Descencus ovariorum. *Arch. f. Anat. u. Phys.* Anat. Abth. Leipzig, 1885, S. 349-360.

bassin. Ils soulèvent le péritoine en arrière du ligament infundibulo-pelvien et s'isolent eux aussi de la paroi chez l'adulte, formant le cordon vasculaire. Nous avions donc bien raison de dire au début de cet exposé que cordon vasculaire et ligament infundibulo-pelvien n'étaient pas deux termes équivalents, bien que chez l'adulte la distinction entre les deux organes soit souvent difficile. Le ligament infundibulo-pelvien représente la crête du méso primitif; les vaisseaux soulèvent en réalité le péritoine du feuillet médian de ce méso avant de pénétrer franchement à sa base. Ils cheminent dans cette base, même après son déplacement et s'anastomosent, bien entendu, avec l'artère utérine qui monte le long du canal de Müller.

La conclusion très importante à tirer de ces faits, au point de vue chirurgical, c'est que le ligament large de l'adulte est essentiellement dédoublable. Si l'on fend le péritoine compris entre le ligament rond d'une part, la trompe et l'ovaire d'autre part, on coupe en réalité le feuillet péritonéal latéral du méso primitif, on pénètre dans la plicature de ce méso et à son contact, on ouvre le ligament large. Les deux lames péritonéales juxtaposées par plicature, appartenant au feuillet médian du méso longitudinal primitif, se continuent, sans interruption, avec les feuilles du méso soulevé par le canal de Müller, dans son trajet pelvien. Nous avons dit que l'artère utérine cheminait entre les deux feuilles de ce méso. L'incision ainsi pratiquée conduit directement à l'artère utérine, pour mieux dire à la gaine hypogastrique qui contient ce vaisseau.

Toutefois, il survient encore chez l'adulte deux modifications qui doivent être expliquées. L'utérine, c'est-à-dire la gaine hypogastrique, cesse d'être incluse entre les feuillets du ligament large, car l'insertion pariétale de celui-ci se déplace légèrement en avant pour former la fossette ovarienne. Le feuillet péritonéal postérieur du ligament large se réfléchit donc sur la paroi avant que de tapisser la face postérieure de la gaine hypogastrique, mais il est décollable de cette paroi, et quand on a pénétré dans le ligament large on peut toujours arriver aisément à la gaine hypogastrique.

En second lieu, la surface péritonéale comprise entre le ligament rond et les annexes, qui représente la face latérale du méso longitudinal primitif, au niveau de la plicature, ne reste pas étalée à plat entre ces organes. Il y a une élévation concomitante des annexes et abaissement du ligament rond. Le champ péritonéal, attiré à la fois vers le bas par le ligament rond et vers le haut par les annexes, tend à se disposer dans le plan vertical : il se confond avec le feuillet antérieur de l'aileron de la trompe. Du même coup la largeur transversale du ligament large s'efface, les deux extrémités de la base du triangle évasé se rapprochent, le ligament large devient une lame. Sans doute cette transformation est-elle liée à la production de la fossette ovarienne de l'adulte.

Le ligament large est donc formé, en majeure partie, par le rapprochement de deux lames qui ne sont autre chose que le méso longitudinal primitif plié, sans que le feuillet péritonéal latéral de ce méso subisse toutefois la plicature. On doit, par conséquent, retrouver dans chacune des lames les éléments constitutifs du méso, moins son feuillet péritonéal latéral, c'est-à-dire : une couche péritonéale doublée de fibres lisses (c'est le feuillet médian du méso longitudinal primitif) et une couche conjonctive (c'est le noyau conjonctif du méso longitudinal primitif).

Gubaroff (1) a décrit sous le nom de mésentère cellulaire du ligament rond, une cloison conjonctive qui s'étend de la base du ligament large en bas, au ligament rond en haut ; du bord utérin en dedans, à la paroi pelvienne en dehors. Altuchoff lui attribue une grande importance au point de vue opératoire, et l'utilise dans un procédé de ligature de l'artère utérine. Nul doute qu'il existe du tissu conjonctif dans le ligament large. Il y en a au moins deux couches annexées à chacun des segments du méso longitudinal primitif, juxtaposés par plicature.

Nous tenons à faire cette affirmation, car M. Paul Petit (2),

---

(1) Sneguireff et Gubaroff. Congrès périodique internat. de gyn. et d'obst., 1re session, Bruxelles, 1892, *Compt. rend.*, 1894, p. 87-98.

(2) Petit (Paul). Le trajet du ligament rond. *Semaine gynécologique*. Paris, 1898, t. III, n° 26, p. 201.

dans un article bienveillant d'ailleurs et nourri de faits, nous a reproché de croire que le ligament large est formé de deux feuillets péritonéaux sans rien dans leur intervalle. Nous nous étions mal expliqué sans doute.

La traînée conjonctive accompagnant le système de l'utérine, de la paroi à l'utérus, est vraisemblablement continue avec le système conjonctif des vaisseaux satellites de la trompe de l'ovaire. Ne serait-ce pas ce feuillet qui correspondrait à la cloison décrite par Gubaroff ?

Il est certain que lorsqu'on décolle avec précaution le péritoine antérieur du ligament large et sa doublure lisse, puis le péritoine postérieur et sa doublure lisse, il reste entre la paroi et l'utérus une cloison conjonctive. Il est également certain que lorsqu'on incise le péritoine du ligament large entre la trompe et le ligament rond, on dédouble facilement le ligament large (v. fig. 25 de notre thèse), entraînant, avec chaque feuillet péritonéal, un feuillet conjonctif, qu'on peut isoler grâce à un artifice de préparation. Le feuillet annexé au ligament rond nous a semblé très ténu, il se réfléchit comme le péritoine antérieur, en avant sur la paroi. Le feuillet postérieur nous a paru plus fort, et il adhère à la gaine hypogastrique. Mais opératoirement parlant, ce n'est rien. Nous pensons que, s'il est facile de dédoubler le ligament large, c'est que le feuillet antérieur est assez bien fixé et qu'il offre un point d'appui solide grâce à sa doublure transversale des fibres lisses. Malgré l'adhérence de la lame conjonctive postérieure à la gaine hypogastrique, l'isolement de celle-ci reste très aisé.

Des coupes histologiques sériées permettront seules de résoudre entièrement la question au point de vue anatomique. Mais nous ne voulons retenir pour l'instant que cette conclusion, à savoir que le ligament large est essentiellement dédoublable ; on peut en tirer des déductions intéressantes pour le chirurgien.

Ainsi l'hystérectomie se réduisant, somme toute, à faire l'hémostase de l'utérus sans léser l'uretère ni la vessie, voici comment on pourrait régler l'hystérectomie abdominale de la façon la

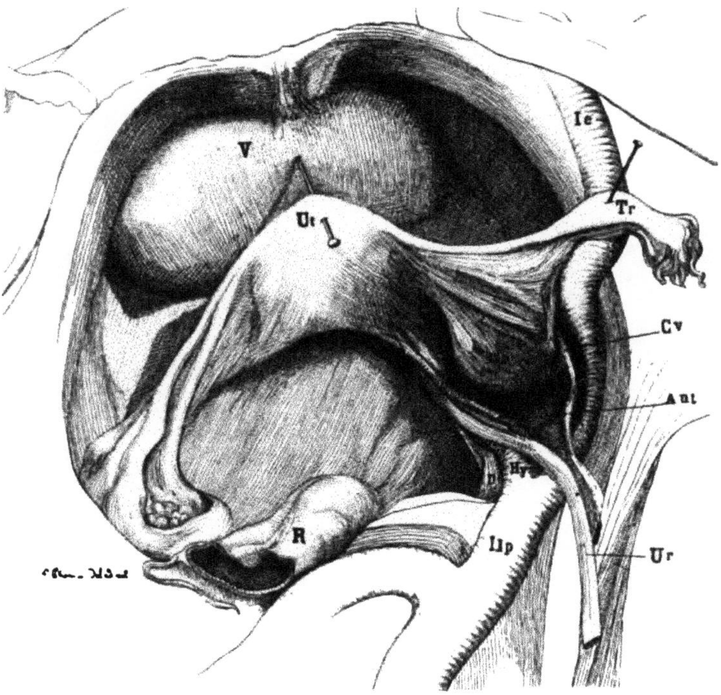

Planche I. — *Fossette ovarienne typique.*

Le bassin a été placé dans la position de Trendelenburg.

V, vessie; *Ut*, utérus; *R*, côlon pelvien et rectum.

Ilp, iliaque primitive; *Ie*, iliaque externe; *Hy*, hypogastrique.

On voit, près de la paroi pelvienne, 3 saillies étagées d'avant en arrière et de plus en plus profondes :

1° Celle du ligament large, méso des annexes et de leurs vaisseaux; *Tr*, trompe; *Cv*, cordon vasculaire tubo-ovarien. Au-devant des ligaments larges, s'ouvrent les fosses paravésicales de Waldeyer;

2° Celle du pédicule vasculaire des organes pelviens, prolongée par l'uretère *Ur*, jusqu'à la bifurcation iliaque.

En arrière et au-dessous de cette saillie s'étend, jusqu'au niveau du sacrum, la fosse hypogastrique de Waldeyer. Le pédicule hypogastrique et le ligament large se touchent : à l'entrée du bassin, quand l'uretère et le cordon vasculaire sont au contact, et près de l'utérus, quand la gaine hypogastrique contenant l'utérine pénètre entre les deux feuillets du ligament large.

La surface en forme de fuseau, comprise entre la base du ligament large et la saillie de la gaine hypogastrique avec son contenu, est la fossette ovarienne. On voit, dans cette région, l'utérine *Aut* apparaître aussitôt après sa naissance, au-devant de l'uretère et cheminer un certain temps parallèlement à lui;

3° *D*, repli péritonéal de Douglas.

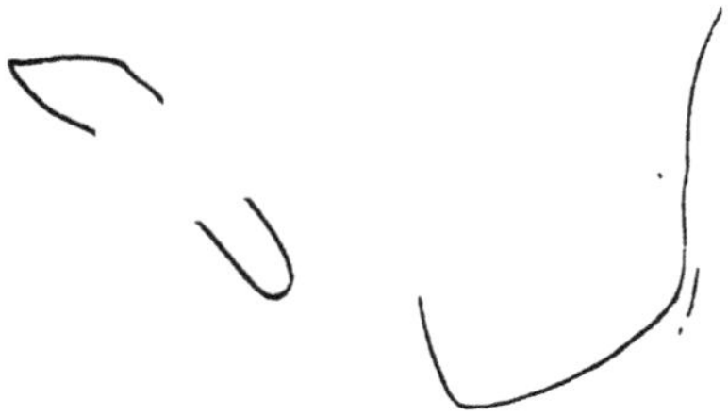

PLANCHE II. — *Rapports de la gaine vasculaire de l'utérus et de son contenu avec le ligament large, le rectum, la vessie et le vagin.*

Injection des artères par la fémorale droite. Coupe verticale antéro-postérieure, pratiquée à 1 cm. environ du bord droit de l'utérus, après dilatation du vagin au maximum, et réplétion par une masse de gélatine fondue. Quand cette masse a été solidifiée, les organes pelviens ont été fixés au moyen de gélatine coulée dans le bassin, puis la pièce a été coupée avec la scie à ruban. Décalque pris sur la pièce, immédiatement après la coupe.

p, pubis ; *5*, 5ᵉ vertèbre lombaire ; *1*, 1ʳᵉ vertèbre sacrée.

V, vessie ; *W*, vagin ; *R*, rectum ; *G. hy*, portion de la gaine vasculaire qui contient dans son intérieur les vaisseaux de l'utérus. Dans le magma veineux, on voit la coupe de l'utérine et de deux branches longues cervico-vaginales. — La condensation superficielle du tissu conjonctif constitue à ce magma une gaine qui l'isole des organes environnants : péritoine en arrière ; ligament large en haut ; vessie en avant. C'est ce paquet qu'on étreint en masse, pour faire l'hémostase de l'utérine et de ses branches, par la voie vaginale.

Ll, ligament large, presque horizontal, car la réplétion du vagin a soulevé l'utérus et l'a mis en antéversion ; *Lr*, ligament rond ; *T*, trompe ; *O*, ovaire dont la coupe a frôlé le bord.

Notez la situation de l'uretère par rapport au pédicule vasculaire utérin.

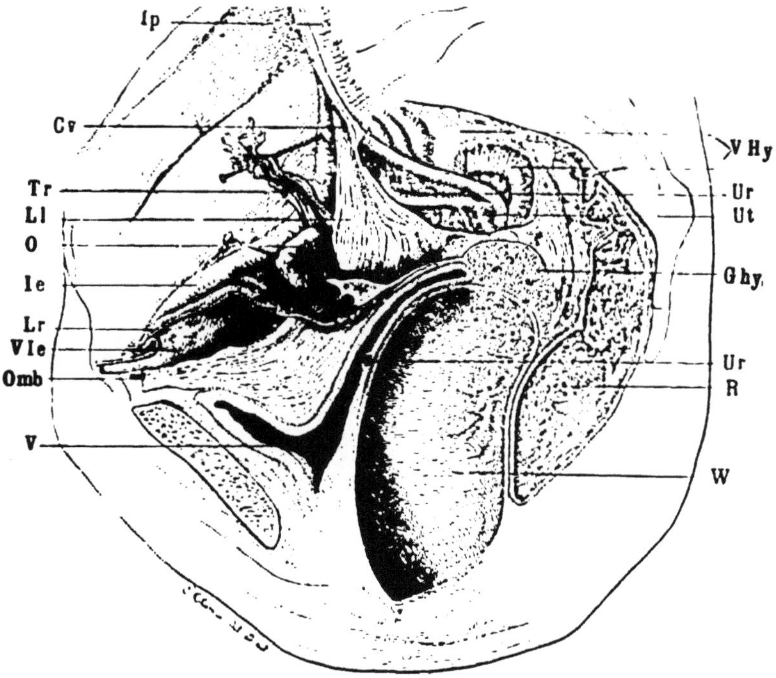

Planche III. — Cette pièce n'est autre que la précédente. Après décalque de la coupe, la gélatine qui remplissait le vagin et qui fixait les organes a été enlevée pour permettre la dissection. La figure représente donc à la fois la coupe précédente, les rapports ayant été modifiés aussi peu que possible, et la perspective des organes en coupe. On y voit la région de la fossette ovarienne et les rapports de l'uretère et de l'utérine à l'origine.

V, vessie; *W*, vagin; *R*, rectum;

Ip, artère iliaque primitive; *Ie*, artère iliaque externe; *VIe*, veine iliaque externe; *VHy*, artère et veine hypogastriques, branches extra-pelviennes en particulier.

L'uretère *Ur* et le cordon vasculaire tubo-ovarien *Cv* qui soulève le ligament large *Ll* se touchent au niveau de la bifurcation iliaque, puis ils s'écartent. La région comprise entre l'uretère et la base du ligament large est la fossette ovarienne. On y voit l'utérine *Ut*, née en arrière de l'uretère, passant entre lui et la paroi, cheminant parallèlement à sa direction, puis le surcroisant pour aller à l'utérus; *Omb*, ombilicale née avec l'utérine, mais restant plus haute et plus profonde. Elle apparaît en avant par transparence le long du bord vésical; *Tr*, Trompe; *O*, ovaire; *Lr*, ligament rond.

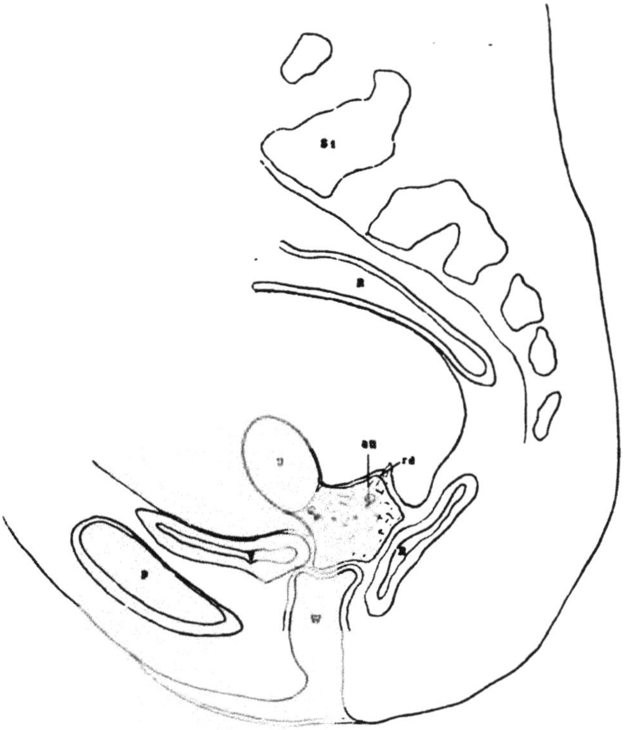

PLANCHE IV. — *Rapports de la gaine vasculaire utérine et de son contenu avec les organes voisins, l'utérus étant abaissé au maximum.*

Les artères ont été injectées, le vagin rempli de gélatine après abaissement et fixation de l'utérus, les organes pelviens pris dans un bain de gélatine. Le bassin ainsi préparé, nous l'avons débité en tranches parallèles et antéro-postérieures. — La figure est le décalque d'une de ces tranches, fait immédiatement après la section. Elle correspond au segment du bassin qui contient le ligament large et le pédicule vasculaire utérin droits.

La coupe a passé très près du bord droit de l'utérus, rasant le col utérin et tranchant la corne utérine *U*, *p*, pubis : *S1*, 1re vertèbre sacrée ; *V*, vessie ; l'embouchure vésicale de l'uretère se trouve immédiatement en dehors et en arrière de la petite encoche qu'on voit sur la paroi inférieure ; *W*, vagin ; *R*, rectum.

au, tronc de l'artère utérine coupée deux fois. L'artère et trois de ses branches sont noyées dans un magma veineux, individualisé et séparé des organes voisins par la condensation périphérique du tissu conjonctif qui unit vaisseaux et nerfs (gaine hypogastrique) ; *rd*, soulèvement péritonéal de Douglas. On comprend qu'on puisse en ouvrant le cul-de-sac vaginal, en avant et en arrière, isoler : la partie antérieure du pédicule vasculaire, de la vessie et du péritoine ; la partie postérieure, du péritoine et du rectum.

plus rationnelle à l'aide des données diverses que nous avons acquises :

1° Fendre de chaque côté le ligament large, de la paroi pelvienne à l'utérus, entre le ligament rond en avant, la trompe en arrière ; introduire deux doigts par la fente et séparer les deux lames du ligament large jusqu'à ce qu'on atteigne la gaine hypogastrique, qu'on dénude légèrement en avant et en arrière. La traction exercée sur l'utérus, du côté de l'abdomen, facilite évidemment l'opération ;

2° Placer une double ligature sur les ligaments ronds et les cordons vasculaires des annexes près de la paroi pelvienne et couper entre les deux ligatures ;

3° Inciser le feuillet antérieur du ligament large, d'un moignon de ligament rond à l'autre, en faisant cette incision courbe pour qu'elle passe sur la face antérioure de l'utérus, près du cul-de-sac péritonéal vésico-utérin, parallèlement en un mot, et à brève distance de la courbe des gaines hypogastriques ;

4° Décoller la vessie de a face antérieure de l'utérus et du vagin, sur la ligne médiane. Le doigt s'engage alors dans un puits. On l'élargit transversalement en y plaçant les deux index et en les écartant, ce qui sépare le pédicule vésical latéral avec l'uretère, du pédicule utéro-vaginal ;

5° Inciser le feuillet postérieur du ligament large comme l'antérieur d'un cordon vasculaire à l'autre, et décoller encore mieux les faces postérieures des gaines hypogastriques.

6° L'utérus ne tient plus de chaque côté que par le pédicule utéro-vaginal. A son sommet apparaît le tronc de l'utérine qu'on peut dénuder aussi près qu'on voudra de l'origine et lier dès ce niveau, c'est-à-dire, comme nous le montrerons ultérieurement (1), avec ses branches cervicales et vaginales longues. On l'isole pour cela de l'uretère, qui reste bas, surtout quand on exerce une forte traction sur l'utérus du côté de l'abdomen. En pratique, si l'on craint de léser l'uretère, ou si l'on ne veut pas risquer sa dénudation, on peut lier ou pincer l'artère au moment où le pédi-

(1) Voyez notre thèse, p. 52-55 et fig. 10, 11, 17 et 19.

cule vésical comprenant l'uretère se détache du pédicule commun vésico-utéro-vaginal, c'est-à-dire au point le plus déclive de sa courbe pariéto-utérine.

7° Il n'y a plus qu'à trancher le pédicule utérin au-dessous de la ligature, jusqu'au niveau du vagin, si l'on exécute une hystérectomie totale; à couper transversalement le col, si l'on veut pratiquer une hystérectomie sus-vaginale.

On a fait, comme hémostase préalable, tout ce qui est possible. Seules les tranches vaginales risquent de saigner un peu, en raison de la récurrence par les artères vaginales, mais leur hémostase préalable est pratiquement irréalisable.

Les deux lambeaux péritonéaux, formés par ce qu'on a laissé des ligaments larges, ayant été taillés suivant la courbe des gaines hypogastriques, se laisseront aisément rapprocher et suturer par-dessus celles-ci. On fera disparaître ainsi l'espace mort de décollement. On pourra même recouvrir le moignon utérin, si l'on fait une hystérectomie sus-vaginale, pourvu qu'on n'ait pas conduit trop bas la courbe d'incision péritonéale, et qu'on ait enlevé quelque peu de tissu utérin avec le péritoine, afin qu'il ne se déchire pas sur la ligne médiane. L'utérus est amené complet, avec les trompes, les ovaires et les ligaments ronds.

Cette opération, anatomique et rationnelle, est à peu de chose près celle que pratique couramment notre maître M. le professeur Terrier.

Nous pensons qu'il est avantageux de dénuder la gaine hypogastrique avant de sectionner le ligament large, car l'isolement de celle-ci est plus facile. La ligne de suture répond sensiblement à la base des ligaments larges et se présente comme elle, non sous l'apparence d'une ligne transversale, mais d'un fer à cheval à convexité antérieure.

Le cordon vasculaire utéro-ovarien et la gaine hypogastrique avec son contenu, ne représentent pas seulement des voies vasculaires et nerveuses; ce sont des moyens de fixité réels pour l'utérus. Nous avons déjà dit qu'anatomiquement la trompe et l'ovaire sont soutenus par le cordon vasculaire. La clinique affirme ce rôle. Il n'est pas rare d'observer des prolapsus de l'utérus après la castration bilatérale.

Le pédicule hypogastrique avec sa gaine est le plus solide moyen de fixité de l'utérus. Il faut, pour s'en convaincre, avoir constaté le degré de résistance de cette lame. Elle la doit non seulement aux vaisseaux enchevêtrés qui la constituent, mais surtout aux nerfs très nombreux et très solides qu'elle contient. En raison de la courbe décrite par son bord libre, elle maintient l'utérus, tout en lui permettant des flexions. Plus longue que le cordon vasculaire tubo-ovarien, elle tolère aussi un certain déplacement de l'utérus vers le bas, quand le cordon tubo-ovarien est coupé. On est donc en droit de se demander si la section de la lame vasculaire entre deux ligatures, comme le propose Goelet (1) pour l'hémostase de l'utérine, en conservant l'utérus, ne risque pas de supprimer un moyen de fixité précieux pour cet organe.

Le pédicule hypogastrique n'empêche pas non plus le déplacement de l'utérus vers le haut, surtout après la section des cordons tubo-ovariens plus courts et dirigés perpendiculairement vers l'utérus. C'est pour cela qu'il est avantageux de couper d'abord les deux cordons, quand on veut pratiquer aisément l'hystérectomie abdominale, comme dans le procédé de M. Hartmann (2) par exemple. On ne peut faire remonter l'utérus vers l'ouverture abdominale pour atteindre facilement l'utérine que lorsque le cordon court qui l'enchaîne à la paroi pelvienne a été tranché.

(1) GOELET (Augustin H.). Improved technique of vaginal ligation of the uterine arteries, etc. *Med. Record*, New-York, 1897, vol. LI, p. 338-339.

(2) HARTMANN (H.). L'hystérectomie abominale totale, sa technique opératoire, etc. *Ann. de gyn. et d'obst.* Paris, 1897, t. XLVIII, n° 1, p. 1-14.

DE

L'EMPLOI DE LA VAPEUR D'EAU

EN GYNÉCOLOGIE ET EN OBSTÉTRIQUE

Par le Dr R. Labusquière.

La priorité de l'emploi de cet agent thérapeutique revient à Snejireff. Une analyse publiée dans le *Centralblatt f. Gynäk.*, 1895, n° 3, par F. Neugebauer, fit connaître les circonstances qui conduisirent Snejireff à étendre les applications de cet agent thérapeutique.

« En 1893, le chirurgien russe extirpait un kyste échinocoque, adhérent au lobe gauche du foie par une base large de 4 travers de doigt. Il chercha à dégager au fer rouge la base de la tumeur, mais il ne réussit pas à maîtriser avec le fer rouge l'hémorrhagie qui se fit au niveau du tissu hépatique. L'hémorrhagie ne s'arrêta que lorsque l'épiploon eut été appliqué comme tampon au niveau de la plaie. »

Persuadé, comme d'autres chirurgiens, de l'insuffisance des moyens ordinaires (les ligatures sectionnent le tissu) contre les hémorrhagies fournies par le tissu hépatique, il songea à un agent d'hémostase qu'il connaissait depuis longtemps. En effet, depuis sept à huit ans déjà, il avait employé la vapeur d'eau à titre de caustique et d'hémostatique en gynécologie. Après dilatation préalable du col et curettage, il introduisait dans l'utérus un cathéter fenêtré, criblé à son extrémité de petits trous, à travers lequel il conduisait un fin tube métallique en communication avec une source de vapeur d'eau. L'action de la vapeur, environ à 100° et prolongée de 1/2 à 1 minute, suffit pour la cautérisation et l'hémostase. La manœuvre n'est pas douloureuse, à ce point que la malade ne s'aperçoit même pas du moment où la vapeur entre en contact avec l'utérus.

« Au cours de recherches expérimentales, on constata sur les utérus extirpés que, immédiatement après la vaporisation, la muqueuse était comme échaudée, comme tapissée d'une pellicule mince, blanchâtre. Les phénomènes de décomposition, de fétidité, de sensibilité anormale de la muqueuse utérine, se trouvaient supprimés. En sorte que l'importance de la vapeur d'eau était démontrée par cette action multiple: *cautérisation, hémostase, anesthésie, antisepsie* » (1).

Après Snejireff, c'est Ludwig Pincus (Dantzig) qui s'est le plus occupé de l'étude de l'emploi de la vapeur d'eau, et qui s'est le plus efforcé de le vulgariser.

L'appareil, envisagé dans ce qu'il a d'essentiel, consiste en un récipient, source et réservoir de vapeur. L'eau contenue dans le récipient et destinée à fournir la vapeur peut être portée à l'ébullition par une lampe à alcool. Un thermomètre indique la température du récipient. Celui-ci est relié par un tube en caoutchouc avec le tube métallique qui, à travers le cathéter utérin, amène la vapeur dans l'utérus.

Bien entendu, l'expérience a conduit les opérateurs et plus particulièrement Pincus à apporter diverses modifications à l'appareil primitif de Snejireff.

En 1895, également dans le *Cent. f. Gyn.*, Pincus publiait un premier article : *de l'emploi thérapeutique de la vapeur d'eau chaude* (100° C.) *en gynécologie*. Il avait expérimenté le nouvel agent thérapeutique dans les cas suivants :

1° 1 cas de cancer du corps de l'utérus, inopérable. Symptômes : douleurs intra-pelviennes fortes, métrorrhagies, écoulement fétide.

2° 3 cas d'endométrite hyperplasique (Olshausen) non compliquée. Symptômes : ménorrhagie, 14-18 jours, 8-10 jours.

3° 5 cas d'endométrite cervicale, 3 fois avec érosion de la portion vaginale du col, leucorrhée.

---

(1) *Cent. f. Gyn.*, 1895, n° 3, p. 75.

Les résultats furent très satisfaisants.

Pincus constata ce qui suit :

1° Dans le cas de cancer, au moment où la vapeur commença de circuler, il s'écoula, au dehors du col, une quantité notable de sang et de liquide sanguinolent, mélangé de débris et de caillots nombreux. Au bout d'une 1/2 à 1 minute, 1 minute 1/2 au maximum, le cathéter fut retiré. Il était recouvert de caillots noirâtres, très adhérents, qui obstruaient presque complètement les orifices du cathéter. Immédiatement après l'application de la vapeur, hémorrhagie et écoulement fétide cessèrent et ne reparurent que 8 à 10 jours plus tard.

Dans les cas d'endométrite hyperplastique, les résultats furent très satisfaisants. Mais, *dans un de ces cas, bien qu'il n'existât aucune complication annexielle, l'intervention fut suivie de colique utérine intense, qui céda à la cocaïnisation de la cavité cervicale.*

Les résultats, d'ailleurs favorables, observés dans les cas d'endométrite du col étaient de date trop récente pour permettre de juger la valeur de la méthode.

« Les résultats que j'ai obtenus jusqu'ici, écrivait l'auteur, m'autorisent à conseiller la méthode.

A mon avis, l'emploi de la vapeur chaude rendrait de grands services particulièrement dans l'*endométrite puerpérale.*

Les germes infectieux sont détruits, les vaisseaux lymphatiques et veineux thrombosés, fermés par les caillots.

La question sera sans doute élucidée par des personnes compétentes (1).

En 1896, E. Kahn publie un travail sur *l'usage thérapeutique de la vapeur d'eau dans l'endométrite puerpérale.*

Au début, Kahn faisait agir la vapeur à 100° jusqu'à deux minutes; plus tard, il employa la vapeur à 115° C. de 1/4 de minute à une minute entière. Les résultats ont été d'autant meilleurs que l'action a été plus énergique. L'action de la vapeur fut en général peu douloureuse ; quelques femmes accu-

(1) *Cent. f. Gyn.*, 1895, n° 11, p. 284.

sèrent quelques légères douleurs au début du contact de la vapeur avec l'utérus. La vapeur envahit d'abord la cavité utérine, excite, en la distendant, la musculeuse et provoque une contraction énergique de celle-ci, contraction que traduit la sortie avec force de la vapeur par le tube extérieur.

Il ne fut enregistré aucun contre-temps, et la méthode n'occasionna jamais rien de fâcheux, même pour les malades chez lesquelles l'infection avait déjà dépassé l'utérus.

« Notre expérience personnelle, écrit l'auteur, nous autorise à déclarer tout au moins la méthode inoffensive. Dans le plus grand nombre des cas, les malades accusèrent à la suite du traitement un grand soulagement, qu'il faut rapporter surtout à la diminution de la sensibilité de l'endométrium. L'utérus se contracte chaque fois énergiquement et l'involution est plus rapide que dans les cas d'accouchements à marche normale. Il faut, pour l'application de la vapeur, tenir compte de la consistance de la paroi utérine : plus cette paroi est mince et flasque, plus la température de la vapeur doit être basse, et *vice versa. Les phénomènes inflammatoires au début, quand il n'existe pas encore de suppuration, avec irritation réactionnelle du péritoine, paraissent favorablement influencés par la vapeur.* Mais l'existence d'un processus suppuré du côté des annexes contre-indique l'emploi de la vapeur, de ce seul fait déjà que son application provoque de violentes contractions utérines.

Quand il y a dans l'utérus des restes de placenta, des débris ovulaires, des caillots sanguins, il faut absolument procéder à leur évacuation (doigt ou curette). A défaut de cette évacuation, l'action de la vapeur, *in utero*, en favorisant la décomposition de ces éléments, augmenterait les dangers d'infection. Au contraire, après cette évacuation, l'échaudement de l'endométrium provoque la formation d'une sorte de couche protectrice, qui prévient la dissémination nouvelle au delà de l'utérus des germes infectieux. Deux à trois jours après l'application de la vapeur, il convient de faire une irrigation intra-utérine légère pour entraîner les débris nécrosés (solution salée physiologique, eau bouillie, solution de lysol à 1 p. 100).

L'auteur relate ensuite 9 observations. En voici une comme type.

X..., 38 ans, 4e accouchement le 22 avril. Le 3e jour après l'accouchement, T. 39°,1; P. 102. L'utérus, dont le fond est à l'ombilic, est douloureux. Écoulement extrêmement fétide. — Curettage, qui permet d'extraire des fragments de placenta. Résultat nul; les irrigations, les pansements intra-utérins restent également inefficaces. T. 39°,2 — 37°,9, C. Même fétidité.

Le 6 mai, *application de la vapeur* à 105° C. 1/4 de minute. La malade n'accuse aucune douleur. La fétidité persiste, quoique diminuée. Le lendemain, application plus énergique, vapeur à 112°,1/2 minute. T. le soir encore à 38°,3. Fétidité complètement supprimée ; deux jours après la température est définitivement redescendue à la normale. Involution très rapide de l'utérus. La malade guérie part le 12 mai.

L'auteur fait suivre la relation des observations des considérations suivantes : « Comme il ressort de ce qui précède, la vapeur d'eau fut, la plupart du temps, employée après échec d'autres moyens thérapeutiques. Les résultats les meilleurs ont été obtenus quand on a le moins tardé à l'appliquer : par exemple, dans les cas 6 ou 7, où il s'agit d'endométrite non compliquée. Dans les cas 7 et 9, la vapeur n'eut aucune efficacité, sans doute par la raison que l'infection était déjà généralisée. Dans le cas 4, la vaporisation eut lieu alors qu'il restait encore des portions de placenta dans l'utérus, condition dans laquelle son emploi est plutôt nuisible (décomposition plus active de ces débris et pullulation plus facile des germes infectieux).

« *Conclusions.* — L'application de la vapeur d'eau sur la surface intérieure de l'utérus est :

1° Sans effets fâcheux et peu douloureuse ;

2° Elle diminue la sensibilité de l'utérus ;

3° Provoque des contractions utérines énergiques ;

4° Supprime la fétidité ;

5° Possède une action bactéricide ;

6° Produit, par l'oblitération des vaisseaux lymphatiques et sanguins et par la coagulation des éléments albuminoïdes, une couche protectrice au-dessous de laquelle s'effectue un processus de granulation réparateur (1). »

En 1897, L. Pincus publie une note sur *la vaporisation dans le traitement de l'avortement putride*. Il l'a employée dans 10 cas de cet ordre. Elle lui paraît constituer une méthode rationnelle, scientifique, susceptible de réduire au minimum les risques de l'intervention, surtout dans les cas négligés, observés dans la pratique ordinaire. Non seulement la vapeur tue les germes et revêt les plaies fraîches d'une couche protectrice, mais elle provoque, par excitation mécanique, la contraction énergique de la musculeuse, ce qui réduit la surface cruentée et accélère l'involution, c'est-à-dire, la plupart du temps, la convalescence.

Chez aucune de ses malades, il n'a observé d'effet fâcheux. Toutefois, la fièvre ne cessa brusquement que 5 fois ; dans 2 cas, elle s'amenda par lysis ; les 3 autres cas étaient apyrétiques. L'auteur attribue la défervescence par lysis à une infection légère déjà existante.

L'odeur fut supprimée presque immédiatement dans tous les cas ou s'atténua au point d'être à peine perçue. Dans un cas seulement, la vaporisation fut renouvelée au bout de trois jours (défervescence par lysis). Environ vers le troisième ou quatrième jour, un écoulement leucorrhéique commençant à se produire, il fut fait des injections vaginales (solution salée à 0,7 p. 100 ; 1 fois solution de permangate de potasse).

Il y aurait, dans ces cas, cette autre raison d'utiliser la vaporisation. Employée à 100° pendant deux minutes, elle permet de détruire l'épithélium malade, cause d'avortement habituel. Or, cet épithélium supprimé, on peut, par des applications de teinture d'iode, déterminer la formation d'un épithélium sain.

Pincus se sert, dans le but de protéger le vagin, de spéculums cylindriques en bois ; les brûlures du col guérissent, le plus souvent, sans cicatrice.

---

(1) *Cent. f. Gyn.*, 1896, n° 99, p. 1233.

Contrairement à Kahn, il procède en général à la vaporisation sans se préoccuper du contenu de l'utérus. Deux fois seulement, il enleva d'abord l'arrière-faix retenu *in toto* (décollement mousse, puis expression bimanuelle).

Dans les autres cas, il laisse agir la vapeur une demi-minute, enlève ensuite avec la curette mousse les débris qui peuvent se trouver dans l'utérus, puis laisse encore agir la vapeur une minute.

« *Conclusion*. — De mon expérience personnelle, écrit Pincus, je conclus que la vaporisation est en quelque sorte un *spécifique* dans le traitement de l'*avortement putride*. D'autre part, de certaines considérations théoriques, parfaitement rationnelles, et d'un certain nombre de faits publiés par Kahn, j'estime que ce procédé thérapeutique s'affirmera comme un spécifique dans le traitement de l'endométrite puerpérale non compliquée (1). »

Dans un nouveau travail, qui date de 1898 (2), le même auteur décrit, très en détail : 1° l'*instrumentation* perfectionnée à laquelle il est arrivé et qui lui permet d'éviter les inconvénients que présentaient les appareils primitifs (brûlures du vagin, de l'orifice vaginal, variations de la température, explosions, etc.), 2° la *technique opératoire*. Il pose ensuite les indications de la méthode.

Au point de vue de l'instrumentation, à noter cette particularité. Pincus emploie deux types de cathéter qui présentent une différence essentielle : avec l'un, la vapeur d'eau agit directement sur le tissu utérin, a) *vaporisateur utérin*, utérus vaporisateur; avec l'autre, la vapeur n'agit pas directement, mais, indirectement, à travers un cathéter fermé, *b*) *vapocautère utérin*, utérus vapocautère (sonde utérine échauffable, heitzbare, utérus sonde); ce second type se présente soit sous la forme d'une sonde-bougie, soit sous une forme aplatie à bords tranchants.

Ce dernier modèle est le *vapocautère*, que l'auteur considère

---

(1) *Cent. f. Gyn.*, 1897, n° 7, p. 190.

(2) *Ibid.*, 1898, n° 10, p. 256.

comme un agent thérapeutique moins puissant que le thermocautère de Paquelin et appelé à suppléer celui-ci toutes les fois qu'on a à redouter une action trop profonde de ce dernier. Donc, a) *vaporisateur utérin* (action directe de la vapeur), *b*) *vapocautère utérin* (cautérisation indirecte) et *vapocautère* (cautérisation indirecte, mais avec un instrument destiné à des usages plus généraux).

***

Il est tout à fait indispensable, écrit Pincus, de se servir d'un récipient très solide, car des températures de 100° ne suffisent pas toujours : « actuellement, je porte la vapeur à 105°, au plus à 110° ; je ferme le tube, j'enlève la flamme et j'introduis rapidement le cathéter dans l'utérus. Je replace la flamme sous le récipient. J'ouvre lentement le tube et je laisse circuler la vapeur. En général, *des températures* de 102 à 108° *prolongées une demie à une minute suffisent*.

110° représentent la température *maxima* pour la vaporisation dans les cas les plus graves.

« *Quand on fait la vaporisation dans le but de maîtriser une hémorrhagie menaçante et, le cas échéant, de supprimer sa cause, on voit s'échapper librement par le tube abducteur une quantité considérable de sang et de caillots (effet produit par la force de la vapeur), c'est là un avantage considérable du dispositif nouveau.*

Obs.— Le 13 décembre 1897, je dus, chez une dame très faible, très anémique, en outre très craintive, faire, séance tenante, la vaporisation à cause d'une hémorrhagie profuse, consécutive à l'enlèvement d'un tampon, et suivie de perte de connaissance (curettage, hémostatiques avaient déjà échoué). *Après une demi-minute l'hémorrhagie s'arrêtait complètement.* La vapeur avait entraîné par le tube abducteur une grande quantité de sang et de caillots sanguins. Opération à peu près indolore et sans phénomènes réactionnels. Après l'opération, la malade put, accompagnée de parents, regagner son domicile qui était voisin. Elle garda le lit cinq jours. (En général, il convient de prescrire *le repos au lit de cinq à huit jours.*) L'écoulement leucorrhéique (habituel après la vaporisation) dura environ douze jours. Il n'y avait pas encore de récidive de l'hémorrhagie, onze jours après l'intervention.

Phénomènes observés après la vaporisation. — Dans tous les cas, il se produit un *écoulement leucorrhéique* plus ou moins abondant. L'odeur fétide qui pouvait exister, est presque toujours, particulièrement dans l'avortement avec fétidité, supprimée. *Exceptionnellement* toutefois, *il arrive que la leucorrhée après* (non ergo propter) *les vaporisations sent mauvais.*

***

Contre-indications. — Après trois années d'expériences, l'auteur se tient exactement à sa formule première : *pas de vaporisation au cas de complications annexielles.*

Il est, d'autre part, très près de se ranger à cet avis de Kahn que « *des phénomènes phlegmasiques au début — sans suppuration établie — avec irritation réactionnelle du péritoine sont favorablement influencés par la vapeur.* »

En général, une *rigidité considérable de la portion vaginale du col constitue une contre-indication absolue à l'opération.*

***

La vaporisation (durée 1 minute, T. 102-105) agit de façon tout à fait favorable contre les hémorrhagies de la ménopause et contre la leucorrhée qui la suit. Dans un cas de leucorrhée post-climatérique très rebelle, la vaporisation (2 minutes, 110°) amena une oblitération complète de la cavité utérine.

a) *Hémorrhagies de la ménopause profuses*, 18 cas : 13 succès persistants (durée de l'observation de 5 mois à 2 ans) ; 5 cas sont de date trop récente.

b) *Subinvolution de l'utérus* (ménorrhagie), 7 cas : 5 fois, vaporisateur, 2 fois, vapocautère, 1 minute 100-105°. Résultat bon, 5 fois. Dans 2 cas soumis à la vaporisation, involution défectueuse (brides para et périmétriques).

c) *Hémorrhagies liées à des myômes interstitiels et sous-*

séreux, 5 cas : 4 succès. (L'auteur voit dans les myômes sous-muqueux ou polypeux une contre-indication à cause des risques de suppuration).

d) *Endométrite hyperplasique* (Olsshausen), 8 cas (dans 6 cas le vaporisateur, dans 2 cas le vapocautère; d'ailleurs, *l'auteur ne reconnaît aucune différence d'action aux deux instruments*) : 5 succès ; il fallut 3 fois intervenir à nouveau après quatre, cinq et sept mois (1 minute à 1 minute 1/4, 100-105°).

e) *Endométrite du corps gonorrhéique :* 2 cas (1 minute, 102°). 1 fois, persistance d'une leucorrhée légère.

f) *Endométrite du col gonorrhéique :* 3 cas. Vapocautère (1 minute à 1 minute 1/4); 3 succès, 1 fois sténose modérée.

g) *Endométrite catarrhale du corps*, 5 cas : 4 vaporisations, 3 succès.

h) *Endométrite catarrhale du col*, 18 cas : 14 succès ; 4 résultats non satisfaisants (1-1 min. 1/2, 100-105°).

i) *Endométrite dysménorrhéique :* 5 cas, 4 vierges. Vapocautère (1/2 min. à 1 minute, 100-103°) ; 3 succès complets ; 2 incomplets.

j) *Infection puerpérale généralisée*. Résultat nul.

k) *Endométrite puerpérale*. Dans un cas, résultat favorable.

Obs. — Involution utérine mauvaise, odeur fétide, écoulement sanguin abondant. T. 38°,2. Vaporisation 1 minute à 102°. — Immédiatement, contraction de l'utérus, suppression de l'hémorrhagie, de la fétidité et de la fièvre. Involution remarquable. La leucorrhée disparut complètement dix-huit jours après l'intervention.

Faisant allusion à un cas publié par F. Baruch (1), d'*atro-*

---

(1) *Cent. f. Gyn.*, 1898, n° 5, p. 113. — X..., 27 ans, accouchement spontané. Dès le cinquième jour des suites de couches, fièvre. Réapparition de la menstruation, bien que la femme n'allaitât pas, seulement quatre mois et demi après l'accouchement. A ce moment, perte de sang qui dura huit semaines. La femme s'adresse à une doctoresse qui fait, séance tenante, une vaporisation. Du coup, l'hémorrhagie est supprimée. La femme se croit guérie et reprend ses

phie complète de l'utérus à la suite d'une vaporisation, faite en ville, Pincus fait remarquer que ce fait ne saurait être préjudiciable à la méthode elle-même, mais qu'il démontre que celle-ci doit être appliquée avec prudence. Pour sa part, malgré les résultats favorables qu'il a obtenus, *il cherchera désormais à produire une action moins prolongée* (0,5'' à 1 minute) *et moins intense* (100-104°).

*
* *

Dans un article plus récent (1), Pincus insiste à nouveau sur les précautions qu'exige l'application thérapeutique de la vapeur d'eau. Il faut avoir un appareil bien conditionné. A cet égard, il a imaginé un dispositif en bois, destiné à protéger le col contre l'action directe de la vapeur. Il note que le tube abducteur peut être obstrué par les caillots et indique la manière de parer à cet inconvénient. Il constate que l'application relativement prolongée de la vapeur peut produire des atrésies complètes de la cavité utérine semblables à ce qui a été observé avec l'emploi du chlorure de zinc, mais sans amener les complications inflammatoires graves qui ont compliqué celui-ci. D'ailleurs, fait-il remarquer, ces atrésies, ces oblitérations de la cavité utérine ne sont pas toujours *involontaires*. Elles sont quelquefois le but et permettent d'éviter par exemple l'hystérectomie. La méthode est également très utile dans les cancers inopérables du col de l'utérus ; aussi quand il s'agit de stériliser la cavité utérine avant de procéder à l'hystérectomie, etc. Mais, comme il l'a déjà expressément noté, *il faut prendre garde d'exalter la malignité d'un processus existant*, et à ce point de vue, le curage explorateur suivi d'un examen histologique peut être indiqué. Au résumé, à l'heure actuelle, la question se pose

---

occupations. Mais les règles ne reparaissent plus. (Ménopause prématurée, céphalées, bouffées de chaleur, palpitations.) De plus, à l'examen génital, constatation d'une oblitération complète de la cavité cervicale, état analogue à celui constaté maintes fois à la suite des applications fortes de chlorure de zinc.

(1) *Cent. f. Gyn.*, 1898, n° 38, p. 1019.

ainsi : règle générale, *il faut ne laisser agir la vapeur que le moins de temps possible*, un quart de minute dans le plus grand nombre de cas, une demi-minute au *maximum*. Chez les sujets jeunes, une demi-minute lui paraît excessif : mieux vaut réiterer l'application. La température sera de 102 à 110°. En général, *la température sera d'autant plus élevée que l'application sera plus courte*. Quelques secondes suffisent, avec une température de 110°, pour produire une cautérisation superficielle énergique. Actuellement, il nettoie soigneusement, avant l'opération, la cavité utérine avec des sondes de Playfair, stérilisées, tandis que, jadis, il soumettait à la vapeur tout ce qui était *in utero*.

*
* *

Ici se place un article important au point de vue de la méthode, car il vient interrompre la série des résultats, plutôt favorables. L'article est de Van der Velde, assistant à la « *Frauenklink* d'Amsterdam : *Vapocautérisation utérine. Mort par péritonite septique après rupture spontanée, secondaire* (1).

Obs. — Y..., 45 ans, 6 enfants, toujours bien portante. Réglée à 12 ans ; depuis, toutes les trois semaines ; deux jours, modérément. Depuis environ quatorze semaines, l'écoulement est devenu profus et dure sept jours, *hémorrhagies probablement liées à la venue de l'âge critique*. La femme d'ailleurs n'accuse aucune souffrance, elle est bien portante et alerte comme jadis. L'examen gynécologique ne révèle rien d'anormal. La *vapocautérisation est faite avec l'appareil* de Pincus.

La femme, nerveuse, est, le 15 septembre, soumise à la narcose et désinfectée. Écartement des parois antérieure et postérieure du vagin avec des écarteurs, saisie et fixation de la portion vaginale du col avec une pince à traction. Dilatation du col, pourtant naturellement assez large, avec des bougies d'Hegar, jusqu'au n° 10. La *vapocautérisation* est alors faite par le professeur Treub suivant les règles tracées par Pincus : la vapeur est portée à 105° C. Le vapocautérisateur introduit, on fait agir la vapeur *exactement une minute*.

L'instrument sorti, application d'une bande de gaze iodoformée.

---

(1) *Cent. f. Gyn.*, 1898, n° 52, p. 1409.

L'utérus paraît dur comme de la pierre! Le jour de l'opération et le suivant, la femme est bien; pas d'état nerveux, pas de souffrance, T. 36°,5 37°,2; P. 70 à 80 régulier. Dans la soirée du 16, le pouls commence à s'accélérer; dans la nuit, agitation; douleurs hypogastriques. Le 17 au matin, P. 100, assez petit; T. 38°. La femme paraît un peu déprimée. Pas de sensibilité abdominale. Au spéculum, on aperçoit un débris de tissu à l'orifice externe. Ce débris de tissu enlevé, on en aperçoit d'autres dans la cavité du col; lavage de la cavité utérine qui entraîne les débris (solution phéniquée à 1 p. 100, cathéter de Bozemann-Fritsch). Injection d'une petite quantité de teinture d'iode. Pendant ces manœuvres, pas de malaises. La température descend à 37°,4, mais remonte le soir à 38°,2. P. 128. Dans la nuit, agitation. Pourtant, sommeil passable. Le 18 au matin, état assez bon, nulle douleur; ventre un peu météorisé, non sensible à la pression, T. 37°,7 à 38°,3, P. 104-120.

Dans la nuit du 18 au 19, vomissements qui deviennent rapidement fécaloïdes; dépression rapide, langue sèche, météorisme abdominal accusé, hypogastre un peu sensible mais seulement à la pression. T. le matin 39°, P. 90 seulement, de plus en plus petit, devient rapidement imperceptible. Stimulants impuissants; *mort* à 10 heures.

Nécropsie quatre heures après la mort. Épanchement séreux modéré, légers dépôts fibrineux. Intestins météorisés. Au niveau du petit bassin, les anses intestinales adhèrent légèrement entre elles et sont recouvertes d'un exsudat fibrineux abondant. Rien d'anormal du côté des annexes, hormis une injection faible des vaisseaux superficiels et de minces dépôts de fibrine.

Sur l'*utérus* qu'on a enlevé, on constate à la partie antérieure du fond de l'organe une perforation à contour irrégulier, située vers le milieu d'une plaque de nécrose, blanc jaunâtre, d'un diamètre d'environ 7 millim. Les tissus périphériques sont rougeâtres, congestionnés. Sur une coupe transversale, passant à peu près au niveau de l'orifice interne, la cavité cervicale est comme entourée d'une couche de tissus nécrosée, bordée elle-même d'une zone fortement vascularisée. L'utérus incisé, on voit que la couche nécrosée se continue sur la face intérieure de l'utérus jusqu'au fond de l'organe. Elle est moins profonde sur la partie supérieure de la paroi postérieure. Au niveau des cornes utérines, la paroi est assez unie et rouge-brun.

L'examen histologique de deux fragments de tissu utérin, pris l'un près de la paroi postérieure, l'autre au niveau de la corne utérine droite, montre des altérations semblables mais plus ou moins marquées. Le tissu utérin est comme corrodé, surtout vers sa partie interne. En certains points, il y a destruction complète de tissu ; des débris ne sont plus qu'à peine reliés à l'utérus. Par places, les glandes utérines ont été complètement détruites ; il est des zones où on ne trouve plus apparence de la structure normale. En certains points de la paroi utérine, et plus nettement en dehors des couches complètement nécrosées, apparaissent des foyers hémorrhagiques plus ou moins étendus ; en d'autres, ce sont des infiltrats diffus de corpuscules sanguins.

Treub donne de cette perforation utérine l'explication suivante : le *vapocautère* une fois introduit dans l'utérus devait affleurer le fond de l'organe. Sous l'influence de l'action de la vapeur, l'utérus se contractant énergiquement s'est, spontanément, embroché sur l'instrument, celui-ci n'étant pas ramené en arrière et la portion vaginale du col étant fixée par la pince. L'action cautérisante s'est alors propagée, de l'extrémité de l'instrument enfoncée profondément aux tissus voisins et au péritoine correspondant.

De la connaissance des lésions anatomiques, et de l'analyse des symptômes cliniques observés, l'auteur déduit qu'on a eu affaire dans ce cas à des accidents liés à une perforation spontanée et secondaire qui s'est faite au niveau d'une plaque de nécrose produite par le *vapocautère*. Aussi fait-il de grandes réserves au sujet de la vapocautérisation. Le *vaporisateur* utérin fait-il courir moins de danger ? Treub pense qu'avec la vaporisateur comme avec la vapocautère c'est l'action de contact qui domine l'action thérapeutique ; aussi pense-t-il que les risques sont à peu près les mêmes (risques de perforation, d'oblitération de la cavité utérine et d'atrophie du corps utérin). Il rappelle le cas publié par Baruch et un autre par O. Weiss (1).

Dans une note récente, Pincus incline à attribuer l'issue mal-

(1) *Cent. f. Gyn.*, 1898, n° 24, p. 636. Jeune fille de 19 ans, nerveuse, anémique, et sujette à des ménorrhagies. Subit pour ces pertes de sang une vaporisation (3/4 de minute, 100°), qui est suivie d'une ménopause prématurée, avec les accidents ordinaires (bouffées de chaleur, céphalées, etc.). A l'hôpital, l'examen gynécologique fit constater une oblitération à peu près complète du canal cervico-utérin. Ce cas est, en effet, à rapprocher de celui de Baruch.

heureuse dans l'observation de Treub à une intervention en quelque sorte « excessive ». Il rappelle les avertissements qu'il a donnés dans des articles précédents, particulièrement dans celui de mars 1898 (*Cent. f. Gyn.*) antérieur à l'intervention de Treub. Il note qu'en général on peut éviter de recourir à la narcose et qu'il suffit, pour rassurer la femme, de lui dire que le récipient à vapeur sert à stériliser les instruments. Il fait également la remarque que, dans ce cas, les hémorrhagies qui paraissaient liées à l'établissement de la ménopause étaient plutôt justiciables de la vaporisation. Enfin, il souligne encore que *mieux vaut agir fort et rapidement* avec la vapeur. De cette façon, la vapeur pénètre avec force, entre plus directement en contact avec le tissu utérin et se répand sur tous les points. Il rappelle que l'action de la vapeur, prolongée une demi-minute seulement, suffit dans le plus grand nombre des cas.

Notons aussi que Pincus a adopté et substitué aux dénominations premières : a) utéro-vaporisation, utéro-vaporisateur, *b*, utéro-vapocautérisation, utéro-vapocautère, celles de : a') atmokausis, atmocautère, *b'*) zestokausis, zestocautère.

*
* *

Le fait malheureux publié par van der Velde, écrit Dührssen, est très instructif. Mais il faut se garder d'y voir une raison suffisante pour proscrire, du coup, une méthode thérapeutique qui, appliquée avec prudence et à propos, possède une réelle valeur. Ce qu'il faut proscrire, c'est la vapocautérisation. La vaporisation, au contraire, doit être conservée. Et à ce propos, l'instrumentation primitive de Snejireff lui paraît préférable à l'instrumentation soi-disant perfectionnée de Pincus. Deux modifications à l'appareil de Snejireff sont utiles : a) il faut ajouter au foyer de vapeur un thermomètre, de façon à savoir exactement la température de la vapeur ; *b*) la portion inférieure du tube externe doit être en substance mauvaise conductrice de la chaleur pour éviter les brûlures du col. Bien appliquée, la vaporisation a fourni des résultats très remarquables contre les hémorrhagies de l'utérus, et a pu même mettre fin, à la suite d'une seule séance, à des pertes de sang restées rebelles au curettage et à des cautérisations réitérées. Dans deux cas, il a vu la grossesse survenir consécutivement à une vaporisation d'une demi minute.

Contrairement à Dührssen, O. Gerich (Riga) déclare excellente et d'un maniement simple l'instrumentation à laquelle est arrivé Pincus. Il l'a expérimentée dans sa pratique privée et rapporte 7 cas où, sous ses deux formes, atmokausis (vaporisation) et zestokausis (vapo-cautérisation), elle lui a fourni de très bons résultats : a) hémorrhagies secondaires, post abortives 3 cas, *b*) accidents post-abortifs immédiats 1 cas, *c*) hémorrhagies associées à des fibromes 1 cas, *d*) endométrite 2 cas. Dans ces interventions, la durée de l'application de la vapeur fut courte, 15 secondes, et la température varia de 105° à 115°.

Dans les avortements incomplets, il faut d'abord procéder à l'évacuation complète de l'utérus. L'utérus étant évacué, la vaporisation fait contracter énergiquement l'organe, l'hémorrhagie s'arrête et la température, s'il y avait hyperthermie, revient à la normale. Dans les 2 cas d'endométrite, une seule séance amena la guérison. Dans l'un d'eux, on procéda à l'abrasion préalable de la muqueuse, préliminaire non indispensable quand il n'y a pas suspicion de malignité. Enfin, l'exemple montra l'efficacité de la vaporisation contre les hémorrhagies liées à des fibromes.

Comme Pincus, Gerich attribue, non à la méthode, mais à des fautes dans l'application, les quelques faits malhéureux signalés.

INDICATIONS BIBLIOGRAPHIQUES

SNEJIREFF. *Cent. f. Gyn.*, 1895, n° 3, p. 74. — L. PINCUS. *Cent. f. Gyn.* 1895, n° 11, p. 284. — E. KAHN. *Cent. f. Gyn.*, 1896, n° 49, p. 1233. — L. PINCUS. *Cent. f. Gyn.*, 1897, n° 5. p. 190. — F. BARUCH. *Cent. f. Gyn.*, 1898, n° 5, p. 113. — L. PINCUS. *Cent. f. Gyn.*, 1898, n° 10, p. 256. — O. WEISS. *Cent. f. Gyn.*, 1898, n° 24, p. 636. — L. PINCUS. *Cent. f. Gyn.*, 1898, n° 38, p. 1019. — H. VAN DER VELDE. *Cent. f. Gyn.*, 1898, n° 52, p. 1409. — DÜHRSSEN. *Berl. klin. Woch.*, 1898, n° 8, 5 septembre. — L. PINCUS. *Cent. f. Gyn.*, 1898, n° 4, p. 113 ; *Ibid.*, 1899, n° 13, p. 352. — DÜHRSSEN. *Cent. f. Gyn.*, 1899, n° 11, p. 292. — OTTOCAR GERICH. *Cent. f. Gyn.*, 1899, n° 19, p. 557.

REVUE GÉNÉRALE

SUR UNE FORME COMMUNE DE STÉRILITÉ FÉMININE

Exposant des notions acquises à l'enseignement de Doléris, le Dr Lefèvre étudie dans sa thèse (1) une espèce de stérilité qui serait commune et qui serait sous la dépendance non d'une seule condition anormale, mais de plusieurs conditions pathologiques et pathogéniques qui, par leur combinaison, constituent un complexus morbide typique se retrouvant presque toujours le même. La contribution originale, apportée par Doléris dans la question de la stérilité, consisterait surtout à avoir su apercevoir l'association étroite de facteurs multiples, concourant en de nombreux cas à produire la stérilité. Avant lui, assurément on avait attribué à chacun d'eux une influence sur la stérilité. Mais, jamais, on n'y avait aussi nettement mis en relief l'importance étiologique de ce groupement typique : « On ne cherche pas à se rendre compte si la stérilité ne dépend pas plutôt de l'association d'un certain nombre de lésions que d'une seule lésion. Pour les uns, la flexion est tout; pour les autres, c'est la métrite. Pajot ne voitque des cols en toupie et des fausses routes vaginales; personne ne songe que la plupart du temps ces différents éléments forment un complexus pathologique net et caractérisé. »

Il faut reconnaître cependant que cette idée au moins de la multiplicité des causes de la stérilité n'est pas déjà exclusive à Doléris. Elle est, par exemple, exprimée par Kisch dans maints passages de son livre sur la stérilité et particulièrement dans ceux-ci :

---

(1) CH. LEFÈVRE. *Sur une forme commune de la stérilité féminine*. Th. Paris, 1899, n° 92.

« Le plus souvent, la stérilité n'est pas produite par un facteur unique ; mais c'est la réunion de plusieurs, *sinon de toute une série de conditions défavorables et d'états pathologiques* qui entravent l'acte de la fécondation (1), etc. » « L'on trouve parfois, chez les femmes stériles, l'antéflexion combinée à l'allongement sus-vaginal du col ; ces deux lésions semblent être la conséquence de l'affection catarrhale de l'utérus, etc. ». « Plus les causes de la stérilité sont multiples, plus le pronostic est défavorable », et enfin, dans les considérations générales dont Kisch fait précéder l'étude successive et directe des causes de la stérilité, cet auteur note l'importance qu'il y a à les découvrir toutes : « L'exploration des organes génitaux doit être très minutieuse pour qu'elle mène à la découverte des *causes souvent multiples* de l'infécondité. »

⁂

Ces conditions multiples anormales, constituant le complexus pathologique étudié par le Dr Lefèvre sont : 1) Catarrhe et endométrite du col ; 2) conicité fausse ou vraie du museau de tanche ; 3) sténose de l'orifice externe ; 4) antéflexion aiguë, colpocèle postérieure profonde.

Évidemment elles ne s'établissent pas toutes en même temps ; certaines d'entre elles commandent les autres, et, à mesure qu'elles se combinent, qu'elles arrivent à être au complet, l'espèce de stérilité visée ici se trouve plus assurée : « Si on considère, écrit Doléris, dans un utérus de vierge ou de nullipare le premier de ces éléments, le catarrhe ou l'inflammation la plus bénigne de l'endométrium cervical, on arrive aisément, par l'observation suivie, à reconnaître que, à très bref délai, l'inflammation réagit sur le tissu musculaire sous-jacent pour amener des déformations variables, et sur la muqueuse cervicale pour l'épaissir, l'altérer, et réduire le calibre du conduit soit sur son trajet, soit aux orifices. L'inaptitude relative à la

---

(1) H. KISCH. *Causes et traitement de la stérilité chez la femme*. Trad. par F. WEISS, Paris, 1888 ; A. Steinheil, p. 229.

fécondation créée de ce chef, n'entravant point cependant le fonctionnement génital, le coït prolongé, sans succès de grossesse, crée à son tour de nouvelles déformations dans le vagin (colpocèle postérieure, poche copulatrice, fausse route de Pajot). Enfin, les sécrétions viciées de l'utérus, séjournant dans le vagin, apportent un élément nuisible de plus à l'accomplissement physiologique de la fécondation. De sorte que catarrhe, déformation, sténose, viciation chronique du milieu concourent simultanément et d'autant plus puissamment à la stérilité que l'ensemble morbide est plus complet, etc. »

***

Après avoir rappelé les points les plus intéressants pour l'intelligence de son étude de l'anatomie et de la physiologie du vagin et du col de l'utérus, le Dr Lefèvre reprend successivement chacune des conditions anormales qui rentrent dans le complexus symptomatique énoncé, et commence par l'étude de la colpocèle (historique, mode de formation, rapports avec la stérilité) et ainsi des autres. Nous n'entreprendrons pas l'analyse de chacun de ces chapitres, par la raison qu'on y retrouve beaucoup de notions anciennes, avec certaines manières de voir personnelles à Doléris et qu'il a déjà fait connaître. Suivent les chapitres consacrés aux symptômes (symptômes fonctionnels et signes physiques, exploration), au diagnostic et pronostic. Après quoi, l'auteur aborde la question de *traitement*.

Celui-ci, déduit de la notion d'une pathogénie complexe, doit, pour être efficace, être *intégral*, c'est-à-dire qu'il faut :

1° Corriger la flexion utérine, guérir l'état pathologique de la muqueuse du col et assurer *la restitutio ad integrum* de la musculature utérine ;

2° Rendre au col utérin sa forme normale et sa perméabilité s'il y a déformation ;

3° Ramener le vagin, s'il y a colpocèle, à ses dimensions ordinaires, c'est-à-dire le recalibrer ;

desiderata qui seront réalisés par la marche thérapeutique suivante :

1° *Dilatation* lente, répétée, progressive, pour corriger la flexion et ouvrir largement le col;

2° *Curettage ou stomatoplastie* pour rendre au museau de tanche sa forme ordinaire;

3° *Colporrhaphies partielles* pour éviter le retour de la flexion et rendre au vagin son calibre normal.

***

Après la description circonstanciée des actes opératoires successifs que comporte la méthode thérapeutique, le Dr Lefèvre présente un ensemble de 66 observations fournies par Doléris, relatées d'abord avec détails, puis groupées en raccourci, avec leurs traits essentiels dans un tableau synoptique, et les fait suivre d'un paragraphe intéressant de statistique :

Fréquence des lésions : 1° l'endocervicite ne manque jamais.

2° L'antéflexion est constante.

3° La conicité du col existe de même dans tous les cas (conicité *vraie*, 38 fois, *fausse*, 28 fois ; a) col tapiroïde, 18 fois; b) col conique en forme de cône tronqué, 10 fois.

4° *Atrésie* très accentuée de l'orifice externe, 18 fois; très légère dans 7 cas, modérée dans 41.

5° *Colpocèle postérieure* profonde, 16 fois ; 4 fois associée à la cystocèle. Dans 6 cas, colpocèle totale des parois, mais toujours peu accentuée.

Enfin, dans 11 cas, les troubles vagino-utérins formant le syndrome morbide, typique, se compliquaient de lésions annexielles, paraissant plutôt surajoutées, et qui étaient peut-être simplement les effets des premiers. Des 11 femmes en question, 10 subirent le traitement. De ces 10, 8 devinrent enceintes, l'une d'elles 3 fois.

Résultats. — Sur les 66 femmes observées, 49 seulement ont été traitées :

1) Une seule fois, dilatation progressive sans curettage (toute autre intervention avait été refusée), persistance de la stérilité.

2) 12 fois, dilatation progressive et curettage. Sur ces 12 cas, on fit en outre une colporrhaphie précervicale; consécutivement, il y eut grossesse.

6 fois la dilatation simple et le curettage ont été suivis de grossesse.

4 fois la stérilité a persisté.

1 fois la malade n'a pas été suivie.

3) *Dilatation, curettage,* et *amputation du col* par le procédé de Schröder, 19 cas.

Avec colporrhaphie précervicale, 2.

Avec colporrhaphie rétrocervicale, 2.

Avec colporrhaphies antérieure et postérieure, 3.

Dans 11 cas il y a eu grossesse post-opératoire.

5 fois, insuccès.

3 fois, les malades ont été perdues de vue.

4) *Dilatation, curettage, discission bilatérale*, 16 cas, avec 2 fois colporrhaphie antérieure.

Dans 7 cas, grossesse consécutive.

Succès. Des 49 femmes traitées, 8 n'ont pas donné de leurs nouvelles. Restent 41 observations, dans 10 desquelles l'insuccès a tenu à des causes indépendantes de l'intervention thérapeutique. Cela réduit à 31 les cas qui peuvent, en réalité, servir à estimer sa valeur. Or, sur ces 31 cas, il y a eu 24 succès : soit une proportion d'environ 79 p. 100.

Age et tempérament des malades. — 1° L'âge varie de 20 à 45 ans. 2 malades seulement au-dessus de 40 ans. Le plus grand nombre a de 25 à 35 ans.

2° Les femmes stériles sont le plus souvent des névropathes. Dans 28 cas où le tempérament a été noté, on a trouvé : 15 névropathes, 7 obèses et 6 arthritiques. La médication bromurée chez les névropathes, l'iodure de potassium chez les arthritiques et les obèses constituent un apport puissant pour la cure de la stérilité.

Les *conclusions* de ce travail ne sont pas autre chose que les propositions formulées plus haut avec cette idée directrice qu'il faut, surtout, réaliser un *traitement intégral.*

R. LABUSQUIÈRE.

REVUE DES SOCIÉTÉS SAVANTES

SOCIÉTÉ D'ACCOUCHEMENT ET DE GYNÉCOLOGIE DE MOSCOU (1)

G. A. SOLOWIEFF. Accouchement après une **fibromyomotomie faite au cours de la grossesse.** — La malade, femme de 26 ans, a été opérée au sixième mois de sa sixième grossesse pour un fibrome gros comme le poing. L'accouchement eut lieu à terme avec présentation du sommet, une hémorrhagie passagère se produisit pendant la dilatation et cette dernière étant presque complète l'accouchement fut terminé au forceps appliqué au détroit inférieur.

L'enfant pesait 3,160 gr. Il faut noter que l'involution fut très lente, malgré l'allaitement et l'administration d'ergotine et d'hydrastis canadensis. L'intervention a été motivée par la crainte de voir la cicatrice utérine céder si le travail se prolongeait.

Dans la discussion on fait observer que plusieurs examens histologiques ont été faits après l'opération césarienne et après l'énucléation d'un fibrome. Les cicatrices étaient non seulement très solides, mais à peu près introuvables même au microscope. Quant à l'époque la plus favorable pour l'opération, les uns recommandent l'intervalle du 3e au 6e mois, les autres interviennent aux 2e, 3e mois; après le 6e mois la paroi utérine et trop mince pour qu'on puisse opérer en toute sécurité; par contre, avant le troisième mois l'avortement est à craindre.

J. K. JOURASSOVSKY Un cas de grossesse et **d'accouchement fibromyômes multiples.** — Primipare de 28 ans, arrivée à l'hôpital quinze jours avant le terme de la grossesse; le petit bassin est occupé par une tumeur rétro-utérine, dure, ronde et immobile; dans la paroi utérine antérieure on sent deux autres tumeurs, dont l'une cervicale. Ne croyant pas l'accouchement naturel possible, on décide d'avoir recours à l'opération césarienne sans attendre le terme de la grossesse. Mais quelques jours plus tard la tumeur du petit bassin se trouvait dégagée, remontée dans l'hypochondre droit, si bien que les choses furent aban-

(1) D'après le *Wratch*, 1899, p. 202, et p. 382.

données à leur cours naturel. Huit jours plus tard le travail s'annonça en présentation du siège, mais au bout de 30 heures de travail très faible, la dilatation n'était que de deux doigts. On procède alors à la dilatation digitale du col et à l'extraction d'un pied, puis on attend quatre heures dans l'espoir de voir la dilatation s'achever, mais on est encore obligé de la compléter à ce moment. L'extraction du tronc et des membres supérieurs se fait sans peine, mais tous les efforts échouent dans le dégagement de la tête, enserrée par l'anneau cervical; l'enfant étant mort, on termine l'accouchement par la basiotripsie et la crânioclasie. Les suites de couches furent absolument normales, sauf l'involution très lente; trois semaines après l'accouchement, on fit la laparotomie et l'ablation d'un gros fibromyôme pédiculé, en laissant en place les fibromes interstitiels multiples, afin de ne pas prolonger l'opération. La guérison fut des plus simples et la santé de l'opérée, revue huit mois plus tard, est excellente.

Dans la discussion qui suit on reproche à l'auteur d'avoir laissé les fibromes qui étaient énucléables, de n'avoir pas incisé le col rigide, d'avoir attendu la dilatation pendant quatre heures après l'abaissement du pied.

M. N.-W.

SOCIÉTÉ D'ACCOUCHEMENT ET DE GYNÉCOLOGIE DE KIEFF (1)

Professeur N. N. Jouk. **Les nerfs de l'utérus.** — Les préparations anatomiques présentées par l'auteur proviennent d'un utérus gravide au neuvième mois. Elles diffèrent par quelques détails de celles figurées par Frankenhauser et considérées comme typiques; les filets nerveux partis du plexus hypogastrique latéral et une branche plus volumineuse venant du troisième nerf sacré forment une sorte d'arcade à concavité dirigée vers le sacrum; de sa convexité partent des filets qui s'entrecroisent en formant des nœuds, des ganglions petits et nombreux d'où émanent les nerfs de l'utérus et d'autres viscères pelviens; il n'y a pas de grand ganglion cervical ainsi que le veut la description de F.; les préparations de l'auteur confirment les recherches faites en 1882 sur ce sujet par le professeur Rein.

Dr L. L. Dachkevitch. **Métrite puerpérale disséquante.** — Obs. 1. — Femme de 22 ans, secondipare, accouchement spontané à terme;

(1) D'après le *Wratch*, 1899, p. 169.

pendant six jours, la température oscille entre 37°,4 et 38°,3, puis elle monte à 40°,2 et se maintient très élevée jusqu'au seizième jour ; un morceau de tissu mortifié est éliminé à cette époque, la température revient à la normale dès le lendemain et la guérison est complète au vingt-troisième jour. Le fragment, grand comme la paume, était constitué par la muqueuse et une épaisseur notable de la tunique musculeuse de l'utérus ; les vaisseaux se trouvaient par endroits oblitérés par des streptocoques à l'état de culture pure. Notons pourtant que l'infection était mixte, puisque l'écoulement purulent s'était accompagné de dégagement gazeux durant plusieurs jours.

Obs 2. — Primipare de 20 ans ; durée de l'accouchement, près de vingt-sept heures ; endométrite puerpérale, déchirure du périnée, état fébrile, vingt-six jours ; au vingt-quatrième jour, élimination d'un fragment gangrené ; guérison en peu de jours.

Obs. 3. — Femme de 22 ans, troisième accouchement, prématuré au neuvième mois, présentation de l'épaule avec procidence d'une main, embryotomie, infection. Un fragment de tissu utérin est expulsé au quatorzième jour. Guérison. M. N.-W.

O. V. Prokofieva présente deux utérus fibromyomateux.

N. S. Kannegisser présente *a*) deux utérus fibromateux enlevés après section de la paroi antérieure ; *b*) six utérus enlevés par morcellement ; *c*) un fibromyôme énorme enlevé par la laparotomie et diverses autres pièces provenant toutes des opérées du professeur Ott ; sur 16 opérées une seule succomba, probablement à une myocardite, car les symptômes d'infection ont fait défaut.

V. M. Massen présente un pelvimètre de Klien perfectionné.

N. J. Ratchinski fait part de ses impressions, recueillies dans divers services des hôpitaux de Paris ; il s'arrête sur l'hémostase à l'aide des pinces angiotribes de Tuffier ; sur les méthodes antiseptiques et aseptiques, le nettoyage des mains, de la peau des opérés, etc. ; il constate que l'antisepsie par l'éther l'emporte à Paris sur l'anesthésie par le chloroforme ; les opérations à l'aide de la cocaïne ont attiré son attention dans le service de M. Reclus ; il note aussi les divers procédés de suture de la paroi abdominale, l'injection d'une bartholinite à la paraffine (Pozzi) afin d'énucléer une tumeur solide, la table gynécologique pouvant s'incliner en arrière, etc. M. N.-W.

SOCIÉTÉ D'ACCOUCHEMENT ET DE GYNÉCOLOGIE DE SAINT-PÉTERSBOURG (1).

V. V. Yasten rapporte l'observation suivante **d'étranglement intestinal**. Une femme de 34 ans est opérée une première fois pour une grossesse tubaire rompue ; la trompe est enlevée, le sang extravasé laissé dans le péritoine et la guérison se fait sans encombre. Dix-huit mois plus tard elle revient à l'hôpital en présentant les symptômes d'un étranglement interne des plus graves ; la laparotomie est faite 26 heures après le début des accidents et l'on trouve l'intestin grêle étranglé sous une bride tendue entre le moignon de la trompe et la paroi du bassin et formant comme le collet d'un sac herniaire développé aux dépens du ligament large distendu. L'intestin se trouvait tellement altéré qu'il fallut en réséquer 73 centim. ; la réunion fut établie à l'aide d'un bouchon de Murphy. Ajoutons que le péritoine ne présentait aucune trace d'épanchement sanguin. Deux ans plus tard cette opérée revint encore pour accoucher d'une manière absolument normale.

V. A. présente les pièces *a*) d'une **grossesse interstitielle** dans l'angle droit de l'utérus et *b*) d'une **grossesse tubaire** ; dans ce dernier cas la caduque utérine se détacha sous forme de sac complet trente-six heures après l'opération. Des observations intéressantes ont été faites sur l'embryon de 14 semaines, que l'on a pu conserver vivant pendant deux heures et quart dans une solution salée physiologique. M. N.-W.

BIBLIOGRAPHIE

Chirurgie de l'estomac, par Terrier et Hartmann, Paris, Steinheil, éditeur, 1899.

Depuis quelques années de nombreux travaux paraissent en France et à l'étranger sur la chirurgie de l'estomac. Cependant en regard de monographies nombreuses exposant tel ou tel point spécial de cette chirurgie, on ne trouve dans aucune langue un livre résumant l'état actuel de la question. Aussi l'ouvrage que nous donnent MM. Terrier et Hartmann vient-il à son heure. Tout en publiant les résultats déjà

(1) D'après le *Wratch*, 1899, p. 87.

étendus de leur pratique personnelle, en donnant sur chaque point leur opinion motivée et avec documents à l'appui, les auteurs, dans l'exposé de cette chirurgie en pleine évolution, n'ont pas voulu s'en tenir à la relation de leur simple manière de faire. Ils ont pensé que les questions n'étant pas encore définitivement tranchées, il était bon de mettre sous les yeux du lecteur toutes les pièces du procès. Ils décrivent tous les procédés opératoires connus en les classant méthodiquement. Une bibliographie exacte permet, si on le désire, de se reporter au texte original. La compréhension des procédés opératoires est facilitée par 135 figures, toutes spécialement exécutées pour ce travail et particulièrement soignées.

Tout opérateur voulant étudier la chirurgie stomacale devra consulter cet ouvrage riche de faits et de documents.

Manuel pratique d'opérations gynécologiques, par Voronoff. Paris, O. Doin, éditeur, 1899.

L'idée qui a conduit l'auteur à écrire ce manuel opératoire de gynécologie, est bonne. L'exposé simple de la technique, du pansement, des soins consécutifs, de la durée de la convalescence, est d'une connaissance utile pour le praticien ; nous n'aurions qu'à féliciter M. Voronoff d'avoir entrepris ce travail s'il n'était pas tombé dans l'écueil habituel des traités de gynécologie en décrivant non ce qu'il faut faire, mais tout ce qu'on a fait et en reproduisant un certain nombre d'erreurs qui traînent dans quelques ouvrages traduits de l'allemand. Telle, par exemple, la description pour l'ovariotomie de l'incision latérale de Flanken, l'auteur oubliant qu'en allemand *Flankenschnitt* veut dire *incision par le flanc*.

Les maladies de l'ovaire (Die Krankheiten der Eierstöcke), par A. Martin. Georgi, éditeur, Leipzig, 1899.

En 1895, A. Martin nous avait déjà donné en collaboration avec Kossmann, Orthmann, Sänger et Wendeler un très intéressant volume snr les maladies de la trompe. Aujourd'hui il publie la première partie d'une étude générale des maladies de l'ovaire. Le volume de 512 pages, illustré de 92 figures et de 4 planches hors texte, ne le cède en rien au premier. L'anatomie y est écrite par A. Martin, la physiologie et l'embryologie par Wendeler. Vient ensuite un chapitre d'anatomie, appliquée, l'exploration et l'examen de l'ovaire de nouveau par A. Martin. Dans la deuxième partie du volume, on trouve la pathologie de l'ovaire. Après une introduction (fréquence, étiologie et séméiologie générale des maladies de l'ovaire) vient l'étude des maladies de l'ovaire en particulier.

Les vices de conformation sont exposés par Kossmann, les troubles circulatoires, les inflammations de l'ovaire, les périovarites et les pelvipéritonites, ainsi que les kystes simples (kystes folliculaires, kystes des corps jaunes) par A. Martin et Orthmann, les granulomes (syphilis, tuberculose, actinomycose et lèpre, par Orthmann ; le volume se termine par le début de l'étude des tumeurs par A. Martin et Wendeler.

En somme, ce volume, fruit d'études patiemment poursuivies, de recherches bibliographiques nombreuses, ne le cède en rien au premier et nous n'avons qu'un vœu à formuler, c'est que Martin nous donne promptement la suite de cet ouvrage en terminant l'étude des tumeurs de l'ovaire et en exposant, comme il l'avait promis dans la préface du premier volume, les maladies du ligament large et du péritoine pelvien.

Les rétrodéviations utérines (Sulle Retrodeviazioni dell'Utero), par le professeur Guzzoni degli Ancarani. (Extrait *Atti della Societa Italiana di ostetricia e ginecologia*, vol. V, 1898.)

Dans ce travail très complet et très documenté, Guzzoni degli Ancarani étudie la rétrodéviation (rétroflexion et rétroversion) de l'utérus. Il passe successivement en revue l'étiologie, l'anatomie pathologique et la symptomatologie de ces vices de position de l'utérus. Au point de vue du traitement, il passe d'abord en revue les méthodes non sanglantes (réduction manuelle, pessaires), puis aborde la thérapeutique réellement chirurgicale.

L'auteur accepte le raccourcissement des ligaments ronds extra-abdominal, fait par exemple comme complément à une cure radicale de hernie inguinale. Quant au raccourcissement intra-abdominal, il le repousse absolument.

Guzzoni fait l'hystéropexie dans certains cas déterminés; par exemple dans une rétroflexion avec annexite ; il enlève la ou les annexes malades et fixe ensuite l'utérus à la paroi.

Quant aux méthodes de vagino-fixation, il les repousse absolument pendant la vie sexuelle de la femme, les acceptant, et encore très rarement, après la ménopause.

Enfin Guzzoni admet, comme ultima ratio, l'hystérectomie abdominale totale dans les cas de rétrodéviation avec lésions annexielles graves et rebelles à tout autre traitement. P. Lecène.

Influence de la menstruation sur la quantité de l'hémoglobine contenue dans les globules sanguins (Influenza della menstruazione sulla quantita d'emoglobina et di corpuscoli contenuti del sangue), pel Dottore P. Sfameni. (Extrait de *Rassegna d'ostetricia et ginecologia*, 1899.)

Dans ce travail, Sfameni, à la suite d'examens de sang et de dosages d'hémoglobine répétés chez des femmes bien portantes pendant leur période menstruelle, conclut que la quantité d'hémoglobine *diminue* pendant la période cataméniale.

Les globules rouges et blancs augmentent pendant les jours qui précèdent immédiatement l'hémorrhagie menstruelle, *diminuent* au contraire une fois cette hémorrhagie commencée; cette diminution n'est pas égale pour les deux sortes de globules, les rouges diminuant beaucoup plus que les seconds. P. Lecène.

Venus cruenta violans interdum occidens, par Franz Neugebauer. (Extrait de *Monatschrift f. Geburtsh. und Gynækol.*, Bd IX.)

Dans cet article, Neugebauer étudie 7 cas personnels de blessures des organes génitaux de la femme pendant le coït, et il profite de la publication de ses observations pour faire une revue des cas analogues actuellement publiés et il arrive au total respectable de 157!

Et même, comme le fait d'ailleurs prévoir le titre latin, les blessures résultant de ces rapports impétueux, ont entraîné 22 fois la mort. L'accident est donc, comme le dit Neugebauer, bien plus fréquent qu'on ne le croirait, à lire les livres classiques de médecine légale, et en tous cas il mérite d'être étudié puisque la mort peut en résulter.

Les 150 cas rassemblés par Neugebauer, témoignent d'une enquête sérieuse et approfondie, car à côté d'observations récentes, prises dans les livres ou les revues modernes ou contemporaines, on y voit figurer un cas de Plazzonus, publié en 1644; d'ailleurs Neugebauer lui-même en a observé 7 cas dans sa pratique, ce qui prouve encore (à moins d'admettre qu'il soit tombé sur une série particulièrement heureuse, si l'on peut dire) que cet accident est relativement fréquent. L'auteur a d'ailleurs classé avec soin ses observations et en a extrait des petits tableaux statistiques faits d'après l'âge, la condition, la profession des victimes.

Et à ce propos, dans deux cas il s'agissait de femmes de médecins (!). Les blessures le plus fréquemment observées sont la perforation du cul-de-sac postérieur (38 fois), les blessures longitudinales de la paroi postérieure du vagin (22 fois), les ruptures de la vulve (15 fois), souvent aussi il s'agissait simplement de la rupture d'un hymen particulièrement vasculaire, avec hémorrhagies graves consécutives. A la suite de ces coïts violents, on a parfois observé des fistules recto-vaginales et vésico-vaginales. Les cas de mort sont dus le plus souvent à des complications infectieuses : paramétrite, péritonite, septicémie ou encore hémorrhagies incoercibles. D'ailleurs dans ces cas de mort, il s'en trouve qu'il faut éliminer; il s'agit en effet du viol d'une fillette de 8 ans, avec ouverture du vagin et hernie de l'intestin par la plaie ; seulement, l'auteur ajoute que la fillette avait été étranglée.

P. Lecène.

Pseudo-hermaphrodisme (Ein in der Kasuistik des Pseudohermaphroditismus einzig dastehender Fall : Aut penis rudimentarii aut clitoridis hypertrophicæ implantatio perinæalis infra vulvam), par Franz Neugebauer. (Extrait du *Centr.-Bl. f. Gyn.*)

Contribution à l'étude des corps étrangers de l'utérus, avec 74 observations, par F.-L. Neugebauer. (Extrait de la *Revue de Gynécologie.*)

NOUVELLES

On nous prie d'annoncer que, dans sa séance du 13 avril 1899, la *Société obstétricale et gynécologique de Paris* (fondée en 1885 sous les auspices du professeur Pajot) a pris la résolution de se dissoudre.

Le Gérant : G. Steinheil.

IMPRIMERIE LEMALE ET Cie, HAVRE

MATERNITÉ DE L'HOTEL-DIEU. SERVICE DE M. CHAMPETIER DE RIBES.

DE L'ACÉTONURIE TRANSITOIRE DU TRAVAIL DE L'ACCOUCHEMENT

Par **A. Couvelaire**,
Interne des hôpitaux.

Depuis quelques années l'acétonurie a été recherchée et constatée dans un grand nombre d'états physiologiques et pathologiques. De ces constatations, faites souvent d'ailleurs avec des réactifs infidèles, on a tiré des conclusions dont quelques-unes dépassant le terrain pratique touchent à la pathologie générale. Deux de ces conclusions ont spécialement attiré notre attention : c'est, d'une part, la relation entre l'acétonurie et la rétention d'un fœtus mort in utero, relation affirmée pour la premiére fois par *Vicarelli ;* c'est, d'autre part, la relation entre l'acétonurie et la régression des tissus dans l'organisme (débris placentaires, fibro-myômes utérins après la castration ou la ligature des pédicules vasculaires de l'utérus, etc...), relation affirmée pour la première fois par *Bossi*.

Nous avons repris la question sur le conseil de notre maître M. Champetier de Ribes. Nous avions pour but initial de vérifier les affirmations de Vicarelli et de chercher si pendant la période de régression utérine qui suit l'accouchement, l'apparition de l'acétone dans les urines ne viendrait pas fournir un sérieux argument en faveur de la théorie si séduisante de Bossi. Nos recherches nous ont conduit à des conclusions que nous allons dès l'abord formuler :

1° *L'état de grossesse ne détermine pas par lui-même d'acétonurie.*

2° *La rétention d'un fœtus mort in utero ne détermine pas par elle-même d'acétonurie.*

3° *Le travail de l'accouchement détermine une acétonurie notable presque constante (88,3 p. 100), transitoire, apparaissant pendant le travail et disparaissant définitivement dans les quatre premiers jours des suites de couches.*

Avant de donner le détail de nos recherches, il convient de faire l'analyse historique et critique de la question.

En 1893, *Vicarelli* (1) donne le résultat des examens urologiques pratiqués par lui sur 137 femmes enceintes ou accouchées. Neuf fois seulement il a constaté de l'acétonurie ; il s'agissait dans les 9 cas de femmes qui accouchaient d'un fœtus macéré. Chez une de ces femmes même le diagnostic de la mort du fœtus aurait été porté pendant la grossesse, à cause de la présence de l'acétone dans ses urines. C'est dire la valeur diagnostique que Vicarelli attribue à cette acétonurie. Il fait également la remarque qu'elle disparaît dans les quatre jours qui suivent l'accouchement.

En 1897, *Knapp* (2) arrive à des conclusions analogues. Il a trouvé normales les urines de 200 femmes enceintes et de 50 accouchées dont l'enfant était vivant. Au contraire, dans 10 cas il a trouvé de l'acétonurie, et dans les 10 cas il s'agissait de fœtus macérés.

En 1898, alors que nos recherches personnelles étaient terminées mais non encore publiées, *Mercier* et *Menu* (3) présentaient à la Société d'obstétrique de Paris les conclusions suivantes :

« 1° L'acétonurie manque dans la grossesse normale » (7 cas observés)

---

(1) VICARELLI. Die Acetonurie während der Schwangerschaft. *Prager med. Wochenschrift*, 16 août 1893, p. 403.

(2) KNAPP. Aceton im Harn Schwangerer und Gebärender als Zeichen des intra-uterinen Fruchttodes. *Centralblatt f. Gynæcologie*, 24 avril 1897, p. 417.

(3) R. MERCIER et A. MENU. De l'acétonurie dans la grossesse et la puerpéralité. *Soc. d'obstétrique de Paris*, 13 juillet 1898.

« 2° Sa fréquence augmente notablement dans les affections qui compliquent la grossesse et les suites de couches » (albuminurie, infections puerpérales, grossesse extra-utérine, hématocèle, syphilis).

« 3° Elle présente son maximum de fréquence et d'intensité dans l'éclampsie puerpérale sans qu'elle soit sous la dépendance des accès convulsifs » (9 cas, 8 constatations positives).

« 4° Elle ne peut être considérée comme signe certain de la mort du fœtus. »

Ajoutons que dans le cours de leur communication Mercier et Menu signalent la présence de l'acétone dans les urines du post partum de 3 femmes sur 4 examinées après l'accouchement.

Enfin tout récemment *Lop* (1), chez trois femmes au cours de 9 grossesses terminées par l'expulsion d'un fœtus mort, a constaté une acétonurie que révéla la réaction de Legal. L'acétone n'est même apparu, dit-il, « qu'au moment où il commençait à avoir des doutes sur la vitalité du fœtus ».

De tous les auteurs que nous venons de citer, seuls Mercier et Menu ont employé une bonne technique : c'était là pourtant une question d'intérêt primordial. Il faut opérer sur l'urine distillée et choisir un réactif sensible et fidèle. Les chimistes ne reconnaissent ces dernières qualités qu'au réactif de Lieben. Les autres procédés par eux-mêmes, et à fortiori lorsqu'on les emploie directement sans avoir distillé l'urine, exposent à de nombreuses erreurs.

Prenons pour exemple le réactif qui a donné à Lop ses beaux résultats, le réactif de Legal. Legal a étendu à l'acétone la réaction que donne la créatinine avec le nitro-prussiate de soude et la soude, c'est-à-dire une coloration rouge qu'une goutte d'acide acétique fait passer au vert puis au bleu. Pour appliquer le procédé de Legal, il faut naturellement éliminer la créatinine qui existe normalement dans des urines, et ce par la distillation que Lop n'a pas préalablement pratiquée. Il a opéré directement sur « l'urine diluée » et de ce fait ses expériences se trouvent viciées.

(1) Lop. De la présence de l'acétone dans les urines en cas de mort du fœtus. *Gazette des hôpitaux*, 18 mai 1899.

Il ne suffit pas d'avoir entre les mains un bon réactif et d'employer une bonne technique, il faut encore interpréter rigoureusement les résultats de ses recherches. Il semble que cette interprétation rigoureuse a quelquefois fait défaut. Nous avons relu les 10 observations de Knapp et nous avons constaté qu'elles ne concordaient pas avec ses conclusions.

En effet, dans 7 observations il est dit que l'acétonurie fut constatée « le jour de l'accouchement et les jours suivants » (de 1 à 3 jours) ; ce sont les obs. 1, 3, 5, 6, 7, 8, 10 ; — dans une, que l'acétonurie fut constatée « jusqu'au 2e jour des suites de couches » (obs. 2) ; — dans 2, que l'acétonurie fut constatée « avant l'accouchement et les deux jours qui suivirent l'accouchement » (obs. 4 et 9). Conclure de ces faits que la rétention d'un fœtus mort in utero détermine de l'acétonurie, ne nous semble pas légitime. Ce qu'il fallait conclure, c'est que chez 10 femmes qui accouchèrent d'un fœtus macéré il y eut de l'acétonurie pendant les premiers jours des suites de couches, acétonurie constatée pour la première fois le jour de l'accouchement (7 cas), avant l'accouchement (2 et peut-être 3 cas). Ce n'est alors qu'un cas particulier de l'acétonurie transitoire du travail que nous nous proposons de démontrer et d'étudier.

Pour en finir avec la partie historique de la question, il nous reste à mentionner les recherches de Bossi et d'Hartmann et Fredet. *Bossi* (1) prétend que la régression des tissus dans l'organisme détermine l'apparition de l'acétone dans les urines. Ses constatations ont trait à la rétention de débris d'œuf, de débris placentaires dans l'utérus, aux tumeurs en voie de résorption et en particulier aux fibro-myômes utérins après la castration ou la ligature des cordons vasculaires des annexes. Bossi s'appuie également sur quelques expériences consistant dans l'introduction de grenouilles vivantes dans la cavité péritonéale de chiennes ; au bout de douze jours dans un cas, de cinq jours dans l'autre, l'acétone apparut dans les urines des chiennes en

(1) Bossi. Congrès international de Rome, 1894. *Archivio d'ostetricia ginecologia*. Naples, 1897, t. IV, fasc. 4.

expérience. *Hartmann* et *Fredet* (1) ont cherché à vérifier les faits avancés par Bossi. Ils ont correctement examiné les urines de trois femmes dont ils avaient lié les pédicules vasculaires utérins dans le but d'amener l'atrophie de fibro-myômes. Dans deux cas (obs. 5 et 9) ils ont constaté l'absence d'acétonurie avant l'intervention et l'apparition de l'acétonurie peu après l'intervention. Dans le troisième cas (obs. 6) les urines n'ont été examinées qu'à la suite de l'opération ; le résultat fut positif.

Mais, ainsi que le font à juste titre remarquer Hartmann et Fredet, « ces recherches demandent à être poursuivies et conduites avec précision ». Ce n'est pas avec quelques examens pratiqués au hasard qu'on pourra forcer la conviction, mais: avec un grand nombre d'examens pratiqués avec une bonne technique, tous les jours, pendant un laps de temps suffisant. Quoi qu'il en soit de la régression des tissus pathologiques, il est pour nous un fait acquis, c'est que la régression utérine physiologique qui suit l'accouchement n'amène pas d'acétonurie. Nos expériences sont sur ce point démonstratives.

*
* *

La technique que nous avons suivie est fondée sur la réaction dite de *Lieben*. Cette réaction consiste en ce fait qu'en présence de la potasse, l'acétone donne avec l'iode un précipité d'iodoforme. Nous avons suivi méthodiquement le manuel opératoire classique tel qu'il est exposé dans la remarquable thèse d'Argenson (2) : On soumet 200 centim. cubes d'urine à la distillation, on recueille les 50 premiers centim. cubes seulement ; en effet, lorsqu'on distille une urine renfermant de l'acétone, ce produit se retrouve exclusivement dans le premier quart du volume distillé On ajoute à ces 50 centim. cubes d'abord 10 centim. cubes d'une solution aqueuse de potasse à 23° B, puis 5 centim. cubes d'une liqueur d'iode obtenue en dissolvant

(1) Hartmann et Fredet. Les ligatures atrophiantes dans le traitement des tumeurs utérines. *Annales de gynécol. et d'obstétrique*, fév. et avril 1898.

(2) Argenson. *Recherches sur l'acétonurie*. Paris, 1898.

105 gr. d'iode dans un litre d'eau distillée renfermant 180 gr. d'iodure de potassium. Immédiatement la réaction se produit : un trouble apparaît que nous ne saurions mieux comparer qu'à celui produit par le mélange de l'eau et de l'absinthe. Si on laisse reposer, on voit se former au fond de l'éprouvette un précipité d'iodoforme. Nous avons renoncé au dosage précis de l'acétone après plusieurs tentatives consistant à peser le précipité d'iodoforme, ou à mesurer son volume dans un tube que nous aurions gradué empiriquement. Il faudrait agir sur de grandes quantités d'iodoforme pour avoir un résultat pratique, et encore ce mode de dosage n'aurait rien de rigoureux. Nous nous sommes contenté d'apprécier les 3 degrés suivants : 1° pas de louche appréciable (ce qui correspond à la minime acétonurie physiologique) ; 2° louche avec faible précipité ; 3° louche énorme avec précipité abondant.

Nos examens ont porté sur 40 femmes. Nous avons multiplié les examens chez la même femme, les pratiquant chaque jour régulièrement sur la totalité des urines émises. Pendant le travail et le post partum nous avons examiné les urines au fur et à mesure de leur émission, réduisant le volume de réactif employé proportionnellement à la quantité d'urine fournie. Sur ces 40 femmes, 17 ont été suivies jour par jour pendant la grossesse, le travail et les suites de couches ; pendant la grossesse, de quelques jours à 25 jours avant l'accouchement ; pendant les suites de couches, jusqu'à leur sortie de la Maternité, jusqu'au 9e jour en moyenne, jusqu'au 15e jour quelquefois. Nous donnons d'ailleurs dans les tableaux annexés à notre travail tous les renseignements nécessaires à la compréhension de nos recherches et de leurs résultats.

Nous nous bornerons à analyser rapidement ces tableaux.

I. — **Grossesse normale.** — Chez 8 femmes examinées, dans le courant du 6e mois (1), du 7e (1), du 8e (1), du 9e (5), nous n'avons à aucun moment trouvé d'acétone dans les urines. Chez 6 femmes examinées, l'une dans le courant du 5e mois, les autres dans le courant du 9e mois, nous avons constaté pendant les premiers jours de leur hospitalisation une acétonurie notable mais passagère. Cette acétonurie disparaît rapidement dès que la femme enceinte est mise au repos et soumise à un régime hygiénique convenable.

II. — **Grossesse pathologique.** — Deux femmes albuminuriques et une syphilitique n'avaient pas d'acétonurie. Par contre, une femme enceinte de 2 mois et demi, atteinte de vaginite blennorrhagique et de bartholinite, avait une acétonurie irrégulière (2 examens positifs sur 6) ; une vieille multipare, emphysémateuse, subasystolique, suivie pendant les 21 jours qui précédèrent l'accouchement, eut à 4 reprises, sans qu'on puisse nettement en déterminer la cause immédiate, une acétonurie notable. Enfin, une secondipare dont les membranes étaient rompues depuis 8 jours et qui présentait à son entrée de la fièvre (38°,9) et de l'albuminurie, avait, la veille du début du travail, de l'acétone dans les urines.

Ces faits nous portent à penser avec Mercier et Menu que l'acétonurie augmente dans les affections qui compliquent la grossesse.

III. — **Rétention d'un fœtus mort in utero. Œuf intact.** — Nous avons examiné 4 femmes dans ces conditions. De ces 4 femmes, 2 étaient syphilitiques, 1 albuminurique, 1 épileptique. Cette dernière seule, et seulement le jour de son entrée à la Maternité, 16 jours avant l'accouchement, 15 jours après la cessation des mouvements actifs, présenta de l'acétonurie. Cette acétonurie passagère cessant sous l'influence du repos, est celle que nous avons signalée dans la grossesse normale. Les 3 autres femmes nous ont toujours donné des résultats négatifs. Les urines de l'une d'elles ont été examinées le lendemain même de la mort du fœtus. Elle venait régulièrement dans le service tous les deux jours se faire faire des injections sous-cutanées d'huile biiodurée, et chaque fois l'auscultation des bruits du cœur était pratiquée avec grand soin. Nos observations nous permettent donc d'affirmer que l'on ne peut donner l'acétonurie comme un signe de la mort du fœtus, puisque : 1° l'acétonurie peut être observée chez une femme enceinte dont le fœtus est vivant ; 2° la mort du fœtus et la rétention du fœtus mort in utero ne s'accompagnent pas forcément d'acétonurie.

IV. — **Travail et suites de couches.** — Nous avons examiné les urines de 34 femmes pendant le travail et les suites de couches : 17 de ces femmes avaient été quotidiennement suivies pendant la fin de leur grossese. Sur ces 34 femmes, 4 seulement, soit 11,7 p. 100, n'ont pas présenté d'acétone dans les urines, ni pendant le travail, ni pendant le post-partum immédiat, ni pendant les jours suivants.

Remarquons que ces femmes ont toutes les quatre accouché très rapidement. L'une, primipare, a accouché d'un enfant macéré en 7 h. 30 ; la deuxième primipare, d'un enfant vivant à terme, en 6 h. 5; la troisième, secondipare, d'un enfant vivant à terme, en 2 h. 45; la quatrième, Vpare, d'un enfant vivant à terme, en 1 h. 40.

Les 30 autres femmes, soit 88,3 p. 100, ont présenté ce que nous nommons l'*acétonurie transitoire du travail*. Ces femmes ont accouché : 23 d'enfants vivants, 5 de macérés, 2 d'enfants morts pendant le travail. La plupart étaient bien portantes ; 6 seulement étaient malades (3 syphilitiques avérées, 1 albuminurique, 1 infectée, 1 emphysémateuse subasystolique). L'acétonurie apparaît pendant le travail, exceptionnellement au début (2 cas), plus souvent vers le milieu ou la fin du travail (21 cas). Quelquefois l'acétone n'apparaît dans les urines que quelques heures après la délivrance (7 cas), sans que la parité ait une influence sensible sur ce retard (3 primipares, 4 multipares), qui varie de 1 à 11 heures.

L'acétonurie disparaît le plus souvent de 24 à 48 heures après l'accouchement. Elle peut n'exister que pendant le travail et disparaître immédiatement (3 cas : 2 multipares et 1 primipare accouchant au terme de 8 mois), ou au contraire se prolonger jusqu'au quatrième jour. C'est ainsi que nous trouvons comme date de disparition :

Immédiatement après la délivrance	.. 3 =	2 multip.	+ 1 primip.	
De 12 à 24 heures —	— .. 7 =	5 —	+ 2	—
24 heures	— .. 7 =	4 —	+ 3	—
48 —	— .. 9 =	3 —	+ 6	—
3 jours	— .. 2 =	....	2	—
4 —	— .. 1 =	....	1	—

Ce tableau montre nettement que si primipares et multipares présentent en égale proportion de l'acétonurie pendant le travail, cette acétonurie disparaît plus rapidement chez les multipares que chez les primipares.

Nous sommes donc en droit d'affirmer l'existence d'une acétonurie transitoire, liée au travail de l'accouchemeent. Quelle en est la pathogénie ? Nos connaissances sur la formation de l'acétone dans l'organisme sont trop peu certaines pour que nous puissions fonder sur elles une hypothèse pathogénique. Nous resterons donc sur le terrain purement clinique.

Le travail de l'accouchement détermine, surtout chez les primipares, un ensemble de réactions analogues à celles que produit le surmenage neuro-musculaire. Parmi ces réactions, trop connues pour que nous ayons besoin de les décrire, il en est une qui par sa fréquence relative mérite d'être retenue : c'est l'albuminurie dite du travail, albuminurie transitoire à laquelle les primipares, et surtout les primipares dont le travail est prolongé payent le plus large tribut. Ne semble-t-il pas légitime de rapprocher de cette albuminurie, notre acétonurie transitoire du travail, plus accentuée, plus prolongée chez les primipares que chez les multipares ? Ne pourrait-on les considérer toutes deux comme les manifestations d'une auto-intoxication de surmenage venant se greffer sur l'auto-intoxication gravidique latente ou manifeste? C'est là, nous l'avouons, une simple hypothèse ; mais elle cadre bien avec ce que nons savons et ce que nous pressentons de la chimie de la grossesse et du travail ; elle relie très simplement aux faits acquis et expliqués les faits bruts que nous avons rigoureusement enregistrés.

I. — Grossesse normale.

ABSENCE D'ACÉTONURIE				ACÉTONURIE PASSAGÈRE CONSTATÉE LES PREMIERS JOURS QUI SUIVENT L'HOSPITALISATION				
N°	PARITÉ	TERME	Durée des examens	N°	PARITÉ	TERME	Durée des examens	DURÉE DE L'ACÉTONURIE
		Mois	Jours			Mois	Jours	Jours
Müll...	IIIp.	6e	7	483	Ip.	9e	10	le 1er
Forest...	IIp.	7 1/2	15	531	Ip.	9e	19	les 2 premiers
632	Ip.	8e	4	534	Ip.	9e	14	le 1er
550	IIp.	9e	1	574	Ip.	9e	25	les 2 premiers
614	IIIp.	9e	10	Gaut...	IIp.	5e	14	les 3 premiers
633	IIIp.	9e	6	588	XIp.	9e	3	les 3 premiers
Vayss...	Vp.	9e	4					
645	Vp.	9e	12					

II. — Grossesse pathologique.

	N°	PARITÉ	TERME	OBSERVATIONS	DURÉE DES EXAMENS	RÉACTION
			Mois			
Absence d'acétonurie	468	VIIp.	9	Syphilis datant de plusieurs années.	1 jour av. le début du travail.	Pas d'acéton.
Absence d'acétonurie	526	Ip.	9	Albuminurie.	2 jours avant l'accouchement.	Pas d'acéton.
Absence d'acétonurie	528	VIp.	fin du 8e	Albuminur. 4 gr.	1 jour.	Pas d'acéton.
	Guib.	Ip.	2 1/2	Bartholinite.	6 jours.	Ac. intermittente et irrégulière (2 examens positifs).
ACÉTONURIE	517	VIIIp.	9	Emphysème pulm. myocardite, état subasystolique.	21 jours av. le début du travail.	Acét. intermittente et irrégulière (4 examens positifs).
ACÉTONURIE	530	VIIp.	9	38.9. Membranes rompues depuis 8 jours. Albumin.	1 jour avant le début du travail.	Acétonurie.

III. — Rétention d'un fœtus mort in utero. Œuf intact.

N°	PARITÉ	CAUSES MATERNELLES PRÉSUMÉES DE LA MORT DU FŒTUS	DATE DE LA MORT DU FŒTUS	DATE DES EXAMENS	RÉSULTATS
300	Vp.	Albuminurie.	A 8 mois, 42 jours avant le début du travail, constatation de la cessation des bruits du cœur encore perçus la veille.	Les 15 jours qui ont précédé le début du travail.	Pas d'acétonurie.
503	Ip.	Epilepsie.	A 8 mois, disparition des mouvements actifs 16 jours avant le début du travail.	Les 9 jours qui ont précédé le début du travail.	Pas d'acétonurie.
544	IVp.	Syphilis.	A 7 mois, constatation de la cessation des bruits du cœur encore perçus la veille, 17 jours avant le début du travail.	Examen le lendemain de la cessation des bruits du cœur et la veille de l'accouchement.	Pas d'acétonurie.
554	IIp.	Syphilis.	A 6 mois, cessation des mouvements actifs, 31 jours avant le début du travail.	Les 16 jours qui ont précédé le début du travail.	Ac. le 1er jour de l'hospitalisation. Pas d'acétonurie les 15 jours suivants.

IV. — Travail et suites de couches.

N° ET PARITÉ	Terme de l'accouchement	OBSERVATIONS	EXAMENS PENDANT LA GROSSESSE	DURÉE DU TRAVAIL	APPARITION DE L'ACÉTONURIE	ÉVOLUTION DE L'ACÉTONURIE	DATE DU DERNIER EXAMEN
PRIMIPARES							
483	à terme	... .	Légère acétonurie le jour de son entrée 10 jours avant l'acc. Pas d'acétonurie les 9 jours suivants.	9 h.	9e heure	Max. 4 h. après la délivrance, disparition le 3e jour.	11e jour
494	à terme	Procidence du cordon. Mort de l'enfant pendant l'extraction	....	19 h.	18e heure	Disparition 18 h. après la délivrance.	10e jour
503	8 m. 1/2	Epileptique. Enfant mort 16 jours avant début du travail.	Pas d'acétonurie les 9 jours qui précèdent l'accouchement.	17 h. 30	9e heure	Maxim. à la 17e h. du travail, disparition le 2e jour.	[illegible]
515	à terme	....	....	29 h.	14e heure	Maxim. 8 h. après la délivrance, disparition au bout de 24 h.	
526	à terme	....	Pas d'acétonurie les 2 jours qui précèdent l'accouchement.	5 h. 40	5e heure	Disparition le 4e jour.	
531	à terme	....	Acétonurie les 2 premiers jours de l'hospitalisation 19 jours avant l'acc. Pas d'acétonurie les 17 jours suivants.	6 h. 5	Pas d'acétonurie	....	

			suivants.				
574		...	Acétonurie les 2 premiers jours de l'hospitalisation 25 jours avant l'acc. Pas d'acétonurie les 23 jours suivants.		10e heure.	Disparition le 3e jour.	
576	à terme	....	....	10 h.	11 heures après la délivrance.	Disparition le 2e jour.	5e jour
581	à terme	Forceps.	....	36 h.	18e heure	Disparition 31 heures après la délivrance.	3e jou
603	2 m. 1/2	Œuf complet.	....	9 h.	1re heure	Disparition 24 heures après la délivrance.	9e jou
631	5 m.	....	....	27 h. 15	12e heure	Disparition 12 heures après la délivrance.	5e jou
632	8 m.	....	Pas d'acétonurie les 4 jours qui précèdent le travail.	4 h.	3e heure	Pas d'acétonurie après la délivrance.	14e jour
649	11 m. (?)	Macéré.	....	7 h. 30	Pas d'acétonurie	....	10e jou
650	à terme	....	....	22 h.	22e heure	Disparition le 2e jour.	9e jour
673	à terme	....	....	37 h. 15	8e heure	Disparition le 2e jour.	4e jou
679	à terme	....	....	23 h. 30	5 h. après la délivrance.	Disparition 24 h. après la délivrance.	2e jou

IV. — **Travail et suites de couches.** (*Suite*)

N° ET PARITÉ	Terme de l'accouchement	OBSERVATIONS	EXAMENS PENDANT LA GROSSESSE	DURÉE DU TRAVAIL	APPARITION DE L'ACÉTONURIE	ÉVOLUTION DE L'ACÉTONURIE	DATE DU DERNIER EXAMEN
MULTIPARES							
530 — IIp.	à terme	Membranes rompues 8 j. avant le début du travail. 38,9.	Acétonurie le jour de l'entrée, veille de l'accouchement.	15 h.	2e heure	Disparition le lendemain. Réapparition transitoire le 4e et 5e jour. (temp. 38).	12e jour
550 — IIp.	à terme	....	Pas d'acétonurie la veille de l'acc.	2 h. 45	Pas d'acétonurie	....	13e jour
554 — IIp.	7 m.	Syphilis. Mort du fœtus au 6e mois.	Acétonurie le jour de l'entrée 16 j. avant l'acc. Pas d'acétonurie les jours suivants.	6 h.	1 h. après la délivrance.	Disparition 15 heures après la délivrance.	8e jour
615 — IIp.		Mort du fœtus à 7 m. 1/2	....	7 h. 45	5e heure	Disparition le 2e jour.	8e jour
641 — IIp.		....	....	9 h.	7e heure	Disparition le 2e jour.	9e jour
Krep... — IIp.		....	....	3 h.	4 h. après la délivrance.	....	»
587 — IIIp.		....	....		6 h. après la délivrance.	Disparition 12 h. après la délivrance.	
614 — IIIp.		Mort du fœtus à la 80e heure du travail.	Pas d'acétonurie les 10 jours qui précè-		37e heure	Disparition 12 h. après la délivrance.	

633 — IIIp.	à terme	....	Pas d'acétonurie les 6 jours qui précèdent l'accouchement.	12 h. 20	12e heure	Disparition le 2e jour.	11e jour
647 — IIIp.	8e jour	....	....	35 h. 30	34e heure.	Disparition 12 h. après la délivrance.	11e jour
539 — IVp.	5 mois.	Macéré. Mort du fœtus à 5 mois 1/4.	....	16 h.	3 h. après la délivrance.	Disparition 12 h. après la délivrance.	5e jour
544 — IVp.	6 mois.	Mort du fœtus à 7 mois. Syphilis.	Pas d'acéton. le lendemain de la mort du fœtus et la veille de l'accouchement.	10 h.	10e heure.	Disparition 24 h. après la délivrance.	9e jour
645 — Vp.	7 m. 1/2	....	Pas d'acéton. les 12 j. qui précèdent l'acc.	1 h. 40	Pas d'acétonurie.	....	11e jour
528 — VIp.	à terme	Albuminurie.	Pas d'acéton. (1 examen à la fin du 8e mois).	7 h.	4e heure.	Maxima 1 h. 30 après la délivrance. Disparition le lendemain.	7e jour
468 — VIIp.	à terme	Syphilis. Mort de l'enfant à la 7e heure du travail. Basiotripsie.	Pas d'acéton. la veille de l'accouchement.	18 h. 45	5e heure.	Maximum à la 17e h. du travail. Disparition après la délivrance.	8e jour
517 — VIIIp.	à terme	Emphysème pulmonaire, état subasystolique, myocardite.	Acéton. irrégulière pendant les 21 j. qui précèdent le travail (4 examens positifs, le dernier 11 jours av. l'accouchement).	7 h. 30	1re heure.	Disparition après la délivrance.	13e jour
588 — XIp.	à terme	....	Acéton. les 3 jours qui précèdent l'accouchement.		3e heure.	Disparition le lendemain de la délivrance.	9e jour

ANURIE PAR CANCER DE L'UTÉRUS

NÉPHROSTOMIE (1)

Par **M. Chavannaz,**
Professeur agrégé à la Faculté de médecine de Bordeaux
Chirurgien des hôpitaux.

Les lésions des reins au cours du cancer de l'utérus sont chose fréquente, et, comme le dit M. Lancereaux : « L'urémie est dans l'épithéliome utérin la cause habituelle de la mort, lorsque celle-ci n'est pas prématurée, amenée par un désordre accidentel ou par une complication. »

Mais, si chez les malades atteintes de cancer de l'utérus, les troubles de l'excrétion et de la sécrétion urinaires sont aujourd'hui bien connus, par contre on trouve encore peu d'observations dans lesquelles le chirurgien soit intervenu pour combattre l'anurie qu'on peut observer chez ces malheureuses femmes. C'est ce peu d'abondance de documents qui nous décide à rapporter le cas suivant :

La nommée Marie R..., âgée de 43 ans, entre à l'hopital Saint-André le 8 septembre 1898. Cette femme a été conduite à l'hôpital par son mari qui, pour tout renseignement, a fait connaître qu'elle n'avait pas uriné depuis trois jours.

Nous voyons la malade le soir même. Elle est dans un état comateux interrompu de temps en temps par des périodes d'agitation et on ne peut obtenir d'elle aucun renseignement. Elle est pâle, les pupilles sont dilatées, la température axillaire est de 38°. La palpation de l'abdomen montre que le rein droit est augmenté de volume, il descend presque jusqu'à l'ombilic. Le rein gauche ne peut être senti. Par le toucher vaginal nous constatons l'existence d'un épithelioma de l'uté-

(1) Communication à la Société de Chirurgie de Paris, 19 avril 1899.

rus. Il s'agit d'un épithilioma infiltré qui a dépassé l'utérus : celui-ci est absolument immobilisé. Le vagin n'est pas envahi. Une sonde introduite dans la vessie ramène 2 à 3 centimètres cubes d'urine très trouble.

En présence de ces symptômes, le diagnostic ne saurait être douteux et une intervention semble s'imposer, mais par suite de circonstances indépendantes de notre volonté nous ne pouvons la pratiquer et nous nous contentons de faire à notre malade une saignée de 500 grammes, suivie immédiatement et par la plaie même de la saignée d'une injection intra-veineuse de 500 grammes de sérum artificiel. Ce même traitement est appliqué le lendemain 9 septembre. Le 10 septembre, la sonde ramène de l'urine en abondance ; la malade reprend connaissance et elle peut nous fournir les renseignements touchant son histoire.

Marie R... a de bons antécédents héréditaires ; elle a eu cinq grossesses à terme ; quatre de ses enfants sont vivants, le cinquième est mort à quatorze ans d'une fièvre thyphoïde. Elle n'avait jamais été malade, lorsqu'en avril 1897, ses règles, jusqu'alors régulières, furent remplacées par des pertes sanguines continues ; celles-ci ont beaucoup diminué dans les trois derniers mois qui ont précédé l'entrée à l'hôpital ; mais par contre il y a eu une leucorchée abondante. Elle ne fournit pas de détails sur le fonctionnement de son appareil urinaire.

Le malade est une femme encore vigoureuse, bien qu'elle ait un peu maigri dans ces derniers temps.

L'état relativement bon du 10 septembre ne pouvait durer longtemps, et le 18 septembre les urines se suppriment.

Le 20 septembre, nous faisons une injection sous-cutanée de 500 grammes de sérum. L'anurie reste complète sans que la malade s'en trouve incommodée, elle n'est pas fatiguée et on note seulement une dilatation pupillaire exagérée.

Le 25, le tableau change, la malade a de la céphalée et souffre du côté droit des reins.

Le 26 au matin, vomissement. La langue est bonne, mais il y a de la bouffissure de la face ; le pouls est à 120 ; les pupilles sont contractées ; la malade a cependant toute sa connaissance. Le rein droit descend jusqu'au niveau de l'ombilic ; le rein gauche n'est pas perceptible.

Nous décidons alors d'intervenir immédiatement.

Après précautions antiseptiques et sous chloroforme, la malade étant placée dans le décubitus latéral gauche, nous mettons le rein droit à découvert grâce à une incision lombaire. Cette incision permet de constater que le tissu cellulaire sous-cutané et l'atmosphère celluleuse du rein sont infiltrés de sérosité. Le rein suffisamment isolé et maintenu par deux fils de soie, le bistouri est plongé suivant son bord convexe jusque dans le bassinet ; le rein est ouvert sur une longueur de 4 centimètres. Immédiatement jaillit un liquide sanguinolent en quantité assez abondante. Le doigt introduit par la plaie rénale ne peut atteindre les limites du bassinet. L'hémorrhagie rénale cède assez vite à l'application d'eau stérilisée chaude et à une légère compression. Chacune des lèvres de la plaie rénale est réunie par trois fils de soie à la paroi musculaire. Quelques catguts diminuent la grandeur de la plaie. La peau est réunie au crin de Florence en ménageant toutefois le passage d'une mèche de gaze stérilisée qui a été au préalable introduite jusque dans le bassinet. La plaie est ensuite recouverte d'un épais pansement formé de gaze et de ouate stérilisées.

Le 26 au soir, il s'est fait par la plaie un écoulement de sang et d'urine qui a mouillé complètement le pansement et qui a nécessité le changement des draps. Le pansement est refait et la mèche de gaze introduite dans le bassinet est remplacée par un gros drain. La malade se sent bien; elle souffre cependant un peu au niveau de la plaie. Elle répond bien aux questions qu'on lui pose ; elle n'a pas de vomissements. Le pouls est plein, de fréquence normale ; la température axillaire est de 36°,8.

Le 28, la malade est toujours extrêmement mouillée par le liquide qui s'écoule de la plaie ; elle dégage une odeur nettement urineuse. L'état est bon ; la température est de 36°,8 le matin et de 37° le soir.

Le 30, la malade a eu dans la nuit et le matin deux mictions spontanées par l'urèthre ; à son dire, l'urine était trouble, mais cette urine n'a pas été conservée pour être soumise à notre examen. La malade est en bon état ; toutefois, le soir, la température atteint 38°.

Le 1er octobre, la malade a encore rendu une fois de l'urine par l'urèthre. La plaie a bon aspect. L'urine qui s'écoule par la fistule est recueillie pour être soumise à l'analyse. Celle-ci donne les résultats suivants ; odeur normale, aspect transparent, sédiment très faible, densité 1007, réaction légèrement acide, couleur jaune pâle ; urée, 8 gr.60 ; chlorure de sodium. 7 gr. 30; acide phosphorique, 0 gr. 92 ; albumine, 2 gr. 60 par litre. L'examen microscopique décèle quelques hématies et quelques leucocytes.

Le 6 octobre, ablation des crins de Florence. Le drain du bassinet est remplacé par un autre.

Le 7 octobre, la malade se trouve très bien ; la température, qui n'avait jamais dépassé 38, est revenue à la normale depuis quatre jours.

Le 8, la malade est autorisée à se lever.

Le 14, une sonde de Pezzer n° 24 est introduite dans le bassinet. Dans la position couchée, toute l'urine s'écoule par la sonde et peut être recueillie dans un urinal ; la malade n'est aucunement mouillée.

Le 17, la sonde qui avait bien fonctionné jusqu'alors, est expulsée de la plaie ; on la remet en place.

Le 18, la sonde s'est encore déplacée ; elle est mise en place et fixée à la peau à l'aide d'un point au crin de Florence. L'urine recueillie et soumise à l'analyse donne les résultats suivants : odeur faible, aspect louche, sédiment faible, densité 1004, réaction légèrement acide, couleur jaune pâle, urée 7 grammes, chlorure de sodium 5 gr. 80, acide phosphorique 0 gr. 46, albumine 1 gr. 80 par litre. L'examen microscopique montre la présence de globules de pus.

Le 22, la sonde fonctionne bien. On ne sent en aucune manière le rein gauche ; la pression au niveau de la région rénale gauche n'est pas douloureuse. Le rein droit se trouve abaissé et encore un peu augmenté de volume.

Le 27, la sonde est toujours bien tolérée, les urines sont redevenues claires.

Le 31, bon état.

Le 8 novembre, lavage du bassinet à l'eau boriquée, le liquide revient clair.

Le 10, la malade, munie d'un urinal, rentre chez elle. Pour éviter l'effacement de la lumière de la sonde au cours et par suite des légers déplacements de la ceinture, la sonde de Pezzer traverse une petite canule métallique qui pénètre d'environ 1 centimètre dans l'orifice cutané de la fistule lombaire.

Depuis sa sortie de l'hôpital et grâce à l'extrême obligeance de son médecin, M. le Dr Boyer (de Castelsagrat), nous avons eu, à plusieurs reprises, des nouvelles de Marie R... Le 8 mars 1899, M. le Dr Boyer nous écrit que notre malade est dans un état relativement satisfaisant. Elle se lève chaque jour, l'appétit est conservé, les urines ne sont pas purulentes ; il n'y a pas de fièvre ; un seul lavage du bassinet a été nécessaire, mais il y a de l'œdème de la face et une albuminurie très marquée. Il n'y a pas de miction par l'urèthre, toute l'urine

coule par la fistule. La tumeur de l'utérus continue à évoluer lentement sans hémorrhagie notable.

Une pareille observation comporte quelques réflexions.

Et tout d'abord, au moment de l'entrée à l'hôpital, lorsque nous n'avons pu intervenir chirurgicalement, nous avons fait à notre malade deux abondantes saignées suivies d'injection de sérum. Les accidents graves ont disparu au bout de trente-six heures, et nous pouvons nous demander quelle a été, en cette circonstance, l'action du traitement médical. Cette action est évidemment difficile à déterminer. Pourtant nous pensons que les saignées n'ont pas été inutiles et qu'elles ont permis à la malade de résister à l'intoxication urémique, qu'elles lui ont donné le temps de lever son anurie. Nous ne pensons pas que le traitement médical ait fait davantage, il a permis simplement d'attendre une de ces rémissions qui sont précisément l'un des caractères plus particulièrement propres à l'anurie par cancer de l'utérus. En dépit de la possibilité d'une rémission, l'intervention était pour nous nettement indiquée dès l'entrée de la malade à l'hôpital. Lors de la deuxième crise d'anurie, l'opération nous a paru aussi bien justifiée et nous avons choisi précisément le moment où la période de tolérance commençait à être dépassée comme le montraient la céphalée et les vomissements. Peut-être même n'est-il pas prudent d'attendre, pour opérer, la fin de cette période de tolérance parfaite, car la mort subite peut se montrer au cours d'une anurie jusqu'alors bien supportée. Du reste, la valeur de l'intervention précoce est aujourd'hui affirmée pour l'anurie calculeuse dont nous pouvons rapprocher, d'une manière plus ou moins complète, l'anurie par cancer utérin.

Décidé à intervenir chez notre malade, nous avons fait la néphrostomie. L'implantation de l'uretère dans le gros intestin, pas plus que l'urétéro-cystomostomie ne nous paraissaient de mise chez une femme anurique depuis huit jours. La création d'un méat urétéral était certainement un peu moins simple que l'ouverture du rein et c'est à celle-ci, à cause de sa facilité et de sa rapidité d'exécution, que nous avons donné la préférence.

La néphrostomie a été faite à droite parce que le rein de ce côté était volumineux et aussi parce que le rein gauche n'affirmait son existence par aucun phénomène clinique. Ce silence du rein gauche nous permit de penser que probablement il était atrophié, ruiné physiologiquement et qu'il y avait peu à attendre de lui. Peut-être même le rein gauche manque-t-il chez notre malade. En tout cas, si ce rein avait été simplement empêché de sécréter par un réflexe réno-rénal, il aurait repris sa fonction sous l'influence de la néphrostomie faite du côté opposé ; or, sauf le 30 septembre et le 1er octobre, c'est-à-dire quatre et cinq jours après l'opération, la malade n'a pas rendu d'urine par l'urèthre. La sécrétion urinaire paraît donc bien abolie à gauche et il est probable que ce rein a été le premier à voir son uretère obstrué. Du reste, sans vouloir nier la valeur du réflexe réno-rénal, on sait que l'anurie par obstruction se montre ordinairement chez des sujets présentant des lésions bilatérales. Chez notre malade, nous avons remédié à l'incontinence d'urine par le port d'un appareil qui nous a donné toute satisfaction. La sonde de Pezzer, mise à demeure dans le bassinet, a été très bien supportée et n'a pas amené d'infection. Les bons résultats fournis par cet appareil nous semblent devoir être signalés, et cela d'autant mieux que dans les observations analogues à la nôtre, il n'est nullement fait mention du dispositif employé par les auteurs pour recueillir les urines de la fistule lombaire.

Enfin notre malade est, à notre connaissance, celle qui a bénéficié le plus longuement d'une néphrostomie pour anurie pour cancer de l'utérus. En effet, plus de cinq mois après l'opération, elle est encore en assez bon état alors que les malades de M. Picqué, de MM. Jayle et Labbé et de MM. Jayle et Desfosses ont eu respectivement une survie de 105, de 19 et 73 jours.

En somme, la néphrostomie nous paraît être l'intervention de choix dans l'anurie par cancer de l'utérus ; c'est là, du reste, l'opinion déjà soutenue par M. Picqué au Congrès de chirurgie de 1894. Elle donnera des résultats plus particulièrement favorables lorsque, comme chez notre malade, le cancer n'aura pas amené une altération trop profonde de l'économie. Sauf les cas dans lesquels l'anurie survient comme accident tout à fait ultime de l'évolution d'un cancer utérin, la néphrostomie dirigée contre elle nous semble presque aussi légitime que la trachéotomie dans le cancer du larynx ; ou l'anus contre nature, dans le cancer de l'intestin.

CONSIDÉRATIONS

SUR LE TRAITEMENT DU CANCER UTÉRIN

PAR L'HYSTÉRECTOMIE ABDOMINALE TOTALE (1)

PAR MM.

L. Picqué, Chirurgien de l'hôpital de la Pitié.

et

P. Mauclaire, Professeur agrégé à la Faculté, Chirurgien des hôpitaux.

(*Suite et fin.*)

Résultats opératoires. Statistiques. Comparaison avec l'hystérectomie vaginale.

Nous allons commencer par réunir les cas que nous avons pu recueillir. Mais *il est à noter que dans ces différentes observations on ne dit pas toujours si l'hystérectomie abdominale a été faite avec ou sans ablation des ganglions*. C'est ce qui enlèvera un peu de valeur à la statistique suivante :

1878. —	FREUND	10 cas,	7 morts.
1881. —	FREUND	10 —	4 —
1890. —	HOFMEIER (2)	4 —	4 —
1891. —	GUSSEROW	4 —	3 —
	VEIT (3)	4 —	4 guérisons.
1892. —	ZWEIFEL	8 —	7 morts.
	VON ROSTHORN (Prague) (4).	1 —	1 guérison.

---

(1) Voir n° de mai, page 337.

(2) HOFMEIER. *Zeitschrift f. Geburt. und Gynäk.*, 1884, t. V, p. 280.

(3) VEIT. *Deutsch. med. Woch.*, 1891, p. 1125.

(4) VON ROSTHORN. *Prager med. Woch.*, 1892, n° 9. (Voir plus loin la nouvelle statistique de ce chirurgien, rapportée par Schally.)

1894. —	Czempin (de Berlin) (1)...	2 cas,	2 guérisons.
	Bröse (de Berlin) (2)....	1 —	1 —
	Czempin (de Berlin) (3)..	1 —	1 mort.
1895. —	Leopold...............	8 —	7 —
	Clark.................	10 —	0 —
	Rumpf (4).............	1 —	1 guérison.
1896. —	Schauta...............	10 —	7 morts.
1897. —	Otto Küstner (Breslau) (5).	8 —	1 —
1898. —	Freund (6)............	20 —	4 —
	Rouffart (7)..........	1 —	1 guérison.
	Schally (8)............	21 —	11 morts (9).
	Boston (10)............	1 —	1 —
	Riess (11).............	3 —	1 —
	Lavisé (12)............	1 —	1 guérison.
	Lauwers (13)..........	1 —	1 —
1898. —	Terrier (14)...........	9 —	2 morts.
	Quénu (15)............	1 —	1 guérison.
	Michaux (16)..........	1 —	1 —

(1) *Société de gynéc. de Berlin*, 22 juin 1894.

(2) Utérus cancéreux et fibromateux. *Soc. de gynéc. de Berlin*, 1894, 13 juillet.

(3) Opération de Freund et résection de l'S iliaque envahi ; mort. *Société de Gynæcol. de Berlin*, 9 nov. 1894.

(4) *Centralblatt f. Gynæc.*, août 1895.

(5) *Monatschrift f. Geburt. und Gynäk.*, 1897, et *Sammlung klin. Vortrag.*, février 1893 et un mémoire de Wisselinck. *Zeitschrift f. Geb. und Gynækol*, 1897, vol. XXXVII.

(6) Totalité des cas de 1893 à 1898.

(7) *Société belge de gynécologie*, 1898.

(8) *Zeitschrift f. Heilkunde*, 1898, vol. XIX, p. 151.

(9) 10 morts de péritonite, et 1 d'urémie.

(10) Cité par Riess. *Americ. Journ. of obstet. and gynec.*, 1897.

(11) *Ibidem.*

(12) Cité par Rouffart. *Bulletin de la Société belge de gynécologie et d'obstétrique*, 1898.

(13) *Société belge de gynécologie et d'obstétrique*, 19 février 1898 (procédé abdomino-vaginal ; pas de recherches des ganglions).

(14) *Congrès de chirurgie*, 1898.

(15) *Société de chirurgie*, 2 mai 1898.

(16) *Ibidem.*

1898. — REYNIER (1)	8 cas,	2 morts.	
PANTALONI (2)	8 —	2 —	
FAURE (3)	6 —	4 — opératoires dont 2 compliqués de fibromes utérins.	
JACOBS (de Bruxelles) (4).	23 cas,	1 mort opératoire par pneumonie double. 1 mort au bout de 5 jours.	
JONESCO (de Bucarest) (5).	6 —	3 morts.	
LEGUEU (6)	7 —	4 —	
HOUZEL (7)	1 —	1 guérison.	
MAUCLAIRE (8)	2 —	1 mort.	
MAUCLAIRE et PICQUÉ (9)	1 —	1 —	
PICQUÉ et MAUCLAIRE (10).	1 —	1 guérison.	
HARTMANN (11)	3 —	3 —	
IRISCH (12)	25 —	3 morts opératoires.	

Cette statistique peut être étudiée de plusieurs façons. Si nous voulons faire le total, nous trouvons 232 cas avec 82 décès opératoires, soit une mortalité de 35,3 p. 100.

Si nous subdivisons la statistique totale en deux périodes : première période de 1878 à 1895, deuxième période de 1895 à 1898, nous trouvons pour la première période : 45 opérations et 26 décès opératoires, soit une mortalité de 57,7 p. 100.

Pour la deuxième période : 187 opérations et 56 décès opératoires, soit une mortalité de 30 p.100. Le progrès est évident.

---

(1) *Congrès de chirurgie*, 1898.

(2) *Ibidem*.

(3) *Ibidem* et communication orale.

(4) *Revue de gynécologie et de chirurgie abdominale*, janvier 1898, et *Société belge de gynécologie*, 21 janvier 1898.

(5) *Archives des Sciences médicales*, 1898, et *Congrès de chirurgie de Paris*, 1898.

(6) *Communication orale*.

(7) *Communication orale*.

(8) Rapport de M. PICQUÉ. *Société de chirurgie*, novembre 1898.

(9) *Ibidem*.

(10) (Obs. inédite.)

(11) HARTMANN. *Annales de gynécologie et d'obstétrique*, avril 1899.

(12) IRISCH. *Boston medical and surg. J.*, jan. 1899, p. 251.

Enfin envisageons la statistique particulière de certains chirurgiens qui ont pratiqué l'opération plusieurs fois et nous trouvons que Léopold, en 1895, avait 7 décès sur 8 interventions. Schauta en 1896 a 7 décès sur 10 cas. Celle de Freund montre que ce chirurgien s'est beaucoup perfectionné. En 1878, pour 10 opérées, la mortalité est de 70 p. 100. En 1881 elle tombe à 40 p. 100. De 1893 à 1898 elle tombe à 20 p. 100, pour un chiffre double d'interventions. D'autre part, en France, M. Terrier sur 9 cas n'a que deux décès opératoires. M. Reynier sur 8 cas n'a aussi que deux décès opératoires.

La mortalité opératoire a diminué entre les mains d'un même chirurgien, mais sans aucun doute elle reste encore élevée si on la compare à celle de l'hystérectomie vaginale faite par le même opérateur.

De tout ce qui précède il est facile de conclure avec Kustner, dont l'expérience porte sur 20 cas, que si l'hystérectomie abdominale totale est plus grave que l'hystérectomie vaginale, cela ne tient ni au choc, ni à l'hémorrhagie, ni à la longue durée de l'opération, mais à la facilité avec laquelle le péritoine peut s'infecter. *C'est en effet la septicémie péritonéale qui emporte les trois quarts des malades qui succombent à l'opération.*

Les cancers durs ou ulcérés sont à ce point de vue peut-être moins dangereux que les cancers mous et végétants.

Il est certain enfin que l'hémorrhagie est rarement signalée comme cause de mort opératoire.

Comparaison des résultats opératoires avec ceux de l'hystérectomie vaginale.

Voyons tout d'abord quelle est la mortalité actuelle de l'ablation de l'utérus cancéreux par la voie basse.

Hirschmann, dans sa thèse (1), a réuni 1,241 cas d'hystérectomie vaginale pour cancer, avec une mortalité de 109 cas, soit 8,8 p. 100 de mortalité.

---

(1) HIRSCHMANN. *Ueber vaginale Totalextirpation des carcinomatösen Uterus.* Inaug. Dissert. Wurzburg, 1895, citée par VISSELINCK. Zur Therapie des Uteruscarcinoms. *Zeitschrift für Geburt. und Gynæk.*, 1897, p. 230.

Visselinck ajoute les statistiques suivantes, publiées en 1896:

FENOMENOFF	18 cas,	0 mort.
SCHULEIN	28 —	0 —
ZWEIFEL	194 —	14 —
MARTIN	77 —	10 —
KUSTNER	55 —	1 —

Soit 1,711 cas avec 140 morts = 8 p. 100 de mortalité.

Ajoutons encore les statistiques, citées par Lairé dans sa thèse (1).

RICHELOT	62 cas,	6 morts.
PÉAN	87 —	14 —
POZZI	19 —	5 —
TERRIER et HARTMANN	12 —	2 —
RICARD	15 —	0 —
ROUTIER	31 —	5 —
SCHWARTZ	15 —	0 —
QUÉNU	12 —	0 —
DMITRI DE OTT	19 —	0 —
LEGUEU	4 —	0 —
Divers chirurgiens français	17 —	0 —

Ajoutons enfin les statistiques suivantes :

BOUILLY (2)	127 cas,	25 morts.
SEGOND (3)	33 —	7 —
PONCET (4)	20 —	0 —
JACOBS (5)	69 —	0 —
LANDAU (6)	104 —	8 —

(1) LAIRÉ. *Des résultats éloignés de l'hystérectomie vaginale totale dan le cancer de l'utérus.* Thèse Paris, 1896.

(2) BOUILLY. Les résultats thérapeutiques de l'hystérectomie vaginale contre le cancer de l'utérus. *La Semaine gynécologique*, 1897, p. 148.

(3) SEGOND. *Société de chirurgie*, 25 novembre 1891.

(4) PONCET. *Gazette des hôpitaux*, 8 mars 1894, p. 1207.

(5) JACOBS. *Journal d'accouchements du professeur Charles*, et *Semaine gynécologique*, 1897. Voir aussi clinique de M. LE DENTU sur le cancer de l'utérus. *Ibidem*, 1897, p. 393 et 316.

(6) LANDAU et THUMIN. Ueber 104 mit Totalextirpation behandelte Fälle von Krebs der Gebärmutter. *Berlin. klin. Woch.*, 1896.

Cela fait un total de 2,357 cas avec 212 morts opératoires, soit une mortalité de 8,9. C'est donc à tort que quelques auteurs n'admettent qu'une mortalité de 4 à 3 1/2 p. 100 (Bastian) (1) ou de 5 p. 100 (Thorn) (2). Disons enfin que, en 1893, Byrne (3) avait réuni 1,273 cas appartenant à 38 chirurgiens avec 186 morts, soit 14,6 p. 100. Barrault et de Cheyson, en 1889, avaient établi une statistique de 1,605 cas appartenant à 16 chirurgiens étrangers et la mortalité était de 16,4 p. 100.

Nous avons vu plus haut que la mortalité opératoire de l'hystérectomie abdominale (simple ou complexe) est de 33,3 p. 100 pour la période s'étendant de 1895 à 1899.

On voit combien la différence est grande ! puisque la mortalité opératoire est presque quatre fois plus grande.

Enfin, la statistique récente de Küstner (4) (de Breslau) est intéressante. En effet, elle permet de comparer les résultats de la voie haute complétée et ceux de la voie basse. — Sur 91 opérations pour cancer utérin, ce chirurgien a 76 hystérectomies vaginales avec 2 morts et 15 abdominales avec 3 morts opératoires.

Résultats éloignés. — Comparaison avec ceux de l'hystérectomie vaginale.

Comme on a pu en juger, notre grande préoccupation au cours de ce travail fut de mettre en balance les résultats de la voie basse et ceux de la voie haute. Il faut savoir si ceux-ci sont assez satisfaisants, pour engager les opérateurs à recourir à la méthode abdominale plus radicale, mais aussi plus dangereuse.

Les résultats éloignés de l'hystérectomie vaginale pour cancer ont été publiés par beaucoup d'auteurs. Nous devons dire qu'étant

(1) BASTIAN. De la cure radicale du cancer du col utérin par la voie abdominale. *Rev. Méd. Suisse romande*, 20 mars 1899.

(2) THORN. *69e réunion des naturalistes et médecins allemands*, 20 septembre 1897.

(3) Cité par BOWEMANN JESSET. *Lancet*, 27 juillet 1893, p. 237.

(4) KÜSTNER. *Volkmann's Sammlung. klin. Vorträge*, fév. 1898.

donnée la gravité de la maladie quelques survies sont vraiment bien surprenantes.

Voici tout d'abord le résumé de la pratique de M. Bouilly (1) pour ses 127 opérées de 1886 à 1896. La plus longue survie est de cinq ans 1 cas, puis quatre ans et demi 6 cas, trois ans 2 cas. Plus la femme est jeune, plus la récidive est rapide, dit M. Bouilly.

Jacobs (2) (de Bruxelles) constate que sur 70 cas d'hystérectomie vaginale pour cancer, deux malades seulement ont eu une survie de plus de deux ans; toutes les autres sont mortes de récidive de un à dix-huit mois après l'intervention.

D'autre part, l'absence de récidive est notée au bout de 6 ans par M. Le Dentu et par M. Pozzi; au bout de 5 ans, par M. Quénu; au bout de 6 ans, au bout de 9 ans, par M. Richelot; au bout de 5 ans, par Terrier et Hartmann, et par M. Routier.

Quant à la statistique de Landau (3) (de Berlin), *elle comprend 104 cas.* Huit de ces hystérectomisées ont succombé après l'opération; 32 sont encore vivantes et guéries. Les cas de survie sans récidive remontent par progression décroissante à neuf ans et demi (2 cas); neuf ans et trois mois (2 cas); huit ans (2 cas); sept ans (3 ans); six ans (2 cas); cinq ans (1 cas); quatre ans (3 cas); deux ans (6 cas); 18 mois (2 cas); 15 mois (2 cas); un an (3 cas); six mois (1 cas); les chiffres indiquent donc une survie exempte de récidive de 30 p. 100. En admettant comme guéries définitivement les opérées depuis cinq ans, la guérison radicale aurait été obtenue dans 27 p. 100 des cas.

La récidive a été observée chez 48 malades, au bout de seize mois chez 38 d'entre elles.

Parmi les 18 autres malades opérées, deux ont succombé à la généralisation, les autres ont été perdues de vue.

---

(1) Bouilly. Résultats thérapeutiques de l'hystérectomie vaginale contre le cancer de l'utérus. *Semaine gynécologique*, 1897, p. 148.

(2) Jacobs. *Revue de gynécologie et de chirurgie abdominale*, janvier 1898.

(3) Thumin. Ueber 104 mit Totalextirpation behandelte Fälle von Krebs der Gebärmutter. *Berlin. klin. Woch.*, 1898, p. 396.

Von Ott a obtenu des guérisons définitives maintenues au bout de douze, onze, dix, huit et six ans. Olshausen, Fritsch, Lauwers ont eu des succès semblables. Byrns sur 163 cas note 12 p. 100 de guérisons définitives au bout de trois ans.

Mais il faut se demander si dans tous ces cas de cure radicale et prolongée il s'agissait de cancer ? Beaucoup d'auteurs n'hésiteraient pas à répondre par la négative, et pour eux ces prétendus cancers guéris étaient des métrites. Nous sommes de cet avis.

Il est certain que nous sommes un peu hynoptisés par le cas de Freund qui, opérée en 1878, vivait encore en 1893, avec une santé parfaite.

Peiser glisse très rapidement sur les résultats éloignés de l'hystérectomie abdominale, Wisselink et Funke également, et ce sont cependant les trois auteurs qui ont le mieux étudié le sujet que nous traitons. Peut-être pensent-ils que toute déduction est encore impossible.

M. Terrier, dans sa récente communication du Congrès chirurgie, nous dit que selon lui les suites ne sont guère plus brillantes qu'après l'hystérectomie vaginale « et l'espoir de retarder les récidives ne semble pas justifié par les résultats acquis jusqu'à ce jour ».

Dans l'un de nos cas la récidive fut constatée six mois après.

Dans le 1er cas de Hartmann la mort survint 9 mois après l'opération. Dans le 2e cas la récidive survint au bout de 16 mois. Sur 19 cas dans lesquels l'opération a été complète et qui ont été suivis de guérison opératoire, Irisch note 5 malades sans récidives depuis 3 ans; 5 mortes de récidives au bout de 1 à 3 ans; les autres malades avaient été opérées récemment et n'avaient pu être suivies.

Jacobs a dans sa première série trois récidives après 3 à 6 mois. Dans sa deuxième série de 15 cas, il y a 3 malades sans récidive au bout de 12 mois, 2 après 11 mois, 3 après dix mois, 2 après 7 mois; les autres cas étaient trop récents pour pouvoir entrer en ligne de compte. Dans cette statistique, la plus heureuse qui puisse être citée, nous constatons que les récidives sont plus éloignées dans la deuxième série que dans la première. Cela tient à ce que ce chirurgien n'opère plus des cas aussi avancés et à ce qu'il opère plus largement les malades de la deuxième catégorie. De plus, si nous distinguons les interventions pour cancer du corps et celles faites pour cancer du col, la survie sans récidive paraît être la même dans les deux cas.

Quant aux récidives, cette statistique nous montre qu'après l'abdominale totale, elle se fait plutôt dans le bassin, sur l'intestin, qu'au niveau du vagin. C'est ce que nous avions constaté également. Il nous semble enfin que M. Jacobs ait plus souvent que les autres auteurs rencontré et enlevé des ganglions sacrés.

Ainsi la précocité des ganglions hypogastriques et lombaires rend la cure radicale illusoire. N'en est-il pas de même pour le cancer du testicule. Ici également la néoplasie des ganglions lombaires est très précoce et l'opération ne peut plus être que palliative (1).

En somme, il est difficile de nous faire une opinion exacte sur la survie accordée par l'hystérectomie abdominale totale complétée de curage pelvien, et cela pour plusieurs raisons.

Tout d'abord les observations publiées ne sont pas encore assez nombreuses. De plus, dans celles qui ont été publiées, le curage des ganglions pelviens n'a pas toujours été fait d'une façon rigoureuse. Enfin le départ n'est pas toujours fait entre le cancer du corps et le cancer du col et le curage pelvien est plus difficile dans ce dernier cas à cause de l'uretère. Les résultats éloignés ne sont pas indiqués d'une façon suffisamment précise. La nature histologique du cancer pourrait aussi avoir de l'importance.

Malgré tous ces desiderata les résultats éloignés ne nous paraissent pas suffisamment démontrés pour que l'on puisse dire que tout cancer n'ayant pas encore envahi les ligaments larges ou le cul-de-sac antérieur doit être traité par l'hysté-

---

(1) MOST. Des tumeurs malignes du testicule et des métastases qu'elles déterminent. *Arch. f. path. Anat. und Physiol.*, t. CLIV, n° 1.

rectomie abdominale totale et complète. Par contre, cette opération nous paraît complètement indiquée pour le cas de cancer au début quel que soit leur siège, leur évolution, leur structure histologique. Et pour faire cette opération de bonne heure il faudrait faire plus souvent le curettage explorateur (Le Dentu et Pichevin) (1).

Arrivés au terme de notre étude, nous croyons pouvoir en résumer les grandes lignes de la façon suivante :

Il n'existe pas de variété histologique de cancer utérin ayant une évolution très lente pour le traitement de laquelle la simple hystérectomie vaginale pourrait être considérée comme relativement suffisante. De l'utérus, l'infection cancéreuse gagne les ganglions sacrés, hypogastriques, iliaques, inguinaux, lombaires, elle envahit tous les organes pelviens et provoque une *carcinose utéro-pelvienne diffuse*. Les étapes ganglionnaires établies par Peiser sont un peu schématiques. Les récidives après l'hystérectomie vaginale se font et in situ et dans tout le pelvis. Pour un cancer aussi grave, l'opération initiale doit être aussi précoce et aussi étendue que possible, ce sera une hystérectomie abdominale *avec recherche et ablation de tous les ganglions néoplasiés. C'est ce complément opératoire qui justifie l'emploi de la voie haute.*

Le cancer au début, quel que soit son siège, relève de cette intervention ; pour le cancer du corps l'indication est des plus favorables. L'existence d'une pelvi-péritonite cancéreuse provoquant une carcinose utéro-pelvienne diffuse, est une contre-indication évidente.

On choisira de préférence les procédés opératoires de Freund, de Riess, de Peiser, de Clark, etc. Le cathétérisme des uretères sera souvent très utile. La section médiane de l'utérus nous paraît peu recommandable à cause de la pyométrie fréquente. La ligature des artères utérines à leur origine nous paraît devoir faciliter l'hémostase opératoire.

L'ablation des ganglions pelviens doit presque toujours être

---

(1) Le Dentu et Pichevin. *Sem. gynécologique*, 23 février 1897.

faite; elle sera souvent longue, laborieuse et dangereuse à cause de leur adhérence soit aux artères, soit aux veines iliaques internes, ou externes. Le drainage abdomino-vaginal pourra rendre de grands services pour éviter la plus fréquente des complications : la septicémie péritonéale.

De 1878 à 1895, la mortalité opératoire a été de 57,7 p. 100 (45 opérations, 26 morts). De 1895 à 1899 la mortalité n'est plus que de 30 p. 100 (187 opérations, 56 décès opératoires).

Pour 2,357 cas d'hystérectomie vaginale pour cancer et que nous avons réunis, la mortalité opératoire est encore de 8,9. Elle est donc presque quatre fois moindre.

Quant aux résultats définitifs, l'hystérectomie vaginale a des survies très prolongées et des guérisons dites définitives, et l'examen histologique montrait bien qu'il s'agissait de cancer. Cependant certaines métrites, certains adénomes peuvent très bien simuler le cancer; aussi certains chirurgiens ne croient pas encore au traitement radical du cancer par l'exérèse.

Est-ce que l'hystérectomie abdominale *avec ablations larges du tissu cellulaire pelvien et des ganglions* donne des survies plus longues et des guérisons radicales plus fréquentes que l'hystérectomie vaginale? Les observations rapportées ne plaident pas beaucoup en faveur de cette idée. Mais il est encore trop tôt pour se prononcer, l'opération n'a pas encore été faite un nombre suffisant de fois, elle est encore faite trop tard; les chirurgiens doivent encore se perfectionner pour en rendre la technique facile et sans dangers. « L'évidement du bassin » est plus difficile que l'évidement de l'aisselle dans le cas de cancer du sein et que l'évidement de la région sus-hyoïdienne dans le cas de cancer de la langue. Cependant si cette large opération augmente de beaucoup les chances de guérison radicale du cancer, il ne faudrait pas hésiter à la pratiquer de bonne heure dans tous les cas de cancer utérin.

Résumé des dernières observations de Freund et de nos 4 observations personnelles.

A. — Observations de Freund (1). (20 cas, 4 morts opératoires.)

Obs. I. — Femme de 48 ans ; 2 enfants. *Cancer du corps de l'utérus*, ayant débuté il y a un an ; utérus très volumineux, ce qui décide l'opérateur à recourir à la voie abdominale. Hyst. abd. totale, après incision du vagin autour du col ; ligatures de la base des ligaments larges par le vagin. *Guérison ;* exeat au bout de 20 jours.

Obs. II. — Femme de 44 ans. *Cancer du col de l'utérus*, avec petits fibromes. Utérus très volumineux. Hyst. abd. totale 24 heures après l'incision du vagin autour du col. *Mort* 2 jours après l'opération, de septicémie péritonéale.

Obs. III. — Femme de 54 ans. *Cancer du corps de l'utérus ;* vagin étroit ; utérus gros et peu mobile. Hyst. abd. totale après incision du vagin autour du col. *Guérison.*

Obs. IV. — Femme de 48 ans ; 10 enfants. Polype utérin opéré récemment. *Cancer du col et salpingite purulente ;* adhérences nombreuses. Hyst. abd. totale après incision du vagin autour du col. *Guérison.*

Obs. V. — Femme de 37 ans ; 15 enfants ; dernières couches il y a 6 semaines. *Cancer du col* et infiltration des ligaments larges. Hyst. abd. totale après incision du vagin autour du col. *Guérison.*

Obs. VI. — Femme de 55 ans. 2 enfants. Hémorrhagies. *Cancer du col et pyosalpingite.* Hyst. abd. totale, après incision du vagin autour du col. *Mort de péritonite enkystée.*

Obs. VII. — Femme de 53 ans. Ménopause depuis 4 ans. 2 enfants.

Cancer du corps de l'utérus. Vagin étroit. Hyst. abd. totale après incision du vagin ; ouverture du cul-de-sac de Douglas ; dissection de la vessie ; *renversement du moignon dans le vagin ;* suture du col ; *drainage péritonéal. Guérison.*

Obs. VIII. — Femme de 54 ans. Ménopause depuis 4 ans.

Pertes fétides depuis 6 mois ; pas d'enfants. *Cancer du corps de*

(1) Clinique de Freund (*Zeitschrift fur Geb. und Gyn.*, 1897 *et* 1898). Comme on le verra, il y a dans cette statistique des observations d'hystérectomie abdominale pour sarcome et pour cancer compliqués de grossesse, cas que nous n'avons pas eu en vue dans notre travail.

l'utérus. Hyst. abd. totale ; incision du vagin ; ouverture du Douglas et *renversement du moignon dans le vagin. Guérison.*

Obs. IX. — Femme de 63 ans. Pertes fétides.

Sarcome du corps et du col. Hyst. abd. totale après incision du vagin ; ablation d'un ganglion iliaque. *Guérison.*

Obs. X. — Femme de 55 ans. Pas d'enfants. Énorme tumeur cancéreuse de l'utérus et des ligaments larges (20 livres). Hyst. abd. totale après incision du vagin autour du col. *Guérison.*

Obs. XI. — Femme de 35 ans. Pertes fétides depuis 8 mois. Enceinte depuis 7 mois. *Cancer du col utérin,* formant une vaste cavité sanieuse, tapissée de tissus friables et putréfiés.

1° Incision du vagin autour du col ;

2° Laparotomie ; ablation de l'utérus et des annexes ; enfant mort au bout de 1 heure.

Guérison de la malade, sans la moindre complication.

Le cancer avait envahi toute l'épaisseur de la paroi cervicale ; les ligaments larges et le tissu périmétritique étaient sains en apparence ; pas de ganglions iliaques appréciables.

Obs. XII. — Fille G... Deux sœurs de la malade ont été déjà opérées pour carcinomes utérins du corps.

Cette femme est atteinte d'un *cancer du corps de l'utérus compliqué d'un fibrome* gros comme une tête d'enfant. Hystérectomie abd. totale typique (sans manœuvres par la voie vaginale) ; le vagin était tellement étroit et le col si haut placé, qu'il était impossible de songer à intervenir par en bas. Suites simples. Guérison.

Obs. XIII (1897).— Femme de 36 ans. *Cancer du col,* avec envahissement de l'isthme ; les lésions sont surtout marquées du côté droit. L'utérus est un peu incliné à droite. La vessie est intacte. Le paramétrium paraît absolument sain. On se décide à pratiquer l'hystérectomie abdominale totale.

Incision du vagin autour du col. Hystérectomie abdominale totale. En dissociant le paramétrium, on constate que les lésions sont beaucoup plus avancées qu'on ne l'avait cru ; le col infiltré forme une masse considérable qui encombre le petit bassin ; ablation d'une grande partie du tissu cellulaire pelvien, jusqu'au niveau des gros vaisseaux iliaques ; malgré l'excision de lambeaux péritonéaux assez étendus, on arrive à fermer le péritoine pariétal. Suites simples : le deuxième jour : temp. 38°,2 ; puis tout rentra dans l'ordre. On n'avait pas trouvé de ganglions pelviens dégénérés.

Obs. XIV. — Femme de 66 ans. Depuis 2 ans, pertes fétides. *Col rongé par un cancer* très avancé. Les ligaments larges sont peu souples, cependant on ne sent pas de nodosités à leur niveau.

1er *temps opératoire :* curettage du col et pansement iodoformé.

2e *temps opératoire :* Dans la même séance, hystérectomie abdominale totale ; on découvre l'uretère gauche qui est entouré d'un manchon carcinomateux épais de 2 à 3 centimètres ; il est immobilisé ; l'uretère est alors sectionné au-dessus du cancer ; abouchement du bout supérieur dans la vessie. L'uretère droit n'est pas envahi, mais on le dégage, sur une étendue de 8 centimètres, de tous les tissus voisins. Le tissu cellulaire du petit bassin est soigneusement enlevé, jusque dans le cul-de-sac de Douglas. Pas de ganglions infiltrés.

Suites très simples ; guérison. Mais, en quittant l'hôpital, la malade conserve la cystite qu'elle avait déjà depuis plusieurs mois.

Obs. XV (1897). — Femme de 35 ans, enceinte de trois mois. *Cancer du col.* Hystérectomie abdominale totale typique. Pas de ganglions. Guérison.

Obs. XVI (1897). — Femme de 48 ans. *Cancer du col.* A l'examen vaginal et rectal, on trouve le ligament large gauche un peu petit, mais nullement infiltré. On essaie l'hystérectomie vaginale, mais on y renonce à cause de la friabilité de la paroi utérine antérieure.

Hystérectomie abdominale totale typique ; on trouve dans le paramétrium, à gauche, un paquet de ganglions ; on incise alors le péritoine pariétal parallèlement à l'uretère, ce qui met les ganglions à découvert ; on en enlève d'abord un ; le second se rompt et donne issue à des masses caséeuses ; en voulant l'extirper, on déchire une grosse veine, qui saigne abondamment. On est donc forcé de renoncer à l'ablation de ce qui reste. Drainage de la cavité péritonéale par le vagin ; fermeture du ventre. Suites simples, sauf un abcès de la paroi. On avait enlevé tout ce qui avait paru malade, à l'exception des quelques ganglions, à cause de leur adhérence aux parties profondes.

Obs. XVII (1898). — Femme de 36 ans. *Cancer du col.* Le ligament large droit est épaissi, mais non infiltré ; la paroi postérieure de la vessie paraît un peu dure au toucher ; il s'agit probablement d'une péri-cystite due au voisinage du cancer. Incision du vagin autour du col. Hystérectomie abdominale totale ; ligature isolée de tous les vaisseaux qui saignent. Les uretères sont dénudés sur une étendue de 6 à 8 centimètres. On enlève tous les tissus au niveau desquels on soupçonne la présence de ganglions. Durée de l'opération, 1 heure et demie. Hémorrhagie plus abondante que lorsqu'on fait les ligatures en masse préventives. On enlève aussi une grande quantité de tissu cellulaire. On ne trouve pas de ganglions hypertrophiés. Blessure de la vessie (au niveau du point où la paroi avait paru indurée); elle est suturée sans accidents.

Guérison de la malade sans complications.

Obs. XVIII (1898). — Femme de 57 ans. *Cancer situé au-dessus du col utérin.* Le 24 janvier, incision circulaire du vagin; hystérectomie abdominale totale après décollement des adhérences. Après ligature des utéro-ovariennes, on circonscrit l'utérus et les ligaments larges au moyen d'une grande incision; on enlève tout le tissu cellulaire jusqu'au niveau de l'uretère droit; on constate que la tumeur ne dépasse pas l'utérus; on ne trouve pas de ganglions; à la fin de l'opération, l'uretère droit se montre en un point assez limité; quant à l'uretère gauche, il demeure invisible. Durée de l'opération, 1 heure un quart; pas d'incidents.

Le soir, nausées; anurie absolue.

Le 25, l'anurie persiste malgré des injections de vin rouge et de sérum artificiel. Pouls à 100-120; temp. = 37°,8. Pas de céphalalgie; nausées; pas de douleurs lombaires.

A 11 heures du matin, on ouvre le ventre; on trouve un peu de sang liquide dans le Douglas.

Du côté droit, on défait la suture péritonéale pour découvrir l'uretère qui se présente sous la forme d'un cordon à peine gros comme le petit doigt et légèrement tordu, mais sans aucune dilatation appréciable; on le suit jusqu'au niveau du bas-fond vésical, et en aucun point de son trajet on ne trouve de ligature. Le chirurgien se décide alors à pratiquer une petite ponction de l'uretère, ce qui donne issue à un tout petit peu d'urine; on introduit alors dans le bout inférieur une sonde fine qui est arrêtée au niveau du point où l'artère utérine correspondante a été liée et sectionnée : impossible de faire pénétrer la sonde dans la cavité vésicale. A gauche, on se livre aux mêmes manœuvres, et l'on obtient exactement le même résultat. Le chirurgien se décide alors à pratiquer *l'urétéro-cysto-néostomie bilatérale;* il pratique un orifice sur la paroi vésicale et abouche l'uretère *droit* sectionné; à la suite de cette anastomose, l'uretère se trouve fortement tendu.

A gauche, l'auteur essaye d'appliquer le procédé de cysto-néostomie de *Bayer;* il ouvre la vessie, mais il lui est impossible de fixer l'uretère à cette ouverture à cause de la friabilité des parois uretérales, et de l'insuffisance de la longueur du bout supérieur ; il se décide alors à fixer l'uretère à la paroi abdominale.

On introduit une sonde dans la vessie, et une autre dans l'uretère gauche.

Le 26, on trouve un peu d'urine épanchée dans le lit ; il s'écoule peu d'urine par la sonde à demeure vésicale ; pas d'urine par l'uretère fixé à la paroi abdominale.

Le 27, amélioration de l'état général ; écoulement suffisant d'urine par l'uretère fixé à la paroi.

4 février. Congestion pulmonaire de la base droite. Un peu de fièvre.

Le 6. La malade urine abondamment *sous* elle ; cette urine vient du vagin ; on suppose que la suture de la deuxième ouverture faite à la vessie (pour aboucher l'uretère gauche) n'a pas tenu.

Le 8. État général médiocre.

Le 18. La malade demande à retourner chez elle ; on la laisse partir dans un état assez peu satisfaisant.

Mort, au bout de 3 semaines, de septicémie.

Obs. XIX (1898). — *Cancer du col et du corps de l'utérus* avec myôme interstitiel. Grattage du carcinome : incision circulaire du vagin, puis hystérectomie abdominale totale ; on trouve un grand nombre d'adhérences. On recherche les ganglions iliaques, sans les trouver. *Mort* le 14e jour, de pyohémie.

Obs XX (1897). — Femme de 49 ans. *Cancer du col*, qui est considérablement excavé par le néoplasme.

Nodosités dans le ligament large droit, au niveau de la base ; le ligament large gauche paraît rétracté ; on se décide néanmoins à opérer, attendu que l'utérus est parfaitement mobile. Incision circulaire du vagin. Hystérectomie abdominale totale et ablation du nodule cancéreux du ligament droit. Suture du péritoine. Avant de fermer le ventre, on enlève un paquet de ganglions iliaques à gauche, avec beaucoup de précaution ; l'artère iliaque est ainsi mise à nu. Guérison, après abcès de la paroi abdominale.

B. — Observations personnelles (résumées).

Obs. 1 (Mauclaire). — Mme Maria P..., âgée de 48 ans, entre le 20 juillet 1898, dans le service de notre maître, M. le professeur Le Dentu, à l'hôpital Necker. Cette malade a eu trois accouchements ; le dernier date de 1881 ; il a été assez pénible, et fut suivi de pertes blanches pendant longtemps.

La première métrorrhagie date du mois de janvier dernier, elle fut suivie de démangeaisons vulvaires et de douleurs dans la miction qui était plus fréquente. Bientôt les pertes de sang furent presque continuelles et nauséabondes, et dans leur intervalle, la malade perdait un liquide roussâtre. Le ventre augmenta un peu de volume ; le teint de la malade devint jaunâtre.

A l'examen du 20 juillet, on constate, au toucher vaginal, l'existence d'un *cancer végétant* du col utérin. Les culs-de-sac sont libres ; l'utérus est mobile et augmenté de volume ; le néoplasme n'a pas encore envahi la vessie, ni le vagin, ni la base des ligaments larges. L'ablation par la voie abdominale, est décidée après avoir fait la désinfection aussi complète que possible du vagin avec des injections de permanganate ; l'ablation préalable des végétations cancéreuses peu saillantes du col nous paraît inutile pour ce cas.

L'opération est pratiquée le 30 juillet, suivant le procédé américain. La vessie est facilement décollée ; l'ablation du néoplasme parut totale ; cependant la base du ligament large droit semble épaissie. L'examen, un peu rapide il est vrai, ne permet pas de reconnaître l'existence de ganglions au niveau de la bifurcation des artères iliaques. L'excavation pelvienne est drainée par une mèche sortant par le vagin.

Les suites opératoires furent normales.

La malade fut revue quatre mois après l'opération. Elle a engraissé ; elle mange bien mieux ; elle n'a plus le teint jaunâtre. Mais le toucher vaginal permet de reconnaître l'existence d'une récidive au niveau du ligament large droit, en ce point qui avait paru épaissi au cours de l'opération. La malade n'a pas de pertes sanguines, mais après ce toucher vaginal, l'extrémité du doigt est teintée de rouge. En somme, la récidive a été rapide.

Obs. 2 (Mauclaire). — Mme veuve C..., âgée de 63 ans, entre le 13 octobre 1898, à l'hôpital Boucicaut, dans le service de M. H. Marchand, que nous remplacions. Chez cette malade, il s'agit d'une *forme lente de cancer utérin*. Celui-ci a débuté il y a deux ans par de graves métrorrhagies. Dans l'intervalle de celles-ci, la malade avait eu des pertes blanchâtres très épaisses et presque purulentes. Les douleurs lombaires sont très intenses depuis six mois ; de plus, depuis cette époque, la malade urine très fréquemment. Elle a beaucoup maigri ; son teint est devenu jaunâtre.

Au toucher vaginal, on constate au fond *du vagin une masse bourgeonnante* en chou-fleur assez friable ; le néoplasme se dirige en avant vers la vessie ; les culs-de-sac sont peu indurés. L'utérus est gros, douloureux, encore assez mobile.

Nous nous proposons de faire la ligature des deux artères utérines, à leur origine, par la voie abdominale.

La laparotomie une fois pratiquée, l'ablation de l'utérus par la voie abdominale, suivant le procédé américain, nous paraît possible sans trop de danger pour la malade. L'utérus est gros et friable ; en sectionnant le ligament large gauche, on ouvre de gros ganglions pelviens suppurés ; la vessie est décollée assez facilement de l'utérus. Mais malgré de patientes recherches, on ne trouve pas les artères utérines droite et gauche, et nous pensons qu'elles ont été aplaties par le néoplasme, ce qui explique peut-être l'évolution lente de celui-ci. Enfin la pince introduite dans le cul-de-sac vaginal antérieur entre en plein néoplasme et rend difficile la section du vagin en avant. De plus, le néoplasme est plus mou dans sa portion sus-vaginale que dans sa portion intravaginale. Une fois l'utérus enlevé, on constate que la tumeur se prolonge à la base des ligaments larges. Ces prolongements sont laissés en place, car ils avoisinent les uretères.

La recherche des ganglions pelviens permet de reconnaître qu'ils sont très nombreux et très adhérents non seulement à l'artère iliaque, mais aussi à la veine. L'opération ayant duré déjà une heure, on renonce à les enlever et à lier les artères utérines à leur origine.

Un drainage abdomino-vaginal est pratiqué.

Le lendemain la malade paraît en bon état. Le pouls est cependant à 104 et la température fut de 36°,9, le soir de l'opération ; 36°,4, le 26 au matin ; 37°,1, le soir.

On enlève la mèche vaginale, on fait un lavage par le drain abdomino-vaginal, avec de l'eau bouillie.

Les urines sont normales.

Pendant la nuit suivante surviennent des vomissements et la malade meurt quarante-huit heures après l'opération.

Autopsie. — Les lésions du péritoine sont évidentes. De nombreux ganglions existent au niveau de la bifurcation des artères et des veines iliaques. On en trouve même plusieurs étagés le long de l'aorte abdominale et de la veine cave inférieure. Ils sont tous très adhérents et indurés. Les uretères ne sont pas dilatés ; les bassinets ne sont pas distendus ; les reins sont scléreux à la coupe. Pas de ganglions dans la région sacrée.

Obs. 3 (Mauclaire et Picqué). — Joséphine Ch..., 56 ans, entre le 16 novembre, lit 18, à l'hôpital Dubois.

Antécédents. — Père mort d'un cancer de la langue. Mère morte d'une affection cardiaque ; une sœur a succombé à un cancer utérin.

Antécédents personnels. — Réglée à quinze ans. Époques régulières, peu abondantes. Mariée à seize ans, quatre enfants et une fausse couche.

Nervosisme très marqué. A trente-cinq ans, elle est atteinte d'hyperchlorhydrie et subit un amaigrissement de 40 livres. Depuis quelques années la malade est soumise au régime lacté exclusif.

Il y a quelques mois, pertes de sang continuelles qui n'ont pas disparu. Douleurs rénales marquées. Pas d'amaigrissement, obésité encore très marquée.

État actuel. — L'utérus est peu volumineux. Rien d'appréciable dans les annexes. Le col est normal. Un curettage explorateur amène un tissu qui, à première vue, rappelle le cancer.

Les préparations histologiques sont soumises à l'examen de M. Ménétrier qui ne croit pas devoir se prononcer. M. Dagonet confirme, de son côté, le diagnostic d'épithélioma porté dans le laboratoire de M. Picqué par M. Macé.

L'hystérectomie est, dès lors, pratiquée le 1er décembre par M. Mauclaire, aidé de M. Picqué et des internes du service. L'utérus est très profondément situé et entouré d'adhérences qui sont détachées avec facilité ; il est ramené assez aisément au dehors, mais son tissu est très friable, et il n'est pas possible de le fixer à l'aide d'une pince. Recherche et ligature facile des utérines. L'utérus est enlevé par le procédé américain, mais la portion sus-vaginale du col est très friable et se déchire en partie ; ce n'est qu'avec la plus grande difficulté que l'utérus est enlevé en totalité. Recherches des ganglions ; à droite il n'en existe pas ; à gauche, M. Mauclaire croit trouver un ganglion au niveau de la bifurcation de l'iliaque interne, mais la malade est très grasse et M. Picqué, n'ayant pas la même sensation, conseille de ne pas prolonger l'opération. Drainage vaginal à la gaze ; drainage abdomino-vaginal, avec un tube en caoutchouc. L'opération a duré trois quarts d'heure. Les jours suivants, on constate un peu de sphacèle dans le trajet abdominal et sur la muqueuse vaginale : un écoulement très fétide s'écoule par la vulve. De grands lavages au permanganate sont institués qui semblent tout d'abord donner un bon résultat, mais le sphacèle s'étend et la malade succombe le cinquième jour, après avoir présenté des phénomènes de septicémie.

OBS. 4 (PICQUÉ et MAUCLAIRE) (inédite). — M. E... envoyée par le Dr Kuff, le 2 mars 1899, reçue à l'hôpital de la Pitié, dans le service de M. le Dr Picqué.

Mariée à 17 ans, 7 enfants. Accouchements longs et laborieux. Surtout le 1er et le 6e. 1 accouchement gémellaire. Déchirure du périnée au 1er accouchement. Le dernier accouchement remonte à trois ans. Une fausse couche en décembre 1895.

Réglée à 14 ans. Rien à signaler jusqu'à il y a trois ans. Depuis cette époque, grande irrégularité dans les règles. Depuis six mois, écoulement presque continuel de sang et de liquide noirâtres.

Pendant les six derniers mois, dans l'intervalle des pertes de sang, leucorrhée abondante, jaunâtre, de mauvais aspect.

État actuel. — Pertes de sang très abondantes. La malade a maigri, bien qu'elle pèse encore 190 livres. Elle est très anémiée.

L'appétit est bon ; constipation ; urines normales.

Examen. — Col très ouvert, occupé par une masse fongueuse de la grosseur d'une noix, très friable, s'écrasant à la moindre pression du doigt. L'utérus est gros et très mobile. Rien dans les annexes. Les ligaments larges, la vessie ne sont pas envahis. Les parois abdominales sont très épaisses et ne permettent pas d'explorer le pelvis. Le diagnostic de cancer du corps est posé et confirmé par l'examen histologique. Opération le 20 mars par M. Picqué, aidé de M. Mauclaire. Ablation classique de l'utérus par la voie abdominale. Exploration des ganglions pelviens après incision du péritoine le long de l'uretère. Celui-ci est écarté en dehors avec le péritoine. A droite, on ne trouve pas de ganglions ; à gauche, ablation d'un ganglion ovalaire assez volumineux.

Suites opératoires régulières ; guérison.

La pièce et l'aquarelle ont été présentées par M. Picqué à la Société de Chirurgie, dans sa séance du 24 mai 1899.

ADDENDUM

Depuis la rédaction de ce travail, nous trouvons les observations suivantes de M. Monprofit, dans la thèse de M. Pasquier, *De l'hystérectomie abdominale totale dans le cancer de l'utérus.* (Thèse Paris, 7 juin 1899.)

Obs. I. — Cancer de l'utérus. Hystérectomie abdominale totale. Pas de recherche des ganglions. Guérison sans récidive au bout de deux ans.

Obs. II. — Cancer utérin et vaginal. Hystérectomie abdominale totale. Pas de recherche des ganglions. Mort quinze mois après, de récidive.

Obs. III. — Cancer utérin. Hystérectomie abdominale totale. Pas de recherche des ganglions. Mort le jour même.

Obs. IV. — Cancer du col utérin. Hystérectomie abdominale totale, sans recherche des ganglions. Pas de récidive au bout d'un an.

Obs. V. — Cancer du col. Hystérectomie abdominale totale. Guérison opératoire.

Obs. VI. — Cancer de l'utérus. Hystérectomie abdominale totale simple. Guérison opératoire.

Obs. VII. — Cancer de l'utérus. Hystérectomie abdominale totale simple. Guérison opératoire.

Obs. VIII. — Cancer de l'utérus. Hystérectomie vagino-abdominale simple. Guérison opératoire.

Obs. IX. — Cancer de l'utérus. Hystérectomie vagino-abdominale. Guérison opératoire.

Obs. X. — Cancer utérin. Hystérectomie abdominale totale simple Guérison opératoire.

Plus deux observations d'hystérectomie vagino-abdominale pour sarcomes. Guérison opératoire.

REVUE CLINIQUE

TÉTANOS D'ORIGINE UTÉRINE

Par le Dr **A. Turenne,**
Professeur suppléant de clinique obstétricale à la Faculté de Montevideo.

Le 9 janvier 1899, Mme X..., élève sage-femme, se présentait chez moi, se plaignant d'une certaine gène pour ouvrir la bouche, s'accompagnant d'une légère douleur dans l'articulation temporo-maxillaire; elle me dit que pendant les premiers jours du mois, elle avait eu une petite hémorrhagie utérine à la suite d'un léger retard de ses règles, et qu'autrefois elle avait souffert de rhumatisme.

Le phénomène le plus saillant, le trismus, me fit aussitôt penser à la terrible maladie dont il est un des symptômes capitaux : le tétanos, et engagé dans cette voie je tâchai de trouver une porte d'entrée. — Après un examen complet, auquel la malade se prêta de bonne grâce, des muqueuses et de la peau, je ne pus trouver qu'une vésicule d'herpès sur la lèvre supérieure et *datant de la veille.* En dehors de cette lésion, l'intégrité muco-cutanée la plus absolue. Au moment de l'examen il n'y avait ni rigidité de la nuque, ni secousses musculaires, ni contracture faciale ni température fébrile.

Quoique avec bien des réserves, étant donné le trismus et l'apparition très récente de l'herpès labial s'accompagnant d'intégrité de la peau et des muqueuses, je fis le diagnostic d'arthrite temporo-maxillaire probablement d'origine rhumatismale, fondé sur la douleur de l'interligne et les antécédents de la malade; je prescrivis en conséquence le salicylate de soude.

Le 10 au matin, la situation était totalement changée; pendant la nuit le trismus s'était accentué, la rigidité de la nuque était apparue, s'accompagnant de quelques rares secousses douloureuses des muscles de cette région. T. 37°,4

Mes premiers soupçons se réveillèrent et je me convainquis que nous étions malheureusement en présence d'un cas de tétanos ; sans perdre de temps, j'ordonnai le traitement classique : chloral, opium, repos absolu, etc.

La porte d'entrée de l'infection restait toujours énigmatique. Dans la journée, les symptômes s'accentuèrent ; le trismus fut complet, de même que la rigidité de la nuque, les fréquentes convulsions des muscles dorsaux, la dysphagie absolue accompagnant toute tentative de déglutition, de terribles spasmes pharyngiens ; le facies, immobile, caractéristique, l'intelligence parfaitement conservée ; fièvre légère, 37°,6.

Au moment de ma visite, la malade me dit que le 3 janvier, elle s'était prêtée à une tentative d'avortement provoqué, se croyant enceinte d'un mois. Interrogée sur la manière dont avait été pratiquée l'opération, elle me dit qu'on lui avait fait une injection intra-utérine sans aucune précaution antiseptique avec une sonde prise sur une étagère et introduite sans asepsie préalable. Ce fut pour moi un trait de lumière ; le point d'entrée du bacille de Nicolaier était trouvé ; plus loin je discuterai ce point d'étiologie.

Malgré le traitement et dans l'impossibilité de tenter l'injection de sérum antitétanique, ce sérum n'étant pas encore préparé par l'Institut d'Hygiène de Montevideo, les symptômes s'aggravèrent progressivement ; à 11 heures du soir, la température était de 37°,8 ; à 4 heures du matin, la première convulsion généralisée survint, suivie bientôt d'une deuxième.

Je vis la malade avec le Drs Demaria, à 6 heures du matin, et à 6 heures et demie, quelques minutes après une injection de morphine, et, avec toute son intelligence, la malade succombait dans une terrible convulsion, moins de 48 heures après l'apparition du trismus. Temp. 38°,6.

La rareté de cette complication de la période puerpérale est telle que plus d'un traité classique ne fait que la mentionner ; cependant elle a été signalée depuis l'antiquité la plus reculée ; Archigène la décrit déjà comme une des complications possibles de l'avortement et quoique isolées on peut en trouver des observations éparses dans tous les vieux traités d'accouchements.

Aujourd'hui les deux travaux fondamentaux sur cette question sont : celui de Simpson publié dans l' « Edinburgh journal for medical science » en février 1854, et celui de Vinay, dans le « Lyon médical » en décembre 1891. Le mémoire de Simpson comprend 28 observations, dont une seule personnelle ; celui de Vinay atteint 106, qui, avec 2 nouvelles ajoutées à sa statistique dans son « Traité des maladies de la grossesse », forment un total de 108 cas, très suffisant pour autoriser une étude complète de cette redoutable complication.

Quelle est la fréquence du tétanos dans la période puerpérale? Il est impossible de fixer des chiffres exacts puisque nous manquons de statistiques intégrales, mais il semble hors de doute que les climats tropicaux et les saisons pluvieuses y prédisposent particulièrement. Du mémoire de Vinay il ressort qu'il est plus fréquent après l'accouchement qu'après l'avortement (61 : 47) et que dans ce cas il est plus fréquent pendant les deux premiers mois de gestation.

Dans tous les auteurs nous voyons citer comme facteur prédisposant, les interventions opératoires, et je veux bien supposer que ce facteur disparaîtra avec les progrès de l'antisepsie ; deux fois seulement on a pu constater la contagion directe d'une malade à une autre (Heinricius, Amon).

Quant à son début après l'avortement voici les chiffres de Vinay : 21 cas pendant la première semaine (12 pour les 7e et 8e jours) et 16 pour la deuxième (7 pour les 9e et 10e jours). — Par conséquent la date d'apparition des symptômes prémonitoires oscille habituellement entre les 7e et 10e jours. La mort qui survient la plupart des fois (88 à 90 p. 100) se produit habituellement du 3e au 5e jour après le début des accidents.

Le cas qui nous occupe est particulièrement intéressant de par son étiologie. La malade, qui se prêta admirablement à l'examen de ses muqueuses et de sa peau, ne présentait d'autres lésions apparentes qu'une vésicule d'herpès labial, trop récente pour pouvoir être incriminée comme porte d'entrée du bacille.

Il est vrai que la malade habitait tout près d'un établissement où il existe un nombre considérable de chevaux et mulets (écuries du service de la voirie) qui par son voisinage de la côte, constamment fouettée par le vent du large, doit donner naissance à des poussières contenant très probablement le bacille de Nicolaïer, si fréquent dans les poussières des rues et des étables.

Mais la confession de la malade, sur la façon dont on procéda à l'avortement, cette sonde que l'on prend sur une étagère, accessible à la poussière de la rue (la sage-femme avorteuse habite un rez-de-chaussée) et qui est introduite dans l'utérus de la malheureuse, sans asepsie ni des mains, ni du vagin, ni de la sonde elle-même, ne donne-t-elle pas la clé de l'infection?

Si nous comparons les dates, 3 janvier, provocation de l'avortement ; 9 janvier, apparition du trismus, nous voyons que ce délai correspond à la durée habituelle de l'incubation d'une infection très virulente qui explique sa brièveté (6 jours au lieu de 7 à 10) et la rapidité foudroyante (moins de 48 heures) de son évolution.

En ce qui concerne le traitement, les ressources très restreintes que la thérapeutique nous offre dans des cas semblables, furent mises en œuvre; opium, chloral, chloroforme, morphine, à hautes doses, tout fut essayé inutilement sans que l'on pût atténuer une seule des terribles convulsions auxquelles assistait la malade avec une lucidité intellectuelle parfaite.

Le sérum antitétanique n'est pas encore préparé par notre Institut d'Hygiène, mais l'eût-il été, pouvions-nous espérer un résultat plus favorable ? Il est permis tout au moins d'en douter si nous devons faire entrer en ligne de compte les résultats fournis par les cas de tétanos chirurgical traités par la méthode. sérothérapique.

LÉSIONS MORTELLES DU RECTUM ET DU VAGIN

Par E. Hainsworth (1).

Le 22 juillet, vers 4 heures de l'après-midi, entrait chez une logeuse, en compagnie d'un homme, une malheureuse âgée de 36 ans. La logeuse déclara que le couple avait loué une chambre pour deux heures. Vers 5 heures 30, l'homme sortait précipitamment sans payer, disant qu'il allait revenir dans quelques minutes et que sa compagne désirait rester un certain temps encore. L'homme ne revint pas; la logeuse, restée tout le temps occupée à des lavages dans la chambre située au-dessous, et bien que les portes des deux chambres fussent ouvertes, prétendit n'avoir rien entendu, ni voix, ni bruit de pas. Vers 5 heures 30 elle monta à l'appartement supérieur et trouva la femme endormie. Elle ne remarqua rien d'insolite et laissa la femme seule. Sur ce point, on note quelques divergences dans les déclarations de la femme. A 7 heures, la logeuse revint à l'étage supérieur, réveilla la femme et vit qu'elle était malade. Elle s'entretint un peu avec elle et, à sa requête, défit son corset. Ce faisant, elle remarqua que les vêtements de dessous étaient imprégnés de sang ; d'autre part, la mauvaise odeur qui se dégageait la fit s'évanouir. A 9 heures 45, la malade était envoyée à la *Royal Infirmary*. La malade partie, la logeuse constata que le lit était rempli de sang ; qu'il y en avait aussi sur le parquet et dans le lavabo et qu'il y avait de l'eau mélangée de sang dans la cuvette. A l'arrivée de la femme à la *Royal Infirmary*, on s'aperçut qu'elle avait subi des lésions très étendues du rectum et du vagin; elle mourut d'ailleurs la même nuit sans avoir fourni de renseignements.

(1) *The Lancet*, mai 1899, p. 1281.

Il semblait nettement ressortir que l'homme et la femme étaient pris de boisson.

Nécropsie le 23 juillet, 12 heures après la mort.

Les seules marques de violence siégeaient autour des organes génitaux, contusion, meurtrissure violente sur une étendue d'environ 2 pouces au niveau de la partie postérieure de la vulve et vers l'anus. L'anus était dilaté et le sphincter déchiré. La muqueuse était lacérée dans toutes les directions. Du côté du vagin, déchirure profonde de la muqueuse à gauche et à droite de la vulve, se prolongeant jusqu'au col. Le vagin n'était pas dilaté, col normal. A l'examen du ventre, on constata que la cavité péritonéale était remplie d'un liquide, trouble, sanguinolent, fétide, résultat évidemment d'un épanchement consécutif à une rupture de l'intestin dont on constata la présence au niveau du rectum. Sur le rectum, on releva une perforation longitudinale, longue de 2 pouces 1/2, déchirée et contuse qui intéressait la paroi antérieure et s'ouvrait dans le Douglas. Son extrémité inférieure siégeait à 4 pouces 1/2 de l'anus. La muqueuse rectale était lacérée sur toute sa circonférence, de l'anus à l'extrémité supérieure de la perforation, soit sur une hauteur de 7 centim. L'épiploon était soudé par une vieille adhérence au cæcum et présentait, au voisinage de l'adhérence, une petite déchirure récente. L'adhérence soulevée, on découvrit entre le côlon et le rein droit (celui-ci était mobile) un morceau de savon très détérioré, long de 3 pouces, sur 2 de large, 3/4 de pouce d'épaisseur. Trompes atteintes de salpingite, utérus de nullipare. Tous les autres organes sains.

Bien que d'après les renseignements fournis, la femme fût complètement ivre, le seul signe de son ébriété, lors de son admission à l'infirmerie, était une légère odeur d'alcool dans sa respiration. A l'examen nécropsique, pas traces d'alcool ni de toute autre drogue dans l'estomac.

L'homme ayant été arrêté, fut condamné comme meurtrier de la femme. La première question qui se posait était celle-ci : La femme avait-elle pu se faire, elle-même, les lésions constatées ? Leur siège, leur étendue et leur gravité militaient contre cette hypothèse. Il est admissible, assurément, qu'une personne peut, en poussant un instrument et en le tournant dans le rectum, faire une déchirure de cet organe ou que pareille lésion peut se produire si l'on s'asseoit par inavertance sur un objet acéré ainsi que cela a été observé maintes fois ; mais ces faits ne sauraient expliquer les lacérations extrêmes, les lésions du vagin, la dilatation de l'anus et la rupture du vagin. Dans le premier cas, on aurait entendu du bruit et des appels à l'aide.

Rien, d'autre part, n'incline à penser à des tentatives d'avortement. En effet, il y avait des lésions aussi bien du rectum que du vagin, et aucune des particularités de l'examen *post mortem* n'éveillait l'idée que la femme avait pu se croire enceinte.

S'est-il agi d'un crime sadique ? Mais, contre cette hypothèse il y a l'absence de tout bruit, de tout indice de lutte, d'appels de la victime si l'on avait attenté à sa vie.

Malgré ce qui peut paraître d'incroyable dans ce témoignage de la logeuse qu'elle n'avait rien entendu, étant données les douleurs aiguës que les sévices constatés auraient dû causer même à une personne ivre, comme en somme, elle n'avait aucune raison, si elle avait perçu quelque chose d'anormal, de le nier, on est conduit à admettre que la femme s'était prêtée aux sévices dont elle fut victime.

Évidemment, le morceau de savon n'avait pu produire les lésions observées et il avait dû passer dans la cavité péritonéale une fois la perforation du rectum faite. Il se peut qu'il ait été introduit dans le rectum dans un but immoral et que les déchirures, les lésions constatées furent produites au cours de tentatives violentes, maladroites pour le retirer. Telle est l'explication la plus plausible de ce meurtre. Toutefois, il est impossible de dire, à coup sûr, si les lésions furent faites avec la main ou avec un instrument particulier.

REVUE DES SOCIÉTÉS SAVANTES

SOCIÉTÉ D'OBSTÉTRIQUE, DE GYNÉCOLOGIE ET DE PÆDIATRIE DE PARIS

Séance de mai 1899.

M. LEPAGE. **Des grossesses utérines prises pour des grossesses extra-utérines.** — M. Lepage n'envisage que les grossesses ayant dépassé le terme de cinq mois. Dans ces conditions le médecin peut à tort porter le diagnostic de grossesse ectopique s'il interprète mal : 1° les renseignements fournis par la malade sur les incidents qui sont survenus depuis le début de la grossesse ; 2° certaines particularités constatées à l'aide du toucher et du palper. Parmi les incidents de la grossesse qui peuvent éveiller le soupçon de grossesse extra-utérine M. Lepage signale les hémorrhagies utérines, les symptômes, de menaces d'avortement, les troubles dans les fonctions vésicales et rectales, les douleurs abdomino-pelviennes. Les causes d'erreur provenant de l'examen obstétrical peuvent être fournies par le toucher, le cathétérisme utérin, le palper. Par le toucher dans certains cas chez les multipares en particulier, pour peu que le corps de l'utérus, à parois très minces, soit fortement incliné sur le côté, pour peu que le col doublé par la partie inférieure du segment inférieur semble constituer une sorte de tumeur distincte de la précédente et rappelant la forme d'un utérus, on pourra songer à un kyste fœtal juxtaposé à un utérus hypertrophié. Un cathéter introduit dans l'utérus gravide et arrêté dans sa course par un obstacle pourra donner l'impression qu'il a pénétré dans une cavité utérine grande mais vide. Enfin, la superficialité des parties fœtales chez les grandes multipares à parois abdominales et utérines amincies pourra faire croire que le fœtus n'est séparé de la paroi abdominale que par la mince paroi d'un kyste fœtal.

Avant de rapporter ses observations personnelles M. Lepage rappelle deux observations classiques dans lesquelles on a pris à tort une grossesse utérine pour une grossesse ectopique. La première est celle qui fut communiquée par Huguier à la Société de chirurgie (28 avril 1852). La cause d'erreur avait été l'existence dans le cul-de sac utéro-rectal d'une tumeur qui avait été prise pour les membres du fœtus. La deuxième est celle que Pajot a relatée dans ses travaux d'obstétrique et de gynécologie. L'extrême minceur des parois utérines avait fait porter le diagnostic de grossesse abdominale. Ce diagnostic fut infirmé par l'examen de Pajot à 7 mois et par l'accouchement spontané à terme d'un enfant vivant.

La *première observation* de M. Lepage a trait à une femme atteinte de salpingite droite qui, dans les premiers temps de sa grossesse, à la suite d'une chute de bicyclette, présenta des douleurs pelviennes et de légères pertes de sang.

Le médecin qui la soignait pratiqua l'hystérométrie et enfonçant le cathéter jusqu'à 12 cent., en conclut que l'utérus était vide, et porta le diagnostic de grossesse ectopique. M. Lepage, « par la perception du ballottement abdominal dans un organe se contractant », rectifia le diagnostic.

La *deuxième observation* a trait à une femme primipare soi-disant enceinte de 10 mois et ayant eu quelques menaces de début de travail. Son médecin, trompé par la superficialité des parties fœtales d'un fœtus transversalement placé, pensa d'abord à une grossesse ectopique. L'événement prouva qu'il s'agissait d'une grossesse gémellaire utérine.

Dans la *troisième observation* de M. Lepage, un kyste de l'ovaire en voie de développement avait été pris pour l'utérus vide ; la femme étant enceinte de 7 mois.

La *quatrième observation* est celle d'une femme qui, vers le sixième mois de sa grossesse présenta brusquement des phénomènes péritonéaux légers pouvant faire penser à une grossesse ectopique ; la paroi utérine était mince, le corps utérin semblait distinct du col. Ce n'est qu'au bout de plusieurs jours qu'un diagnostic certain put être posé. Il s'agissait d'une crise d'appendicite au cours d'une grossesse utérine. La femme accoucha spontanément et à terme sans incident.

Les conclusions de M. Lepage sont les suivantes : Vu la rareté de la grossesse extra-utérine évoluant après le sixième mois, ce diagnostic ne doit être accepté qu'avec réserve et après un examen minutieux. Il importe d'autant plus de ne pas confondre la grossesse ectopique avec une grossesse utérine que l'intervention est aujourd'hui de règle pour la première : l'erreur de diagnostic entraîne en pareil cas une erreur de thérapeutique qui peut être préjudiciable à la mère et à l'enfant utérin.

MM. PORAK et SCHWARTZ. **A propos de l'appendicite survenant dans le cours de la grossesse.** — *Première observation.* — Secondipare de 24 ans, enceinte d'environ trois mois. Depuis 4 jours elle souffre du ventre, surtout dans la fosse iliaque à droite. Vomissements fréquents jaune verdâtre. Dyspnée, température oscillant entre 38 et 40° pouls petit à 100. Teint coloré, facies non grippé. Empâtement dans la fosse iliaque perceptible par le toucher et se développant sous forme de plastron abdominal. Le diagnostic d'appendicite est posé ; mais en raison de la localisation très nette des phénomènes inflammatoires, de l'absence de toute réaction généralisée du péritoine, du peu d'intensité des phénomènes généraux, il fut décidé de surseoir à l'opération, mais d'opérer à froid pour empêcher la réapparition des crises appendiculaires, réapparition fréquente au cours de la grossesse. Tous les phénomènes s'amendèrent progressivement. Revenue à la santé, la femme refusa toute intervention et quitta la maternité.

Deuxième observation. — Secondipare de 25 ans, enceinte de 7 mois et demi, entrée à la maternité quatre jours après le début des accidents appendiculaires, graves d'emblée. Douleurs abdominales, constipation, vomissements jaunes puis vert foncé, puis porracés ; facies grippé ; température, 38°. Pouls petit 128 ; respiration saccadée, hoquet. Le ventre est ballonné. Défense musculaire et maximum de la douleur dans la fosse iliaque droite. Diagnostic : Péritonite par perforation probablement d'origine appendiculaire. L'examen et le diagnostic sont faits le 21 janvier 1899 à 11 heures. A 1 heure et demie la femme accouche d'un enfant né en état de mort apparente qui succomba quelques heures après ; à 3 heures, elle est opérée. A ce moment le pouls est à 150, la température à 37°.

Laparotomie latérale droite (incision de Max Schüller). Un flot de liquide séro-purulent fétide s'écoule, baignant les anses intestinales grêles recouvertes de fausses membranes. L'appendice rétro-cæcal est sphacélé dans les deux tiers de son étendue et contient un calcul fécal du volume d'une petite noisette. Nettoyage de la cavité après l'ablation de l'appendice à son insertion par le thermocautère. La trompe est rouge, congestionnée.

Lavage à l'eau bouillie, drain et mèche de gaze iodoformée. Deuxième incision à gauche, flot de liquide louche. Drain et mèche de gaze iodoformée. Troisième incision médiane. La malade a survécu sept jours, pendant lesquels elle a reçu 7 litres de sérum artificiel sous la peau, 2 dans les veines et des injections de caféine, d'éther et d'huile camphrée. Ce cas vient à l'appui du principe de l'intervention la plus hâtive possible et montre une fois de plus la gravité spéciale de l'appendicite au cours de la grossesse. C'est dès le début des accidents qu'il aurait fallu opérer.

Troisième observation. — 25 ans, primipare, a souffert depuis quatre ans de coliques revenant par crises qu'on aurait dénommées coliques néphrétiques. Enceinte de quatre mois, elle est prise brusquement de douleurs abdominales avec frisson, céphalalgie, vomissements et constipation opiniâtre. Le maximum de la douleur siège à droite dans la fosse iliaque et dans la région lombaire au-dessus de la crête iliaque. La fosse iliaque est mate. Il y a à ce niveau de l'hyperesthésie et de la défense musculaire. Il y a de la fièvre, T. 38°, pouls 105. Les urines sont normales. Le diagnostic reste hésitant entre une lithiase rénale et une appendicite. L'intensité des douleurs qui, depuis dix-huit jours, va croissant, l'inefficacité de l'opium et de la belladone à les calmer, l'insistance de la malade qui réclame une intervention d'une part, la nécessité de poser un diagnostic ferme et la probabilité d'une appendicite d'autre part, font que M. Schwartz se décide à intervenir de suite.

Incision parallèle à l'arcade crurale droite. L'utérus, versé dans la fosse iliaque, est récliné. L'appendice est découvert, sans aucun signe d'inflammation, long, relié au cæcum par un long pédicule grêle. Il est réséqué. L'uretère est exploré on ne sent nulle part de calculs. L'appendice était oblitéré dans toute son étendue. Suites opératoires simples ; mais les douleurs persistent et 3 jours après l'intervention se produit une hématurie franchement rénale ; puis tout rentre dans l'ordre, les douleurs disparaissent au bout de dix-neuf jours, la malade quitte l'hôpital Cochin.

M. Schwartz ajoute quelques mots à l'observation de la femme dont il a parlé dans la séance de mars 1899. Cette femme a un pouls rapide permanent, 104-112, fait qui a son importance au point de vue des causes d'erreurs dans le pronostic. L'appendice que lui a enlevé M. Schwartz, macroscopiquement peu altéré, a été examiné par René-Marie ; il s'agissait d'une appendicite folliculaire très intense avec destruction déjà de la couche musculaire sous-folliculaire.

M. Bouilly rapporte un nouveau cas d'appendicite pendant la grossesse. Il s'agit d'une femme de 28 ans, enceinte de six mois et demi à sept mois, souffrant du ventre déjà depuis une quinzaine de jours ; la situation s'est aggravée deux jours avant son entrée à l'hôpital Cochin, le 6 mars 1899. Ce jour-là, l'état général est très mauvais, facies grippé, pouls à 140, filant et mal frappé, ventre douloureux dans son ensemble avec maximum dans la fosse iliaque droite sans qu'il y ait de point de Mac Burney net. Vomissements noirâtres. Constipation absolue.

Le 8 mars. Laparotomie. Aucune trace de péritonite péri-appendiculaire, appendice très allongé, légèrement tuméfié. Au moment de sa section il s'écoule de sa cavité une certaine quantité de liquide grisâtre muco-purulent. Pas de trace d'érosion, ni d'ulcérations.

L'examen microscopique fait par M. Gombault n'a d'ailleurs révélé que des lésions minimes (agrandissement de la cavité des glandes sans modifications de l'épithélium de revêtement, infiltration cellulaire des espaces lymphatiques de la couche sous-muqueuse) En somme, le fait remarquable est la discordance entre le grand fracas des symptômes abdominaux et généraux et la lésion appendiculaire de minime apparence. On ne peut trouver d'explication de cette contradiction apparente que dans l'extrême virulence du liquide contenu dans l'appendice et il faut de toute nécessité admettre que la grossesse semble exalter cette virulence dans de singulières proportions. Les suites opératoires furent les suivantes : Chute de la température à 37° le matin du 10 mars. Anurie complète les 8 et 9 mars ; accouchement prématuré d'un enfant vivant qui meurt rapidement le 10 mars. Enfin, agitation extrême, véritable délire septique, qui d'ailleurs s'amenda rapidement, et la malade quitta l'hôpital le 6 avril en parfait état local et psychique.

C. Fieux. **Accidents appendiculaires survenus vingt-sept jours après l'accouchement et guéris par la résection de l'appendice.** — Une femme de 19 ans, primipare, accouche spontanément à 8 mois, d'un enfant vivant. Sa grossesse a évolué sans autres incidents que de longues périodes de constipation et une attaque brusque d'hémiparésie gauche, apparue vers le troisième mois et disparue au bout de six jours. Les suites de couches furent absolument physiologiques. Pendant les quatorze jours de son séjour à la Clinique d'accouchements, la temp. n'a pas dépassée 37,°1. Elle reprend son travail, n'ayant d'autre ennui que celui de lutter à coups de lavements contre une constipation opiniâtre. Vingt-sept jours après l'accouchement, elle est prise brusquement d'une douleur aiguë dans le côté droit du bas-ventre (10 mars). Ces douleurs vont s'exaspérant, accompagnées de quelques nausées. Le 17 mars, la malade entre à la maternité ; traits tirés, temp.

37°,4, pouls 88. Défense musculaire à droite. Douleurs localisées au point de Mac Burney, léger météorisme. Rien de particulier au toucher. Les culs-de-sac sont libres. Utérus un peu gros, mais mobile et non douloureux. Le 18 au soir, temp. 38°,4, pouls 110. Les douleurs sont toujours très vives. Le 19, laparotomie latérale ; l'appendice, long de 7 centim., portait une bride se dirigeant vers le petit bassin, bride peu résistante qui cède pendant l'exploration. L'appendice ne présente par d'autres altérations macroscopiques qu'un petit anneau pâle situé à un centim. de son extrémité libre et correspondant à un amincissement de la paroi. Résection de l'appendice. Les annexes sont absolument saines.

Les suites opératoires furent simples. La chute de température immédiate et définitive. Les phénomènes douloureux cessent complètement.

L'appendice a été incisé dans toute sa longueur, on y trouve quatre petits amas de matière fécale, gros chacun comme des grains de millet.

M. Fieux, à propos de cette observation, fait remarquer la rareté relative du début de l'appendicite pendant les suites de couches.

Il rappelle deux observations de Vinay, une de Mundé, une de Crutcher une de Lepage, et discute à ce propos l'hypothèse d'une propagation de l'infection génitale à l'appendice par l'intermédiaire des anastomoses lymphatiques du ligament appendiculo-ovarien de Clado. Cette hypothèse n'est certainement pas applicable à la majorité des cas. En effet, d'une part le ligament appendiculo-ovarien n'existe que dans 20 p. 100 des cas (Laffargue) ; d'autre part dans les observations cliniques l'infection génitale préalable est soit très douteuse, soit absente. Dans la première observation de Vinay (*Lyon médical*, 1898) il s'agit d'une femme ayant un passé appendiculaire, accouchée au forceps et qui présenta, après 4 jours de post partum apyrétiques, un frisson avec élévation de la température et des phénomènes douloureux du côté droit du ventre, au voisinage immédiat de la corne utérine ; on ne peut dire s'il s'agissait à ce moment d'une infection utérine et tout porte à penser que c'était déjà et primitivement l'appendice qui était en cause. La deuxième observation de Vinay a trait à une primipare atteinte depuis longtemps de colite muco-membraneuse dont les suites de couches furent apyrétiques, mais la rétention d'un cotylédon placentaire détermina l'apparition de pertes sanguines persistantes. La femme fut curettée 34 jours après l'accouchement. Les suites du curettage furent apyrétiques ; 15 jours après le curettage elle fut prise d'appendicite. L'observation de Mundé Abraham (*American Journal of Obstetrics*, fév. 1898) est celle d'une multipare qui, deux jours après l'accouchement d'un fœtus anencéphale, commença à souffrir dans la fosse iliaque droite. Le diagnostic d'appendicite s'affirma les jours suivants. Opérée le huitième jour, elle meurt. L'appendice était perforé. L'observation de Crutcher (*ibidem*) est celle d'une jeune femme constipée qui, deux jours après un avortement de 2 mois, est prise brusquement de douleurs abdominales. Curettage utérin. Persistance des accidents. Laparotomie. La zone génitale est absolument saine. Appendicite. Mort. Enfin Lepage a vu débuter brusquement les accidents appendiculaires vingt-huit jours après un accouchement à terme dont les suites de couches avaient été apyrétiques.

Ces observations tendent donc à prouver que l'infection génitale préalable n'est pas toujours à incriminer. Peut-être faut-il chercher avec Abrahams du côté de la constipation opiniâtre des femmes enceintes. Et cependant M. Pinard a constaté la survenue d'appendicite chez des femmes enceintes dont toutes les fonctions digestives étaient régulières. Quoi qu'il en soit, l'important est de faire le diagnostic et d'opérer les appendicites pendant la puerpéralité.

M. Doléris (**Suite de la discussion sur les suites des opérations pratiquées sur le col**) (1) s'appuie sur 78 observations personnelles qui ont déjà été publiées dans les thèses de Ducasse (1889), d'Isaac (1895), et de Lefèvre (1898) et dans un mémoire publié par lui l'an dernier dans la *Gynécologie* sur le traitement de la rétrodéviation utérine.

Au point de vue technique, M. Doléris insiste sur la nécessité de faire précéder l'abrasion plastique de la muqueuse cervicale de la dilatation lente qui permettra de juger de visu et de tactu de l'étendue et de la profondeur des lésions, de procéder à un curettage minutieux du corps de l'utérus et de la portion du col qui ne sera pas intéressée par l'abrasion au bistouri. L'abrasion au bistouri doit atteindre en hauteur et en épaisseur toute l'étendue des tissus malades. C'est pourquoi M. Doléris a renoncé à la trachélorraphie classique qui ne supprime pas complètement l'endocervicite et crée un col scléreux, long, conique, de primipare âgée. L'opération de Schrœder reste l'opération de choix avec sutures au catgut, faites avec soin. En même temps il faut soigner et guérir les lésions concomitantes de l'appareil génital (déviations, déformations, annexite). Les opérations plastiques prati–

(1) V. *Annales de Gynécologie*, t. LI, p. 233 et 311.

quées sur le col dans ces conditions facilitent la conception et ne déterminent par elles-mêmes aucun accident pendant le travail. L'irrégularité des contractions, la douleur excessive, les spasmes utérins, l'atonie, l'hypertrophie et la sclérose du moignon cervical, peuvent relever, en effet, de l'état général des malades opérées (arthritisme, névropathie). M. Doléris n'a d'ailleurs jamais observé ces accidents ; quant à la marche de la grossesse, les incidents observés dans quelques cas par M. Doléris ne furent pas causés par l'opération pratiquée sur le col ; il y eut, 1 fois, accouchement prématuré à 8 mois d'un enfant mort (syphilis des deux procréateurs) ; 2 fois, avortement de 3 à 4 mois (hystérie, vomissements incoercibles) ; 1 fois, avortement à 2 mois (annexite droite persistante).

M. Pozzi. — Dans les opérations pratiquées sur le col, il faut distinguer : 1° l'amputation du col, que l'on fait en général biconique ; 2° l'opération de Schrœder, dont la caractéristique est d'être une amputation à un seul lambeau ; 3° la trachélorraphie d'Emmet ; 4° enfin, l'évidement commissural du col, dont M. Pozzi a ailleurs donné la technique.

Avant de signaler les inconvénients pour l'avenir des malades, résultant de ces opérations, il faut établir ce qui a trait à la lésion antérieure. Les cols dans lesquels on est appelé à intervenir sont malades, sclérosés, et ces lésions sont pour quelque chose dans la pathogénie des accidents obstétricaux observés plus tard.

Il est incontestable, toutefois, qu'un certain nombre de ces accidents sont imputables à une opération mal faite. Il est donc naturel de préciser les conditions d'une bonne opération.

Il faut, avant tout, une bonne technique ; ainsi l'affrontement doit être très exact, mais il ne faut pas une réunion trop complète qui donnerait un orifice trop étroit.

Pour que l'affrontement soit exact, il faut avoir soin que les fils comprennent toute la surface cruentée.

Enfin, une condition indispensable au succès de ces opérations, est une bonne asepsie. Sans cela, l'infection ultérieure est à craindre, et il en résulte pour plus tard une sclérose des tissus, qui laissera une rigidité persistante.

L'opération de Schrœder, lorsqu'elle est bien exécutée, est l'opération en quelque sorte idéale ; mais elle est difficile, et pour son exécution, elle suppose une telle habileté qu'il vaut mieux ne pas la faire L'amputation du col à deux lambeaux, dite biconique, est beaucoup plus simple et plus facile.

Chacune de ces opérations, d'ailleurs, a ses indications. L'amputation biconique convient surtout aux cas dans lesquels il y a une dégénérescence fibro-kystique du col, dans la métrite chronique alors que le col est gros ; elle donne alors une involution artificielle qui favorise la guérison.

La stomatoplastie, par évidement commissural, convient dans les rétrécissements congénitaux de l'orifice externe. Le col est conique, l'orifice étroit ; l'opération assure une large perméabilité. Sur une des malades de M. Pozzi à laquelle M. Pinard a fait allusion,il y eut cependant quelques accidents obstétricaux, mais cette femme avait une rigidité antérieure du col que l'opération ne parvint pas à modifier ; les accidents qu'elle eut tenaient plutôt à ce qu'elle était une tardipare. Cependant, M. Pozzi reconnait volontiers qu'il avait laissé chez cette malade un orifice cervical insuffisant.

En somme, M. Pozzi conclut que toutes ces opérations sont bonnes en elles-mêmes ; beaucoup de ses malades ont accouché, et dans de bonnes conditions. Les inconvénients signalés résultent d'une technique défectueuse.

M. Varnier présente une observation et une pièce qui viennent à l'appui des remarques de M. Bouilly, sur l'importance qu'il faut attribuer aux lésions utérines que l'intervention chirurgicale limitée au col n'a pu atteindre, dans la pathogénie des accidents obstétricaux consécutifs à ces interventions.

En 1891, à la clinique Baudelocque, une Vpare à bassin grand, qui avait toujours accouché d'enfants se présentant longitudinalement, était en travail avancé , poche des eaux intacte avec un fœtus volumineux en présentation transversale, dos en avant, tête dans la fosse iliaque gauche. La présence du cordon, d'un membre thoracique, du membre inférieur droit dans la poche des eaux énorme, mit obstacle à la version par manœuvres externes tentée la première.

La version par manœuvres internes pratiquée avec le pied droit qui procidait dans la poche, fut faite avec la plus grande facilité, et se termina par l'extraction d'une fille vivante de 4,700 gr. Le placenta, apparu spontanément à la vulve, fut extrait avec les membranes entières. Une injection intra-utérine chaude fut faite. L'eau revenait toujours colorée. La persistance de l'hémorrhagie devenait inquiétante. Le corps utérin était dur et rétracté. La vulve, le vagin étaient indemnes ; l'hémorrhagie venait donc de la région cervicale.

Un tamponnement serré à la gaze iodoformée est immédiatement pratiqué. L'hémorrhagie semble arrêtée. L'état général de la femme n'est pas mauvais. Deux heures après, cette femme était morte avec des symptômes d'anémie aiguë sans que le tampon ait été traversé, sans que l'utérus ait cessé d'être bas et contracté. Le tampon vaginal était imbibé de 500 gr. de sang, il n'avait qu'en apparence endigué l'hémorrhagie.

A l'autopsie, la cavité péritonéale fut trouvée sans une goutte de sang; les culs-de-sac péri-utérins indemnes de toute lésion Le ligament large gauche est le siège d'une légère ecchymose.

L'utérus médian, sans torsion, a son fond à 14 centim. au-dessus de la symphyse. Après incision longitudinale médiane de l'utérus, on constate une déchirure en forme de croissant allongé, un peu oblique en bas et en dehors, correspondant à l'ecchymose du ligament large; elle mesure 6 centim. de long sur 7 millim. de largeur maxima; son angle inférieur est à 60 millim. de l'orifice externe du col, il correspond à l'angle supérieur pointu et froncé d'une ancienne déchirure du col produite au cours d'un accouchement antérieur, ayant dépassé l'orifice interne et intéressé la région voisine du segment inférieur. La cicatrice fibreuse qui a succédé à cette ancienne déchirure a la forme d'un triangle dont la base (45 millim.) inférieure répond à la région du cul-de-sac vaginal postéro-latéral gauche. Les côtés, formés par les bords cicatrisés à distance et convergents vers le haut de l'ancienne déchirure cervicale, mesurent environ 5 centim. La région sous-jacente de la paroi vaginale jusqu'à 3 centim. au-dessous de la ligne des culs-de-sac est déplissée et semble avoir participé à la déchirure ancienne et à la transformation fibreuse.

La paroi utérine a une épaisseur décroissante, 35 millim. au corps, 25 millim. à la limite du corps et du segment inférieur, 14 millim. sur le segment inférieur.

C'est sans doute le froncement de l'orifice interne et de la zone prochaine du segment inférieur par cette cheville fibreuse cicatricielle qui, en opposant une résistance à leur expansion complète, d'autant plus nécessaire ici qu'il s'agissait d'une grosse tête, a été le point de départ de la rupture du segment inférieur.

Si l'on suppose qu'avant cette dernière grossesse un chirurgien ait cru devoir remédier à cette grosse lésion cervicale, il est probable qu'il n'aurait pas aisément atteint la limite supérieure de la cheville fibreuse ; et ultérieurement, devant la catastrophe obstétricale, l'accoucheur aurait été tout naturellement amené à incriminer la restauration plastique alors qu'en réalité celle-ci n'avait péché que par insuffisance.

C'est donc aux chirurgiens à préciser dans quelle condition et par quels procédés de telles lésions doivent être réparées pour ne pas laisser subsister et pour ne pas créer de tissu dystocique.

M. Varnier, en terminant, demande à M. Lepage quelques explications sur les conclusions de sa communication à la précédente séance. M. Varnier comprend bien qu'une opération plastique limitée au col puisse avoir pour conséquence une dilatation lente et incomplète, une rupture précoce des membranes, mais il comprend mal le mécanisme de la rupture prématurée des membranes avant tout début de travail, avant tout effacement du col.

M. Dolèris. — Par une opération soignée précédée d'un toucher digital intra-cervical après dilatation, on peut arriver à enlever sur un col tout ce qui est cicatriciel.

A. Martin (Rouen). **Bassin scolio-rachitique. Opération césarienne.** — Il s'agit d'une femme de 25 ans, primipare, qui n'a marché qu'à l'âge de 8 ans. Elle est toute petite, 1m,27, et présente tous les stigmates extérieurs du rachitisme : saillie des bosses frontales, incurvation des membres, scoliose dorsale droite et courbure de compensation lombo-sacrée, chapelet costal, bassin antéversé.

Elle est enceinte de huit mois et demi ; depuis le septième mois, elle souffre d'une oppression intense et de phénomènes congestifs du côté de ses poumons.

La tête n'est pas engagée, le dos est à gauche, l'enfant vivant.

Pour faire cet examen, il faut relever le ventre qui retombe en besace au-devant du pubis.

Le bassin est petit, le diamètre promonto-pubien minimum, atteint à peine 7 centim. ; la moitié gauche du bassin est aplatie. Ces détail ont été contrôlés par l'examen radiographique. Sur le cliché on constate la forme oblique ovalaire du détroit supérieur.

Devant un rétrécissement pelvien aussi marqué, A. Martin décida de pratiquer l'opération césarienne, ce qu'il fit huit jours avant le terme et sans qu'il y ait début de travail. L'intervention fut simple. La compression du segment inférieur de l'utérus fut faite au moyen de la main d'un assistant, la suture utérine par 8 points profonds à la soie et un surjet superficiel. La paroi abdominale fermée par deux plans, l'un péritonéal (catgut), l'autre musculo-cutané (crins).

Le fœtus extrait pesait 2,820 gr.; il est rapidement ranimé.

Les suites opératoires furent, au point de vue local, très simples ; mais la femme présenta pendant les huit premiers jours les signes d'une congestion pulmonaire.

Au seizième jour, elle se lève et quitte l'hôpital en parfait état, ainsi que son enfant.

A. Martin insiste sur quelques détails de technique, la substitution de la main au lien élastique pour comprimer le segment inférieur, l'avantage qu'il y a à ne pas ouvrir d'emblée les membranes, à faire une incision utérine courte et élevée, à employer la soie au lieu du catgut, trop rapidement résorbable, pour la suture utérine.

GUILLEMET (de Nantes). **Dystocie par malformation congénitale du vagin.** — Il s'agit d'une femme de 26 ans, primipare, de très bonne santé habituelle. Les règles sont très irrégulières, irrégularités dans l'abondance de l'écoulement et surtout dans sa périodicité. M. Guillemet l'examine pour la première fois au terme de 7 mois et demi.

Par le palper il trouve un utérus bilobé, un fœtus vivant dont le siège est dans la fosse iliaque gauche ; aucune partie fœtale n'est engagée. Le bassin est bien conformé, la vulve et les parties génitales externes ont leur aspect normal, mais le doigt introduit dans le vagin arrive au fond d'un cul-de-sac dans lequel il est impossible de reconnaître quoi que ce soit qui ressemble à un col utérin. En l'absence d'un diagnostic précis, M. Guillemet décida d'attendre le travail, espérant toujours voir apparaître le col.

Il n'en fut rien. Sous l'influence des contractions utérines la paroi antérieure gauche du vagin bomba et vint faire saillie hors de la vulve ; au droit de cette tumeur le doigt s'insinuait dans le canal vaginal aplati. Aucun orifice n'apparaissait, les douleurs expulsives devenaient de plus en plus intenses. Il fallait intervenir. Une incision longitudinale de 12 centim. fut pratiquée sur toute la hauteur de la tumeur, entre le vestibule et la fourchette, sans qu'il s'écoulât une goutte de sang. Par cette incision s'écoula d'abord 950 gr. de gelée sanguine chocolat, derrière laquelle le siège s'engagea. Par l'incision agrandie la hanche antérieure du fœtus fut abaissée et un enfant de 2,000 gr. mort-né fut extrait. Délivrance normale.

Les examens pratiqués pendant les suites de couches permirent de se rendre compte des détails de l'anomalie cause de dystocie. A la vulve fait suite directement un vagin à parois latérales droite et gauche au lieu d'antérieure et de postérieure comme normalement ; le vagin se termine par un cul-de-sac fermé. Juxtaposé à ce premier vagin et à sa gauche, il en existe un second clos par en bas dont on ne retrouve pas l'orifice de communication avec le premier; c'est dans ce vagin que s'ouvrait le col utérin et que s'accumulait le sang des règles. C'est sur le septum intervaginal qu'a porté l'incision au moment de l'accouchement. Cet orifice d'incision a persisté depuis l'accouchement, probablement dilaté par le coït. Il y a donc lieu de penser qu'il se laissera dilater, lors du prochain accouchement (la femme est actuellement enceinte de 4 mois).

Quant à l'utérus, il est, pense M. Guillemet, malformé sans que pour cela il y ait à proprement parler utérus double.

M. Gaulard (de Lille). **Bassin à forme double oblique ovalaire. Symphyséotomie malgré la mort de l'enfant.** — M. Gaulard présente une observation personnelle qu'il rapproche d'une observation de M. Maygrier et de deux observations de Fournier ayant trait à une nouvelle forme de bassin rachitique « rétréci dans le sens transversal, comme le bassin désigné sous le nom de double oblique ovalaire ou de Robert, mais avec cette différence qu'il n'y a pas de soudure des articulations sacro-iliaques et d'atrophie des parties latérales du sacrum ».

Il s'agissait, dans le cas de M. Gaulard, d'une femme de petite taille qui avait un bec-de-lièvre compliqué divisant complètement la voûte palatine.

Elle était en travail depuis plusieurs jours.

Le promontoire était fortement abaissé et facilement accessible ; 7 centimètres seulement le séparaient du bord inférieur de la symphyse pubienne.

De chaque côté, la ligne innominée était redressée, se dirigeant presque en droite ligne d'arrière en avant.

Le détroit supérieur était considérablement rétréci dans le sens transverse.

Quant à la région pubienne, sa disposition était exactement celle de l'observation de M. Maygrier. Sur le détroit supérieur reposait la tête fœtale couverte d'une énorme bosse séro-sanguine allongée d'avant en arrière. La dilatation était aussi complète qu'elle peut l'être dans des cas de ce genre, et la poche des eaux n'existait plus depuis plusieurs jours. L'auscultatation ne faisait percevoir, en aucun point, de battements cardiaques fœtaux, l'enfant était manifestement mort.

Le mode d'intervention choisi fut la basiotripsie.

La perforation du crâne et l'évacuation de la pulpe cérébrale ne présentèrent aucune difficulté. L'application de la première branche du basiotribe fut déjà laborieuse, et celle de la seconde absolument impossible.

Devant cette impossibilité deux partis s'offraient : la césarienne et la symphyséotomie. M. Gaulard s'inspira des principes de M. Pinard qui, l'enfant étant mort et toute opération de réduction étant impossible, préfère à la césarienne conservatrice la symphyséotomie ou le Porro. Il fit une symphyséotomie. L'intervention fut très simple. Une application de forceps termina l'accouchement.

Séance du 2 juin 1898.

Au nom de la Commission spéciale nommée dans la séance du 5 mars dernier, MM. Pinard, Porak, Richelot, Guinon, M. le Président propose à la Société de constituer la section des associés étrangers. D'après l'art. 4 des statuts, le nombre des associés étrangers est fixé à vingt. Ils sont choisis parmi les accoucheurs, les gynécologues et les pædiatres célèbres par leurs travaux, leur pratique et leurs écrits.

La liste dressée par la Commission comprend 8 associés pour l'obstétrique, 7 pour la gynécologie, 5 pour la pædiatrie. La proposition et la liste de la Commission sont adoptées à l'unanimité.

Par acclamations sont nommés membres associés étrangers.

Section d'Obstétrique.

M. Charles James Cullingworth (de Londres).
M. Barton Cooke Hirst (de Philadelphie).
M. A. Makeier (de Moscou).
M. O. Morisani (de Naples).
M. P. Muller (de Berne).
M. R. Olshausen (de Berlin).
M. Fr. Schauta (de Vienne).
M. A. R. Simpson (d'Édimbourg).

Section de Gynécologie.

M. Georges Granville Bantock (de Londres).
M. R. Chrobak (de Vienne).
M. Howard A. Kelly (de Baltimore).
M. Aug. Martin (de Greifswald).

M. E. Porro (de Milan).
M. C. Roux (de Lausanne).
M. W. Sneguireff (de Moscou).

Section de pædiatrie.

M. A. Baginsky (de Berlin).
M. A. Epstein (de Prague).
M. Will Macewen (de Glasgow).
M. A. Jacobi (de New-York).
M. Rauchfuss (de Saint-Pétersbourg).

M. Paquy. **Tératome développé dans l'épiploon gastro-hépatique d'un fœtus du sexe féminin de 8 mois environ** (1).

M. Varnier. **A propos d'un bassin dit « à forme double oblique ovalaire ».** — Comme complément à l'observation clinique présentée par M. Gaulard dans la séance précédente, M. Varnier présente quelques réflexions documentées sur le bassin qui a servi d'étalon à M. Gaulard, à savoir le bassin de la femme L.., à laquelle M. Maygrier a fait une opération césarienne (*Soc. obstétricale de France*, 11 avril 1896). Il s'agissait, d'après M. Maygrier, d'un bassin à forme double oblique ovalaire mais sans soudure des articulations sacro-iliaques ni atrophie des parties latérales du sacrum. Le rétrécissement du bassin, considérable dans le sens transversal, était tellement prononcé qu'on ne pouvait songer à la possibilité de la sortie d'un enfant par les voies naturelles.

Or cette femme, enceinte pour la deuxième fois, s'est présentée à la clinique Baudelocque au terme de huit mois (mars 1898).

A cette époque, M. Pinard constata : 1° que le promontoire était accessible à 11 centimètres du sous-pubis ; 2° que les ailerons sacrés n'étaient point absents ; 3° que le bassin, tout en ayant dans le sens transversal des dimensions moindres qu'à l'ordinaire, n'offrait pas cependant un rétrécissement justiciable de l'opération césarienne à l'exclusion de telle autre intervention par les voies naturelles.

La symphyséotomie lui parut à ce premier examen possible avec un bon résultat. Il fut convenu que la femme L... entrerait dans le service.

L... ne suivit pas ce conseil et ne reparut à la clinique que le 30 mai à quatre heures du soir, en travail, avec une dilatation de 5 francs.

L'utérus a son fond à 33 centimètres au-dessus de la symphyse. Le

(1) Le travail de M. Paquy et le rapport de M. Porak sur ce travail seront analysés en détail ultérieurement.

fœtus, vivant, se présente par l'extrémité céphalique, non engagée ; dos à droite.

Au toucher, la poche des eaux est intacte sans procidence et la tête semble fixée. L'orifice, très souple, dilaté comme cinq francs, est dilatable comme une paume de main. Les contractions sont subintrantes. A 6 heures 3/4, rupture spontanée des membranes. Le liquide amniotique est noirâtre, mais les bruits du cœur restent bons.

A 7 heures, la femme commence à pousser, mais la tête ne progressant pas, on prévient M. Varnier qui, sous chloroforme, pratique l'exploration du bassin qu'il trouve, comme l'avait pensé M. Pinard, justiciable sans hésitation de la symphyséotomie. Celle-ci est pratiquée sans désemparer car le fœtus souffre. Un écartement de cinq centimètres suffit à faire descendre la tête à fond, en transversale droite. Extraction à l'aide du forceps d'un enfant de 3,710 grammes (Bipariétal 101) qu'il faut ranimer, mais qui crie au bout de trois minutes. Délivrance artificielle, suture aux fils d'argent avec drainage. Suites simples. Levée le vingtième jour, elle quitte la clinique le trente-troisième jour avec un enfant de 4,480 grammes. Elle est actuellement en excellent état et vient de se marier.

M. Varnier présente des clichés radiographiques de son bassin et de son thorax. Elle présente en effet, et M. Maygrier l'avait noté dans son observation, une solution de continuité claviculaire bilatérale congénitale et héréditaire.

Il s'agit là d'une dysostose cléido-crânienne héréditaire de P. Marie.

L'examen du cliché radiographique du bassin et l'observation permettent de formuler les conclusions suivantes :

1° Le bassin de la femme L... n'a aucune analogie avec le bassin de Robert et par suite aucun titre à la dénomination, d'ailleurs critiquable même pour ce dernier, de double oblique ovalaire ;

2° Il est parfaitement symétrique ;

3° Il appartient à une espèce connue et classée depuis Michaelis et Litzmann sous le titre de bassin aplati généralement rétréci ;

4° Il est parfaitement capable de permettre la sortie d'un enfant vivant par les voies naturelles.

Ainsi se trouve démontrée une fois de plus la supériorité de la pelvigraphie et de la pelvimétrie, par les rayons X, au point de vue du diagnostic et des indications opératoires dans les viciations du bassin.

A. Couvelaire,
interne des hôpitaux.

(*A suivre.*)

REVUE ANALYTIQUE

OPÉRATION CÉSARIENNE

(Une modification dans la technique opératoire.)

(Suite) (1).

Une opération césarienne d'après le procédé de Fritsch dans un cas d'utérus myomateux (Ein Fall von Kaiserschnitt nach Fritsch bei Uterusmyom). STEINTHAL. *Centr. f. Gyn.*, 1898, n° 14, p. 345.

OBS. — X..., 34 ans, primipare, en travail depuis plusieurs jours. Impossibilité à l'engagement de la partie fœtale par suite de la présence d'une tumeur régulière, dure qui obstruait complètement l'excavation.

Opération césarienne.— Incision du ventre, longue de 25 centim. sur la ligne médiane, l'ombilic correspondant au milieu environ de l'incision. Attraction de l'utérus en avant de la paroi abdominale. L'utérus était fortement pressé par ses ligaments latéraux contre la tumeur pelvienne, en sorte qu'une nouvelle inspection de celle-ci et surtout une tentative pour la dégager étaient impossibles. Cela reconnu, incision transversale sur le fond de l'utérus. La compression digitale des ligaments latéraux de l'utérus étant faite, cette incision se fait presque sans perte de sang. On réussit ensuite à dégager rapidement les jambes de l'enfant, *mais la tête ne suit pas le tronc;* toutes les tentatives d'extraction restent inutiles, elle est comme encastrée dans une loge de la paroi antérieure circonscrite par un anneau de contraction. Aussi, fait-on partir immédiatement de l'incision fondale et transversale une nouvelle incision sagittale qui permet de dégager vivement un enfant, légèrement asphyxié.

Le placenta extrait, on s'occupe de la tumeur qu'on reconnaît être un myôme sous-séreux, largement pédiculé, ayant son origine à la hauteur de l'orifice utérin et s'étant ensuite développé vers le bassin.

Ablation simultanée de l'utérus et de la tumeur. Suites opératoires heureuses. Mère et enfant sauvés.

RÉFLEXIONS. — 1) Le fait précédent prouve une fois de plus que l'incision transversale (à la Fritsch) est facile, d'une exécution rapide, et qu'elle s'accompagne d'une perte de sang minime.

---

(1) Voir n° de mars, p. 249.

2) Mais il est indispensable, avant de faire cette incision transversale, de s'assurer qu'elle permettra de bien extraire le fœtus ; car, dans l'éventualité contraire, on serait conduit à faire sur le même utérus l'incision transversale et sagittale, circonstance qui amènerait un retard fâcheux dans l'acte opératoire et qui pourrait nécessiter la substitution à la césarienne conservatrice de l'opération de Porro.

3) Certes, il serait plus chirurgical de faire, au lieu du Porro, l'extirpation abdominale totale. J'ai regretté, moi-même, ultérieurement de ne l'avoir pas pratiquée. Mais la césarienne est une opération à la portée, le cas échéant, d'un opérateur peu exercé, et comme l'opération de Porro est plus aisée que l'extirpation abdominale totale, elle se place à bon droit à côté de la césarienne conservatrice. R. L.

Deux cas d'opération césarienne avec incision fondale transversale à la Fritsch (Zwei Falle von Sectio cæsarea, ausgefuhrt mit querem Fundalschnitt nach Fritsch). A. Cryzewick. *Cent. f. Gyn.*, 1899, n° 12, p. 313.

L'auteur a eu, en un mois, l'occasion de pratiquer 2 fois ce procédé opératoire. L'une des femmes était primipare, l'autre secondipare, et chez celle-ci, il avait, quatre années auparavant, fait la césarienne classique (enfant vivant et qui continue de bien se développer). Dans les 2 cas, la ligne d'incision parut très commode, l'extraction de l'enfant remarquablement facile (dans 1 cas, on saisit la tête fœtale, dans l'autre, les pieds). Les 2 fois, atonie utérine dont on eut facilement raison. Dans les 2 cas aussi, l'arrière-faix s'insérait de telle sorte sur la paroi antérieure que son bord coïncidait avec la ligne de l'incision. Les membranes furent, durant l'extraction de l'enfant, déchirées près du bord placentaire. Une fois même, une portion des membranes resta *in utero*. Pour cette raison, une bande de gaze iodoformée fut introduite à travers le col dans l'utérus comme drain et laissée 24 heures en place Dans les 2 cas, issue heureuse pour la mère et l'enfant, bien que les suites de couches furent fébriles et que, chez l'une des femmes, il survint une endométrite légère.

L'incision à la Fritsch est, au jugement de l'auteur, une bonne modification à la césarienne classique. Cryzewick a pu, sur la femme qui avait subi antérieurement la césarienne classique, voir directement que la réunion de la plaie utérine n'affecte que la couche superficielle de l'utérus. Au cours du décollement du placenta, qui recouvrait justement la cicatrice consécutive à la première opération césarienne, il a constaté la présence d'un sillon correspondant à toute la hauteur de la cicatrice. D'autre part, il a pu mettre en évidence les adhérences qui s'étaient produites entre la paroi antérieure de l'utérus et la paroi abdominale, adhérences représentées par des brides larges, distendues qu'il fallut sectionner au bistouri. Le tiraillement des adhérences sous l'influence du développement de l'œuf pendant la deuxième grossesse n'avait pas créé de tendance à la hernie interne, et l'auteur estime que ces formations d'adhérences du fond de l'utérus avec les viscères abdominaux et la tendance à la hernie interne seront probablement moins accentuées avec l'incision utérine à la Fritsch.

L'hémorrhagie ne fut pas plus abondante que dans les cas heureux où la césarienne classique est faite. D'ailleurs, la perte de sang ne serait pas subordonnée au mode d'incision, mais plutôt à la minceur de la paroi utérine et à l'atonie qui en est la suite. Faisant une fois la césarienne classique, l'auteur dut inciser une paroi utérine extrêmement mince (enfant de 3,800 grammes et hydramnios) ; l'utérus resta comme une poche flasque et pour mettre fin à la perte de sang, nécessité fut de pratiquer le Porro. Suit la relation des 2 faits. R. L.

Une opération césarienne avec incision fondale, procédé de Caruso (Un'operazione cesarea col taglio sul fondo, processo Caruso). GIOVANNI MIRANDA. *Archivio di Ost. e Ginec.*, mars 1899, p. 165.

OBS. — 24 ans, primipare, en travail depuis plus de 24 heures. Rachitique. Bassin rétréci : diamètre antéro-postérieur *minimum* (diam. utile), environ 6 centimètres seulement. Indication absolue à l'opération césarienne. Il y avait, en outre, indication à ne pas temporiser. La durée du travail, l'énergie des douleurs, le relief de l'anneau de contraction, faisaient craindre la rupture de la matrice. *Opération* : incision abdominale commençant 5 centimètres au-dessus de l'ombilic et descendant jusqu'à 7 centimètres du détroit supérieur, *incision* sur le *fond* de l'utérus, mais dans le sens *sagittal* et se prolongeant autant en arrière qu'en avant.

Le placenta est atteint, vers son bord, et sur une étendue d'environ 1 centimètre. Extraction facile du fœtus saisi par les pieds qui étaient au niveau de l'incision ; fœtus de 2,600 gr., légèrement asphyxié mais vite ranimé. Ablation des annexes fœtales, un assistant exerçant avec les mains la compression du cône cervico-utérin. Suture de la brèche utérine (sutures à la soie, à points séparés, comprenant toute la paroi utérine). Puis, suture de la plaie abdominale, le péritoine d'abord, puis la paroi. *Suites opératoires* régulières. Le 8e jour, enlèvement des sutures de la paroi dont la plaie s'était réunie par première intention ; le 14e jour, *exeat*. La femme est en parfaite santé.

L'auteur revendique nettement la priorité de « l'incision fondale » pour Caruso ; il déclare qu'il y aurait justice à la dénommer *procédé de Caruso*. Celui-ci l'aurait en effet, proposée dès 1888 à Zweifel qui l'appliqua le 14 décembre 1888 à une femme qui avait déjà subi la césarienne. L'auteur italien d'ailleurs s'est occupé, à maintes reprises, de cette modification à la césarienne classique dans plusieurs monographies Il est vrai qu'il fait l'incision dans le sens sagittal, mais la direction en somme importerait peu, l'essentiel consistant dans le choix du fond de l'utérus pour le siège de l'incision.

CANCER DE L'UTÉRUS ET GROSSESSE (1)

Du traitement du cancer de l'utérus pendant la grossesse (Zur Behandhung des Uteruscarcinoms in der Graviditat). MITTERMAYER. *Cent. f. Gyn.*, 1898, n° 1, p. 5.

OBS. 1. — X..., 47 ans ; 18 accouchements normaux et 4 accouchements avant terme. Grossesse actuelle : début au commencement de décembre 1896 ; de temps en temps, petites pertes de sang ; pendant les jours avant l'accouchement, des frissons, pas d'écoulement de liquide amniotique. Le 10 mai au matin, expulsion d'un enfant qui par son volume correspondait à un fœtus de 6 mois. En raison de la rétention du délivre et de la constatation du cancer du col, envoi de la femme à l'hôpital. Température à ce moment, 40°, 1, P. 135. Carcinome assez avancé du col ; canal cervical admettant deux doigts ; Extraction du placenta, désinfection du vagin, et, le lendemain matin, hystérectomie vaginale totale. La température dépassait 39°. Opération assez facile. Immédiatement après, chute de la température à 37° ; le pouls resta encore un jour très fréquent ; puis, peu à peu, redevint normal. *Guérison régulière.*

OBS. 2. — Cancer du col encore justiciable d'une opération radicale, grossesse à 7 mois. X..., 43 ans, 8 accouchements antérieurs, le dernier 7 années auparavant. Début de la grossesse actuelle, au commencement de mars. Vers la mi-juin, apparition de pertes de sang. Partie droite du bord du col de l'utérus intacte ; au contraire, la partie gauche est le siège d'une ulcération profonde, cratériforme, empiétant sur la partie postérieure et antérieure. Cavité cervicale intacte, complètement conservée et fermée. Pas de contractions. T. normale. Pour l'instant, perte de sang modérée.

Opération le 14 septembre : exérèse des tissus cancéreux. Puis incision et excision de la portion vaginale du col de l'utérus qui se laisse facilement abaisser. Ligature de la base du paramétrium, ouverture du Douglas et du

(1) Voir le n° d'avril, p. 316.

cul-de-sac vésico-utérin. Deux fortes pinces ayant été ensuite appliquées sur le col à travers le canal cervical, section entre les 2 pinces de la paroi antérieure du col. Cela fait, après s'être assuré directement par le toucher que le délivre n'est pas sur la face antérieure de l'utérus, section médiane de cette région, également entre deux pinces. A ce moment, les membranes font saillie ; on les rompt et il s'écoule une quantité normale de liquide amniotique. A travers l'ouverture utérine, introduction de deux doigts, saisie d'un pied, version et extraction du fœtus, manœuvre qui s'accompagne d'un écoulement abondant de sang noir. Extraction manuelle du délivre. Fermeture de l'incision cervico-utérine par une suture continue au catgut dans le but d'éviter une hémorrhagie. Enfin, hystérectomie vaginale totale. Renversement des moignons des ligaments larges dans le vagin, fermeture au catgut de la cavité abdominale. *Guérison normale.*

Au cours de l'opération, l'hémorrhagie fut forte à deux reprises : 1) au moment de l'exérèse des tissus cancéreux ; 2) au moment de l'introduction des doigts pour la version (probablement décollement partiel du placenta). L'hystérectomie fut assez facile (utérus mobile et abaissable) ; 6 à 8 ligatures furent placées sur chaque ligament. Fœtus long de 35 centim., du poids de 1,450 grammes, âgé d'environ 7 mois. Longueur de l'utérus, 22 centim. ; du canal cervical, 5 centim. ; de l'ouverture au niveau de la paroi antérieure au-dessus de l'orifice interne, 7 centim.

Les avantages de l'opération césarienne vaginale seraient, d'après l'auteur, multiples : l'opération peut être terminée en une séance ; on supprime les dangers d'infection que crée la prolongation du travail ; il est possible, par la ligature directe ou médiate, de maîtriser les hémorrhagies. Mais il n'est pas possible encore d'établir d'une manière précise les limites de ses indications. Jusqu'à quelle date de la grossesse convient-il de faire la césarienne vaginale suivie de l'hystérectomie vaginale ? Dans les cas de grossesse à terme, n'est-il pas préférable de recourir à l'opération de Freund ; y a-t-il avantage à combiner les deux voies, etc. : autant de points que des faits plus nombreux, seuls, permettront de résoudre. R. L.

Quelques cas de grossesse compliquée de cancer de la portion du col de l'utérus (Einige Fälle von Schwangerschaft bei Krebs der Portio vaginalis). JAHRBISS. *Cent. f. Gyn.*, 1899, n° 13, p. 349.

OBS. 1. — 36 ans. Ipare. Grossesse à 3 mois, cancer du col avec infiltration accusée des ligaments larges. Épuisement profond par suite de pertes de sang et de vomissements abondants. Curettage et fer rouge après interruption de la grossesse.

Obs. 2. — Il s'agit d'une *accouchée* atteinte de cancer inopérable de la portion vaginale du col de l'utérus ; l'accouchement spontané avait eu lieu six semaines auparavant, normalement. Cautérisation au fer rouge.

Obs. 3. — IVpare. État cachectique. Grossesse à 10 mois. Enfant vivant, présentation du sommet. Deuxième position, orifice externe admettant deux doigts, poche des eaux rompues. *Opération césarienne* (Porro), pédicule externe. Enfant vivant. *Mort* de la mère, le quatrieme jour après l'opération, par péritonite septique.

Obs. 4. — IIpare. Grossesse à 8 mois. Cancroïde de la lèvre antérieure, qui a partiellement envahi la lèvre postérieure ; paramétrium indemne. *Opération césarienne* avec *incision fondale transversale*. Application provisoire de plusieurs sutures pour arrêter l'hémorrhagie, ligature des annexes. Fermeture du ventre et *extirpation vaginale totale de l'utérus*. Enfant vivant ; la mère a eu une convalescence régulière.

A l'occasion du dernier cas, l'auteur note que l'incision fondale intéressa le placenta qui s'insérait sur la face antérieure de la matrice et empiétait sur le fond ; l'hémorrhagie fut assez notable. Extraction de l'enfant aisée. L'utérus se contracta bien, en sorte qu'il suffit de quelques points de suture pour arrêter l'hémorrhagie. L'extirpation vaginale de l'utérus fut remarquablement facile, ce à quoi contribua la grande mobilité de l'organe. R. L.

TRAITEMENT CHIRURGICAL DU CANCER DU COL DE L'UTÉRUS (1).

De l'hystérectomie abdominale contre le cancer du col (Abdominal hysterectomy for cancer of the cervix), J. C. Irish. *Boston med. a. surg. J.*, mars 1899, p. 251.

L'auteur est persuadé que l'hystérectomie abdominale est l'opération de choix dans tous les cas de cancer du col de l'utérus.

Indépendamment de toutes les raisons qui plaident en faveur de l'hystérectomie abdominale, il en est une en sa faveur qui est capitale : *le sens suivant lequel se fait l'extension de la dégénérescence maligne du col.* Sur un total de 25 sections abdominales pour cancer du col de l'utérus, l'auteur constata 4 fois l'extension du processus cancéreux vers la paroi pelvienne, et la présence d'une masse de tissu cancéreux paraissant avoir le caractère glandulaire, au voisinage de l'artère iliaque interne et très près du point où l'utérine croise l'uretère

Or, dans ces cas, il était absolument impossible par l'exploration

(1) Voir l'article de Picqué et Mauclaire, n° mai 1899, p. 337.

vaginale de localiser ou même de reconnaître cette extension. *A priori* il s'agissait de malades qui paraissaient avoir consulté à un stade précoce de leur maladie. C'étaient, apparemment, des cas tout à fait justiciables de l'hystérectomie vaginale et si on avait fait cette opération, on n'aurait assurément jamais su qu'il y avait déjà des métastases pelviennes. Au contraire, grâce au choix de la voie abdominale, il fut facile de reconnaître ces foyers cancéreux extra-utérins et de les supprimer, dans tous les cas, sans grande difficulté. En résumé, la cœliotomie permit de pratiquer une intervention radicale.

Quelques modifications apportées à la technique opératoire de l'hystérectomie abdominale quand elle est faite pour cancer du col de l'utérus. En premier lieu, asepsie aussi rigoureuse que possible du vagin. Amputation du col de l'utérus exactement au niveau de son insertion au vagin, que la dégénérescence soit étendue ou non. Si le processus a remonté le long de la muqueuse, au-dessus de la surface d'excision, tamponnement de l'utérus. Dans le cas contraire, le tamponnement n'est pas indispensable. Puis, un épais rouleau de gaze est tassé dans le vagin contre la surface d'excision pour absorber et maîtriser l'hémorrhagie, et proémine à la vulve.

D'après l'expérience de l'auteur, cette excision du col posséderait plusieurs avantages : courte, ne demandant que 2 à 3 minutes, elle permet d'enlever plus rapidement et plus complètement le tissu dégénéré qu'un curettage. D'autre part, le tamponnement du col, quand il y a eu indication à le faire, met à l'abri de tout risque d'infection au moment de l'extirpation de l'utérus par la voie abdominale. En outre, la suppression préalable de la portion vaginale du col abrège notablement l'opération abdominale.

Hystérectomie abdominale. — L'auteur décrit ensuite sa technique opératoire, mais il est regrettable qu'une ou plusieurs figures nettes n'illustrent pas cette partie de sa description. Nous dirons simplement que par une dissection soigneuse des tissus juxta et péri-utérins avec ligature des utérines au ras de l'utérus, dissection et dissociation des tissus poursuivies aussi bas qu'il est nécessaire, le chirurgien s'applique à découvrir les noyaux métastatiques qu'il supprime, que de plus, dégageant soigneusement, après refoulement de la vessie, le conduit utéro-vaginal, il excise tout la portion du vagin qu'exige par exemple la propagation du processus cancéreux à cet organe. La masse utéro-vaginale enlevée, il a coutume de laisser ouverte la brèche vaginale, à travers laquelle il introduit par l'abdomen une bande de gaze qui proémine juste au niveau de la section vaginale. Enfin, il s'applique à laisser, grâce à des sutures soigneuses des lames péritonéales, le moins possible de surfaces cruentées, contuses, irrégulières.

Résultats. — Du 1er octobre 1893 au 1er mai 1898, l'auteur a observé 25 cas de cancer du col de l'utérus. Les faits sont évidemment trop peu nombreux pour constituer une contribution statistique importante. Toutefois, il s'est efforcé de savoir ce qu'étaient devenues les malades encore survivantes, et il y a réussi sauf pour deux.

Dans trois des cas en question, l'opération ne fut pas complète en raison de l'extension du processus. Dans l'un d'eux, trompes et ovaires furent enlevés et les utérines liées. La vessie ne put être séparée du col de la vessie. — Consécutivement, l'opérée reprit des forces, de l'embonpoint mais mourut environ deux ans après cette intervention incomplète.

Il y eut 3 *morts des suites de l'opération.* Dans 2 de ces cas, il fallut procéder à une dissection étendue jusqu'aux parois du bassin des ganglions infectés. Dans un de ces cas, l'amputation du col utérin, cancéreux avait été entièrement pratiquée. Dans le 3e cas, l'opération avait été très simple et particulièrement précoce ; malheureusement, survint une attaque de manie aiguë qui emporta la malade le 7e jour après l'opération. Restent 19 cas dans lesquels les malades se remirent. De ce nombre, 9 furent opérées il y a actuellement plus de 3 ans :

1 cas	opéré le	19 octobre	1893 ;	pas de récidive.
1	—	23 novembre	1894	—
1	—	15 janvier	1895	—
1	—	17 juillet	1895	—
1	—	30 décembre	1895	—

Soit, 5 cas, remontant à trois années et plus sans récidives.

Les 4 autres ont fourni les résultats suivants :

Une femme opérée le 5 juin 1894, morte deux années après par récidive cancéreuse (opération précoce en apparence, mais il y avait déjà extension unilatérale aux ganglions pelviens).

Une femme opérée le 1er septembre 1894 ; ganglions infectés, dans le côté gauche du bassin, près du point d'entrecroisement de l'utérine et de l'uretère. Il n'y avait pas de récidives 15 mois après l'intervention. Depuis, cette femme fut perdue de vue.

Une femme opérée le 20 février 1895, mourut deux années après d'hémorrhagie cérébrale. Pas de récidive.

Une femme opérée le 18 juillet 1895 ; *mort* par récidive trois ans plus tard. Quant aux autres dix cas, ils sont de date trop récente pour posséder une réelle valeur. Toutefois, pour cinq seulement de ces cas, on peut noter encore toute absence de récidive. — L'auteur note l'importance qu'il y a à faire un diagnostic exact. Dans la moitié des cas précédents, le diagnostic fut établi formellement par l'examen histologique. Dans les autres, on fit le diagnostic clinique. D'ailleurs, l'épithélioma du col est d'un diagnostic aussi facile que celui de la lèvre, et l'évolution de l'adéno-carcinome cervical est si typique qu'il prête difficilement à des erreurs.

En terminant, l'auteur, estimant qu'il est impossible, par l'exploration clinique, de dépister les métastases cancéreuses pelviennes, métastases qui se rencontrent même dans des cas qui se présentent de bonne heure à l'observation du médecin, conclut : *la seule opération admissible dans le cancer du col de l'utérus, c'est l'hystérectomie abdominale.* R. L.

BIBLIOGRAPHIE

La fixation intra-péritonéale de l'utérus par la voie vaginale contre la rétroflexion (Die rein intraperitoneale Fixirung des Uterus von der Scheide aus zur Heilung der Retroflexio uteri), par von Gottschalk Extrait du *Centralblatt für Gynäkologie*, 1899, nº 4.

Dans cet article Gottschalk décrit un procédé opératoire par lequel il fixe l'utérus rétrofléchi au péritoine qui revêt la face postérieure de la vessie, sans vagino-fixation. C'est en somme l'absence de la vagino-fixation qui distingue ce procédé de ceux décrits récemment en Allemagne pour traiter l'utérus rétrofléchi. Gottschalk aborde l'utérus par le cul-de-sac vaginal antérieur qu'il incise transversalement ; il incise ensuite le repli péritonéal vésico-utérin, détache l'utérus des adhérences qui l'unissent en arrière au Douglas et aux annexes, pose plusieurs fils dans l'épaisseur de sa face antérieure et fixe ces fils dans le péritoine qui revêt la face postérieure de la vessie. Il suture ensuite séparément le repli vésico-utérin, puis l'incision du cul-de-sac antérieur.

L'auteur a fait 14 fois cette opération pour des rétroflexions et même dans plusieurs cas pour des prolapsus. Il dit en avoir retiré de très bons résultats; ses opérations sont encore trop récentes pour qu'il puisse dire ce que donneront les utérus ainsi fixés dans le cas de grossesse. P. Lecène.

La douleur en gynécologie (Zur Beurtheilung des Schmerzes in der Gynäkologie), par von D. R. Lomer. Bergmann, éditeur, Wiesbaden, 1899.

Dans ce travail consciencieux et documenté, Lomer étudie la douleur en gynécologie.

Il consacre un assez long chapitre de début à l'importante étude de l'hystérie dans ses rapports avec les affections gynécologiques et des erreurs de diagnostic auxquelles elle peut donner lieu.

Il passe ensuite à l'étude de la valeur du symptôme douleur en gynécologie et à ce propos Lomer aborde cette question délicate : qu'est-ce que la douleur ? Il étudie d'une façon générale, avec des arguments tirés surtout de la physiologie générale et des hypothèses de Head, de Langlois, de Pierre Janet.

Enfin il classe, suivant une division anatomique les différentes douleurs observées dans les différents organes de l'appareil génital de la femme (vagin, col, corps utérin, ovaire, etc...) et cite à propos de chaque sorte de douleur décrite un certain nombre d'observations personnelles. P. Lecène.

La Kinésithérapie gynécologique, par H. Stapfer. Masson et Cie, éditeurs. Nos lecteurs ont déjà lu des études sur ce sujet, du même auteur (*Annales de gynécologie*, t. XLV, p. 218 et t. XLVI, p. 342).

Les auto-intoxications de la grossesse, par Bouffe de Saint-Blaise, 1899.

Ce petit volume est la réimpression de la communication faite par l'auteur au *Congrès de Marseille*, et qui a été publiée dans les *Annales de gynécologie*, novembre et décembre 1898.

Le Gérant : G. Steinheil.

TABLE ALPHABÉTIQUE

DES MATIÈRES CONTENUES DANS LE TOME LI

Janvier à Juin 1899.

TABLE DES MATIÈRES

CONTENUES DANS LE TOME LI

Janvier à Juin 1899.

MÉMOIRES ORIGINAUX

REVUES GÉNÉRALES

REVUE CLINIQUE

THÉRAPEUTIQUE GYNÉCOLOGIQUE

SOCIÉTÉS SAVANTES

REVUE ANALYTIQUE

BIBLIOGRAPHIE

VARIA

IMPRIMERIE LEMALE ET Cie, HAVRE

ANNALES

DE

GYNÉCOLOGIE

TOME LII

CONDITIONS DE L'ABONNEMENT

Les ANNALES DE GYNÉCOLOGIE paraissent le 15 de chaque mois par fascicules de 80 pages au moins, formant chaque année deux volumes avec titre et table des matières. Des planches sont ajoutées au texte toutes les fois que cela est nécessaire.

Prix de l'abonnement :

Pour Paris	18	francs
Pour les départements..............	20	—
Pour les pays de l'Union postale....	22	—

Les abonnements sont reçus à Paris, à la librairie G. STEINHEIL, 2, rue Casimir-Delavigne. — En province et à l'étranger, chez tous les libraires.

Tout ce qui concerne la rédaction doit être envoyé à M. le Dr HARTMANN, 4, place Malesherbes, pour la partie gynécologique ; à M. le Dr VARNIER, 10, rue Danton, pour la partie obstétricale, ou à M. G. STEINHEIL, éditeur, 2, rue Casimir-Delavigne.

ANNALES

DE

GYNÉCOLOGIE

ET D'OBSTÉTRIQUE

PUBLIÉES SOUS LA DIRECTION

DE MM.

TILLAUX, PINARD, TERRIER

Rédacteurs en chef:

H. VARNIER ET H. HARTMANN

TOME LII

Contenant des travaux de

BALDY, BONNAIRE et BUÉ, CARACACHE, CORNIL, COUVELAIRE, DOYEN, GOSSET et REYMOND, GOULLIOUD, HARTMANN (H.), LABUSQUIÈRE, LEBEDEFF et BARTOSZEWICZ, LE GENDRE et H. VARNIER, LÉOPOLD, MASLOVSKY, PESTALOZZA, PINARD, PINZANI, PORAK, QUEIREL, RICARD, RICHELOT, SCHAUTA, CATHARINE VAN TUSSENBRŒK, VARNIER, WALCHER, WEILL.

1899

(2e SEMESTRE)

PARIS

G. STEINHEIL, ÉDITEUR

2, RUE CASIMIR-DELAVIGNE,

1899

ANNALES DE GYNÉCOLOGIE

JUILLET 1899

QUELQUES RÉFLEXIONS

A PROPOS DE

40 CAS DE CASTRATION ABDOMINALE TOTALE POUR ANNEXITES

Par Henri Hartmann.

Au Congrès gynécologique international de Genève, en 1896, tout en admettant la moindre gravité des opérations abdominales, comparée à celle des opérations vaginales dans le traitement des annexites, la mortalité de mes opérations abdominales était de 3,8 p. 100 (1) alors que celle de M. Segond, pour les opérations vaginales, était de 7 p. 100 ; je reconnaissais encore à l'opération de Péan certaines indications; elle me semblait admissible dans les lésions bilatérales évidentes de moyen volume. Je la pratiquais encore parce que, disais-je, après les opérations abdominales, dans certains cas, il n'y a pas immédiatement une disparition absolue des douleurs, parce que la castration annexielle a l'inconvénient de laisser un utérus inutile, sinon déjà suppurant et saignant, tout au moins susceptible de s'infecter ultérieurement, l'involution secondaire à la castration pouvant être incomplète, longue à se faire ou même manquer totalement.

(1) Actuellement notre mortalité s'est considérablement abaissée.

En terminant, je concluais à compléter la castration annexielle, en la faisant suivre de l'ablation de l'utérus par l'abdomen, lorsque cet organe était gros, suppurant et friable (1).

Depuis cette époque, j'ai continué à m'engager de plus en plus dans la voie ouverte par les chirurgiens américains, par Polk (2) et par M. Baldy (3), et *j'ai systématiquement fait suivre la castration annexielle bilatérale de l'ablation de l'utérus.*

Dès le début de l'année 1897, mon élève Audiau, dans une thèse excellente, publiait mes 13 premières castrations abdominales totales, toutes suivies de succès (4).

En même temps, je modifiais quelque peu ma technique opératoire générale de l'extirpation des annexes. Ayant constaté qu'après la castration annexielle bilatérale simple, 55,32 p. 100 seulement des malades sont complètement guéries, que les autres souffrent de temps à autre, soit d'écoulements utérins, soit de pesanteurs après les fatigues, soit même de douleurs légères par périodes; ayant par l'examen direct observé, chez quelques opérées, la présence, au palper bimanuel, d'un noyau induré un peu sensible correspondant aux moignons résultant de la ligature du pédicule avec une double soie un peu grosse et entrecroisée, j'ai, à l'exemple de Ch. B. Penrose (5), de Dunning (6), de Coplin Stenson (7), de Kreutzmann (8), de

---

(1) HARTMANN. Traitement des inflammations des annexes et du péritoine pelvien. *Annales de gynécologie*, 1896, t. II, p. 163.

(2) POLK. *New-York obstetrical Society*, 3 octobre 1895.

(3) BALDY. *Philadelphia obstetrical Society*, 5 octobre 1895.

(4) AUDIAU (J.). *Contribution à l'étude du traitement opératoire des annexites.* Paris, G. Steinheil, éditeur, 1897. Dans cette thèse on trouve l'analyse de 210 opérations faites par nous.

(5) CHARLES B. PENROSE. The ligature in oophorectomy. *Annals of surgery*. Philad., 1896, t. II, p. 35.

(6) DUNNING. *Amer. J. of obstetrics*. N.-Y., 1896, t. II, p. 498.

(7) COPLIN-STENSON. Removal of a tubo-ovarian abcess (left) and an ovarian cyst and tube (right) by enucleation, without ligature, clamp or cautery. *Med. Rec.* N.-Y., 1897, t. I, p. 230.

(8) KREUTZMANN. The retroperitoneal treatment of the pedicle in ovariotomy and in salpingo-oophorectomy. *Am. J. of obstetrics*. N.-Y., 1896, t. II, p. 830.

Pierre Delbet (1), etc., cherché à réaliser en pratique la suppression complète de tout pédicule en recourant à la *ligature isolée des vaisseaux*. C'est, du reste, un point qu'on retrouve dans notre pratique générale de chirurgie abdominale, quelle que soit l'opération (2).

Enfin, autant que cela est possible, *je recouvre de péritoine les surfaces cruentées*.

Voici quelle est actuellement ma **technique**.

Après désinfection de la paroi abdominale, de la vulve et du vagin, lavés au savon, brossés, puis frictionnés avec un tampon et une solution de sublimé à 1 p. 2000, on place la malade sur le *plan incliné* à 45°, suivant la pratique tout d'abord conseillée en Allemagne, introduite simultanément en France par mon ami Henri Delagénière (du Mans) et par moi dès la fin de 1890, pratique à peu près universellement acceptée aujourd'hui.

L'*incision* de la peau commence à 1 centimètre au-dessus du pubis et s'arrête à 1 centimètre au-dessous de l'ombilic. Le tissu cellulo-graisseux, la ligne blanche sont successivement sectionnés, le péritoine, soulevé entre deux pinces est ouvert. Ce dernier est repéré par quatre pinces à pression, et les lèvres de l'incision faite sont rétractées avec des écarteurs en fil de laiton.

Par suite de la position élevée du bassin, les anses intestinales, si la malade est bien endormie, tombent du côté du diaphragme; ce transfert des anses peut du reste être facilité par le placement de compresses aseptiques, en général au

---

(1) Pierre Delbet. De l'ablation abdominale des annexes sans ligature préalable. *Annales de gynécologie*, 1896, t. II, p. 537.

(2) C'est dire que, dans les pylorectomies, comme dans les ablations d'annexites, comme dans les hystérectomies, etc., nous avons pour principe de ne jamais étreindre les tissus en masse, mais de toujours lier isolément les vaisseaux. Lorsque nous nous trouvons en présence de vaisseaux perdus dans une masse graisseuse, artérioles dans un épiploon gras par exemple, nous commençons par nous débarrasser de la graisse en étreignant les parties avec une quelconque des pinces écrasantes inventées dans ces dernières années.

nombre de trois, l'une médiane allant de l'angle ombilical de la plaie au promontoire, les deux autres latérales, étendues des lèvres, droite et gauche, de l'incision à la partie la plus

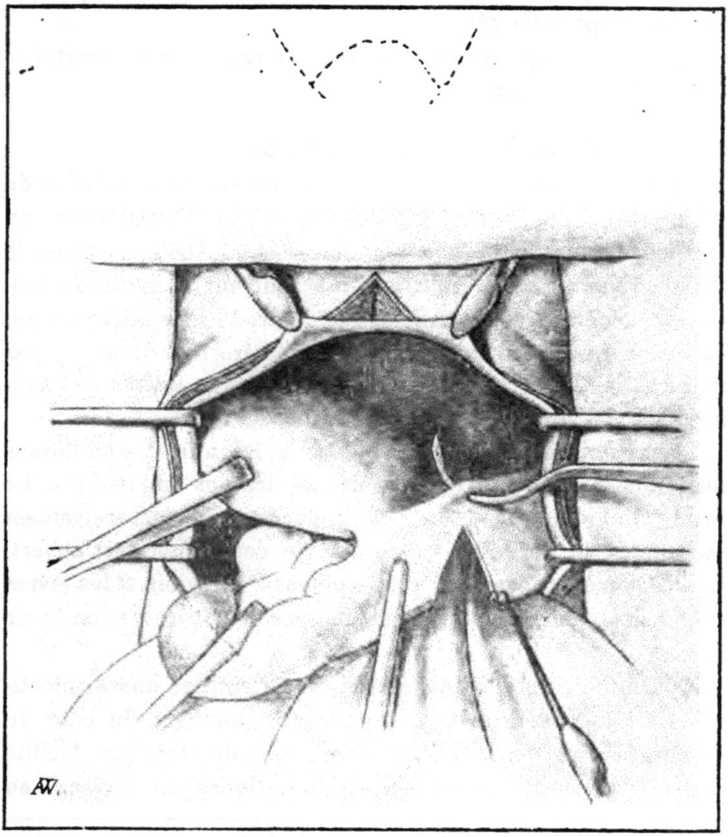

FIG. 1. — L'artère utéro-ovarienne est liée près du bord de l'excavation; une pince est placée sur elle du côté de l'ovaire; l'artère est sectionnée entre la ligature et la pince. — Une aiguille charge le ligament rond.

interne des fosses iliaques. *Le champ opératoire est ainsi parfaitement limité* et l'on peut manœuvrer sans risquer de contaminer la grande cavité péritonéale en crevant des poches suppurées.

L'opérateur, placé à droite de la malade, commence la *libération des annexes* sur la ligne médiane, dégageant avec l'index

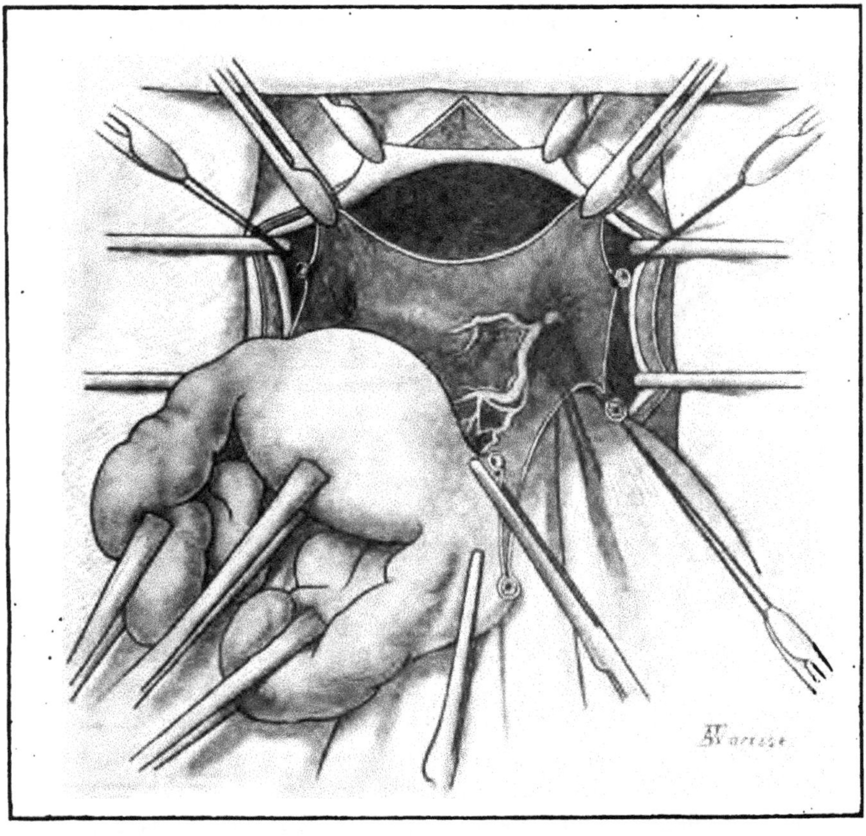

FIG. 2. — Découverte et ligature de l'artère utérine.

gauche, aidé au besoin des ciseaux ou du bistouri, d'abord le fond puis la face postérieure de l'utérus; il continue cette libération jusqu'au fond du cul-de-sac de Douglas, puis retourne les doigts, la pulpe à droite, pour accrocher et décoller de bas en haut les annexes droites sans s'inquiéter de l'existence des poches suppurées qui se crèvent pendant le décollement. L'intestin est protégé contre toute infection par la barrière que font les compresses stérilisées qui le recouvrent.

Lorsque cette libération est terminée, on attire fortement les annexes au dehors. Une pince de Kocher étant placée immédiatement en dehors de ces annexes, on place avec une aiguille courbe une fine soie sur les vaisseaux utéro-ovariens, on les lie, puis

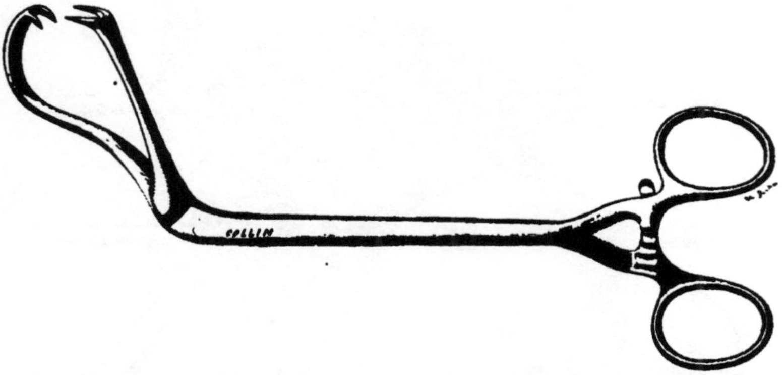

Fig. 3. — Pince pour saisir le col par la boutonnière vaginale postérieure.

d'un coup de ciseaux on coupe le ligament large entre la ligature et la pince (fig. 1). Un deuxième fil est placé sur le ligament rond que l'on coupe de même entre une ligature et une pince. Le ligament large peut alors être sectionné vers le milieu de sa hauteur jusqu'au voisinage de l'utérus sans qu'on ait de ligatures ni de pinces à poser, l'artère utéro-ovarienne et la petite artériole du ligament rond étant les seules qu'il contienne jusqu'au voisinage de l'utérus où monte l'artère utérine, qu'on doit ménager dans ce temps opératoire.

Des manœuvres identiques sont faites du côté opposé.

Il faut alors, si des poches suppurées se sont rompues dans l'excavation, nettoyer rigoureusement celles-ci avec des tampons trempés dans une solution de sublimé, puis avec de la gaze aseptique, tamponnant même les parties avec cette dernière et laissant en place le tampon pendant quelques instants s'il

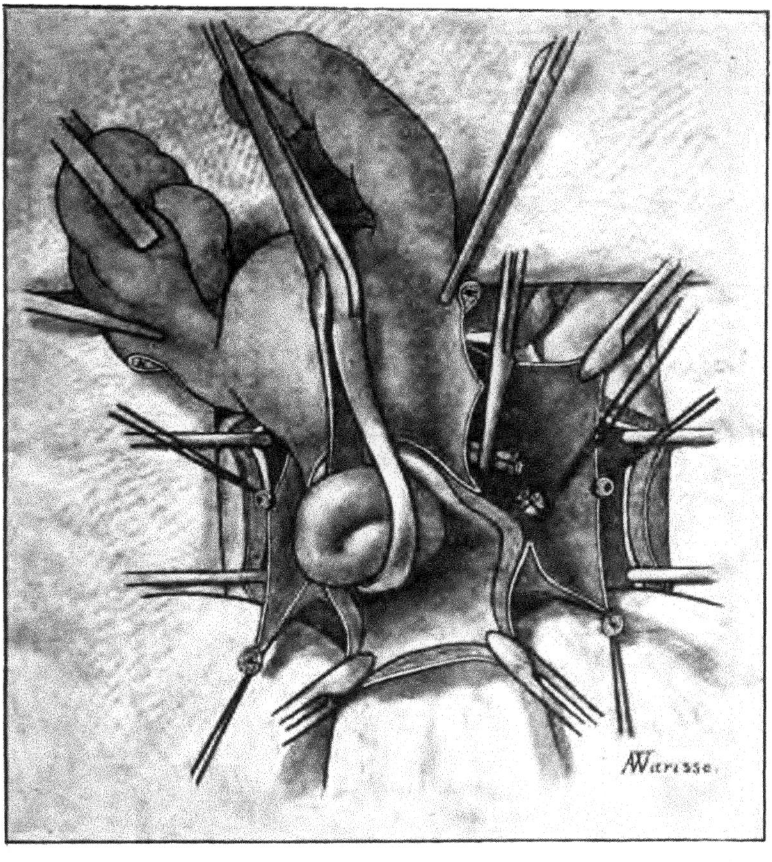

FIG. 4. — Le vagin est ouvert, le col saisi et attiré, la désinsertion vaginale commencée à droite.

persiste un suintement provenant du décollement des adhérences.

Pour *extraire l'utérus*, on l'attire fortement en haut, ce qui est toujours facile, le pédicule hypogastrique n'empêchant pas son ascension, qui n'est plus limitée par le court cordon utéro-ovarien, sectionné près de la paroi pelvienne.

On rejoint, par une incision superficielle du péritoine passant

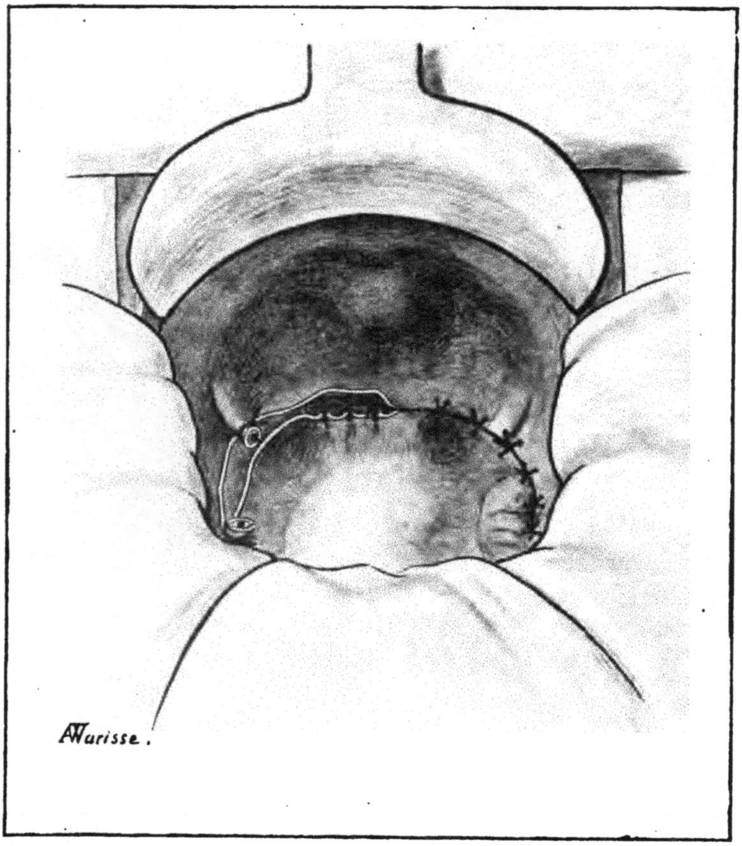

FIG. 5. — Fin de l'opération. A droite, la suture péritonéale est faite, l'ovaire sain est conservé ; à gauche on voit le premier plan de sutures vaginales que ne cache pas encore la suture péritonéale.

en avant de l'utérus, au-dessus de la vessie, les extrémités des incisions des ligaments larges, droit et gauche. Avec l'ongle on décolle et on refoule en bas et en avant la vessie. Puis, poussant plus loin le décollement sur les côtés de l'utérus, on relève ainsi une sorte de grand lambeau péritonéal antérieur et on arrive sur le pédicule hypogastrique de l'utérus qui, par le fait de la traction de l'organe en haut, s'écarte de l'uretère et se présente à l'opérateur. La ligature de l'artère utérine doit être faite le plus possible en dehors, afin de porter sur le tronc avant qu'il n'ait donné des branches longues cervico-vaginales (fig. 2).

Les artères utérines coupées, il ne reste plus qu'à détacher l'utérus de ses insertions vaginales.

Pour cela, avec une pince à traction, on tire fortement l'utérus sur le pubis, le basculant en avant en même temps qu'on l'attire en haut. On rend ainsi le cul-de-sac vaginal postérieur facilement accessible. Un aide fait saillir cette paroi vaginale postérieure en introduisant par la vulve une pince légèrement courbée sur le plat et à mors longs. Entre les mors de cette pince entr'ouverte, l'opérateur, d'un coup de bistouri, fend la paroi vaginale suivant une direction antéro-postérieure. Deux pinces à branches un peu longues repèrent l'incision vaginale. Avec une pince à traction placée sur l'isthme utérin, on attire le col vers la boutonnière faite au vagin., on agrandit en T l'incision, puis, avec une pince d'un modèle spécial (fig. 3), on saisit solidement la portion vaginale du col pour l'attirer en haut et en arrière à travers la boutonnière créée. Le col, bien fixé dans cette pince peut alors être manié dans toutes les directions (fig. 4). Exposant les parties sous les yeux, on sectionne successivement, avec des ciseaux courbes, le vagin à droite, en avant, puis à gauche. L'utérus et les annexes sont alors entièrement libérés et peuvent être enlevés.

Il ne reste plus qu'à *reconstituer le plancher pelvien* en enfouissant les ligatures artérielles, fermant le vagin et recouvrant de péritoine les surfaces cruentées.

Après avoir abstergé le vagin avec un tampon imprégné de sublimé, on y introduit par son extrémité abdominale une lanière de gaze iodoformée, puis on le ferme par 5 ou 6 sutures au catgut comprenant toute l'épaisseur de ses parois.

Ramenant ensuite par-dessus ce premier rang de sutures vaginales, le lambeau péritonéal antérieur, on suture ce péritoine antérieur, au milieu à celui de la face postérieure du vagin et sur les côtés au feuillet postérieur des ligaments larges, recouvrant ainsi les ligatures vasculaires et les parties cellulaires mises à nu.

La paroi abdominale est ensuite fermée par une suture à trois étages, les deux profonds au catgut, le superficiel au crin.

Pour peu que les lésions soient septiques, les surfaces de décortication étendues, nous faisons le *drainage* abdominal avec un gros drain de caoutchouc, cherchant autant que possible à limiter le foyer en mettant en rapport les unes avec les autres les parties dénudées par la décortication et ramenant l'épiploon à leur niveau.

Si, après l'opération, la température reste normale, nous enlevons le drain dès que le suintement sanguin a cessé, du deuxième au quatrième jour. Si le suintement est abondant, nous faisons chaque jour l'aspiration des liquides en introduisant dans la cavité du drain une petite sonde rouge au pavillon de laquelle nous ajustons le tube aspirateur de l'appareil Potain.

Telle est l'opération que nous pratiquons. Quels en sont les **résultats** ? Sur nos 40 cas, nous avons 39 guérisons opératoires et 1 mort, soit une mortalité de 2,5 pour 100. Les *résultats immédiats* sont donc bons, d'autant que les cas pour lesquels nous sommes intervenu étaient en général des cas graves; dans 26 il s'agissait d'annexites, avec foyers suppurés, contenant du pus liquide s'écoulant au cours de l'opération (1), dans 14 d'annexites non suppurées. La seule mort, relevée sur cette série de 40 opérations, est une mort par péritonite survenue au moment du changement des internes.

---

(1) Nous insistons sur ce point parce qu'un certain nombre de gynécologues voient un peu facilement les annexites suppurées. Nos 13 premières opérations sont publiées en détail et avec examen bactériologique dans la thèse d'AUDIAU (*Loc. cit*).

La malade était mal endormie, nous avions dû prier un aide de maintenir avec la main, étalée sur elles, les compresses limitant notre champ opératoire, afin de maintenir l'intestin abrité. Peu habitué à conserver l'immobilité nécessaire au succès de ces opérations, notre aide, en voyant arriver un flot de pus résultant de la rupture d'une poche, retira la main pour éponger les parties, ce qui permit l'inoculation d'une anse grêle, point de départ de l'inflammation péritonéale septique qui entraîna la mort de la malade. Jusqu'à nouvel ordre, nous devons donc considérer cette castration abdominale totale comme une opération bénigne. Voici du reste quelques statistiques antérieurement publiées :

BALDY (*Am. J. of obstetrics*, 1899, I, 597)..........	73 cas	2 morts
BARDENHEUER (*Monatschr. f. Geb.*, 1896, II, 15 et 144).	40 —	2 —
JACOBS (*Soc. belge de gyn.*, 1899, p. 54)...........	46 —	0 —
LEGUEU (*Congrès franc. chir.*, 1898)...............	12 —	0 —
SCHAUTA (*Lehrb. d. Gyn.*, 1896, p. 1136).....	36 —	3 —
ROSTHYRN (*Veit's Handb. d. Gyn.*, 1899, III, 1829)..	58 —	4 —

En réunissant ces chiffres à notre statistique personnelle (40 cas, 1 mort), nous arrivons à 293 cas avec 12 morts, soit une mortalité moyenne de 4 pour 100.

Les *résultats éloignés*, si nous nous reportons à nos opérations, sont excellents. De nos 39 malades, 1 seule, tuberculeuse, cachectique au moment de l'opération, a conservé une fistule pyostercorale, toutes les autres sont radicalement guéries. Elles n'ont aucun écoulement vaginal, aucune douleur même après les fatigues; l'examen bimanuel fait, chez toutes, constater une cicatrice vaginale souple; nulle part il n'y a la moindre induration, le moindre épaississement. Nous avons du reste, chez une de nos anciennes opérées, morte, 7 mois après l'intervention, d'un cancer de l'estomac, pu constater combien étaient anatomiquement parfaits les résultats. Sur la pièce, on voit que le péritoine se continue lisse et régulier, sans le moindre relief, ni la moindre induration, de la vessie sur le rectum.

Il semble qu'on se trouve en présence d'une absence congénitale de l'utérus et des annexes; du côté du vagin, même souplesse, même netteté de la cicatrice invisible; le canal vaginal se termine par un cul-de-sac régulier et souple. Les résultats, très supérieurs à ceux que donnait l'opération abdominale ancienne, nous semblent aussi supérieurs à ceux de la castration vaginale totale telle que la préconisait Péan.

Bénignité opératoire, excellence des résultats éloignés, telles sont les conclusions qui se dégagent de nos observations. Si nous ajoutons que l'opération, se faisant par l'abdomen, permet d'apprécier exactement l'état des organes, de s'arrêter à temps lorsqu'on se trouve en présence de lésions moins graves qu'on ne l'aurait supposé, que de plus elle met à même d'enlever la totalité des lésions septiques, tout en conservant un ovaire non suppuré et en laissant ainsi à la malade les bénéfices de la sécrétion interne de cet organe, on comprendra que nous ayons, dans ces trois dernières années, abandonné d'une manière complète la castration vaginale totale et que nous recourions dans tous les cas d'inflammations annexielles à la voie abdominale.

INFECTION AIGUE D'ORIGINE OMBILICALE
CHEZ UN NOUVEAU-NÉ
GUÉRISON PAR LES BAINS CHAUDS (1)

Par MM. **P. Le Gendre**, médecin de l'hôpital Tenon, et **M. Varnier**, agrégé de la Faculté, accoucheur des hôpitaux.

Le 28 février dernier, l'un de nous mettait au monde, après application du forceps très simple, un enfant à terme, pesant 3,080 grammes et normalement conformé. La mère, primipare avait eu une grossesse régulière.

Le cordon fut lié comme à l'ordinaire avec un fil aseptique, la région périombilicale fut lavée au sublimé et le pansement consista en coton au sublimé. L'enfant fut d'abord allaité par la mère ; il subit sa perte de poids physiologique et le 3 mars il pesait 2,735 grammes, puis commença à progresser (fig. 1).

Mais la progression fut médiocre. La mère, d'un tempérament très nerveux, souffrant de gerçures du sein, dormant mal, était une assez mauvaise nourrice, et le 8 mars l'enfant ne pesait encore que 2,950 grammes.

Le cordon n'était pas tombé. Suivant la pratique de M. Pinard, l'enfant n'avait pas été baigné.

On prit une nourrice et le 13 mars l'enfant pesait 3,090 grammes. Il avait donc augmenté, depuis le changement de nourrice, de 28 grammes par jour et paraissait bien portant.

Le matin du 13 la garde, impatientée de voir que le cordon, quoique complètement desséché et ne tenant plus qu'à un fil,

---

(1) Communication faite à la Société d'obstétrique, de gynécologie et de pædiatrie de Paris. Séance du 7 juillet.

ne tombait pas spontanément, tira un peu brusquement sur

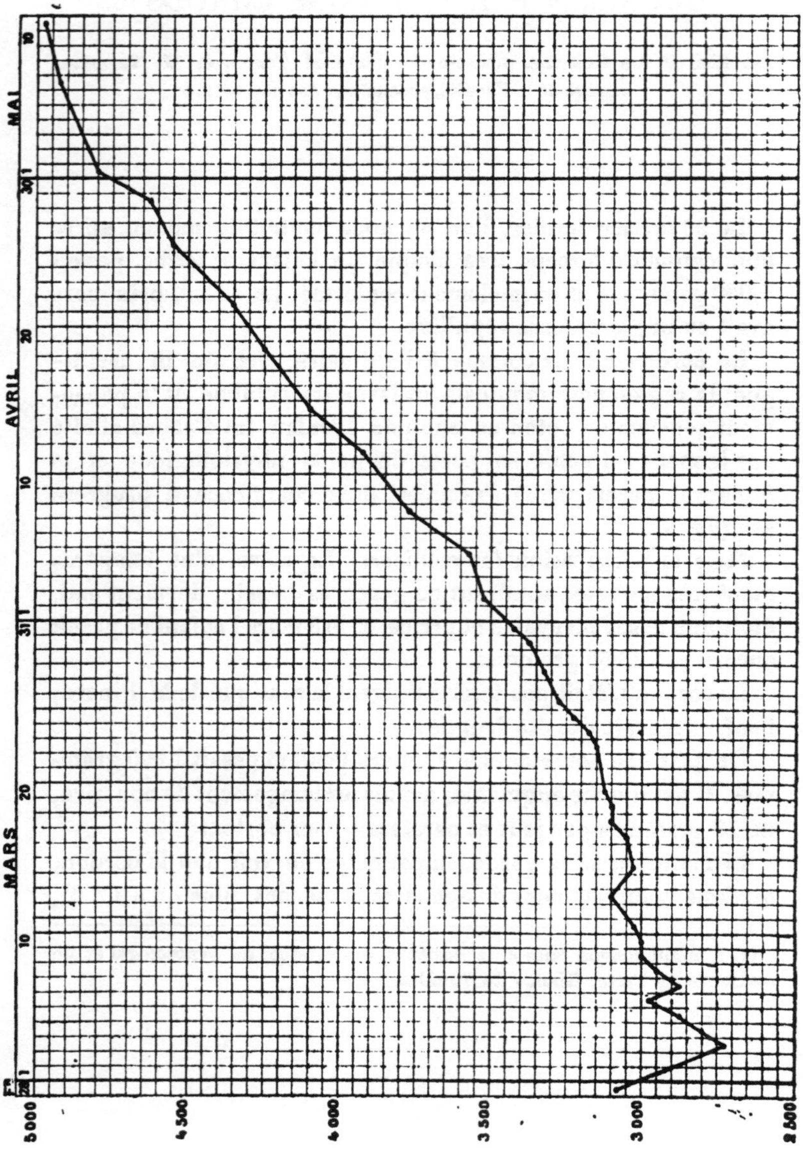

Fig. 1. — Courbe du poids du 28 février au 11 mai.

le débris en faisant la toilette. Le cordon se détacha aussitôt sans que d'ailleurs le bourgeon charnu qui restait eût saigné. Celui-ci fut recouvert de coton sublimé.

La grand'mère, présente à ce moment, ayant jugé brutale la traction seulement brusque exercée par la garde sur le cordon, alarma les parents à ce sujet, si bien que toute la famille surveilla l'enfant ce jour-là d'une façon particulièrement minutieuse.

Or, dans la journée, on le trouva grognon, agité, avec la tête

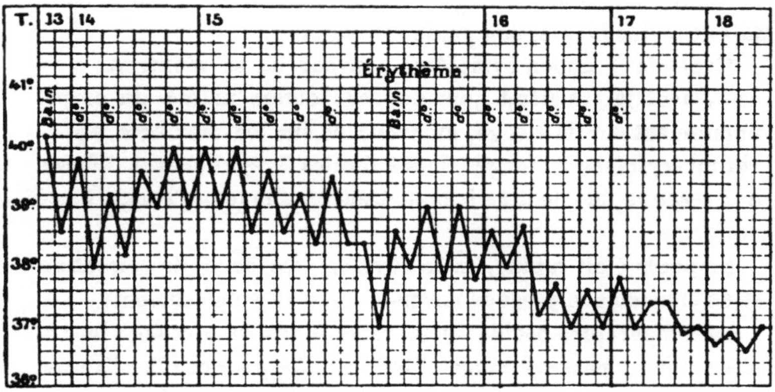

FIG. 2. — Courbe de la température montrant l'heureux effet des bains chauds.

chaude et on se hâta d'en prévenir M. Varnier, qui l'avait vu bien portant la veille.

La température était alors de 40°,1. Nous eûmes une consultation dans la soirée et nous constatâmes qu'à part cette élévation thermique et une certaine prostration, l'enfant ne présentait aucun symptôme de maladie déterminée. Nous examinâmes, minutieusement, tous les organes, y compris la gorge et les oreilles. Le bourgeon charnu de l'ombilic ne présentait aucun indice d'inflammation.

La nourrice nous paraissant légèrement grippée, nous pensâmes que l'enfant allait avoir aussi la grippe, quoiqu'il n'eût ni coryza, ni larmoiement, ni toux, ni troubles digestifs.

En tout cas, nous jugeâmes utile de combattre l'hyperthermie, quelle qu'en fût la cause, et nous décidâmes que l'enfant prendrait toutes les trois heures un bain à 37 degrés de cinq minutes.

Après chaque bain, la température s'abaissa (fig. 2) de un degré à un degré et demi, remontant naturellement ensuite, mais avec un bénéfice évident pour l'état général. L'enfant, qui refusait de téter, s'agitait et criait sans dormir depuis que la fièvre était si forte, prenait volontiers le sein après chaque bain et s'endormait pendant assez longtemps ; néanmoins, l'alimentation se faisait moins bien et son poids s'abaissa.

Cependant aucun symptôme nouveau ne se montrait ; c'est seulement le troisième jour que, sur divers points du corps, notamment sur le visage, au tronc et sur les membres, apparut un érythème en larges îlots à limites irrégulières et diffuses qui assez rapidement se fusionnèrent en une teinte rouge foncé uniforme.

Le pouls était rapide, mais régulier ; les selles de coloration et de consistance presque normales ; aucun vomissement.

La température oscilla le 14 mars entre 38°,2 et 40° ; le 15, elle s'abaissa passagèrement à 37° le matin pour osciller l'après-midi et la nuit entre 38° et 39° ; le 16, elle ne varia qu'entre 37° et 38°, pour revenir définitivement à 37° le 17.

La fièvre avait duré cinq jours ; l'érythème apparu le troisième jour commença à pâlir le cinquième et s'éteignit graduellement sans laisser après lui de desquamation. Il n'y a pas eu d'enanthème appréciable.

L'enfant a par la suite régulièrement augmenté de poids ; il a fallu changer la nourrice dont le lait était insuffisant, mais il n'a plus cessé de bien se porter.

S'il fallait dénommer cette courte mais non négligeable maladie (puisqu'elle amena une diminution du poids telle que l'enfant ne récupéra qu'au 18° jour de sa vie le poids qu'il avait à sa naissance), nous ne voyons pas quelle étiquette on pourrait lui imposer autre qu'*érythème généralisé hyperpyrétique*, en l'absence de toute autre localisation organique que cette détermination sur la peau d'un état incontestablement d'ordre infectieux.

Comme il n'y avait pas d'autre porte ouverte à l'infection que la plaie ombilicale (en l'absence de toute lésion de la bouche, de la gorge, des fosses nasales, des bronches et du tube digestif), comme, d'autre part, l'enfant, parfaitement bien portant jusque-là, n'a commencé à devenir malade qu'après la traction exercée sur le cordon, nous sommes amenés logiquement à admettre que l'insignifiant, mais incontestable petit traumatisme ainsi produit, en excoriant quelque bourgeon charnu, a dû favoriser l'absorption de quelque germe infectieux du voisinage. L'enfant n'ayant pas été baigné jusque-là, l'asepsie de la région ombilicale devait laisser à désirer. La lenteur de la chute du cordon, insolite à coup sûr, peut laisser supposer que, malgré l'absence de mauvaise odeur appréciable et de suppuration visible, au point d'insertion du cordon desséché régnait un microbisme latent.

Et nous demandons timidement à nos collègues s'ils n'ont pas remarqué dans leur pratique, depuis que les enfants ne sont plus baignés avant la chute du cordon, une plus grande lenteur de la chute de celui-ci, et s'il n'ont pas eu à constater quelque infection, même légère, imputable à la durée plus longue pendant laquelle la plaie ombilicale était restée ouverte.

Nous insisterons ensuite sur le bon effet qu'ont eu les bains chauds fréquents (8 par 24 heures), puisqu'ils ont constitué l'unique traitement et que, grâce à eux, malgré l'intensité de la fièvre, l'enfant n'a pas cessé de s'alimenter régulièrement et n'a pas eu de complications comme il était naturel d'en craindre chez un enfant si jeune en proie à une fièvre continue si forte.

Note sur la chute du moignon ombilical pansé à sec,

par H. Varnier.

L'observation que vient de vous rapporter mon ami Le Gendre est un exemple des plus rares d'accidents septiques *tardifs* à porte d'entrée ombilicale. C'est le 13ᵉ jour, en effet, qu'ils se sont produits. Ils seront difficilement compris des praticiens qui, au point de vue de l'époque de la chute du moignon ombilical, en sont restés aux données classiques de Tarnier et Chantreuil.

« La chute du cordon, disaient ces auteurs, a lieu en général du 4e au 5e jour, quelquefois le 3e ou le 6e. D'après le professeur Parrot, elle est retardée jusqu'au dixième jour chez les sujets chétifs, atteints de faiblesse congénitale, malades ou nés avant terme. »

Il importe donc de remarquer que les chiffres moyens qui précèdent se rapportent à la période préantiseptique. Actuellement la chute du moignon ombilical est plus tardive. Mon attention ayant été attirée sur ce point par l'observation qui précède, j'ai étudié à ce point de vue les 26 derniers cas qu'il m'a été donné de suivre jour par jour.

Sur ces 26 cas dont 23 concernent des enfants à terme, et 3 des enfants prématurés dont 2 jumeaux,

j'ai :	2	chutes au	5e jour
	1	—	6e —
	5	—	7e —
	8	—	8e —
	4	—	9e —
	4	—	10e —
	1	—	13e —
	1	—	15e —

Il est à noter que sur les 2 du 5e jour, une concerne un prématuré de 8 mois (2200) et que celle du 6e et une du 7e concernent 2 jumeaux prématurés.

Chute moyenne : *8 jours 4*, — minimum 5, maximum 15.

A quoi attribuer ce retard?

Déjà Tarnier et Chantreuil avaient observé que « les topiques dont on se sert pour le pansement du cordon ont une influence sur la rapidité de sa chute; ainsi, disent-ils, les pansements à l'acide phénique la retardent beaucoup ».

A ce propos, quelques accoucheurs avaient cru remarquer que c'était plutôt l'humidité du pansement que l'antiseptique qui retardait la chute du cordon « *en empêchant sa dessiccation* ». De là la substitution du pansement antiseptique *sec* au pansement antiseptique *humide* (1).

De cette conception du rôle du pansement humide à la proscription des bains il n'y avait qu'un pas.

Dans sa thèse de 1897, Bastard s'est demandé, sur le conseil de M. Pinard, « si la coutume de baigner les enfants ne pouvait pas entraîner le retard de la momification et de la chute du cordon ombilical ».

Voici le point de départ de sa thèse : « Toutes les causes, dit-il, qui entravent la momification du cordon ombilical en retardent par ce fait la chute ».

Ayant observé comparativement deux séries de 110 nouveau-nés bien portants pesant au moins 3,000 gr. les uns non baignés, les autres baignés chaque jour, Bastard a noté les chiffres suivants :

Non baignés, moyenne 5e jour (minim. 3 — maxim., 9).
Baignés, — 7e jour (minim. 5 — maxim., 10).

« Si, dit-il, nous comparons ces deux statistiques, nous voyons que les bains ont manifestement retardé la chute du cordon ombilical puisque, dans nos moyennes, nous obtenons une différence de 48 heures.

« Ce retard ne peut être attribué à une autre influence que celle des bains.

« En dehors de ceux-ci, les soins hygiéniques, le mode de pansement ont été absolument les mêmes ; tous nos nouveau-

(1) Dans une thèse de 1888 où M. Chevalier a exposé le résultat de recherches comparatives entreprises sur ce point dans le service de M. Pinard, à une époque où les nouveau-nés étaient baignés chaque jour, on trouve les moyennes suivantes :

Vaseline phéniquée : chute moyenne	....	124 h.	5 jours
Ouate sublimée	—	94 h.	3,9
Ouate iodoformée	—	111 h.	4,6
Ouate phéniquée	—	153 h.	6,3
Pas de pansement (couveuse)	—	148 h.	6,1

nés étaient bien constitués et sont sortis de la clinique bien portants. Quant à l'influence du poids, elle ne se fait guère sentir sur le moment de la chute du cordon. »

Or, les chiffres que je vous apporte et leur moyenne de huit jours et demi portent :

1° Sur des pansements *secs* à l'ouate au sublimé.

2° Sur des enfants *non baignés ni lotionnés* jusqu'à la chute du cordon.

Il me paraît donc que nous devons réétudier la question. Pour ma part, je ne saurais actuellement souscrire aux conclusions suivantes de Bastard :

1° « Toutes les causes qui entravent la momification du cordon ombilical en retardent par ce fait la chute. »

2° « Les bains retardent manifestement la chute du cordon. »

Je dirais volontiers le contraire.

Il me paraît qu'il n'y a pas de relation entre la rapidité de la momification et la rapidité de la chute.

La momification est un point de la question ; la chute en est un autre.

Et si le pansement sec, ultra sec, favorise la nécrose aseptique. cela me paraît être aux dépens de la rapidité de l'élimination.

Je n'ai d'ailleurs pas observé d'autre inconvénient de cette chute retardée, que celui que M. Le Gendre vient de vous signaler.

Je veux simplement poser les questions suivantes :

A partir du moment où le cordon est desséché, y a-t-il avantage à maintenir le pansement ultra sec jusqu'à *la cicatrisation de la plaie ombilicale ?*

A défaut du bain, difficile à aseptiser, un peu d'humidité aseptique est-elle contre-indiquée ?

SALPINGO-OVARITE A PÉDICULE TORDU
LAPAROTOMIE. GUÉRISON

Par A. Gosset et E. Reymond.

Nous avons eu occasion d'observer et d'opérer à l'hôpital Bichat, dans le service du professeur Terrier, une salpingo-ovarite à pédicule tordu et nous croyons, vu le petit nombre de cas publiés (le nôtre est le quinzième) que la relation en peut être intéressante.

Marie N..., 31 ans, marchande à la toilette, entre le 21 novembre 1898, à l'hôpital Bichat, salle Chassaignac, lit n° 27.

Elle a eu trois enfants. Le premier est né avant terme, au septième mois — la malade avait alors 17 ans — et a vécu quelques heures. A la suite de cet accouchement, la malade a gardé le lit pendant trois mois, souffrant de douleurs pelviennes surtout marquées à gauche.

Seconde grossesse, un an après. L'enfant, né à terme, a vécu cinq mois.

Troisième grossesse à 19 ans. L'enfant est né avant terme (au 7e mois). Il est impossible de découvrir chez Marie N... aucune trace de syphilis.

La malade, qui a toujours été bien réglée, se plaignait seulement de quelques douleurs au moment des époques. La marche, les mouvements, exagéraient ces douleurs, surtout développées dans le côté gauche.

Le 19 novembre 1898, Marie N... était en parfaite santé. Huit jours auparavant, elle avait eu ses règles.

Le 20, à 4 heures du soir, brusquement, à la suite d'une marche un peu longue, elle est prise d'une douleur abdominale très vive, avec maximum d'intensité dans le flanc gauche et irradiations lombaires. En même temps apparaissent des vomissements alimentaires et bilieux.

Cet état douloureux a persisté pendant toute la nuit du 20 au 21.

Marie N... avait été à la garde-robe, le 20 novembre, quelques heures avant l'apparition des douleurs. A partir de ce moment, il n'y eut plus de selles ni d'émission de gaz par l'anus.

Le 21, à 9 heures du matin, la malade vient consulter à Bichat, où elle est examinée par M. Reymond, chargé de la consultation de gynécologie.

Examen avant l'opération. — La malade est incapable de se tenir debout ; le visage est angoissé, la respiration fréquente, les douleurs violentes, continues, rendues plus vives par la palpation et le toucher vaginal. Pendant qu'on l'examine, la malade vomit du lait mélangé à du mucus stomacal, le tout sans odeur intestinale.

La *percussion et le palper abdominal* délimitent une masse sus-pubienne remontant à cinq travers de doigt au-dessus du pubis, s'écartant de la ligne médiane de trois travers de doigt à droite, de quatre à gauche, douloureuse, mais légèrement mobile transversalement.

Le *toucher vaginal* combiné au palper permet de reconnaître la situation de l'utérus qui a basculé au point que le fond regarde la symphyse pubienne et que le col est dirigé directement en arrière.

Le *cul-de-sac antérieur* est occupé par la face antérieure et le fond de l'utérus.

Le *cul-de-sac droit* est libre et non douloureux.

Le *cul-de-sac gauche*, libre, mais douloureux.

Le *cul-de-sac postérieur* ne peut être exploré qu'en doublant le col et en redressant légèrement l'utérus. On constate alors que ce cul-de-sac est rempli par une masse rénitente et non indurée. Cette tumeur rétro-utérine se continue avec la tumeur sus-pubienne appréciée par le palper : les mouvements imprimés à la première se transmettent à la seconde et réciproquement.

En revanche, l'utérus paraît relativement indépendant : les mouvements latéraux qu'on lui imprime ne déplacent pas la tumeur abdominale. Mais si on appuie sur celle-ci, l'antéversion utérine s'accentue. Si on redresse l'utérus la tumeur abdominale remonte, devient plus appréciable par le palper.

Température 36°,4. Pouls 120 à la minute.

Laparotomie, pratiquée d'urgence par M. Gosset avec l'aide de MM. Ravary et Savignac, externes du service. Anesthésie chloroformique par M. Crouzon.

Incision médiane sous-ombilicale. Dès le ventre ouvert, on aperçoit à travers l'épiploon, une masse tendue et noirâtre.

La malade est alors mise en position inclinée, l'épiploon est relevé et tout le paquet intestinal refoulé avec soin vers le diaphragme au moyen de compresses stérilisées.

Le petit bassin est occupé par une tumeur du volume du poing, lisse et tendue, dont la coloration noirâtre rappelle celle de certains sacs de hernies étranglées. En suivant cette tumeur, absolument libre dans le ventre et mobile à la façon d'un battant de cloche, on est

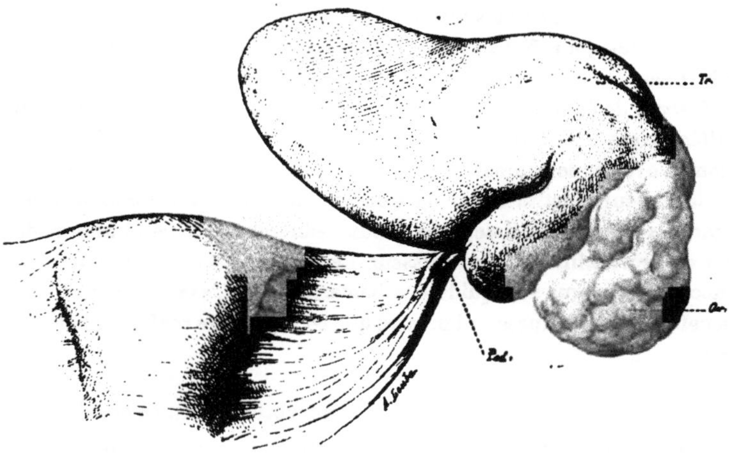

Dessin d'après nature. — Vue antérieure. — Seuls la trompe et l'ovaire ont été enlevés.

conduit sur l'insertion de la trompe gauche à la corne utérine. Le pédicule de la tumeur est tordu sur lui-même à deux centimètres de l'utérus et la torsion, qui comprend un tour complet, s'est faite dans le sens inverse des aiguilles d'une montre. Rien n'est plus facile que de faire disparaître la torsion en faisant exécuter à la tumeur un mouvement de rotation qui remet les organes en situation normale. Il persiste sur la trompe, à deux centimètres de l'utérus, un sillon de séparation entre le segment interne de la trompe resté normal, et toute la partie externe, distendue et vascularisée.

La trompe et l'ovaire du côté droit paraissent sains. Aussi ne pratique-t-on que l'ablation des annexes gauches. Pour cela, le pédicule utéro-ovarien est lié et coupé. La trompe est sectionnée entre deux pinces le plus près possible de la corne utérine et la ligature sous-tubaire de l'artère utérine est exécutée. L'hémostase étant ainsi assurée, tout le méso-salpinx peut être sectionné à blanc. Un surjet à la soie fine réunit l'un à l'autre les deux feuillets du ligament large et reconstitue ainsi son bord supérieur, tout en enfouissant sous une couche séreuse les deux pédicules utéro-ovarien et utérin. Une fois l'opération terminée, il ne reste aucune surface dépourvue de revêtement péritonéal. Suture de la paroi abdominale. Durée de l'opération, 40 minutes.

Les suites furent très simples et la malade, guérie, quitte l'hôpital au vingtième jour. Nous l'avons revue six mois après ; elle se portait très bien.

Examen de la pièce. — La tumeur se compose de deux parties bien différenciées : l'ovaire et la trompe. Ovaire et trompe ont subi la torsion. L'ovaire, de couleur brun foncé, est étalé sur l'extrémité gauche de la tumeur constituée par la trompe. Celle-ci, de coloration rougeâtre, a une surface lisse, sans aucune adhérence. Sa paroi mesure de deux à trois millimètres d'épaisseur. Le contenu est formé d'un liquide chocolat, analogue au liquide des hémarthroses. L'examen direct sur lamelles et les cultures ont montré que ce liquide ne renfermait aucun germe (1).

Il s'agit en somme, dans cette observation, d'un exemple très net de torsion du pédicule d'un hydrosalpinx, et ce cas se rapproche beaucoup de ceux que nous avons antérieurement publiés (2). Quelques points seulement méritent d'être repris.

Chez notre malade, il y a eu transformation aiguë d'un hydrosalpinx en hématosalpinx, et ce qui fait l'intérêt du cas c'est que les lésions ont été surprises très peu de temps (vingt heures) après la torsion. La torsion était même si récente qu'il n'existait encore aucune adhérence. La trompe était libre de toutes

---

(1) E. Reymond et A. Gosset. Salpingo-ovarite avec pédicule tordu. *Bull. Soc. anat.*, Paris, 1898, p. 701.

(2) H. Hartmann et E. Reymond. Note sur la torsion des salpingo-ovarites. *Ann. de gyn. et d'obst.*, Paris, 1894, II p., 172, et La torsion du pédicule des salpingo-ovarites. *Ann. de gyn. et d'obst.*, Paris, 1898, II, p. 161.

parts et en la faisant pivoter en sens inverse, on fit disparaître la torsion du pédicule. Aucune adhérence n'était encore venue rendre la lésion définitive.

Le début brusque, en pleine santé, avec douleur syncopale, un léger ballonnement du ventre, l'arrêt des matières et la suppression absolue de gaz par l'anus, tout était réuni dans notre cas pour faire croire à une occlusion intestinale et égarer le diagnostic, d'autant plus que les signes décrits par Warneck (hémorrhagie utérine et torsion du pédicule appréciable par le toucher) faisaient complètement défaut.

La constatation de la tumeur pelvienne faisait rejeter l'hypothèse d'occlusion simple et la seule conduite rationnelle était l'ouverture immédiatc dc l'abdomen.

LA CHIRURGIE ABDOMINALE EN ALLEMAGNE

(LAPAROTOMIE, MYOTOMIE, OPÉRATION DES ANNEXES)

Par le Dr L. Weill (de Strasbourg-Baden-Baden)

Tout le monde n'est pas d'accord sur la valeur de la statistique. Cette valeur a été contestée et dépréciée de différents côtés.

On a prétendu que les cas pour les différents chirurgiens n'étaient par les mêmes ; on a reproché à certains chirurgiens de procéder avec éclectisme, de n'opérer que les cas favorables, etc., etc.

Ces reproches peuvent être plus ou moins fondés. Mais ne peut-on pas admettre en général que les lois de la périodicité qui gouvernent la destinée des peuples, qui président aux grands mouvements cosmiques de l'univers, les lois de la périodicité d'où dépendent la grandeur et la décadence des nations, avec leurs fluctuations éthiques et morales, qu'une infime partie de ces lois ne s'étende au modeste laboratoire du chirurgien ?

La périodicité des cas existe en effet, c'est une chose tout à fait hors de doute, et ceux qui voudront se donner la peine d'observer dans le cours des années le flux et le reflux de leurs malades s'en convaincront aisément.

Quant à l'éclectisme qu'on reproche à certains chirurgiens, nous ne croyons pas que quelqu'un puisse encore sérieusement soutenir cette thèse aujourd'hui. En ce temps d'activité fiévreuse où les chirurgiens accaparent tout ce qu'il leur est possible d'accaparer, où le bistouri gouverne le monde, qui est-ce qui oserait soutenir sérieusement la théorie de la sélection opératoire ?

Quel est le chirurgien capable de refuser aujourd'hui un cas de tumeur bénigne aussi grand et aussi désespéré qu'il soit ?

Au contraire, plus les difficultés seront grandes plus le chirurgien aura du mérite à les vaincre.

Le zèle opératoire n'est malheureusement que trop ardent, de sorte que de différents côtés déjà on a éprouvé le besoin de le calmer et de l'apaiser et que nous assistons aujourd'hui à un des faits les plus rares de l'histoire, c'est de voir des chirurgiens plaider en faveur de la méthode conservatrice.

Or, en comparant les dernières statistiques, depuis 1895, des chirurgiens allemands, en tant qu'elles peuvent être utilisées pour notre travail (nous ne pouvons tenir compte naturellement que des statistiques plus ou moins importantes, et des statistiques plus ou moins détaillées, indiquant exactement la méthode opératoire adoptée), voici ce que nous avons trouvé :

LAPAROTOMIES EN GÉNÉRAL

		Mortalité
Schauta	1,000	10,4 p. 100
Léopold	1,000	13,3 —
Ott	204	11,4 —
Olshausen	459	16 —
V. Rosthorn	600	8,3 —
Tauffer	223	16 —
Runge	120	10 —
Heinricius	175	7 —
	3,781	11,4 p. 100

D'après cette petite statistique collective, la laparotomie serait donc réduite en Allemagne à une mortalité de 11 p. 100. Comparons à cela les résultats obtenus :

En Amérique (Lawson Tait).	1000 (89) 1000 (95)	2000	7,6 p. 100 5,3 —	6,5 p. 100
Au Japon (Okala, Tokio)...	704			4,7 -

Voici déjà une notable suprématie prise par les pays exotiques sur notre vieille Europe.

En prenant à part les Myotomies et les opérations des annexes, nous obtenons pour la Myotomie :

AMPUTATION SUPRAVAGINALE, MÉTHODE EXTRAPÉRITONÉALE

		Mortalité	
Hegar	22	10	
Léopold	34	7	
Fritsch	60	8	
Fehling	52	6	
Hauck	78	17	
Czerny	30	7	
Schauta	74	13	
Elisber	17	4	
Albert	30	1	
	392	63	= 18,6 p. 100

La statistique de Büchel (Bâle, 1890), basée sur 132 cas empruntés à Hégar, Kaltenbach, Fehling et Fritsch (les principaux champions de cette méthode) ne donne plus que 12,9 p. 100 de mortalité ; enfin la dernière statistique réunie par Hauck sur 308 cas nous montre que la mortalité de cette méthode a baissé à 8,17 p. 100.

Donc, la même méthode, après avoir débuté par une mortalité de 30 p. 100, n'atteint plus que 18,6 p. 100 de mortalité ; elle est réduite à 12,9 p. 100 par Fehling, Fritsch, Kaltenbach, et dans les derniers temps, avec la technique perfectionnée d'opérateurs rompus à la pratique elle a baissé jusqu'à 8,17 p. 100 (Czerny, Runge, Léopold, Olshausen).

On voit par cela le perfectionnement dont est susceptible une méthode, par le temps et par l'exercice. Les mêmes phases furent parcourues par une autre méthode d'amputation supravaginale: la méthode intrapéritonéale.

Après avoir débuté par 30,8 p. 100 sous Czerny, Schröder, Olshausen, Martin et Gusserow... Frommel, Landau et Hofmeier en réduisirent la mortalité, à 14,4 p. 100. Czerny, Runge, Léopold et Olshausen la firent baisser à 8-10 p. 100.

Cependant de toutes les méthodes d'amputation supravaginale ce fut la méthode rétropéritonéale qui donna incontestablement les meilleurs résultats.

La méthode rétropéritonéale, inaugurée par Zweifel et Chroback, c'est la réunion par suture des deux lambeaux péritonéaux autour et au dessus du moignon, de sorte que ce dernier se trouve pris par le péritoine, en dehors du péritoine, moignon rétropéritonéal.

Zweifel	93	3
Rosthorn	66	1
Chroback	42	2
Erlach	40	1
Küstner	25	6
	266	13
	Mortalité :	4,8 p. 100

EXTIRPATION ABDOMINALE TOTALE EN UN TEMPS

Exécutée en Allemagne par Martin	81	6
— — Freund	10	1
Tauffer	51	12
Ott	10	0
	152	19
	Mortalité :	12,5 p. 100

EXTIRPATION ABDOMINALE TOTALE EN DEUX TEMPS

Martin	30	8

EXTIRPATION VAGINALE

Landau	65	2
V. Ott	187	3
Saenger	45	3
Chroback	56	0
Léopold	74	2
	418	10
	Mortalité :	2,5 p. 100

Au reste, nous renvoyons pour tout ce qui concerne spécialement ce chapitre de la Myotomie abdominale et vaginale à ce que nous avons développé dans notre travail allemand (n°s 20 et 26 du *Centralb. f. Gynæcologie*).

OPÉRATION DES ANNEXES (VOIE ABDOMINALE)

Tauffer	172	18 =	10,4 p. 100
Rein	332		3,0 —
Rosthorn	300		11
Olshausen	459		10
Runge	82		10
Bardenheuer	71		10
Heinricius	87		91 —
Somme	1503, mortalité 8,4 %.		
Amérique : Lawson Tait	260	9	3,3 p. 100
Japon (Okala)	530	25	5 p. 100.

De même que la voie vaginale a été adoptée par les principaux auteurs allemands pour la Myotomie (voyez L. Weill. *Centralb. f. Gyn.*, n°s 20 et 26), il paraît se produire actuellement un revirement de l'opinion publique en faveur de l'opération par voie vaginale des annexes.

Les excellents résultats obtenus par Martin, Dührssen (31 cas, 1 mort) achevèrent de décider les autres.

Martin, Schauta, Bumm, Döderlein et d'autres se sont essayés depuis dans cette méthode; quelques-uns, comme Döderlein, donnent encore la préférence à l'incision du cul-de-sac de Douglas, mais la plupart se sont décidés aujourd'hui pour la voie tracée par Dührssen, incision du cul-de-sac vaginal antérieur et de la plaie vésico-utérine.

Döderlein cite 14 cas de colpotomie antérieure dont 1 mort par sepsie, 13 cas de colpotomie postérieure avec un décès, également par sepsie.

De même :

Baumm	12 cas	2 morts	
Bumm	5 —	0 —	
Döderlein	27 —	1 —	
Martin	36 —	0 —	
Dührssen	31 —	1 —	
Landau	109 —	1 —	
Schauta	23 —	0 —	
	243 —	5 —	= 2 p. 100

En déduisant les 109 cas de Landau : 134 cas — 3 p. 100 de mortalité.

Donc 2 p. 100 de mortalité sur 243 cas.

A première vue ceci est un résultat fort joli (3 p. 100 de mortalité au lieu de 8 p. 100 dans l'ovariotomie abdominale). Mais sur ses 12 cas Baumm, outre ses deux décès, n'a pas eu moins de 5 fistules de la vessie et des intestins, qui, pour n'être que passagères, n'en présentèrent pas moins de graves inconvénients.

Bumm sur 5 cas a eu 2 hémorrhagies ; de plus, une de ses opérations, commencée par le vagin, dut être continuée au milieu d'un torrent de pus et de matières fétides par la laparotomie ; si malgré cela elle a pu être menée à bonne fin, cet heureux hasard ne devait pas moins être attribué à la nature inoffensive de ces effluves purulents qu'à l'habileté de l'opérateur.

Döderlein, sur 27 cas a eu 4 hémorrhagies, dont une mortelle, par l'incision du cul-de-sac antérieur, tandis que l'incision du cul-de-sac de Douglas lui valut deux fistules vagino-intestinales (sur 13 cas) dont une permanente.

Dührssen sur 26 cas d'opérations des annexes, 2 hémorrhagies dont une mortelle.

Il faut considérer à part la statistique de L. Landau et de Bardenheuer qui ne procèdent point à l'ablation simple des annexes mais à l'extirpation totale : L. Landau par voie vaginale, Bardenheuer par voie abdominale.

Aussi L. Landau sur 109 cas n'a-t-il en tout que 3 fistules intestinales passagères.

Les 109 cas d'extirpation totale de Landau n'ont donc pas donné autant de lésions que les 12 cas d'ablation simple de Baumm.

Bardenheuer a fait jusqu'en 1896, 111 extirpations totales pour inflammations des annexes, abcès du bassin, etc.

Lésions : 3 perforations intestinales, une hémorrhagie mortelle. Mortalité, 8 p. 100. L. Landau : mortalité, 1 p. 100.

La mortalité dans l'ablation des annexes grâce à la méthode vaginale, a donc baissé de 8 à 3 p. 100. Autant nous avons apprécié la voie vaginale pour la Myotomie, autant nous saluons l'inauguration de cette voie pour l'ablation des ovaires et des annexes.

Mais ici comme là nous nous opposons catégoriquement à toute opération partielle.

Nous rappelons ici les résultats désastreux de l'énucléation des organes, dont Martin publia 96 cas en 1890, avec 18 décès à la suite d'hémorrhagie et de sepsie; parmi les 78 survivantes, deux récidives; un grand nombre atteintes en très peu de temps de tortures nouvelles.

De plus :

Küstner	publia à cette époque	22 énucléations	avec 8 morts
Schauta	—	18	4 —
Czerny		30	7 —
		70	19 —

Ce qui fait presque 30 p. 100 de mortalité.

En comparant à cette méthode conservatrice les résultats

obtenus par les différentes méthodes d'extirpation totale des myômes, il faut se dire tout de même que cela ne vaut vraiment pas la peine d'exposer une malade à tous les dangers de nouvelles récidives pour la préserver d'une opération radicale beaucoup moins dangereuse.

Il en est de même pour l'opération des annexes.

Ce qui constitue le plus grand danger de l'opération partielle par voie vaginale des annexes, c'est d'abord le manque de place, l'obscurité du champ opératoire (impossible ici de procéder par morcellement), puis c'est l'hémorrhagie, c'est la rupture de continuité de deux artères importantes, la spermatique et l'utérine, dont les tronçons, difficiles à comprimer par la ligature dans ce faisceau de lâches tissus, sont abandonnés au moignon dans la cavité abdominale ; ce sont ensuite les adhérences, beaucoup plus fortes et beaucoup plus à craindre dans ces tissus inflammés que dans les myômes ; c'est, de plus, la nature infectieuse du produit de l'oophorite ou de la salpingite : le danger d'abandonner dans la cavité abdominale un utérus qui n'est plus qu'une source d'infection, beaucoup plus à craindre, après l'opération, dans un moignon entr'ouvert qu'avant la résection dans un kyste clos de tous les côtés.

Car là où il y a oophorite et salpingite, il y a certainement eu endométrite ; un utérus de ce genre, c'est une épée de Damoclès suspendue non pas au-dessus, mais au-dessous de la personne malade, c'est un canon braqué sur la forteresse, menaçant de son haleine meurtrière les forces vitales de l'assiégée.

En faisant l'ovariotomie vaginale simple sans hystérectomie vous augmentez donc le danger de l'opération et vous allez à l'encontre de deux éventualités fatales : l'hémorrhagie et l'infection. Si l'on ne peut se décider à l'extirpation totale, autant alors procéder par voie abdominale.

Dans les cas de tumeurs très petites, très mobiles, on peut toujours essayer de temps en temps, *après curetage* et large désinfection de la matrice, de laisser celle-ci en place, mais à la moindre difficulté, au moindre obstacle, enlevez le tout, faites table rase.

Quant à la laparotomie consécutive préconisée par certains auteurs, nous ne pouvons la recommander.

La laparotomie consécutive dans ce terrain inondé de pus n'est plus une opération inoffensive comme dans la myotomie vaginale, où aucun épanchement infectieux n'est venu souiller le champ opératoire, mais une manifestation redoutable dont il faut se méfier malgré les quelques solutions heureuses signalées dans la littérature.

Nous sommes donc d'avis dans ce cas, comme dans ceux énumérés dans notre travail de myotomie, qu'il ne faut pas exagérer les méthodes conservatrices.

Nous avons déjà dit ce que nous pensions des gynécologistes qui par excès de zèle cherchent à tout prix à conserver la matrice à de pauvres femmes exténuées de misère, ayant la maison pleine d'enfants rachitiques et tuberculeux qu'elles peuvent à peine nourrir et vêtir.

Ou de tels autres qui réservent cette pauvre misérable au bassin rétréci à la section césarienne alors que huit mois auparavant il eût été possible de la délivrer sans danger.

Quand on songe que l'avortement pratiqué par la main aseptique du médecin donne une mortalité de presque zéro, tandis que la mortalité de la section césarienne dans les cas les plus favorables peut à peine être comparée à celle de la laparomie en général (10 p. 100), ces sortes d'opérations, comme nous avons déjà dit une fois, ne peuvent être considérées que comme un sport, comme un sport d'autant plus malfaisant qu'il est dangereux non pas pour celui qui l'exerce, mais pour celles qui le subissent (1).

La question serait même très sérieusement à examiner si, au lieu d'abandonner les filles enceintes au suicide ou à l'infanticide, il ne serait pas beaucoup plus rationnel, en vertu de certaines considérations morales, de faire élargir par la loi les indications de l'avortement.

(1) Cette critique ne s'applique évidemment qu'aux contrées populeuses; dans les pays frappés d'un déficit de population, comme la France, ce genre d'opérations peut encore se justifier par la raison d'État. (*Note de l'auteur.*)

Ce ne serait en somme que la restitution du libre arbitre de la femme.

De même que la loi ne peut empêcher qui que ce soit de s'amputer un doigt, de même elle ne saurait, sans manquer aux lois les plus élémentaires de la liberté individuelle, empêcher une femme de se débarrasser d'un œuf fécondé (1).

Avis à nos législateurs de l'avenir.

En attendant, nos confrères feront bien d'observer la loi. Ce ne sont du reste pas eux qui en ont la responsabilité. Ce serait aux médecins qui sont en même temps législateurs qu'il incomberait d'attirer l'attention du gouvernement sur cet abus.

---

(1) La rédaction, cela va de soi, décline toute responsabilité dans ce plaidoyer *pro abortu*. Elle a cru néanmoins intéressante pour les lecteurs français, l'opinion d'un praticien allemand sur ce sujet délicat. (N. D. L. R.)

Tous les auteurs qui relatent des faits d'inversion utérine aiguë commencent par proclamer la rareté de ce dangereux accident. Étant donné que la cause de l'inversion utérine aiguë est le tiraillement du placenta par les tractions faites sur le cordon, ou encore les pressions mal conduites sur le fond de l'utérus, au moment de la délivrance, pour expulser le délivre, il est même probable que ces faits seront de plus en plus rares, car il n'est plus d'accoucheurs qui conseillent aujourd'hui ces manœuvres fâcheuses.

La pathogénie de l'inversion utérine suivant la délivrance, placenta adhérent et cordon résistant, s'explique facilement ; il n'est pas besoin d'y insister. Ce qui est plus difficile à comprendre, c'est que cette inversion ait pu se produire sans être diagnostiquée, même par une sage-femme inexpérimentée, et même quand l'utérus inversé ne dépasse pas l'orifice de la vulve. L'abondance et la persistance de l'hémorrhagie post-partum, l'absence du globe rassurant des accoucheurs doivent suffire pour faire penser à cet accident. On trouve cependant dans la science de nombreux cas où l'on a eu à traiter des inversions anciennes, remontant au dernier accouchement, méconnues jusqu'au moment où un chirurgien plus avisé établit le diagnostic. On trouve même des cas, plus extraordinaires, comme ceux rapportés par Byford, Brown, de Baltimore, et Vetterlein qui ont constaté des inversions utérines produites plusieurs mois après un accouchement normal spontané.

---

(1) *Société d'obstétrique, de gynécologie et de pædiatrie de Paris*, séance du 2 juin 1899.

Nous ne voulons pas traiter cette question ; nous voulons seulement dire, dans cette note, que si les observations précédentes sont relativement rares, plus rares encore sont celles où l'inversion aiguë se produit spontanément, sans qu'on puisse l'imputer à des tractions intempestives sur le cordon ou à des manœuvres d'expression utérine, ni à la présence de corps fibreux, ni à aucun traumatisme.

Le cas suivant nous paraît en effet d'une extrême rareté ; si bien que s'il ne s'était pas passé dans notre service de la Maternité, nous aurions toujours mis en doute la conduite de l'accoucheuse. L'observation en a été prise par Mlle Calamand.

B. L..., 24 ans, couturière, lymphatique, Ipare, arrive le 15 mars 1899, à la Maternité, en commencement de travail, ayant perdu les eaux. Dilatation, 2 à 3 centimètres. Sommet en O. I. G. A., engagé. Rien à noter, si ce n'est que l'utérus est fortement dévié à gauche. Le travail marche normalement jusqu'à l'expulsion du fœtus. Après la parturition, la femme perd une assez grande quantité de sang, hémorrhagie due à un décollement partiel du placenta. Injection intra-utérine chaude ; *aucune expression, aucune traction* sur le cordon.

Le placenta apparaît à la vulve par un de ses bords, au niveau de la commissure postérieure, tandis que, sous le pubis, une poche formée par les membranes, retenant du sang, se montre à nous.

Pour faciliter l'expulsion du délivre, cette poche est percée, et il s'écoule beaucoup de sang. Le placenta sort alors spontanément, mais il est retenu par les membranes ; *nous attendons le décollement* de celles-ci. La femme pousse de nouveau, malgré notre recommandation, et, à ce moment, une grosse tumeur, coiffée par les membranes, fait saillie à la vulve.

De prime abord, nous pensons à un second fœtus ; nous enlevons les membranes et, à la vue du tissu utérin, nous diagnostiquons, sans hésitation, une inversion utérine complète.

Prévenue aussitôt, Mlle Mouren, maîtresse sage-femme, fait la réduction immédiatement.

Il lui suffit de refouler le fond de l'utérus inversé, qui rentre le premier à travers le col. Celui-ci n'oppose aucune résistance, et peu à peu l'organe tout entier est remis en place. Il faut cependant tenir la main, un instant, dans l'utérus, de manière à maintenir son fond dans sa

situation normale. Injection chaude intra-utérine, gaze iodoformée dans le vagin Aucun accident. Suites de couches normales, pas d'élévation de température au-dessus de 37°,5.

Le fœtus pesait 3,300, cordon 53 centimètres, pas de circulaire.

Le placenta pèse 430 grammes, il n'est pas gros, mais de forme ovalaire.

La mensuration des membranes donne 27 sur 0; amnios détaché du chorion. Nous ne croyons pas cependant à une insertion vicieuse, les membranes ayant été déchirées accidentellement.

En somme, voilà un cas où l'on ne peut invoquer : ni les tractions par manœuvres ou par brièveté relative ou absolue du cordon, ni le tiraillement, comme quand la femme accouche debout, ni l'expression utérine, que ne font jamais les élèves, ni la présence de fibromes. On est obligé de le ranger dans cette catégorie dont parlent Ribemont-Dessaignes et Lepage, où « les efforts de la femme ont été suffisants pour amener brusquement une inversion complète ».

Il est certain que la poussée des viscères abdominaux a pu déprimer le fond de l'utérus, le placenta décollé et ne tenant plus que circulairement au niveau des membranes adhérentes ; et cela vient à l'appui du défaut de résistance et du défaut de contraction de la zone utérine sur laquelle s'insère le délivre, ainsi que l'ont si bien fait ressortir Pinard et Varnier. En effet, pour que le fond inerte soit saisi par les contractions du reste de l'organe et soit poussé vers le col, il faut d'abord qu'il se déprime en cupule, mécanisme qui se comprend, encore qu'il ne soit pas fréquent, mieux que celui invoqué par Courty : « du fond de l'utérus accompagnant le placenta, au moment où il franchit le col, et arrivant à affleurer la vulve », si l'on admet qu'il n'a pas été fait de traction.

Tant que l'arrière-faix est adhérent, la résistance du tissu utéro-placentaire est assez forte pour lutter contre la poussée des organes abdominaux, durant l'effort intempestif de la femme. Quand il est attaché, la mince portion de la paroi utérine correspondante, pour peu qu'il y ait inertie, peut très bien s'invaginer. Si le phénomène est rare, c'est que le placenta s'insère rarement aussi sur le fond de l'organe, ainsi qu'on le croyait, à tort, au siècle passé.

Je ne veux pas dire toutefois que l'inversion spontanée ne puisse se produire qu'après le décollement du placenta ; mais quand elle se produit, le placenta encore adhérent, de deux choses l'une : on a tiré sur le cordon ou le délivre est volumineux, lourd, et, par son poids, vient ajouter un facteur à la poussée abdominale.

Il est des cas enfin où l'on serait tenté d'admettre de véritables prédispositions des tissus, comme dans l'un de ceux qu'a publiés M. Coy, où chez une parturiente de vingt-deux ans, tout s'était bien passé, y compris la délivrance, laquelle fut absolument spontanée, et où, pendant un léger effort fait par l'accouchée, l'auteur vit, sous ses yeux, se produire une inversion complète qu'il réduisit immédiatement.

Dans un autre, dû à Baldy, il y avait en même temps prolapsus complet des organes génitaux et l'inversion avait de la tendance à se reproduire ; si bien que ce n'était pas la réduction qui était difficile, mais le maintien de la partie réduite en sa place normale.

Plus étonnant encore est le cas de Scott, de Philadelphie, qui observa une inversion aiguë complète, dans un avortement de cinq mois. Le placenta était si gros qu'il couvrait toute la surface de la cavité utérine ; en traversant le col, il l'a dilaté tellement que, dit l'auteur, « les tissus utérins participant à la flaccidité générale des tissus de la parturiente, la pression des muscles abdominaux a suffi pour produire l'inversion ».

Nous ne voulons pas multiplier ces citations, dont on trouve de nombreux exemples dans les auteurs classiques et dans les publications périodiques. Pour nous résumer, nous dirons que si l'inversion utérine aiguë, celle de la délivrance, est rare quand elle peut être imputée à des manœuvres de l'accoucheur, elle l'est bien davantage en dehors de ces circonstances ; et, pour qu'elle soit spontanée, il faut certaines conditions qui heureusement ne se rencontrent pas souvent.

REVUE GÉNÉRALE

DE

L'ADHÉRENCE EXCESSIVE DU POLE INFÉRIEUR DE L'ŒUF

COMME CAUSE DE

LA PROLONGATION DE LA PÉRIODE DE DILATATION

D'après H. Löhlein (1).

Tout le monde connaît le ralentissement qu'apportent à l'effacement et à la dilatation du col un certain nombre de conditions anormales : soudure, agglutination plus ou moins solide, plus ou moins résistante de l'orifice interne du col, du col lui-même, de l'orifice externe, atrésies cicatricielles, résistance excessive des membranes, etc., et surtout, liée à des causes diverses, *l'insuffisance des contractions utérines.* Mais la cause de dystocie que signale Löhlein n'est indiquée ni dans nos traités classiques ni dans les monographies que nous avons pu consulter, qui traitent des troublès dans la marche de la dilatation du col.

Löhlein a observé un certain nombre de faits dans lesquels il a pu, formellement, rapporter les lenteurs de la période de dilatation à l'adhérence exagérée du pôle inférieur de l'œuf,et remédier à cet état anormal en levant l'obstacle,c'est-à-dire en décollant la partie de l'œuf trop adhérente au segment inférieur de l'utérus, ce qui montre le côté pratique de son observation.

Cette adhérence exagérée de la portion inférieure de l'œuf entraverait la formation de la poche des eaux et, de ce fait, priverait le processus de la dilatation de deux de ses facteurs : a) l'action mécanique, et *b*) l'action excitante, celle-ci probablement la plus importante, de la poche des eaux.

(1) Die Adhärenz des unteren Eipols als Ursache der verzögerten Eröffnungsperiode. *Cent. f. Gyn.*, 1899, n° 19, p. 529.

On est en général appelé à reconnaître cette circonstance anormale dans les conditions suivantes : le début de l'accouchement a été normal, la paroi de l'utérus paraît bien développée, vigoureuse, on n'a constaté aucune des causes habituelles des difficultés de la dilatation, et, cependant, la dilatation, *l'effacement même*, pourrait dire l'auteur, n'avance pas : « après un ou plusieurs jours de travail, on trouve l'orifice externe perméable au doigt, l'orifice interne très en retard dans sa dilatation, pas plus ouvert ou à peine plus ouvert que l'orifice externe ; à ce moment, le toucher permet de reconnaître facilement l'obstacle créé par l'adhérence exagérée des membranes. Agissant alors avec circonspection, on peut, avec l'extrémité du doigt, libérer les adhérences, plus ou moins résistantes suivant les points. La plupart du temps, cette libération s'effectue sans que l'amnios soit lésé et, dès ce moment, on peut en général compter sur l'efficacité de ce décollement.

Lorsque, au contraire, la manœuvre n'est pas suivie d'une accélération de l'accouchement, il est à présumer, d'après Löhlein, que l'adhérence des membranes s'étend au-dessus de la zone que le doigt a pu parcourir. Et dans ces conditions, il est nettement indiqué de rompre la poche des eaux, puisqu'il y a impossibilité à ce qu'elle joue son rôle habituel dans le travail de l'accouchement ».

Löhlein rapporte l'exemple instructif suivant :

Obs. — IIpare, 29 ans, de forte constitution. Présentation du sommet, position 1. Le premier accouchement, trois années auparavant. Après deux jours de travail, forceps. Il y aurait eu extraction du placenta adhérent. Grossesse actuelle, régulière. Début du travail, le 12 octobre 1898. État à 11 heures du matin, dilatation de l'orifice externe comme une pièce de 2 marks. Tête fœtale au détroit supérieur, mobile. A 6 h. 20 du soir, même état, malgré des douleurs continues, faibles il est vrai, revenant toutes les trois à quatre minutes. A l'examen, on constate que le pôle inférieur de l'œuf adhère à la paroi postérieure du segment inférieur de l'utérus. Procédant avec prudence, on libère avec l'extrémité du doigt l'adhérence au niveau de la couche déciduale. Immédiatement, l'activité des contractions est augmentée, mais seulement de façon passagère. Le 12 octobre au matin, injections chaudes répétées; plus tard, lavement au chloral, les deux moyens restant d'ailleurs sans effet. A 4 h. 55 du soir, l'état étant le même, rupture de la poche des eaux, qui donne issue à 150 gr. de liquide amniotique. Aussitôt, contractions énergiques (1). A 5 h. 42, expulsion d'un enfant du sexe féminin, vigoureux (3,350 gr.). A 6 h. 15, délivrance d'après le procédé de B. S. Schultze. Membranes épaisses, couche intermédiaire persistante.

L'auteur, sur un total de 3,000 accouchements, aurait rencontré sûrement 15 cas de cette adhérence exagérée de la portion inférieure de l'œuf, soit dans la proportion de 1 sur 200. La complication est donc plutôt rare, mais il importe beaucoup de la connaître, puisque à l'aide d'une manœuvre aussi simple que bénigne on peut, le plus souvent, mettre fin aux accidents.

D'après Löhlein, ces adhérences pathologiques des membranes seraient dues à des processus d'endométrite chronique, généralisés en certains cas à toute la surface interne du corps de la matrice ; en d'autres cas, vraisemblablement les plus fréquents, seulement à la portion inférieure de la cavité utérine. Ces adhérences du pôle inférieur, particulièrement dans les cas où l'on procéda a leur libération, ne se compliquèrent pas de rétention *in utero* de portions de membranes. A l'examen de ces dernières, on constata sur la caduque des processus d'hyperplasie ainsi que l'épaississement des membranes fœtales, et entre celles-ci une couche intermédiaire abondante.

En résumé, indépendamment des obstacles ordinaires à l'effacement, à la dilatation du col (insuffisance des contractions, agglutination, soudure de l'orifice interne du col, du canal cervical, de l'orifice externe, rétrécissements cicatriciels, anomalies de développement, etc.), il faudrait admettre une nouvelle cause de dystocie, l'adhérence anormale au segment inférieur utérin du pôle inférieur de l'œuf, à laquelle le praticien pourrait en général remédier par une manœuvre aussi aisée qu'inoffensive.

R. Labusquière.

---

(1) Dans ce cas c'est la rupture des membranes qui semble avoir agi comme ocytocique et non le décollement du pôle inférieur de l'œuf. (N. D. L. R.)

THÉRAPEUTIQUE GYNÉCOLOGIQUE

TRAITEMENT CONSERVATEUR DE L'INVERSION UTÉRINE

Dans les cas récents d'inversion utérine post-partum, la réduction manuelle réussit le plus souvent.

Il faut, dit le professeur Pinard (1) :

1° Décoller le placenta et désinfecter la muqueuse utérine ;

2° Réduire l'utérus dans le vagin ;

3° Retourner l'utérus de bas en haut en introduisant la main dans le vagin et en opérant des pressions à l'aide des doigts dans l'intervalle des contractions.

Le point important est de ne pas chercher à réduire l'inversion avant d'avoir rentré l'utérus dans le vagin ; les tentatives de réduction sur l'utérus encore situé hors de la vulve n'aboutissent à rien. C'est là un point qu'il faut savoir, pour arriver à obtenir facilement un bon résultat.

En observant ces précautions, on arrive facilement à la réduction des inversions qui viennent de se produire. Il n'en est plus de même dans les cas anciens. La réduction manuelle est alors généralement impossible, le tamponnement à la gaze iodoformée, l'emploi du colpeurynter ne donnent guère de succès ; aussi, dans ces dernières années, est-on allé jusqu'à faire l'ablation de l'utérus inversé.

Des opérations conservatrices diverses ont cependant été pratiquées.

Browne a eu l'idée de réduire l'inversion par la voie vaginale, en faisant une incision verticale sur la paroi postérieure de l'organe et en dilatant par cette incision le canal cervical (2).

Küstner a développé cette idée. Il ouvre le cul-de-sac de Douglas par

---

(1) PINARD. *Comptes rendus de la Société d'obstétrique, de gynécologie et de pædiatrie de Paris*, juin 1899, p. 139.

(2) BROWNE. *New-York medic. Journal*, décembre 1883.

une incision transversale, introduit l'index gauche dans l'entonnoir formé par l'utérus inversé et essaie de réduire. S'il n'y arrive pas, il incise à fond, verticalement et sur la ligne médiane, la paroi postérieure de l'utérus. Fixant d'une main le col, il retourne avec l'autre l'utérus. La réduction faite, il attire fortement en bas la paroi utérine incisée pour en faire la suture et termine l'opération par la réunion de la plaie vagino-péritonéale (1).

Kehrer a modifié ce procédé de la manière suivante : Il incise le col sur toute sa longueur jusque et non compris le cul-de sac péritonéal ; puis, écartant les bords de la plaie ainsi créée, il repousse en haut le fond de l'utérus qui est retourné en doigt de gant et suture au catgut la plaie utérine qui va de l'angle formé par le corps inversé jusqu'au museau de tanche. Après s'être assuré que le corps utérin est bien réduit et en place dans la cavité abdominale, il parachève la suture utérine et fait un tamponnement iodoformé (2).

Spinelli, dans un travail récent (3), reproche à ces procédés de ne pas assurer le maintien de la réduction et d'exposer à des rétrodéviations par adhérences entre la paroi postérieure et le cul-de-sac vaginal postérieur.

Aussi a-t-il eu l'idée de combiner au procédé de Kehrer modifié, la colpo-cœliotomie antérieure de Dührssen. Voici la technique qu'il a employée avec succès dans un cas d'inversion utérine ancienne.

On ouvre largement le vagin par une incision vagino-périnéale, on fixe le col avec une pince, on curette la muqueuse de l'utérus inversé et l'on pratique la colpo-cœliotomie antérieure typique de Dührssen. L'index est alors introduit par l'incision vagino-péritonéale et reconnait l'entonnoir formé par l'utérus inversé. Se guidant sur cet index on incise verticalement le col et la paroi utérine antérieure jusqu'au fond de l'organe, comprenant dans cette section toute l'épaisseur des tuniques utérines, puis on procède à la réduction qui se fait facilement. L'utérus incisé et réduit se trouve alors en antéflexion forcée. Il n'y a plus qu'à faire, avec des points séparés de catgut, la suture de cette incision. On passe enfin un fil qui comprend à la fois le vagin, le péritoine et la paroi utérine antérieure, en se conformant à la technique décrite par Dührssen.

(1) Küstner. *Centr. Bl. f. Gyn.*, 1893, p. 945.

(2) Kehrer. *Centr. Bl. f. Gyn.*, 1898, p. 277.

(3) Spinelli. *Archivio italiano di ginecologia*, 1899, t. II, p. 7, et *Centr. Bl. f. Gyn.*, 1899, p. 552.

A tous ces procédés vaginaux, C. Everke préfère l'incision abdominale.

Dans un cas d'inversion utérine totale, considérée comme polype et datant de treize ans, il fit l'opération suivante (1) :

Laparotomie médiane en position de Trendelenburg ; on aperçoit alors l'entonnoir formé par l'utérus inversé, entonnoir dans lequel plonge l'extrémité utérine des trompes ; les annexes sont saines. Un peu en avant de l'entonnoir on voit la vessie. On attire en haut la face interne de l'entonnoir avec des pinces tire-balles et l'on fait en avant, sur le bord de l'entonnoir, une incision allant presque sur la vessie ; on essaie ensuite, à l'aide de pressions exercées par le vagin, d'obtenir la réduction, mais sans succès. On fait alors sur la paroi postérieure de l'en-

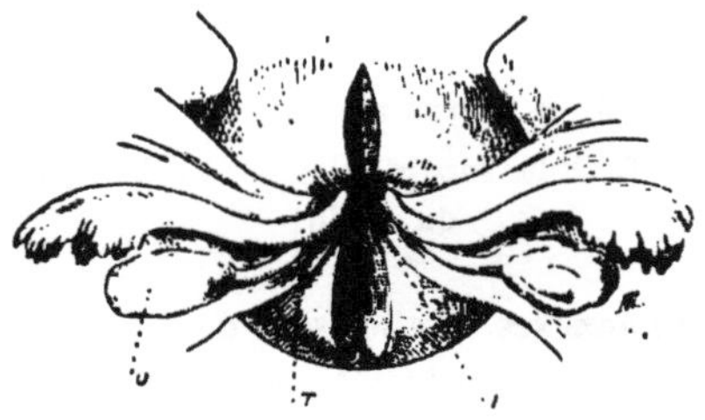

FIG. 1. — Utérus inversé vu par l'abdomen.

O. Ovaire. — T. Trompe. — I. Incision de l'utérus, surperficielle sur la face antérieure, profonde sur la postérieure où elle ouvre le vagin (d'après EVERKE).

tonnoir inextensible une autre incision qui a une profondeur de 2 centimètres. Par cette incision l'utérus et le vagin sont ouverts (fig. 1). On peut, dans ces conditions, faire la réduction pendant qu'un aide presse sur le fond de l'utérus par le vagin. On voit alors que la paroi antérieure de l'utérus n'a qu'une incision superficielle, tandis que sa paroi postérieure est fendue au niveau du corps et du col de même que le vagin.

On suture l'incision antérieure par quelques fils séro-séreux. Ensuite on procède à la suture de l'incision postérieure que l'on fait à deux plans : un profond, musculo-muqueux, dont les fils sont noués par l'in-

(1) CARL EVERKE. Eine conservative Behandlungsmethode der veralteten Inversio uteri puerperalis. *Monattschrift für Geburtshulfe und Gynækologie*. Berlin, 1899, t. IX, p. 89.

térieur de l'utérus, un superficiel de fils noués du côté de la cavité abdominale (fig. 2).

L'utérus, qui est encore assez flasque, est fixé à 2 centimètres de son fond à la paroi abdominale antérieure. La guérison se fait sans encombre.

L'opération ainsi conduite permet, nous dit C. Everke, de se rendre

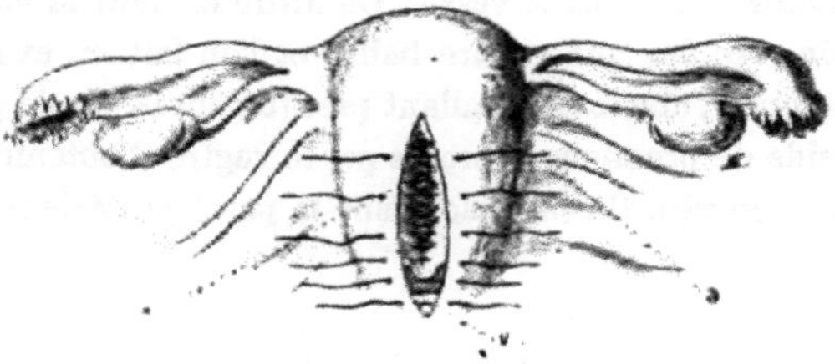

FIG. 2. — Utérus réduit. Pose des fils.

A. Fils profonds. — B. Fils superficiels. — V. Fils placés sur l'incision du vagin.

compte de l'état des annexes. Si elles sont malades, on fera une hystérectomie; si elles sont saines, on fera la conservation. Après insuccès des tentatives de réduction, on n'hésitera pas à faire des incisions, ces incisions étant sans danger si l'on tire fortement l'utérus. Il faut faire une suture à deux plans pour avoir un utérus pouvant résister à une grossesse.

H. H.

REVUE DES SOCIÉTÉS SAVANTES

SOCIÉTÉ D'OBSTÉTRIQUE DE GYNÉCOLOGIE ET DE PÆDIATRIE DE PARIS

Séance du 2 juin 1899.

M. Queirel. **Un cas d'inversion utérine aiguë spontanée.** — (Voir plus haut, p. 36.)

M. Pinard rappelle **deux faits personnels d'inversion utérine aiguë et insiste sur la technique de la réduction de l'inversion.** — Le 1er cas fut observé par lui en 1874, alors qu'il était interne à la Charité. L'accouchement s'était effectué sans incident. Des tractions intempestives sur le cordon avaient amené hors de la vulve l'utérus inversé, recouvert sur son fond du placenta adhérent partout. La femme était pâle, son pouls à peine perceptible, accéléré, et cependant il n'y avait pas d'hémorrhagie. M. Pinard décolla le placenta in situ sans difficulté. Dans l'intervalle des contractions un léger suintement sanguin apparaissait au niveau de la muqueuse utérine. Le placenta décollé, l'utérus fut rétropulsé en masse dans le vagin, puis la main introduite dans le vagin réduisit par de lentes pressions, dans l'intervalle des contractions, l'utérus inversé. Les suites de couches furent normales.

Le 2e cas date de 1896 et fut observé par M. Pinard en ville. Il s'agissait d'une secondipare ; le travail fut très rapide. Après l'accouchement, sans que la malade perdît de sang, elle tomba dans un état syncopal inquiétant ; elle faisait des efforts d'expulsion qui aboutirent à l'irruption hors de la vulve de l'utérus inversé sur le fond duquel le placenta très adhérent était inséré. C'est dans cet état que M. Pinard trouva la femme. Il commença par désinfecter la masse inversée avec des compresses imbibées d'une solution de biiodure, décolla le placenta non sans peine, mais sans hémorrhagie, et comme dans le 1er cas réduisit l'inversion après avoir refoulé toute la masse inversée dans le vagin. Les suites de couches furent normales. Une troisième grossesse s'est terminée par un accouchement sans incident

Comme M. Queirel, M. Pinard pense que la cause prédisposante de l'inversion utérine aiguë réside dans l'insertion du placenta au fond de la cavité utérine. Quant aux causes occasionnelles, sauf la traction du cordon, toutes celles qui ont été invoquées sont hypothétiques. Ce qu'il y a de sûr, c'est que depuis que la conduite à tenir pendant la période de délivrance est mieux connue et mieux suivie, les observations d'inversion utérine après l'accouchement deviennent de plus en plus rares.

La conduite à tenir dans le cas d'inversion utérine aiguë doit comprendre les trois temps suivants, qui doivent être exécutés méthodiquement et séparément :

1° *Décoller le placenta et désinfecter la muqueuse utérine ;*

2° *Réduire l'utérus dans le vagin ;*

3° *Retourner l'utérus de bas en haut en introduisant la main dans le vagin et en opérant des pressions à l'aide des doigts dans l'intervalle des contractions.*

M. Segond. — Le manuel opératoire que M. Pinard enseigne pour la réduction de l'inversion utérine après l'accouchement est le seul qui puisse s'appliquer sûrement à la réduction des inversions utérines que les chirurgiens peuvent voir survenir après l'énucléation de fibromyômes. L'inversion utérine n'a pu, dans ces cas, être réduite par M. Segond avant que l'utérus ait été refoulé en masse dans le vagin.

M. Legueu. **Sur deux kystes tubo-ovariens.**— Une femme de 36 ans, mariée et sans enfant, est prise brusquement en pleine santé de coliques dans le côté gauche du ventre, avec sensation de nausées et tendance à la syncope. Le ventre se ballonne et devient douloureux et impossible à palper. La température s'élève à 39°, le pouls à 130, la langue est sèche. Pas de vomissements. La brusquerie et la marche des accidents chez cette femme, sans antécédent pathologique, dans la sphère génitale, firent penser tout d'abord à une appendicite et en tout cas commandaient une intervention immédiate (le début des accidents remontait à quatre jours quand M. Legueu fut appelé auprès de cette femme). L'examen sous chloroforme, pratiqué avant l'intervention, fit reconnaître la présence de chaque côté de l'utérus de deux tumeurs lisses, régulières, tendues, fluctuantes. Le diagnostic de double kyste ovarique à pédicule tordu, devenait le seul diagnostic rationnel.

La laparotomie, après avoir donné issue à un liquide ascitique, louche, montra qu'il s'agissait de deux kystes ovariques inclus dans le ligament large, contenant, l'un du pus, l'autre un liquide hématique d'odeur très fétide. Après la ponction qui permit de retirer pour chaque kyste environ 2 litres de liquide, les deux kystes furent enlevés et la paroi abdominale suturée. La défervescence thermique fut immédiate, mais le troisième jour la température remonta et la vessie resta paresseuse pendant huit jours. L'état local fut toujours bon, l'état général alla s'améliorant, et actuellement la malade est complètement guérie.

Les deux points intéressants de cette observation sont :

1° L'allure clinique de la suppuration de ces kystes ovariques qui s'est traduite brusquement et bruyamment à la manière de la torsion de ces kystes.

2° L'anatomie pathologique de ces kystes, en ce qui concerne leur volume d'une part, et leur communication directe avec la trompe d'autre part. Celle-ci s'ouvre largement dans la cavité kystique, les franges du pavillon s'étalant en divergeant sur la paroi interne de la poche. L'ovaire est conservé au pôle inférieur de la tumeur à gauche, on n'en trouve pas trace à droite. La partie saine de la trompe s'enroulait autour du pôle inférieur du kyste dont le développement avait aplati le calibre de la cavité tubaire. Ainsi s'explique tout ensemble, que le kyste ne se soit pas vidé par la trompe et l'utérus et qu'il ait pu s'infecter par l'utérus et la trompe.

M. Richelot. **Suite de la discussion sur les suites des opérations pratiquées sur le col** (1). — Les opérations pratiquées sur le col sont toujours d'une exécution délicate. M. Richelot a l'habitude de prévenir ses élèves contre le « Schrœder-ébarbement », dans lequel le chirurgien, trouvant que le col est bien haut, et le passage des fils bien incommode, se contente d'abraser la pointe du museau de tanche et de retourner quelques millimètres de muqueuse, ce qui laisse persister les altérations glandulaires profondes, et contre le « Schrœder-délabrement », dans lequel, emporté par son zèle, il ne laisse au fond du vagin qu'un moignon informe, une série de mamelons irréguliers séparés par des incisures et affleurant les culs-de-sac. Le premier type ne guérit pas la métrite, mais il a au moins le mérite d'être inoffensif ; le second est plus grave et risque de produire ces anneaux rigides qui, au moment de l'accouchement, ne se laissent pas dilater.

(1) Voir *Annales de gynécologie*, t. LI, p. 233, 311 et 409.

Mauvaise technique, défaut d'asepsie entraînant la réunion secondaire et la production excessive de tissu inodulaire, telles sont les vraies causes des accidents du travail qui nous ont été signalées.

Mais les opérations bien faites, faut-il les incriminer, et dans quelle mesure ?

M. Richelot se reporte à la thèse de son ancien interne Pescher (*Contribution à l'étude de l'opération de Schrœder, etc.*, 1892). Il y trouve, sur huit observations où il est question de grossesse et d'accouchement : 1° une grossesse normale qui n'a pas été suivie jusqu'à la fin ; 2° un accouchement normal et facile ; 3° chez une femme qui avait eu quatre grossesses et trois fausses couches antérieures à l'opération, une couche excellente, « la meilleure qu'elle ait eue » ; 4° chez une tuberculeuse qui avait eu neuf enfants et trois accouchements terminés par le forceps avant l'opération de Schrœder, une dilatation lente mais régulière, avec application de forceps à la vulve, et rien qui puisse faire admettre un mauvais état du col ; 5° l'observation que M. Champetier de Ribes a lue le 31 mars dernier, accouchement prématuré à 7 mois et demi, dystocie grave par rigidité du col, conservation de la mère et de l'enfant ; 6°, 7°, 8°, trois accouchements prématurés à huit mois et huit mois et demi, faciles et rapides, enfants vivants. Le seul cas de la série où le col réparé ait fait obstacle est celui de M. Champetier de Ribes ; il s'agissait là d'une opération de Schrœder médiocrement réussie. Les conclusions de Pescher étaient les suivantes :

a) L'amputation de Schrœder, surtout quand elle est pratiquée avec une technique imparfaite, donne lieu quelquefois au rétrécissement du canal cervical et des orifices du col. Il faut, dans tous les cas, surveiller la cicatrisation pour prévenir cette atrésie.

b) L'opération de Schrœder guérit la métrite. Elle n'empêche pas la conception ; elle la favorise même dans certains cas de déformation du col avec exagération de conicité et catarrhe chronique. Elle n'entrave pas habituellement la marche de la grossesse. Néanmoins, on ne saurait nier qu'elle favorise la déhiscence prématurée du col et l'accouchement avant terme.

c) Les cas où la dilatation du col, au terme de la grossesse, se fait d'une façon absolument régulière avec le Schrœder nous paraissent constituer l'exception. Dans la majorité des cas, il faut s'attendre à des obstacles. Aussi cette opération, qui doit être considérée comme le traitement de choix de la métrite rebelle chez les femmes âgées, ne doit venir, chez les femmes jeunes, qu'après les autres moyens conservateurs.

Ces conclusions que M. Richelot inspirait à ses élèves, dès 1892, ne diffèrent guère de celles qui vont ressortir de la discussion en cours. M. Richelot cependant ne va pas aussi loin que M. Bouilly en restreignant l'application du Schrœder aux femmes âgées, car il y a bien souvent nécessité de réparer les cols des femmes jeunes pour ne pas leur laisser des germes d'infection secondaire et des causes de stérilité. Au point de vue technique, les opérations à pratiquer sur le col n'ont pas toujours besoin d'être aussi radicales que le Schrœder. En tout cas, elles doivent rendre au col sa forme et le rapprocher de l'état normal. Elles sont d'ailleurs d'une exécution difficile et doivent être faites sur des indications très sévères et par des mains très sûres.

M. Hartmann. — L'étude des faits apportés par les accoucheurs au cours de cette discussion, postérieurement à la communication de M. Bouilly, ne détruit en rien les conclusions de ce dernier. Elle prouve seulement que les accidents obstétricaux consécutifs aux opérations sur le col sont liés à l'existence de tissu cicatriciel et à une opération mal faite. Au contraire, une opération plastique bien exécutée, suivie d'une réunion immédiate, facilite les grossesses ultérieures. M. Hartmann n'a revu que quatre de ses opérées : une fois il s'agissait d'une restauration du col, 3 fois d'amputation du col. Les quatre femmes sont devenues enceintes depuis et ont accouché très normalement d'enfants vivants. Une d'elles, stérile depuis 7 ans, a même eu, après le curettage et l'amputation du col, 3 grossesses à terme.

M. Hartmann ne croit pas que les opérations sur le col soient d'une exécution aussi difficile qu'on a pu le dire. Il ne pratique pas l'opération type de Schrœder, mais taille un grand lambeau externe muqueux et résèque avec la muqueuse intra-cervicale tout le tissu musculaire de la portion correspondante ; de cette façon il a un lambeau souple, flottant qui se laisse parfaitement adapter sur la section du col et qui est *suturé sans traction* à la muqueuse interne, condition indispensable pour avoir une bonne réunion immédiate.

M. Paul Segond. — Sans attendre que le manuel opératoire de l'amputation du col, en cas de métrite cervicale, soit mis particulièrement à l'ordre du jour de nos séances, M. Segond tient à dire qu'il s'associe absolument aux réflexions que M. Hartmann vient de soumettre à son sujet. Comme lui, il estime que l'opération de Schrœder type est surtout une opération schématique, et qu'il doit être bien rare de pouvoir en réaliser l'exécution avec la perfection mathématique dont parlent ses partisans. Pour sa part, sur un nombre cependant important d'interventions, il n'a jamais trouvé l'indication de faire un Schrœder proprement dit.

Tantôt les lésions de la muqueuse sont assez bas situées pour qu'on puisse se contenter de la résection, à deux lambeaux plus ou moins égaux, connue sous le nom d'opération de Simon-Markwald. Tantôt les lésions de la muqueuse s'étendent trop en hauteur pour qu'on trouve l'étoffe d'un lambeau interne, même très court, et, dans ces cas-là, il est beaucoup plus simple, plus rapide et plus sûr de procéder comme M. Hartmann, c'est-à-dire de faire une amputation transversale totale, au ras de la section muqueuse, avec suture consécutive de cette muqueuse cervicale à la muqueuse vaginale, que de s'évertuer à tailler, sur le col, un long et mince lambeau externe, qu'il est toujours très difficile de replier sur lui-même pour le coudre à la branche de la muqueuse intra-cervicale.

M. Lepage reste convaincu que l'opération de Schrœder mal pratiquée peut amener de la dystocie grave et qu'alors même qu'elle est faite suivant toutes les règles de l'art, on peut observer consécutivement un accouchement prématuré avec ou sans rupture prématurée.

M. Lepage répond ensuite à la question posée par M. Varnier à la séance précédente. M. Lepage n'a pas cherché à expliquer le mécanisme de la rupture prématurée des membranes chez les femmes schrœderisées. Il maintient que le col est nécessaire au développement de l'utérus gravide. De ce que le segment inférieur ne se constitue pas aux dépens du col pendant la grossesse, il ne s'ensuit pas que ce dernier soit inutile et qu'on puisse impunément le raccourcir. Quoi qu'il en soit, il semble probable que souvent l'amputation du col entraîne l'accouchement prématuré.

M. Varnier répond que la question du mécanisme de la rupture prématurée étant écartée, il se contentera de demander à M. Lepage des preuves démonstratives de la réalité de la rupture prématurée des membranes à la suite du Schrœder. Or, dans la seule observation de M. Lepage visée par M. Varnier, on n'est pas en droit d'affirmer qu'il y a eu rupture prématurée plutôt que rupture précoce au début d'un accouchement tempestif, puisque la hauteur de l'utérus mesurait 34 centim., que l'enfant pesait plus de 3,000 gr. (femme approchant de la quarantaine), que le lieu d'insertion placentaire n'est pas indiqué, la date des dernières règles ignorée, etc.

A. Couvelaire,
interne des hôpitaux.

REVUE ANALYTIQUE

GROSSESSE EXTRA-UTÉRINE

Grossesse ectopique répétée chez la même femme (Repeated ectopic Gestation in the same patient), J. Edgar. *Edinburgh med. J.*, juillet 1899, p. 35.

Obs. — Femme âgée de 33 ans, entrée le 15 novembre 1896, au « Samaritan Hospital » ; 4 accouchements antérieurs, le dernier quatre années auparavant, accouchements et suites de couches normaux. Santé bonne, en général, menstruation régulière et non douloureuse : jamais de leucorrhée, jamais de douleurs pelviennes. Durant sept semaines, de mars à mai 1896, aménorrhée avec malaises, nausées le matin et phénomènes du côté des seins. Puis, douleurs comme des crampes dans le ventre, sensibilité plus marquée dans la région iliaque *droite* et hémorrhagie utérine, celle-ci se prolongeant quatre à cinq semaines. Consécutivement, santé bonne, pas de souffrance, menstruation normale pendant les mois de juillet, d'août et septembre. Seconde période d'aménorrhée du 2 septembre au 30 octobre, également compliquée de nausées le matin et de phénomènes sympathiques du côté des seins. Le 28 octobre, 7 attaques de syncope, douleurs abdominales comme des crampes. Sensibilité au niveau de la région iliaque *gauche*, distension abdominale et maux de cœur ; le 30, hémorrhagie utérine avec expulsion de débris membraneux. L'hémorrhagie dura cinq jours et se reproduisit du 13 au 17 novembre.

Examen bimanuel. — Utérus légèrement augmenté de volume, en rétrodextroversion. A sa gauche, masse circonscrite, molle, de la grosseur d'un œuf de poule, émettant de sa face postérieure jusque dans le cul-de-sac de Douglas une sorte de cylindre dur, long et gros à peu près comme un doigt d'homme. Battements artériels plus marqués dans le cul-de-sac gauche que dans le droit. Longueur de la cavité utérine, estimée au cathéter, un peu moins de 9 centimètres. Le 19 novembre, jour de l'entrée à l'hôpital, examen microscopique de petits fragments de muqueuse obtenus avec la curette, cellules déciduales nombreuses. Le 22 novembre, *salpingo-oophorectomie double* qui permit de constater que la masse cylindroïde se prolongeant dans le Douglas était constituée par du sang coagulé. *Suites opératoires absolument régulières.*

Annexes gauches. — La trompe gauche présente une dilatation ovalaire (3 centim. sur 2 et demi) située à 2 centim. et demi de l'extrémité frangée.

A la partie postéro-externe existe une petite déchirure de la paroi tubaire, et dans cette région, adhère un volumineux caillot sanguin (4 centim. et demi. 2 et demi, 1 et demi). L'ostium abdominal est fermé, mais le reste de la trompe paraît normal. Le ligament large est épaissi, spongieux, vasculaire. L'ovaire, de volume normal, renferme plusieurs follicules de Graaf non rupturés et un volumineux corps jaune. A l'ouverture de la trompe, pas d'embryon, mais la portion distendue de l'oviducte est occupée par une môle tubaire, ce que met en évidence la présence de villosités choriales.

Annexes droites.— La portion enlevée de la trompe droite mesure 5 centim. 3 quarts. Sur sa face postérieure, à 1 centim. et demi de l'extrémité utérine, existe une petite déchirure à laquelle adhère un caillot dur, sombre, beaucoup plus petit que celui attaché à l'oviducte gauche. La trompe, dans ce point, est plus mince et, à son ouverture, on reconnaît qu'elle est effectivement sténosée. Des 2 côtés, la trompe paraît normale, à cela près toutefois qu'à sa surface supérieure et à environ 2 centim. de l'ostium abdominal existe un ostium accessoire, entouré de franges longues d'un demi-centim. Les 2 ostia sont ouverts.

L'ovaire droit est de volume normal, mais à sa face postéro-externe existe un caillot ferme, rouge sombre (3 centim. 2, 1 et demi). Le caillot enlevé, on constate qu'il émanait d'une cavité kystique rupturée, d'un diamètre de 1 centim. et demi. Un *examen histologique* ultérieur démontra formellement qu'il y avait eu, à intervalles de plusieurs mois, grossesse tubaire, la grossesse la plus ancienne correspondant, ainsi que l'avaient indiqué les signes cliniques, à la trompe droite, la plus récente à la trompe gauche.

L'auteur souligne dans cette observation les particularités suivantes :

1° *Le fait que la rupture est survenue dans les deux trompes*, la première fois à la fin de la septième semaine, la deuxième fois à la fin de la huitième semaine.

2° *La très petite quantité de sang échappée, les deux fois, dans la cavité abdominale.*

L'examen des trompes, fait après l'opération, fit voir que cela fut dû à l'oblitération des déchirures tubaires par le caillot sanguin.

3° *Les sept attaques de syncopes au moment de la seconde rupture.* L'auteur inclinerait à penser que les accès syncopaux sont plus habituels avec les ruptures de la trompe que dans les cas d'avortements tubaires. Toutefois, il n'y aurait pas lieu d'accorder à ce fait une valeur diagnostique considérable ; car, dans un cas où il lui fut donné de constater une large déchirure de l'oviducte, il n'y avait pas eu de syncope.

4° *La présence de cellules déciduales dans les deux fragments d'endométrium obtenus avec la curette.* Lorsqu'elles sont nombreuses, elles constituent un bon signe de grossesse. Il est rare, toutefois, qu'on soit obligé de recourir au curettage pour le diagnostic de la grossesse ectopique. Il faut songer au danger de produire des hémorrhagies utérines, et si on y a recours, procéder avec douceur et avec des précautions antiseptiques rigoureuses.

5° L'absence dans l'anamnèse, de douleurs pelviennes ou d'affections de la trompe quelconques, antérieurement à la grossesse tubaire ; et le résultat absolument négatif de l'examen histologique sous le rapport de lésions de salpingite.

De l'étude de ce cas et d'autres, l'auteur est arrivé à la conclusion que la maladie de l'oviducte n'est pas un facteur essentiel de la grossesse ectopique.

6° *Pas de stérilité antérieure.* La malade avait eu 4 enfants, le dernier 3 ans et demi avant la première grossesse tubaire. L'auteur pense *qu'en général, dans les traités classiques, on fait jouer un rôle trop important dans l'étiologie de la grossesse extra-utérine à la stérilité antérieure.*

7° *L'heureuse guérison après la première rupture.* Après la première rupture, et la disparition des accidents dont elle s'accompagna, il n'y eut plus de douleurs pelviennes, ni de troubles menstruels ; de plus, l'examen microscopique démontra que les processus naturels tendaient à la disparition des altérations locales, au retour *ad integrum*.

Ces constatations mettent en question le précepte qu'il faudrait opérer dans tous les cas de grossesse extra-utérine. Comme Veit, l'auteur est d'avis que, dans certains cas, il est préférable de s'abstenir.

En terminant, il s'élève énergiquement contre cette opinion soutenue par Reed, Dorland, Haig, Ferguson, etc. — que, dans tous les cas de grossesse tubaire, il faudrait enlever l'autre trompe, malade ou en apparence saine, sous prétexte qu'elle pourrait, ultérieurement, devenir gravide à son tour. La rareté constatée de la gestation ectopique, répétée, rend cette éventualité très problématique. Cela étant, on n'est pas autorisé à rendre les malades stériles. D'ailleurs, on a publié plusieurs cas d'accouchements normaux après ablation de l'une des trompes gravides. R. L.

Extirpation complète du fœtus et du sac dans un cas de grossesse extra-utérine avancée (Complete removal of fœtus and sac in a case of advanced extra-uterine pregnancy), MAYO ROBSON. *The British med. J.*, mai 1889, p. 6.

OBS. — Femme âgé de 29 ans ; a eu antérieurement 2 enfants, le dernier 5 ans auparavant. Depuis, bonne santé, menstruation régulière. Le 20 septembre 1897, la menstruation est plutôt exagérée. La menstruation suivante, attendue le 18 octobre, ne survient que trois jours plus tard, et prend les allures d'une métrorrhagie qui se prolonge jusqu'au 15 janvier 1898.

Le 20 novembre, la malade subit un choc moral violent, et à cette occasion la métrorrhagie se transforme en une hémorrhagie profuse.

A un examen pratiqué le 6 décembre, on songe à une fausse couche, la palpation abdominale ne décèle aucune tumeur, le cathéter utérin pénètre à 6 centim. 1/2. Le 13 décembre, pas de tumeur. Mais à la Noël, le palper bimanuel permet d'en constater une qui grossit rapidement, et qui au 15 janvier dépasse le pubis et reste à gauche de la ligne médiane. Le cathéter utérin s'oriente à droite. En février, la tumeur atteint l'ombilic, le cathéter s'incline toujours à droite; diagnostic de probabilité : grossesse dans la corne gauche d'un utérus bicorne; à ce moment, les doubles battements fœtaux sont perceptibles. Après le mois de janvier, pas d'écoulement jusqu'en juin ; à ce moment, la malade voit un peu mais la perte s'arrête vite. En juillet, juste un mois après, écoulement utérin sanguinolent. Depuis, jusqu'au moment où l'auteur examine la femme, 29 septembre, métrorrhagie plus ou moins abondante. Vers la fin de juillet, les *mouvements* de l'enfant, qui avaient été perçus pour la première fois en février, devinrent plus forts, plus énergiques. Il survint alors aussi des douleurs abdominales, ayant le caractère de contractions et tellement fortes qu'on eut recours à la morphine administrée par la voie hypodermique. *Dès ce moment, cessation complète des mouvements fœtaux.* Les seins contenaient du lait et tous les autres symptômes de la grossesse existaient.

Examen le 29 septembre 1897. Tumeur abdominale volumineuse, utérus refoulé à droite. Il est facile de différencier le fond de l'organe de la tumeur : le cathéter indique une certaine augmentation de la cativé utérine. La voûte vaginale, à gauche, est repoussée en bas par la tumeur, col reporté à droite. *Pas de ballottement ;* pas de souffle placentaire, pas de doubles battements fœtaux. *Diagnostic:* grossesse extra-utérine, fœtus mort. L'enfant étant mort, et l'état de la femme s'aggravant rapidement (amaigrissement, pouls de 110 à 120, fièvre tous les jours, etc.), on se décida à opérer tôt. *Opération*, le 4 octobre. Incision sur la ligne médiane ; le ventre ouvert, on constate que le kyste fœtal est situé à gauche de l'utérus, dont il est séparé et distinct. L'S iliaque croise sa portion supérieure, l'épiploon adhère à la face antérieure du sac. Après avoir placé convenablement des éponges, ouverture du sac en avant et enlèvement d'une certaine quantité de liquide grumeleux, inodore, brunâtre ; puis, extraction de l'enfant. Cela fait, on examine très attentivement le sac et l'on juge qu'il est possible de l'enlever complètement. En conséquence, le chirurgien lie les vaisseaux ovariens en dehors et fait en dedans un pédicule entre l'utérus et le sac. L'épiploon est ensuite détaché, les adhérences étant sectionnées entre des ligatures. Libération également de l'S iliaque et énucléation de la tumeur assez aisée, sauf quelques difficultés créées par les adhérences du feuillet postérieur du méso-côlon de L'S iliaque, dans lequel cheminent de volumineux vaisseaux. L'énucléation terminée, bien que la séreuse paraisse parfaitement sèche, application d'un tube à drainage en verre qui doit rester en place vingt-quatre heures. Le lendemain matin, l'écoulement est si insignifiant qu'on enlève le sac. Réunion de la plaie par première intention; enlèvement des sutures au bout de sept jours. Guérison absolument régulière.

Citant des opinions classiques (Macnaughton Jones, Taylor, Kelly) d'après lesquelles il ne faut pas, en général, s'aventurer à extirper le sac, l'auteur paraît incliner vers une pratique plus hardie.

En terminant, il formule les propositions suivantes qu'il soumet à ses collègues : « le ventre ouvert, si l'on trouve le fœtus au milieu des intestins, le cordon sera divisé et le fœtus extrait. Le placenta est-il inséré sur la trompe distendue, on pourra probablement l'extraire. Mais, s'il s'étale sur l'intestin, sur les gros vaisseaux pelviens, son enlèvement serait imprudent. Tamponner l'aire placentaire et drainer, après une toilette aussi soigneuse que possible, est une pratique plus sage.

Quand le fœtus est contenu dans un sac, ouvrir celui-ci dans sa partie la plus mince et extraire l'enfant. Examiner alors très attentivement pour juger si l'extirpation du sac est possible. Si oui, la ligature ou le pincement des artères utérine et utéro-ovarique simplifie de beaucoup l'intervention. Libération de toutes les adhérences intestinales et épiploïques, si besoin, entre des ligatures.

L'énucléation des portions profondes du sac sera en général aisée pourvu que l'arrière-faix siège en haut. L'abandon *in situ* de quelques portions trop adhérentes du sac ne saurait créer un danger sérieux. Suivant l'auteur, l'application durant vingt-quatre heures d'un tube de verre, à drainage, est inoffensive et utile.

Ce travail fut le point de départ d'une discussion à laquelle prirent part Macnaughton Jones, Bland Sutton, Bantock, Walter, Edge et A. Giles. De l'ensemble de cette discussion, il ressort qu'il faut se garder de décider qu'elle doit être en général la méthode de choix, d'après l'impression causée par un seul fait. Que dans le cas précédent, la mort du fœtus était déjà une condition favorable à l'extirpation complète du sac. Que si, en certaines conditions, cette ablation est possible, aisée même, et B. Sutton a pu heureusement extraire *à terme*, un enfant *vivant* et enlever en totalité le sac et le placenta, il est d'autres cas où cette conduite expose aux plus grandes difficultés et aux pires terminaisons. Bland Sutton fit donc les plus grandes réserves au sujet de cette extraction complète du sac et Bantock s'y associa entièrement. Ce dernier relata qu'il vit le premier cas au « *Saint Thomas' Hospital* ». Le fœtus paraissait s'être échappé, avec son sac amniotique, dans la cavité péritonéale. Il se développa jusqu'à terme; il était vivant au moment de l'opération. Le placenta s'étalait sur la région gauche du bassin, attaché au côté gauche de l'utérus, au ligament large et aux intestins. Il parut évident, que toute tentative de l'enlever serait désastreuse, car, un faible décollement d'une toute petite portion de son bord suffit à provoquer une hémorrhagie inquiétante. D'autre part, il n'a observé qu'un seul cas de rupture dans le ligament large et l'examen attentif des conditions anatomiques fit voir que la conduite la plus sage était d'ouvrir le sac, de l'évacuer, de le fixer à la paroi abdominale et le drainer. Bantock rappelle aussi un fait à l'occasion duquel il émit cette opinion relativement à la marche de la grossesse : œuf développé dans l'extrémité utérine de la trompe, ordinairement rupture vers ou dans la treizième semaine ; dans l'extrémité abdominale de la trompe, l'œuf s'échappe à travers l'orifice abdominal dans le ventre; dans la portion moyenne, la grossesse peut évoluer jusqu'à terme sans qu'il y ait rupture. R. L.

Grossesse ectopique répétée chez la même femme; relation d'un cas dans lequel il y avait 2 œufs extra-utérins (dans l'un, un lithopédion), **qui furent heureusement enlevés au cours de la même opération** (Repeated ectopic pregnancy in the same patient, with account of a case where two gestation sacs) (one a lithopædion) were successfully removed from either side, at one operation). Ferguson (J.-H.).

Obs. — Femme âgée de 29 ans. Un premier enfant en mai 1891, venu en présentation transversale, ne survécut qu'une heure. Second enfant en février 1892, né à 7 mois, mort également une heure après sa naissance. Depuis, menstruation régulière jusqu'en janvier 1894, où la menstruation manqua. Après quatre mois d'aménorrhée, subitement, attaque de douleurs abdominales violentes, surtout à droite. On ne sait pas s'il y eut, à ce moment, expulsion soit de caillots sanguins, soit d'une caduque. L'indisposition dura plusieurs semaines (cataplasmes, fomentations chaudes).

Ces accidents disparus, santé bonne, menstruation régulière jusqu'en février 1898. A cette époque, 2 périodes menstruelles firent défaut. *Examen* le 11 avril 1898 : douleurs pelviennes, rétention d'urine. La vessie évacuée, on constate, à gauche de l'utérus, une tumeur sensible, fluctuante, de la grosseur d'un œuf d'oie. Utérus augmenté de volume et refoulé à droite. A droite et un peu au-dessus du fond de la matrice, masse dure, assez irrégulière, donnant l'impression de l'ovaire ou d'un fibrome pédiculé. Après l'examen, expulsion par le vagin d'un fragment membraneux que l'examen histologique démontre être une portion de caduque typique. Il s'agit sûrement d'une grossesse tubaire gauche, d'environ trois mois. Le 19 avril, *cœliotomie*. Le ventre ouvert, on constate, à gauche, une grossesse tubaire. A un simple contact, prudent cependant, le sac se déchire en arrière, et des caillots sanguins, du sang liquide s'échappent dans la cavité péritonéale. Le sac est enlevé en totalité en même temps que l'ovaire correspondant qui lui adhère intimement. L'hémorrhagie est vite maîtrisée. Il y a des caillots sanguins dans l'épaisseur du ligament large. *A droite*, tumeur irrégulière, noduleuse, reliée par un pédicule mince à une trompe sinueuse, très dilatée, adhérente au fond de l'utérus. La trompe ressemble à un intestin grêle, et est remplie de sérum, hydrosalpinx type. Le sac est un lithopædion et est rempli par les os d'un fœtus de 4 mois. Ce kyste à lithopædion est situé dans la cavité péritonéale, et est rattaché à la trompe par un fin pédicule. L'ovaire droit kystique est enlevé. *Guérison* régulière.

L'examen anatomique soigneux établit que le lithopædion correspondait à une grossesse extra-utérine datant de la première période d'aménorrhée, qui s'était compliquée d'accidents abdominaux graves, tandis que le kyste tubaire gauche correspondait à la seconde période d'aménorrhée. Il fit constater aussi ce détail particulier que, lors de la première gestation ectopique, la trompe s'était rompue d'abord vers l'intérieur des ligaments larges, mais que, très vraisemblablement, par suite d'une inflammation déjà existante qui maintenait rapprochés les deux feuillets du mésométrium, la déchirure avait dû se continuer vers la cavité péritonéale, ce qui expliquait la présence à ce niveau du sac fœtal. En ce qui concerne la *conduite à tenir* quand on intervient chirurgicalement pour une première grossesse tubaire, l'auteur est d'avis qu'en vue de la possibilité d'une récidive, que peuvent déterminer des altérations de l'oviducte du côté opposé qu'il est impossible souvent de constater même le ventre ouvert, mieux vaut recourir d'emblée à l'extirpation bilatérale des annexes. Relativement à la *méthode de choix*, il estime que la voie vaginale est rarement indiquée. Les indications principales sont: 1° la suppuration du sac; 2° dans quelques cas de récidive de grossesse ectopique, s'il existe des adhérences étendues, quand la tumeur est essentiellement pelvienne et facilement accessible par le vagin. Et même, dans ces derniers cas, la cœliotomie serait en général préférable.

Lorsqu'il s'agit d'une grossesse mésométrique, c'est-à-dire quand la trompe se rupture entre les feuillets des ligaments larges, en général, il n'y a pas indication à opérer. Par la raison que, d'ordinaire, l'hémorrhagie s'arrête, et que sang et produits de conception sont habituellement résorbés. Toutefois, même dans le cas de rupture interligamentaire, la rupture par suite d'un défaut de déplissement des feuillets séreux peut, ainsi que l'établit le fait précédent, se continuer dans la cavité péritonéale. Et la possibilité de cette éventualité fait qu'il est plus sage d'opérer si l'on veut éviter la déchirure intra-péritonéale. R. L.

Grossesse extra-utérine près du terme, cœliotomie; extraction d'un enfant vivant. Guérison de la mère (Beinahe ausgestragene Extra-uterin-Schwangerschaft. Bauchschnitt, Extraktion eines lebenden Kindes, Genesung der Mutter), F. Neugebauer. *Cent. f. Gyn.*, 1899, nº 30, p. 786.

Obs. — Femme âgée de 36 ans, admise à l'hôpital le 12 septembre 1897. Premières règles à 14 ans ; depuis, menstruation toujours normale. Mariée en 1892, a eu 2 enfants et un avortement. Le dernier accouchement deux ans et demi auparavant, ultérieur à l'avortement. Grossesse actuelle : dernière menstruation, probablement du 2 au 6 février 1897, mais plus courte qu'habituellement. Le 10 février, début d'une hémorrhagie qui se prolonge six semaines. Augmentation du volume du ventre ; en juin, première perception des mouvements de l'enfant. Ces mouvements causent de telles douleurs que la femme consulte plusieurs médecins. Durant les trois premiers mois, injection de morphine 2 fois par jour. Amaigrissement, diminution continue des forces. Entrée à l'hôpital. État apyrétique, poumons et cœur normaux. Urines normales, ventre pendant, diastase accusée de la ligne blanche. Ventre comme à la fin de la grossesse, mais irrégulièrement développé, moitié gauche plus volumineuse. De l'ombilic à l'appendice xiphoïde, 25 centim.; de l'ombilic à la symphyse, 28 centim. Circonférence abdominale au niveau de l'ombilic, 99 centim. A travers la paroi abdominale, on perçoit très nettement le fœtus, dont le dos paraît tourné à droite et en avant. Le siège est situé sur la fosse iliaque gauche, mais on ne peut trouver la tête, qui, sans doute, se trouve en haut et profondément. A l'exploration de la région hypogastrique, on perçoit immédiatement des mouvements fœtaux qui causent de vives douleurs à la femme. Bruits du cœur très nets au niveau de l'ombilic. Utérus en rétro-dextroversion. Cavité utérine 11 centim., vagin normal, modifications typiques de la grossesse, bassin normal, colostrum dans les seins. (Examen radiographique et radioscopique qui ne donna aucun résultat pratique.) *Diagnostic* formel : fœtus extra-utérin, *vivant*. D'après l'examen attentif des anamnestiques, il semble ressortir que le début de la grossesse est antérieur à la perte du sang survenue du 2 au 6 février, et qu'il s'en faut seulement de vingt-quatre jours que le fœtus soit tout à fait à terme. *Opération*, le 16 septembre ; la femme est placée dans la position de Trendelenburg. Narcose au chloroforme. Incision abdominale commençant 8 centim. au-dessus de l'ombilic et descendant à 3 centim. de la symphyse. Le ventre à peine ouvert, le siège de l'enfant s'échappe à travers l'incision, extration rapide, le cordon est sectionné entre deux pinces de Péan. L'enfant crie immédiatement. Comme on n'a pas de couveuse, il est placé dans un berceau chauffé avec des bouteilles d'eau chaude. Il paraît ne pas y avoir de liquide amniotique, pas de sac fœtal. A peine le cordon de l'enfant est-il sectionné que le placenta qui s'insérait sur la face postérieur de la vessie et un peu sur la face antérieure de l'utérus, proémine à l'angle inférieure de de la plaie, après *décollement spontané*. L'arrière-faix n'est pas trop volumineux, et présente 2 sillons qui le divisent en 3 lobes. Circonférence périphérique du placenta 56 centim., longueur maxima 32 centim., etc. Cordon long de 32 centim., à insertion marginale. Le placenta extrait, hémostase par compression et tamponnement, quelques ligatures en masse.

L'examen attentif des conditions anatomiques permet de reconnaître la présence vers la périphérie du placenta de débris des membranes ovulaires, constatation qui éveille l'idée d'une rupture du sac fœtal précoce, suivie de la résorption presque complète des membranes. Annexes utérines droites normales. Annexes gauches recouvertes de pseudo-membranes inflammatoires qui se prolongent jusqu'à l'S illiaque et qui, à cause de l'urgence qu'il y a à terminer l'opération, empêchent un examen plus circonstancié.

Pour se garer contre les dangers d'une hémorrhagie secondaire, tamponnement de l'excavation vésico-utérine avec trois bandes de gaze iodoformée dont les extrêmités sont ramenées à l'angle inférieur de la plaie abdominale. Un seul plan de sutures, à points séparés, pour la fermeture de l'incision abdominale, à seule fin de gagner du temps. Durée de l'opération, 30 minutes.

Enfant vivant, longueur 47 centim., poids 2,958 gr. Diamètre O.F. 9 1/2, O. M. 15 centim. Le crâne présente une déformation, par dépression notable. L'enfant meurt au bout de neuf heures par débilité congénitale, consécutive peut-être au morphinisme de la mère. La nécropsie ne révèle rien de pathologique, sauf l'état d'atélectasie pulmonaire.

Suites opératoires pour la mère. Aussi favorables que possible. Le soir de l'opération 36°,8, P. 100. Le 2e jour, enlèvement d'une des bandes de gaze iodoformée. Le 4e jour, calomel et huile de ricin. Ce même jour, T. 38°, enlèvement des autres bandes iodoformées. Écoulement fétide. Le 8e jour, enlèvement des sutures. Application d'un drain de caoutchouc dans l'espace vésico-utérin et lavages quotidiens. Le 15e jour, 1er bain. A partir du 26 octobre, apyrexie. *Exeat* le 10 novembre, la fistule abdominale non encore complètement fermée. La femme est revue un peu plus tard ; son état a continué de s'améliorer.

Dans les considérations dont il accompagne cette observation intéressante, Neugebauer touche plus particulièrement certains points.

1° Y a-t-il eu grossesse abdominale *primitive* ou seulement *secondaire ?* Dans le cas actuel, les lésions inflammatoires constatées du côté des annexes de gauche militent plutôt en faveur d'une grossesse tubaire sans toutefois la démontrer absolument.

2° Il est intéressant de constater que le fœtus, bien que libre dans la cavité abdominale, ait pu continuer de se développer presque jusqu'à terme.

3° L'insertion du placenta dans l'espace vésico-utérin est plutôt rare; l'insertion dans le Douglas, sur la face postérieure des ligaments larges, etc., est bien plus commune.

4° La division en lobes du placenta s'explique assez par sa surface d'insertion.

5° L'absence presque complète de liquide amniotique (2 cuillerées à café à peine) mérite d'être notée.

6° Insertion marginale, brièveté du cordon, faible volume et faible épaisseur de l'arrière-faix.

8° Le décollement spontané du placenta, une fois le cordon sectionné, par suite peut-être de la contraction de l'utérus sur lequel le délivre s'insérait partiellement.

8° La médiocrité, relative, de l'hémorrhagie au niveau de l'aire placentaire. L'auteur exprime le regret de n'avoir pas de suite fermé entièrement la plaie abdominale, à cause de l'écoulement, de la suppuration consécutive qui lui paraît avoir été l'effet de l'application *in situ* de la gaze iodoformée.

9° La facilité du diagnostic de grossesse extra-utérine dans ce cas, quoiqu'il n'y eût pas eu d'expulsion de caduque.

10° La violence des douleurs ressenties par la femme, dues probablement à ce que l'enfant était libre dans le ventre, le sac s'étant rompu de bonne heure.

Les cas publiés où il est spécialement noté que l'enfant était tout à fait libre dans l'abdomen restent peu nombreux.

11° La déformation par compression observée sur la tête de l'enfant se développant librement dans la cavité abdominale, déformation signalée également par d'autres auteurs.

12° Enfin, cette constatation que la femme ne se souvenait pas d'avoir eu une indisposition quelconque de nature à éclairer tant soit peu l'étiologie de la grossesse ectopique dans ce cas. R. L.

OPÉRATION CÉSARIENNE

(*Suite*) (1)

Tumeur du bassin faisant obstacle à l'accouchement ; opération césarienne, par V. C. Netchiporenko. *Wratch*, 1899, p. 432.

Cette observation est intéressante surtout au point de vue des conditions déplorables dans lesquelles un médecin peut être forcé d'intervenir à la campagne, en Russie. L'auteur, chirurgien de l'hôpital de l'arrondissement de Serogar (notons entre parenthèses, que l'hôpital n'a pas de salle d'opération), est appelé une nuit à 25 kil. de chez lui auprès d'une parturiente. La femme, âgée de 24 ans, arrivée à terme, est en travail depuis la veille, mais l'engagement est rendu impossible à cause d'une tumeur dure qui obstrue presque complètement le petit bassin, tumeur dont la patiente n'a pas consenti à être débarrassée au cours de la grossesse. La malade se trouve dans une cabane pleine de crasse et de poussière, à peine éclairée, si bien qu'il faut ouvrir la porte et recevoir toute la poussière, apportée par un grand vent, pour y voir. Le linge est sale, les instruments n'ont pu être stérilisés et en fait de liquides propres l'opérateur possède une bouteille d'eau bouillie et une autre d'eau boriquée. Le second médecin donne le chloroforme d'une main et aide l'opérateur de l'autre. Dans ces conditions est faite l'opération césarienne, l'extraction de l'enfant mort, la ligature en masse des ligaments larges, afin d'empêcher une nouvelle grossesse, enfin la suture de l'utérus et de la paroi à la soie, à l'aide d'une simple aiguille de couturière. L'hémorrhagie a été à peu près nulle, et par conséquent la ligature élastique du col inutile.

Eh ! bien, après une intervention ausi grave que septique, précédée encore d'une basiotripsie, la température ne s'éleva qu'une fois à 38°, la suppuration se borna à l'angle inférieur de la plaie abdominale et à une endométrite de peu de durée et, vingt-deux jours plus tard, l'opérée allait à une foire voisine. Un mois plus tard l'auteur lui fit, cette fois à l'hôpital, l'ablation de la tumeur, ce qui nécessita la section du coccyx et des deux derniers nerfs sacrés gauches. La tumeur était un enchondrome du volume de trois poings d'adulte, pesant 900 gr. ; la guérison se fit sans incidents et l'opérée, revue dans le courant des années suivantes, a été trouvée en parfait état de santé, non réglée, sans un aucun symptôme pouvant se rapporter à la section des nerfs.

M. N. W.

---

(1) Voir n° de juin, p. 419.

Deux opérations césariennes avec issue favorable pour la mère et l'enfant, par le prof. J. M. Lwoff. *Wratch*, 1899, p. 94.

Obs. I. — Primipare, tartare de 25 ans, accouchement à terme d'une grossesse normale. Au bout de trois jours de travail, elle est conduite à l'hôpital de Kazan, où l'on reconnaît un bassin rétréci rachitique, le diamètre conjugué vrai mesurant 5 cm. 1/2 ; dilatation à peine commencée, aucun engagement, présentation du sommet, enfant vivant. L'opération césarienne faite suivant les règles habituelles, amena l'extraction d'un enfant en état d'asphyxie légère, qui fut rapidement ranimé. Le placenta se trouvait sur la paroi antérieure au niveau de l'incision ; après son extraction il se produisit une hémorrhagie assez abondante que l'on arrêta par la compression du col de l'utérus ; 12 points de suture musculaire et 8 séro-séreux fermèrent l'incision utérine, longue de 9 cent ; la paroi abdominale fut suturée sans drainage. La période post-opératoire se compliqua d'une légère endométrite, de la suppuration de quelques points de suture et d'une phlegmatia alba dolens bénigne, si bien que l'opérée put sortir guérie le 27e jour, nourrissant fort bien l'enfant ; le fond de l'utérus était adhérent à la paroi abdominale. L'opérée a eté revue un an plus tard toujours en parfaite santé, ainsi que l'enfant.

Obs. 2. — Primipare, tartare de 22 ans, ayant l'apparence d'une fillette très délicate de 10 à 11 ans, haute de 136 centim. Le bassin, régulièrement rétréci, présente les dimensions suivantes : d. tr. 26, d. cr. 20, d. sp. 18, conj. ext. 16 3/4, conj. diag. 10, conj. vrai environ 7. La tête est mobile au-dessus du détroit, la dilatation n'avance pas et l'opération césarienne est pratiquée trente-six heures après le début du travail : l'enfant, pesant 3,180, est en état de mort apparente, mais on réussit à le ranimer rapidement. Dans ce cas la guérison fut apyrétique et la réunion se fit par première intention sans incidents. Dans ce cas, ainsi que dans deux autres, le placenta se trouvait sur la paroi antérieure ; l'auteur rappelle que ses quatre opérations se sont terminées favorablement ; il ne se sert jamais de la ligature élastique pendant l'opération ; la compression manuelle et de courte durée du col a suffi dans les cas où l'hémorrhagie était survenue, bientôt arrêtée par la rétraction de l'utérus.

M. N. W.

ARIÉTÉS

Congrès périodique International de Gynécologie et d'Obstétrique.

PROGRAMME DE LA TROISIÈME SESSION QUI AURA LIEU A AMSTERDAM DU 8 AU 12 AOUT 1899.

Mercredi 9 août. — M. CHARLES G. CUMSTON (Boston) La technique de l'antisepsie et de l'asepsie en chirurgie gynécologique. — M. DELAGÉNIÈRE (le Mans). Du raccourcissement des ligaments larges et des ligaments ronds dans la rétroversion de l'utérus. — M. P. POIRIER (Paris). Des hypertrophies lymphatiques dans les tumeurs de l'utérus et des ovaires. — M. BOUILLY (Paris). La voie vaginale dans le traitement des affections annexielles. — M. C. E. SCHWARTZ (Paris). Note sur les sarcomes angioplastiques du vagin. — M. P. REYNIER (Paris). Hystérectomie abdominale totale dans le cancer utérin. — M. P. PETIT (Paris). La gaine vasculaire pelvienne. — M. T. MORE MADDEN (Dublin). On the treatment of cancer of the uterus. — Mlle CATH. VAN TUSSENBROEK (Amsterdam). Ovarian pregnancy. — G. HEINRICIUS (Helsingfors). Ueber die klinische Bedeutung der Retrodeviationen des Uterus. — R. ZIEGENSPECK (München). Meine Stenosen-operation. — TH. JONNESCO (Bucarest). La castration abdominale totale dans les affections, septiques ou non, des annexes.

Discussion sur la question mise à l'ordre du jour : *La valeur relative de l'antisepsie et des perfectionnements de la technique dans les résultats actuels de la gynécologie opératoire.*

Rapporteurs : MM. BUMM, RICHELOT.

Jeudi 10 août. — M. DUMONT-LELOIR (Tourcoing). Étude sur la position à la Walcher avec épreuves radiographiques. Présentation d'un appareil « le radio-pelligraphe ». — M. DAAIS EDWARDS (Philadelphia). The management of labor in abnormal pelves. — Mme KRAJEWSKA (Dolnja Tuzla). L'ostéomalacie en Bosnie. — M. F. LA TORRE (Rome). Della nomenclatura dei diametri obliqui del bacino dal punto di vista ostetrico internazionale. — M. F. La Torre (Rome). Della classificazione morfologica dei bacini viziati. — MM. Jentzer et Beuttner (Genève). Experimentelle Untersuchungen über Castrationsatrophie. — M. Beuttner (Genève). Salipyrin in der Gynaekologie — M. Sherwood Dunn. Gynaecological surgery in the treatment of nervous diseases in women. — M. E. Doumer (Lille). Sur l'emploi des courants de haute fréquence en gynécologie. — M. J. L. Faure (Paris). L'hystérectomie abdominale totale dans les suppurations annexielles. — M. Ch. Porak (Paris). De l'omphalotripsie. — M. H. Duret (Lille). De la colpohystérectomie dans le traitement de l'inversion utérine irréductible. — M. Favre (Chaux-de-Fonds). Accouchement et néphrite. — M. Ch. Fournel (Paris). Démonstration d'un nouveau porte-aiguille.

Discussion sur la question mise à l'ordre du jour : *L'influence de la position sur la forme et les dimensions du bassin.*

Rapporteurs : MM. Bonnaire, Pinzani et Walcher.

Vendredi 11 août. — M. H. Delagénière (Le Mans). L'hystérectomie totale dans les cas de fibromes compliqués d'albuminurie. — M. C. E. Schwartz (Paris). Sur le traitement chirurgical des fibromyômes. — M. R. Bill (Glasgow). Medical treatment of fibromyoma and ovarian disease and of incipient carcinoma of the cervix. — M. A. Doléris (Paris). Sur le traitement des fibromes gravidiques. — M. Bilhaut (Paris). Sur le traitement chirurgical des fibromyômes. — M. A. Waskressensky (Kieff). Les principes de traitement des fibromes de la matrice. — M. Ch. d'Hotman de Villiers (Paris). Observation d'hystérectomie abdomino-vaginale totale pour gros fibrome. — M. H. Duret (Lille). De quelques modes opératoires particuliers dans le traitement des fibromes. — M. Gutierrez (Madrid). Sur le traitement chirurgical des fibromyômes. — M. A. Fargas (Barcelone). Sur le traitement chirurgical des myômes utérins. — M. J. A. Amann (München). Zur operativen Behandlung der Myome (mit Demonstration). — M. E. Coleman Savage (New-York). On fibromyoma — M. Treub (Amsterdam). Résultats de toutes mes opérations de fibromes pendant les dernières trois années.

Discussion sur la question mise à l'ordre du jour : *Le traitement chirurgical des fibromes.*

Rapporteurs : MM. Doyen et Schauta.

Samedi 12 août. — M. Hector Treub (Amsterdam). L'antisepsie dans l'opération césarienne et dans la symphyséotomie. — M. A. Doléris (Paris). Sur les grossesses tubaires à crises paroxystiques. —

MM. Beuttner & Jentzer (Genève). Ueber Erbrechen kaffeesatzartiger Massen nach gynaekologischen und geburtshülflichen Narkosen. — M. F. La Torre (Rome). Della definizione della presentazione e posizione fetale. — M. A. Doléris (Paris). Sur la stérilité dans les familles dégénérées. — J. L. Faure (Paris). L'hystérectomie abdominale totale dans le cancer de l'utérus. — M. H. Hartmann (Paris). Sur le traitement opératoire des salpingites. — M. Th. Jonnesco (Bucarest). — Nouveau procédé de suture de la paroi abdominale sans fils perdus. — MM. Queirel et Doumergue (Marseille). — Urologie de la grossesse et de l'état puerpéral. — M. Th. H. van de Velde (Amsterdam). Recherches sur l'élimination du bleu de méthylène dans la grossesse normale et pathologique.

Discussion sur la question mise à l'ordre du jour : ***L'indication de l'opération césarienne considérée en rapport avec celle de la symphyséotomie, de la crâniotomie et de l'accouchement prématuré artificiel.***

Rapporteurs : M.M. Fancourt Barnes, Leopold, Pestalozza et Pinard.

BIBLIOGRAPHIE

Contribution à l'étude de l'extirpation vaginale de l'utérus et de ses annexes dans les affections graves de ces organes, par le Dr Woskresensky (1).

L'auteur relate quatre cas de maladies graves utéro-annexielles : 1° Ovaro-salpingite, ovaire droit kystique, salpingite purulente, métrite, péri et paramétrite ; 2° dégénérescence myomateuse de l'utérus, ectropion avec érosion, ovarite ; 3° noyau fibreux utérin, métrite et périmétrite, salpingo-ovarite ; 4° rétroflexion irréductible, périmétrite, ovarite chronique.

Dans trois de ces cas, il s'agissait de processus consécutifs vraisemblablement à une infection, celle-ci s'étant produite à l'occasion d'un

---

(1) Analysé d'après le mémoire original inédit.

accouchement, probablement par direction insuffisante de l'accouchement et des suites de couches. Le début des accidents remontait en général, à une époque éloignée, jusqu'à dix ou douze ans, et leur aggravation, malgré des traitements multiples, naturellement intermittents, avait fait de ces femmes de véritables infirmes, incapables de gagner leur vie. Dans le quatrième cas, la dégénérescence myomateuse constituait une indication précise à une intervention radicale.

L'auteur guérit, effectivement, les quatre malades par l'extirpation vaginale, totale de l'utérus et des annexes. Et, à cette occasion, il insiste, à son tour, particulièrement sur l'importance que prend au point de vue du choix de l'intervention la condition sociale de la malade. Il souligne qu'il ne faut pas écouter avec un scepticisme *a priori* les doléances des femmes qui accusent des douleurs pelviennes. Il faut les examiner soigneusement et avoir pour but de procurer à celles qui sont obligées de gagner péniblement leur vie, une guérison effective, c'est-à-dire un nouvel état compatible avec les exigences de professions souvent dures. A ce point de vue, le plus souvent, traitements médicaux, gynécologiques anodins, chirurgicaux partiels, ne sont que leurres et ne fournissent que des accalmies éphémères. Il faut ne pas hésiter à remédier à ces états pathologiques, utéro-annexiels graves par une intervention radicale telle que l'extirpation vaginale de l'utérus et et des annexes qui, des quatre femmes que concernent les observations précédentes, véritables infirmes, fit des femmes vigoureuses, capables de vaqu er de nouveau à leurs occupations antérieures.

En ce qui concerne la technique opératoire, l'auteur insiste plus particulièrement sur la question de l'hémostase ; vaut-il mieux utiliser la forcipressure ou les ligatutres? A son avis, la solution de ce point ne saurait être absolue. Le choix dépend non seulement des habitudes du chirurgien, mais encore de la qualité de l'assistance de l'opérée. Il est certain que l'emploi des pinces, s'il abrège la durée de l'opération, exige, par contre, une surveillance *post-opératoire* plus vigilante.

R. LABUSQUIÈRE.

La grossesse extra-membraneuse. GLAISE (E). Th. Paris, 1899, nº 408.

Sous ce titre et à l'occasion d'un cas observé à la maternité de la Charité, l'auteur envisage des faits rares, curieux, dans lesquels le fœtus, après déchirure isolée de l'amnios ou de l'amnios et du chorion, a pu vivre plus ou moins longtemps et se développer soit dans le sac chorial, soit entièrement en dehors des membranes ovulaires, dans la cavité utérine ; il a recueilli, dans la littérature française et étrangère, 12 observations de ce genre ; donc un total de 13 cas.

Dans le but d'éclairer l'étiologie et la pathogénie de ces faits, il a d'abord rappelé le développement et les caractères anatomiques des membranes ovulaires, amnios et chorion, puis résumé ce qui a été écrit sur la question, peut-être pas définitivement résolue, du placenta marginé.

De l'analyse des observations, et des résultats fournis par des examens histologiques pratiqués sur des préparations avec la pièce pathologique recueillie à la Charité, M. Glaise pense que cette vie extra-ovulaire du fœtus est bien consécutive à une déchirure des membranes, facilitée le plus souvent par un état de friabilité, d'élasticité moindre, sous la dépendance d'une endométrite déciduale, et non à une anomalie dans le développement des annexes fœtales (persistance de l'ombilic amniotique).

Au point de vue pratique, cette conclusion : il ne faut pas croire, *a priori*, que ces fœtus, arrivés en dehors de la cavité ovulaire, soient fatalement perdus. Il faut, au contraire, appliquer immédiatement, et dans sa rigueur, le traitement habituel des avortements imminents, repos absolu et opium Grâce à ce traitement, on retardera le plus possible la date de l'interruption de la grossesse, et l'on aura d'autant plus de chances d'avoir des fœtus viables et capables de bien se développer.

Que les fœtus puissent continuer de se développer dans la cavité utérine, en dehors des membranes ovulaires, cela nous paraît d'autant plus admissible que nous avons vu des observations de plus en plus fréquentes, de fœtus qui, libres au milieu des anses intestinales, ont pu atteindre jusqu'au terme de la grossesse et être extraits vivants.

R. L.

1,996 Laparotomies, Dr Jacobs. Extrait du *Bull. de gyn., et d'obst.*, juin 1899, n° 3.

Il est impossible d'analyser en détail l'important mémoire du Dr Jacobs, qui, d'ailleurs, définit son but comme suit : « En revisant les 1,996 laparotomies que j'ai pratiquées depuis l'année 1889 jusqu'à l'année 1896, écrit-il, j'ai en vue de discuter les résultats obtenus, d'annoter les progrès constants apportés à la technique de différentes

opérations abdominales, de démontrer la sécurité complète avec laquelle nous pouvons entreprendre aujourd'hui ces interventions. »

Le nombre des interventions, le but poursuivi par l'auteur, le bon renom qu'il a acquis dans le domaine de la gynécologie, sont des garanties suffisantes de la valeur du travail et des documents qu'il promet à tous ceux qui s'intéressent à cette branche de l'art.

R. L.

ERRATUM

Dans l'article de Picqué et Mauclaire, *Considérations sur le traitement du cancer utérin par l'hystérectomie abdominale totale*, on lit (nº de juin, p. 375) :

1892. — Zweifel................ 8 cas... 7 morts.

Il y a là un lapsus que nous ne pouvons laisser passer.

En 1892, in *Vorlesungen über klin. Gynækol*, Zweifel (p. 117) relate 8 opérations avec deux morts. Depuis cette époque, il a fait 30 nouvelles hystérectomies abdominales pour cancer avec 2 morts (Communication écrite).

P. M.

INDEX BIBLIOGRAPHIQUE TRIMESTRIEL

GYNÉCOLOGIE

Bantock. The modern doctrine of bacteriology or the germ theory of disease with special reference to Gynæcology. *The British Gynec. Soc.*, mai 1899, p. 18. — **Bœckel.** Occlusion intestinale et gangrène de l'extrémité supérieure du rectum dans les tumeurs utérines ou ovariques. intervention chirurgicale. *Revue de Gynécologie* nº 3 année, 10 juin 1899, p. 477. — **Bossi.** Sur l'abus des interventions chirurgicales et en particulier au sujet de l'amputation du col. *La Gynécologie*, 15 avril 1899, nº 2, p. 111. — **Frænkel.** Experimente zur Herbeiführung der Unwegsamkeit der Eileiter. *Arch. f. Gynäkologie*, 1899, Band 58. **Fred. J. Smith.** A contribution to the anatomy of the Peritoneum. *The*

Lancet, may. 3, 1899, n° 3950, p. 1286 — **Englemann**. Treatment of Women's diseases by beaths. *The British Gyn. Soc.*, mai 1899, p. 101. — **Haggard**. A Plea for the More correct application of the Emmet methods in plastic surgery. *Am. Gyn. and Obst. Journal*, avril 1899, n° 4 p. 384. — **Hébert**. The modern doctrine of bacteriology or the germ theory of disease. *The British Gyn. Soc.*, mai 1899, p. 87. — **Johnston**. The limitations of conservative surgery on the Female genital organs. *Medical News*, may 13, 1899, n° 1374, p. 578. — **Lawson Tait**. The Term «Conservative Surgery» as it has been proposed to apply it to the uterus and its appendages. *Medical record*, New-York, 8 avril 1899, p. 486. — **Lefèvre**. Une forme commune de stérilité féminine et son traitement *La Gynécologie*, n° 3, 15 juin 1899, p. 238. — **Munde**. The differential diagnosis of pelvic and abdominal diseases in the Female. *Medical News*, avril 1899, p. 449, 487. — **Neugebauer**. Cinquante cas de mariages conclus entre des personnes du même sexe avec plusieurs procès de divorce par suite d'erreur de sexe. *Revue de Chir. et de Gynécologie abdominale*, Paris, 10 avril 1899, p. 195. — **Norsa**. Rapporti fra le funzioni e lesioni d'ell'apparato genitale muliebre e le malattie ocularis. *La Clinica ostetrica*, anno I, vol. I, feb. 1899, fasc. 2, p. 68. — **Paoletti**. Sudi alcuni rapporti esistenti tra mestruazioni e neoplasmi dell' uterus degli annessi. *Archivio italiano di ginecologia* anno II, 28 feb. 1899, n° I. p. 21. — **Poggi**. La funzione mestrualo, l'ematopoiesi della donna. *Archivio italiano di Ginecologia*, anno II, 28 Feb. 1899, n° 1, p. 13. —**Picqué** et **Febvré**. Du rôle de l'intervention chirurgicale et en particulier des opérations gynécologiques dans certaines formes d'aliénation mentale. *La Gynécologie*, 4° année, n° 3,15 juin 1899, p. 218 — **Picqué** et **Febvré**. Opérations gynécologiques dans certaines formes d'aliénation mentale. *La Gynécologie*, 15 avril 1899, n° 2, p. 119. — **Popoff**. A contribution to the study of albuminuria after ether narcosis. *Annals of Gynecology and Pediatry*, vol. XII, april 1899, n° 7, p. 435. — **Ratchinski**. Sur l'angiotripsie. *Revue de Gynécologie*, 3° année, n° 3, 10 juin 1898, p. 401. — **Richard Lomer**. The diagnostic value of pain in Gynecology. *The Amer. Journal of Obs.*, avril 1899, p. 433. — **Stameni**. Influenza della menstruazione sulla quantita di emoglobina e di corpuscoli contenuti nel saugue. *Archivio italiano di Ginecologia*, anno II, 28 feb. 1899, n. 1, p. 19. — **Thorn**. Zur Frage der Tubenwehen. *Cent f. Gyn.* n° 1899 n° 19, p 534. — **Timmermanns** Sammelbericht über niederlandische Geburtshülfliche und Gynækologische Litteratur. *Monats. f. Geburts. und Gynæk.* Bd IX, April 1899, Heft 4, p. 521. — **Wylie**. Anæmia as observed in a Gynæcological clinic with some practical Suggestion on the Diagnosis of obscure cases and their treatment. *Medical Record*, may 20, 1899, n° 1489, p. 705.

THÉRAPEUTIQUE GYNÉCOLOGIQUE ET INSTRUMENTS. — **Beuttner**. Eine neue Salbenspritze. *Cent. f. Gyn.*, 1899, n° 19, p. 564. — **Bröse**. Eine Dauerklemme mit Verschluss-Sicherung. *Cent. f. Gyn.*, 1899, n° 21, p. 635. — **Dougall Bissell**. Presentation of a New Ecraseur : Its advantages over Ligaturs and clamps in intrapelvic Surgery. *Amer. Gynæc. and Obst journal*, may 1899, n° 5, p. 520. — **Harrington**. Apparatus for flushing the abdominal cervity. *The Boston Med. a Surg. journal*, 13 avril 1899, vol. CXL, p. 353. — **Lauro V**. Indicazioni, modo di azione e tecnica dello zaffo vaginal ed utero-vaginale. *Archivio di Ostetricia e Ginecologia*, anno VI, maggio 1899, n° 5, p. 280.

— **Morisani T.** Una nuova istera-cannula dilatatrice. *Archivio di Ostetricia e Ginecologia*, anno VI, maggio 1899, n° 5, p. 285. — **Mueller.** Ein neuer Cervix dilatator. *Centralblatt f. Gynäk.*, n° 13, April 1899, p. 350. — **Newman.** Doyen-Thumin Crusher New Instrument for extending its Work upon the Broad Ligaments. *Am. Gyn. and Obst. journal*, avril 1899, n° 4, p. 391. — **Orlow.** Uber die Thumin'sche Hebelklemme. *Cent. f. Gyn.*, 1899, n° 20, p. 394. — **Otto Wille.** Ein sehr billiger Köliotomietisch. *Cent. f. Gyn.* 1899, n° 19, p. 561. — **Pincus.** Erwiderung auf den Aufsatz des Herrn Dührssen über « Atmokausis ». *Centralblatt. f. Gynäk.*, n° 13, april 1899, p. 352. — **Pincus.** Zangen mit abnehmbaren Griffen. *Centralblatt f. Gynäk.*, n° 14, 8 April 1899, p. 376. — **Schwarze.** Bedenken gegen die Thumin'sche Klemne. *Cent. f. Gyn.*, 1899, n° 21, p. 635.

VULVE ET VAGIN. — **Davidsohn.** Tuberculose der Vulva und Vagina. *Berlin. klin. Wochenschrift*, 1899, n° 25. — **De Sinéty.** Hypertrophie du tubercule antérieur du vagin simulant l'hermaphrodisme. *Revue de gynécologie et de chirurgie abdominale.* Paris, 10 avril 1899, p. 211. — **Drummond Robinson.** Vulval discharges in children. *Transactions of Obst. Society of London*, vol. XLI, january 4 th 1899, p. 14. — **Lauwers.** Un cas d'éléphantiasis énorme de la vulve. *Bulletin de la Société belge de Gyn. et d'Obst.*, année 1899-1900, t. X, n° 1, p. 7. — **Moyroud.** Imperforation de l'hymen, hématocolpos et hématométrie. *Loire médic.*, 15 mai 1899, p. 125. — **Otto Fuchs.** Beitrag zur Colpocœliotomia posterior, insbesondere ihre Verbindung mit der Alexander Adams' schen Operation. *Monats. f. Geburts. med. Gynæk.*, Bd IX, April 1899, Heft 4, p. 474. — **Otto Th. Lindenthal.** Beitrag zur Aetiologie und Histiologie der sogen. Colpohyperplasia cystica. *Zeits. f. Geburts. und Gynäk.*, XL Bd 3 Heft, p. 375. — **Petit (P.).** Début d'épithélioma leucoplasique de la vulve. *La Semaine gynécologique.* Paris, 13 juin 1899, p. 185. — **Waldstein.** Ein Fall von angiosarcoma perivasculare (Perithelioma) vaginal als Beitrag zur Lehre der vaginälsarkome des Kindesalters. *Arch. für Gynaek.*, 1899, Band 58, Heft 2, p. 427.

DÉVIATIONS ET DÉPLACEMENTS DE L'UTÉRUS, PÉRINÉORRHAPHIE. — **Aikman.** A case of procident uterus treated by quinine Injection. *The Lancet*, n° 3956, june 24, 1899, p. 1716. — **Alexander.** Zur Inversion des Uterus durch Geschwülste. *Arch. für Gynaek.*, 1899, Band 58, Heft 2, p. 439. — **Gottschaltk.** Zur Operation der Retroflexio utéri. Entgegnung auf den gleichnamigen Artikel von Mackenrodt in n° 8 dieses Blatter. *Centralblatt f. Gynæk.*, n° 14, 8 april 1899, p. 375. — **Hurst Maier.** The non-operative treatment of retrodisplacements of the uterus. *Amer. Gynæc. and Obst. Journal*, may 1899, n° 5, p. 511. — **Jacobs.** Du raccourcissement intra-abdominal des ligaments ronds. *Bulletin de la Société Belge de Gyn. et d'Obst.*, année 1899-1900, t. X, n° 1, p. 3. — **John M. Fisher.** Diagnosis of retro-displacements of the uterus. *Amer. Gynæc. and Obst. Journal*, may 1899, n° 5, p. 516. — **Mackenrodt.** Zur Operation der Retroflexio uteri. *Cent. f. Gyn.*, 1899, n° 18, p. 512. — **Marion (H. E.).** Inversion of the uterus. *The Boston Med. and Surg. Journal*, may 4, 1899, n° 18, p. 424. — **Montgomery.** The consideration of vaginal fixation in the treatment of retroversion. *Amer. Gynæc. and Obst. Journal*, may, 1899, n° 5, p. 497. — **Noble.**

Alexander's operation. *Amer. Gynæc. and Obst. Journal*, may 1899, n° 5, p. 499. — **Richard C. Norris**. Suspensio uteri and intraperitoneal shortening of the round ligaments. *Amer. Gynec. and Obst. Journal*, may 1899, n° 5, p. 505. — **Roncaglia**. Sul valore dell' operazione d'Alexander nella retroversione uterina mobile. *Annali di Ostetricia e Ginec.*, anno XXI, may 1899, n° 3, p. 225. — **Spinelli**. Chirurgische konservirende Behandlung der chronischen Uterus inversion nach dem Verfahren von Kehrer. *Cent. f. Gyn.*, 1899, n° 19, p. 552. — **Spinelli**. Cura chirurgica conservatrice dell' inversione cronica dell' utero col proceo Kehrer. *Archivio italiano di Ginecologia*. Anno II, 28 feb. 99, n° 1, p. 7. — **Staedler**. Die operative Behandlung der Lageränderungen der Gebärmutter mittelst Lawson-Tait-Alexander. *Archiv für Gynæk.*, Heft III, 1899, p. 492. — **Wertheim**. Zur plastischen Verwendung des Uterus bei Prolapsen. *Centralblatt f. Gynæk.* n° 14, 8 april, 99, p. 369. — **Wilmer Krusen**. The causation of uterine retrodisplacements. *Amer. Gynæc. and Obst. journal*, may 1899, n° 5, p. 513.

MÉTRITES, ULCÉRATIONS.—**Addinsell**. Microscopical Slides from a case of intermenstrual Pain. *Transactions of Obstet. Society of London*, vol. XLI, january 4 th. 1889, p. 3. — **Boldt**. Stypticin (cotarnine Hydrochlorate) in uterine Hemorrhage. *Medical News*, New-York, 8 avril 1899, p. 417. — **Bouilly (G.)**. Des métrorrhagies d'origine ovarienne. *La Gynécologie*, 15 avril 1899, n° 2, p. 97. — **Chrobak**. Bemerkungen zu dem Aufsatze von Boldt, eine aussergewöhnliche Verletzung bei einer versuchten Ausschabung des Uterus. *Monats. f. Gebürts. und Gynaek.*, Bd IX, april 1899, Heft 4, p. 485. — **John O. Polak**. A case of instrumental rupture of the uterus. *Medical News*, vol. LXXIV, n° 18, may 6, 1899, p. 555. — **Pichevin**. A propos de l'opération de Schrœder. *Sem. gynéc.*, avril 1899, p. 105.

TUMEURS UTÉRINES, HYSTÉRECTOMIE.— **Alban Doran**. Removal of a fibroïd from a uterus unicornis. *British med. Journ.*, 10 juin 1899, p. 1389. — **Andrew F. Currier**. Clinical Data relating to Cancer of the uterus. *Amer. Journal of Obstetrics*, may 1899, p. 606. — **Bastian (J.)**. De l'hystérotomie sphinctérienne temporaire en tant qu'opération exploratrice. *Revue Méd. de la Suisse Romande*, 19e année, n° 5, 20 mai 1899, p. 350. — **Beverly Campbell**. Uterine fibroma. *Annals of gynecology and pædiatry*, vol. XII, may 1899, n° 8, p. 499. — **Blanc**. Ablation de sept fibromes utérins par la voie abdominale avec conservation totale de l'utérus. *Loire Médicale*, Saint-Etienne, 15 avril 1899, p. 83. — **Bland Sutton**. Hysterectomy as aconservative operation *Brit. med. J.*, 8 avril 1899, p. 839. — **Chandelut**. Deux signes en faveur de la non intervention dans les cas de fibromes volumineux de l'utérus. *Bulletin de la Société de Chirurgie de Lyon*, n° 5, nov. déc. 1898, p. 19. — **Czerwenka**. Ein Fall von Cystadenoma papillare proliferum des Uterus. *Arch. f. Gynaek.* 1899, Band 58, Heft 2, p. 367. — **Ferroni**. Note cliniche ed anatomo-patologiche su alcuni casi di utero simultaneamente affetto da carcinoma del collo e fibromioma del corpo. *Annali di Ostetricia e ginec.*, anno XXI, marz 1899, n° 3, p. 279. — **Ferroni**. Sulla torsione del peduncolo nei fibromiomi sottoserosi del'utero. *Annali di ostetricia e ginecologia*, anno XXI, aprile 1899, n° 4, p. 342. — **Frederic Bowreman**

Jessett. Some remarks on the operative treatment of malignant diseases of the breast and uterus. *The Medical Chronicle*, Manchester, mai 1899, p. 92. — **Freund**. Aetiologie, Symptomatologie, Diagnose und Radicalbehandlung des Uteruscarcinomen von R. Frommel. *Cent. f. Gyn.*, 1899, n° 18, p. 497. — **Herbert Snow**. Vaginal Hysterectomy for Epithelioma of Cervix. *The British gyn. Soc.*, mai 1899, p. 3. — **Hirst**. The clinical history of uterine polype. *Amer. Journal of Obstetrics*, april 1899, p. 478. — **Jonnesco**. Ligatures atrophiantes pour cancer de l'utérus. *Bulletins et Mémoires Société de Chirurgie de Bucarest*, t. I, n° 3, oct. nov. déc. 1898, p. 145. — **James-Oliver**. Adenoma Universale of the Endometrium (infiltrating the Myometrium) in a Virgini forming an abdominal tumour, Pan Hysterectomy. Recovery. *The British gyn. Soc.*, mai 1899, p. 59 — **Landau (T.)**. On the surgical treatment of uterine cancer and its recurrences. *British Medical Journal*, may 27, 1899, n° 2004, p. 1269. — **Lauwers**. Cancer du corps de l'utérus. *Société belge de gynécologie et d'obstétrique*, année 1899-1900, t. X, n° 2, p. 24. — **Longuet**. Hystérectomie abdominale supra-vaginale basse ou subtotale dans le traitement des fibromes utérins *Sem. Gynécol.*, 1899, p. 169, 201. — **Monprofit**. Hystérectomie abdominale totale pour fibromes compliqués de grossesse avant terme. *Revue de gynécologie*, 3° année, n° 310 juin, 1899, p. 393. — **Neumann**. Ueber einen neuen Fall von Adenomyom des Uterus und der Tuben mit gleichzeitiger Amwesenheit von Urnierenkeimen im Eierstock. *Arch. für Gynaek.*, Heft III, 1899, p. 594. — **Pozzi**. Indications opératoires pour les fibromes utérins. *Sem. Gynéc.*, mai 1899, p. 137, 161. — **Ruggi**. Della isterectomia cuneiforme vaginale eseguita in alcuni speciali casi di flessione della matrice. *Archivio Italiano di ginecologia*, anno II, 28 feb. 1899, n° 1. p. 1. — **Ryall (Ch.)**. Cases of abdominal hysterectomy for fibro-myoma uteri. *The British gyn. Soc.*, mai 1899, p. 51. — **Spannochi**. Contributo alla ereditarieta dei fibromi dell'utero. *Annali di ostetricia e ginec.*, anno XXI, aprile 1899, n° 4, p. 331. — **Tridondani**. Contributo allo studio della istogenesi e patogenesi dei miomi uterini. *Annali di ostetricia et ginecologia*, anno XXI, n° 5, maggio 1899, p. 385. — **Violet**. Fibrome utérin volumineux à évolution rapide. *Bulletin de la Société de chirurgie de Lyon*, n° 5, nov. déc. 1898, p. 5. — **Vitrac**. Fibrome de 13 kilos calcifié ; gros calcul de la vessie. Hystérectomie abdominale. Mort en 10 jours par infection d'origine vésicale. *Gaz. heb. des Sciences méd. de Bordeaux*, 16 avril 1899, p. 183.

INFLAMMATIONS PÉRI-UTÉRINES. AFFECTIONS NON NÉOPLASIQUES DES ORGANES PÉRI-UTÉRINS. DÉPLACEMENT DES ORGANES PERI-UTÉRINS. — **Baldy**. The surgical treatment of pelvic inflammatory lesions by abdominal section. *Amer. Journal of Obstetrics*, may 1899, p. 597. — **Duma**. Hystérectomie abdominale pour salpingite. *Bull et mém. de la Société de chirurgie de Bucarest*, janv. fev. 1899, p. 192. — **Durante**. La peritonite tubercolare nella donna. *La Clinica ostetrica*, anno I, vol. I, gen. 1899, fasc. 1. p. 7. — **Hawkins**. Appendicitis or salpingitis with complications, and a Report of some unusual cases. *Medical Record*. New-York, 6 mai 1899, p. 630. — **Kelly (E.)**. Tubercular peritonitis. *Pacific Med. Journal*. vol. XLII, n° 5. may 1899, p. 269. — **Lanelongue**. Sur deux cas d'hématocèle rétro-utérine. *Rev. mensuelle de Gynéc., Obst. et Pæd. de Bordeaux*, t. I, avril 1899, p. 157. — **Marta L. Fraucu**. *Hematomul* *sub-peritoneo-pelvian.* Thèse de Jassy, 1899. — **Monod** (E.). Pyosalpinx et périsalpingite séreuse. Laparotomie et incision vaginale combinées. *Annales de la Policlinique de Bordeaux*, 11e année, n° 6, juin 1899, p. 81. — **Mozetti Foggia**. Ricerche sopra le peritoniti sperimentali e le affezioni concomitanti delle ovaia. *Annali di Ostetricia e Ginecologia*, anno XXI, num. 5 maggio 1899, p. 415. — **William R. Pryor**. Vaginal ablation in pelvic inflammations. *Amer. Journal of Obstetrics*, may 1899, p. 584.

NÉOPLASMES DE L'OVAIRE ET DE LA TROMPE, DES ORGANES PÉRI-UTÉRINS. OVARIOTOMIE. — **Boxall**. Dermoid Tumours of both Ovaries. *Transactions of Obst. Society of London*, vol. XLI, january 4 th. 1899, p. 5. — **Chrobak**. Echinococcus des Beckenbindegewebes und der Leber. *Centralblatt. für Gynäk.*, n° 24, 7 juin 1899, p. 713. — **Crivelli**. Dégénérescence kystique des ovaires avec fibromyômes de l'utérus. Ovariotomie double. Guérison. *Gaz. hebd.*, n° 49, 1899, p. 580. — **Cushing**. Ovarian Tumor removed during the acute stage of typhoid fever. *Annals of Gynecology and Pediatry*, vol. XII, march 1899, n° 6, p. 363. — **Duret**. Epithélioma primitif de la trompe utérine. *Revue de Gynécologie et de Chirurgie abdominale*, Paris, 10 avril 1899, p. 213. — **Falk**. Ein Beitrag zur Kenntniss des Stoffwechsels nach Entfernung der Ovarien. *Archiv für Gynaek.* Heft III, 1899, p. 565. — **Friedenheim**. Beitrag zur Lehre von Tubencarcinom. Ueber ein primäres, rein alveoläres carcinom derTubenwand. *Berlin. klin. Woch.*, 1899, n° 25. — **Goubaroff**. Eine ungewöhnliche. Cyste des Lig. rotundum. *Centralblatt f. Gynäk.*, n° 15, 15 april 1899, p. 409. — **Guizzardi**. Di due cisti dermoide una dell'ovaia destra, l'altra del legamanto largo sinistro. *Annali di Ostetricia e Ginecologia*, anno XXI, num. 5, maggio 1899, p. 437. — **Jacobs**. Un cas de kyste dermoïde de l'oviducte. *Société belge de Gyn. et d'Obst.*, année 1899-1900, t. X, n° 2, p. 20. — **Mary A. Dixon Jones**. The third hitherto undended of the ovary : Myomatous degeneration. *Medical Record*. New-York, 6 mai 1899, p. 632. — **Monod** (E.). Kyste du parovaire. Enucléation de la poche kystique, suivie de la résection totale de sa loge ligamenteuse. *Rev. Mensuelle de Gyn. d'Obst. et de Pæd. de Bordeaux*, t. I, mai 1899 p. 230. — **Malcom**. Some cases of malignans disease associated with ovarian tumours. *Lancet*, n° 3955, 1899, p. 1626. — **Praeger**. Ueber Stieldrehung der Eileitergeschwülste. *Arch. für Gynaek*, Heft III, 1899. p. 579. — **Severeano**. Kyste de l'ovaire. *Bulletins et Mémoires de la Société de Chirurgie de Bucarest*, t. I, n° 3, octobre, nov. déc. 1898, p. 113. — **S. Kutsch**. Ueber die Dermoidcysten de Beckenbindegewebes. *Zeits. f. Geburts. und Gynäk.* XL Bd, 3 Heft, p. 353. — **Unterberger**. Akute Stieltorsion einer Dermoidcyste des rechten Ovariums nach einfacher Untersuchung 5 Tage post abortum. *Centralblatt f. Gynäk.*, n° 13, 1er april, 1899, p. 348. — **Wörner**. Zur Operation von Ovarial Cystomen von ungewöhnlichen Grösse. *Arch. f. klin. Chir.*, 1899, t. LIX, p. 325.

ORGANES URINAIRES. — **Brin**. Traitement chirurgical des calculs vésicaux chez la femme. *Archives médicales d'Angers*, 3e année, n° 5, 20 mai 1899, p. 214. — **Calderini**. Innesto transperitoneale dell' uretere nella vesica per cura di fistola uretero-uterino. *Annali di Ostetr. e Ginec.*, anno XX, 1er april 1899, n° 4, p 313. — **Ehrendorfer**. Ueber Krebs der weiblichen Harnröhre. *Archiv für Gynæc.* Heft III,

1899, p. 463. — **Frank**. Über einen Fall von Dystopie der linken Niere kombinirt mit Uterus unicornis. *Cent. f. Gyn.*, 1899, n° 20, p. 596. — **Græfe**. Ein weiterer Fall von Papilloma vesicæ. *Cent. f. Gyn.*, 1899, n° 20, p. 592. — **Heinrich Füth**. Uber Papilloma vesicæ beim Weibe. *Cent. f. Gyn.*, 1899, n° 20, p. 851. — **Kolischer**. Pericystitis in puerperio. *Cent. f. Gyn.*, 1899, n° 25, p. 748. — **Landau (T.)**. The importance of ureteral catheterisation in gynecology. *Medical Record*. New-York, 8 avril 1899, p. 485. — **Lawford Knaggs**. Wound of the right ureter during ovariotomy; suture; fistula, recovery. *The Lancet*, may 27, 1899, n° 3952, p. 1417. — **Schramm**. Zur Casuistik der primären Harnröhren. Carcinome des Weibes. *Archiv. für Gynæk.*, Heft III, 1899, p. 522. — **Theilhaber**. Ein Fall von Cystenniere. *Monats. f. Geburts, und Gynæk*. Bd IX, april 1899, Heft 4, p. 496.

GROSSESSE EXTRA-UTÉRINE. — **Chavannaz**. Grossesse tubo-abdominale. Laparotomie-Extirpation. Guérison. *Rev. Mensuelle de Gyn., d'Obst. et de Pæd. de Bordeaux*, t. I, mai 1899, p. 219. — **Hamilton White ford**. A case of ruptured tubal pregnancy: infection, cœliotomy. Recovery. *The Lancet*, London, 15 avril 1899, p. 1025.

CHIRURGIE ABDOMINALE. — **Carstens**. Lessons from two hundred and twenty-four consecutive abdominal section. *Amer. Journal of Obstetrics*, may 1899, p. 670. — **Hunter Robb**. Abdominal section under cocaine anæsthesia for retroverted adherent uterus. *Annals of Gynecology and Pediatry*, vol. XII, may 1899, vol. 8, p. 511. — **Jonnson**. Sutura abdominali. Un noù procedeù de sutura in etage en fire temporare. *Revista de Chirurgie*, n° 5, may 1899, p. 223. — **Jacobs**. 1899 laparatomies. *Société belge de Gyn. et d'Obstétrique*, t. X, n° 3, p. 33. — **Smyly**. Deaths after abdominal cœliotomy. *The British Gyn. Soc.*, mai 1899, p. 65.

OBSTÉTRIQUE

ACCOUCHEMENT. — **Allen M. Thomas**. The management of labor cases in private practice. *Amer. gynec. and obst. journal*, may 1899, n° 5, p. 538. — **Green** (Ch.). The value of posture in the treatment of occipito posterior positions. *The Boston med. and surgical journal*, vol. CXL, n° 21, 25 may 1899, p. 489. — **Lindenthal**. Ueber die Diagnose und Behandlung der abnorm Haltung der Extremitäten bei Gesichtslage. *Cent. f. Gyn.*, 1899, n° 25, p. 750. — **Sfameni**. Alcune considerazioni sulla présenza simultanea di due borse nel parto gemello. *Annali di ostetricia e ginec.*, anno XXI, maggio 1899, num. 3, p. 253. — **Thomas J. Hillis**. Remarks on the midwifery question. *Medical Record*, N. Y. 3 juin 1899.

ANATOMIE, PHYSIOLOGIE ET BACTÉRIOLOGIE OBSTÉTRICALES. — **Acconci**. Beitrag zum Studium des schwangeren und puerperalen Uterus. *Zeits. f. Geburts. und Gynäk.*, XL Bd, 3 Heft, p. 430. — **Ferrari**. Sull'amnios umano. *Archivio italiano di ginecologia*, anno, II, 28 feb. 1899, n° I, p. 23. — **Gœnner**. Sind Streptokokken im Vaginalsekret gesunder Schwangerer und Gebärender. *Cent. f. Gyn.*, 1899, n° 21, p. 629. — **Kreis**. Die Entwicklung und Rückbildung des corpus luteum spurium beim Menschen. *Arch. f. Gynaek.*, 1899, Band

58, Heft 2, p. 411. — **Parlavecchio**. Sulla reazione chimica dei lochi. *La Clinica ostetrica*, anno I, vol. I, feb. 1899, fasc. 2, p. 57. — **Sergi**. L'indice ilio pelvico un indice sessuale del bacino nelle raggo umane. *La Clinica ostetrica*, anno I, vol I, marzo 1899, fasc. 3, p. 102.

GROSSESSE. — **Gummert**. Ueber vagitus uterinus. *Monats. f. Geburts. und Gynaek.*, Bd IX, April 1899, Heft 4, p. 492. — **Noble** (Ch.). Operations during Pregnancy. *Annals of gynecology and pediatry*, vol. XII, may 1899, vol. 8, p. 504. — **Opitz**. Zur anatomischen Diagnose der Schwangerschaft. *Zeits. f. Geburts and Gynæk.*, XL Bd, 3 Heft, p. 508. — **Richard von Braun Fernwald**. Zur Casuistik der complicationen von Schwangerschaft durch einen Ovarial-tumor. *Monats. f. Geburts und Gynaek.*, Bd IX, April 1899, Heft 4, p. 443. — **Secheyron**. Des accidents de la grossesse dans les utérus avec petits fibromes. *Archives médicales de Toulouse*, 1er avril 1899, p. 136.

DYSTOCIE. — **Audebert**. Du tamponnement cervico-vaginal dans les fausses rigidités du col. *Gaz. hebd. de méd. et de chirurgie*, Paris, 20 avril 1899, p. 373. — **Ferguson** (J. H.). Observations on labour, complicated by a minor degree of pelvic contraction in primiparæ and multiparæ. *Edinburg. med. J.*, juillet 1899, p. 41. — **Gibert**. Bassin rachitique, manœuvres diverses ayant amené une rupture utérine. *Rev. mens. de gyn., d'obst. et de pæd. de Bordeaux*, mars 1899, p. 126. — **Hirigoyen**. Dystocie par hydrocéphalie. *Gaz hebd. des sciences médicales*, Bordeaux, 2 avril 1899, p. 149. — **Jahreiss**. Einige Fälle von Schwangerschaft bei Krebs der Portio vaginalis. *Centralblatt f. Gynäk.*, nº 13, 1 April 1899, p. 349. — **Joaquin Cortiguera**. Obliteration del cuello Parto a termino. *Anales de Ostetricia Ginecopatia Pediatria*, anno XIX, abril 1899, num. 221, p. 97. — **Lea**. Tumor ex pelled from the uterus during natural labour along vith microscopic sections. *Transactions of obstetrical Society of London*, vol. XII, january 4 th, 1899, p. 2. — **Perkinson**. A case of complete occlusion of the os uteri. *The Lancet*, may 27, 1899, nº 3952, p. 1430.

GROSSESSE EXTRA-UTÉRINE. — **Amand Routh**. A specimen preserved in formalin of an early gestation in both horns of the uterus of a Bitch displaying the allantoid vessels in their natural colour. *Transactions of obst. Society of London*, vol. XLI, january 4th, 1899, p. 5. — **Archibald Donald**. A case of ectopic gestation at the seventh month in which the fœtus was extracted by vaginal incision. *Transactions of obst. Society of London*, vol. XLI, january 4 th, 1899, p. 7. — **Boldt**. Extrauterine pregnancy. *Amer. Journal of obstetrics*, may 1899, p. 612. — **Desguin**. Les reliquats de la grossesse ectopique. *Bulletins de la Société belge de gyn. et d'obst.*, année 1899-1900, t. X, nº 1, p. 9. — **Fabbri**. Le inezioni endoueterine possibile causa di gravidanza tubarica. *Archivio italiano di ginecologia*, anno II, 28 feb. 1898, nº 1, p. 30. — **Hastinys Gilford**. Two furth instance of extrauterine gestation in wich rupture occurred before the end of the first month operations. *The Lancet*, nº 3956, june 24, 1899, p. 1709. — **Leopold**. Beiträge zur graviditas extrauterine. 1. graviditas interstitialis. — Graviditas auf der fimbria ovaria bez. plica infundibulo ovarica. — 3. graviditas ovarialis. *Archiv fur Gynæk.*, Heft III, 1899, p. 526. — **Machferson Lawrie**. Case of ectopic gestation. *The British* *gynæc. Soc.*, mai 1899, p. 11. — **Mayo Robsons**. Complete removal of fœtus and sac in a case of advanced extra-uterine pregnancy. *The British gyn. Soc.*, mai 1899, p. 6. — **Thomson**. Seltene Fälle von Extrauteringravidität. *Monats. f. Geburts. und Gynæk.*, Bd IX, april 1899, Heft 4, p. 469.

NOUVEAU-NÉ, FŒTUS, TÉRATOLOGIE. — **Boursier**. Sur un cas d'absence congénitale du vagin. *Revue mens. de Gyn. d'Obst. et de Pæd. de Bordeaux*, t. I, fév. 1899, p. 64, mars 1899, p. 112. — **Caruso**. Su di un mostro rachitico, con voluminoso tumore elefantiasi linfangectasica. *Archivio di Ostetricia et Ginecologia*, anno IV, aprile 1899, n° 4, p. 193. — **Concetti (L.)**. Etiologia generale delle malattie dell'apparato digerente nel bambino. *La Clinica Ostetrica*, anno I, vol. I, gen. 1899, fasc. I, p. 24. — **Czerwenka**. Bemerkungen zum Artikel : Ein vereinfachtes aseptisches Verfahren bei der Verbindung und Behandlung der Nabelschnur « von D » Kusmus, etc. *Cent. f. Gyn.*, 1899, n° 18, p. 513. — **Dorello**. Descrizione di un embrione umano di m. m.. 8, 6. *La Clinica Ostetrica*, anno I, vol. 1, marzo 1899, fasc. 3, p. 108. — **Freiherr von Budberg**. Uber Behandlung des Nabelschnurrestes. *Cent. f. Gyn.*, 1899, n° 18, p. 515. — **John Bell**. Protusion of the intestins in a Newborn Infant. *The Lancet*, n° 3956, june 24, 1899, p. 1490. — **Knapp**. Der Scheintod der Neugeborenen. *Deutsch. Med. Zeitung*, 17 avril 1899, n° 31, p. 348 — **Marx**. Enfoncement du pariétal. *Revue médicale*, Paris, 1899, p. 245. — **Ormond (Goldam)**. The treatment of asphyxia in children by the use of a soft rubber catheter. *Amer. Journal of Obstetrics*, april 1899, p. 507. — **Rocchi**. L'allattamento materno. *La Clinica Ostetrica*, anno I, vol. I, Gen. 1899, fasc. I, p. 16. — **Stouffs**. Monstre humain du genre phocomèle. *Société Belge de Gynécologie et d'Obstétrique*, année 1899 1900, t. X, n° 2, p. 22. — **Wallenstein**. Ein Fall von angeborenen totalem Defect der beiden oberen. Extremitäten (Abrachius) und partiellem Defect der unteren Extremitäten (Phokomelie nach Virchow). *Berliner klinische Wochenschrift*, 1899, n° 18, p. 390.

OPÉRATIONS OBSTÉTRICALES. — **Abel**. Vergleich der Dauererfolge nach Symphysiotomie und sectio cæsarea. *Arch. f. Gynaek.* 1899, Band 58, Heft 2, p. 294. — **Audebert**. Des difficultés de la version causée par la rétraction de l'anneau de Bandl. *Gaz. heb. de méd. et de chir.*, Paris, 9 avril 1899, p. 340. — **Braitenberg**. Beitrag zur konservativen Sectio cæsarea mit querem Fundusschnitt nach Fritsch. *Cent. f. Gyn.*, 1899, n° 19, p. 542. — **Draghiesco**. Symphyséotomie répétée. *Bulletins et Mémoires Société de chirurgie de Bucarest*, t. I, n° 3, octobre, novembre, déc. 1898, p. 157. — **Fieux**. De la symphyséotomie sans immobilisation consécutive. *Bull. méd.*, 20 mai 1899, p. 483. — **Frank A. Stahl**. A convenient technique for the delivery of the aftercoming head where gross disproportion exists : with comparative considerations. *Amer. Journal of Obstetrics*, april 1899, p. 483. — **Hübl**. Uber Operationen mit den Fehling schen Kranioklasten. *Centralblatt für Gynæk.*, n° 24, 17 juin 1899, p. 719. — **Leopold**. Die Symphyseotomie in den deutschen Kliniken. *Cent. f. Gyn.*, 1899, n° 25, p. 746. — **Marx**. Some remarks on the use of the obstetric forceps. *Medical Record*, New-York, 15 avril 1899, p. 533. — **Perlis**. Sectio cæsarea mit Fundalschnitt nach Fritsch. *Cent. f. Gyn.*, 1899, n° 19, p. 550. — **Pollak**. Drei Konservative Kaiserchnitt an derselben Frau. *Centralbl. f. Gynæk.*, n° 15, 15 April 1899, p. 401. — **Poux.** Un cas de version dans un bassin vicié par rachitisme. *Languedoc Méd. Chirurg.*, 7° année, n° 6, 10 juin 1899, p. 123. — **Pozzoli.** Il taglio cesareo e le sue indicazioni con speciale riguardo alle stenosi pelviche. *Archivio di Ostetricia e Ginecologia*, anno IV, aprile 1899, n° 4, p. 203, 269. — **Siedentopf.** Drei konservative Kaiserschnitt mit Eröffnung des Uterus durch queren Fundalschnitt. *Cent. f. Gyn.*, 1899, n° 19, p. 546. — **Surdi.** La Sinfisiotomia nelle Cliniche Tedesche. *Archivio di Ostetricia e Ginecologia*, anno IV, aprile 1899, n° 4, p. 229. — **Thumin.** Ein Fall von Sectio cæsarea mit querem Fundalschnitt nach Fritsch. *Cent. f. Gyn.*, 1899, n° 19, p. 541. — **Trotta.** Un parto conservatore col taglio longitudinale del fondo alla Caruso. *Archivio di Ostetricia e Ginecologia*, anno VI, maggio 1899, n° 5, p. 257. — **Truzzi.** Sedici casi di operazione cesarea. *Archivio italiano di ginecologia*, anno II, 28 feb. 1899, n° 1, p. 25. — **Van Hassel.** Un cas d'embryotomie. *Société Belge de Gynécologie*, année 1899-1900, t. X, n° 2, p. 15.

PATHOLOGIE DE LA GROSSESSE, DE L'ACCOUCHEMENT ET DES SUITES DE COUCHES. — **Ahlfeld.** Klinische Beiträge zur Frage von der Entstehung der fieberhaften Wochenbetter krankungen *Zeits. f. Geburts. und Gynæk.* XL Bd, 3 Heft, p. 390. — **Allen.** The Treatment of Eclampsia by Infusion of salt solution With report of three cases. *Amer. Journal of Obstetrics*, may 1899, p. 621. — **Ameiss.** Influenza complicating uterine and pelvic disease and pregnancy. *Amer. Journal of Obstetrics*, april 1899, p. 509. — **Bernhard.** Vorfall des Uterus während der Schwangerschaft und Geburt, Fruhgeburt im 8 Monat. *Cent. f. Gyn.*, 1899, n° 25, p. 760. — **Boquel.** Sur un cas de mort du fœtus pendant la grossesse. *Archives médicales d'Angers*, 3° année, n° 5, 20 mai 1899, p. 197. — **Carter Wood.** Puerperal infection with the Bacillus Aerogenes capsulatus. *Medical Record*, New-York, 15 avril 1899, p. 535. — **Creswell Howle.** Eclampsia; induction of premature labor; recovery. *The Lancet*, may 27, 1899, n° 3952, p. 1430. — **Lackie.** Puerperal Hyperpyrexie. *Edinb. med. journ.*, juin 1899, p. 585. — **Oliver.** Double pneumonia in the sixt month of pregnancy; miscarriage; relapse, recovery. *Lancet*, n° 3954, 1899, p. 1557. — **Peiser.** Klinische Beiträge zur Frage der Entstehung und Verhütung der fieberhaften Wochenbetterkrankungen. *Arch. f. Gynaek.*, 1899, Band 58, Heft 2, p. 248. — **Platzer.** Beobachtungen über die Verletzungen der Brusttwarzen bei Wochnerinnen. *Archiv f. Gynäk*, 1899, Band 58, Heft 2, p. 239. — **Régis.** La psychose post-éclamptique. *Revue Mens. de Gyn. d'Obst. et de Pæd. de Bordeaux*, t. I, mai 1899, p. 206. — **Reynolds Wilson.** Phthisis in pregnancy and labor. *Amer. Journal of Obstetrics*, april 1899, p. 501. — **Ruperto Sanchez Rodriguez.** Parto prematuro artificial por eclampsia. *Anales de Obstetricia, Ginecopatia y Pediatria*, ano XIX, mayo 1899, n° 222, p. 129. — **Solowij.** Totalexstirpation der Gebarmütter per vaginamo der per laparotomiam bei Gebarmutterzerreifsung während der Entbindung. *Centralblatt f. Gynäk.*, n° 13, 1er avril 1899, p. 345. — **William Byrd Young.** Obstinate Hematuria During Pregnancy. *Medical News*, may 13, 1899, n° 1374, n° 586.

THÉRAPEUTIQUE. ANTISEPSIE, APPAREILS ET INSTRUMENTS. — **Beuttner (O.)** Une ceinture pour les suites de couches et pour la période consécutive à la laparotomie. *Rev. méd. de la Suisse Romande*, 1899, p. 416. — **Bossi**. Sulla fisiologia e sulla patologia della gravidanza nei giorni corrispondenti ai periodi mestruali. *Annali di Ostetricia e ginecologia*, anno XXI, num. 5, maggio 1899, p. 445. — **Braun-Fernwald**. Erwiderung auf den Aufsatz « Noch ein Wort zu Kranioklastfrage » in n° 8 d. Bl. von Dr Th. Schrader. *Centralblatt f. Gynäk.*, n° 24, 17 juin 1899, p. 725.— **Cutler**. Two cases of eclampsia succesfully treated by venesection and intravenous infusion of salt solution. *The Boston med. a. sug. Journal*, 30 mars 1899, vol CXL, p. 304. — **Demelin**. De l'anesthésie par l'éther en obstétrique. *Revue de thér. méd. chirurg.*, avril 1899, p. 217. — **Fieux**. De l'opportunité de l'accouchement provoqué dans l'éclampsie de la grossesse. *Rev. Mens. de Gyn. d'Obst. et de Pæd. de Bordeaux*, t. I, fév. 1899, p. 74, mars 99, p. 118. — **Haake**. Ueber den Vorfall der Nachgeburt bei regelmässigemsitze der selben und ausgetragenem Kinde. *Archiv fur Gynæc.*, Heft III, 1899, p. 455. — **Huber**. Zur Prophylaxe der Neuritis puerperalis. *Monats. f. Geburts. med. Gynæk.*, Bd XI, April 1899, Heft 4, p. 487. — **Koenig**. Eklampsie. Sectio cæsarea post mortem, Lebendes Kind. *Centralblatt f. Gynäk.*, n° 16, 22 April 1899, p. 447. — **Peters**. Uber Karnioklasie und eine Modification des b. v. Braun'schen Kranioklasten. *Centralblatt f. Gynäk.*, 29 april, n° 17, 1899, p. 472. — **Poux**. Un cas d'intoxication mortelle par le sublimé, à la suite d'injection intra-utérine. *Le Languedoc médico-chirurgical*, 2e série, 7e année, n° 5, 10 mai 1899, p. 109.

VARIA. — **Audebert**. Du séjour au lit des accouchées. *Archives Méd. de Toulouse*, 5e année, n° 10, 15 mai 1899, p. 209. — **Bleynie**. Installation, fonctionnement et statistique analytique de la clinique obstétricale de l'Ecole de médecine de Limoges. *Limousin Médical*, 23e année, n° 4, avril 1899, p. 53. — **Bock**. Môle hydatiforme chez une enfant de 12 ans 1/2. *Société belge de gyn. et d'obstétrique*, tome X, n° 3, p. 113. — **Brosin**. Pemphigusübertragungen im Wirkungskreise einzelner Hebammen. *Zeits. f. Geburts. und Gynäk.*, XL Bd, 3 Heft, p. 418. — **Martin Thiemich**. Ueber den Einfluss der Ernährung und Lebensweise auf die Zusammensetzung der Frauenmilch. *Monats. f. Geburts. und Gynäk.*, Bd IX, April 1899, Heft 4, p. 504.— **Neumann**. Macht die Anderung der Begriffs « Kindbettfieber » eine Anderung der polizeilichen Anzeigepflicht nothwendig ? *Centralblatt f. Gynäk.*, n° 16, 22 April 1899, p. 442. — **Noble (Ch.)**. Operation during pregnancy. *Am. gyn. and obst. Journal*, avril 1899, n° 4, p. 425. — **Pozzi**. Des suites de la résection du col au point de vue des grossesses et des accouchements ultérieurs. *Revue de Gynécologie*, 3e année, n° 3, 10 juin 1899, p. 387.

Le Gérant : G. STEINHEIL.

IMPRIMERIE A.-G. LEMALE. HAVRE

INDICATION DE L'OPÉRATION CÉSARIENNE

CONSIDÉRÉE EN RAPPORT AVEC CELLE

DE LA SYMPHYSÉOTOMIE, DE LA CRANIOTOMIE

ET

DE L'ACCOUCHEMENT PRÉMATURÉ ARTIFICIEL

Par **Adolphe Pinard** (1).

La question mise en discussion est d'une importance considérable, car telle qu'elle est formulée, elle comprend en somme toute la thérapeutique de l'accouchement dans les viciations pelviennes.

Pour répondre à sa signification il me paraît nécessaire d'étudier d'abord rapidement et successivement chaque opération au point de vue de sa valeur intrinsèque, puis d'envisager ensuite les rapports qu'elles peuvent ou doivent avoir dans la pratique, c'est-à-dire leurs indications dans les rétrécissements du bassin.

DE L'OPÉRATION CÉSARIENNE

Au point de vue obstétrical l'opération césarienne consiste dans l'incision de la paroi abdominale et de la paroi utérine et l'extraction de l'enfant par la voie ainsi artificiellement créée.

La conduite tenue consécutivement fait qualifier cette opération d'opération césarienne conservatrice, d'opération césarienne avec amputation utéro-ovarique (opération de Porro), d'opération césarienne avec amputation complète de l'utérus, suivant que l'on se contente ou de suturer simplement les inci-

(1) Rapport présenté au Congrès d'Amsterdam le 12 août 1899.

sions, ou que l'on pratique l'amputation partielle ou totale de l'organe gestateur avant de suturer la paroi abdominale.

Au point de vue chirurgical l'opération césarienne comprend donc trois actes opératoires différents :

1° La Laparo-hystérotomie.

2° La Laparo-hystérotomie suivie de l'hystérectomie partielle.

3° La Laparo-hystérotomie suivie de l'hystérectomie totale.

Quelle est la valeur théorique de chacun de ces actes opératoires et dans la pratique quels en sont les résultats ?

L'opération césarienne, au point de vue du manuel opératoire, est une opération simple et facile à exécuter.

Les dangers de cette opération : infection et hémorrhagie, ont été infiniment réduits par l'application de l'antisepsie et des sutures.

Théoriquement une femme saine ayant un œuf sain, bien opérée, ne doit pas mourir de l'opération césarienne.

Quant à l'enfant, on le soustrait, en lui créant ainsi une voie artificielle suffisante, à tout traumatisme.

C'est donc, au point de vue théorique, dans les cas où il y a disproportion entre le bassin et le fœtus, l'opération idéale indiquée.

Les résultats pratiques enregistrés jusqu'à l'heure actuelle répondent-ils aux espérances que fait concevoir la théorie. C'est ce que je vais examiner.

Nos éminents collègues Olshausen, Léopold et Zweifel ont communiqué au Congrès de Moscou leurs statistiques que je rappelle ici.

Statistique d'Olshausen

29 femmes opérées : 27 guéries, 2 mortes.

29 enfants vivants dont 3 moururent, l'un 14 heures ; l'autre le 2° jour : le 3°, quatre semaines après la naissance.

Statistique de Léopold

93 femmes opérées { 67 opérations conservatrices. / 26 opérations de Porro. } Femmes mortes, 8.

STATISTIQUE DE ZWEIFEL

55 femmes opérées : 1 décès.

Dans une récente publication très documentée, Léopold a donné sa statistique, comprenant 100 cas d'opération césarienne (1), avec les résultats suivants :

Sur 100 femmes opérées : 90 ont guéri, 10 sont mortes.

100 { 71 ont subi l'opération césarienne conservatrice : 7 sont mortes, soit 9,8 0/0.
29 ont subi l'opération césarienne avec amputation utéro-ovarique (Porro) : 3 sont mortes, soit 10,3 0/0. }

87 enfants sortirent vivants, 13 enfants furent extraits morts ou moururent pendant leur séjour à la Maternité.

Ces chiffres sont les chiffres bruts.

Expurgée, la statistique donnerait : pour la conservatrice une mortalité de 5,8 pour 100.

Pour la césarienne mutilatrice (Porro), une mortalité de 3,7 pour 100.

Au point de vue de la morbidité, la statistique de Léopold nous apprend que 51 femmes pour 100 ont eu des suites de couches absolument apyrétiques, tandis qu'Olshausen nous apprend que sur 22 de ses opérées, 4 fois seulement la température ne dépassa jamais 38°.

Ces différentes statistiques démontrent aussi que l'opération césarienne conservatrice peut être pratiquée avec succès PLUSIEURS fois sur la même femme.

Assurément ces résultats sont très beaux. Mais cependant ils prouvent déjà que l'habileté et l'expérience ne suffisent pas toujours pour obtenir le succès dans tous les cas, alors même que les conditions dans lesquelles se trouve la femme opérée sont aussi favorables que possible.

Quant aux conditions que doit présenter la femme pour pra-

(1) LÉOPOLD et HAACHE. Ueber 100 sectiones cæsareæ. *Arch. f. Gyn.*, Bd 81, 1re partie, p. 1.

tiquer l'opération césarienne conservatrice, elles doivent être les suivantes, d'après Léopold :

« La parturiente doit avoir des contractions énergiques ;

« Son organisme ne doit pas être affaibli par une maladie grave ;

« On doit avoir la certitude que la femme n'est pas infectée; qu'il n'existe pas d'élévation de température ou d'accélération du pouls ; qu'il n'y a pas d'infection gonorrhéique aiguë ou latente ; que la femme n'a pas subi d'examens suspects. Enfin il est très désirable que la poche des eaux soit conservée jusqu'au début de l'opération. »

Quand ces conditions n'existent pas, il est préférable, d'après Léopold, de pratiquer l'opération de Porro ou même la perforation et le broiement du fœtus.

Il en est de même quand la femme ne se trouve pas dans un milieu où les laparotomies peuvent être exécutées sous le couvert de toutes les précautions nécessaires contre la septicémie.

Tels sont les résultats obtenus par les accoucheurs les plus habiles, les plus expérimentés, et qui ont pratiqué le plus grand nombre d'opérations césariennes, *dans des conditions déterminées*.

Nous ne pouvons à l'heure actuelle juger la valeur de la Laparo-hystérotomie suivie de l'hystérectomie totale, car les cas où cette opération a été pratiquée ne sont pas encore assez nombreux pour émettre une opinion à ce sujet en connaissance de cause.

DE LA SYMPHYSÉOTOMIE

Il me semble nécessaire de définir ce mot. Au point de vue obstétrical, on doit entendre par symphyséotomie une opération ayant pour but la section du pubis et l'agrandissement provoqué du bassin.

L'opération de Sigault (section de la symphyse) doit donc être suivie nécessairement d'un écartement provoqué des deux os iliaques, permettant à l'enfant de traverser la filière pelvienne sans avoir à lutter contre le bassin osseux. Mais par cela même que le traumatisme opératoire n'atteint pas l'appareil génital, l'enfant doit être ensuite expulsé ou extrait par les voies naturelles.

Quelle est la valeur théorique decette opération, et, dans la pratique, quels en sont les résultats?

La symphyséotomie est une opération facile. Seuls les accoucheurs qui ne sont pas familiarisés avec elle peuvent penser et dire que c'est une opération difficile et compliquée. Pratiquée comme elle doit l'être, la symphyséotomie théoriquement place les femmes à bassins viciés et les enfants dans les conditions où ils se trouvent lorsqu'ils n'ont à lutter que contre les parties molles.

En pratique que donne-t-elle?

Pour répondre à cette question, je ne crois pouvoir mieux faire que de donner les résultats obtenus dans mon service, à la Clinique Baudelocque (depuis le 4 février 1892 jusqu'au 20 janvier 1899), où l'agrandissement momentané du bassin, obtenu à la suite de la section de la symphyse, a été pratiqué avec rigueur suivant les règles que j'ai exposées au Congrès de Rome en 1894.

Assurément j'aurais pu m'appuyer sur les statistiques de mon illustre ami Morisani.

Je pourrais également, étant donné que cette opération entre de plus en plus dans la pratique des accoucheurs, rassembler à l'heure actuelle un nombre d'observations infiniment plus considérable. J'aurais pu en particulier prendre les belles et déjà nombreuses statistiques de mes collègues Ribemont-Dessaignes et Champetier de Ribes qui me les ont gracieusement offertes. Mais j'estime que seule une statistique complète, intégrale et détaillée, peut offrir les éléments sérieux, véritablement scientifiques, pour discuter, comparer, apprécier et juger. (Voir tableau, p. 86 à 91.)

Du 4 février 1892 au 20 janvier 1899 l'agrandissement momentané du bassin, après section de la symphyse, a été pratiqué *cent fois* à la Clinique Baudelocque, soit par mes collabo-

Tableau analytique de 100 symphys

Du 4 févri

			NOMS DES OPÉRATEURS	NATURE ET DEGRÉ de la VICIATION PELVIENNE	PRIMIPARES	MULTIPARES	PRÉSENTATION		
	1892								
1	4 fév.	150	Pinard	Bassin rach. canaliculé	»	II	Siège	1 dil. art.	
				D. P. S. P. 9.7					
2	25 fév.	249	Pinard	Bassin à prom. access.	1	»	Somm.	1	
3	23 mars	384	Pinard	D. P. S. P. 9	»	IV	Id.	1 dil. art.	
4	3 mai	609	Varnier	D. P. S. P. 9.8	»	IV	Id.	Id.	
5	29 mai	752	Pinard	D. P. S. P. 9.8	»	VI	Id.	1	
6	29 juin	939	Pinard	D. P. S. P. 9	1	»	Id.	1 dil. art.	
7	7 juillet	994	Pinard	D. P. S. P. 10.4	1	»	Id.	Id.	
8	30 juill.	1104	Lepage	D. P. S. P. 9.7	»	II	Id.	1	
9	13 sept.	1326	Varnier	D. P. S. P. 9.2	»	II	Id.	1	
10	1er oct.	1409	Pinard	D. P. S. P. 10	»	II	Id.	1 dil. art.	
11	6 oct.	1436	Pinard	D. P. S. P. 10	»	II	Id.	1	
12	21 oct.	1507	Wallich	D. P. S. P. 10.5	»	III	Id.	1	
13	18 nov.	1594	Potocki	D. P. S. P. 9.7	»	II	Id.	1	
	1893								
14	12 janv.	55	Pinard	D. P. S. P. 9	»	III	Id.	1	
15	1er fév.	154	Pinard	D. P. S. P. 10.1	»	II	Id.	1	
16	2 fév.	160	Pinard	D. P. S. P. 9.8 b. asym.	»	III	Id.	1	
17	6 fév.	181	Lepage	D. P. S. P.	1	»	Id.	1	
18	19 mars	389	Pinard	?	»	II	Id.	1	
19	23 mars	410	Pinard	D. P. S. P. 10.4	»	III	Id.	»	A
20	18 avril	554	Pinard	D. P. S. P. 10.4	»	V	Id.	»	
21	19 mai	722	Pinard	D. P. S. P. 8.8	1	»	Id.	1	
22	15 juin	863	Pinard	D. P. S. P. 9.2	»	VII	Id.	1	
23	11 juill.	1071	Varnier	D. P. S. P. 10.5	»	IV	Id.	1	
24	13 août	1208	Lepage	D. P. S. P. 9.3	»	II	Id.	1	
25	8 sept.	1322	Varnier	D. P. S P. 9. b. asym.	1	»	Id.	1	
26	15 nov.	1656	Pinard	D. P. S. P. 10.3. b. asym.	1	»	Id.	1	
27	18 déc.	1840	Pinard	Bassin spondylolisthésique (1)	»	IV	Épaule	1	
	1894								
28	3 janv.	11	Varnier	D. P. S. P. 10e	»	II	Som.	1	
29	10 janv.	53	Pinard	D. P. S. P. 9.7	»	VI	Id.	1	
30	10 fév.	236	Pinard	D. P. S. P. 10	1	»	Id.	1	
31	11 fév.	241	Pinard	D. P. S. P. 10	1	II	Id.	1	
32	18 fév.	274	Wallich	D. P. S. P. 10.4	1	»	Id.	I	
33	18 fév.	276	Pinard	D. P. S. P. 10.3	»	»	Id.	1	
34	21 fév.	295	Wallich	D. P. S. P. 10.8	1	»	Front	1	
35	2 mars	343	Pinard	D. P. S. P. 10.2	1	»	Sommet	»	
36	4 mars	357	Varnier	D. P. S. P. 10	1	»	Id	1	
37	8 mars	378	Varnier	D. P. S. P. 9.7	»	III	Id.	1	
38	10 avril	571	Pinard	D. P. S. P. 10 3	1	»	Front	»	

pratiquées à la Clinique Baudelocque.

au 20 janvier 1899.

...MPHYS. ...ATIQUÉE ...PLICAT.	ÉCARTEMENT PROVOQUÉ	TERMINAIS. DE L'ACCOUCHEMENT	ACCIDENTS OPÉRATOIRES	SUITES DE COUCHES		FEMMES		ENFANTS	
				NORMALES	PATHOLOG.	GUÉRIES	MORTES	VIVANTS	MORTS
»	?	Ext. p. pieds	Nuls	Normales	»	1	»	»	M. le 3e jou
pp. forc.	6 1/2	Forceps	Id.	Id.	»	1	»	Viv.	»
pp. forc.	6 1/2	Id.	Id.	Id.	»	1	»	Id.	»
»	3	Id.	Id.	»	Pathologiq.	1	»	»	M. le 2e jou
»	4.5	Id.	Id.	Normales	»	1	»	Viv.	»
»	6.2	Id.	Id.	Id.	»	1	»	Id.	»
»	5	Id.	Id.	»	Pathologiq.	1	»	Id.	»
pp. forc.	5	Id.	Id.	Id.	Id.	1	»	Id.	»
»	4	Id.	Déch. vaginale	Id.	Id.	1	»	Id.	»
app. forc.	4.5	Id.	Nuls	Normales	»	1	»	Id.	»
app. forc.	5.8	Id.	Id.	»	Pathologiq.	1	»	Id.	»
»	4.5	Id.	Id.	Id.	Id.	1	»	Id.	»
»	5.7	Id.	Id.	»	Id.	1	»	»	M. le lend.
..	4.5		Id.	Id.	Id.	1	»	Id.	»
»	5	Id.	Id.	Normales	»	1	»	Id.	»
»	5.7	Id.	Id.	Id.	»	1	»	Id.	»
app. forc.	?	Id.	Id.	Id.	»	1	»	Id.	»
app. forc.	5.5	Id.	Id.	Id.	»	1	»	Id.	»
»	6	Id.	Id.	In. d'ur.g.	»	1	»	Id.	»
»	5.5	Id.	Id.	»	Pathologiq.	»	M. de septic. le 9e jour.	Id.	»
»	5	Id.	Id.	Normales	»	1	»	Id.	»
»	5.5	Id.	Id.	»	Pathologiq.	1	»	Id.	»
»	5	Id.	Sect. du pub. à l'aide d'un cis. et du mart.	»	Id.	1	»	Id.	»
»	5.8	Id.	Nuls	Normales	»	1	»	Id.	»
»	4.2	Id.	Id.	Id.	»	1	»	Id.	»
»	6.5	Id.	Déch. de la paroi vagin. et de l'urèthre.	Id.	»	1	»	Id.	»
»	5	Version	Nuls	Id.	Pathologiq.	»	M. d'obs. int. par bride le 7e jour.	Id.	»
»	4	Forceps	Id.	Normales	»	1	»	Id.	»
.app. forc.	5	Id.	Id.	»	Pathologiq.	1	»	Id.	»
»	5	Id.	Id.	Normales	»	1	»	Id.	Mort
ap. de for.	5	Id.	Id.	Id.	»	1	»	1	»
»	6	Id.	Id.	Id.	»	1	»	1	»
»	6	Id.	Id.	Id.	»	1	»	1	»
»	5	Id.	Id.	Id.	»	1	»	1	»
»	7	Id.	Id.	Id.	»	1	»	1	»
»	5.5	Id.	Id.	Id	»	1	»	1	»
»	5	Id.	Id.	Id.	»	1	»	1	»
»	6	Id.	Id.	Id.	»	1	»	1	»

Nos D'ORDRE	DATES DE L'OPÉRATION	Nos DE L'OBSERVATION	NOMS DES OPÉRATEURS	NATURE ET DEGRÉ de la VICIATION PELVIENNE				
39	12 avril	584	Pinard	D. P. S. P. 9	1	»	Siège	»
40	17 avril	609	Wallich	D. P. S. P. 10.8	1	»	Sommet	1
41	8 mai	738	Wallich	D. P S. P. 9.5	»	III	Id.	1
42	29 mai	809	Pinard	D. P. S. P. 9.8	2e symphy. obs. 609, an. 1892.	V	Id.	»
43	5 juin	901	Varnier	D. P. S. P. 10.4	»	II	Id.	1
44	5 juin	902	Bouffe de St-Blaise	?	»	II	Id.	1
45	20 juin	979	Bouffe de St-Blaise	D. P. S. P. 9.9	1	»	Siège	1
46	8 juillet	1088	Wallich	?	1	»	Sommet	»
47	13 sep.	1490	Wallich	D. P. S. P. 10.2 utile, mesure à l'autopsie, coxalgique rachitique 8.6.	1	»	Id.	»
48	16 sep.	1505	Varnier	D. P. S. P. 8.4	»	IX	Id.	1
	1895							
49	31 janv.	175	Pinard	Bassin oblique ovalaire (1). D. P. S. P. 9.8	1	»	Id.	1
50	25 fév.	311	Pinard	D. P. S. P. 9.3	»	IV	Id.	1
51	25 fév.	313	Varnier	D. P. S. P. 9.2	2e symphyséotom., obs. 1326, 1892	III	Id.	1
52	25 fév.	315	Lepage	D. P. S. P. 9.3	2e symphyséotom., obs. 1203, 1893	III	Id.	1
53	25 mars	485	Pinard	D. P. S. P. 9.5	1	»	Id.	1
54	1er mai	700	Wallich	D. P. S. P. 9.3	»	II	Id.	1
55	6 mai	727	Varnier	D. P. S. P. 9.5	»	III	Id.	»
56	15 mai	789	Wallich	D. P. S. P. 10.2	1	»	Id.	1
57	19 mai	811	Pinard	D. P. S. P. 9	»	II	Id.	»
58	27 mai	863	Wallich	Bassin scolio-cyphotique	1	»	Id.	1
59	3 juin	906	Varnier	D. P. S. P. 9.6	»	III	Id.	1
60	7 juin	935	Pinard	D. P. S. P. 8.2	1	»	Id.	»
61	16 juin	990	Pinard	D. P. S. P. 10.4	1	»	Id.	1
62	2 juillet	1080	Pinard	D. P. S. P. 9.4	»	VII	Id.	1
63	25 août	1322	Funck-Brentano	D. P. S. P. 9.5	1	»	Id.	1 provoq.
64	22 sept.	1528	Funck-Brentano	D. P. S. P. 8.5	1	»	Id.	1
65	17 oct.	1708	Varnier	D. P. S. P. 9.3	1	»	Ép. tr. en sommet	1
66	19 nov.	1822	Pinard	D. P. S. P. 9.2	»	II	Sommet	1
67	23 nov.	1843	Bouffe de St-Blaise	D. P. S. P. 10.4	1	»	Id.	1
68	28 nov.	1887	Pinard	D. P. S. P. 10.4	1	»	Id.	1
69	24 déc.	2037	Pinard	D. P. S. P. 10.3	1	»	Id.	1

(1) Bassin faisant partie de la collection du musée Baudelocque.

SYMPHYS. PRATIQUÉE APRÈS APPLICAT. DE FORCEPS	ÉCARTEMENT PROVOQUÉ	TERMINAIS. DE L'ACCOUCHEMENT	ACCIDENTS OPÉRATOIRES	SUITES DE COUCHES		FEMMES		ENFANTS	
				NORMALES	PATHOLOG.	GUÉRIES	MORTES	VIVANTS	MORT
»	7	Ext. p. pieds	Id.	Id.	»	1	»	1	»
»	6.5	Forceps	Id.	Id.	»	1	»	»	Mo
»	5	Id.	Id.	Id.	»	1	»	1	»
»	4.5	Id.	Id.	Id.	»	1	»	1	»
»	5	Id.	Id.	Id.	»	1	»	1	»
4 ap. de for.	6	Id.	Id.	»	Pathologiq.	»	Morte le 7e j. de septicém.	1	»
»	6	Ext. p. pieds	Id.	»	Id.	1	»	1	»
»	6	Forceps	Id.	Id.	»	1	»	1	»
»	5	Id.	Id.	»	Pathologiq.	»	M. de sept. le 10e jour.	1	»
»	6.5	Id.	Id.	Id.	»	1	»	1	»
»	4	Id.	Id.	»	Pathologiq.	»	Morte le 2e j.	1	»
App. de forc.	6	Id.	Id.	»	Id.	1	»	1	»
»	6.5	For. p. vers.	Id.	»	Id.	1	»	1	»
»	6	Forceps	Id.	Id.	»	1	»	1	»
»	6.5	Id.	Id.	Id.	»	1	»	1	»
»	6	Id.	Déch. vaginale	Id.	»	1	»	1	»
»	6	Id.	Nuls	»	Id.	»	M. le 13 mai	»	Mort qq. ap. sa na
»	6	Id.	Déch. vaginale	Id.	»	1	»	1	»
»	6.5	Exp. spont.	Nuls	»	Id.	1	»	1	»
»	4.5	Forceps	Id.	Id.	»	1	»	1	»
»	6.5	Version	Id.	Id.	»	1	»	1	»
»	7	Forceps	Id.	»	Id.	1	»	»	M. le len
»	5.5	Id.	Id.	»	Id.	1	»	1	»
»	4.5	For. p. vers.	Déch. vaginale	»	Id.	1	»	1	»
»	6.3	Id.	Nuls	»	Id.	»	M. 46 jours ap. embolie	»	Mort
»	5	Version	Id.	Normales	»	1	»	1	»
»	6	Forc. et vers.	Id.	Id.	»	1	»	1	»
»	6	Version	Id.	»	»	1	»	1	»
»	6	Forceps	Déch. vaginale	»	Id.	1	»	1	»
»	8.5	Id.	Id.	»	Id.	1	»	1	»
»	4.5	Id.	Nuls	»	Id.	1	»	1	M. le 5e j. br.-pneu

		DE L'OBSERVATION	NOMS DES OPÉRATEURS	NATURE ET DEGRÉ de la VICIATION PELVIENNE	PRIMIPARES			
	1896							
70	15 janv.	83	Bouffe de St-Blaise	D. P. S. P. 10.8	1	»	Id.	1
71	22 janv.	124	Bouffe de St-Blaise	D. P. S. P. 10	1	»	Id.	1
72	25 fév.	318	Varnier	D. P. S. P. 10.2	1	»	Id.	1
73	3 mars	361	Varnier	D. P. S. P. 10.3	1	»	Id.	1
74	26 mars	510	Pinard	D. P. S. P. ?	1	»	Id.	1
75	3 mai	750	Bouffe de St-Blaise	Bassin asymétrique.	1	»	Id.	1
76	10 mai	793	Pinard	D. P. S. P. 9	»	V	Id.	1
77	12 juin	1007	Bouffe de St-Blaise	D. P. S. P. 8.3	»	II	Id.	1
78	6 août	1342	Bouffe de St-Blaise	D. P. S. P. (bassin access.)	»	V	Id.	1
79	25 sept.	1685	Varnier	D. P. S. P. 9.8	»	XII	Id.	1
80	13 nov.	1977	Pinard	D. P. S. P. 10.6	»	VIII	Id.	1
81	15 nov.	1987	Pinard et Bouffe de St-Blaise	Promont. accessible	»	IV	Id.	1
82	20 nov.	2018	Wallich	D. P. S. P. 10.8	1	»	Id.	1 provoqué
	1897							
83	13 jan.	87	Bouffe de St-Blaise	D. P. S. P. 10.4	1	»	Id.	1
84	8 mars	423	Pinard	D. P. S. P. 10	»	III	Id.	1
85	29 juin	»	Varnier	Bass. oblique ovalaire D. P. S. P. 10.8	»	II	Id.	1
86	6 août	1389	Baudron	D. P. S. P. 10.7	1	»	Id.	1
87	15 sept	1665	Bouffe de St-Blaise et Varnier	D. P. S. P. 10.4	»	IV	Front	1
88	7 nov.	1993	Pinard	D. P. S. P. 9.5	»	XI	Sommet	1
89	7 déc.	2163	Pinard	D. P. S. P. 10	2e symphys. 1re ob. 1436 1892	III	Id.	1
90	26 déc.	2278	Baudron	Promontoire access.	»	III	Som.	1
	1898							
91	1er avr.	547	Varnier	D. P. S. P. Q. 2	Symphys. la 3e fois.	IV	Siège	1
92	5 avril	569	Varnier	Cyphotique, rétréciss. du détroit inférieur.	1	»	Som.	1
93	8 avril	588	Bouffe de St-Blaise	D. P. S. P. 10.8	Symphys. le 15 janv. 1896 (obs. 83)	II	Id.	1
94	31 mai	924	Varnier	D. P. S. P. ?	Op. césar. lors du 1er	II	Id.	1
95	17 août	1412	Funck-Brentano	D: P. S. P. 9.7	»	I	Id.	1
96	7 sept.	1541	Funck-Brentano	D. P. S. P. 10	Symphys. à la Pitié p. M. Doléris en 1896.	IV	Id.	1
97	1er déc.	2111	Funck-Brentano	D. P. S. 10.6	»	XI	Front	1
98	26 déc.	2263	Varnier	D. P. S. P. 9.8	»	IV	Siège	1
	1899							
99	5 janv.	24	Funck-Brentano	Bass. vicié par exostose	»	VII	Som.	»
100	20 janv.	116	Varnier et Pinard	D. P. S. P. 8.6	»	II	Id.	1

Symphys. pratiquée après applicat. de forceps	Écartement provoqué		Accidents opératoires	Suites de couches normales	Suites de couches patholog.	Femmes guéries	Femmes mortes	Enfants vivants	Enfants morts
5 ap. de forc.	6	Id.	Id.	»	Id.	1	»	»	Mort-né
»	6	Id.	Id.	»	Id.	1	»	»	M. de br.-pn. le 3e jour
1 ap. de forc.	5.5	Id.	Id.	»	Id.	1	»	1	»
»	7	Id.	Id.	Normales	»	1	»	1	»
1 ap. de forc.	5.5	Id.	Id.	Id.	»	1	»	1	»
»	7	Id.	Id.	Id.	»	1	»	1	»
»	7	Version	Id.	»	Id.	»	M. le 16 mai	1	»
»	6	Forceps	Id.	Id.	»	1	»	1	»
»	6.5	Id.	Id.	»	Id.	1	»	1	»
»	6.5	Id.	Id.	Id.	»	1	»	1	»
»	5	Id.	Id.	»	Id.	1	»	1	»
»	5	Id.	Id.	»	»	»	Morte le 19 de septicém.	»	Morte le 19 de septicém.
»	5	Id.	Déch. vaginale	Id.	»	1	»	1	»
»	6	For. et vers.	Id.	»	Id.	»	Morte le 26	1	»
»	6	Version	Id.	Id.	»	1	»	1	»
»	4	Version	Id.	Id.	»	1	»	1	»
»	6	Version	Nuls	Id.	»	1	»	1	»
»	6	Vers. et for.	Id.	»	»	1	»	1	»
»	6.5	Forceps	Id.	Id.	»	1	»	1	»
»	5	Id.	Déch. vaginale	Id.	»	1	»	1	»
»	6	Forceps	Nuls	»	Patholegiq.	1	»	1	»
»	?	Ext. p. les p.	Déchir. vagin.	Normales.	»	1	»	1	»
»	6	Forceps	Rupture vagin.	Id.	»	1	»	1	»
»	6 ap. sec. du pubis à la scie à chaîne.	Forceps	Rupture vagin.	Id.	»	1	»	1	»
»	5	Forceps	Nuls	Id.	»	1	»	1	»
»	6	Forceps	Nuls	»	»	»	Morte d'écl. le lendem.	1	»
»	6	Forceps	Nuls	Id.	»	1	»	1	»
»	5.5	Acc. spont.	Nuls	Id.	»	1	»	1	»
»	6.3	Ext. p. les p.	Nuls	Id.	»	1	»	1	»
8 ap. du forc. f. a v. ap. réd. du c. p. Mlle Ross.	6	Forceps	Déchir. vestib.	»	»	»	M. le 7 janv. de septicém.	»	Mort le lend. de sa naiss.
»	6.5	Forceps	Nuls	»	Pathologiq.	1	»	1	»

rateurs: Varnier, Potocki, Lepage, Wallich, Bouffe de Saint-Blaise, Baudron, Funck-Brentano, soit par moi.

89 de ces observations ont déjà été publiées (1).

Je publie les onze dernières (p. 101 à 107) dans les pièces justificatives qui suivent. J'ajoute que les 100 observations détaillées sont aux Archives de la Clinique Baudelocque, à la disposition de tous ceux qui voudront les consulter (2).

Résultat brut :

100 femmes symphyséotomisées :

88 guéries 12 mortes

87 enfants sont sortis vivants et bien portants.

13 enfants sont morts, dont :

5 au moment de l'extraction ou peu après.
8 dans les trois semaines qui ont suivi leur naissance.

TABLEAU INDIQUANT LES CAUSES DE LA MORTALITÉ MATERNELLE

ANNÉES				
1893	20e	(obs. 554)	septicémie	du dehors
	27e	(obs. 1840)	occlusion intestinale	du dortoir
1894	44e	(obs. 902)	septicémie	du dehors
	47e	(obs. 1490)	septicémie	du dehors
1895	49e	(obs. 175)	grippe infectieuse	du dehors
	55e	(obs. 727)	septicémie	du dortoir
	63e	(obs. 1322)	embolie le 46e jour après l'accouchement	du dortoir
1896	76e	(obs. 793)	pneumonie	du dehors
	81e	(obs. 1987)	septicémie	du dortoir
1897	83e	(obs. 87)	septicémie	du dehors
1898	95e	(obs. 1412)	éclampsie	du dehors
1899	99e	(obs. 24)	septicémie	du dehors
			soit 4 femmes	du dortoir
			8 »	du dehors

(1) Voyez : de la Symphyséotomie à la Clinique Baudelocque pendant les années 1892, 1893, 1894, 1895, 1896, 1897.— Rapport de A. PINARD au *Congrès de Rome*, 1894. — Rapport de H. VARNIER au *Congrès de Moscou*, 1897.

(2) Aujourd'hui le nombre dépasse cent.

TABLEAU INDIQUANT LES CAUSES DE LA MORTALITÉ FŒTALE

1	(29ᵉ symp.)	Fractures du crâne causées par applications de forceps faites en ville.
2	(70ᵉ symp.)	
3	(99ᵉ symp.)	
4	(1ʳᵉ symp.)	Lésions du crâne causées par symphyséotomie incomplète.
5	(13ᵉ symp.)	
6	(4ᵉ symp.)	Faiblesse congénitale causée par accouchement provoqué trop tôt.
7	(40ᵉ symp.)	Forceps.
8	(55ᵉ symp.)	Dilatation incomplète.
9	(60ᵉ symp.)	Forceps, à dilatation incomplète.
10	(63ᵉ symp.)	Forceps, puis version.
11	(69ᵉ symp.)	Broncho-pneumonie.
12	(71ᵉ symp.)	Broncho-pneumonie.
13	(81ᵉ symp.)	Septicémie.

Les tableaux qui précèdent démontrent que Varnier était absolument dans le vrai en formulant ses conclusions au Congrès de Moscou (1).

En effet si, je retranche : 1° les décès de cause purement accidentelle, indépendants du mode d'intervention qui ont suivi nos

27ᵉ symphyséotomie (obstruction intestinale)
49ᵉ — (grippe infectieuse)
76ᵉ — (pneumonie)
et 95ᵉ — (éclampsie);

2° les décès causés par infection puerpérale à porte d'entrée utérine sans participation du foyer traumatique créé par la symphyséotomie,

44ᵉ symphyséotomie
55ᵉ —
99ᵉ —

il reste 5 décès dans lesquels, comme l'a dit Varnier à Moscou, la terminaison fatale a été le résultat de l'infection puerpérale à porte d'entrée utérine, mais où la plaie symphysienne, communiquant ou non avec le canal génital, primitivement ou

(1) *Ann. de Gynécol.*, septembre 1897, p. 189 à 270.

secondairement infecté, a certainement joué dans le résultat final le rôle d'un adjuvant.

En résumé, 5 *fois sur cent*, la symphyséotomie a augmenté la léthalité chez des femmes dont l'appareil génital était préalablement infecté.

Quant aux enfants, si nous retranchons les décès causés par :

1° les applications de forceps faites au détroit supérieur avant la symphyséotomie ;

2° une symphyséotomie incomplète ;

3° l'accouchement provoqué ;

4° une broncho-pneumonie accidentelle,

il reste *6 cas sur cent* dans lesquels la mort de l'enfant a été le résultat ou de la longueur du travail, ou de l'infection de l'œuf pendant l'accouchement.

Pour être complètement éclairé et absolument fixé sur le bilan clinique vrai de la symphyséotomie, il faut encore savoir :

1° que 22 femmes ayant été symphyséotomisées sont redevenues enceintes ;

2° que de ces 22 femmes 6 ont été symphyséotomisées avec succès pour la 2e et pour la 3e fois ;

3° que 16 de ces femmes ont eu consécutivement des accouchements spontanés.

Il faut enfin constater combien, depuis l'avènement de la symphyséotomie à la Clinique Baudelocque, le nombre des interventions a diminué dans les cas de rétrécissement du bassin, combien de femmes sont accouchées à terme spontanément avec un bassin vicié, et comparer la mortalité maternelle et fœtale totale aussi bien dans les rétrécissements du bassin que dans les bassins normaux, avant et depuis l'application rigoureuse des préceptes que j'ai formulés concernant la thérapeutique des viciations pelviennes (1). Si je ne puis dire que les chiffres débordent la vérité, je puis du moins, je crois, dire qu'ils la montrent.

(1) Consulter : *Les bienfaits de la symphyséotomie*, par PIERRE FARABEUF. Thèse Paris, 1893. — Le tableau, page 116. — Les pièces justificatives, page 108.

DE LA CRANIOTOMIE

La crâniotomie ou perforation du crâne est rarement suffisante dans les cas de rétrécissement du bassin et est le plus souvent suivie du broiement ou de la dislocation des os de la tête fœtale opérés par des instruments spéciaux : céphalotribe, basiotribe, cranioclaste.

Elle est pratiquée pour faire disparaître la disproportion entre le bassin et l'enfant et rendre l'accouchement possible. L'enfant est alors considéré comme un corps étranger.

Elle a été mise en œuvre jusqu'à présent le plus souvent quand l'enfant est mort, mais aussi quand l'enfant est vivant.

La perforation simple du crâne aussi bien que son broiement, surtout quand on emploie la basiotribe, constitue un ensemble d'actes opératoires simples et faciles, quand le rétrécissement pelvien n'est pas extrême (1).

Théoriquement, la perforation du crâne, le broiement et l'extraction du fœtus doivent être exécutés sans faire subir de traumatisme à l'organisme maternel.

Et c'est ainsi que les choses se passent entre des mains habiles.

Cependant les résultats enregistrés dans la pratique sont loin de correspondre à la théorie. Ce qui démontre bien que les conditions dans lesquelles se trouve l'organisme maternel au moment d'une intervention obstétricale quelconque, jouent, au point de vue des suites opératoires, un rôle considérable sinon capital.

De 1882 à 1899 exclusivement, 81 crâniotomies, suivies ou non de céphalotripsie ou de basiotripsie, ont été pratiquées dans mon service, soit à la Maternité de Lariboisière, soit à la Clinique Baudelocque (depuis 1892, exclusivement sur des enfants morts) et voici les résultats :

81 femmes opérées : 72 guéries, 9 mortes.

Soit une mortalité de 11,5 pour 100.

---

(1) Voir A. PINARD. « Le Basiotribe Tarnier ». *Annales de gynécologie*, t. XXIII, 1885.

DE L'ACCOUCHEMENT PRÉMATURÉ ARTIFICIEL

L'accouchement prématuré artificiel doit être défini, au point de vue qui nous occupe : L'interruption de la grossesse à une période où l'enfant est viable et au moment où ses dimensions ne l'emportent pas sur celles du bassin, c'est-à-dire permettent son passage sans lésions à travers la filière pelvienne rétrécie.

L'interruption de la grossesse dans ces conditions suppose donc la connaissance préalable exacte et précise : 1° de l'âge de la grossesse, 2° du degré de rétrécissement pelvien et des dimensions de la tête fœtale.

Pour interrompre la grossesse, c'est-à-dire pour provoquer le travail, on a le plus souvent recours à l'introduction de corps étrangers, ballons ou sondes, dans la cavité utérine. L'emploi des douches sur le col est généralement abandonné.

L'introduction d'un ballon, soit de Tarnier, soit de Champetier de Ribes, dans la cavité utérine constitue une opération simple, facile, même chez une primipare. Pratiqué aseptiquement, cet acte opératoire ne doit déterminer aucune lésion du côté de l'organisme maternel.

Pour la mère, ici la pratique répond à la théorie, parce que *l'intervention n'est pratiquée que sur des femmes saines ;* et l'on peut dire que les femmes chez lesquelles on provoque l'accouchement ne courent guère plus de dangers que celles qui accouchent spontanément et tempestivement.

Il n'en est pas de même pour l'enfant. Il n'est aucune intervention plus désastreuse pour ce dernier ; et les causes de ces désastres ne peuvent jamais être heureusement modifiées. Car l'âge exact de la grossesse et le rapport précis existant entre les dimensions du bassin et celles du fœtus ne sont jamais qu'imparfaitement connus.

De plus, on ne pourra faire qu'un fœtus prématuré supporte, comme un enfant à terme, le traumatisme de l'accouchement soit spontané, soit artificiel.

Les statistiques, qui sont très nombreuses, prouvent la véracité de ces assertions. Je n'invoquerai là encore que la mienne, publiée en 1891 et qui comporte 100 cas (1), car elle accuse des résultats au moins aussi favorables que ceux obtenus partout ailleurs.

Tableau récapitulatif de 100 cas d'accouchement prématuré artificiel observés à la Maternité de Lariboisière et à la Clinique Baudelocque de 1883 à 1891 (2).

Accouchements provoqués	100
Femmes sorties bien portantes	99
Femme morte	1
Enfants vivants au moment de la naissance	83
Enfants morts pendant le travail	17
Enfants morts avant leur sortie du service	16
Enfants sortis bien portants	67

Des 16 enfants qui moururent avant leur sortie du service :

9 moururent	le 1er	jour.
2 —	le 3e	—
2 —	le 4e	—
1 —	le 10e	—
1 —	le 11e	—
1 —	le 17e	—

Cette bénignité du pronostic, relativement aux mères, se trouve dans toutes les statistiques, depuis l'emploi des antiseptiques et l'abandon de la *douche utérine*.

INDICATIONS ET CONTRE-INDICATIONS

Avant d'exposer et d'étudier les raisons qui militent pour ou contre telle ou telle intervention, je crois nécessaire de faire une profession de foi.

---

(1) *Annales de gynécologie*, 1891, t. XXXV, p. 1 et 81.

(2) J'ai provoqué encore, de janvier 1891 à juillet 1892, un certain nombre d'accouchements dans des cas de rétrécissement du bassin. Le dernier fut provoqué le 7 juillet 1892. Les résultats observés pendant cette période furent semblables à ceux observés précédemment ; un décès maternel fut enregistré. Voir *Fonctionnement de la Clinique Baudelocque*, 1891 et 1892.

Pour moi, l'accoucheur doit rester médecin dans tous ses actes.

C'est-à-dire qu'il doit toujours et partout éviter la maladie et s'efforcer de conserver et de prolonger la vie chez les êtres qui se confient à lui ou qui lui sont confiés.

Pour cela, chez toute femme enceinte, l'accoucheur doit avoir pour but de mener la grossesse à terme et de procéder à l'accouchement avec le minimum de traumatisme pour la mère et pour l'enfant.

C'est-à-dire que cette doctrine, que ce dogme, si l'on veut, exclut, de la thérapeutique des accouchements dans les rétrécissements du bassin, aussi bien l'accouchement provoqué que l'embryotomie sur l'enfant vivant.

Dès qu'un enfant est conçu, nul n'a le droit de s'opposer à son développement ; l'accoucheur toujours et partout a le devoir de le protéger ainsi que sa mère.

J'ai montré ailleurs que dans l'avortement thérapeutique, le seul légitime (1), l'accoucheur s'efforçait de sauver la mère mais ne tuait pas l'enfant.

L'accouchement prématuré artificiel, outre qu'il tue plus de 30 enfants sur 100, ne peut produire que des prématurés, c'est-à-dire des êtres à développement incomplet, ne possédant pas toutes les aptitudes à vivre de la vie extra-utérine et pour la plupart candidats désignés aux maladies et aux infirmités.

Avant l'antisepsie, à l'époque où l'opération césarienne et la symphyséotomie tuaient à peu près toujours les mères, on comprend que l'accouchement prématuré ait pu être adopté : on préférait une malade à une morte. Aujourd'hui, heureusement, cette impuissance a disparu.

De même je ne puis admettre qu'on discute l'opportunité d'une intervention en se basant sur la valeur morale ou sociale de la vie de la mère ou de celle de l'enfant. Si l'on entre dans cette voie, si l'on est logique, on aboutit fatalement à la disparition de l'espèce. Or je suis l'ennemi de l'individualisme. Pour

(1) V. Avortement thérapeutique, in *Annales de gynécologie*, t. LI, 1899.

moi, les conditions de milieu hygiénique ou social ne doivent pas avoir plus d'influence sur le choix d'une intervention que le nombre de naissances dans un pays ne doit légitimer les opérations fœticides.

Enfin tout en reconnaissant que de deux opérations donnant les mêmes résultats il faut toujours donner le choix à la plus simple et à la plus facile, je ne comprends pas qu'un médecin préfère une intervention facile à résultat douteux à une intervention plus compliquée mais à résultat plus certain.

Cet exposé de principes fait, j'entre maintenant dans l'étude des indications et contre-indications des interventions opératoires. Je serai bref sur ce point, ne voulant pas répéter ici ce que j'ai dit au congrès de Rome et ce qui a été si scientifiquement exposé par Varnier au Congrès de Moscou.

Le degré de la viciation pelvienne qui, pendant si longtemps, a servi de base exclusive pour le choix des interventions, n'a pas l'importance qu'on lui attribue généralement. Outre qu'il est difficile en clinique de le connaître exactement, il ne doit être considéré que dans son rapport avec les dimensions du fœtus.

En face d'une femme ne pouvant accoucher par suite d'un rétrécissement du bassin, l'enfant étant vivant, quelle conduite tenir?

A l'heure actuelle, en raison de ce que nous a appris l'expérience, deux interventions seulement peuvent et doivent être discutées : l'agrandissement momentané du bassin, ou l'opération césarienne.

Dans les cas de rétrécissement extrême, l'accord est général : l'opération césarienne est la seule opération indiquée. Inutile de dire que je n'accepte l'opération césarienne qu'à terme, c'est-à-dire au début du travail.

Mais ces cas sont très rares et le deviendront de plus en plus en raison des progrès de l'hygiène de l'enfance dans tous les pays.

Les cas les plus nombreux sont les bassins dont le diamètre promonto-pubien minimum, le diamètre utile, le diamètre vrai est au-dessus de 65^{mm}.

Doit-on dans ces cas pratiquer la symphyséotomie ou l'opération césarienne ? La véritable importance de la question est là.

Les avantages qui semblent incliner en faveur de l'opération césarienne sont les suivants : opération facile pouvant être pratiquée dès le début du travail, avant l'infection de la mère et avant tout état de souffrance de l'enfant. De plus, aucune difficulté pour l'extraction de l'enfant. Le danger est l'ouverture de la cavité abdominale.

La symphyséotomie ne peut être pratiquée au début du travail; elle n'est qu'une opération préparatoire que suit le plus souvent l'extraction à travers des parties molles non dilatées.

Je reconnais ces inconvénients et ne les nie point. Mais l'avantage immense de ne point ouvrir la cavité abdominale me fait donner sans hésitation la préférence à la symphyséotomie dans tous les cas où elle peut être pratiquée. Je suis absolument convaincu que, pratiquée chez des femmes non infectées, la symphyséotomie fait courir moins de dangers que l'opération césarienne.

Et je suis heureux de constater ici que telle est l'opinion de mon éminent collègue Zweifel, qui a pratiqué avec tant de succès de si nombreuses opérations césariennes.

En face d'une femme infectée, que doit-on faire ?

L'expérience d'aujourd'hui n'est pas suffisante pour qu'on puisse donner la préférence à telle ou telle intervention, et nous ne pouvons que recommander de tout faire pour éviter l'infection.

Je donne les pièces justificatives qui m'autorisent à tenir ce langage. Le jour où il me sera démontré, par des pièces justificatives semblables, qu'une autre conduite donne de meilleurs résultats, je m'empresserai de la suivre.

CONCLUSIONS

Dans la thérapeutique des viciations pelviennes doivent disparaître :

1° L'accouchement prématuré artificiel ;

2° Toute opération (forceps, version, etc.) impliquant la lutte de la tête fœtale contre une résistance osseuse du bassin siégeant soit au détroit supérieur, soit dans l'excavation, soit au détroit inférieur ;

3° L'embryotomie sur l'enfant vivant.

Pendant le travail de l'accouchement deux dangers poivent être évités :

1° La longueur du travail ;

2° L'infection.

L'obstétrique opératoire doit comprendre dans les rétrécissements du bassin :

1° L'agrandissement momentané du bassin (par symphyséotomie, pubiotomie, ischio-pubiotomie, coccygotomie) ;

2° L'opération césarienne conservatrice ou suivie de l'hystérectomie partielle ou totale ;

3° L'embryotomie sur l'enfant mort.

PIÈCES JUSTIFICATIVES

Symphyséotomies pratiquées à la Clinique Baudelocque de 1897 à 1899.

OBS. **2278**. — XC° *Symphyséotomie*, pratiquée le 26 décembre 1897 (M. BAUDRON).

B..., âgée de 27 ans, tertipare, entrée au dortoir le 6 novembre. Antécédents : 1er accouchement spontané à terme en 1894, fille vivante ; 2e accouchement spontané à terme en 1896. Garçon vivant.

3e grossesse. Dernières règles du 2 au 5 février. Début du travail le 26 décembre. Présentation du sommet en G.T. avec inclinaison sur le pariétal postérieur, tête mal fléchie. A 2 h. 35, dilatation complète.

Malgré des contractions énergiques la tête ne s'engage pas. L'angle sacro-vertébral est accessible.

A 6 heures, les choses n'ayant pas changé, M. Varnier jugeant qu'il y a disproportion entre la tête et le bassin, pense que l'agrandissement du bassin est nécessaire. A 7 heures, symphyséotomie par M. Baudron. Écartement de 6 centim. Forceps. Enfant de 4,750 gr., ranimé après désobstruction des voies respiratoires, quelques insufflations. Fermeture complète de la plaie à l'aide de points de suture superficiels et profonds. Aucun drainage n'a été pratiqué. Le 4 janvier, incision d'un hématome infecté rétro-symphysien.

Femme sortie guérie le 22 janvier. Enfant pesant à sa sortie 4,480 gr.

Obs. 547. — XCIe *Symphyséotomie*, pratiquée le 1er avril 1898 (M. Varnier).

[Symphyséotomisée 2 fois antérieurement, 1re fois par M. Varnier, obs. 1326 de 1892, 2e fois par M. Varnier, obs. 313 de 1895. Observations publiées (1).]

26 ans. 4e grossesse. Dernières règles du 25 au 29 juin; entre au dortoir le 14 mars. Début du travail le 1er avril à 10 heures du matin. Dilatation complète à 2 heures du soir. Symphyséotomie à 2 h. 50. Enfant présentant le siège. Fille vivante de 3,370 gr. à sa naissance. Drainage à l'angle inférieur de la plaie. Suites de couches normales.

Sortie de la mère en parfait état le 28 avril; l'enfant pesant 3,600 gr.

Cette femme se leva le quatorzième jour, et marcha sans aucune difficulté.

Obs. 569. — XCIIe *Symphyséotomie*, pratiquée le 5 avril 1898 (M. Varnier).

H..., âgée de 32 ans. Primipare, venant du dortoir, présentant une cyphose lombaire pure. Rétrécissement du diamètre bi-ischiatique mesuré pendant l'anesthésie et évalué par M. Pinard à 6 centim. 8 millim.

Dernières règles du 17 au 19 juin. Début du travail le 4 avril à 4 heures du matin.

---

(1) Voir *Leçon sur la symphyséotomie*, 1893 et 1895.

Dilatation complète, 5 avril à 5 heures du soir. Symphyséotomie à 8 heures 10 m. soir, le 5 avril.

Écartement provoqué de 6 centim. Forceps. Fille pesant 3,060 gr. Pendant l'extraction, rupture complète des tissus vestibulaires avec intégrité de l'urèthre qui est simplement désinséré. La déchirure porte surtout à droite. Sutures et drainage.

Suites de couches apyrétiques.

Sortie le 29 avril en parfait état, l'enfant pesant 3,700 gr.

Obs. **588**. — XCIII^e *Symphyséotomie*, pratiquée le 8 avril 1898 (M. Bouffe de Saint-Blaise).

Femme ayant été déjà symphyséotomisée le 15 janvier 1896, par M. Bouffe de Saint-Blaise (obs. 83, 1896).

M..., secondipare. Diamètre promonto-sous-pubien 10,8. Dernières règles du 15 au 20 juin 1897.

Début du travail le 7 avril à 3 heures du soir. Dilatation complète le 8 avril à 9 heures et demie du matin.

Section des parties molles. Impossibilité de trouver le cartilage inter-articulaire. Section du pubis à l'aide de la scie à chaîne. Écartement provoqué de 6 centim., qui provoque une tension extrême des tissus et même une perforation entre le vagin et la plaie. Introduction d'une sonde dans l'urèthre. Application de forceps. Enfant de 4,180 gr. Suture et drainage.

Suites de couches normales.

Femme sortie en parfait état le 8 mai, marchant très bien. Enfant parti en nourrice le 5e jour et pesant à son départ 4,150 gr.

Obs. **924**. — XCIV^e *Symphyséotomie*, pratiquée le 31 mai (M. Varnier).

L..., âgée de 22 ans (1), ayant subi, en 1895, une opération césarienne conservatrice.

2e grossesse. Dernières règles du 1er au 8 août 1897. Vue au 8e mois par M. Pinard qui, après examen du bassin, pense qu'une symphyséotomie pratiquée à terme pourra permettre l'extraction d'un enfant vivant.

(1) Voir pour obs. complète : *Comptes rendus de la Société d'obstétrique, de gynécologie et de pædiatrie de Paris*, juin 1899, p. 136. H. Varnier. A propos d'un bassin dit « à forme double oblique ovalaire ».

Symphyséotomie pratiquée le 31 mai par M. Varnier. Écartement provoqué de 5 centim. Forceps. Enfant vivant du poids de 3,710 gr. Drainage.

Suites de couches normales. Sortie le 2 juillet en parfait état.

Enfant, allaité par sa mère, pesant à sa sortie 4,480 gr.

Obs. 1412. — XCV[e] *Symphyséotomie*, pratiquée le 17 août (M. Funck-Brentano, chef de clinique).

T..., secondipare, 38 ans. 1re grossesse, avortement de 3 mois. 2e grossesse : dernières règles du 20 au 23 novembre 1897. Rupture prématurée des membranes le 14 août, entre à Baudelocque le 15 août à 1 heure du matin.

Pas d'albumine dans les urines. Enfant vivant. Tête en bas non engagée. Diamètre promonto-sous-pubien 9,7.

Dilatation du col égale à 2 francs. 16 août ; contractions faibles et espacées; à 6 heures du matin, accès éclamptique sans prodromes. Albumine dans l'urine après l'accès qui ne se renouvelle pas. Dilatation comme une paume de main seulement le 17 août; mais, en raison de la souplesse des bords de l'orifice, la symphyséotomie est décidée. Symphyséotomie pratiquée le 17 août à 11 h. 45 du matin. Écartement de 6 centim. Forceps. Enfant vivant de 3,550 gr. Suture de la plaie symphysienne et drainage.

A 4 heures du matin, le 18 août, hématémèse abondante et mort à 4 heures du matin.

Autopsie. — Utérus, péritoine sains. Aucune déchirure vaginale. Infarctus multiples du foie et épanchement pleural sanguinolent. Pas d'hématome rétro-pubien.

Enfant mis en nourrice le 27 août et pesant 3,500 gr.

Obs. 1541. — XCVI[e] *Symphyséotomie*, pratiquée le 7 septembre (M. Funck-Brentano).

(Femme ayant été déjà symphyséotomisée en février 1896, par M. Doléris.) R..., âgée de 34 ans. 1re grossesse en 1886, accouchement spontané à la Pitié, enfant mort après 24 heures. 2e grossesse en 1893, accouchement spontané à la Pitié, enfant vivant, mort de bronchite. 3e grossesse en février 1896, symphyséotomie par M. Doléris. Enfant vivant bien portant actuellement.

4e grossesse. Dernières règles du 25 au 31 décembre. Entrée au dortoir de Baudelocque le 13 août. Diamètre promonto-sous pubien, 10 centim.

Début du travail le 6 septembre à 2 heures du soir. Dilatation complète, 7 septembre à 2 heures du matin. Sommet non engagé.

Symphyséotomie à 4 h. 20 du matin. Écartement provoqué de 6 centim. Forceps. Enfant vivant pesant 3,540 gr. Sutures et drainage. Suites des couches normales.

Sortie le 28e jour en parfait état. Enfant allaité par la mère pesant à sa sortie 3,930 gr.

Obs. **2111**. — XCVIIe *Symphyséotomie,* pratiquée le 1er décembre (M. Funck-Brentano).

B..., enceinte pour la douzième fois. Diamètre promonto-sous-pubien, 10 centim. 6. 1re grossesse en 1886, accouchement à terme. Sommet enfant vivant. 2e grossesse en 1887, accouchement spontané, fille vivante. 3e grossesse en 1888, accouchement spontané à terme, fille vivante. 4e grossesse, accouchement spontané à terme, garçon vivant. 5e grossesse, avortement de 3 mois. 6e en 1891, accouchement prématuré à 6 mois, enfant mort pendant le travail. 7e grossesse, 1892, accouchement à terme. Extraction sous le chloroforme, à la Charité; enfant mort 12 jours après la naissance. 8e grossesse en 1899, accouchement spontané à terme. Sommet, enfant vivant. 9e en 1896, à terme, basiotripsie à Beaujon. 10e en 1897, accouchement à terme, version à la Maternité, enfant mort. 11e grossesse. Dernières règles du 20 au 22 janvier. Entrée au dortoir de la Clinique Baudelocque le 12 octobre 1898. Ceinture eutocique pour maintenir la tête en bas. Début du travail le 30 novembre à 10 heures du soir. Présentation du front. Dilatation complète le 1er décembre à 8 heures du soir. En raison des efforts que fait la femme, de la non descente de la tête, M. Pinard décide de pratiquer la symphyséotomie. Dès l'agrandissement du bassin (écartement 45) la tête descend, l'expulsion spontanée a lieu. Enfant vivant de 3,700 gr. Sutures et drainage. Suites de couches bonnes. Sortie en parfait état le 1er janvier 1899.

Enfant allaité par sa mère, pesant à son départ 4,190 gr.

OBS. 2263. — XCVIII[e] *Symphyséotomie*, pratiquée le 26 décembre. (M. VARNIER).

G..., âgée de 34 ans, enceinte pour la quatrième fois. Diamètre promonto-sous-pubien, 9,8.

1re grossesse. Accouchement à terme, siège, garçon mort pendant le travail, avril 1890 ; 2e grossesse, accouchement à terme, version par manœuvres internes, garçon mort pendant le travail, mars 1891 ; 3e grossesse, accouchement prématuré, 8 mois, à la Maternité, version par manœuvres internes, fille vivante, incontinence d'urine la nuit ; 4e grossesse, dernières règles du 18 au 20 mars, entrée au dortoir le 13 novembre. Début du travail le 26 décembre à 5 heures du matin. Dilatation complète le 26 décembre à 9 h. 35 du soir. Siège. Symphyséotomie à 4 heures du soir. Ecartement de 6 centim. un quart. Extraction du siège par Mlle Roze. Enfant vivant du poids de 4,230 gr. Suture, drainage. Suites de couches normales. Sortie le 16 janvier en parfait état.

OBS. 24. — XCIX[e] *Symphyséotomie*, pratiquée le 5 janvier 1899 (M. FUNCK-BRENTANO)

B..., âgée de 38 ans, enceinte pour la septième fois. Bassin vicié par exostose de la dernière vertèbre lombaire et de la première sacrée. (Bassin de la collection du Musée de la clinique Baudelocque.)

1re grossesse en 1878, accouchement spontané à terme, fille vivante ; 2e grossesse en 1882, accouchement spontané à terme, fille vivante ; 3e grossesse en 1886, accouchement spontané à terme, fille vivante; 4e grossesse en 1889, accouchement spontané à terme, garçon vivant ; 5e grossesse en 1892, accouchement spontané à terme, garçon vivant ; 6e grossesse en 1894, accouchement spontané à terme, garçon vivant ; Tous ces accouchements ont eu une durée normale (8 à 10 heures) ; 7e grossesse. Dernières règles du 8 au 12 avril 1898. Début du travail le 3 janvier 1899 à 5 heures du soir, par rupture des membranes. 3 applications de forceps par un premier médecin, 5 autres par un deuxième, le 4 janvier. Le 5 janvier, apportée à la Clinique à 1 heure du matin. A son arrivée, on constate une dilatation complète. Une tête en bas avec bosse séro-sanguine énorme. Battements du cœur fœtal bien frappés, mais oscillant entre 172 et 120. Pouls maternel, 120. Température, 37°,2.

M. Varnier et M. Funck jugent qu'une symphyséotomie est indiquée. Elle est pratiquée de suite (écartement provoqué de 6 centim.). Forceps par M. Varnier. Extraction d'un enfant du poids de 4,800 gr., étonné d'abord, ranimé et qui se met à crier. Plaie vestibulo-vaginale. Suture et drainage. Après l'extraction du fœtus, issue de l'utérus d'un liquide vert et fétide. Mort de la femme le 7 janvier à 2 heures du matin. Mort de l'enfant le 6 janvier à 5 heures du matin.

Autopsie de l'enfant. Fractures du pariétal droit. Plaie du cuir chevelu au niveau de l'occiput due aux applications de forceps faites en ville. (Tête au Musée.)

Obs. **116**. — Ce *Symphyséotomie*, pratiquée le 20 janvier 1899. (MM. Varnier et Pinard).

Femme N..., âgée de 39 ans, cypho-scoliotique. Diamètre promonto-sous-pubien 8,6, enceinte pour la 2e fois. 1er accouchement en septembre 1894 ; accouchement prématuré pratiqué à la Maternité. Enfant vivant, mort à 3 ans.

2e grossesse. Dernières règles, date inconnue. Entrée au dortoir de la Clinique Baudelocque le 5 janvier 1899. Début du travail le 18 janvier à 11 heures du soir par rupture des membranes. A 1 heure et demie du matin on constate que la dilatation est de 2 francs et que le cordon fait procidence. Mlle Roze rétropulse le cordon. A 8 heures le 19 janvier, dilatation stationnaire.

Dilatation complète à 9 heures du matin le 20 janvier. M. Pinard juge le moment opportun pour pratiquer la symphyséotomie. Section de la symphyse à 10 heures 40 par M. Varnier. Ecartement provoqué de 6 cent. et demi.

Forceps par M. Pinard. Extraction d'un enfant du poids de 2,550 gr. Sutures et drainage. Suites de couches pathologiques. Broncho-pneumonie.

Sortie un bon état le 20 mars.

Enfant pesant à sa sortie, 2,780 gr.

Rétrécissements

MULTIPARES

				ACCOUCHEMENTS ANTÉRIEURS	ACCOUCHEMENTS SPONTANÉS	ACCOUCHEMENTS ARTIFICIELS	
1	33	*Janv.*	7	Acc. prématurés tous les deux entre 6 et 7 mois (enfants mort-nés).	»	Acc. accél.	
2	37	Id.	8	»	»	»	
3	78	Id.	14	Acc. spont. à terme sommet. Enf. viv.	1	»	
4	89	Id	16	1 app. forc. enf. viv. 2 acc. sp. enf. viv. 3 acc. prém. mort-né. 4e à terme sp. vivant. 5e sp. viv. 6e enf. mort pendant le travail, à terme.	»	Laparot. pour rupt. utérine	
5	95	Id.	17	1er forceps à terme enf. mort. 2e acc. spont. à terme enf. viv. 3e acc. prémat. enf. mort le lendemain.	1	»	
6	154	Id.	27	1er acc. provoqué, enf. mort-né. 2e *Symph.* obs. *1822 en 1895 enf. viv.*	1	»	
7	175	Id.	30	1er acc. à terme spont. enf. viv. garç.	1	»	
8	191	*Févr.*	2	1er acc. spont. à terme, enf. mort. 2e acc. épaule. Embryotomie. 3e acc. spont. à terme enf. viv. 4e acc. spont. à terme enf. viv.	»	»	
9	204	Id.	5	»	»	Basiotripsie	
10	211	Id.	5	»	»	»	
11	215	Id.	6	1er acc. à terme spont. enf. viv. 2e avort. de 5 mois. 3e acc. spont. à terme enf. mort-né. 4e à terme spont. enf. viv.	1	»	
12	249	Id.	12	1er acc. à terme spont. enf. viv. 2e à terme spont. enf. mort-né. Version.	1	»	
13	269	Id.	15	»	»	»	
14	296	Id.	21	1er acc. prémat. spont. enf. mort-né.	»	»	
15	315	Id.	23	»	»	Vers. basiotrip. tête derrière	
16	364	*Mars*	2	1er acc. à terme, version enf. viv. 2800.	1		
17	381	Id.	6	1 acc. spont. à terme enf. de 2750.	1	»	
18	441	Id.	16	»	»	»	F.
19	470	Id.	20	1er acc. spont. à terme fille vivante. 2e acc. spont. fille viv. 3e spont. à terme fille viv. 4e à terme garçon viv. 5e à terme garçon viv.	1	»	
20	494	Id.	24	1er acc. spont. garçon viv. 2e acc. sp. fille viv. 3e acc. sp. à t. fille viv. 4e garçon viv.	1	»	

Janvier 1898 au 1er Janvier 1899.

DIAMÈTRE BI-PARIÉTAL	POIDS DE L'ENFANT à la naissance	à la sortie	ÉTAT A LA SORTIE de la mère	de l'enfant		DATE DE LA SORTIE	OBSERVATIONS PARTICULIÈRES
»	2350	»	Mort.	Macéré	F.	7 janvier	F. ayant eu une hémorrhagie rétro-placent. F. du deh.
10	3740	3750	Bon	Bon	F.	18 janvier	F. du dehors.
»	3600	3360	Bon	Bon	G.	20 janvier	F. du dehors (sortie sur sa demande expresse).
»	3800	»	Mort.	Mort.	G.	17 janvier	F. apportée de la ville ayant expulsé son placenta et l'enfant étant dans le ventre par suite de rupture de l'utérus. Opérée in extremis.
9.6	3300	3200	Bon	Bon	G.	31 janvier	Hydropisie de l'amn. (1400). F. du dehors.
8.1	2770	3000	Bon	Bon	G.	5 février	F. du dehors.
9	3850	4160	Bon	Bon	G.	12 février	F. du dehors. L'enfant a présenté au moment de la naissance une dépression très accusée au niveau de la fosse temporale.
»	3500 s. sub. céréb.	»	Bon	Mort.	F.	17 février	F. apportée ayant subi 4 applications de forceps en ville. Procidence du cordon enf. mort.
9.3	3150	3250	Bon	Bon	F.	14 février	F. du dortoir.
9	2700	»	Bon	Mort.	G.	18 février	Enf. mort pendant le travail par suite d'insertion vicieuse et de procubitus du cordon.
9.5	4200	4370	Bon	Bon	G.	15 février	F. du dehors.
8.8	3000	2800	Bon	Bon	G.	26 février	F. du dortoir.
8.1	2520	2490	Bon	Bon	F.	25 février	F. du dortoir.
»	2870 s sub. céréb.	»	Mort.	Mort.	F.	21 février	F. apportée mourante ayant depuis la veille une hémorrhagie causée par insertion vicieuse du placenta.
8.8	3160	3290	Bon	Bon	G.	3 mars	F. du dortoir.
8.5	2050	2980	Bon	Bon	G.	12 mars	Enf. placé en nourrice 3 jours après sa naissance.
8.7	2920	2820	Bon	Bon	F.	15 mars	F. du dortoir.
8.7	3220	3190	Bon	Bon	G.	24 mars	F. du dehors.
9.2	3530	3690	Bon	Bon	G.	2 avril	F. du dehors.
9.8	3350	3550	Bon	Bon	F.	2 avril	F. du dehors.

N° D'ORDRE	N° DES OBSERVATIONS	MOIS	JOUR	MULTIPARES		
				ACCOUCHEMENTS ANTÉRIEURS	ACCOUCHEMENTS SPONTANÉS	ACCOUCHEMENTS ARTIFICIELS
21	523	*Mars*	29	1er acc. forceps, fille viv. 2e forceps garçon viv. 3e spont. à terme fille viv. 4e avort. de 4 m. 5e acc. spont. à terme fille viv. 6e épaule. Version enf. viv.	»	Epaule vers.
	530	Id.	30	»	»	»
	541	Id.	31	1er acc. spont. à terme. Enf. viv.	1	»
	547	*Avril*	1er	1er acc. Basiotripsie. 2e *Symphyséot.* obs. 1826. Enf. viv. 3e et 2e *Symphyséot*. Enf. viv.	»	3e symphys.
	568	Id.	4	1er acc. spont. à terme enf. viv. 2e acc. spont. à terme enf. viv. 3e acc. spont. à terme enf. viv. 4e acc. spont. à terme enf. viv. 5e acc. spont. à terme enf. viv.	1	»
	569	Id.	5	»	»	»
	582	Id.	6	»	»	»
	588	Id.	8	1er acc. symphyséot. enf. m. 3680.	»	2e symphys.
	602	Id.	10	1er acc. forceps à terme enf. viv. 2e spont. à terme enf. viv.	1	»
	723	Id.	30	1er acc. spont. à terme enf. viv.	1	»
	745	*Mai*	3	1 acc. à terme spont. enf. mort pendant le travail.	»	Version
	758	Id.	5	»	»	»
	770	Id.	7	1er acc. spont. à terme enf. viv. 2e avort. de 5 m. 3e forceps à terme enf. viv. 4e avort. 5e avort. 6e avort. 7e acc. spont. à terme enf. viv. 8e acc. spont. à terme fille viv.	1	»
	771	Id.	7	1er acc. spont. à terme enf. viv. 2e acc. spont. à terme enf. viv. 3e acc. spont. à terme enf. viv.	1	»
	801	Id.	12	2 acc. spont. à terme enf. viv.	1	»
	828	Id.	16	Acc. prém. 8 mois enf. mort à 1 mois 2e acc. prém. enf. mort. 3e acc. prém. à 8 mois enf. macéré.	1	»
	892	Id.	25	»	»	»
	917	Id.	30	»	»	»
	924	Id.	30	1 acc. opération césarienne enf. viv.	»	Symphyséo.
	937	*Juin*	1er	»	»	»
	982	Id.	12	1 acc. sp. à terme forceps fille viv.	1	»
	001	Id.	19	2e acc. spont. à terme fille viv.	»	»
	018	Id.	15	»	»	»
	032	Id.	18	1 acc. sp. à terme fille viv. 2e acc. spont. à terme enf. mort. 3e fille à t. spt. viv. 4e acc. spt. à t. g. v.	1	»

CONSIDÉRATIONS GÉNÉRALES COMMUNES AUX DEUX

VICIATIONS PELVIENNES	DIAMÈTRE PROM. S.-PUB.	DIAMÈTRE BI-PARIÉTAL	POIDS DE L'ENFANT à la naissance	POIDS DE L'ENFANT à la sortie	ÉTAT A LA SORTIE de la mère	ÉTAT A LA SORTIE de l'enfant	SEXE	DATE DE LA SORTIE	OBSERVATIONS PARTIC
»	10.5	9 4	3400	3500	Bon	Bon	F.	9 avril	F. du dehors.
assin coxalg.	»	»	1870	»	Bon	Mort	F.	9 avril	Hémorrhagie rétro taire ayant causé du fœtus. F. du d
ass. obl. oval.	»	9.2	3170	2900	Bon	Bon	G.	12 avril	F. du dortoir.
Rachitique	9.2	10	3370	3680	Bon	Bon	F.	28 avril	F. du dortoir.
assin coxalg.	»	9	3220	3320	Bon	Bon	F.	15 avril	F. du dortoir.
assin cyphot.	»	9.5	3060	3700	Bon	Bon	F.	28 avril	F. du dortoir.
, asym. (rad.)	»	9.7	3800	3950	Bon	Bon	F.	17 avril	F. du dortoir.
assin rachit.	10.2	10.8	4180	4150	Bon	Bon	F.	8 mai	F. du dehors. Enfa en nourrice le 13
Id.	10.2	9.1	3100	»	Bon	M. 2e j.	G	»	F. dudeh. (cyanose
Id.	10.4	10	3110	3220	Bon	Bon	F.	9 mai	F. du dehors.
Id.	9.4	9.5	2950	2890	Bon	Bon	G.	12 mai	F. du dehors.
Id.	10.3	8	2900	2900	Bon	Bon	F.	14 mai	F. du dortoir (enfan en nourr. le lend. de
Id.	9.3	8.3	3500	3710	Bon	Bon	G.	17 mai	F. du dehors (enf une asymétrie du
Id.	9.9	8.9	2640	2980	Bon	Bon	F.	17 mai	F. du dehors.
assin coxalg.	»	8.7	2700	2850	Bon	Bon	F.	19 mai	F. du dortoir.
Rachitique	10.8	9	2950	3020	Bon	Bon	F.	24 mai	F. du dehors.
»	10	8	3000	»	Bon	M. nais.	G.	3 juin	F. du dehors.
»	10.9	7.7	2300	2525	Bon	Bon	F	7 juin	F. du dehors.
»	»	10.1	3710	4480	Bon	Bon	G.	2 juillet	F. du dortoir.
»	10.5	8.9	2800	2950	Bon	Bon	G.	11 juillet	F. du dortoir.
assin rachit.	10	9.1	2981	2950	Bon	Bon	F.	18 juin	F. du dortoir.
assin coxalg.	»	»	2650 m.-né	»	»	Mort.	»	12 juin	F. du dehors. App. coma.
assin rachit.	10.5	8.5	2920	3660	Bon	Bon	F.	25 juin	F du dortoir.
Id.	10 5	9.2	2950	3200	Bon	Bon	F.	26 juin	F. du dehors.

N° D'ORDRE	N°s DES OBSERVATIONS	MOIS	JOUR	MULTIPARES		
				ACCOUCHEMENTS ANTÉRIEURS	ACCOUCHEMENTS SPONTANÉS	ACCOUCHEMENTS ARTIFICIELS
45	1085	*Juin*	18	1 acc. spt. à t. enf. viv. 2e spt. à t. enf. viv. 3e spt. à t. enf. viv.	1	»
46	1056	Id.	21	1 acc. à t. gross. gémellaire, 2 enf. viv.	1	»
47	1061	Id.	22	1 acc. spt. à t. fille viv. 2e acc. spt. à t. fille viv.	»	Forc. d. l'exc.
48	1091	Id.	27	»	»	»
49	1100	Id.	28	1 acc. spt. à t. enf. viv.	1	»
50	1127	*Juil.*	2	1 acc. spt. à t. fille viv.	1	»
51	1129	Id.	3	1 acc. à t. forc. enf. mort 10 h. après sa naiss. 2e acc. spt. à t. né mort. 3e acc. spt. g. v. 4e acc. spt. à t. g. v.	1	»
52	1154	Id.	8	»	1	»
53	1164	Id.	9	1 acc. forc. à t. enf. viv. 2e forc. à t. enf. viv. 3e forc. à t. enf. viv. 4e à t. g. viv.	1	Version
54	1169	Id.	10	1 acc. à t. spt. enf. mort. 2e à t. acc. spt. fille viv.	1	»
55	1236	Id.	22	»	»	»
56	1253	Id.	25	»	»	»
57	1272	Id.	28	1 acc. spt. à t. g. viv.	1	»
58	1294	Id.	31	»	»	»
59	1301	*Août*	1	»	»	»
60	1317	Id.	4	»	»	»
61	1322	Id.	5	»	»	»
62	1352	Id.	10	»	»	»
63	1381	Id.	14	1 acc. f. à t. enf. viv. 2e acc. f. à t.	»	Forc. d. l'exc.
64	1412	Id.	17	1 av. de 3 mois.	»	»
65	1428	Id.	20	1 acc. spt. à t. enf. viv. 2e spt. à t. enf. viv. 3e spt. à t. g. v.	1	»
66	1461	Id.	24	1 acc. spt. à t. enf. viv.	1	»
67	1541	*Sept.*	7	1er acc. spt. à t. enf. mort le 2e jour. 2e spt. à t. enf. viv. 3e *Symphys.* à la Pitié par M. Doloris, enf. viv.	»	Symphyséotom.
68	1661	Id.	10	1 av. de 2 mois.	»	Forc. d. l'exc.
69	1603	Id.	17	1 acc. prém. à 7 mois enf. mort.	1	»
70	1613	Id.	19	1 acc. spt. enf. viv. 2e forceps enf. viv. 3e spt. enf. viv. 4e forceps enf, viv. 5e spt. fille viv. 6e sp. g. v.	1	»
71	1634	Id.	22	1 acc. spt. à t. enf. viv. 2e av.	1	»
72	1640	Id.	23	1 acc. à t. forceps f. morte pendant le travail. 2e version enf. mort.	1	»
73	1648	Id.	24	1er acc. spt. à t. enf. viv. 2e spt. à t. siège, mort. 3e ép. version m.	1	»
74	1687	*Octob.*	»	»	»	»
75	1726	Id.	5	1 acc. prém. provoqué à 8 mois 1/2. Garçon de 1,930, forceps vivant.	1	»
76	1750	Id.	10	1 acc spt. à t. face, mort 2 jours après. 2e spt. provoq. enf. viv. 3,500.	1	»
77	1783	Id.	13	1 acc. forceps à t. enf. viv.	1	»

CONSIDÉRATIONS GÉNÉRALES CO

IATIONS VIENNES	DIAMÈTRE PROM. S.-PUB.	DIAMÈTRE BI-PARIÉTAL	POIDS DE L'ENFANT à la naissance	POIDS DE L'ENFANT à la sortie	ÉTAT A LA SORTIE de la mère	ÉTAT A LA SORTIE de l'enfant	SEXE	DATE DE LA SORTIE	OBSERVATIONS PART
in rachit.	10.7	9	3600	3590	Bon	Bon	F.	27 juin	F. du dehors.
Id.	10.6	9.2	3600	3930	Bon	Bon	G.	30 juin	F. du dortoir.
Id.	10.6	9.7	3650	3680	Bon	Bon	G.	2 juillet	F. du dehors.
Id.	9.4	8.5	3950	3900	Bon	Bon	F.	7 juillet	F. du dehors.
in coxalg.	»	9	3080	2940	Bon	Bon	G.	7 juillet	F. du dortoir.
'n rachit.	10.8	9	2950	3200	Bon	Bon	G.	12 juillet	F. du dehors.
Id.	10.8	8.7	3490	3390	Bon	Bon	F.	18 juillet	F. du dortoir.
Id.	10.5	8	1850	1700	Bon	Bon	F.	18 juillet	F. du dortoir.
Id.	10.3	8.8	2950	»	Bon	Mort	»	27 août	Décollement primit par briév.du cord.
Id.	10.7	9.5	3820	3920	Bon	Bon	G.	23 juillet	F. du dortoir.
Id.	10.6	8.7	2350	2760	Bon	Bon	F.	1er août	F. du dortoir.
Id.	9.5	8	2570	2820	Bon	Bon	F.	6 août	F. du dehors.
Id.	10.5	9	2820	3060	Bon	Bon	F.	4 août	F. du dehors.
Id.	10.9	9.2	3720	3800	Bon	Bon	G.	7 août	F. du dehors.
Id.	10.9	9.2	3560	»	Bon	Mort-né	G.	11 août	F. du dortoir.
in coxalg.	10.9	9.5	3460	3540	Bon	Bon	F.	18 août	F. du dortoir.
Id.	10	8.6	2880	2950	Bon	Bon	G.	13 août	F. du dehors.
Id.	»	8.2	3500	3500	Bon	Bon	F.	18 août	F. du dortoir.
in cyphot.	9.7	9.1	4080	4350	Bon	Bon	G.	24 août	F. du dehors.
in rachit.	10.7	8.5	3550	3500	»	Bon	G.	»	F. du dehors.
Id.	9.7	9.2	2670	3020	Bon	Bon	F.	30 août	F. du dehors.
Id.	10	8.5	2210	1950	Bon	Bon	G.	30 août	Part sur sa dem. F
Id.	»	9.1	3540	3930	Bon	Bon	G.	8 octobre	F. du dortoir.
in coxalg.	10.9	9	3180	3050	Bon	Bon	G.	20 sept.	F. du dehors. (l'en en nourr. le lend.
in rachit.	»	8.8	3050	2920	Bon	Bon	F.	27 sept.	F. du dehors (l'en nourr. le lend. de
Id.	10.5	9.2	2520	2650	Bon	Bon	F.	26 sept.	F. du dehors.
Id.	9.2	7.8	3530	3570	Bon	Bon	G.	1er oct.	F. du dehors.
Id.	10.2	9.4	4000	4010	Bon	Bon	G.	15 oct.	F. du dortoir.
Id.	10.3	9.3	4180	3880	Bon	Bon	F.	2 oct.	F. du dortoir.
Id	10.8	8.8	2300	2130	Bon	Bon	F.	10 oct.	F. du dehors.
ble luxat.	10.3	9.3	3120	3070	Bon	Bon	G.	15 oct.	F. du dortoir.
z. et rach. chitique	10.8	8.4	2740	2660	Bon	Bon	F.	18 oct.	F. du dehors.
Id.	10.8	9	4250	4310	Bon	Bon	G.	20 oct.	F. du dehors.

DES OBSERVATION		MOIS		MULTIPARES		
				ACCOUCHEMENTS ANTÉRIEURS	ACCOUCHEMENTS SPONTANÉS	ACCOUCHEMENTS ARTIFICIELS
78	1818	*Octob.*	18	1er acc. sp. à t. enf. viv. travail long.	1	Forc. d. l'exé.
79	1819	Id.	19	1er acc. à t. forceps. enfant mort.	1	»
80	1826	Id.	20	»	»	»
81	1846	Id.	23	1er acc. spt. à t. enf. viv. 2e acc. sp. à t. enf. viv.	1	»
82	1857	Id.	24	1er acc. symphys. obs. 1322 de 1893 enf. viv. 2e acc. à t. sp. enf. viv.	1	»
83	1946	*Nov.*	5	1er, 2e, 3e acc. spt. à t. enf. viv.	1	»
84	1955	Id.	6	»	»	»
85	2008	Id.	15	1er acc. 2e forceps, enf. viv.	1	»
86	2014	Id.	16	1er acc. spt. à t. enf. viv. 2e spt. à t. viv. 3e à t. Application du levier préhenseur mensurateur, enf. mort au bout de 24 heures.	1	»
87	2023	Id.	17	1er acc. à t. forc. enf. viv. 2e à t. forc. enf. viv. 3e à t. forc. enf. viv.	1	»
88	2038	Id.	19	»	»	»
89	2054	Id.	22	1er acc. pr. enf. mac. 2e acc. enf. mac.	1	»
90	2086	Id.	28	1er acc. à t. épaule, version, enf. viv.	1	»
91	2094	Id.	29	3e acc. sp. à t. enf. viv. 4e procidence d'un bras. enf. viv.	1	»
92	2104	Id.	30	1er acc. spt. à t. enf. viv.	1	Symphyséotom.
93	2112	*Déc.*	1	4e acc. à t. spt. enf. viv. 5e av. 5e acc. prém. 7e à t. enf. mort 12 j. après. 8 à t. spt. enf. viv. 9e basiotripsie. 10e version. enf. mort.	»	»
94	2133	Id.	4	»	»	»
95	2137	Id.	5	»	»	»
96	2145	Id.	6	»	»	»
97	2189	Id.	12	1er acc. symphyséotomie, enf. viv. 1894, no 343, 2e spt. prém. fille viv. 3e av. de 4 mois.	1	»
98	2197	Id.	13	1er acc. spt. 2 enf. à t. 2e spt. à t. Enf. viv. 3e épaule, version, enf. viv. 4e acc. spt. à t. enf. viv.	1	»
99	2260	Id.	14	»	»	»
100	2218	Id.	18	»	»	»
101	2223	Id.	18	1er acc. à t. forceps, enf. viv. 2e prém. à 8 mois spt.	1	»
102	2249	Id.	23	1er acc. à t. forceps. enf. viv. 2e à t. face, forceps, enf. mort. 3e à t. spt. enf. viv. 4e à t. spt. enf. viv.	1	»
103	2253	Id.	23	»	»	»
104	2256	Id.	24	1er acc. spt. à t. enf. viv.	1	»
105	2263	Id.	26	1er acc. à t. siège. enf. mort. 2e à t. épaule version. enf. mort. 3e acc. prém. version. enf. viv.	»	»
106	2297	Id.	31	1er acc. à t. enf. viv. 2e à 7 m. mac. 3e à 6 m. mac. 4e à 6 m. mac. 5e av.	1	»

CONSIDÉRATIONS GÉNÉRALES COMUMNES AUX DEUX

ICATIONS PELVIENNES	DIAMÈTRE PROM. S.-PUB.	DIAMÈTRE BI-PARIÉTAL	POIDS DE L'ENFANT à la naissance	à la sortie	ÉTAT A LA SORTIE de la mère	de l'enfant	SEXE	DATE DE LA SORTIE	OBSERVATIONS PARTICU
achitique	10.8	9.6	3600	»	Bon	Mt le 20	F.	30 octobre	F. du dehors (le trav
									duré 55 heures).
Id.	10	9.1	3490	3840	Bon	Bon	F.	30 octobre	F. du dortoir.
Id.	10	8.9	3400	3580	Bon	Bon	F.	30 octobre	F. du dehors.
Id.	10.7	9.3	3100	3600	Bon	Bon	G.	2 nov.	F. du dehors.
ssin asymét.	»	9	2650	»	Bon	Mort-né	»	1er nov.	F. apport. de la ville e
									l'enf. est mort. Il y
									cidence du cordon.
ssin rachit.	10.8	9.7	3370	3630	Bon	Bon	F.	14 nov.	F. du dehors.
Id.	9.4	»	2520	»	Bon	Bon	G	26 nov.	F. du dortoir. Enf.
			s. s. c.						dant la période de
sin cyphot.	»	8.8	2200	2330	Bon	Bon	»	31 nov.	F. du dehors.
Id.	10.4	8.9	3170	3130	Bon	Bon	F	26 nov.	F. du dortoir.
Id.	10.4	8.7	3050	2930	Bon	Bon	G.	25 nov.	F. du dortoir. (Enf. p
									nourrice le 3e jour.)
Id.	10.4	9.5	3300	»	Bon	M. ap. n.	G.	29 nov.	F. du deh. (Proc. du c
Id.	»	9	3280	3570	Bon	Bon	G.	6 déc.	F. du dortoir.
sin rachit.	10.8	8.7	2320	2470	Bon	Bon	F.	7 déc.	F. du dehors.
Id.	10.8	9.1	3930	3880	Bon	Bon	G.	6 déc.	F. du dehors.
Id.	10.9	9.2	4200	4010	Bon	Bon	»	10 dec.	F. du dortoir.
Id.	10.6	9.5	3700	4190	Bon	Bon	G.	1er janv. 1899	F. du dortoir.
Id.	9.8	9.6	3050	2920	Bon	Bon	G.	13 déc.	F. du dehors.
Id.	10.2	8	2800	2510	Bon	Bon	G.	13 déc.	F. du dehors.
Id.	10.2	9.3	2800	»	Bon	M. 2e j.	F.	16 déc.	F. du dortoir.
Id.	10.2	9	2710	2810	Bon	Bon	F.	20 déc.	F. du dehors.
Id.	10	9.8	3650	3700	Bon	Bon	G.	22 déc.	F. du dortoir.
Id.	10.5	9.2	3315	3530	Bon	Bon	G.	24 déc.	F. du dortoir.
Id.	10.8	8.7	2620	2800	Bon	Bon	G	29 déc.	F. du dortoir.
Id.	10.2	9.4	3500	3430	Bon	Bon	G.	28 octobre	F. du dehors.
Id.	10.6	9	2920	3050	Bon	Bon	G.	1er janvier	F. du dehors.
Id.	10.6	8.5	2500	2850	Bon	Bon	G	31 déc.	F. du dehors.
Id.	10.4	9	3450	3740	Bon	Bon	G.	4 janvier	F. du dehors.
Id.	9.8	9.7	4230	4240	Bon	Bon	F.	18 janvier	F. du dortoir.
Id.	10.8	8.3	2500	»	Bon	M. 10 j.	F.	»	F. du dortoir.

Accouchements dans

Depuis

ANNÉES	MORTALITÉ TOTALE	NOMBRE TOTAL DES ACCOUCHEMENTS EFFECTUÉS DANS LE SERVICE	NOMBRE TOTAL DES ACCOUCHEMENTS DANS LES BASSINS RÉTRÉCIS	OUCHEMENTS	ACCOUCHEMENTS		
					TOTAL des ACCOUCHEM. ARTIFICIELS	ACCOUCHEMENT ACCÉLÉRÉ	ACCOUCHEMENT PROVOQUÉ
1890	9	1244	180 (1)		50	»	
1891	20	1654	140 (1)		59	»	
1892	8	1834	150 (1)		48	»	8 (1)
1893	14	1920	166 (1)		30	»	
1894	9	2139	103		30	»	
1895	12	2077	103		32	1	
1896	13	2270	90		25	»	
1897	12	2314	99		19	»	
1898	24	2299	106		24	1	

(1) De 1890 à 1893, on rangea parmi les bassins viciés tous les bassins
gueur du doigt ou l'habileté de l'explorateur et par cela même variable, j'ai résolu
moins de 11 centimètres. C'est pour cette raison que le nombre des bassins vicié
presque d'une façon ininterrompue. (PINARD.)

rétrécis à la Clinique Baudelocque.

1898 inclusivement.

ACCOUCHEMENTS ARTIFICIELS				FEMMES					
FORCEPS	VERSION	EMBRYOTOMIE OU BASIOTRIPSIE	LAPAROTOMIE HYSTÉROTOMIE OU HYSTÉREC-TOMIES	VIVANTES	MORTES	0/0	NÉS VIVANTS	NÉS MORTS OU NÉS VIVANTS ET MORTS AV. LA SRTIE DU SERV.	0.
14	2	3	»	178	2	0.90	166	23	
21	»	3	2	136	4	2.85	109	31	
20	»	6	»	150	»	0	136	16	
14	»	1	1	165	1	0.60	159	9	5
1	»	7	1	101	2	1.94	95	9	8
5	1	3	1	98	5	4.85	94	11	10
6	1	4	3	88	2	2.22	83	11	12
3	1	6	2	95	4	4 05	90	11	11
7	4	3	1	101	5	4.70	94	17	16

cro-vertébral était accessible. Ayant reconnu que cette appréciation était en rapport a
onsidérer comme bassins viciés que les bassins dont le diamètre promonto-sous-pub
érable à partir de 1894, alors que le nombre total des accouchements a été en

DE

LA VARIABILITÉ DES DIMENSIONS DU BASSIN

SUIVANT DIFFÉRENTES ATTITUDES DU CORPS (1)

Par le Pr **A. Lebedeff** et le Dr **P. Bartoszewicz**, de Saint-Pétersbourg.

Étant donnée la grande importance de la question, en particulier pour les femmes en travail, on a cherché à la résoudre par des mensurations pratiquées soit sur la femme vivante, soit sur le cadavre.

Sur le cadavre les diamètres pelviens ont été mesurés par les auteurs suivants :

1° par Walcher, dans 1 cas; sur une femme accouchée ;

2° par G. Klein, dans 47 cas, sur 17 hommes et 30 femmes dont aucune ne se trouvait en état puerpéral ;

3° par Pinard et Varnier, dans 9 cas, sur des femmes puerpérales ;

4° par Otto von Küttner, dans 3 cas, sur des femmes puerpérales;

5° par Pinzani, dans 2 cas, sur des cadavres de femmes.

Ces recherches furent provoquées par une publication de Walcher dans le *Centr. f. Gynäk.* de 1889, p.892. « Le diamètre conjugué d'un bassin n'est pas une dimension constante mais modifiable par l'attitude du corps. » Les conclusions pratiques qui se dégageaient de cette thèse n'incitèrent pas moins à ces études.

G. Klein s'est servi pour ses mensurations de deux sortes d'instruments, de construction très simple ; il employait l'un à la mensuration du conjugué vrai et du transverse, l'autre à celle

---

(1) Rapport présenté à la 3e session (Amsterdam, 8-12 août 1899) du *Congrès périodique international de Gynécologie et d'Obstétrique.*

du conjugué diagonal (voir G. Klein : Sur la mécanique de l'articulation sacro-iliaque. *Zeitschr. f. Geb. u. Gyn*, t. XXI).

O. v. Küttner a également employé le 1er; en outre il fit dans 2 de ses 3 cas des moulages en plâtre du bassin et les mesura.

La méthode de mensuration de Varnier n'est pas indiquée ; pourtant on peut penser qu'il a fait comme Klein (Varnier, *Annales de Gynécologie et d'Obstétrique*, 1897. XIIe Congrès international des sciences médicales tenu à Moscou du 19 au 26 août. « Pour lever, dit Varnier, toutes objections des partisans de la Walcherschelage, il importe de reprendre sur les bassins puerpéraux les expériences de Klein.... Depuis 1894, nous avons, M. Pinard et moi, poursuivi cette étude. »

Comme seul Klein a fait ses recherches sur un grand nombre de cadavres — 30 cadavres de femmes — mais que dans 20 cas seulement les mensurations ont été complètes ; comme d'autre part les résultats obtenus par lui, quant au degré de variabilité des diamètres pelviens dans les différentes positions, ont été contestés par d'autres auteurs qui ont examiné à ce même point de vue des femmes vivantes et des cadavres, le Professeur A. Lebedeff m'a conseillé de reprendre l'étude de cette question.

Mes mensurations ont été faites sous sa direction et je lui adresse ici mes remerciements.

Les bassins ont été mesurés sur le cadavre, à l'aide de l'instrument de Klein, dans 3 positions différentes :

1° dans la position de Walcher ;

2° dans la position horizontale ;

3° dans la position suivante : les jambes appuyées autant que possible sur le ventre, mais sans force (*gedrückte Becken* de Klein ou hyperflexion).

J'ai mesuré le conjugué vrai, le conjugué diagonal, et le diamètre antéro-postérieur du détroit inférieur.

Les mensurations ont été entreprises après disparition de la rigidité cadavérique.

Nous avons de cette façon examiné 25 cadavres de femmes et 2 d'enfants (un nouveau-né et une fille de 2 ans).

Parmi ces 25 femmes il y avait : 9 nullipares,
2 ayant déjà accouché,
5 en état puerpéral.

De ces 5 puerpérales, l'une était accouchée au 8e mois ; elle mourut vingt heures après l'accouchement et le bassin fut mesuré trois jours après l'accouchement ; chez deux autres on put faire les mensurations pendant la première semaine des suites de couches ; la 4e et la 5e furent mesurées une semaine et demie après l'accouchement.

CONJUGUÉ VRAI		CONJUGUÉ DIAGONAL		ANTÉRO-POST. DU DÉTR. INFÉRIEUR		
de l'horizontale à la position de Walcher	de l'hyperflexion à la position de Walcher	de l'horizontale à la position de Walcher	de l'hyperflexion à la position de Walcher	de la position horizontale à la position de Walcher	de l'hyperflexion à la position de Walcher	
1mm.	3mm.	1mm	4mm.	3mm,3	6mm,5	moyenne de 9 nullipares.
1mm,1	3mm,4	1mm,2	4mm.	2mm.	6mm,4	femmes ayant déjà accouché.
0mm,5	4mm.	2mm.	5mm.	5mm.	7mm.	femme enceinte 8 mois.
0mm.	1mm.	1mm.	5mm.	7mm.	8mm.	puerpérale.
1mm.	6mm.	2mm.	6mm.	1mm.	9mm.	puerpérale.
1mm.	4mm.	2mm.	5mm.	3mm.	10mm.	puerpérale.
1mm.	7mm.	0mm,5	6mm.	2mm.	7mm.	puerpérale.
0mm.	1mm.	....	....	....	....	nouveau-né (garçon).
1mm,5	5mm.	1mm.	4mm,5	....	....	fille de 2 ans.

Mêmes mensurations d'après d'autres auteurs.

	CONJUGUÉ VRAI		CONJUGUÉ DIAGONAL		DIAM. A. POST. DU DÉTR. INFÉRIEUR	
	W à H.	W à L.	W à H.	W à L.	W à H.	W à L.
KLEIN : moyenne de 20 cadavres de femmes...	1mm.	5mm.	1mm,3	4mm.	....	....
VARNIER : moyenne de 9 cadav. de puerpérales..	1mm,6	....	....	....	....	....
KUTTNER : moyenne de 3 cadavres de puerpérales.	4mm.	11mm.	....	....	7mm,3	7mm,3 (1)

(1) Il y a erreur évidente.

Les tableaux ci-contre indiquent les changements constatés dans l'étendue des différents diamètres dans les 3 positions ci-dessus visées.

Les chiffres de Pinzani sont malheureusement inconnus. Dans l'analyse du *Monatsch. f. Geb. u. Gyn.* de janvier 1899, p. 130, il est noté que « les résultats furent semblables, moins accusés pourtant, ce qui s'explique par la rigidité cadavérique. Le gain moyen, sur la femme vivante, en passant de la position de la taille à la position de Walcher est de 9 millimètres ».

D'après nos recherches nous arrivons aux conclusions suivantes :

1° Dans la position de Walcher, le conjugué vrai est plus grand que dans la position horizontale; la différence oscille entre quelques dixièmes de millimètre et 3 millimètres.

2° Le conjugué vrai est à son minimum dans la position en hyperflexion. (Différence minima, 1 millimètre; maxima, 7 millimètres.)

3° Les oscillations dans la variabilité du conjugué diagonal correspondent en général à celles du conjugué vrai.

4° On observe en général un rétrécissement notable du conjugué vrai dès que par la flexion des membres inférieurs le bassin est comprimé.

5° Pour le diamètre antéro-postérieur du détroit inférieur, on observe de plus grandes variations que pour le conjugué vrai. Elles se font en sens inverse, c'est-à-dire que par la Walcher il est rétréci, que par l'hyperflexion il est agrandi. Différence minima, 3 millimètres; maxima, 11 millimètres.

6° Qu'il s'agisse de cadavres de nullipares, de femmes ayant accouché ou de puerpérales, la variabilité du conjugué vrai, du conjugué diagonal et de l'antéro-postérieur du détroit inférieur ne présente pas de différences notables.

DE L'OMPHALOTRIPSIE

Par **Porak** (1)

Lorain, en 1855, dans sa thèse inaugurale sur *la fièvre puerpérale chez la femme, le fœtus et le nouveau-né*, avait scientifiquement fixé ce fait entrevu par Underwood, plus nettement indiqué par Trousseau, que la fièvre puerpérale est souvent commune à la mère et au nouveau-né, quoique le siège et la forme de l'affection ne soient pas les mêmes chez la mère et chez l'enfant.

Aujourd'hui, on s'étonne en relisant ce travail que Lorain, cet observateur si affiné, soit passé aussi près de la doctrine de la contagion puerpérale sans la reconnaître. A cette époque déjà, Semmelweiss avait eu l'intuition géniale de cette doctrine, mais les singularités de son caractère contribuèrent à en retarder la vulgarisation. Depuis les immortels travaux de Pasteur, il n'existe pas de fait scientifique plus avéré.

Des observations, aujourd'hui nombreuses, mettent hors de doute que l'infection puerpérale peut se transmettre avant l'accouchement de la femme infectée au fœtus. Des enfants nés de mères infectées ont succombé peu de temps après la naissance. La bactériologie a démontré dans ces cas assez rarement la présence du microbe dans le sang de fœtus. Le caractère infectieux des accidents n'en était pas moins manifeste. On peut probablement l'expliquer soit par le passage de microbes, soit par le passage de toxines.

Pour me limiter à ma pratique personnelle, qu'il me soit

---

(1) Communication au Congrès d'Amsterdam.

permis d'ajouter quelques observations bien concluantes aux faits qui ont déjà été publiés, mettant hors de doute l'existence de le contagion transmise par la mère ou par une malade quelconque au nouveau-né ou trammise par le nouveau-né à un autre nouveau-né.

En 1890, j'ai accouché une dame assez peu fortunée. La poche des eaux s'était rompue depuis deux jours lorsque le travail se déclara, assez rapide dans la période de la dilatation, mais se ralentissant dans la période d'expulsion. Je fis une application de forceps par O. I. D. P. non réduite. Une sage-femme venait deux fois par jour soigner cette jeune dame, dont les suites de couches furent aussi normales que possible, malgré une déchirure du périnée ayant nécessité une périnéorrhaphie immédiate.

L'enfant présenta un érysipèle du cordon le sixième jour et succomba quelques jours après. La veille du jour où je constatai le début de cet accident, j'avais fait recevoir à l'hôpital Lariboisière la domestique de la maison, qui me paraissait assez malade et que je n'examinai pas d'ailleurs avec grand soin.

Cette domestique soignait l'enfant avec la sage-femme et d'une façon exclusive pendant l'absence de cette sage-femme. Quelques jours après son entrée à Lariboisière, elle succomba à une péritonite généralisée et, à l'autopsie, on constata que l'utérus était gravide et récemment débarrassé du produit de conception.

Cette malheureuse raconta d'ailleurs, avant de mourir, qu'on lui avait introduit dans l'utérus un crayon de nitrate d'argent.

L'étrange coïncidence que l'avortement de cette domestique, qui est infectée presque au même moment où sa maîtresse accouche ! Quelle obscurité enveloppe l'étiologie des accidents puerpéraux ? Il a fallu que cette femme ait succombé à l'hôpital dont nous dirigions la maternité, que nous puissions nous enquérir des faits constatés à l'autopsie pour établir la cause de l'érysipèle observé chez le nouveau-né. Quant à la mère, elle était soignée exclusivement par la sage-femme, elle échappa à des accidents si menaçants cependant pour elle aussi.

En 1897, j'observai dans ma propre clientèle une série d'accidents dont j'ai pu établir la filiation.

J'accouchai en près de vingt-quatre heures quatre parturientes. La première qui m'appela fut la dernière accouchée. J'étais depuis quelques heures chez cette dame lorsque, vers deux heures du matin, on vint me chercher pour la seconde parturiente qui demeurait assez loin de la première.

L'enfant était né lorsque je vins auprès d'elle. Je fis la délivrance, j'examinai le placenta qui me parut normal, je donnai les soins habituels à la mère et à l'enfant. Rien ne me faisait penser que cette femme était infectée. Je pris donc les soins de toilette habituels, sans les pousser à l'extrême, comme on le pratique lorsque l'on craint d'être porteur de germes septiques.

Ma cliente eut un peu de fièvre au moment de la montée du lait, fièvre très légère, sans douleurs de l'utérus, avec odeur un peu forte des lochies, inappétence, le malaise durant deux jours. Mais vers le 12e jour se développa à droite la phlegmatia alba dolens, typique, avec points douloureux caractéristiques, épaississement de la saphène interne de la fémorale au triangle de Scarpa. L'affection fut très atténuée, très courte et se termina par résolution complète, sans œdème persistant.

Mais le point qui m'intéresse dans cette observation c'est que l'enfant eut, dès le 3e jour, une inflammation du fourreau cutané ombilical qui se présentait sous l'aspect d'un cylindre rouge, paraissant augmenté du double au moins de son volume, douloureux et dur à la pression. Après la chute du cordon, il y eut une ulcération suppurante de la surface d'élimination. Il fallut trois semaines au moins de traitement pour obtenir la résolution de cette funiculite très intense. D'ailleurs la guérison fut radicale.

A cinq heures de l'après-midi de cette même journée, je fus appelé auprès d'une américaine du Sud. Cette dame, très pudique, ne voulait pas être examinée par son accoucheur. Je l'avais confiée aux soins d'une sage-femme expérimentée et qui a toute ma confiance. La parturiente avait les membres inférieurs fléchis et recouverts d'un drap. La sage-femme suivait l'accouchement et m'en indiquait les phases pendant que je donnais du chloroforme à petites doses et par prises intermittentes. Le travail se termina rapidement. Je ne m'occupai que du bébé. J'examinai le placenta et je fis le pansement du cordon. Les suites de couches furent pour la mère tout à fait régulières.

Le nouveau-né fut atteint d'une funiculite beaucoup moins intense que celle de l'enfant précédent, mais qui, tout de même, persista plus d'une dizaine de jours.

Dans la soirée, je fus appelé auprès d'une troisième dame qui accoucha rapidement. Je présidai personnellement à cet accouchement et je donnai à la mère, aussi bien qu'au nouveau-né, les soins habituels. Suites de couches tout à fait normales pour la mère. Mais le nouveau-né fut atteint d'une funiculite légère, ne durant que quelques jours, avec un suintement très modéré. Le traitement eut raison très rapidement de cet accident si peu important que personne dans la famille ne s'en aperçut.

Je retournai alors auprès de ma première cliente. Il y avait trois jours qu'elle était en douleurs. Vers le matin du jour qui suivit les trois accouchements que je viens de rapporter, trois heures et demi après la dilatation complète du col, voyant que le périnée ne se laissait pas distendre, je me décidai à pratiquer une application de forceps. Le périnée se déchira, mais deux points de suture suffirent pour maintenir en contact les surfaces cruentées. Je soignai la mère et l'enfant. Suites de couches aussi normales que possible, santé de l'enfant aussi excellente qu'on pouvait le souhaiter. Pas de funiculite.

Cette dernière dame ne présentait-elle pas les conditions les plus favorables à l'infection, en tout cas des conditions autrement favorables que celles que pouvaient offrir les trois autres parturientes ? Eh bien, rien de mal n'est survenu.

L'infection commença à la seconde parturiente et non à la première. Donc ni moi, ni elle n'étaient infectés, puisque j'examinai longuement ma première cliente avant de donner des soins à la seconde.

Voilà des faits de contagion très remarquables, caractérisés par la spécialisation de l'infection à l'ombilic de l'enfant, par l'atténuation de la virulence des germes avec le temps écoulé, avec la multiplication des toilettes et sous l'influence répétée des antiseptiques.

Ces faits ont la valeur d'une expérience de laboratoire et permettent de comprendre de vraies épidémies où l'enquête peut rester douteuse et en tout cas moins certaine. C'est justement ce qui est arrivé à la Maternité, au commencement de cette année.

Voici la relation très brève des faits :

I. — Les accidents débutèrent chez un garçon, né le 19 décembre 1898, à terme, pesant 3,250 gr. Le 26 décembre, après la chute du cordon, on signale la funiculite, avec inflammation cutanée péri-ombilicale. Une ulcération plus large qu'une pièce de cinq francs se produisit au niveau de l'ombilic. Les lésions mirent un temps assez long pour guérir. La santé de l'enfant n'a pas été sérieusement atteinte malgré la durée de l'affection. Il n'est cependant sorti de l'hôpital que le 2 février. Il pesait alors 4,150 grammes.

II. — Il s'agit d'un garçon, né le 3 décembre, à terme, pesant 3,250 grammes et retenu à l'hôpital parce qu'il était atteint d'une ophtalmie plus marquée à droite. L'observation reste muette sur les circonstances de la chute du cordon et sur son mode de cicatrisation. On cite que l'enfant eut aussi un écoulement de pus du côté de l'oreille. Ce n'est qu'à la fin de décembre, sans qu'on puisse préciser si les accidents ont précédé ou suivi ceux qui sont constatés dans l'observation précédente, qu'on signale l'existence d'une ulcération péri-ombilicale et d'une rougeur inflammatoire de toute cette région. L'ulcération fut très longue à guérir. Elle existait encore au 3 février. L'état général de cet enfant ne fut pas mauvais. Au moment de sa sortie, le 15 février, il pesait 4,600 grammes.

III. — Le 26 décembre, naît un garçon, à terme, du poids de 2,850 grammes. Le 3 janvier, on constate simultanément l'otite à droite, l'épaississement de la base du cordon et suppuration s'accompagnant rapidement d'une phlegmasie péri-ombilicale, s'étendant assez loin, à la façon d'une inflammation, mais non à la façon d'un érysipèle. La fièvre reste modérée, la température ne dépasse pas 38°,8. Mais l'enfant s'affaiblit, refuse la nourriture ou ne la digère pas, respire mal. Il succombe le 6 janvier.

IV. — Le 27 décembre, naissance d'une fille, pesant 2,300 gr., présentant le 3 janvier un épaississement de la base du cordon et s'accompagnant de rougeur inflammatoire péri-ombilicale. Quoique l'enfant présentât de l'œdème sus-pubien se confondant avec cette rougeur, il nous parut évident qu'il s'agissait d'une funiculite et non d'un érysipèle. L'état général de l'enfant devient très grave et prend l'apparence de l'athrepsie : amaigrissement progressif et squelettique, sclérème des membres inférieurs, troubles généraux graves. Mort le 16 janvier.

V. — Le même jour, le 27 décembre, naît un enfant, pesant 2,250 grammes ; présente le 3 janvier, le même jour que les deux précédents, une funiculite avec phlegmasie péri-ombilicale et suppuration du nombril.

On eut de la peine à le réchauffer, la température variant de 34° 1/2 à 36°. On le plaça dans une couveuse. Sa santé devint satisfaisante. Il quitte la Maternité le 20 janvier. Il pesait 2,325 grammes.

VI. — Fille, née le 31 décembre, à terme, pesant 3500 gr. On constate, le 5 janvier, une funiculite épaisse et dure, s'accompagnant d'une rougeur péri-ombilicale intense. L'abdomen est très tendu, des vomissements se produisent, la fièvre est violente, la température montant jusqu'à 40°,4. Nous avons diagnostiqué phlébite ombilicale et péritonite consécutive. Le 7 janvier, l'enfant succombe, deux jours par conséquent après le début des accidents.

VII. — Fille, née le 1er janvier, pesant 2,850 gr. Elle présente, le 5 janvier, une funiculite manifeste avec inflammation péri-ombilicale. L'inflammation se circonscrit et la résolution s'obtient assez rapidement A partir du 10 janvier, amélioration progressive. Le 14 janvier, l'enfant quitte la Maternité avec une santé se rétablissant manifestement. Il pesait alors 2,700 grammes.

VIII. — Garçon, né le 2 janvier, pesant 3,250 gr. Le cordon se putréfie vers le 5 janvier et tombe le 8, laissant à l'ombilic une surface suppurante avec épaississement de la base du cordon et rougeur péri-ombilicale. La mère demande son exeat le 11 janvier, emportant son enfant assez mal portant et pesant 3,150 grammes.

IX. — Garçon né le 18 janvier, présente le 24 janvier de l'érysipèle du cordon avec ses caractères évidents, ses poussées caractéristiques et sa fièvre intense. Mort dès le lendemain, 25.

X. — Fille, née le 31 janvier, pesant 2,450 gr. La chute du cordon a lieu le 7 février; pas de cicatrisation, suppuration. L'inflammation péri-ombilicale se déclare et se complique d'une ulcération serpigineuse de l'ombilic. Œdème sus-pubien et des organes génitaux. L'état général était resté assez bon et même le poids avait augmenté, il était monté jusqu'à 2,725 gr., lorsque le 21 février, des accidents apparaissent brusquement du côté du péritoine. Ballonnement et douleur de l'abdomen, diarrhée verdâtre et fétide. État général grave. Perte modérée du poids qui tombe à 2,650 gr. Mort le 25 février.

Au commencement de janvier, l'état sanitaire n'était pas satisfaisant, à l'École. Une épidémie de scarlatine, compliquée de diphtérie, s'était déclarée. Une partie des élèves était à l'infirmerie, on profita des vacances du jour de l'an pour licencier celles qui voulaient bien rester chez elles. Le tiers des élèves restait seulement pour donner aux malades les soins habituels. Les infirmières ont dû remplacer les élèves. Justement nous retrouvons qu'une même infirmière a soigné presque tous les enfants qui ont été atteints de funiculite.

Cette dernière épidémie me décida à précipiter des recherches dont j'avais l'idée depuis longtemps et qui aboutissent à assurer l'antisepsie rigoureuse du cordon par l'écrasement, au ras de la peau de l'ombilic, de toutes les parties du cordon vouées à la mortification.

C'est, en effet, le tissu voué à la mort et à l'élimination qui est le siège de cultures microbiennes et la cause des accidents contagieux.

Les chirurgiens semblent, dans ces derniers temps, être assez favorables à la pratique de l'hémostase pour écrasement et ils ont construit des instruments différents pour obtenir ce résultat. La voie est donc tracée. Il n'y a qu'à la suivre.

Dans une communication que j'ai faite à la Société obstétricale à Paris, en mai 1899, j'ai indiqué mes tâtonnements avant de choisir définitivement l'instrument capable d'obtenir l'hémo-

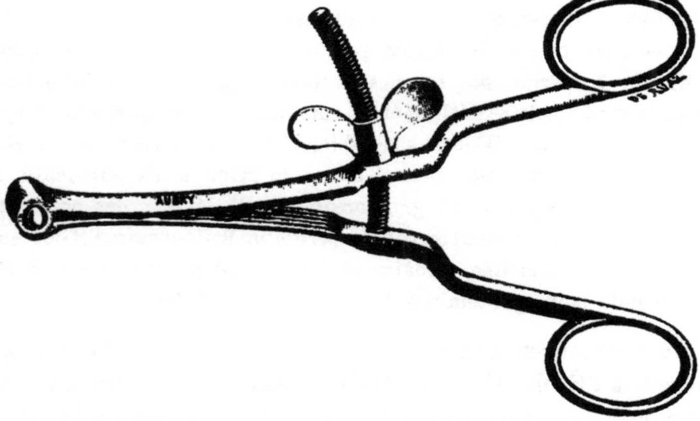

stase du cordon par écrasement. J'ai donné le nom *d'omphalotripsie* à la méthode et le nom *d'omphalotribe* à l'instrument.

Je ne veux pas revenir sur la description de cet instrument qui a été faite longuement dans cette communication. En voilà d'ailleurs la reproduction.

C'est un instrument puissant, quoique ses branches jouissent d'une certaine élasticité, démontable et métallique, par conséquent facile à stériliser, commode à serrer et à desserrer, peu coûteux.

Il me paraît utile de préciser certains points que j'ai déjà indiqués et de revenir sur les règles qu'on doit suivre pour pratiquer l'omphalotripsie.

L'observation a permis de préciser la méthode depuis mon dernier mémoire.

Dès que l'enfant est né, alors qu'il tient encore au placenta, on doit nettoyer très minutieusement la partie du cordon qui avoisine le bourrelet cutané et toute la région ombilicale qui l'environne. On n'a pas à craindre d'absorption ni d'intoxication. On peut donc se servir de solutions antiseptiques fortes. Depuis deux mois, on se sert, à la Maternité, de solution de sublimé au 1/1000 sans aucun inconvénient. Il n'y a d'ailleurs pas plus à craindre pour le nouveau-né, dans cette occurrence, que l'accoucheur n'a à craindre lorsqu'il emploie ces mêmes solutions pour se laver les mains.

L'omphalotribe a été flambé. Dès la naissance de l'enfant, alors qu'il tient encore au placenta, on ne peut, on le comprend aisément, serrer le cordon entre les mors de l'instrument qu'après avoir enlevé la vis. On la réapplique lorsque le cordon est introduit dans l'instrument.

J'avais conseillé de laisser le cordon au milieu des branches écrasantes. Dans ce dernier mois, j'ai maintenu le cordon aussi près que possible de l'articulation et je m'en suis bien trouvé. On conçoit que plus le cordon est près de l'articulation plus grande est la puissance de l'écrasement.

On applique l'instrument de façon que son bord inférieur soit parallèle au rebord cutané. Ce rebord cutané est ordinairement régulier, mais quelquefois irrégulier ; des petits vaisseaux pénètrent dans certains cas à travers la gélatine de Wharton, lui constituent comme un rebord festonné, dont il n'y a pas lieu de tenir compte. Il est ordinairement parallèle au plan de la peau de la région ombilicale, mais quelquefois taillé en biseau. On conçoit que plus le biseau est accusé, plus il peut être difficile de saisir le cordon au ras de la peau. Ce biseau est presque toujours incliné du haut en bas. C'est donc par en bas que le cordon peut échapper à l'écrasement.

En fait, on peut assez facilement placer l'instrument dans le sens du biseau, de l'inclinaison du repli cutané et par conséquent prendre tout le cordon qui dépasse la peau. Au point de vue de l'antisepsie et des pansements consécutifs j'attache une grande importance à l'écrasement de la totalité du cordon.

Les jours qui suivent la naissance, l'anneau ombilical est beaucoup plus tiré en bas qu'en haut. Lorsque l'écrasement n'a pas été effectué avec un soin particulier par en bas, une partie du cordon reste enfoncée dans le creux de l'ombilic, recouverte par le cordon desséché lui formant comme une espèce d'opercule. Cette partie du cordon non écrasée se trouve à l'abri de l'air et elle ne se dessèche pas, elle sert facilement de milieu de culture. Il est donc bon de placer l'omphalotribe dans une situation telle que l'articulation regarde le pubis et la vis la partie supérieure du corps, suivant l'inclinaison du biseau du bourrelet cutané.

La consistance du cordon est très différente suivant les cas. Lorsque l'enfant, en particulier, a rendu du méconium, le cordon prend une friabilité remarquable.

On sait que dans certains cas, il se laisse couper avec une extraordinaire facilité par le fil à ligature, même lorsqu'il est élastique. Il est quelquefois comme œdématié et alors sa résistance est incomparablement amoindrie.

Enfin le cordon, au niveau du bourrelet cutané, est beaucoup plus dense que très peu plus haut que le bourrelet, où à partir de ce point il possède ordinairement la même résistance dans toute sa longueur. Lorsqu'on palpe le bourrelet cutané, la sensation de consistance est manifestement plus forte. Malgré que la résistance du cordon soit plus accusée au niveau du bourrelet cutané, que sa souplesse soit moindre, c'est au ras de ce bourrelet que je conseille néanmoins de l'écraser. On coupe le cordon, bien entendu, au bord supérieur de l'instrument.

Lorsque le cordon est aplati entre les mors de l'instrument, serré à fond, il présente à peu près une longueur égale à la circonférence avant l'opération. On soumet donc l'enveloppe amniotique à une extension qui double sa surface entre les mors de l'instrument. Dans la grande majorité des cas l'enveloppe amniotique est assez élastique pour supporter cette extension considérable, qui se produit dans le sens de la largeur, mais pas dans le sens de la longueur du cordon.

Lorsque l'amnios n'est pas assez élastique, il se rompt, et il ne peut se rompre dans le sens de la longueur du cordon.

C'est, en effet, ce qui arrive quelquefois.

Après le desserrement de l'instrument, le cordon est aplati et ressemble à une feuille de papier transparente, à travers laquelle on ne voit plus trace des vaisseaux ombilicaux. Mais lorsqu'une déchirure s'est produite, déchirure suivant la longueur, nous l'avons dit, on trouve quelquefois non pas dans la partie écrasée, mais au bord inférieur de l'instrument, une fissure où, dans quelques cas, existe l'extrémité d'un vaisseau écrasé, visible, déchiqueté et quelquefois suintant un peu de sang.

Cet accident est très rare ; mais enfin on peut l'observer. Je n'ai jamais rien fait pour obvier à ce petit accident, et cela dans un but expérimental. Je n'ai constaté aucun inconvénient de cette négligence. Cette conduite est-elle justifiable?

Je ne le crois pas. Le mieux, il me semble, est de placer une pince à forcipressure et de la faire enlever par la garde à la première toilette de l'enfant. Il vaut mieux pêcher par excès que par défaut et prudence. Je crois qu'il n'y a pas à craindre, mais on ne peut évidemment pas affirmer qu'on sera toujours à l'abri d'une hémorrhagie consécutive. Nous connaissons à cet égard des cas si extraordinaires qu'il vaut mieux prendre souvent des précautions inutiles que de risquer une seule fois de compromettre peut-être gravement la santé du nouveau-né.

Combien de temps faut-il laisser en place l'omphalotribe? On l'a placé peu de temps après la naissance de l'enfant, dès que les artères ombilicales ont cessé de battre. Le cordon est sectionné au bord supérieur de l'instrument ; on laisse l'omphalotribe en place et on met l'enfant en sûreté et au chaud. On donne alors les soins habituels à la mère. Un quart d'heure, une demi-heure et même plus quelquefois sont bien vite passés. On s'occupe alors de l'enfant. On le baigne ou on le nettoie suivant sa pratique. La présence de l'omphalotribe ne gêne pas sérieusement ces soins. Lorsque tout est fini, on le desserre, on l'enlève, on regarde avec soin le cordon par transparence, on s'assure que l'hémostase est certaine. On fait alors le pansement antiseptique, ou bien on laisse une pince à forcipressure si on a la moindre crainte d'une hémorrhagie ultérieure.

Ce n'est pas la conduite que j'ai suivie. Dans un but expérimental, j'ai souvent enlevé la pince dès son application. Une fois, après l'avoir retirée, le sang a paru sur la surface de section. Je réappliquai la pince et, toujours pour me rendre compte, je retirais la pince au bout de deux minutes à peu près, l'hémostase était assurée et a été assurée.

Lorsque le cordon est très friable, il est facilement arraché vers le bord supérieur de l'instrument. J'ai toujours tiré sur les cordons, préalablement pincés, pour les mettre à l'épreuve et enregistrer le degré de leur résistance. Deux fois le cordon s'est rompu. Mais au desserrement de la pince, l'hémostase était bonne.

Dans certains cas de friabilité, l'amnios perd aussi toute consistance. Alors la partie du cordon écrasée, au lieu de ressembler à une feuille de pelure d'oignon transparente, est comme déchiquetée, irrégulière. Son bord se laisse dilacérer par la friction, il devient irrégulier. Il semble que la gélatine de Wharton a été exprimée et qu'il n'en reste plus vestige entre l'amnios sans résistance. Rarement on arrive à reconnaître les vaisseaux au milieu de cette espèce de magma.

Depuis trois mois, je poursuis ces recherches, soit personnellement, soit en contrôlant les recherches faites par les internes et par les aides du service. Cela suppose un chiffre déjà assez important de cinq cents accouchements à peu près. Je n'ai pas observé et on n'a pas observé un seul cas d'hémorrhagie ni immédiatement, ni consécutivement. Et, je le répète, nous n'avons pas pris les précautions que nous prendrions en ville. Nous attendions au contraire les accidents, dans un but d'instruction et pour déterminer plus nettement leur nature et le moyen de les éviter.

Après quelques tâtonnements, je suis arrivé actuellement à assurer l'écrasement total du cordon, juste au ras du bourrelet cutané. Le cordon réduit à sa plus simple expression ne doit avoir fourni aucun milieu de culture aux microbes et mettra la séparation entre le mort et le vif à l'abri de toute infection.

On se trouve donc dans des conditions remarquablement favorables pour faire le pansement antiseptique ultérieur du cordon.

Cette question a été très discutée dans la littérature étrangère et en particulier dans les journaux allemands dans ces derniers temps.

Pour ce qui me regarde, je puis établir quelques points de comparaison.

A.—entre la ligature du cordon suivie de pansement ouaté, sec;

B.— entre l'écrasement du cordon suivi 1° du pansement avec des poudres antiseptiques, 2° du pansement occlusif.

Cette comparaison peut au moins être rigoureusement établie pour ce qui regarde la chute du cordon. On ne baigne les enfants à la Maternité qu'après la chute du cordon.

En juin 1898, on faisait à la Maternité, la ligature du cordon à quelques centimètres de la peau avec du fil élastique ayant trempé dans une solution antiseptique de sublimé au 1/1000. Le traitement du cordon consistait simplement en pansement ouaté, renouvelé à l'une des toilettes de l'enfant, par conséquent, une fois par jour.

Les observations qui présentent des renseignements sur la chute du cordon donnent les résultats suivants :

Chute de cordon	le 2e	jour	1 fois	1.49 p. 100		40 = 59.69 p. 100
—	le 3e	—	8 —	11.94	—	
	le 4e	—	10 —	14.92	—	
	le 5e	—	21 —	31.34	—	
	le 6e	—	10 —	14.92	—	22 = 32.83 p. 100
	le 7e	—	8 —	11.94	—	
	le 8e	—	4 —	5.97	—	
	le 9e	—	2 —	2.98	—	5 = 7.45 p. 100
—	le 10e	—	2 —	2.98	—	
Après	le 10e	—	1 —	1.49	—	
			67			

Les renseignements relevés au sujet des anomalies de la chute du cordon : funiculite, érythème péri-ombilical, retard de la cicatrisation de la surface ombilicale, fongosités du cordon, n'ont pas été indiqués avec assez de soin pour qu'on en tienne compte :

Dans ces derniers temps, j'ai fait prendre des notes plus circonstanciées et j'ai pratiqué simultanément deux séries d'expériences. Dans ces deux séries, l'écrasement du cordon s'accomplissait de la même manière, mais dans une série on pansait le cordon immédiatement après l'écrasement avec de la poudre de sous-nitrate de bismuth, qu'on renouvelait à chaque toilette de l'enfant. Dans la seconde série, toujours immédiatement après l'écrasement du cordon, on faisait un pansement occlusif avec deux petites rondelles d'ouate superposées, après badigeonnage de collodion.

Voici les résultats que j'ai obtenus dans ces deux séries d'expériences :

Cas d'écrasement du cordon suivi de pansement avec du sous-nitrate de bismuth.

Chute du cordon	le 2e	jour	2 fois	1.43 p. 100		101 = 72,14 p. 100
—	le 3e	—	22 —	15.71	—	
	le 4e	—	35 —	25	—	
	le 5e	—	42 —	30	—	
	le 6e	—	12 —	8.57	—	31 = 22.14 p. 100
	le 7e	—	12 —	8.57	—	
	le 8e	—	7 —	5.	—	

Chute du cordon le 9e jour	3 fois	2.14 p. 100			
— le 10e —	1 —	0.71 —			
le 11e —	1 —	0.71 —	8 = 5.90 p. 100		
— le 12e —	1 —	0.71 —			
Après le 12e —	2 —	1.43 —			
	140				

Cas d'écrasement du cordon suivi du pansement occlusif avec du collodion.

Chute du cordon le 2e jour	1 fois	6.52 p. 100	
— le 3e —	13 —	6.72 —	78 = 40.52 p. 100
le 4e —	22 —	11.46 —	
le 5e —	42 —	21.82 —	
le 6e —	35 —	18.23 —	
le 7e —	24 —	12.50 —	77 = 40.10 p. 100
le 8e —	18 —	9.37 —	
le 9e —	17 —	8.85 —	
le 10e —	11 —	5.73 —	
le 11e —	4 —	2.08 —	47 = 19.26 p. 100
— le 12e —	4 —	2.08 —	
Après le 12e —	1 —	0.52 —	
	192		

La comparaison des statistiques montre de la façon la plus évidente que la chute du cordon est beaucoup plus précoce avec le pansement très sec (sous-nitrate de bismuth après écrasement), sec (ligature et pansement ouaté) qu'avec le pansement collodionné.

Au point de vue théorique cependant, il semblait que le pansement occlusif devait être un excellent traitement. Ce serait peut-être vrai si l'occlusion restait effective. Mais ce n'est pas ainsi que les choses se passent.

L'occlusion a pour résultat le plus évident d'empêcher la dessiccation de ce qui reste du cordon. Au bout d'un certain temps le pansement se décolle, et alors l'ombilic se trouve en communication avec l'extérieur et dans des conditions merveilleuses de culture : chaleur, inaction de l'oxygène de l'air, immobilité, humidité, obscurité.

Le pansement se détache progressivement, tout en restant fixé au cordon, on peut donc toujours indiquer le jour de la chute du cordon. Il n'arrive que très rarement que la séparation du cordon se soit produite avant le décollement du pansement.

Tarnier enseignait que le pansement antiseptique du cordon retardait sa chute. Il semblait que l'ulcération qui doit séparer le cordon, tissu mort, du bourrelet cutané de l'anneau ombilical, tissu vivant, devait être constituée par un processus microbien.

Cette manière de voir me paraissait très justifiée. Les pansements nombreux que j'instituai en incorporant des substances antiseptiques à la vaseline ou en dissolvant de ces substances dans l'eau semblaient bien, en effet, retarder la chute du cordon.

Les résultats que je rapporte plus haut me conduisent à une autre interprétation du phénomène.

Il me semble bien démontré, que ce qui hâte surtout la chute du cordon, c'est la dessiccation rapide.

On voit combien elle est tardive dans le pansement collodionné ; on voit qu'elle est moins rapide dans le pansement ouaté, après ligature du cordon, à quelques centimètres du nombril, que dans l'écrasement du cordon suivi d'un pansement pulvérulent.

Aussi est-il bon d'insister sur l'importance d'écraser complètement le cordon au ras de la peau. Si on ne le fait pas avec soin, en suivant les conseils sur lesquels j'ai insisté plus haut, voici ce qui arrive :

La rétraction de l'anneau ombilical est plus marquée à la partie inférieure qu'à la partie supérieure, très probablement parce que l'action de l'ouraque et des deux artères ombilicales l'emporte sur l'action de la veine ombilicale qui, elle-même, quitte rapidement l'anneau. Alors la peau fait un bourrelet plus marqué en haut et le cordon écrasé et desséché constitue une espèce de capuchon qui cache, au-dessous de lui, la partie du cordon non écrasée, ou mal et insuffisamment écrasée. Il constitue pour cette partie du cordon, comme une sorte de pansement occlusif, par la couverture qu'elle lui ménage. Nous avons observé cette disposition du cordon dans la série du pansement à l'aide de poudre et sous-nitrate de bismuth.

Nous avons prélevé de l'humidité de cette portion de cordon mal écrasée et abritée par le couvercle, constitué par le cordon écrasé et desséché et aussi de l'humidité qu'on trouve au-dessous du pansement occlusif par le collodion. On y décèle une flore bactérienne banale, beaucoup plus riche dans le pansement collodionné que dans le pansement pulvérulent. Un gros bâtonnet court domine surtout dans ces cultures.

Mais lorsque l'écrasement est bien fait, la dessiccation est radicale, il n'y a ni humidité, ni culture dans les pansements pulvérulents.

Dans la série des pansements au collodion, nous avons constaté une fois la putréfaction du cordon, douze fois l'anneau ombilical est resté dur et la cicatrisation n'était pas accomplie au moment de la chute du cordon ; il se produisit pendant quelques jours un peu de suppuration. Il s'est agi ordinairement de très légère funiculite ; cependant, dans trois de ces cas, il se produisit un peu d'érythème péri-ombilical. Enfin dans quatre cas on a noté la persistance de fongosités du cordon. Donc 7,33 p. 100 d'anomalies de la cicatrisation du cordon.

Dans la série où on a fait des pansements avec le sous-nitrate de bismuth après l'écrasement préalable du cordon, la cicatrisation était ordinairement parfaite au moment de la chute du cordon. On peut comparer le processus de la guérison à la cicatrisation sous-crustacée. Nous notons cependant un cas de funiculite légère avec un peu de rougeur et 3 cas de fongosités du cordon, ce qui donne pour cent une proportion 2,85.

On voit donc qu'aussi bien au point de vue de la chute rapide du cordon, qu'au point de vue des cultures microbiennes et qu'au point de vue des accidents consécutifs la série des pansements au sous-nitrate de bismuth est incomparablement plus favorable que la série des pansements collodionnés.

Je me crois donc autorisé à conclure que *la dessiccation rapide du cordon constitue le meilleur gage de son antisepsie.* Cette dessiccation sera obtenue à condition qu'on écrase le cordon au ras du bourrelet cutané de l'ombilic. Quant au pansement, nous nous sommes servi de sous-nitrate de bismuth, peut-être trouvera-t-on mieux ?

TRAITEMENT CHIRURGICAL DES FIBROMES

Par J. M. Baldy (Philadelphie) (1).

Le sujet que je suis appelé à traiter devant vous est de première importance. Depuis 1853, époque où Burnham et Kimball ont chacun pratiqué l'hystérectomie pour fibrome (le premier à la suite d'un accident, le deuxième de parti pris) par amputation et ligature du col avec des fils de soie ramenés dans l'angle inférieur de la plaie abdominale et abandonnés à leur chute spontanée, une variété infinie de procédés opératoires ont été préconisés.

Trois périodes successives peuvent être distinguées dans l'évolution de cette question, chacune ayant été caractérisée par le désir de remplir une indication bien définie, mais différente.

Dans la première période on a pour but l'ablation des tumeurs ; la question de savoir s'il faut ou non sacrifier l'intestin est envisagée.

La seconde période est caractérisée par un effort fait pour amener la disparition des fibromes sans courir les risques inhérents à l'ablation directe.

Dans la troisième période on cherche à enlever les tumeurs en conservant autant que possible les ovaires, les trompes, et l'utérus.

Les résultats de la première période ont été la base de tout notre présent travail. Les opérations variées pratiquées aujourd'hui sont le fruit des luttes et des conquêtes de nos prédécesseurs. Il y a quelques années, les chirurgiens oscillaient, n'avançant que peu sur la technique primitive de Burnham et de

---

(1) Rapport lu au *Congrès d'Amsterdam*, août 1899.

Kimball, à l'exception de ce fait qu'ils coupaient les ligatures court ou qu'ils fixaient les moignons dans l'angle inférieur de la plaie abdominale. La chirurgie antiseptique a, cela va de soi, eu sa part et les résultats ont été constamment en s'améliorant, autant parce que la chirurgie devenait plus propre que parce qu'on perfectionnait le traitement du moignon. Finalement on arriva à ce principe de chirurgie générale que les vaisseaux profonds peuvent être liés directement, tout comme on le fait pour des vaisseaux superficiels et que le tissu cervical lui-même n'a nullement besoin d'être lié en masse. A partir de ce moment, il y eut un progrès rapide dans les résultats et l'on posséda une technique plus sûre.

Les résultats de la seconde période sont au contraire négatifs; aujourd'hui ils sont considérés comme à peu près sans usage.

Le curettage n'est plus guère employé et lorsqu'on y a recours, ce n'est jamais que dans le but d'obtenir une amélioration temporaire, et seulement pour combattre un symptôme, l'hémorrhagie.

La castration ovarienne est dérivée d'une théorie erronée qui voulait que les ovaires tinssent sous leur dépendance le développement des fibromes utérins et que les néoplasmes dussent nécessairement fondre et disparaître après leur suppression. Il est depuis longtemps démontré que c'est là une conception erronée et que les tumeurs continuent à se développer même après la suppression des ovaires. L'hiver passé, à Philadelphie, deux malades ont été opérées (une par le rapporteur) pour des fibromes de l'utérus. Les ovaires et les trompes avaient été complètement enlevés quelques années auparavant (dans un cas, 9 ans) et la ménopause s'était établie. Aucun signe de fibrome n'existait dans aucun de ces cas lors de la castration ovarienne et cependant dans les deux les tumeurs fibreuses se développèrent et nécessitèrent une ablation.

La ligature des vaisseaux utérins par la voie vaginale ou celle des vaisseaux ovariens par une incision abdominale ont été faites dans le but de supprimer une partie de l'apport sanguin au néoplasme. Que peut-on espérer d'autre qu'un échec lorsqu'on connaît le pouvoir considérable des circulations collatérales ?

L'électricité a surtout été employée dans le même but : diminuer temporairement l'apport sanguin en déterminant les contractions utérines.

Ajoutons que la cautérisation de la muqueuse utérine a agi encore plus en diminuant la perte de sang et l'anémie qui en résultent.

Les résultats obtenus par les méthodes de la 3e période sont encore à déterminer et la question de la myomectomie est *sub judice*.

Actuellement les procédés opératoires, en présence d'un fibrome utérin, sont l'hystérectomie et la myomectomie.

L'hystérectomie peut être faite soit par la voie vaginale, soit par la voie abdominale. Elle est complète ou incomplète.

Par le vagin elle est toujours complète (panhystérectomie). Les principes généraux de l'opération sont identiques à ceux de l'opération par la voie abdominale.

L'hémostase des vaisseaux utérins et ovariens est assurée par des ligatures et des pinces. Ces dernières nécessitent le drainage qui, du reste, d'une manière générale, est aussi fait dans l'opération avec ligature.

Par l'abdomen, l'opération peut être complète ou peut être une amputation au niveau du col utérin. Dans les deux cas. l'hémostase est faite par l'oblitération directe des vaisseaux utérins et ovariens. La ligature, la cautérisation et l'écrasement du moignon sont les méthodes adoptées, la ligature restant la seule méthode communément employée qui ait fait ses preuves.

Quand l'ablation complète est pratiquée, on laisse fréquemment la voûte vaginale ouverte dans le but de drainer. Ce n'est toutefois pas une pratique invariable ; un certain nombre d'opérateurs fermant le vagin par des sutures et supprimant le drainage.

L'amputation au niveau du col était autrefois pratiquée avec la vieille méthode du serre-nœud : cette pratique est aujourd'hui abandonnée et on applique des ligatures sur les vaisseaux, on suture le péritoine par-dessus le moignon cervical qu'on laisse alors au fond du bassin et l'on peut se dispenser du drainage.

Cette méthode semble au rapporteur préférable à toutes les autres pour les raisons suivantes : elle est applicable à tous les cas; elle rend l'opération plus courte ; elle nécessite moins de manœuvres; elle met moins à nu le tissu conjonctif et par conséquent est moins traumatisante.

Il y a moins de tendance à l'infection septique ; l'ouverture du canal cervical est infiniment plus petite et par conséquent peut être fermée plus aisément que l'ouverture du vagin lorsque le col est enlevé.

Pendant ces manipulations, les doigts ne pénètrent ni dans le canal cervical ni dans le vagin.

Les rapports anatomiques de la voûte vaginale sont conservés et le vagin n'est d'aucune manière diminué.

Il y a une plus grande sécurité au point de vue du glissement de la paroi vaginale lorsque le col est conservé.

Les avantages relatifs de la voie vaginale et de la voie abdominale dans la pratique de l'hystérectomie sont en faveur de la dernière.

Dans l'opération vaginale, spécialement lorsque les tumeurs ont acquis un certain volume, on n'a pas la possibilité de réformer le diagnostic. Le champ opératoire est limité, l'organe ou les tumeurs doivent être enlevés par morcellement. La possibilité de reconnaître et de traiter les complications est réduite au minimum.

Les difficultés pour traiter les viscères creux sont plus grandes et dans quelques cas il est impossible de les traiter sans l'aide d'une incision abdominale complémentaire.

La longueur de l'opération est plus grande, le traumatisme est plus grand, l'occlusion exacte des plaies est moins pratique, les dangers de l'infection primitive ou secondaire sont plus grands.

L'opération de la *myomectomie* consiste dans l'ablation des tumeurs par une méthode quelconque qui laisse intacts les trompes et les ovaires. Théoriquement et au premier abord, cette manière de procéder semble l'acmé de la bonne chirurgie et pour quelques-uns ce serait l'opération de choix au point de vue du traitement chirurgical des fibromes utérins. Votre rapporteur n'est pas de cet avis, il pense que les résultats acquis prouvent que la vérité est exactement contraire.

L'hystérectomie est l'opération de choix dans les fibromes utérins.

La myomectomie n'est indiquée que lorsqu'on a des raisons spéciales de la pratiquer.

Dire que la myomectomie est l'opération de choix, c'est supposer :

Que le fibrome est absolument localisé ;

Que les symptômes sont uniquement déterminés par la tumeur utérine ;

Que tous les points malades seront sûrement enlevés.

Aucune de ces assertions n'est absolument exacte.

Le fibrome utérin est une maladie générale ; tous les organes du bassin y participent à un degré plus ou moins grand ; il y a quelques années, votre rapporteur a présenté à la Philadelphia County medical Society une série de trente tumeurs fibreuses de l'utérus enlevées par hystérectomie et a appelé l'attention de la société sur ce fait que chaque spécimen présentait, en dehors du fibrome proprement dit, des dégénérescences kystiques à la fois des trompes et des ovaires.

Mon expérience ultérieure m'a confirmé dans cette opinion, qui s'est encore fortifiée par la lecture des publications ayant trait à ce point.

De plus, les complications cardiaques des fibromes sont si marquées et si fréquemment observées qu'elles contribuent à montrer le caractère général de la maladie.

Les douleurs dont souffrent les femmes porteuses de fibromes sont rarement dues au néoplasme ; elles sont bien plutôt en rapport avec les dégénérescences concomitantes des trompes et des ovaires.

Enfin, non seulement la maladie a un caractère général, mais encore elle est multiple dans ses manifestations. Un nombre illimité de nodules fibromateux peut exister dans un utérus donné.

Dans un cas, Kelly a enlevé dix-sept noyaux par la myomectomie. Et encore on ne peut être sûr qu'il les ait tous enlevés.

Il y a quelques semaines, votre rapporteur a enlevé par l'hystérectomie un utérus dans lequel le palper ne permettait nullement de constater cinq noyaux fibromateux que l'on découvrit à la coupe. C'est la règle.

L'un ou tous ces noyaux méconnus peuvent se développer ; de plus, même sans croître beaucoup ils peuvent causer des hémorrhagies, celles-ci n'étant pas en rapport avec le volume de la tumeur, mais plutôt avec son siège sous-muqueux ou interstitiel.

On comprend donc combien est irrationnelle une opération qui n'enlève qu'une partie de la maladie, qui non seulement ne guérit pas la malade, mais qui la laisse dans des conditions telles que très probablement une nouvelle opération sera nécessaire.

Howard Kelly, qui actuellement est en Amérique le défenseur de la myomectomie comme opération de choix, l'a pratiquée 97 fois dans ces 7 dernières années ; 3 ont eu une récidive qu'il a opérée chez 2. Lorsqu'on songe qu'il s'agit de malades d'un grand hôpital, on peut bien supposer que le chirurgien n'a pas eu connaissance du plus grand nombre des récidives.

L'hystérectomie est donc l'opération rationnelle dans tous les cas de maladie fibroïde des organes pelviens. C'est l'opération de choix. Le choix de la myomectomie par le chirurgien ne pourra être fait que pour des conditions spéciales :

Age de la malade;

Désir d'avoir des enfants ;

Nécessité d'avoir un héritier.

Certainement une femme a le droit de peser elle-même ces diverses conditions ; mais votre rapporteur ne croit pas devoir accepter l'opinion d'un grand nombre de médecins qui veulent que la femme n'ait pour but que d'avoir des enfants.

La première condition pour une femme c'est d'être en bonne santé, la deuxième d'avoir des enfants. La femme doit être bien portante, c'est le premier devoir qu'elle ait à remplir envers l'État, envers elle et envers sa famille.

Pour elle et pour sa famille, elle et elle seule (dans quelques cas aidée de son mari) est apte à prendre une décision. C'est le devoir du médecin non seulement de lui expliquer que la myomectomie lui conserve son appareil génital et la possibilité de concevoir, mais c'est en même temps son devoir absolu de la prévenir de la possibilité :

D'une non guérison des douleurs ;

D'une continuation des hémorrhagies ;

D'un retour de la tumeur et de la nécessité d'une opération ultérieure ;

Des dangers plus grands d'hémorrhagie et de septicémie après l'opération.

Si ces faits sont bien exposés à la malade, on ne trouvera que peu d'occasions de pratiquer des myomectomies.

Les dangers d'hémorrhagies et de septicémie sont incontestablement beaucoup plus grands après la myomectomie qu'après l'hystérectomie. Il est parfaitement exact qu'un bon opérateur peut venir à bout des difficultés : mais en disant que la myomectomie est une opération de choix, on s'expose à voir une quantité de chirurgiens mauvais ou tout au moins médiocres pratiquer cette opération.

Quand un myôme fait saillie du côté de la cavité utérine, on peut évidemment l'enlever par les voies naturelles, c'est l'opération indiquée.

La méthode de Martin, énucléation de myômes pariétaux ou sous-muqueux après incision utérine par laparotomie ne semble au contraire devoir occuper qu'une place très limitée en gynécologie.

Le fibrome étant une tumeur bénigne, au point de vue de l'indication opératoire il faut tenir compte de :

La douleur ;

Les hémorragies ;

Le développement de la tumeur ;

Le siège de la tumeur ;

Les symptômes de compression ;
Les poussées successives de péritonite ;
Les troubles mentaux ;
La situation sociale de la malade.

*
* *

Quant à l'évolution des fibromes, on peut dire que :
Il n'y a pas de cure naturelle autre que la ménopause ;
Il n'y a pas de traitement médical.

La ménopause n'amène d'amélioration que dans un certain nombre de cas. Dans les autres, les symptômes augmentent au moment de la ménopause. Dans quelques-uns la ménopause est indéfiniment retardée.

A une certaine époque les fibromes donnent naissance à des symptômes assez graves pour réclamer une intervention chirurgicale.

Votre rapporteur ne croit guère à la dégénérescence maligne des fibromes, qui ne doit guère exister plus dans cette région que dans toute autre. Un grand nombre des cas publiés doit évidemment avoir trait à des cas malins dès le début de leur évolution et dont la nature a été, pendant un temps, méconnue.

VALEUR RELATIVE DE L'ANTISEPSIE

ET

DES PERFECTIONNEMENTS DE LA TECHNIQUE

DANS LES

RÉSULTATS ACTUELS DE LA GYNÉCOLOGIE OPÉRATOIRE

Par **Henri Hartmann**,
Professeur agrégé à la Faculté de médecine de Paris,
Chirurgien des hôpitaux (1).

Dans cette courte communication, je n'ai pas la prétention d'exposer devant vous, dans son ensemble, la valeur relative de l'antisepsie et des perfectionnements de la technique dans les résultats des opérations gynécologiques. Notre rapporteur, M. Richelot, a fait cet exposé mieux que je ne saurais le faire.

Je ne rechercherai même pas quel a été le rôle de l'antisepsie dans l'évolution de la gynécologie opératoire Avant elle, celle-ci n'existait pour ainsi dire pas. On pratiquait bien quelques opérations vaginales, des ablations de polypes, des amputations du col, des périnéorrhaphies, etc., mais la plupart des laparotomisées succombaient et les opérations vaginales ne donnaient elles-mêmes que des résultats médiocres ; c'est l'antisepsie qui a permis le développement si grand de la gynécologie opératoire actuelle.

J'envisagerai simplement les perfectionnements apportés aux opérations gynécologiques, depuis l'emploi systématique des méthodes antiseptiques, limitant même mon exposé à la technique des opérations abdominales.

---

(1) Communication au Congrès d'Amsterdam.

Il me suffira pour cela de comparer la pratique et les résultats obtenus à l'hôpital Bichat, dans le service de mon maître le professeur Terrier, pendant les années qui suivirent l'ouverture de son service en 1883, à ma statistique actuelle.

Les *résultats* se sont considérablement améliorés, tant au point de vue de *l'abaissement de la mortalité* qu'à celui des *résultats définitifs*.

Résultats opératoires immédiats.

I. — Statistique de l'Hopital Bichat au début

Ovariotomies	(1883 et 1884)..	68 cas	14 morts	20,59 p. 100
Hystérectomies	(1883 à 1885)..	9 —	5 —	55,55 —
Salpingites	(1883 à 1890)..	56 —	10 —	17,86 —
	Total......	133 —	29 —	21,08 —

II. — Statistique personnelle (1896-1899) (1)

Ovariotomies...............	16 cas	2 morts	12,50 p. 100
Hystérectomies abdominales....	27 —	2 —	7,40 —
Salpingites (2)..............	62 —	1 —	1,61 —
Total.............	105 —	5 —	4,77 —

Comme on le voit, la mortalité globale s'est considérablement abaissée, elle est tombée de 21,8 pour 100 à 4,77.

C'est qu'une même cause générale est intervenue pour améliorer les résultats quelle que soit l'opération envisagée, la substitution à l'antisepsie de l'**asepsie** que mon maître, le professeur Terrier, a préconisée et vulgarisée en France.

Quelques auteurs ne voient encore dans la méthode aseptique

(1) Nous donnons ici notre statistique du 1er octobre 1896 au 1er juillet 1899, la statistique antérieure de nos opérations pour salpingites ayant été publiée au Congrès de Genève ; nous devons cette statistique à notre élève et ami M. Gosset, prosecteur de la Faculté.

(2) Ces 62 opérations se décomposent en 40 castrations abdominales totales avec 1 mort (Voir *Annales de Gynécologie*, juillet 1899) et 22 autres opérations, dont 9 pour lésions suppurées unilatérales sans insuccès.

qu'une substitution de la chaleur aux solutions et aux poudres; d'après eux, la chaleur ne serait que le plus puissant des antiseptiques. Je crois, pour ma part, qu'il y a dans l'emploi méthodique de la stérilisation par la chaleur quelque chose de plus. Avec elle on a la désinfection absolue, on n'est plus, comme lorsqu'il s'agit d'antiseptiques, à discuter le plus ou moins de valeur de tel ou tel produit chimique. *La stérilisation par la chaleur donne une sécurité absolue.* A ce point de vue l'emploi systématique d'instruments, de gazes, de compresses, et de tampons stérilisés par la chaleur constitue un progrès réel (1).

De plus, en employant au cours des opérations abdominales, des instruments, des compresses et des fils aseptiques, on n'évite pas seulement la contamination de la grande séreuse par les agents infectieux, on évite encore sa lésion par les produits antiseptiques, dont l'action nocive sur le péritoine a été bien établie par les recherches de notre collègue et ami, Pierre Delbet (2); on supprime de plus l'intoxication possible sur l'absorption des antiseptiques, intoxication qui entrait autrefois pour une part dans la genèse des accidents post-opératoires.

Nous ne nous servons d'antiseptiques que pour la désinfection de la peau, y recourant du reste de moins en moins; nous attachons surtout de l'importance au brossage prolongé dans de l'eau savonneuse tiède, et bien souvent il nous est arrivé d'opérer en nous rinçant simplement dans de l'eau salée stéri-

(1) Nos instruments sont stérilisés à l'étuve sèche modèle Poupinel, nos compresses, gazes et tampons à l'autoclave. Il en est de même pour nos soies: ces dernières sont stérilisées à une température de 120°, tandis que pour nos compresses, tampons, etc., nous montons la température à 140°; nos catguts sont stérilisés à l'étuve sèche et portés à 140°. Il suffit, pour conserver au catgut ses propriétés, d'élever, comme l'a indiqué notre interne en pharmacie M. Salvan, très lentement sa température, de manière à atteindre 100° en quatre heures, puis de le laisser pendant 1 heure à 100° et de le porter lentement et graduellement en 2 heures à 140°. Le catgut supporte cette température sans devenir cassant.

(2) PIERRE DELBET, DE GRANDMAISON et BRESSET. De l'action des antiseptiques sur le péritoine. *Annales de gynécologie*, 1891, t. I, p. 22, 130 et 201.

lisée, les mains, préalablement brossées au savon. Les antiseptiques ne sont nécessaires que si l'on s'est inoculé la veille avec des produits infectés.

C'est à cette substitution de l'asepsie à l'antisepsie que nous attribuons l'abaissement général du taux de la mortalité.

Si nous envisageons les résultats des opérations abdominales, non plus en bloc, mais en étudiant chaque opération séparément, nous voyons que l'abaissement de la mortalité est bien plus considérable pour certaines opérations que pour d'autres.

Tandis que pour l'ovariotomie elle ne s'est abaissée que de 21,8 p. 100 à 12,50; pour l'hystérectomie abdominale, elle est tombée de 55,55 p. 100 à 7,40, et pour les opérations contre les salpingites, de 17,86 p. 100 à 1,61. Cela tient à ce que la *technique* de ces diverses opérations s'est très inégalement modifiée.

L'*ovariotomie* est aujourd'hui à peu près ce qu'elle était autrefois ; au contraire le manuel opératoire de l'hystérectomie et celui de la salpingectomie ont subi des améliorations considérables.

Une des grandes causes de mort, après l'*opération abdominale des salpingites suppurées*, était la péritonite due à l'inoculation de la séreuse par le contenu septique d'une poche. Dans cette première phase de la gynécologie opératoire, on opérait les salpingites sans voir ce que l'on faisait, « au jugé, le plus souvent » ; on décortiquait les poches suppurées au milieu d'anses d'intestins qui venaient constamment dans le champ opératoire, s'y inoculaient et disséminaient ensuite dans le reste du ventre les germes infectieux.

C'est pourquoi, pendant un temps, la voie vaginale, qui exposait beaucoup moins à cette contamination d'anses intestinales multiples, a constitué un réel progrès et a abaissé le taux de la mortalité ; mais presque en même temps les chirurgiens abdominaux ont perfectionné leur technique et tout en conservant à la voie haute ses avantages antérieurs, voyant ce qu'ils faisaient, ils lui ont adjoint, en le rendant même plus complet encore, l'avantage principal de l'opération vaginale sur l'opération abdominale ancienne, celui d'opérer, si je puis ainsi m'exprimer, *dans un champ limité.*

Quant à l'*hystérectomie*, elle s'est modifiée du tout au tout lorsque les discussions sur les avantages du pédicule externe et du pédicule interne ont cessé ; les gynécologues s'étant mis d'accord pour dire qu'il fallait *supprimer tout pédicule* et enlever les utérus comme des tumeurs quelconques, liant simplement les points qui saignaient.

Voyons, en les étudiant successivement, les divers perfectionnements apportés à notre technique dans ces dernières années :

1° **Limitation exacte du champ opératoire.** — Cette limitation exacte du champ opératoire est obtenue avec des *compresses stérilisées ;* elle a été grandement facilitée par *l'emploi systématique du plan incliné à 45°*, qui a permis d'opérer en voyant ce qu'on faisait. Depuis le mois de décembre 1890, nous élevons systématiquement le siège suivant le procédé de Trendelenburg, avant même d'inciser la peau (1). Le ventre ouvert, nous limitons immédiatement le foyer avec 3 compresses stérilisées, une au milieu, une de chaque côté, recouvrant toujours l'intestin, l'abritant bien exactement, des lésions en apparence bénignes pouvant en réalité être suppurées et une poche se rompre au moment où l'on s'y attend le moins.

Il est, en effet, d'une importance capitale non seulement de ne pas apporter une infection du dehors en n'utilisant qu'un matériel strictement aseptique, mais encore d'éviter les inoculations péritonéales par le contenu de poches infectées, des suppurations de virulence très atténuée pouvant reprendre toute leur vigueur par l'inoculation dans le péritoine (2).

(1) Cet emploi systématique de la position de Trendelenburg était alors absolument nouveau à Paris ; notre maître, M. Terrier, y eut rapidement recours, et actuellement son usage s'est généralisé en France. A l'époque où nous commencions à y recourir, notre ami, Henri Delagénière, l'employait au Mans.

(2) Notre élève et ami Morax en a publié un bel exemple dans les *Annales*

En employant méthodiquement les compresses stérilisées et le plan incliné, ne progressant dans les décollements qu'en avançant en même temps des compresses, de manière à avoir toujours et partout un champ opératoire bien limité, on agit sur un bassin isolé en quelque sorte du reste du ventre ; on peut sans crainte y crever des poches suppurées, il n'y a pas d'inoculation de la grande séreuse péritonéale.

Une bonne précaution pour opérer ainsi sûrement en foyer limité, c'est que la malade ne fasse pas d'efforts au cours de l'opération ; aussi attachons-nous une réelle importance à la manière dont est faite la *chloroformisation* et croyons-nous nécessaire de la faire continue, goutte à goutte, de manière à éviter tout réveil et à avoir un sommeil absolument calme.

2° **Suppression des gros moignons et des ligatures en chaîne.** — Ici nous ne parlons pas seulement des grosses masses charnues, résultant de la constitution d'un pédicule utérin après une hystérectomie abdominale, nous avons aussi en vue les pédicules que l'on faisait, il y a quelques années, lorsqu'on enlevait des kystes de l'ovaire ou des annexes malades, prenant en masse, entre deux grosses soies entrecroisées, la partie supéro-externe du ligament large.

Ces divers pédicules exposaient à l'hémorrhagie par glissement du fil, à l'occlusion intestinale par adhérence d'une anse au moignon cruenté ; plus tard, ils constituaient quelquefois des noyaux douloureux, causes de gênes et de tiraillements.

Tous ces accidents ont disparu depuis que l'on opère les tumeurs utérines ou annexielles comme celles des autres régions du corps, isolant complètement les parties à enlever, se

---

de gynécologie, 1893, t. I, p. 208. Il s'agissait d'une femme morte de péritonite suppurée à la suite de l'ablation d'une salpingite à pneumocoques. Or, tandis que le pneumocoque constaté dans le pus de la trompe n'avait donné aucune culture et n'avait pas tué la souris, si bien qu'on aurait pu le croire mort, celui de la péritonite post-opératoire a tué la souris en quarante-huit heures et a donné des cultures abondantes sur la gélose et dans le bouillon. Il avait retrouvé sa virulence par la culture dans le péritoine humain.

contentant de lier les points qui saignent, manœuvre d'autant plus facile que l'utérus et l'ovaire sont des organes pourvus de pédicules vasculaires, ne recevant aucun vaisseau dans l'intervalle de ces pédicules, si bien que lorsqu'on connait la situation anatomique de ceux-ci, on peut hardiment couper les parties intermédiaires sans aucune crainte d'hémorrhagie. A la phase, en quelque sorte expérimentale, obscure de ces opérations, a succédé aujourd'hui une phase anatomique. Par le fait même que ces opérations ont été réglées comme celles de la chirurgie des membres, elles sont devenues plus simples et leurs résultats ont changé du tout au tout.

Aujourd'hui la ligature en masse des parties doit être proscrite d'une manière absolue et l'on doit *faire la ligature isolée des vaisseaux*. Une difficulté se présentait, celle de trouver ceux-ci dans les épiploons gras et adhérents. Cette difficulté est tranchée aujourd'hui, depuis qu'avec les grosses pinces écrasantes, nous pouvons réduire ces pédicules et nous contenter de lier les vaisseaux isolés par l'écrasement de la graisse qui les entoure. Nous disons de lier les vaisseaux isolés et écrasés, parce que, dans cette question, nous sommes d'accord avec Doyen et que nous n'aimons pas, comme Tuffier, abandonner des vaisseaux simplement angiotripsiés.

3° **Suppression des surfaces cruentées.** — Un point qui nous semble avoir encore son intérêt, c'est de supprimer toutes les parties cruentées en enfouissant les ligatures et en *suturant* avec soin le *péritoine du petit bassin*, comme on suture celui de la paroi abdominale, reconstituant à la fin de l'opération un plancher pelvien.

Telles sont les modifications principales apportées à la technique des opérations abdominales dans ces dernières années. Nous ajouterons simplement que nous recourons volontiers au *drainage* que nous faisons par l'abdomen ; mais nous laissons le drain pendant un temps très court, le supprimant dès que le suintement sanguin a cessé. A la suite de cette diminution de la durée du drainage, nous avons vu disparaître à peu près complètement les fistules, qui autrefois étaient un des ennuis de nos opérations abdominales.

Enfin, après les opérations un peu longues, et chez les malades affaiblis, dans les premières vingt-quatre heures, *nous injectons*, sous la peau, un litre à un litre et demi de la *solution physiologique de chlorure de sodium.*

C'est à ces diverses modifications apportées dans notre technique opératoire que nous croyons devoir attribuer l'amélioration considérable de nos résultats.

UNE

CAUSE D'OCCLUSION INTESTINALE SPÉCIALE AUX FIBROMES

Par M. **Goullioud**, de Lyon (1).

En dehors des causes communes d'occlusion, telles que coudure sur des pédicules ou des brides, occlusion d'ordre paralytique, coudure par des adhérences inflammatoires, il existe dans les fibromes une cause spéciale d'occlusion à la suite des opérations, dont nous avons eu l'occasion d'observer 2 cas.

Certains fibromes en se développant, attirent, pour se recouvrir, le péritoine des régions voisines, péritoine des ligaments larges, péritoine de l'excavation, du méso-rectum, du méso-iliaque ou même du mésentère.

C'est dans les fibromes intra-ligamentaires, que ce déploiement du péritoine se produit dans toute son ampleur; c'est dans les fibromes du fond de l'utérus qu'il existe le moins ; dans les fibromes des faces et des bords de l'utérus on l'observe à des degrés variés.

Le fibrome en se développant sous l'intestin et en se couvrant de son méso dédoublé, change la statique habituelle et normale de l'intestin ; mais il le fait progressivement et l'intestin s'adapte aisément à de nouvelles conditions d'immobilité. Mais à la suite des interventions, des changements brusques de statique de l'intestin peuvent être la cause d'accidents d'occlusion.

Le fait le plus frappant que nous ayons constaté est le suivant :

Il s'agissait d'un énorme fibrome du poids de 8 kilog., intraligamentaire, que j'opérai par énucléation sous-péritonéale. L'opération se fit, fait curieux, sans qu'il fût nécessaire de poser

---

(1) Communication au Congrès d'Amsterdam.

une pince ou de faire une ligature. Cependant, par crainte des hémorrhagies qui surviennent quèlques heures après ces énucléations, nous crûmes devoir marsupialiser le fond de la poche et le tamponner.

La période dangereuse de la péritonite était passée quand survinrent des accidents lents et très nets d'occlusion intestinale. Le 10e jour, trop tardivement, hélas ! j'intervins par une laparotomie secondaire pour faire une entérostomie. Je pus alors reconnaître de la façon la plus nette la cause des accidents : il ne s'agissait aucunement de ces pseudo-occlusions, où la septicémie péritonéale atténuée joue un rôle. Point du tout : aucune adhérence intestinale, aucun liquide suspect.

L'extrémité inférieure de l'intestin grêle avait été privée de son mésentère par le développement du fibrome qui s'en était coiffé. Cette extrémité de l'intestin se trouvait adhérer à la partie de la poche marsupialisée. Elle était par suite tendue. La partie immédiatement sus-jacente de l'intestin était restée pourvué d'un mésentère. L'intestin s'était coudé au point de réunion de la partie immobilisée et de la partie mobile.

L'entérotomie trop tardive ne put sauver la malade.

Le second cas est moins net ; mais nous a présenté aussi une coudure intestinale qui nous a semblé avoir causé indirectement la mort.

Il s'agissait d'un fibrome de trois kilog. Je l'enlevai par l'hystérectomie abdominale totale. Les suites immédiates parurent parfaites et le 10e jour, j'étais sans aucune inquiétude au sujet de mon opérée, quand, arrivant à mon service, j'assistai à sa mort, survenue brusquement, quelques minutes après l'apparition des accidents. Tout à coup, la malade s'était plainte d'une douleur précordiale, d'une sensation d'étouffement, d'une impression de mort imminente. Elle s'était cyanosée et mourait. A l'autopsie, pas trace de péritonite, pas de phlébite ni d'embolie, pas de sténose des coronaires. Le cœur était gras : mais si cette dégénérescence avait dû jouer le rôle capital, le dénouement fatal paraissait avoir eu comme cause occasionnelle des troubles de la circulation intestinale. La malade n'avait jamais vomi, avait été à la selle plusieurs fois, mais pas suffisamment; elle s'était plainte d'une impression de constriction thoracique dès le premier jour; le ventre s'était un peu météorisé; la veille, à la suite d'une purgation, la température était montée de quelques dixièmes. Bref, si la mort était subite, elle avait été précédée de quelques symptômes intestinaux qui n'avaient inquiété personne.

A l'autopsie, je trouvai le gros intestin inégalement développé; le côlon transverse était distendu, le côlon descendant était plus affaissé, l'anse oméga formait une anse énorme, doublée en canon de fusil, remontant verticalement du bassin à l'ombilic. Cette coudure de l'anse oméga était due à ce que le méso de l'extrémité supérieure de l'anse coudée avait été attiré par le surjet de fermeture du cul-de-sac de Douglas. Avant l'opération ce point du méso devait être remonté dans la fosse iliaque gauche par le fibrome; après l'ablation de la tumeur, il a été attiré dans le bassin par la suture du péritoine. Fermant le ventre à la fin de l'opération, j'avais bien aperçu une anse intestinale développée et médiane, mais les compresses dissimulaient en partie sa situation anormale et je n'avais pas de raison de me méfier d'une coudure.

Il est à remarquer que la coudure de l'anse oméga n'avait pas amené une distension de la partie sus-jacente de l'S iliaque. Il n'y avait pas un arrêt réel de la circulation des liquides intestinaux et des gaz. Mais on observe, dans certaines occlusions telles que les occlusions paralytiques, de ces inégalités paradoxales du calibre de l'intestin. Dans ces cas complexes d'occlusion, le trouble de la circulation intestinale joue certainement un rôle dans le dénouement. Nous croyons que dans notre cas, la coudure nette de l'anse oméga a agi de même, et l'insuffisance de la circulation intestinale qu'elle a causée a été pour nous le point de départ des accidents cardiaques terminaux, que ceux-ci soient le fait d'un réflexe ou d'une action purement mécanique, le refoulement du diaphragme et du cœur par le météorisme et la distention du gros intestin.

Nous avons cru devoir publier ces observations, car elles

montrent bien les dangers imprévus que l'on rencontre dans le traitement chirurgical des gros fibromes, et qu'il nous a paru intéressant de signaler le danger spécial que peuvent créer exceptionnellement, la suture du péritoine du Douglas et en général les modifications brusques de statique de l'intestin, dont les mésos ont été lentement modifiés ou supprimés par le développement sous-jacent des fibromes.

Obs. I. — M. G..., domestique, âgée de 40 ans, célibataire, présentant une tumeur manifeste de l'abdomen, se soumet à mon examen le 13 décembre 1891.

Il s'agit manifestement d'un volumineux fibrome bilobé, dont la masse principale atteint l'ombilic; une seconde, comme surajoutée, le dépassant à droite.

Le 28 septembre 1892, la tumeur a beaucoup augmenté, les troubles de la miction apparaissent; la circonférence abdominale atteint un mètre; la tumeur est devenue fluctuante dans sa partie la plus saillante; actuellement elle atteint l'épigastre.

J'opère la malade le 3 octobre; M. Fochier veut bien assister à cette opération, qui s'annonce grave et difficile.

Le fibrome, hors du ventre, on constate que l'S iliaque est adhérente par dédoublement et suppression de son méso; c'est-à-dire que le fibrome est intra-ligamentaire. Au lieu d'isoler l'intestin, je fais au-dessus de lui, une incision circonférencielle peritonéale autour de la tumeur et j'en pratique l'énucléation. Il ne survient aucune hémorrhagie, et l'on n'a à placer ni une ligature, ni une pince à demeure. L'utérus est aplati sur le côté. Marsupialisation du fond de la poche, que l'on tamponne faiblement à la gaze iodoformée. On veille à ce que l'S iliaque ne soit ni coudée ni trop tirée par la fixation de la poche, au bas de la ligne de suture. Triple surjet au catgut.

La tumeur fibro-kystique pesait plus de 8 kilog. Le soir, la malade est longue à se réchauffer. Suintement sanguin par la mèche iodoformée nullement inquiétant. Pouls, 88. Température rectale, 37 degrés.

Le 5 octobre, un cachet de calomel, puis un lavement qui amène quelques matières, pouls à moins de 120; température rectale, 38°,2 et 38°,3; cependant la purgation n'a pas agi, très léger ballonnement; toujours de l'abattement. La malade ne veut rien prendre.

Le 6, devant l'absence de selles, nous enlevons le tamponnement de la poche marsupialisée.

Le 9, la malade mange un peu; je crois être sûr du succès.

Le soir, la malade qui, jusque-là, avait à peine souffert de quelques coliques, se plaint beaucoup du ventre et spécialement d'un point limité dans la fosse iliaque droite.

Le 10, une verrée purgative ; puis le soir, un cachet de calomel. On attribue la persistance des douleurs à l'insuffisance des selles. Premier vomissement alimentaire. Cependant, ce n'est ni le facies, ni le pouls, ni le ventre d'une péritonite ; température rectale, 37°,4 et 38°,2.

Le 11, nous commençons vraiment à craindre de l'occlusion intesti-

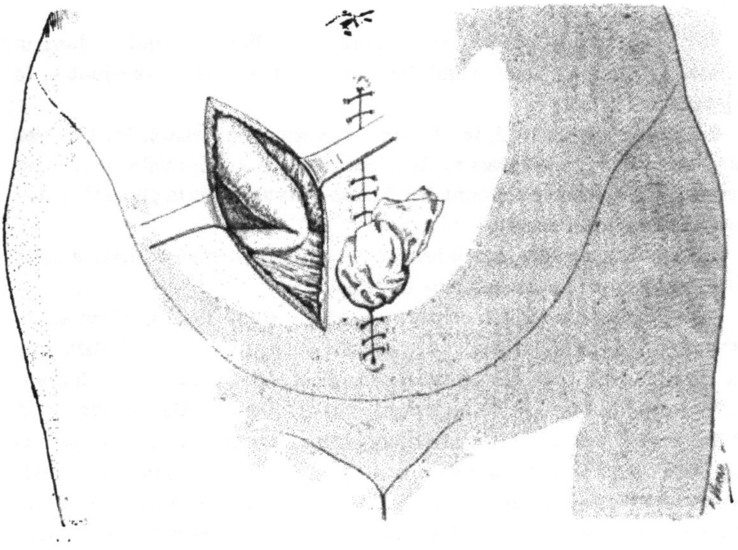

nale, la malade se refuse à une laparotomie secondaire, suppliant d'attendre le lendemain, ce qu'on croit pouvoir faire.

Le 13, la malade a vraiment baissé, il n'y a plus rien à espérer du traitement médical. On dirait une hernie étranglée. Pas de température, 37°,4 ; pouls rapide, encore fort, bien comptable.

Je fais une incision dans la fosse iliaque droite, dans le but de faire une entérotomie.

Le péritoine ouvert, je reconnais qu'il n'y a absolument pas trace de péritonite. Je trouve le cæcum peu distendu, puis l'extrémité inférieure de l'intestin grêle affaissée, comme tendue sur un plan fibreux, formé par la poche marsupialisée, sans mésentère et même comme recouvert simplement par le péritoine au lieu d'en être enveloppé. Cette disposition tient sans doute au développement de la tumeur, qui a supprimé le mésentère et dépouillé pour ainsi dire cette partie de l'intestin des deux tiers de son enveloppe péritonéale, sur une longueur de 10 centimètres.

L'intestin s'est coudé à la jonction de sa partie fixe et de sa partie mobile. Le péritoine passe comme épaissi et cicatriciel sur ce coude. Au-dessus, l'intestin est brusquement distendu. Il n'y a aucun doute possible sur le diagnostic d'occlusion par coudure.

Un anus artificiel est établi sur la partie distendue de l'intestin grêle. Écoulement abondant de matières. Cessation des coliques; mais la malade ne résiste pas à ce choc, elle s'affaiblit et meurt dans la nuit.

L'autopsie permet de constater de nouveau la disposition indiquée de l'occlusion intestinale.

La tension de la poche marsupialisée n'est pas excessive; tout le mal vient de ce que l'extrémité inférieure de l'intestin grêle n'avait plus de mésentère et que sa portion libre rencontrait la portion immobilisée en faisant un angle.

Obs. II. — Mme J..., âgée de 42 ans, d'une stature tout à fait exceptionnelle, présente comme antécédent pathologique ce fait d'avoir eu un frère et une sœur, qui ayant même stature sont morts jeunes à 39 et 31 ans. Mme J... a eu à son premier accouchement une crise d'éclampsie. Les quatre grossesses ultérieures se sont accompagnées d'une anémie profonde.

Il y a quatre mois elle se présente à mon examen avec un fibrome qui remonte à trois travers de doigt au-dessus de l'ombilic. Il paraît plus développé du côté gauche du ventre. Rien d'important à l'examen du cœur, du poumon et des reins.

Opération, le 5 mai 1899. — Hystérectomie abdominale totale, par un procédé se rapprochant du procédé américain. L'hémostase terminée, suture transversale des deux lambeaux péritonéaux, antérieur et postérieur, largement taillés. En suturant la paroi abdominale, je remarque une anse du gros intestin sur la ligne médiane ; mais je n'y prête pas d'attention, parce qu'on a à peine vu l'intestin pendant l'opération et qu'on n'a pu le tordre, par aucune manœuvre.

Les suites opératoires immédiates ont été très simples. La malade se plaint cependant d'une impression de constriction et de gêne à la ceinture. Le pouls est très bon, n'a jamais dépassé 108°. La température rectale, montée à 38°,8 le 2e jour, est descendue progressivement à 37°,5. Emission de gaz le 3e jour, petite selle le 4e jour.

La malade à ce moment ne souffre presque plus des douleurs thoraciques des premiers jours. En l'absence de symptômes péritonéaux, je

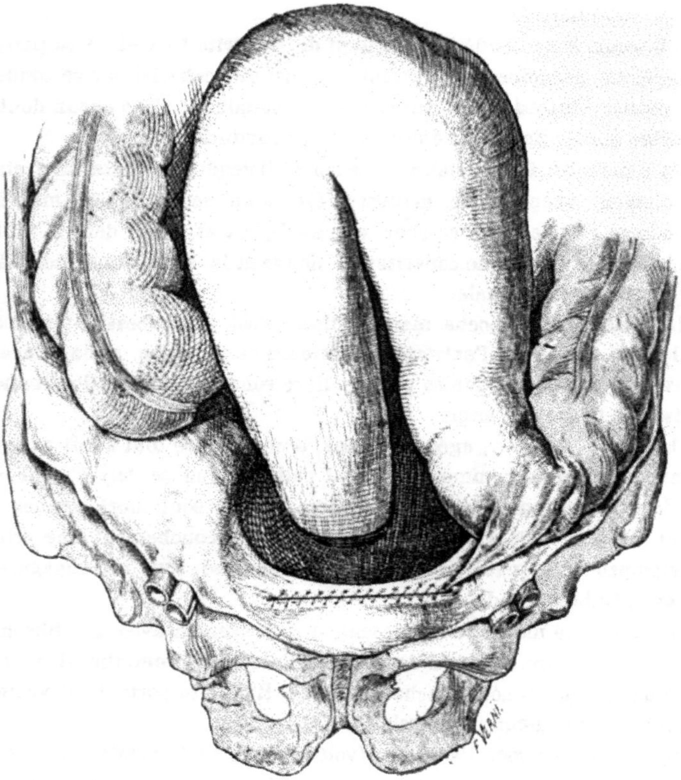

suis absolument sans inquiétude à son sujet et considère la guérison comme un fait acquis.

Le 13 mai, c'est-à dire le 9e jour après l'opération, la malade prend de l'eau de Rubinat; c'est la troisième fois.

Le soir elle se plaint à l'interne du service d'un peu de tympanisme. Le soir, la température rectale qui était la veille de 37°,8, remonte à 38°,4. Le lendemain, 14 mai, la malade se dit très bien. Elle déjeune comme d'habitude.

Tout à coup, à 10 heures du matin, elle appelle, accusant un malaise intense, en même temps qu'elle a une selle involontaire. Elle a une sensation d'angoisse, de constriction à la poitrine, d'impression de mort imminente.

M. Jarsaillon, ne sentant pas le pouls, fait successivement piqûre d'éther et piqûre de caféine. J'arrive à ce moment et trouve mon opérée dans un état des plus immédiatement inquiétants.

Elle demande de l'air, fait des respirations lentes et profondes, elle est pâle et légèrement cyanosée. Les respirations s'espacent, et la malade meurt. Le tout a duré 8 à 10 minutes.

Autopsie, le 15 mai. — Le ventre est un peu météorisé. La réunion de la plaie abdominale est parfaite.

On remarque d'abord la teinte rosée, normale de l'intestin.

Le côlon transverse apparaît dilaté. Son coude gauche remonte très haut dans le thorax, refoulant le cœur sur la ligne médiane.

Le foie est vertical, présentant la déformation caractéristique du corset. A la partie inférieure de l'abdomen, on trouve presque sur la ligne médiane, l'anse oméga énorme, formant une anse doublée en canon de fusil qui remonte verticale et tendue du bassin à l'ombilic. Au niveau du détroit supérieur, elle se continue par un coude avec la partie supérieure de l'S iliaque. Ce coude est dû à ce que, en ce point, son revêtement péritonéal est tendu, son méso étant attiré et fixé par le surjet péritonéal du Douglas. La suture a déterminé une plicature de l'anse oméga, en rapprochant du bassin un point qui, du fait du développement du fibrome, avait dû être haut porté dans la fosse iliaque ou le flanc.

Pas trace de péritonite ; ni liquide, ni fausses membranes, ni adhérences.

Le cœur est vide, on ne trouve aucun caillot dans ses cavités.

Pas de lésions valvulaires, mais cœur manifestement graisseux, flasque et mou, à parois minces. Du côté des poumons, pas d'infarctus, seulement de l'hypostase.

Reins volumineux, mais sains. Les uretères n'étaient ni comprimés, ni gênés au niveau du surjet péritonéal.

Le cerveau n'a pu être examiné, mais aucun symptôme n'a indiqué une lésion cérébrale, ni embolie, ni hémorrhagie.

En résumé, on trouve un cœur graisseux, une plicature de l'anse oméga énorme, et une inégale et anormale distension du gros intestin.

IIIE CONGRÈS INTERNATIONAL

DE GYNÉCOLOGIE ET D'OBSTÉTRIQUE

Amsterdam, 8 au 12 août 1899.

Le succès du Congrès international de gynécologie et d'obstétrique, dont les deux premières sessions avaient eu lieu à Bruxelles en 1892 et à Genève en 1896, a continué à s'affirmer malgré l'abstention systématique des membres allemands. Après avoir accepté non seulement de prendre part à cette réunion, mais d'y faire des rapports sur les questions à l'ordre du jour (rapports traduits en français, en anglais et en italien, *imprimés et distribués*) MM. Bumm, Walcher, Schauta et Léopold ont cru devoir, à la suite d'un mot d'ordre, se retirer à la veille même de l'ouverture de la session.

Cette bouderie tiendrait, dit-on, à ce que le professeur Treub (d'Amsterdam), président du Congrès, a écrit, *il y a deux à trois ans*, une brochure tendant à établir que les Hollandais ne devaient pas nécessairement rester, au point de vue scientifique, sous l'hégémonie allemande.

Le secrétaire général du Congrès, M. Mendès de Léon, a, dans la séance d'ouverture, exprimé publiquement ses regrets « d'un malentendu ayant le fâcheux résultat de nous priver de la présence de beaucoup de nos confrères allemands. Tous les efforts de notre Président pour amener un rapprochement sont restés sans résultat ».

Le professeur Treub a pu voir, par les applaudissements unanimes de la salle, que les congressistes se rangeaient de son côté.

Son amabilité, sa parole chaude, la vivacité de ses allures auraient du reste suffi pour lui conquérir l'amitié de tous, alors même que le manque d'égards de quelques dissidents ne lui eût pas, dès le début, assuré la sympathie générale.

Au point de vue scientifique, le Congrès ne s'est pas ressenti des tiraillements que nous venons d'exposer. *Uno avulso non deficit alter*. Les Américains, contrairement à ce qui avait eu lieu jusqu'alors, sont en effet venus en très grand nombre.

Avant de donner le compte rendu général du Congrès, nous voudrions faire ressortir quelques points qui nous ont paru se dégager d'un certain nombre de discussions.

D'une manière générale, les conclusions du rapporteur, M. Richelot, sur *la valeur relative de l'antisepsie et des perfectionnements de la technique dans les résultats actuels de la gynécologie opératoire*, ont été adoptées. Il semble que si, depuis l'emploi de l'antisepsie, quelques améliorations ont été dues au perfectionnement des méthodes de stérilisation, elles n'occupent qu'une petite place à côté de celles qu'ont amenées les modifications de la technique.

La discussion sur le *traitement des fibromes utérins* a montré que l'accord n'était pas encore fait. La castration ovarienne d'Hegar semble toutefois abandonnée; les traitements électriques ont peu fait parler d'eux. L'hystérectomie vaginale a subi un recul; de l'avis même de ses plus chauds partisans, c'est une opération dont on a beaucoup abusé et dont les indications doivent être plus restreintes qu'on ne l'a dit.

Bien qu'elle ne fût pas à l'ordre du jour, la question du *traitement opératoire des rétrodéviations* a été l'objet d'un grand nombre de communications. L'hystéropexie, tant abdominale que vaginale, n'a même pas été mentionnée, les moyens de fixation pathologique de l'organe devant être abandonnés, comme l'a dit un des orateurs. C'est au raccourcissement des ligaments ronds, soit par la voie sus-pubienne médiane, soit par la voie inguinale qu'il faut avoir recours, n'hésitant pas, quelle que soit la voie adoptée, à toujours ouvrir le péritoine et à examiner les annexes, toutes les fois qu'on n'est pas sûr de leur intégrité.

Dans le *traitement du cancer de l'utérus*, les gynécologues présents ont, en général, préconisé la voie abdominale, tout en disant qu'ils y avaient recours, non pour opérer des cas inextirpables par le vagin, mais pour enlever plus largement les cancers qu'autrefois on traitait par l'hystérectomie vaginale.

La voie abdominale semble de même conquérir des partisans de plus en plus nombreux, si l'on considère le nombre de ceux qui ont préconisé la *castration abdominale totale dans le traitement des annexites suppurées.*

Le nombre et l'importance des communications ont forcé le comité du Congrès à organiser dès le deuxième jour une section particulière d'obstétrique. La première discussion a porté sur l'« *influence de la position sur la forme et les dimensions du bassin* ». Cette question a été très nettement mise au point, au double point de vue historique et expérimental. Il est définitivement établi que les variations des dimensions du bassin dans les différentes attitudes ont été non seulement soupçonnées mais étudiées expérimentalement et mesurées avant Walcher. D'autre part, l'expérimentation sur des cadavres de femmes mortes en état puerpéral a montré que l'agrandissement du détroit supérieur produit par l'hyperextension forcée est loin d'être aussi considérable que le prétend Walcher : il ne dépasse pas en moyenne 3 millimètres. C'est la confirmation des conclusions exposées ici même par Varnier dès 1894 et au Congrès de Moscou en 1897 (1).

La deuxième question à l'ordre du jour portait sur l'« *Indication de l'opération césarienne considérée en rapport avec celle de la symphyséotomie, de la crâniotomie et de l'accouchement prématuré artificiel* ».

---

(1) Voir plus loin, H. Varnier; réponse à M. G. Walcher, p. 351 à 372.

Le pivot de la discussion a été le rapport documenté du professeur Pinard, contre lequel sont venues se heurter des argumentations de détail. Il est à regretter que, dans cette question d'importance capitale, la plupart des orateurs n'aient pas apporté la statistique intégrale de *tous les cas d'accouchements dans les bassins viciés* qu'ils ont eu à traiter. La discussion aurait gagné en précision et en intérêt. Quoi qu'il en soit, il semble qu'à l'heure actuelle, pour les bassins à diamètre utile supérieur à 65^{mm}, le débat soit scientifiquement circonscrit entre la symphyséotomie et l'opération césarienne à indication relative.

I. — GYNÉCOLOGIE

A. — PREMIÈRE QUESTION

Valeur relative de l'antisepsie et des perfectionnements de la technique dans les résultats actuels de la gynécologie opératoire.

Rapport de L.-Gustave Richelot (Paris).

L'étude comparative qui est proposée exige que nous examinions d'abord nos *résultats opératoires*. Sous ce premier titre, nous verrons : 1° quelle a été l'évolution de l'antisepsie, quel est son rôle et quelles sont ses limites ; 2° comment la technique s'est modifiée dans ces dernières années, quelle est son importance extrême, et combien il faut être chirurgien pour faire bien la chirurgie.

Puis viendra l'examen des *résultats thérapeutiques*, des suites éloignées sur lesquelles l'antisepsie et la technique ont chacune leur part d'influence. Après avoir montré leur valeur relative dans cet ordre d'idées, nous conclurons en saluant leur bienfaisante association, qui a déjà reculé les bornes de la gynécologie conservatrice — ce qui ne veut pas dire inactive — et en applaudissant aux progrès nouveaux qu'elle nous permet d'entrevoir.

Résultats opératoires. — Évolution de l'antisepsie. — Avec la méthode de Lister, et avant tout autre progrès, l'antisepsie était créée, la révolution accomplie. L'antisepsie était la condition *sine qua non* des perfectionnements à venir de la technique; sans elle, on piétinait sur place, avec elle on put marcher de l'avant. Aujourd'hui, elle est la base inébranlable sur laquelle est édifiée la gynécologie moderne.

Mais elle n'est pas tout à elle seule. Elle eut de tout temps ses erreurs, elle a encore ses imperfections. Au début, l'air était notre principal ennemi; c'étaient les germes de l'air qui envahissaient la plaie; toutes les variétés de microbes, indistinctement, venaient y jouer le rôle de ferments pathologiques. Le phénol, choisi par Lister, régnait en maître; on le répandait sur le sol, on s'en abîmait les mains, on le versait sur les plaies avec un arrosoir. Toute la méthode consistait dans l'emploi d'un antiseptique puissant ou réputé tel.

Timidement et respectueusement, cette première période fut qualifiée d'empirique; il y avait à cela quelque raison, malgré la conscience et l'excellent esprit de recherches de Lister. Mais n'oublions pas que, dès ce moment, les résultats de nos opérations étaient si bien transformés, que toutes les audaces étaient permises et tous les espoirs légitimes.

Vint ensuite une étude plus approfondie des conditions de la septicité des plaies, des sources multiples de l'infection, des agents divers qui peuvent la combattre. L'air n'inspira plus les mêmes craintes, le spray fut négligé comme donnant une sécurité trompeuse; il ne fut plus question que des pièces de pansement, des instruments, des mains. La morphologie des microbes, leur spécificité, leurs degrés de virulence remplissent les travaux de cette époque; étude encore étroite, peu médicale, dans laquelle l'organisme vivant semble un terrain neutre, indifférent, où la lutte contre l'agent septique s'engage et se poursuit sans qu'il y prenne, pour ainsi dire, aucune part. On expérimente une foule de composés chimiques et leurs pouvoirs microbicides, on les classe d'après le nombre de microbes qu'ils ont tués dans un temps donné; l'expérience *in vitro* satisfait les esprits qui se targuent d'exactitude; on proclame que l'acide phénique ne vaut plus grand chose et que l'iodoforme n'a jamais rien valu.

Cette période est celle de la crédulité scientifique. La méthode, toujours simpliste, se réduit à trouver le meilleur antiseptique de laboratoire et à le transporter au lit du malade. Cette recherche d'une formule absolue, cet oubli des conditions de la vie conduisent à l'exagération; l'idée fixe de tuer le microbe le fait chercher dans tous les coins où il sommeille inoffensif, loin du champ opératoire. On invente les angles arrondis ; quelques-uns prennent un bain de sublimé avant d'entrer dans leur service.

Il y avait cependant, à cette époque, des esprits moins doctrinaires qui ne jugeaient pas utile de guerroyer à si grande distance ; qui pensaient que l'antisepsie tient tout entière entre les doigts du chirurgien, ses instruments et la région qu'il opère ; que, s'il est bon d'avoir autour de soi des murs nus et des meubles en métal ou en verre, c'est pour rendre facile une propreté minutieuse et éloigner les causes d'infraction contre la méthode ; mais qu'une salle d'opérations doit être simple et construite à peu de frais, qu'il est absurde, quand on opère en ville, de retourner les tableaux et d'enlever les bustes, et qu'à vouloir être *scientifique* on devient facilement prud'homme.

Ceux qui pensaient de la sorte savaient bien que le sublimé, malgré sa puissance anti-microbienne, lutte en vain contre certaines suppurations ; ils savaient aussi que l'iodoforme, malgré son impuissance affirmée, est un antiseptique précieux dans certaines conditions, puisqu'il reste huit jours et plus dans une plaie vaginale sans laisser venir ni odeur, ni suppuration, ni fièvre, tandis qu'un tampon de salol — antiseptique supérieur *in vitro* — est pourri dans l'espace de deux jours. Ils avaient donc cette notion très nette que les prévisions du laboratoire ne se réalisent pas toujours. Mais ce n'est pas tout.

Malgré le luxe des précautions, au milieu des séries heureuses se glissaient toujours quelques insuccès, et cela même dans des cas simples, où un malheur n'était pas à prévoir ; l'infection paraissait défier la puissance des antiseptiques répandus à profusion. D'autre part, des accidents sérieux pouvaient être imputés quelquefois à l'antisepsie elle-même. Si bien qu'un fait nouveau nous apparut avec une clarté de plus en plus vive : les antiseptiques sont dangereux.

Les antiseptiques sont *insuffisants*, la bactériologie l'a démontré pour les meilleurs d'entr'eux. Le sublimé lui-même n'empêche pas les cultures microbiennes de produire des colonies ; et si, par un contact intime et prolongé, il tue les microbes adultes, il est sans influence aucune sur les spores. Ainsi, la préservation est incomplète, et une fissure peut toujours se produire où passent à notre insu les germes d'une infection primitive ou secondaire. De plus, dans les foyers infectés, l'action des antiseptiques est trop superficielle ; ils pénètrent mal les tissus imprégnés de microbes et de spores. Voyez comme nos injections viennent difficilement à bout d'une poche tubaire laissée dans le ventre et ouverte à l'extérieur, et combien persistent malgré nous ces trajets fistuleux.

Les antiseptiques sont *dangereux*. Et je ne veux pas seulement parler des accidents mortels qu'on a vus se produire au temps où les chirurgiens faisaient de véritables orgies phéniquées, où les urines noires étaient monnaie courante, où on versait l'iodoforme à la cuiller sur les plaies. Ces accidents-là peuvent être évités par la prudence la plus élémentaire, en faisant usage de doses modérées ; je ne les ai jamais vus pour ma part, et j'estime que l'empoisonnement iodoformé a plus d'une fois servi d'excuse à des chirurgiens auxquels l'aveu d'une asepsie incomplète paraissait trop pénible. Mais le danger est aussi dans ces troubles de nutrition locale dont les antiseptiques sont responsables par leur action chimique. Ils ralentissent la réparation des plaies, ils retardent les phénomènes de multiplication cellulaire et de karyokinèse; la nécrose moléculaire qu'ils produisent affaiblit la phagocytose et prépare des foyers d'infection. Est-il indifférent, pour les éléments cellulaires du péritoine, d'être touchés par nos solutions? L'eau salée elle-même les offense, et il a fallu des recherches minutieuses pour savoir à quel degré de concentration elle respecte leur intégrité.

Ainsi, l'usage des antiseptiques ne va pas sans de réels inconvénients, et nous ne pouvons échapper à leur action destructive qu'en diminuant leur puissance protectrice. De là le discrédit relatif dans lequel sont tombées peu à peu les substances antiseptiques, et la faveur croissante dont jouit actuellement la stérilisation par la chaleur. Nous voici dans la période contemporaine.

Née en France, dans le laboratoire de Pasteur, l'utilisation de la chaleur pour détruire les microbes, pour stériliser les instruments et les pièces de pansement, pour ne mettre en contact avec nos opérées que des objets absolument aseptiques, nous conduit à des résultats voisins de la perfection. Elle substitue, comme le dit Terrier, une certitude mathématique à un calcul de probabilités. Microbes et spores sont détruits à coup sûr, non par l'ébullition à 100 degrés, mais par l'ébullition à une température supérieure dans une solution de carbonate de soude; par le séjour dans une étuve sèche, par la vapeur sous pression dans un autoclave à 120°, 130°, 150°. Tout objet qui n'est pas altéré par ce traitement doit y être soumis ; tout objet stérilisé de la sorte offre au chirurgien une entière sécurité. Ici, trois questions se présentent à l'esprit :

1° L'utilisation de la chaleur est-elle un perfectionnement, un progrès dans la lutte contre l'infection ? La réponse n'est pas douteuse, et je n'y insiste pas davantage.

2° Est-elle une méthode nouvelle ? Oui, répondent les chirurgiens qui l'appellent *méthode aseptique*, et disent que nous avons substitué l'asepsie à l'antisepsie. Mais il y a là — soit dit en passant — un abus de langage. L'asepsie est le but, l'antisepsie est le moyen. La méthode ne peut pas être aseptique, les deux mots jurent ensemble. On veut dire, en parlant ainsi, qu'on a substitué la chaleur, autant que faire se peut, aux solutions et aux poudres ; mais la chaleur n'est elle-même que le plus puissant des moyens antiseptiques. Je continue donc à dire, *méthode antiseptique*, car, dans l'introduction de la chaleur, il n'y a pas eu changement de méthode, il y a eu continuation et perfectionnement.

D'ailleurs ce procédé merveilleux, malgré sa prépondérance et notre désir de l'employer exclusivement, n'a fait que s'ajouter aux autres et n'a pu les faire oublier. Nous ne pouvons mettre à l'autoclave nos malades et nos mains ; les hautes températures émoussent les tranchants et les pointes. Force nous est donc de faire une cote mal taillée, et de conserver les agents chimiques pour la préparation des mains, du champ opératoire et de certains objets. On fait bouillir la soie dans le sublimé ; le catgut lavé à l'éther et au formol est aussi parfait qu'on peut le désirer.

Même chez les malades qui ne sont pas infectées, même pour l'ablation d'un simple kyste ovarique, la stérilisation par la chaleur ne peut être employée seule. Mais n'y a-t-il pas aussi des malades infectées, pour lesquelles nous avons besoin de multiples ressources ? Les antiseptiques n'ont-ils pas ici des indications positives ? Ces indications se rencontrent surtout, je le veux bien, en chirurgie générale, avec les phlegmons diffus, les anthrax, les ostéomyélites, etc. ; mais nous voyons aussi, dans notre domaine gynécologique, des cas où il ne suffit pas de préserver la malade contre l'ennemi du dehors, où il faut combattre l'infection déjà maîtresse de la place. Nous devons lutter, sans doute, avec discrétion et prudence, ne pas diffuser l'agent septique, ne pas retarder la cicatrisation par des attouchements fréquents ou des injections prolongées. Mais n'ayons, si faire se peut, ni préjugé ni parti pris ; ne méconnaissons pas la valeur relative des antiseptiques employés sobrement, pour mettre en bonne voie, sinon rendre aseptique d'emblée, un foyer purulent qui vient d'être ouvert, pour rétablir une situation compromise en atténuant la virulence à la surface d'une plaie dangereuse et en faisant, du jour au lendemain, tomber la température. Les chirurgiens qui, même chez leurs malades infectées, ne veulent entendre parler que d'asepsie, me semblent se faire illusion, en poursuivant une œuvre dont le but et l'utilité ne se voient pas clairement.

En résumé, c'est à l'union des antiseptiques et de la chaleur que nous devons la plus grande somme de sécurité. La stérilisation par la chaleur a enrichi la méthode antiseptique d'un procédé d'une valeur absolue, qui lui permet de réaliser l'asepsie parfaite sur tous les points où il peut, sans danger ni obstacle matériel, porter son action.

3° Est-elle une simplification? Non, certes, et là encore il ne faut pas se payer de mots. La stérilisation est obtenue à l'aide d'appareils de précision, d'une fabrication difficile, d'un prix élevé, d'un maniement délicat. C'est un luxe d'un nouveau genre, auquel les fabricants et les inventeurs ne désirent pas mettre un frein. Aux riches constructions des salles a succédé l'installation coûteuse de toute une machinerie, dans laquelle je ne puis m'empêcher de voir un peu d'exagération. Il est vrai qu'on peut s'en tenir au strict nécessaire, se contenter d'une étuve à air chaud pour les instruments et les appareils de pansement, d'un autoclave pour les compresses, les tampons-éponges, etc., et d'une bougie de Chamberland souvent nettoyée, pour filtrer l'eau et la soumettre ensuite à une heure d'ébullition. On peut même faire bouillir les instruments dans l'eau additionnée de carbonate de soude, et les compresses dans une vulgaire lessiveuse. Mais il n'en faut pas moins que tout soit fait et surveillé avec une exactitude rigoureuse, que les objets stérilisés soient préservés d'une contamination nouvelle ; et quand le chirurgien opère, n'ayant auprès de lui qu'un peu d'eau salée ou de sublimé faible, la simplicité même de l'acte opératoire suppose une préparation minutieuse dont chaque détail répond à une donnée scientifique précise, impérieuse. Cela dit pour répondre aux chirurgiens qui auraient tendance à confondre l'asepsie avec la propreté vulgaire, c'est-à-dire avec la négligence et l'absence de sévérité dans la préparation. Cette erreur a été commise et peut l'être encore ; il importe donc de bien établir que la méthode actuelle n'est pas un retour en arrière, une réaction en faveur des procédés imparfaits, mais au contraire un ensemble de moyens plus rigoureux et plus sûrs, un effort nouveau dans la lutte contre l'infection.

Les chirurgiens qui sont entrés dans cette voie ont encore amélioré leurs résultats. Quelques-uns même semblent ne pas désespérer d'atteindre à la perfection, car tous les jours, aux précautions qu'ils prenaient jadis, ils ajoutent une précaution nouvelle, baignant, lessivant et rasant leurs malades pendant huit jours, mettant des gants bouillis, mettant des masques. Ils disent avec raison qu'il faut commencer la journée par l'acte opératoire, et s'abstenir des touchers suspects le jour et même la veille d'une opération ; qu'il faut, dans les services de chirurgie, séperer les malades infectés. Reste à accorder ceux qui mettent des gants ou se brossent les mains furieusement et les immergent dans plusieurs cuvettes successives, avec Terrier, qui *se les lave au minimum*, ne voulant que du savon et un peu de sérum artificiel. Mais, en dépit de certaines divergences et de quelques subtilités, cet effort constant vers l'asepsie nous a donné des succès merveilleux. Chez une malade non infectée d'avance, après une opération bien faite, avons-nous encore le moindre souci ? De temps en temps, un fil qui suppure et s'élimine, parce que les doigts l'ont touché à la fin de l'opération et parce que leur asepsie parfaite ne s'était pas maintenue jusque-là, c'est tout ce que la Société de chirurgie a trouvé de plus grave à discuter dans ses derniers entretiens sur la méthode antiseptique.

Est-ce à dire que l'acte opératoire soit près de devenir, comme le voudrait Terrier, *la résolution d'une véritable équation dont la plupart des termes nous seront absolument connus ?* Ce serait bien beau; et c'est ici qu'il convient de marquer les limites que l'antisepsie ne peut franchir.

Il dépend de nous, dans une large mesure, de ne pas apporter l'infection à nos malades, de les aborder les mains nettes, sans microbes ni toxines d'aucune espèce ; mais, si purs que nous soyons, notre asepsie personnelle n'a rien de microbicide, et nous combattons à armes inégales l'infection déjà existante. Exemple: Chez une malade affectée d'une double salpingite purulente avec adhérences pelviennes compliquées, nous jugeons à propos d'opérer par la voie sus-pubienne. Les uns le font par système; d'autres par timidité, ne connaissant pas bien les conditions de l'hystérectomie vaginale; d'autres pour des raisons valables, surtout l'âge de la malade et le doute sur la lésion bilatérale. Quoi qu'il en soit, le ventre est ouvert, les adhérences prudemment dissociées ; à un moment, sans qu'on puisse le prévoir ou l'éviter, une rupture de la paroi tubaire se produit et le péritoine est touché. Si les accidents sont aigus et le pus d'une extrême virulence, il arrive que, même avec une fissure étroite et une effusion promptement arrêtée, la malade est perdue; essuyez, lavez, drainez, l'inoculation est faite et l'opérée succombe. Un antiseptique puissant ne peut rien empêcher; un lavage de la poche, quelques attouchements discrets dans le voisinage, c'est tout ce qu'on peut lui permettre; employé *largâ manu* sur les anses intestinales, il serait plus nuisible qu'utile. Nous sommes donc à la merci de l'infection, tout dépend de la qualité du pus et nous n'y pouvons rien.

A côté de ce tableau sombre, il en est de moins effrayants : le pus est virulent, le cas est dangereux; après la rupture, le foyer opératoire est essuyé ou lavé, circonscrit par la gaze, drainé avec soin; pendant deux ou trois jours la malade est compromise, le chirurgien la surveille avec anxiété, puis la température tombe, le pouls se relève et tout s'arrange. Quelques-unes même, qu'on croyait en péril, résistent facilement et guérissent sans donner de craintes. Que s'est-il passé? Peut-être le pus était-il meilleur; mais surtout, l'organisme s'est défendu et nous n'y sommes pour rien.

Cette notion de la défense de l'organisme a corrigé ce qu'il y avait d'absolu dans les premières études sur les microbes, leur spécificité et leurs degrés de virulence. La bactériologie elle-même en a reconnu l'importance et révélé le mécanisme en démontrant la phagocytose. Aujourd'hui, laboratoire et clinique sont d'accord pour attribuer tous les jours une influence plus grande à la composition des tissus et des humeurs sur l'évolution des microbes. Rien de plus obscur, il est vrai, rien de plus difficile à pénétrer que les modifications de l'économie qui créent le terrain, la prédisposition, l'opportunité morbide; mais personne ne les met en doute. « Les microbes, dit Charrin, le plus ordinairement végètent à la surface des revêtements cutanés ou muqueux, des canaux communiquant avec l'air; ils attendent l'heure du changement qui va créer un milieu favorable. » Donc, à l'état normal, en pleine santé, nous ressemblons à une place investie par une armée qui guette un défaut de surveillance pour s'introduire et nous ravager; *a fortiori* dans l'état pathologique, quand un parti ennemi a déjà fait brèche. L'économie se défend dans ses œuvres vives; elle repousse l'assaut et triomphe si elle n'est pas affaiblie et dispose de ses moyens de résistance; autrement, elle succombe.

Sans la défense de l'organisme, « on se demande, dit A. Reverdin, comment un chirurgien de l'ancienne école a jamais pu guérir un opéré. On tremble en songeant à la situation qui nous serait faite, si les milieux dans lesquels se meut victorieusement le bistouri étaient aussi sensibles que les bouillons de culture sur lesquels opèrent nos conseillers, les bactériologistes ». Sans doute, mais n'ayons pas dans la *natura medicatrix* une confiance illimitée ; tantôt l'agent septique est bien virulent, tantôt c'est elle qui est bien fragile, et nous devons lui venir en aide. C'est ici qu'apparaît l'art du chirurgien et que se révèle à nous l'importance de la technique. L'art commence où finit le rôle de l'antisepsie ; c'est lui qui choisit la meilleure voie, protège le péritoine, épargne le sang, abrège la durée de l'acte opératoire ; c'est lui qui invente les instruments utiles, et surtout les procédés bien adaptés au but qu'ils se proposent.

Il y a quelques années, dans un Congrès, on demandait à un chirurgien son chiffre de mortalité dans une des grandes opérations de la gynécologie. Il répondit : « J'ai trois pour cent, comme tout le monde. » Cette réponse un peu légère mettrait fin, si elle était vraie, à toutes nos discussions sur les méthodes opératoires. Si tout le monde avait trois pour cent, cela voudrait dire que l'antisepsie a tout nivelé et que les méthodes importent peu. Or, s'il y a dans la technique moderne des progrès adoptés par tous, qui ont profité à tous et ont contribué, dans une certaine mesure, à égaliser les résultats, n'y a-t-il pas, d'autre part, des perfectionnements discutables et discutés, sur lesquels l'opinion flotte incertaine ? N'y a-t-il pas des nuances individuelles qu'il est presque impossible de définir, qui ne sont pas seulement des nuances de doigté, et qui mettent souvent de grands écarts dans les résultats obtenus ? L'antisepsie est la même pour tous et ne demande qu'une obéissance passive à certaines règles ; au contraire, la technique est variable et très personnelle. La valeur de l'antisepsie est absolue dans une sphère étroite ; celle de la technique est relative et sans limites, elle dépend de la main qui opère et de l'esprit qui la dirige.

Évolution de la technique. — Une première découverte, féconde en résultats merveilleux, l'anesthésie, avait permis à la chirurgie de sortir des amputations d'urgence et des ouvertures d'abcès. Mais la suppression de la douleur n'empêchait pas l'effusion du sang, et l'obligation d'aller vite en besogne réprimait encore toute velléité d'opération bien faite. La gynécologie était rudimentaire, sans hardiesse, sans intérêt.

Une seconde découverte, avec Sédillot, Koeberlé, Péan, l'hémostase par le pincement des vaisseaux, donna aux opérateurs la possibilité d'agir avec moins de hâte et de suivre un programme défini. La gynécologie opératoire fut créée, et quoique bien dangereuse encore, elle obtint quelques beaux succès. Mais les idées qu'on avait alors sur l'irritation et l'accès de l'air pour expliquer les échecs, forçaient toujours l'opérateur à une certaine précipitation et le réduisaient à des procédés sommaires.

Survint alors la troisième découverte, l'antisepsie. Connaissant les causes d'infection et se sentant protégé, le chirurgien fut tranquille et put analyser, détailler, parfaire ses opérations. Ce n'est donc pas l'anesthésie ni la forcipressure, c'es tl'antisepsie qui fit sortirde l'ornière la gynécologie opératoire. Et maintenant, bien qu'elle reste la condition première de toute initiative heureuse, le chirurgien est libre d'entraves, indépendant, responsable; il dépend de lui, pour une large part, d'être heureux ou malheureux; et ce fait que deux chirurgiens également aseptiques peuvent avoir des succès très différents, met bien en évidence le rôle désormais prépondérant de la technique.

Or, la technique se compose d'éléments d'inégale valeur. Faut-il chercher longtemps, au risque de ne pas la trouver, la meilleure des classifications ? A voir les choses simplement, tout se résume en deux mots : les instruments et la manière de s'en servir. J'examinerai donc ce que doit la gynécologie moderne : 1° à l'instrumentation ; 2° à l'habileté des chirurgiens.

L'instrumentation. — Je déclare tout d'abord que notre époque a vu éclore une foule innombrable d'inventions qui ne méritent que l'oubli. Cette pullulation instrumentale, ces formes infiniment variées qui prétendent répondre à tous les besoins de l'opérateur, faciliter chacun de ses mouvements, s'adapter aux moindres détails, ne sont pas des perfectionnements. Quelques-unes de temps en temps surgissent qui, remplaçant avec profit des formes démodées, améliorent sans l'augmenter l'arsenal du chirurgien. Mais je n'aime pas l'outillage excessif, les boites à compartiments multiples, les modèles étonnants qu'on étale autour de soi ; préoccupation bizarre dont le sens commun fait heureusement justice, car le plus souvent l'opération s'achève avec un bistouri, une paire de ciseaux et quelques pinces.

Cela dit, notre admiration n'a pas faibli pour la pince hémostatique, cet outil merveilleux qui épargne le sang, qui entretient la netteté du champ opératoire, qui évite les temps d'arrêt, les attouchements multipliés, et permet de poursuivre avec précision et méthode un plan opératoire défini. Mais la pince tend elle-même à devenir plus simple et à se dépouiller des formes inutiles qu'elle a revêtues dans un temps. Les hémostatiques ordinaires de 12 centimètres, les longuettes de quinze et de vingt centimètres à mors droits et courts, voilà tout ce qu'il nous faut pour les interventions les plus graves. Les longs mors sont devenus inutiles, depuis que nous faisons des prises limitées. A quoi bon les pinces courbes sur le plat et sur le champ, les pinces en T, les pinces à adhérences?

Une invention plus récente et de premier ordre, à laquelle nous devons rendre hommage sans réserve, c'est le plan incliné. La position de Trendelenburg a été, sans contredit, une source de progrès; elle a rendu nos laparotomies plus habiles et plus sûres, soit en nous aidant à contenir et à protéger l'intestin, soit surtout en éclairant le petit bassin dans ses moindres détails. Auguste Reverdin, si fécond en trouvailles ingénieuses, aurait-il imaginé « la suspension » pour tirer sur les fibromes, s'il avait à ce moment connu le plan incliné?

Quelques opérateurs paraissent attacher aux instruments dont ils se servent une importance énorme. Pour moi, je pense qu'on saisit très commodément une tumeur fibreuse avec un gros tire-bouchon, mais qu'on le fait à peu près aussi bien avec une forte pince; qu'il est loisible à chacun d'avoir sa valve, son aiguille préférée, mais qu il ne faut pas compter sur les vis et les crochets pour donner de l'esprit aux chirurgiens. La confiance dans l'opération doit reposer, non sur l'emploi d'un outil ingénieux, mais sur l'intelligence des indications à remplir. Il existe une pince fenêtrée, imaginée par Péan, pour saisir les annexes dans l'hystérectomie vaginale, et qui donne une prise d'une solidité parfaite; malheureusement, la difficulté n'est pas de bien saisir la trompe ou l'ovaire, c'est de ne pas les déchirer. Prenez les tissus comme vous voudrez, mais d'abord ayez la douceur persévérante, l'harmonie dans les mouvements sans lesquelles tout casse et tout lâche.

En résumé, la manie instrumentale ne donne que l'illusion du progrès. N'inventons que le strict nécessaire et revenons à la plus grande simplicité. Le chirurgien qui réussit le mieux est celui qui se sert le mieux de ses doigts et de son bon sens.

L'habileté chirurgicale. — En comprenant ce mot dans son sens le plus large, on y découvre les trois qualités maîtresses — dextérité, ingéniosité, jugement — à l'aide desquelles les chirurgiens se sont perfectionnés depuis vingt ans sous l'égide de l'antisepsie, et sont devenus les ouvriers que nous connaissons.

La dextérité est variable à l'infini ; quelques-uns l'ont en naissant, d'autres ne l'auront jamais, la plupart l'acquièrent et la développent sans cesse. Chacun de nous peut constater dans son manuel opératoire, en se reportant de quelques années en arrière, des perfectionnements inconscients et qu'il serait en peine d'expliquer. Ainsi, j'ai autrefois noté, après l'hystérectomie vaginale, des fistulettes vésicales secondaires qui survenaient au bout d'une semaine, et qui me paraissaient dues à la formation d'une petite eschare aux dépens du bas-fond de la vessie. J'en ai observé six ou sept pendant huit ans. J'apportais alors le même soin qu'aujourd'hui à séparer le bas-fond vésical en rasant l'utérus au plus près ; je n'ai rien changé volontairement dans ce temps de l'opération, ni dans le placement des pinces, et depuis cinq ans je n'ai plus rien vu de semblable. Il faut bien que j'aie modifié ma manière de faire et que je m'y prenne mieux qu'autrefois ; mais je ne pourrais dire, en aucune façon, où gît la différence. Tant il est vrai que le progrès dans la technique est chose personnelle, instinctive, et qu'il est impossible de codifier.

Le chirurgien habile opère vite. Il faut bien dire que l'antisepsie, en leur donnant une sécurité excessive, n'a pas été sans nuire à la dextérité des gynécologues. Ils se prirent à penser qu'ils n'avaient plus besoin d'exercer leurs doigts, et qu'une opération conduite avec lenteur et tâtonnements valait autant qu'une opération bien faite. On vit d'excellents chirurgiens — laissons de côté les médiocres, dont l'antisepsie couvre mal les imprudences — abandonner tout souci d'exécution magistrale, verser dans la recherche du détail, compliquer leurs procédés, allonger leurs interventions. La vérité est qu'une opération trop longue a beaucoup de chances d'être mauvaise, parce qu'il est difficile de conserver jusqu'à la fin une asepsie parfaite, et parce que, chez les malades affaiblies, une certaine dépression nerveuse — le choc opératoire, si vous voulez — s'ajoute aux risques d'infection et à la perte de sang. Pour aller vite et bien, il faut agir avec ordre, exécuter rapidement certains temps prévus et toujours les mêmes, se ralentir aux passages difficiles, mais rester toujours en haleine, éviter les temps d'arrêt, les abandons et les reprises ; réfléchir à tout instant pour se garer contre les fausses pistes, qui font perdre du temps ; ne rien précipiter, ne rien escamoter. Et ce dernier mot m'amène à protester contre la rapidité excessive, l'abus des tours de main, l'exécution trop brillante. Réagir contre les négligences de doigté dont l'avènement de l'antisepsie a été le prétexte, ce n'est pas revenir aux procédés sommaires et aux prouesses de nos devanciers, c'est reconnaître que l'antisepsie n'est pas tout, n'empêche pas les maladroits d'avoir de nombreux revers, et que le chirurgien de nos jours, plus vraiment artiste que celui des jours passés, doit tenir en haute estime la netteté et la précision du manuel opératoire.

L'ingéniosité des gynécologues a étendu nos ressources en ouvrant plusieurs voies d'accès aux organes pelviens, en multipliant les méthodes et les procédés d'exérèse; puis leur jugement est intervenu pour mettre un frein aux « procédés d'auteurs » et modérer le zèle de tous ceux qui, au lieu de serrer de près les indications et de marcher au but par le chemin le plus direct, semblaient ajouter trop d'importance à quelque manière de lier ou de couper un pédicule, de diviser ou de réunir les tissus. La multiplicité des procédés, aussi bien que celle des instruments, n'est pas une véritable richesse. Voyons donc comment nous sommes arrivés, après de mémorables discussions, à choisir les voies d'accès, à simplifier les méthodes, à retenir, dans l'exécution des procédés, les seuls détails qui ont de la valeur.

Les *voies d'accès* aux suppurations pelviennes me serviront de premier exemple. Longtemps, pour aborder les annexes, la voie sus-pubienne fut notre unique ressource. A l'imitation de Lawson-Tait, nous la faisions servir à tout; c'était, pour ainsi dire, la période empirique de la laparotomie. Nous étions ravis et fiers, dans notre jeune expérience, de guérir tant de femmes; c'est qu'il y avait des pus stériles, d'autres peu méchants, et que certains organismes se défendaient bien. Mais, quand les pyosalpinx étaient graves, très adhérents, très virulents, nous avions encore d'assez nombreux insuccès. Dans quelle proportion? J'ai le souvenir de quelques séries, portant sur un petit nombre de cas, et publiées par leurs auteurs avec beaucoup de sincérité; j'ai vu des compilations où étaient réunies, de seconde main, des statistiques partielles sans grand intérêt; mais je ne me rappelle pas avoir lu un seul travail donnant une idée vraie de la gravité de nos opérations à cette époque.

Il y a huit ans environ, l'hystérectomie vaginale fut mise en avant, et prétendit nous donner une sécurité plus grande. En effet, ceux d'entre nous qui surent l'étudier et s'en rendre maîtres, y virent un incontestable progrès et l'adoptèrent sans réserve. Je sais bien que, française d'origine, elle est restée française, et que, tout en méritant l'estime de nos confrères étrangers, elle ne s'est pas généralisée parmi eux. Je sais bien que, même en France, elle n'a pas rallié tous les opérateurs, et que nous avons encore des laparotomistes endurcis.

Aussi bien la laparotomie n'est pas restée en arrière; la position de Trendelenburg, les procédés nouveaux de castration abdominale totale lui ont permis de conserver son rang et de faire bonne figure à côté de sa rivale. Néanmoins, et malgré tous les perfectionnements, je répète que certains pus d'extrême virulence sont l'écueil des opérations par la voie sus-pubienne, et que, dans les mêmes cas, avec des pus identiques, l'hystérectomie vaginale fait merveille. Quelle différence entre la ponction des poches tubaires à travers la plaie abdominale, et leur incision par l'autre voie! Combien l'aspiration du pus, au cours d'une laparotomie, est insuffisante et précaire ! Et comme le chirurgien est maître de la situation, quand, disposant des éponges protectrices dans la plaie vaginale, en arrière de la poche purulente, il la vide largement à l'extérieur par une incision franche, puis avec ses doigts recourbés la décolle et la pousse de haut en bas, si bien que les gouttes de pus n'atteignent que la tranche vaginale, bientôt séparée de la séreuse par le tamponnement ! Et quelle différence dans la manière dont certaines malades guérissent ! Après une laparotomie dangereuse, température, ballonnement, mauvais pouls, facies péritonéal, angoisses du chirurgien et grande consommation de sérum artificiel ; après une hystérectomie vaginale où un pus fétide, faisant irruption en avant, en arrière, a inondé l'utérus, le vagin et les doigts de l'opérateur, indifférence du péritoine et calme parfait. Ici, pas plus que là, nous n'avons détruit les microbes et leur virulence ; mais, dans le premier cas, nous les avons laissés aux prises avec l'organisme, qui s'est défendu bien ou mal ; dans le second cas, nous les avons détournés, et nos manœuvres ont épargné à l'économie une lutte incertaine. Malheureusement, la supériorité de l'hystérectomie vaginale ne peut s'évaluer en chiffres, parce qu'il est impossible de comparer entre eux les opérateurs ; seul, un chirurgien qui possède également bien les deux méthodes et les pratique avec le même doigté, peut avoir une bonne idée de leur valeur relative. Tout ce qu'on peut dire en faveur de l'hystérectomie vaginale, c'est qu'elle n'a pas eu de défections et que, même après les débats de la Société de chirurgie en 1897, où nous avons tous applaudi aux récents progrès des interventions sus-pubiennes, ses partisans de la première heure lui sont restés fidèles.

De même que, parmi les peintres, il y a des talents étroits qui, ayant adopté une manière, n'en veulent sortir, de même il y a des chirurgiens dont la pratique est immuable et tout d'une pièce. Or, il faut bien admettre, ici comme ailleurs, des aptitudes et des penchants individuels ; mais, au fond, nul de nous n'a le droit d'avoir une éducation incomplète. Le plus sûr moyen pour obtenir de bons résultats est de connaître aussi bien tous les chemins qui mènent aux lésions pelviennes, et de choisir telle ou telle voie d'accès en suivant des indications précises, et non parce qu'on y est plus à l'aise. L'hystérectomie vaginale est, à ce point de vue, une méthode de premier rang. D'autre part, nous sommes d'accord aujourd'hui sur les conditions qui nous imposent le choix de l'incision abdominale : hésitations du diagnostic, doutes sur la lésion bilatérale chez les femmes jeunes, espoir de conservation.

L'ouverture des culs-de-sac vaginaux, sans ablation de l'utérus, a pris dans ces dernières années une importance nouvelle. Au Congrès de Genève en 1896, et depuis cette époque à la Société de chirurgie, nous avons discuté l'incision du cul-de-sac postérieur, et, tout en reconnaissant qu'elle est insuffisante et peut n'être pas sans danger, nous y avons trouvé une précieuse ressource pour évacuer, sans sacrifice d'organes, quelques foyers simples en contact avec la paroi vaginale, et surtout les collections récentes, très aiguës, très virulentes qui rendent périlleuses les opérations complexes et l'ouverture du péritoine. D'autres opérateurs, tels que Martin (de Berlin), ont obtenu des séries heureuses en usant largement de la colpotomie antérieure. Ils ont enlevé par cette voie des salpingites suppurées, aussi bien que des kystes et des fibromes ; mais, s'il est avéré qu'on y peut faire passer bien des choses, peut-être n'est-ce pas une raison pour grossir outre mesure l'importance de la « cœliotomie vaginale ». Pour explorer la cavité pelvienne et traiter à fond des lésions restreintes, la colpotomie antérieure ou postérieure est excellente ; mais je ne crois pas qu'elle doit exagérer ses prétentions ni empiéter beaucoup sur le domaine de la laparotomie.

Après les suppurations pelviennes, je citerai les fibromes utérins, dont le traitement a passé par des phases analogues. L'hystérectomie abdominale se traînait à pas lents derrière l'ovariotomie ; nous ne savions que faire de ce gros pédicule charnu, la région de l'utérine était pleine de mystères ; l'opération restait une des plus graves de la gynécologie. Aussi, quand l'hystérectomie vaginale vint s'offrir pour nous tirer d'embarras, les mêmes chirurgiens qui la trouvaient excellente pour les lésions annexielles, la trouvèrent-ils merveilleuse pour les fibromes. Et de fait, il n'y a pas de controverse possible, si nous comparons les succès qu'elle nous donna contre ces tumeurs avec ceux de la laparotomie à la même époque. Le progrès fut encore plus net que dans les suppurations, pour tous ceux qui n'eurent pas de préjugés contre la voie vaginale. Dire que c'est une opération sans mortalité, peut sembler paradoxal ; mais, en vérité, je me rappelle une ou deux fautes opératoires que j'ai commises, deux ou trois cas d'infection, après des opérations simples, à certains moments où l'asepsie de mon service n'était pas parfaite ; pour le reste, j'ai vu tous les fibromes qui, à la faveur du morcellement, pouvaient traverser la filière pelvienne, enlevés avec la plus grande sécurité ; toutes les opérations extraordinairement bénignes alors même que, par une exception rare, elles avaient duré deux heures ; toutes les malades sans fièvre, sans choc, la figure souriante et reposée dès le second jour ; j'ai vu les pinces, tout spécialement dans les cas de fibromes, être admirablement supportées, sans plainte et presque sans douleur.

Mais, pour obtenir de tels résultats, il faut être sage, et quelques-uns dépassèrent le but, en abordant par cette voie des tumeurs trop volumineuses. Confiants dans leur habileté, ils ne reculèrent pas devant des morcellements qui duraient plus de trois heures ; ils eurent des séries médiocres, et une mortalité que, pour ma part, je n'ai jamais connue. Leur excuse est dans la crainte un peu exagérée qu'ils avaient des aléas d'une hystérectomie abdominale encore mal réglée.

Celle-ci, cependant, ne restait pas inactive ; les énormes fibromes étaient toujours là pour nous empêcher de l'oublier, et je m'honore de compter parmi ceux qui l'ont toujours défendue, modifiée, améliorée jusqu'au jour où nos efforts communs l'ont faite ce qu'elle est aujourd'hui. Sa transformation est complète, et ses résultats presque égaux à ceux de l'hystérectomie vaginale ; si bien qu'il ne s'agit plus de se demander laquelle des deux opérations est la plus bénigne, mais seulement d'assigner à chacune d'elles les tumeurs qui par leur volume et leur disposition lui conviennent.

Quelques mots suffiront pour mon troisième exemple : les voies d'accès aux cancers de l'utérus. Là encore, trois étapes successives : l'opération de Freund, dans sa forme première, avait 70 p. 100 de mortalité ; l'hystérectomie vaginale, vulgarisée depuis l'année 1885, changea la situation, et, après avoir triomphé d'oppositions irréductibles, nous donna des succès opératoires faciles et des survies quelquefois inespérées ; puis, voici que des chirurgiens autorisés nous conseillent de revenir à la laparotomie, mieux armée et plus sûre d'elle-même. Seulement, l'idée qui les conduit n'est plus ici d'améliorer le pronostic opératoire ; la recherche des ganglions pelviens, la dissection du tissu cellulaire, l'*évidement du petit bassin* ne peuvent être que des éléments de gravité. Que devons-nous en penser, au point de vue thérapeutique? L'avenir nous l'apprendra.

J'ai dit que les *méthodes* et les *procédés* avaient été simplifiés. C'est dans ce sens, en effet, que le progrès s'est accompli, et qu'il faut encore le poursuivre. Nulle opération n'est mieux faite que l'hystérectomie abdominale, pour nous montrer les perfectionnements successifs de la technique et leur influence sur les résultats obtenus. A défaut d'une étude historique dont vous n'avez pas besoin, je vous rapporte mes souvenirs et mes impressions personnelles. Nous en étions, en France et ailleurs, aux pédicules externes ; un jour, le professeur Treub vint à Paris et nous affirma qu'on pouvait faire un pédicule intra-péritonéal avec ligature élastique perdue. A son imitation, je rentrai mes pédicules et je m'en trouvai bien ; mes premiers résultats furent communiqués à la Société de chirurgie en novembre 1890. J'ai gardé le souvenir de cette séance, où un de mes collègues me dit qu'en Allemagne comme en France le pédicule externe était la méthode de choix, et que je reviendrais de mon erreur ; où un autre ajouta que tout est pour le mieux si on met de la poudre de tanin sur le moignon fixé dans la plaie. Je ne suivis pas leur conseil et continuai la campagne entreprise.

Cependant, la surface cruentée du moignon, son asepsie imparfaite malgré l'action du thermo-cautère, les adhérences intestinales, le sphacèle de la partie étranglée, l'élimination tardive de la ligature à travers le museau de tanche et après une suppuration d'assez longue durée, nous donnaient encore des ennuis, voire même des échecs. Avec d'autres auteurs, je substituai la soie forte au cordon élastique, je taillai un lambeau de péritoine pour recouvrir le moignon ; l'opération devint alors excellente, et je donnai mes nouvelles observations au Congrès de chirurgie. Quelqu'un me dit encore — nous étions en 1893 — qu'un chirurgien viennois de grande autorité, après des essais malheureux, était revenu au pédicule extra-péritonéal, et me conseilla d'en faire autant.

Je ne m'arrêtai pas. J'avais été obligé d'enlever des moignons par le vagin, pour cause de suppuration sous-péritonéale ; aussi avais-je reconnu « que la meilleure manière de supprimer toute chance d'accident léger ou grave, primitif ou secondaire autour du pédicule, était de supprimer le pédicule lui-même ». Poursuivant dans cette voie, je fus un des premiers ralliés à l'hystérectomie abdominale totale ; et, tandis que naissaient les procédés de Kelly en Amérique, de Doyen en France, je pratiquais l'ablation totale de l'utérus, d'abord en m'aidant de pinces à demeure introduites par le vagin, en fin de compte par un procédé qui rejette à la fois les pinces, les gros fils de soie, les ligatures en masse, tous les détails inutiles, serre de près l'utérus et l'isole comme une tumeur quelconque au milieu des tissus. La discussion de la Société de chirurgie, de juin à décembre 1897, nous montre les chirurgiens arrivés, par des chemins divers, presque tous au même but, s'inspirant des mêmes principes, suivant des procédés qui ne diffèrent entre eux que par des nuances, ayant bien en mains une opération devenue simple et féconde en résultats heureux.

L'hystérectomie vaginale doit aussi la place qu'elle occupe à une simplification, qui, au lieu de nous demander plusieurs années d'études, lui vint tout d'un coup et la transforma du jour au lendemain : l'usage des pinces à demeure. Et c'est apparemment leur défiance contre cette méthode qui empêche nos confrères étrangers de lui rendre entièrement justice. La plupart d'entre eux n'admettent pas les pinces à demeure : aussi n'ont-ils dû faire de bonnes opérations que dans des cas simples, car la forcipressure est jusqu'ici la condition *sine qua non* des hystérectomies pour lésions graves des annexes, avec suppurations, adhérences, immobilité de l'utérus. Non seulement elle permet d'exécuter celles qui autrement seraient impraticables, mais elle supprime le danger dans certaines opérations qu'on pourrait faire sans elle, parce qu'elle évite les tâtonnements, les attouchements prolongés, les manœuvres qui salissent les doigts et infectent le péritoine. Avoir la prétention d'enlever l'appareil utérin, très volumineux ou très infecté, en faisant des ligatures comme autrefois, c'est courir au-devant des échecs et discréditer l'hystérectomie vaginale. Et ce que je dis des pinces, il faut le dire aussi du morcellement dans ses divers modes, et en particulier de l'hémisection antérieure, très heureusement imaginée par Doyen. L'opération ne vit que par ces procédés, qui ont fait d'elle une intervention normale, où tout est prévu et bien réglé.

Je ne veux pas dire que tout nouveau progrès soit désormais interdit, et que jamais les pinces à demeure ne disparaîtront. L'angiotripsie, récemment préconisée, est une tentative dans cette voie, mais une tentative encore mal assurée, — les premiers faits publiés en font foi, — car elle supprime certains avantages de la forcipressure, qui empêche les parties infectées de remonter dans le ventre, attire en bas les surfaces de section et permet aux tampons de les envelopper. Cherchons toujours, mais sans trop de hâte.

Je dirai maintenant, pour finir, quel intérêt s'attache aux *détails d'exécution*, et combien il est important, pour réussir, d'en faire un choix judicieux et d'avoir à chaque temps de l'opération l'intuition du but à atteindre, en évitant les idées théoriques, les partis pris, les subtilités. Ce côté de la question serait sans doute le plus difficile à traiter, si je voulais m'étendre, car il me faudrait faire une analyse approfondie de nos moindres faits et gestes ; mais c'est là aussi que nous surprendrions le véritable chirurgien, celui qui opère de telle façon qu'entre ses mains la chirurgie paraît facile, et qu'il semble que chacun puisse en faire autant.

A chaque pas, du commencement à la fin d'une grande opération, l'esprit du chirurgien trouve l'occasion de ne pas voir les choses comme elles sont. Quelques-uns prétendent qu'en faisant l'hémostase de l'incision abdominale, le pincement de la peau est défendu ; pourquoi ? D'autres veulent, en réunissant les téguments, serrer très peu les crins de Florence : pourquoi ? D'autres, à la vérité, ont l'habitude de ficeler l'abdomen comme s'il devait craquer au moindre mouvement. Ce sont là minces détails ; mais celui qui s'y attache peut aussi bien, dans des circonstances plus sérieuses, dévier de la ligne droite.

Heureusement, l'accord est fait sur quelques points d'une réelle importance. Ainsi, au cours des laparotomies, nous n'aimons plus les gros fils de soie étreignant des masses de tissus, laissés dans le ventre à l'état de corps étrangers, ou attirés dans le vagin pour s'éliminer tardivement. Douleurs, foyers pelviens et fistules en étaient la conséquence. Mais beaucoup de chirurgiens tiennent encore aux fils qui ne résorbent pas ; seulement, ils ont dû reconnaître que, pour offrir le moindre danger de suppuration, fils à coudre ou fils de soie devaient être fins et prendre une faible épaisseur de tissus. Encore doit-on faire bien attention au mode de suture : le surjet n'est pas toujours toléré par la plaie abdominale, les points séparés valent mieux ; les aponévroses n'aiment pas les sutures en U, il faut y renoncer (Quénu). Noble, de Philadelphie, nous dit bien qu'il aime la soie pourvu qu'elle soit fine, mais il avoue qu'elle provoque des accidents en cas de suppuration pelvienne, et qu'elle ne convient guère à la voûte vaginale. Aussi notre éminent collègue commence-t-il à préférer le catgut bien stérilisé. Mais pourquoi dit-il que son emploi est difficile et demande une longue expérience ? Pourquoi parle-t-il encore du danger d'hémorrhagie tardive ? En vérité, moi qui fais sans scrupules des surjets et des sutures en U, moi qui ai toujours vu un catgut de grosseur moyenne et facile à manier fermer n'importe quel vaisseau et tenir solidement, pour toutes les réunions immédiates, j'ai peine à comprendre — sauf pour les sutures intestinales, où un fil d'une extrême finesse et en même temps solide est de rigueur — la prédilection pour la soie et la défiance contre le catgut, aujourd'hui qu'on sait le préparer.

Avec les gros fils ont disparu les gros moignons annexiels à surface cruentée qui, à l'instar des anciens moignons utérins, amenaient des adhérences, des compressions et des coudures de l'intestin, des lésions de sa paroi et des fistules. Après avoir détaillé l'hémostase et lié chaque vaisseau, nous recouvrons de péritoine toutes les parties avivées. Mais il n'est pas toujours possible de reconstituer partout des surfaces séreuses ; on a des plaies irrégulières, des lambeaux déchiquetés, des foyers qu'on ne peut abandonner sans risques de propagation infectieuse. Faut-il rappeler les polémiques suscitées par le lavage, le drainage et le tamponnement ? Faut-il montrer tel chirurgien déclarant qu'il draine sans laver, tel autre qu'il lave et ne draine jamais, un troisième que lavage et drainage sont également nuisibles, et tous tombant d'accord pour affirmer qu'ils ont « d'excellents résultats » ? Aujourd'hui, le simple bon sens a fait justice des grands lavages du péritoine sain, pour le réserver aux péritonites diffuses. Mais n'y a-t-il pas là une question de mesure et d'opportunité, et n'est-il pas utile, quand un pus très mauvais s'est répandu, de l'entrainer rapidement par un lavage restreint, en limitant le foyer par des compresses ? Que penser des chirurgiens qui disent encore aujourd'hui « je ne lave jamais » ou proscrivent absolument tout drainage ?

Pour en revenir à l'hystérectomie vaginale, aucune opération ne montre mieux la nécessité pour le chirurgien d'obéir à quelques idées directrices bien nettes, et d'avoir, outre l'habileté manuelle, une juste compréhension de ce qu'il faut faire et de ce qu'il faut éviter. C'est ce que j'ai soutenu au Congrès de Genève (septembre 1896), en exposant mes idées « sur la manière de réussir une hystérectomie vaginale ». Rien n'est plus facile, dans les suppurations pelviennes, que de faire une hystérectomie aussi mauvaise que la plus mauvaise des laparotomies ; rien de plus facile que d'ouvrir les poches purulentes en plein péritoine. Mais il y a manière de « trouver le joint » pour attirer les annexes au dehors en protégeant la séreuse. Il y a manière, en certains cas, d'éviter les opérations trop graves et d'obtenir, quoi qu'on en ait dit, les mêmes résultats immédiats et éloignés, en vidant simplement les trompes au lieu de les enlever coûte que coûte. Il y a manière de faire une hémostase complète, absolue; d'arrêter le sang qui paraît venir de la profondeur, en fermant par un artifice « la déchirure postérieure du ligament large », qu'on n'a pas sous les yeux mais qui est toujours accessible; d'éviter toute une série d'accidents que les auteurs énumèrent avec complaisance et qui ne sont pas dans le programme de l'opération : d'économiser, enfin, des litres de sérum artificiel. Et puis, il y a les soins consécutifs, dont l'importance est capitale: comment disposer les tampons dans la plaie, quel jour les enlever, quand et comment les premières injections? Tous ces détails mieux observés et mieux compris nous mettraient d'accord sur la valeur et sur les résultats de l'hystérectomie vaginale.

J'en ai dit assez, maintenant, pour montrer comment l'antisepsie tout en étant la base de la gynécologie opératoire moderne, est loin d'être la seule condition pour faire un gynécologue et un opérateur. Nous l'avons vue couvrir bien des imprudences ; et nous pourrions nous écrier, en parodiant un mot de la Révolution française : « O antisepsie, que de crimes on commet en ton nom! » « C'est qu'elle ne crée pas les mains adroites et les jugements sûrs. Il semble bien qu'elle n'a plus de grand progrès à faire; tandis que l'art, toujours en marche, nous promet encore des perfectionnements, des réformes et des statistiques plus belles.

Résultats thérapeutiques. — Si je voulais démontrer cette vérité trop évidente, que les meilleurs procédés donnent les résultats thérapeutiques les plus parfaits, je devrais passer en revue toute la médecine opératoire et me livrer à une critique sans fin. Mais je n'oublie pas qu'on nous demande la valeur relative de l'antisepsie et de la technique ; et, pour apprécier la part qui revient à chacune d'elles dans nos résultats éloignés, je prendrai pour thème, non plus les grandes interventions où la vie est en jeu, mais les opérations réparatrices.

Ma tâche serait ici, comme au chapitre précédent, de vous montrer que l'antisepsie, en donnant au gynécologiste la sécurité, lui a permis d'expérimenter, de varier, d'améliorer sa technique, et d'obtenir ainsi des guérisons plus franches et plus solides. Seulement, au lieu de signaler, comme je le faisais tout à l'heure, la tendance fâcheuse de certains opérateurs à faire reposer presque entièrement sur l'antisepsie le succès immédiat de nos interventions, j'aurais plutôt, en ce qui concerne les résultats éloignés, à fixer votre attention sur la tendance inverse, qui oublie la manière dont l'antisepsie prépare le terrain, pour exagérer l'importance du procédé. Je prendrais volontiers pour titre les illusions de la technique individuelle et les procédés d'auteurs, et mon but serait, ici encore, de vous montrer que nous devons toujours viser à l'absence de toute recherche inutile, et que les inventions les plus ingénieuses, les raffinements les plus précieux ne valent pas une vue nette et simple des indications à remplir. Permettez-moi de limiter ainsi mon sujet, et de l'éclairer par quelques exemples.

On a beaucoup discuté sur la meilleure manière de fermer l'abdomen après la laparotomie, pour avoir une cicatrice solide et éviter les éventrations. Une intéressante discussion du Congrès de Genève, en 1896, met en lumière les idées complexes et parfois contradictoires d'éminents chirurgiens. On y trouve, comme causes des mauvaises cicatrices, les sutures trop serrées, le défaut de coaptation parfaite, l'enlèvement prématuré des fils, l'absence de ceinture abdominale, le niveau de l'incision dans le sens vertical, sa longueur, la fermeture à un seul étage, la nature des fils, enfin la nature des tissus réunis, la ligne blanche ne valant rien et devant être excisée, les muscles droits avivés au bistouri et minutieusement adossés. On y trouve aussi la suture intra-dermique ; on y trouve même, sous le nom d'incision esthétique, l'ouverture de l'abdomen en travers. Et au milieu de ces considérations diverses, il faut chercher avec quelque attention pour découvrir que les abcès de la suture ont une influence sur l'avenir de la cicatrice.

J'accorde bien qu'on ne doit pas négliger certaines précautions élémentaires, ôter les fils avant que la réunion soit faite, laisser les tissus se placer comme ils veulent et former des trous et des bosses. Je reconnais que la suture en masse, bien qu'ayant encore de rares partisans, ne vaut pas la suture à étages que nous avons presque tous adoptés. Mais le fait essentiel et qui domine tout, c'est de n'avoir pas de suppuration. Je suis bien sûr que la rigueur de la coaptation n'a pas grande importance. J'ai vu les plus courtes incisions se relâcher quand elles avaient suppuré, les plus longues tenir solidement et les femmes abandonner leur ceinture après deux mois sans aucun dommage. Avec d'autres auteurs, je pense que la ceinture est utile aux femmes, mais qu'elle ne prévient pas l'éventration. Je pense que, pour les étages profonds, le meilleur fil est le catgut bien stérilisé ; que la soie donne de bons résultats, mais qu'il faut déjà user d'artifice — soie très fine, points séparés — et qu'elle est un peu moins sûre ; que le crin de Florence est parfait pour les téguments, mais que s'en servir pour les surjets et les sutures perdues, c'est aimer les corps étrangers et les causes d'infection. Je pense, enfin, que c'est se donner bien de la peine que d'ouvrir méthodiquement la gaine des droits, d'exciser la ligne blanche, de réséquer une petite bande musculaire et de faire une ligne de suture pour chacun de ses plans. Qui vous dit que l'aponévrose manque de vaisseaux et se réunit mal ? Qui vous dit que le muscle droit n'est pas suffisamment avivé par le seul fait de sa mise à nu ? Il est difficile, excepté sur les ventres distendus, et il serait absurde de pousser la précision jusqu'à inciser la ligne blanche sans ouvrir la gaine. Celle-ci ouverte, prenez dans votre surjet son feuillet antérieur, seul ou avec du tissu musculaire, rapprochez tout bonnement, n'ayez pas d'abcès, et je vous garantis une réunion durable. Même sans suture intra dermique, je vous garantis une cicatrice presque invisible au bout de quelques mois.

En lisant ces controverses, où les plus minces détails ont une si grande importance, je me demande à la fin : « Suis-je donc novice, et n'ai-je rien vu sur mes malades ? N'ai-je pas vu le relâchement de la paroi survenir uniquement quand la plaie a suppuré, dans l'étendue même de la suppuration ? Ne l'ai-je pas vu au niveau des drains et des mèches qu'on a dû laisser ? N'ai-je pas vu, dans les mêmes cas, les cicatrices irrégulières, froncées, épaisses, kéloïdiques ? N'ai-je pas vu, au contraire, après les réunions immédiates, la laparotomie ne laisser presque aucun vestige ? N'ai-je pas l'expérience qu'on peut constituer les plans et disposer les surjets comme on veut, sans que l'évolution ni l'aspect de la cicatrice en soient modifiés ? Ne sais-je pas enfin que le mode de suture importe peu, pourvu que l'asepsie soit parfaite ? »

Autre exemple à l'appui de ma thèse : dans les prolapsus génitaux, la colporrhaphie bien faite — en mettant à part quelques femmes à tissus très relâchés — donne régulièrement des guérisons solides, si la réunion primitive est obtenue. Et cependant, voyez la série interminable des procédés. Il y a des circonstances atténuantes pour tout ce qui s'est fait avant l'antisepsie. Mais depuis ! Doubles avivements latéraux avec conservation de la colonne postérieure du vagin, injections d'alcool dans l'épaisseur des parois, fils d'argent ou crins de Florence conduits sous la muqueuse et la plissant de façons diverses « colpo-desmorrhaphie » de Freund, « colpostricture » de Jacobs, transplantation de morceaux d'os décalcifié, que n'a-t-on pas fait pour suppléer à la colporrhaphie imparfaitement comprise ! Permettez-moi de me citer : « Le temps est passé de ces tâtonnements infinis, de ces avivements en long et en travers, de ces combinaisons de lambeaux... L'indication est d'enlever du tissu et de rétrécir ; j'ai adopté l'opération d'Hégar, la surface d'avivement triangulaire aux dépens de la paroi postérieure.. Mais surtout : négligence voulue des procédés d'auteurs, des étages, des surjets compliqués ; aucune recherche de la régularité mathématique ; avant tout, supprimer assez l'étoffe et rétrécir autant qu'il le faut (*Soc. de chirurgie*, décembre 1893). L'avivement postérieur est une véritable résection comprenant toute l'épaisseur de la paroi vaginale ; ceux qui enlèvent superficiellement la muqueuse à petits coups de bistouri et froncent la paroi sans retrancher l'étoffe, laissent au vagin trop d'ampleur et lui permettent de se relâcher bientôt. Le sommet d'avivement est placé très haut, près du col, et ses branches divergentes doivent s'écarter largement vers les parties latérales. Peu importe que l'espace cruenté ne soit pas d'une régularité parfaite ; peu importe que les lèvres de la plaie se retournent un peu et ne s'affrontent pas avec précision : la réunion immédiate ne manque jamais. Mais ce qui importe au plus haut degré, c'est que la quantité de paroi vaginale réséquée soit suffisante, c'est-à-dire qu'elle paraisse au premier abord excessive ; c'est aussi que l'aiguille charge tous les tissus à droite, à gauche et au-devant du rectum, pour en faire une masse épaisse, un corps périnéal nouveau » (*Congrès de chirurgie*, octobre 1896).

Les résultats de mes colporrhaphies ne cessent de me confirmer dans ces idées, et me démontrent combien il est important de chercher surtout à voir juste ce qu'il faut faire, et à l'exécuter le plus simplement du monde ; l'antisepsie fait le reste. L'antisepsie est nécessaire pour que « la réunion immédiate ne manque jamais », et pour que les opérations simples aient toute leur valeur. Aussi ai-je affirmé que. pour le succès définitif de nos interventions réparatrices, les mains et la vue nette l'emportent sur l'esprit d'invention et les subtilités du manuel opératoire.

Je m'arrête ici, car en cherchant d'autres exemples, je risquerais de fatiguer votre attention, et je pourrais encourir le reproche de défendre un peu vivement des idées personnelles.

En étudiant les liens étroits qui unissent l'antisepsie aux progrès de la technique, je n'ai pas encore dit quel essor nouveau cette union féconde est venue donner à la *gynécologie conservatrice*, en substituant maintes fois aux extirpations d'organes une thérapeutique plus mesurée et plus délicate. Vous m'approuverez, j'en suis sûr, de trouver ici la meilleure conclusion au trop long discours que vous venez d'entendre.

Naguère encore, notre seule ambition était d'enlever les organes malades aussi bien que les grosses tumeurs; nous n'avions que des procédés synthétiques pour extraire en masse. Aujourd'hui, pour conserver l'intégrité absolue ou relative des fonctions, nous aimons les ablations partielles, les fines résections, les sutures qui rapprochent les tissus et reconstituent les organes. Nous pouvons, au cours d'une laparotomie, énucléer un fibrome de sa loge, fermer la plaie musculaire et laisser l'utérus en place. Nous pouvons traiter par l'ignipuncture un ovaire polykystique, supprimer un gros kyste séreux ou hématique en respectant la partie saine du tissu. Nous pouvons ouvrir une trompe oblitérée, la vider de son contenu, refaire un pavillon et l'appliquer sur l'ovaire; et déjà quelques opérations de ce genre ont été suivies de grossesse. Bref, une asepsie perfectionnée nous donne licence d'aller à la recherche des viscères pour analyser leurs états morbides et pour les réparer au lieu de les détruire; elle autorise les interventions anaplastiques, non plus seulement sur le col de l'utérus ou les parois vaginales, mais dans les profondeurs de la cavité pelvienne. Dans cette voie, nos recherches ne touchent pas encore à leur fin; si bien qu'à la sûreté toujours plus grande de nos opérations radicales l'avenir ajoutera, nous en avons le ferme espoir, des succès thérapeutiques toujours plus précieux.

Discussion.

— HARTMANN (Paris). — (Voir plus haut, p. 146.)

— CHARLES G. CUMSTON (Boston). — Notre but est d'exposer d'une manière aussi brève que possible les méthodes que nous avons employées depuis une année pour l'antisepsie et l'asepsie de l'opérateur, de ses assistants et des malades. Ensuite nous dirons quelques mots sur les matériaux de suture, les gazes médicamenteuses et les pansements en général.

Nous croyons, et c'est notre conviction ferme, que l'asepsie *seule* ne peut pas donner des résultats aussi brillants que lorsqu'elle est combinée avec l'antisepsie et c'est la méthode mixte que nous avons employée depuis plusieurs années.

En ce qui concerne l'opérateur et ses assistants, il faut considérer les quatre points suivants : 1° la stérilisation des mains ; 2° l'entretien des ongles; 3° l'emploi des gants soit de caoutchouc ou de coton, et 4° les soins de la barbe et des cheveux. Nous devons faire remarquer de suite que pour n'importe quelle opération gynécologique, qu'il s'agisse de la voie abdominale ou vaginale, deux assistants nous sont bien suffisants ; un des assistants aide l'opérateur directement ; le deuxième est chargé des sutures, des compresses, etc. Une garde est chargée de l'anesthésie.

Préparation des mains de l'opérateur et de ses assistants. — Nous faisons d'abord un brossage des mains et des bras bien au-dessus des coudes avec de l'eau chaude et du savon vert, pendant dix minutes, et pendant ce temps l'eau de la cuvette est changée quatre ou cinq fois. Nous insistons tout particulièrement sur ce point, que, pendant le brossage, l'eau doit être fréquemment renouvelée. Nous employons les grosses brosses à ongles très bon marché qui sont stérilisées pendant une heure à l'autoclave avant de s'en servir, et nous ne les employons qu'une ou deux fois.

Après le brossage à l'eau nous nous lavons les mains et les avant-bras avec de l'éther ; ensuite un brossage dans de l'alcool à 90°, puis dans une solution de sublimé à 1 pour 2000, après quoi un rinçage dans de l'eau stérilisée. Il va sans dire que les brosses employées dans l'alcool et le sublimé sont stérilisées de la manière ci-dessus décrite.

En ce qui concerne l'entretien des ongles, nous ne pouvons que répéter les sages conseils de Kocher et de Kummer (de Genève), de les tenir coupés si courts qu'il ne reste pas d'ongles à nettoyer. Nous sommes convaincu que si on prend cette précaution, on évitera bien des désagréments au point de vue de l'infection des malades et c'est un point sur lequel bien peu de chirurgiens expérimentés insistent, soit en théorie soit en pratique.

A propos des gants de caoutchouc ou de coton employés pendant l'opération même, nous avons peu de choses à dire, sauf que dans notre pratique personnelle nous les avons complètement abandonnés après les avoir essayés ; mais l'emploi des premiers est absolument indiqué pour l'examen vaginal ou rectal, ou quand on fait un pansement des plaies infectées et septiques. Nous sommes sûr que le chirurgien, même soigneux, peut, sans le savoir, transporter les matières infectées provenant des écoulements vaginaux et autres et que le simple lavage des mains ne rend pas inoffensives. Ainsi, depuis quelques mois nous portons quelques gants de caoutchouc pendant tout examen et nous exigeons que les gardes de l'hôpital qui soignent les plaies infectées en portent.

En ce qui concerne la toilette de la bouche et des cheveux, nous pensons qu'on y fait trop peu attention et, selon nous, bien des cas d'infection post-opératoire dans lesquels aucune cause évidente ne peut être attribuée sont le résultat d'une infection provenant de la bouche ou des cheveux de l'opérateur ou de ses assistants. Pour éviter cette source d'infection, nous portons un bonnet de toile et notre barbe est renfermée dans un petit sac de toile qui s'attache au bonnet au-dessus des oreilles. Il va sans dire que ces deux objets sont stérilisés à l'étuve.

Préparation de la malade. — Puisque toute opération par la voie abdominale peut exiger quelque opération supplémentaire sur le vagin ou par la voie vaginale, toutes nos malades sont préparées comme si elles allaient subir une opération vaginale et abdominale. Les organes génitaux et le pubis sont rasés avec soin. Le vagin est ensuite lavé soigneusement avec du savon à l'éther [préparé par Johnson, de New-York], après quoi toute trace de savon est enlevée par une longue irrigation à l'eau chaude stérilisée et la toilette est complétée par une irrigation au sublimé à 1 p. 200 ou avec du citrate d'argent à 1 p. 300. Nous n'employons pas la gaze antiseptique.

L'abdomen est traité comme suit : savonnage et brossage avec du savon à l'éther, qui est enlevé soigneusement avec de l'éther. Un brossage à l'alcool à 90° est suivi d'une compresse trempée dans du sublimé à 1 p. 2000 ou du formol à 1 p. 300, tenue en place par une ceinture abdominale.

Nous avons abandonné l'emploi de l'alcool et de l'éther dans le nettoyage du vagin, car ces deux corps nous ont paru trop irritants pour la muqueuse. Quand la malade a été mise sur la table d'opération, nous répétons le même nettoyage de la peau de l'abdomen et du vagin.

Nous avons toujours trouvé utile de faire une antisepsie de l'intestin au moyen de naphtol β à la dose de 0, 25 centigrammes, quatre fois par jour pendant quatre ou cinq jours avant l'opération. Quand les urines sont purulentes, nous obtenons une antisepsie avec de l'urotropine à la dose de 0,50 centigrammes quatre ou cinq fois par jour et nous nous sommes bien trouvé de cette méthode, surtout quand il s'agit d'une hystérectomie vaginale ou des opérations sur le vagin ou la vessie.

Le jour avant l'intervention, l'intestin est vidé par du calomel administré par doses de 0,03 centigrammes tous les quarts d'heure jusqu'à six doses, et après la dernière dose nous donnons 15 grammes de poudre de Sedlitz.

Nous arrivons maintenant à la considération de la stérilisation des sutures et des ligatures. Nous employons pour la ligature des gros vaisseaux de la soie assez fine et *jamais* de la soie tressée, car il nous a semblé que cette dernière est sujette à glisser sur les parois et par conséquent l'hémorrhagie post-opératoire est à craindre Nous traitons notre soie en la faisant bouillir dans de l'eau pendant une demi-heure, et de là nous la mettons pendant huit jours dans une solution de lactate d'argent à 1 p. 200. Au bout de ce temps nous l'ôtons et la plaçons dans des bocaux de verre préalablement stérilisés à la vapeur.

Pour les sutures du ligament large et du vagin, ainsi que les sutures en étage de l'incision abdominale, nous employons uniquement du catgut préparé au formol comme suit : Nous choisissons le meilleur catgut du commerce, assez fin, que nous laissons dans une solution de formol à 4 p. 100 pendant quarante-huit heures. Nous le lavons ensuite dans de l'eau courante pendant huit heures. Avant l'opération nous le jetons dans l'eau bouillante où nous le laissons pendant quinze minutes, et de là nous le transportons directement dans de l'alcool stérilisé à 90°. Pour l'opération d'Emmet ou l'amputation d'Hegar, nous préférons un catgut fin préparé à l'acide chromique, selon la méthode de Lister, qui est stérilisé à la chaleur sèche à 130° pendant une heure, pendant deux jours consécutifs. Ce catgut fin chromatisé tiendra bien pendant huit à neuf jours, temps suffisant pour une bonne réunion de la plaie opératoire.

Pour toute autre opération sur le vagin, qu'il s'agisse d'une plastique ou de la colpotomie postérieure ou antérieure, nous nous servons du catgut au formol et une irrigation vaginale avec une solution de formol à 1 p. 200 tiendra le canal aseptique pendant le processus de réunion et en même temps empêchera les sutures de se dissoudre avec trop de rapidité.

Pour fermer l'incision de la peau et du tissu cellulaire sous cutané, nous employons une suture intradermique au catgut au formol chez les individus maigres, mais quand le tissu adipeux sous-cutané est très développé nous avons renoncé complètement à la suture intradermique, car nous avons trouvé que la réunion « per primam » est très difficile à réaliser chez les sujets gras, et dans ce cas nous avons recours toujours à une suture interrompue avec des fils métalliques, soit ceux faits en Suisse, consistant en un alliage d'aluminium et de bronze, soit les fils fins d'argent. Ces derniers peuvent être tout bonnement bouillis avec les instruments, mais les fils d'aluminium et bronze se gâtent par la chaleur humide et par conséquent doivent être stérilisés dans une chaleur sèche à 130° pendant une heure, deux jours de suite.

Comme gaze antiseptique pour tamponnements vaginaux ou autres, nous employons les sels de bismuth exclusivement, car ils peuvent être stérilisés à la chaleur humide à 100°, sans subir aucune altération chimique ; de plus, ils n'ont pas d'odeur et ils ne sont nullement toxiques, même employés en grande quantité. Les trois sels de bismuth auxquels nous donnons la préférence sont la « *xéroforme* » (tribromophénate de bismuth), le *phénate de bismuth* et le *sous-gallate de bismuth*. Nos gazes antiseptiques contiennent ces produits à 20 p. 100.

Il faut bien dire que dans la pratique courante nous avons peu d'occasions d'employer ces gazes, sauf dans le cas d'hystérectomie vaginale ou lorsque nous désirons drainer la cavité abdominale par l'incision abdominale par la méthode de Mikulicz. A ce propos nous dirons, en terminant, que pour obtenir une antisepsie convenable, la voie vaginale est bien supérieure à la voie abdominale quand il s'agit des suppurations pelviennes. Nous n'entendons pas par cela que l'hystérectomie vaginale est la méthode de choix, car nous estimons que la colpotomie postérieure est destinée à devenir dans l'avenir une opération à la fois conservatrice et curative.

Depuis le 1er octobre 1898, jusqu'au 1er juillet 1899, nous avons fait 74 opérations gynécologiques, soit en ville ou à l'hôpital, et nous n'avons à déplorer qu'un seul insuccès, et encore dans ce cas nous doutons si l'accident survenu soit dû à un défaut de notre technique d'antisepsie. Nous avons fait 18 laparotomies (il est bien entendu qu'il ne s'agit ici que de nos laparotomies pour les lésions des organes génitaux de la femme), dont 6 étaient des hystérectomies pour des tumeurs fibreuses de l'utérus, 2 pour des kystes de l'ovaire et 10 pour des lésions suppurées uni ou bilatérales des annexes.

Nous avons fait 21 colpotomies postérieures, 11 fois pour des péritonites suppurées, 4 fois pour des lésions non suppurées unilatérales des annexes, 3 fois pour vider les hématocèles et 3 fois pour la section des ligaments utéro-sacrés suivis de l'opération d'Alexander pour la rétroversion avec antéflexion de l'utérus. Cinq hystérectomies vaginales selon la méthode de Doyen ; dont 4 fois pour l'épithéliome du col et 1 fois pour une métrite rebelle. Quatorze fois nous avons pratiqué l'opération d'Emmet, dans 9 des cas cette opération fut suivie de la restauration du périnée. Neuf curettages de l'utérus pour des infections localisées à l'organe, 10 opérations d'Alexander pour rétroversions simples et mobiles et 1 fermeture d'une fistule vésico-vaginale.

Toutes ces opérées, sauf une hystérectomie vaginale, ont guéri sans aucune complication. Le cas d'hystérectomie vaginale pour métrite a développé un abcès du ligament large gauche plusieurs semaines après l'opération ; l'abcès fut ouvert et drainé et la malade est complètement remise.

— DOYEN (Paris). — La valeur relative de l'antisepsie et des perfectionnements de la technique dans les résultats des opérations gynécologiques est aujourd'hui facile à apprécier. — Les exemples les plus précis peuvent être tirés de l'hystérectomie, mais peut-être mieux encore de la chirurgie générale et particulièrement de la crâniectomie et de la chirurgie gastro-intestinale.

Pour ces trois classes d'opérations, si l'on suppose l'antisepsie satisfaisante, les résultats opératoires dépendent exclusivement de la perfection de la technique et de l'habileté du chirurgien.

Mais il ne faut pas croire que l'antisepsie soit généralement bien faite et nous pourrions citer beaucoup d'exemples de fautes graves commises par ceux mêmes qui croient la faire le mieux.

Il est donc nécessaire :

1° De bien établir les règles de l'antisepsie ;

2° De déterminer la technique de chaque grande opération avec autant de précision que la technique d'une ligature ou d'une désarticulation.

Les procédés d'antisepsie comme la technique, doivent être simplifiés.

Il est nécessaire de supprimer de l'un comme de l'autre tout ce qui st inutile et superflu.

Si l'antisepsie est rigoureuse et la technique parfaite, il faut encore que le chirurgien ait comme l'intuition de la résistance vitale du patient pour que la mortalité opératoire soit réduite au minimum.

Précautions antiseptiques. — 1° *Désinfection de la peau.* — Plusieurs lavages à l'eau bouillie très chaude et au savon ; puis au sublimé (solution aqueuse au 1/1000) et un lavage à l'alcool éthéré suffisent pratiquement.

L'action du rasoir est excellente pour décaper l'épiderme de la région à opérer.

2° *Compresses et coton.* — La stérilisation la meilleure est celle qui est faite par le séjour, pendant 3/4 d'heure, dans un autoclave à la température de 130°.

3° *Sérum artificiel.* — Le sérum salé à 7 p. 1000 pour le lavage du péritoine ou les injections sous-cutanées est stérilisé à la même température.

4° *Instruments.* — Les instruments sont stérilisés par la chaleur sèche à 160° ou par l'eau phéniquée bouillante à 2 1/2 pour 100.

5° *Solutions antiseptiques.* — Nous employons exclusivement comme solutions antiseptiques le sublimé à 1 pour 1000, solution aqueuse sans alcool ni acide tartrique. Le phénol, avec poids égal d'alcool, à 2 1/2. (Solution faible de Lister.) Et l'eau boriquée saturée. Ces solutions sont faites dans l'eau bouillante.

6° *Poudre antiseptique.* — Nous employons exclusivement le glutol dont l'action est très remarquable aussi bien sur les lignes de sutures que sur les plaies en surface qu'il fait bourgeonner. On prépare de la gaze stérilisée, trempée dans de l'eau phéniquée et exprimée.

7° *Ligatures et sutures.* — La soie et le crin de Florence sont stérilisés par la vapeur humide à 130° et plongés dans l'alcool à 90°. — On les fait bouillir dans l'eau phéniquée avant de s'en servir.

8° *Fils résorbables.* — Mécontent du catgut, qui ne peut jamais être stérilisé à coup sûr ; j'emploie depuis un mois des fils d'une résistance beaucoup supérieure et d'une asepsie absolue, provenant du système tendineux des animaux et dont j'indiquerai ultérieurement la préparation.

9° *Drainage.* — Le drainage est nécessaire toutes les fois que chaque opération doit donner lieu à un certain écoulement de sérosité. — Le drainage péritonéal aseptique, pratiqué comme je l'ai décrit dans ma technique chirurgicale, donne d'excellents résultats après les opérations compliquées.

10° *Pansements.* — Sur les sutures : une compresse stérilisée et du coton stérilisé. Quand on couvre la région de glace, la suture est recouverte de glutol en abondance et d'une large feuille de gutta-percha laminée aseptique.

Le tamponnement est pratiqué avec de la gaze stérilisée sèche ou bien imbibée de solution phéniquée ou sublimée et exprimée.

La gaze imbibée peut être saupoudrée de glutol qui fait bourgeonner rapidement les plaies en surface.

Conclusions. — L'antisepsie, pratiquée d'après ces préceptes donne, quand la technique opératoire est bonne, les résultats les meilleurs qu'on puisse obtenir actuellement.

— ALEXANDER (Liverpool). — L'antisepsie et la technique doivent aller toujours ensemble : par conséquent il est difficile de comparer leur valeur relative. Cependant, chacune a son rôle. Par antisepsie, je veux dire celle d'aujourd'hui : autrefois on faisait de l'antisepsie pendant l'opération, maintenant on la fait avant. L'opération commencée, on est seulement aseptique.

— ROBERT BELL (Glascow). — J'estime qu'avec l'antisepsie et l'asepsie on peut obtenir d'excellents résultats, mais je pense qu'il vaut mieux avoir recours à l'antisepsie quand on n'est pas absolument sûr d'obtenir une bonne asepsie. Un point sur lequel j'insiste est de faire des incisions aussi petites que possible pour avoir les meilleurs résultats.

— KEIFFER (Bruxelles). — Mes idées sont complètement d'accord avec celles émises par M. Richelot, et c'est pour cette raison que je ne trouve rien à ajouter à son rapport.

— HEYWOOD SMITH (Londres). — Une technique parfaite sans antisepsie ni asepsie suffisante ne donne pas de si bonnes suites qu'une antisepsie et une asepsie parfaites alliées à une moins parfaite technique opératoire.

— STRATZ (La Haye). — Je pense que nous pouvons faire soit l'asepsie, soit l'antisepsie indifféremment : c'est affaire de chacun. Le principal est de tâcher d'éviter les infections, en faisant un classement des opérations que nous avons à faire ; c'est ainsi qu'il faut éviter d'opérer dans un même local les infectées et les non infectées.

Sur 130 opérations pratiquées sur des malades n'étant pas atteintes d'infections aiguës, je n'ai pas eu de mort et je n'ai eu qu'un cas de suppuration et, dans ce cas, j'en ai trouvé la cause. Cette série de succès tient au choix que j'ai fait de mes malades, plutôt qu'à l'asepsie ou à l'antisepsie que j'ai pu pratiquer.

— REIN (Kiew). — M. Richelot nous a dit que l'antisepsie d'une plaie était impossible.

J'ai démontré, par des recherches bactériologiques multiples, qu'il était possible d'obtenir une plaie parfaitement amicrobienne. Cela ne veut pas dire qu'avec M. Richelot, je ne sois pas d'avis que le chirurgien le meilleur est celui qui a en même temps une bonne technique.

— JONNESCO (Bucarest). — Il est incontestable que l'asepsie, car de l'antisepsie il ne faut plus même en parler, et la technique ont eu une grande influence bienfaisante sur les résultats actuels des opérations gynécologiques. Mais il ne faut pas exagérer ; il ne faut pas dire comme Mikulicz qu'une asepsie parfaite est impossible sans gants pour les mains et sans masque pour la bouche. Nos moyens sont suffisants pour assurer l'asepsie des mains, des outils employés et du terrain opératoire.

Enfin, il ne faut pas s'attacher trop à ces découvertes d'hémostase rapide, sans fils ni pinces permanentes : l'angiotripsie, car c'est un moyen incertain, et ne perdrait-on qu'une malade sur cent du fait de l'angiotribe, celui-ci devrait être écarté. En terminant, j'ajouterai qu'avec la meilleure technique et la meilleure asepsie on peut avoir des insuccès alors que rien ne les faisait prévoir ; c'est le degré de résistance de l'organisme sur lequel nous opérons et qui est encore un facteur inconnu pour nous.

— RICHELOT (Paris). — Je remercie tous les membres du Congrès qui ont pris part à cette discussion, de l'approbation qu'ils ont bien voulu donner à mon rapport. Sur quelques points cependant j'émettrai de légères critiques.

Contrairement à M. Bell, je pense qu'il faut ouvrir largement l'abdomen pour bien voir. Je ne crois pas que tout soit dans la rapidité opératoire bien qu'elle ait sa raison. Je suis absolument d'accord avec Alexander et Hartmann.

M. Jonnesco attribue certains cas de mort au défaut de résistance du sujet ; pour ma part, j'ai cru aussi autrefois à des causes de mort de ce genre, mais je pense aujourd'hui qu'il s'agit tout de même d'infection. Enfin, je ne pense pas avec M. Doyen qu'il soit de bonne pratique, pour avoir d'excellents résultats, de couvrir ses malades de glace des mamelons au pubis.

Telles sont, messieurs, les quelques remarques que j'ai cru devoir ajouter, et je remercie à nouveau mes collègues de l'intérêt bienveillant qu'ils ont apporté à l'audition de mon rapport.

B. — DEUXIÈME QUESTION

Traitement chirurgical des fibro-myômes utérins.

Rapport de E. Doyen

Les indications du traitement chirurgical des fibro-myômes utérins se sont étendues à mesure que les progrès de la technique ont diminué les risques de l'intervention.

Il est admis aujourd'hui que les fibromes utérins sont loin d'être toujours une affection bénigne et si nous négligeons les accidents les plus habituels : l'hémorrhagie, l'augmentation de volume de la tumeur et les phénomènes ordinaires de compression, des complications graves, telles que la phlébite, l'albuminurie, l'occlusion intestinale et la dégénérescence cancéreuse viennent dans bien des cas assombrir le pronostic.

Ces derniers accidents méritent de nous arrêter quelques instants :

1. La *phlébite* qui peut survenir soit inopinément, soit à la suite d'une intervention chirurgicale (ablation des annexes ou hystérectomie), est une phlébite infectieuse, dont le point de départ est habituellement la cavité utérine. Chez une personne vierge, qui fut atteinte d'une phlegmatia grave du membre inférieur droit, après une castration tubo-ovarienne pour fibrome hémorrhagique, nous avons constaté à l'examen bactériologique qu'un tampon vaginal était imbibé d'une culture à peu près pure de streptocoques. Nous avons retrouvé dans les commémoratifs la cause de cette infection ; cette personne avait subi plusieurs fois le cathétérisme utérin, pratiqué par un médecin accoucheur assez ignorant des règles de l'antisepsie. Le tissu utérin, dans les cas de fibromes, est fréquemment atteint de lymphangite infectieuse latente, et c'est ainsi qu'il faut expliquer la genèse des péritonites septiques suraiguës, observées autrefois après la réduction de petits pédicules.

2. *L'albuminurie* survient dans les cas de fibromes utérins comme dans certains cas de grossesse, sans que le volume de la tumeur ou la tension des parois abdominales paraissent avoir une importance étiologique absolue. Et, si l'albuminurie est fréquente dans les cas de fibrome enclavé, nous l'avons observée chez des femmes atteintes de tumeurs fibreuses très mobiles et même de fibromes pédiculés. La quantité d'urine est surtout diminuée quand il y a compression mécanique des uretères ; chez une de nos opérées, elle était réduite à 250 grammes par 24 heures. Le dosage de l'albumine donne, en pareil cas, de 3 à 6 grammes par litre ; ces malades guérissent très bien et l'albuminurie disparaît quelques jours après l'opération.

Une de nos opérées, qui était albuminurique, présentait de l'ascite et un double hydrothorax, pour lequel on avait pratiqué inutilement onze ponctions et conseillé un long séjour dans le Midi. L'ablation d'un volumineux fibrome primitivement pédiculé et qui s'était entièrement détaché du fond de l'utérus après s'être fixé par des adhérences vasculaires aux annexes des deux côtés, fut suivie de la disparition, au bout de quelques jours, des épanchements et de l'albuminurie. Un mois après l'opération cette personne a pu retourner sans rechute dans un pays beaucoup plus froid que la France.

L'albuminurie est donc fréquemment une des complications des fibro-myômes utérins et, à ce titre, elle est non pas une contre-indication, mais une de ces indications les plus impérieuses de l'intervention chirurgicale.

L'anémie extrême, la continuité des hémorrhagies sont également au nombre des indications les plus pressantes; nous avons souvent opéré en pleine hémorrhagie, convaincus que le seul procédé d'hémostase véritablement efficace devait être en pareil cas l'ablation de la tumeur et la ligature des artères utérines.

3. *L'occlusion intestinale* peut se produire soit par compression, soit par étranglement vrai.

La compression du rectum par un fibrome de moyen volume, enclavé dans la cavité pelvienne, est rarement suivie d'accidents graves. Il n'en est pas de même de l'étranglement intestinal vrai. Cet étranglement se produit le plus souvent dans les cas où il existe, en arrière de la tumeur, des brides et des adhérences inflammatoires.

Nous avons observé cette complication dans plusieurs cas où on avait institué antérieurement un traitement soi-disant « palliatif », électrisation ou injections interstitielles d'ergotine, méthodes qui doivent être aujourd'hui jugées avec la dernière sévérité.

4. La *dégénérescence maligne* de l'utérus fibromateux est aujourd'hui démontrée. Tantôt le fibrome lui-même subit la transformation sarcomateuse, tantôt on observe un épithélioma de la cavité du col ou de la muqueuse du corps de l'utérus. Cette transformation maligne de l'utérus fibromateux est assez fréquente pour entrer en ligne de compte dans la détermination du pronostic et des indications opératoires. Nous avons opéré un de ces cas en plein sphacèle; c'était un énorme fibrome devenu sarcomateux, et qui s'était modifié à la suite de quelques séances malencontreuses d'électrisation.

Le *seul traitement curatif des fibro-myômes* de l'utérus est donc l'intervention chirurgicale et, presque exclusivement, l'intervention directe, c'est-à-dire suivant le nombre et la topographie des tumeurs, la myomectomie ou l'ablation de l'utérus fibromateux.

L'intervention chirurgicale donne aujourd'hui des résultats tels que les méthodes dites palliatives, et dont nous pourrions citer de nombreux accidents, sont vouées au discrédit le plus complet.

L'opération n'est pas indiquée dans tous les cas sans exception : ou bien le fibrome reste stationnaire, ou bien il augmente de volume et détermine des accidents variés.

Dans le premier cas, la femme doit être tenue en observation et examinée deux ou trois fois par an.

Dans le second cas, l'opération s'impose.

La constatation d'un fibrome pelvien prêt à franchir le détroit supérieur, chez une femme encore jeune, est une indication immédiate de l'hystérectomie vaginale.

Si la tumeur est trop volumineuse pour être enlevée par la voie sous-pubienne et s'il n'existe aucune complication, le cas peut être tenu en observation, et l'hystérectomie abdominale est pratiquée en temps opportun.

Notons que nous avons vu beaucoup de gros fibromes continuer à se développer après la ménopause et que, chez d'autres femmes atteintes de fibro-myômes, nous avons observé la continuation des métrorrhagies jusqu'à l'âge de 63 ou de 65 ans. Dans un cas, où nous avions fait le diagnostic de fibrome en voie de dégénérescence maligne, parce que les hémorrhagies, disparues à l'époque de la ménopause, s'étaient reproduites à l'âge de 60 ans, il s'agissait cependant d'un véritable fibro-myôme, non dégénéré.

Par contre, nous avons fréquemment observé à la coupe des utérus fibromateux que nous venions d'extirper, des points dégénérés, particulièrement au niveau du revêtement muqueux d'une des tumeurs intra-utérines.

Avant d'aborder l'état actuel de la question, nous allons passer en revue les principales étapes du traitement chirurgical des fibromyômes.

Historique. — I. Myomectomie vaginale avec conservation de l'utérus. (Amussat, 1840.) — Si nous exceptons l'ablation des petites tumeurs pédiculées et saillantes dans le vagin, l'extirpation des fibro-myômes de l'utérus n'est entrée dans le domaine de la chirurgie qu'avec Amussat en 1840.

Le mémoire d'Amussat est la première étude remarquable des fibromes interstitiels de l'utérus et de leur extirpation par le vagin.

Déjà entrevu par Velpeau et Chassaignac (1833), qui recommandaient l'ablation par tranches et l'évidement des polypes volumineux, le morcellement fut appliqué pour la première fois avec méthode à l'ablation des gros fibromes interstitiels par Amussat. Les deux premières tumeurs extirpées par Amussat pesaient 338 et 448 gr. Leur volume était celui d'un œuf d'autruche. Le manuel opératoire : incisions libératrices sur le col, bascule en avant, section médiane, résection et dévidement de la tumeur, qui était extraite en deux moitiés entr'ouvertes ; les précautions destinées à éviter l'ouverture de la séreuse, la blessure de l'artère utérine ou de la vessie, la perforation et l'inversion de l'utérus, telles sont les grandes lignes de l'opération d'Amussat.

Le traitement post-opératoire recommandé était : « l'irrigation vaginale continue *bien faite* ».

Les succès des premières opérations d'Amussat furent suivis de nombreux revers, et l'extirpation des fibromes intra-utérins par la voie vaginale tomba dans le discrédit.

Lisfranc, en 1843, ne préconisait guère que l'énucléation avec les doigts ou la spatule des petits polypes fibreux facilement accessibles.

L'ablation des gros polypes pédiculés à l'écraseur et au serre-nœud était fréquemment suivie d'une septicémie mortelle et les chirurgiens les plus hardis se contentaient de favoriser l'élimination spontanée de la tumeur par le vagin, en incisant la muqueuse et en débridant le fibrome de manière à en déterminer le sphacèle.

L'opération d'Amussat, abandonnée en France, fut introduite en Amérique par Atlee, en 1853, en Angleterre, par Baker Brown en 1862, en Allemagne par Langenbeck.

II. Ablation des fibromes pédiculés par la laparotomie. (Atlee, 1844.) — Les ovariotomistes avaient rencontré dès l'année 1825 (Lizars) de grosses tumeurs fibreuses de l'utérus, qui leur semblèrent inextirpables.

Atlee tenta avec succès, en 1844, l'ablation par la laparotomie d'un fibrome pédiculé. Quelques opérations analogues furent pratiquées vers cette époque, avec de nombreux insuccès.

III. Amputation supra-vaginale de l'utérus fibromateux. (Kimball, 1855 ; Kœberlé, 1863.) — L'amputation supra-vaginale de l'utérus fibromateux a été faite pour la première fois de propos délibéré par Kimball en 1855. Mais cette opération ne fut véritablement réglée dans sa technique que par Kœberlé en 1863.

Les détails de la première opération de Kœberlé, la précision du diagnostic, la perfection du manuel opératoire qu'il détermina avec le plus grand soin, ont fait du chirurgien français le véritable père de la méthode.

Kœberlé imagina la constriction du pédicule, qu'on liait auparavant avec des fils ordinaires, avec le serre-nœud et l'anse métallique; il supprima ainsi tout danger d'hémorrhagie.

Péan, qui tenta le premier à Paris, en 1869, l'hystérectomie abdominale (1), perfectionna le manuel opératoire en substituant au serre-nœud de Maisonneuve, le serre-nœud à tête mobile de Cintrat et en généralisant l'emploi des broches métalliques, qui fixaient le pédicule hors de la plaie et diminuaient ainsi les risques d'infection de la cavité péritonéale.

Le procédé d'hystérectomie abdominale supra-cervicale de Kœberlé et de Péan fut presque généralement adopté.

Les inconvénients du traitement extérieur du pédicule par la ligature métallique suscitèrent bientôt de nombreuses innovations.

Kleeberg préconisa en 1875 la ligature élastique temporaire, qui fut adoptée et systématisée par Martin, en 1878, pour l'énucléation par la laparotomie des fibro-myômes interstitiels (voir plus loin — myomectomie abdominale).

Schrœder exposa, en 1878, au Congrès de Cassel, sa méthode de réduction du pédicule après hémostase et suture du moignon cervical.

Hegar préconisa, en 1849, et vulgarisa l'emploi de la ligature élastique à demeure pour le traitement extérieur du pédicule. Czerny (1879), Kaltenbach (1881), Olshausen (1884) tentèrent avec succès la réduction du pédicule avec ligature élastique perdue.

Les modifications successives apportées par Wœlfler (1884), par von Hacker (1885) et par Sænger (1886), au traitement extérieur du pédicule, qui fut suturé et inclus dans la paroi (Wœlfler-von Hacker) ou bien exclu de la grande cavité péritonéale (Sænger) par la confection d'une collerette séreuse pariétale très étendue, enfin, par Zweifel (1888) et par Chroback (1891), qui perfectionnèrent la technique de la suture et de la réduction du pédicule; telles sont les principales étapes de cette période de tâtonnement.

IV. Castration tubo-ovarienne par la laparotomie. (Trenholm-Hegar, 1876.) — Les résultats obtenus depuis 1872 de l'ablation des annexes de l'utérus, imaginée presque simultanément par Hegar et Battey pour dé-

(1) Certains auteurs ont interprété d'une manière inexacte la première opération de Péan, faite le 22 septembre 1869, en la classant parmi les hystérectomies totales (Pozzi, p. 349, 350 et note), tandis qu'il s'agissait d'une hystérectomie supra-cervicale avec traitement extérieur du pédicule.

terminer dans les cas de dysménorrhée une ménopause anticipée, furent appliqués en 1876 par Trenholm et Hegar au traitement des fibro-myômes hémorrhagiques. La chirurgie des fibro-myômes entrait dans une période nouvelle. Il ne s'agissait plus de pratiquer l'extirpation, alors si justement redoutée, de l'utérus; l'ablation bliatérale des annexes devait amener à la fois la cessation des hémorrhagies et la régression de la tumeur.

Lawson Tait démontra qu'il était indispensable d'enlever à la fois les ovaires et les trompes. Ces interventions sur les annexes de l'utérus conduisirent les chirurgiens à la découverte, l'une des plus fécondes en gynécologie, des affections inflammatoires encore très imparfaitement connues des ovaires et des trompes, mais fut loin de réaliser, pour le traitement des fibromes utérins, les espérances de Hegar et de Lawson Tait.

Un des phénomènes les plus curieux après l'ablation bilatérale des annexes était l'apparition des règles dans les 72 heures qui suivaient l'opération; le plus souvent l'écoulement sanguin se produisait le lendemain, dans les cas même où les règles normales venaient de finir. Cette hémorrhagie, qui ne différait pas de l'écoulement cataménial normal, était fréquemment la dernière. Quelques malades présentaient les mois suivants un léger écoulement sanguin par la vulve, parfois une hémorrhagie rectale. Chez d'autres, les hémorrhagies dues au fibro-myôme ne cessaient pas et redoublaient d'intensité.

L'opération, loin d'être toujours bénigne, exposait, en outre, à bien des mécomptes et dans bien des cas l'abord difficile des annexes, les adhérences pelviennes, l'effacement des ailerons des ligaments larges, la dissémination des vaisseaux à la surface de certains fibromes, et l'hémorrhagie incoercible qui résultait de la déchirure des gros sinus veineux sous-péritonéaux, les phlébites post-opératoires, assombrirent les statistiques.

On signala bientôt de tous côtés chez des femmes qui avaient tiré de l'opération un bénéfice immédiat, le retour des hémorrhagies et l'accroissement de la tumeur.

Ces symptômes devinrent assez inquiétants dans un certain nombre de cas pour exiger secondairement l'hystérectomie, et l'opération de Hegar, après avoir joui d'une faveur incroyable, tomba rapidement dans le discrédit.

V. Myomectomie abdominale avec conservation de l'utérus. (Martin, 1878.) — Martin préconisait encore, en 1890, l'énucléation abdominale des fibro-myômes, qu'il avait pratiquée un grand nombre de fois depuis sa communication au Congrès de Cassel, en 1878. Martin ne redoutait pas l'ouverture de la cavité utérine. Dès que le fibrome était énucléé, il fermait la plaie utérine par une suture au catgut. Il n'extirpait les annexes que s'il existait dans l'épaisseur du tissu utérin d'autres fibromes d'un abord difficile. L'énucléation des gros fibro myômes sous-muqueux avec suture de l'utérus était très analogue à l'opération césarienne, qui fut réhabilitée par Sænger.

VI. Hystérectomie vaginale. (Kottmann, 1881 ; Péan, 1882.) — L'hystérectomie vaginale, préconisée dans le cas de cancer, en 1879, par Czerny, qui fut le véritable rénovateur de l'opération de Récamier, fut appliquée au traitement des fibro-myômes utérins par Kottmann en 1881, puis en 1882, par Péan, qui eut le grand mérite de vulgariser la nouvelle opération.

Le procédé d'hystérectomie vaginale de Péan était caractérisé par la substitution, dans l'opération de Czerny et de Martin, de la forcipressure préventive à la ligature préventive en étages des ligaments larges.

Czerny et Martin liaient les ligaments larges de bas en haut ; Péan plaçait des pinces à demeure et leur substituait des ligatures à la fin de l'opération. Il suturait ensuite le péritoine avec des fils métalliques et une aiguille chasse-fil.

VII. Réhabilitation du morcellement vaginal d'Amussat, par Péan (1884-1886). — Péan ne tenta le morcellement vaginal des fibromes interstitiels qu'en 1884, deux ans après sa première ablation totale par le vagin de l'utérus fibromateux (1882). Il employa d'abord pour cette opération le « forceps-scie ».

C'est en 1886 qu'il détermina sa méthode de morcellement telle qu'elle se trouve décrite dans la *Gazette des hôpitaux* (1885, p. 66 et 250) et dans la thèse de Secheyron (1888).

A cette époque, Péan évitait autant que possible l'ouverture du péritoine.

La méthode de morcellement de Péan était l'évidement central conoïde de la tumeur, pratiqué après section bilatérale du col et, s'il y avait lieu, du corps de l'utérus ; il se servait, pour évider la tumeur, d'un long bistouri courbe.

Parfois, Péan n'hésitait pas à aborder franchement le péritoine et nous avons relevé dans ses publications un certain nombre de cas remarquables de myomectomies intra-péritonéales, après incision du cul-de sac de Douglas ou du cul-de-sac vésico-utérin.

VIII. Application par Péan du morcellement a l'ablation vaginale de l'utérus fibromateux (1886-1889). — Péan appliqua méthodiquement, vers 1886, sa méthode de morcellement à l'ablation totale de l'utérus fibromateux par le vagin. Il préférait toutefois l'énucléation simple du fibro-myôme et n'enlevait guère l'utérus que dans les cas où les dégâts survenus au cours de l'opération rendaient sa conservation dangereuse.

Ce n'est qu'à partir de 1889 que Péan inclina franchement vers l'ablation totale de l'utérus par le vagin. Son procédé d'hystérectomie vaginale par morcellement (Secheyron, 1889. — *Gaz. hôpit.*, 1891) était caractérisé par l'hémisection bilatérale et la résection progressive en deux valves du col et du corps de l'utérus, après forcipressure préventive en étages des ligaments larges. A la fin de l'opération, Péan remplaçait les pinces par des ligatures et suturait le péritoine.

Péan ne systématisa la forcipressure définitive des ligaments larges qu'à partir du 21 juillet 1886, après une communication faite le 3 juillet à l'Académie de médecine par Richelot, qui, le premier, proposa comme méthode de choix la forcipressure à demeure pendant 48 heures.

Péan pratiquait seul à cette époque, méthodiquement et en série, l'hystérectomie vaginale, pour les fibromes d'un certain volume.

La méthode de Péan présentait alors un grand avantage sur l'hystérectomie abdominale : elle supprimait le véritable écueil de l'hystérectomie abdominale « le pédicule », point de départ de presque toutes les complications observées après l'amputation supra-vaginale.

Le véritable traitement du pédicule était découvert : il fallait supprimer le moignon cervical, source de tant d'accidents et extirper l'utérus en totalité, corps et col.

Péan, après avoir incisé circulairement le vagin et placé des pinces sur les artères utérines, incisait le col latéralement et réséquait les deux valves, antérieure et postérieure, avant d'aborder la masse de la tumeur : cette méthode devait le conduire à une nouvelle opération, applicable aux utérus fibromateux très volumineux : *l'hystérectomie abdomino-vaginale*.

IX. Hystérectomie abdomino-vaginale de Péan (1886). — Péan, en 1886, conçut le projet de combiner à l'hystérectomie supra-cervicale l'ablation vaginale du pédicule, auquel étaient dues la plupart des complications post-opératoires.

Opérant un gros fibrome justiciable de la laparotomie, il fit l'amputation supra-cervicale de l'utérus par sa méthode ordinaire, réduisit le pédicule après l'avoir enserré dans une anse métallique, et referma le ventre. Il extirpa ensuite le pédicule cervical par le vagin.

Cette nouvelle opération n'était applicable qu'à un petit nombre de cas et faisait courir aux opérées les risques des deux opérations.

La tentative de Péan ne mérite d'être mentionnée qu'à titre historique et comme un acheminement vers l'ablation totale de l'utérus par la voie sus-pubienne, qui devait être réhabilitée, dans les cas de fibromyômes, par Martin, en 1889.

X. Hystérectomie abdominale totale avec ligature en étages des ligaments larges (Martin, 1889). — L'opération de Martin, telle que nous l'avons vue pratiquer à Bruxelles, en 1892, puis à Berlin, en 1895, est l'hystérectomie abdominale avec ligature préventive en étages, de haut en bas, des deux ligaments larges.

Les ligatures étaient faites à l'aide d'une forte aiguille courbe. Dès que l'utérus avait été isolé jusqu'au niveau du col, ou bien ce dernier était extirpé partiellement par évidement, ou bien le cul-de-sac postérieur était incisé, et le museau de tanche était détaché de la vessie et du vagin.

La tumeur se trouvait alors complètement extirpée avec le col utérin. — La muqueuse de l'orifice vaginal était suturée au péritoine sur tout son pourtour et les ligatures des ligaments larges et de l'artère utérine étaient attirées à l'aide d'une longue pince dans le vagin.

Cette méthode d'hystérectomie, qui n'était autre que l'application au traitement des fibro-myômes de l'opération recommandée par Freund en 1878 dans le cas de cancer, donna des résultats satisfaisants.

Elle présentait toutefois un grand inconvénient; la ligature en étages des ligaments larges en dehors de l'utérus fibromateux déterminait dans bien des cas une perte de substance très étendue du revêtement séreux de la cavité pelvienne et l'orifice vaginal, béant entre la vessie et le cul-de-sac de Douglas, ne pouvait être refermé que par l'adhérence des anses intestinales au niveau des surfaces cruentées, mises à nu par le retrait du péritoine.

Tel était l'état de la question à l'ouverture de la première session du Congrès international de Gynécologie à Bruxelles le 16 septembre 1892.

XI. Hystérectomie vaginale par hémisection antérieure de l'utérus sans hémostase préventive. Hystérotomie par hémisection médiane anté-

RIEURE SIMPLE OU EN V AVEC CONSERVATION DE L'UTÉRUS (DOYEN, 1887). — C'est au Congrès de Bruxelles que j'ai décrit pour la première fois en détail avec dessins à l'appui, mes procédés d'hystérectomie abdominale et vaginale et d'hystérotomie.

Mes procédés d'hystérectomie, tels que je les ai décrits au congrès en 1892, n'ont subi, depuis cette époque, que des modifications de détail : *pour l'hystérectomie vaginale, suppression des pinces à demeure et ligature en masse après écrasement des ligaments larges; pour l'hystérectomie abdominale, opération dans la position de Trendelenburg, suppression des pinces à demeure et ligature isolée des artères utérines et des pédicules annexiels.*

L'histoire de ces deux opérations, qui ont remplacé, petit à petit, depuis 1892, les autres méthodes, me semble devoir être résumée en quelques lignes : ma première *hystérectomie vaginale* pour fibro-myôme date du 17 mai 1887. L'utérus, enclavé dans la cavité pelvienne, était farci de fibromes interstitiels, et mesurait 19 centimètres sur 13; il pesait 1,800 grammes. C'était ma 3e hystérectomie vaginale.

J'avais imaginé, en février 1887, mes pinces à mors élastiques, qui avaient été appliquées avec succès le 19 mars suivant dans un cas de cancer du col.

Le fibrome que je me proposais d'enlever par le vagin était d'un abord difficile; j'ai d'abord pratiqué la section antéro-postérieure du col. Je savais que Péan le sectionnait transversalement; cette pratique me semblait étrange et peu rationnelle. Pourquoi porter l'instrument vers le point où aboutissent les principaux rameaux de l'artère utérine, et m'astreindre, sous peine d'une hémorrhagie redoutable, à appliquer préventivement sur le bord inférieur de chaque ligament large une longue pince hémostatique.

La facilité avec laquelle j'ai extirpé deux utérus cancéreux sans pincement préventif me portait à négliger jusqu'à l'extraction de l'organe toute pratique d'hémostase. Il serait bien temps, si quelque artère venait à donner pendant l'opération, de la pincer ou de la lier.

Le manuel opératoire fut le suivant : après avoir entièrement sectionné le col d'avant en arrière, la masse fibromateuse, mise en évidence au-dessous de l'écarteur antérieur, fut directement attaquée. J'extirpai avec des pinces à griffes et de forts ciseaux courbes 3 fragments losangiques du corps de l'utérus, puis j'énucléai, en l'incisant (1) profondément et en pratiquant des tractions sur une des moitiés, un

(1) Cong. de Gynéc. Bruxelles. (*Comptes rendus*, p. 449, fig. 41.)

gros fibrome interstitiel. Le péritoine ouvert, et deux pinces placées sur les lèvres de la section antérieure du corps de l'utérus, je m'aperçus, en introduisant l'index droit en arrière du pubis, que je pouvais abaisser la tumeur et que l'incision antérieure, prolongée en V vers le fond de l'organe, permettait de l'attirer au dehors en l'entr'ouvrant et en accentuant cette inversion à mesure que de nouvelles masses fibromateuses, mises en évidence au-dessous de l'écarteur, venaient s'offrir à l'instrument tranchant.

L'utérus, enlevé en totalité, mesurait 19 centimètres sur 13, et pesait, avec les 4 fragments primitivement détachés, 1,800 grammes.

Le procédé de l'hémisection antérieure en V avait été ainsi déterminé tout naturellement, dès ma première opération ; j'avais opéré méthodiquement, en réduisant le morcellement au strict nécessaire et en ne pratiquant aucune hémostase préventive ; la malade n'avait pas perdu de sang. Une pince élastique fut placée de haut en bas sur chaque ligament large et l'utérus fut entièrement détaché. La malade guérit.

C'est vers la même époque, qu'ayant à extirper chez une femme très anémiée un fibrome interstitiel volumineux et unique, je pratiquai pour la première fois, *l'hystérotomie* vaginale par incision médiane de la lèvre antérieure du col. Ce fibro-myôme, un des plus gros que l'on puisse extraire par le vagin, pesait 2,200 grammes sans l'utérus. Cette opération fut suivie de guérison.

Le 3 décembre de la même année, fidèle à ce principe, que la voie la plus directe ne pouvait qu'être la meilleure, j'extirpai de propos délibéré par le vagin, après avoir longuement discuté avec les Docteurs Seuvre et Decés le pour et le contre, un gros utérus surmonté de deux poches annexielles suppurées. La malade, obèse et ballonnée, présentait une température de 40°. La guérison survint sans encombre.

Dans le mois d'avril 1888, j'extirpai par le vagin un utérus fibromateux presque aussi volumineux que celui du 17 mai 1887, mais compliqué de nombreuses adhérences pelviennes. La malade, très affaiblie, avait souffert de plusieurs attaques de pelvi-péritonite, et était atteinte tous les mois, au moment des règles, d'une broncho-pneumonie grave. J'ai dû intervenir dans l'intervalle de ces accidents : l'opération fut suivie de succès.

Au moment du Congrès de Bruxelles, j'avais pratiqué, par ma méthode d'hémisection antérieure simple ou en V, 28 hystérectomies vaginales pour fibromes, avec un seul insuccès, et 21 énucléations de grosses tumeurs interstitielles, dont un seul cas, un fibrome sphacélé, opéré en pleine septicémie, avait été suivi de mort.

XII. Hystérectomie abdominale totale par décortication sous-séreuse du segment inférieur de l'utérus. (Doyen, 1891.) — Le procédé d'*hystérectomie abdominale totale* que j'ai présenté au même Congrès était de date plus récente. Je l'avais déterminé en septembre 1891, après plusieurs échecs de l'hystérectomie supra-cervicale.

L'observation minutieuse des conditions du succès après l'ablation des grosses tumeurs solides rétro-péritonéales et ligamentaires, dont je pratiquais depuis 1888 l'extirpation par la décortication sous-péritonéale rapide, sans hémostase préventive, en ne liant les quelques vaisseaux afférents de la capsule et du pédicule qu'après l'ablation de la tumeur, me conduisirent à extirper l'utérus fibromateux par une méthode analogue.

Traiter le segment inférieur de l'utérus comme une tumeur ligamentaire, extirper rapidement tout l'organe en réduisant l'hémostase au strict nécessaire : tel était le plan de ma première opération.

Un fil élastique et de nombreuses pinces hémostatiques furent préparés par mesure de précaution :

La tumeur, attirée hors du ventre et rabattue sur le pubis, le péritoine fut incisé de l'équateur de la tumeur au cul-de-sac de Douglas, de manière à ouvrir, sur une pince introduite par la vulve, le cul-de-sac vaginal postérieur. Le péritoine fut alors incisé sur tout le pourtour de de la tumeur, et le ligament large du côté gauche détaché de l'utérus, saisi entre les doigts de l'assistant, puis pincé et lié au-dessous des annexes ; je poursuivis alors le décollement vers la droite, et tout l'utérus, renversé vers moi, se libéra, corps et col, après section de ses attaches ligamentaires inférieures avec de forts ciseaux. Le bord supérieur du ligament droit qui, seul, retenait encore la tumeur, fut enfin détaché et lié au-dessous de l'ovaire. L'hémostase était ainsi réduite aux seuls vaisseaux qui venaient à donner du sang : les utérines, les utéro-ovariennes, parfois les vaginales.

L'utérus extirpé, les ligatures des pédicules annexiels furent attirées dans le vagin, et à leur suite toute la collerette péritonéale, sur laquelle deux pinces à demeure furent placées à la vulve ; puis le péritoine pelvien fut suturé en surjet.

Ce procédé variait quelque peu avec la topographie de la tumeur. Le plus souvent, je ne liais rien avant l'ablation de l'utérus. Le 1er pédicule annexiel était saisi entre les doigts de mon assistant, une compresse était entassée dans le bassin si l'utérine venait à donner du sang et je pinçais de la main gauche le ligament droit au moment où je détachais l'utérus de ses dernières attaches. Si le cul-de-sac postérieur ne pouvait être ouvert d'emblée, je perforais avec la pince un des culs-de-sac latéraux du vagin, la gauche de préférence, et le col n'était libéré que pendant le renversement de la tumeur vers moi, pour l'isolement du second ligament.

L'hémostase assurée, le péritoine pelvien était refermé, au-dessus des pinces et des ligatures, par un surjet, ou, s'il était très lâche, par une suture en cordon de bourse.

Ce procédé présentait comme points d'originalité :

1° L'absence de toute hémostase préventive, les vaisseaux n'étant pincés et liés que s'ils venaient à saigner, comme on le pratique dans une amputation du sein, par exemple.

2° La décortication sous-péritonéale du segment inférieur de l'utérus, qui assurait la fermeture aisée de la cavité pelvienne.

Extirper l'utérus, corps et col, en quelques instants, de manière à réduire l'hémostase à la ligature des grosses artères, les utérines et les utéro-ovariennes ; ménager assez de péritoine, trop de péritoine même pour clore l'orifice vaginal, tel était le secret de la supériorité de la nouvelle méthode sur tous les procédés antérieurs.

Mon procédé d'hystérectomie abdominale était, en outre une méthode générale applicable à tous les cas.

J'ai signalé à Bruxelles, en 1892, les avantages qu'on en retirait dans les cas difficiles, dans ceux particulièrement où la tumeur, par suite de ses adhérences nombreuses et de son développement intraligamentaire, ne peut se prêter à l'application, pour l'hémostase préventive, de la ligature élastique provisoire.

J'ai signalé, en même temps, une nouvelle indication de l'hystérectomie abdominale : la castration totale par la laparotomie dans les cas compliqués de suppuration pelvienne inopérables par le vagin et où l'ablation de l'utérus est indiquée avec l'ablation des annexes (1).

Mes procédés d'hystérectomie totale, abdominale et vaginale, ont été reconnus à Bruxelles comme des procédés nouveaux et sans analogie avec les méthodes antérieures.

---

(1) En 1893, j'ai appliqué le même procédé à l'ablation totale par la laparotomie des annexes et de l'utérus tuberculeux (cette malade se trouve actuellement en parfaite santé, 1899), puis de l'utérus cancéreux.

La suppression de toute hémostase préventive, que je présentais comme le meilleur moyen de perdre peu ou point de sang, fut vivement discutée.

Les collègues qui vinrent à Reims suivre mes séances opératoires se rendirent à l'évidence : j'extirpais alors par le vagin, en 6 à 8 minutes, un utérus fibromateux du volume du poing et, en 20 ou 30 minutes, une tumeur du poids de 1,500 à 1,800 gr.

Ma technique fut reconnue différente de celle de Péan : hémisection médiane antérieure simple, puis en V, et dévidement à la vulve de l'utérus inversé après énucléation des fibromes interstitiels qui s'opposaient à sa descente, conservation du col jusqu'à la fin de l'opération, hémostase des ligaments larges avec une seule pince de chaque côté, additionnée d'une pince de renfort, telles étaient les grandes lignes de l'opération. Mes opérées souffraient peu et n'étaient exposées à aucune des complications si fréquentes de l'hystérectomie par la méthode de Péan : fistules vésicales, pincement de l'uretère ou de l'intestin, sphacèle du vagin, adhérences pelviennes ; elles étaient sur pied en quinze à vingt jours et aucune d'elles ne revenait ultérieurement se plaindre de ces douleurs pelviennes post-opératoires si fréquentes après les opérations incomplètes, et dues à l'étranglement dans la cicatrice vagino-péritonéale de fragments des cornes utérines, des trompes et des ovaires.

Mon procédé d'hystérectomie abdominale se différenciait nettement, à son tour, par l'absence d'hémostase préventive, de toutes les méthodes antérieures, où la préoccupation principale du chirurgien était la crainte du sang ; et l'on m'écrivait : « je désire voir comment, en ne faisant pas d'hémostase préventive, vous pouvez éviter l'hémorrhagie. »

Le principe de ma technique était cependant très simple et se trouvait basé sur la seule étude anatomique de la vascularisation des tumeurs pelviennes. Les gros néoplasmes rétro-péritonéaux ne reçoivent le sang que d'un petit nombre d'artérioles peu volumineuses ; s'agit-il d'un utérus fibromateux, d'une tumeur du rein ou du corps thyroïde, le nombre et la topographie des artères sont bien connus : leur calibre seul est sujet à quelques variations de peu d'importance.

Les sinus veineux de ces tumeurs peuvent, au contraire, acquérir un développement considérable. Ces veines énormes sont comme sculptées à la surface et dans l'épaisseur du néoplasme, et leur moindre blessure est suivie d'une hémorrhagie considérable ; le sang s'écoule en nappe, sans jet, sans pression, mais il s'écoule en masse, comme on l'observe dans le cas de blessure d'un des gros sinus veineux de la dure-mère. La ligature élastique elle-même ne met pas à l'abri d'une perte de sang assez considérable : pratiquez la ligature élastique du pédicule d'un gros fibrome utérin, la tumeur se gorge, avant que les utérines soient suffisamment comprimées, d'une grande quantité de sang, et lorsqu'on pratique la section du pédicule, le champ opératoire est inondé de 400 à 600 grammes de sang noirâtre, provenant exclusivement de la tumeur. Faites, au contraire, la décortication sous-péritonéale rapide, en renversant la tumeur au-dessus du pubis, cette traction arrête, en les étirant, le cours du sang dans les artères, et fait refluer vers les veines iliaques tout le liquide sanguin contenu dans le néoplasme.

Il résulte de ce fait qu'en enlevant l'utérus fibromateux par décortication sous-séreuse rapide du segment inférieur, le sang veineux de la tumeur rentre dans la circulation générale avant que l'utérus soit détaché, et l'on n'a à lier que les artères afférentes : les utérines et les utéro-ovariennes.

Si la section a empiété, quelque peu, de chaque côté, sur les bords de l'utérus, l'arcade artérielle et le tronc de l'utérine sont respectés et l'hémostase se trouve assurée, comme nous le pratiquons pour l'hystérectomie vaginale, par deux ligatures seulement. Si le tronc de l'utérine est blessé, on y place une pince, comme on le ferait sur la mammaire externe dans l'amputation du sein, et l'opération continue.

S'agit-il non plus d'un fibrome facile à pédiculiser, mais d'une tumeur ligamentaire et rétro-péritonéale, la ligature élastique est impossible : ces tumeurs, si justement redoutées, étaient autrefois attaquées par la méthode du morcellement. Si nous jugeons la technique de Péan par ses propres opérations, nous constatons que la perte du sang était considérable en dépit de toutes les pinces et de toutes les ligatures, que vous ne pouvez porter profondément sans risquer de lier les uretères et de blesser la veine iliaque. Tout ce sang provenait des sinus veineux du néoplasme. De ces grosses veines s'écoulait non seulement le sang venu des artères afférentes de la tumeur, mais le sang veineux de la circnlation générale, qui refluait de proche en proche par les larges anastomoses intra-pelviennes ; et la malade, en dépit de toutes ces pinces, petites et grandes, droites et courbes, en dépit de tous les clamps, de tous les fils élastiques et des cautères qu'on plongeait parfois, à bout de ressources, dans la masse de la tumeur, saignait et saignait toujours.

Refoulez au contraire rapidement à la base de la tumeur le péritoine, qui vient d'être incisé, et détachez le néoplasme par traction et par rotation de sa loge celluleuse : les grosses veines de la capsule s'affaissent immédiatement. Vous bourrez la loge vide de grandes compresses; un vaisseau artériel ou veineux donne-t-il d'une manière appréciable, il est aussitôt pincé. La compression suffit le plus souvent pour l'hémostase temporaire ; les vaisseaux sont liés après l'ablation de la tumeur, comme après une amputation, et le ventre n'est refermé qu'après que l'hémostase est reconnue parfaite. C'est par le même procédé d'énucléation rapide que nous enlevons en quelques minutes les tumeurs du rein et du corps thyroïde.

L'hémostase est réduite au strict nécessaire. Les tumeurs érectiles sont elles-mêmes justiciables de la même technique : véritables éponges gorgées de sang et formées d'un tissu fibroïde peu rétractile, leur blessure donne lieu à une hémorrhagie considérable. Respectez au contraire la masse caverneuse, détachez-la rapidement avec l'instrument tranchant à quelques millimètres de ses limites extrêmes et vous n'aurez à lier que de minuscules artères.

Les nouveaux procédés d'hystérectomie que je présentais à Bruxelles n'étaient ainsi que l'application d'une technique générale nouvelle, basée sur l'étude anatomique précise de la vascularisation des tumeurs.

Opérez vite et bien, supprimez de votre technique toute manœuvre, tout instrument inutile, limitez l'hémostase à ce qui est indispensable ; évitez de contusionner, d'écraser inutilement les tissus qui doivent servir à la réparation ; enlevez rapidement la tumeur, et mettez tout le temps nécessaire à refermer la plaie, telles sont les règles primordiales de la technique opératoire générale.

J'ai apporté, depuis 1892, au manuel opératoire de l'hystérectomie abdominale et vaginale pour fibro-myômes quelques modifications de détail.

Nous allons les passer en revue et nous déterminerons quelle est, à ce jour, la meilleure technique.

Nous verrons que l'hystérectomie vaginale peut être pratiquée presque sans danger et qu'elle convient à des cas bien déterminés, ceux, pour m'exprimer succinctement, où elle est plus simple que l'hystérectomie abdominale. L'hystérectomie abdominale totale, telle que je l'exécute depuis 1894, époque à laquelle j'ai adopté la position de Trendelenburg, est devenue elle-même aussi bénigne que l'ovariotomie.

Nous aurons à juger enfin quelles sont les indications des opérations partielles, c'est-à-dire de la myomectomie vaginale ou abdominale et de la castration tubo-ovarienne par la laparotomie, qui est une opération d'exception.

L'hystérectomie vaginale et l'hystérectomie abdominale, telles que je les pratique aujourd'hui, sont demeurées, dans leurs grandes lignes, telles que je les avais réglées en 1887 et 1891.

Pour *l'hystérectomie vaginale*, l'extirpation de l'utérus sans hémostase préventive, par hémisection antérieure simple ou en V et le morcellement losangique, avec énucléation des fibromes interstitiels, puis, l'extraction du fond de l'utérus entr'ouvert; pour *l'hystérectomie abdominale*, la décortication sous-séreuse du segment inférieur de l'utérus sans ligature élastique et sans forcipressure préventive, et la réduction de l'hémostase au strict nécessaire : tels sont les points cardinaux de ces opérations.

Mon instrumentation a été perfectionnée : la construction de mes tubes tranchants et de mes pinces-gouge, puis de mes deux tubes d'érigne héliçoïde, disposée de manière à permettre la réalisation de l'effet maximum pour le moindre effort, ont simplifié beaucoup la technique de l'extirpation par le vagin des gros utérus fibromateux.

Pour l'hystérectomie abdominale, j'ai construit également plusieurs instruments nouveaux : une érigne à glissière pour la préhension du col, un porte-aiguille à plateau excentré et des aiguilles à manche à petite courbure, pour la suture du péritoine pelvien; et un large écarteur sus-pubien à fixation inter-fémorale, qui est mis en place aussitôt après l'extirpation de l'utérus. Enfin, pour l'une et l'autre opération, ma pince à pression progressive, qui, depuis deux ans et demi, me sert à pratiquer l'écrasement extemporané des pédicules volumineux.

Doit-on, dans l'hystérectomie, tenter l'hémostase par l'écrasement seul, sans employer la ligature ?

J'ai tenté d'obtenir avec une pince à double levier, par la constriction temporaire avec cet instrument, l'hémostase définitive : les ligaments utérins, le cordon spermatique, serrés au maximum pendant 3 ou 4 minutes, sont réduits à une mince lamelle de tissu cellulo-fibreux, presque desséchée, et peuvent être sectionnés sans donner de sang. Plusieurs fois cependant, il m'est arrivé dans l'hystérectomie vaginale de voir l'artère utérine, momentanément obturée, saigner au moment de la toilette du champ opératoire. Le frottement des compresses avait désagrégé la lamelle fibroïde compacte produite par l'action de l'écraseur, et l'artère saignait aussi fort qu'après une section nette. Comme j'avais l'habitude de lier, après l'avoir écrasé, pour l'empêcher de remonter dans la cavité abdominale, le bord supérieur des ligaments larges il m'a paru plus sûr de lier aussi l'utérine ; puis j'ai simplifié la technique et, depuis quelques mois, j'étreins à la fin de l'opération, comme on le verra plus loin, tout le ligament large par une ligature en masse.

Deux raisons me portent donc à proscrire l'hémostase par l'action prolongée de l'écraseur, sans ligature :

1. Les inconvénients de la rétraction dans la cavité pelvienne de la plaie ligamentaire, que mes ligatures fixent, au contraire, au fond du vagin ;

2. Les risques possibles d'une hémorrhagie secondaire, qui, ne l'observerait-on qu'une fois sur 50 cas, est évitée à coup sûr par l'emploi de la ligature.

L'hémostase définitive par l'application momentanée de l'écraseur présente à mes yeux un autre inconvénient ; il faut, pour être certain de l'hémostase, laisser l'écraseur serré à fond pendant trois à quatre minutes ; deux applications sur l'étage inférieur des ligaments larges au début de l'opération et deux nouvelles applications sur l'étage supérieur durent ainsi seize minutes environ. Si l'on ajoute la durée de l'opération proprement dite, le tout ne peut être terminé, dans les cas les plus simples, qu'en vingt ou trente minutes. C'est une perte de temps bien inutile, pour obtenir moins de sécurité.

Je termine les mêmes opérations, en combinant l'écrasement et la ligature en cinq à six minutes.

Indications opératoires. — Ce principe adopté, que le traitement curatif des fibro-myômes doit être exclusivement chirurgical, l'opération doit-elle être faite dans tous les cas de fibro-myômes ?

Assurément non, car certaines tumeurs n'évoluent pas, et il est fréquent de rencontrer, au cours de laparotomies pour kystes de l'ovaire, de petits utérus fibromateux qui n'ont jamais donné lieu à aucun accident.

L'opération doit être proposée toutes les fois que la tumeur détermine l'apparition de symptômes alarmants, et particulièrement chez les femmes encore jeunes, où son accroissement est plus rapide.

Nous avons vu que la dégénérescence maligne des fibro-myômes était assez fréquente et devait entrer en ligne de compte parmi les indications de l'opération. L'anémie extrême et l'albuminurie, loin d'être, comme on l'a cru longtemps, des contre-indications formelles, doivent être comptées au nombre des indications les plus pressantes de l'intervention chirurgale. Les opérations faites d'urgence en pleine hémorrhagie réussissent parfaitement, surtout depuis que l'anémie post-hémorrhagique peut être activement combattue par les injections de sérum artificiel.

L'intervention décidée, quel sera le manuel opératoire ?

Deux voies sont à la disposition du chirurgien : la *voie vaginale* et la *voie sus-pubienne*. Nous déterminerons les indications de chacune d'elles.

La *voie vaginale* doit être réservée aux cas où elle est plus directe et plus sûre que la laparotomie.

Aussi ne pouvons-nous accepter le jugement défavorable des partisans exclusifs de la méthode sus-pubienne, auxquels il manque avant tout, pour juger le différent, l'expérience des deux opérations.

L'hystérectomie vaginale est aujourd'hui à la portée de tous les chirurgiens, dans les cas simples tout au moins, et si le désaccord peut persister au sujet des tumeurs fibreuses qui dépassent le pubis, il ne saurait y avoir aucun doute pour les petits utérus fibromateux, particulièrement chez les femmes qui ont eu plusieurs enfants.

L'hystérectomie vaginale, faite par mon procédé, avec ses derniers perfectionnements, dure entre mes mains de cinq à six minutes ; entre les mains d'un opérateur moins exercé, de douze à quinze minutes. Les résultats sont excellents.

Mais il n'en est pas de même pour les fibromes qui dépassent le pubis ; le succès de l'hystérectomie vaginale dépend en pareil cas de l'expérience du chirurgien. La largeur ou l'étroitesse du vagin, le peu de mobilité de l'utérus, la forme de la tumeur, et particulièrement la présence des fibromes sous-péritonéaux susceptibles d'être retenus au détroit supérieur pendant les manœuvres d'extraction de l'utérus, le degré d'adiposité des parois abdominales, doivent entrer en ligne de compte.

En principe, tout utérus fibromateux ne dépassant le pubis que de deux ou trois travers de doigt peut être enlevé par le vagin.

L'enclavement de la tumeur dans la cavité pelvienne n'est pas une contre-indication, lorsqu'il n'existe pas de petites tumeurs latérales haut situées et susceptibles de s'opposer à la descente de la masse principale.

Les adhérences anciennes consécutives à des poussées de pelvi-péritonite, la présence de tumeurs annexielles volumineuses, hémo- ou pyosalpinx, sont parmi les indications de la *laparotomie*. Toutes les fois que le diagnostic est incertain, lorsque la tumeur paraît adhérente et que l'opération vaginale ne peut être faite à coup sûr, il est préférable de pratiquer la laparotomie.

Dans les cas où la tumeur dépasse le pubis, je fais préparer les instruments nécessaires pour les deux opérations. Je juge sous le chloroforme si la tumeur peut ou ne peut pas être facilement enlevée par le vagin.

La mobilité de l'utérus fibromateux, la manière dont le rendent accessible les tractions sur le col, la souplesse du canal vaginal sont alors facilement appréciables.

Existe-t-il quelque doute, je pratique la laparotomie.

Le chirurgien, comme je l'ai exposé en 1895, à la 24e réunion annuelle de la Société allemande de chirurgie, doit dans les cas difficiles n'envisager que l'intérêt de la malade.

Il choisira donc la voie qui lui paraîtra comporter entre ses mains le plus de chances de succès.

Une indication spéciale peut toutefois résulter d'une condition tout à fait étrangère à l'affection elle-même : l'obésité de la malade. Il est démontré que, dans le cas d'un fibrome de moyen volume, atteignant par exemple le voisinage de l'ombilic, l'hystérectomie vaginale est beaucoup moins laborieuse et par là même moins grave, si les parois abdominales sont surchargées de graisse, que l'hystérectomie abdominale. Cette dernière opération s'est, d'autre part, tellement améliorée dans ces dernières années que j'opère aujourd'hui, très souvent, par cette voie des tumeurs sous-ombilicales que j'extirpais autrefois par le vagin.

Je n'hésitais pas, il y a cinq ou six ans, à entreprendre des hystérectomies vaginales qui pouvaient durer de quarante à cinquante minutes. Les opérations analogues de Péan duraient deux, trois et même quatre heures.

Actuellement, je n'entreprends plus l'hystérectomie vaginale, à moins d'indications exceptionnelles, quand elle me semble devoir durer plus de quinze à vingt minutes.

L'utérus fibromateux le plus volumineux que j'aie extirpé par le vagin dans ces dernières années sera présenté au Congrès. C'était un utérus farci de fibromes de moyen volume. Il a fallu extirper 30 de ces tumeurs avant d'atteindre et de renverser en avant le fond de l'utérus, dont la masse était encore énorme. L'opération a duré vingt-huit minutes.

L'hystérectomie abdominale par mon procédé dure, dans les cas faciles, jusqu'au pansement, vingt minutes environ, et, dans les cas difficiles, trente, quarante et très rarement cinquante minutes, lorsque par exemple, il est nécessaire de réparer de vastes déchirures péritonéales ou mésentériques, ou bien de suturer une anse intestinale perforée ou adhérente.

Je vais donner la description de ces opérations telles que je les pratique aujourd'hui, avec les modifications de technique applicables aux cas particuliers.

Il m'a semblé superflu de passer en revue toutes les étapes où je me suis momentanément attardé, avant de déterminer ma technique actuelle.

Je dois signaler cependant combien il a été curieux pour moi de constater que presque tous les collègues qui ont voulu édifier sur mes procédés d'hystérectomie vaginale et abdominale, depuis l'hémisection totale jusqu'à la suppression des pinces à demeure et des ligatures, ce qu'ils ont nommé de « nouveaux procédés » sont exactement tombés dans les écueils où je me suis momentanément attardé avant de déterminer une technique simple et rationnelle.

Manuel opératoire. — Nous diviserons les opérations destinées à l'ablation des fibro-myômes en deux classes :

I° *Les opérations par le vagin.*

II° *Les opérations par la laparotomie.*

Chacune de ces méthodes, la voie vaginale et la voie sus-pubienne, comporte trois subdivisions :

1. L'ablation des fibromes pédiculés (polypes ou fibromes sous-péritonéaux).

2. L'énucléation des fibro-myômes interstitiels avec conservation de l'utérus (myomectomie vaginale ou abdominale).

3. L'ablation totale de l'utérus fibromateux (hystérectomie totale, vaginale ou abdominale).

1° OPÉRATIONS PAR LA VOIE VAGINALE.

1. **Ablation des fibromes pédiculés**. — A. POLYPES DE L'UTÉRUS. — L'ablation des fibromes pédiculés est une opération très simple. La tumeur est saisie avec une forte pince à griffes, ou mieux avec une de mes pinces-gouge, le pédicule est reconnu avec l'index et sectionné avec les ciseaux.

Si le pédicule est court et large, il est prudent de n'inciser que la muqueuse et d'énucléer le fibrome avec les doigts ou les ciseaux courbes, employés comme une spatule.

B. Polypes énormes enclavés dans le vagin. — Il peut arriver que le fibrome, expulsé de la cavité utérine, soit assez volumineux pour ne pouvoir franchir la vulve. Le pédicule est souvent si petit qu'il se rompt à la moindre tentative de rotation de la tumeur. Deux écarteurs sont placés à la vulve et la tumeur est perforée par un puissant tire-bouchon. Si son extraction est impossible, il faut procéder au morcellement.

Le tire-bouchon est enlevé et la tumeur est perforée dans plusieurs directions, à partir de son pôle inférieur, avec un *tube tranchant* de gros diamètre.

Les cylindres ainsi débités sont extraits avec une pince-gouge, et le fibrome est saisi entre les mors d'une pince à griffes, dont une branche est implantée dans l'orifice qui vient d'être pratiqué avec le tube tranchant, et l'autre branche à sa surface antérieure.

Une double section divergente à droite et à gauche du point de préhension de la pince (incision en V), suivie de deux sections convergentes, détache un fragment losangique. Le morcellement est continué et la tumeur, dès que son volume est suffisamment réduit, bascule entr'ouverte et s'engage à la vulve. C'est le moment d'implanter au point le plus accessible du pôle supérieur l'érigne hélicoïde, et la masse terminale est extraite après quelques tractions.

2. **Morcellement et énucléation des fibromes interstitiels (Myomectomie vaginale).** — A. Myomectomie sans ouverture du péritoine. — La myomectomie vaginale avec conservation de l'utérus n'est indiquée que si le fibrome est unique et si la coque utérine qui le revêt est suffisamment épaisse pour ne pas laisser redouter une perforation secondaire ou l'évolution d'accidents septicémiques, dus à la suppuration prolongée de la loge du fibrome.

Deux cas peuvent se présenter : 1° ou bien le col est déjà dilaté et permet l'introduction des écarteurs, 2° ou bien l'effacement du canal cervical est encore incomplet.

1. Dans le premier cas, deux larges écarteurs sont introduits en avant et en arrière, entre le fibrome et la paroi utérine, et le morcellement est pratiqué par perforation avec un tube tranchant et par extirpation de losanges successifs, taillés à la surface de la tumeur.

Dès qu'un des V taillés successivement, en avant, à droite, à gauche, puis en arrière, vient à faire saillie à la vulve, l'index est introduit entre le fibrome et l'utérus, et isole la tumeur aussi loin que possible de sa coque celluleuse. Lorsque le volume du fibrome est suffisamment réduit, la masse terminale est extraite avec le tire-bouchon.

Un des écueils à éviter dans la myomectomie vaginale est la perforation de l'utérus. Cet accident nous est arrivé dans un cas où le corps de l'organe était très mou et s'était inversé. La perforation fut reconnue avec l'index introduit dans la cavité de l'organe ; je fis la colpotomie postérieure et le cul-de-sac de Douglas fut tamponné et muni d'un drain de verre aseptique. La guérison se fit sans encombre.

2. Si le col est insuffisamment entr'ouvert, il est nécessaire de le sectionner pour aborder librement la tumeur. Je pratique alors l'incision du cul-de-sac antérieur du vagin, je décolle la vessie, comme pour l'hystérectomie vaginale, et je place un écarteur entre la vessie et l'utérus. Le col, saisi à l'aide de deux pinces à griffes, implantées sur ses commissures, est incisé longitudinalement sur sa paroi antérieure. Si cette section unique paraît ne pas devoir donner un jour suffisant, je pratique une double section en V. L'écarteur antérieur est alors introduit entre la paroi antérieure de l'utérus et le fibrome, et celui-ci est perforé, puis extrait comme plus haut. L'énucléation terminée, la plaie utérine est suturée, puis l'incision vaginale, et le vagin est tamponné.

B. Myomectomie intra-péritonéale. — L'ablation par le vagin de fibromes sous-séreux, après incision du cul-de-sac péritonéal postérieur ou antérieur, ne rencontre que peu d'indications. C'est une opération d'exception. La loge de la tumeur peut être, suivant les cas, ou suturée ou tamponnée.

3. **Hystérectomie vaginale.** — A. Utérus fibromateux de petites dimensions. — 1er temps : *Incision du cul-de-sac vaginal postérieur. Ouverture du cul-de-sac de Douglas et exploration de la cavité pelvienne.* — Le vagin désinfecté et le col saisi latéralement à l'aide de deux pinces à griffes, l'écarteur court est placé en arrière, et la demi-circonférence postérieure du vagin est incisée de droite à gauche. Le cul-de-sac péritonéal postérieur est ouvert aussitôt d'un coup de ciseaux et la cavité pelvienne est explorée à l'aide de l'index droit. Le diagnostic est ainsi immédiatement corroboré.

2e temps : *Incision du cul-de-sac vaginal antérieur et décollement de la vessie.* — L'écarteur est placé en avant, le cul-de-sac vaginal antérieur est incisé et la vessie, détachée de l'utérus, est repoussée avec l'index et le médius droits aussi haut que possible.

3e temps : *Écrasement de l'étage inférieur et moyen des ligaments larges.* — L'écraseur est appliqué successivement sur le ligament large gauche, puis sur le droit, et serré à fond. Cet instrument est laissé sur chaque ligament 15 à 20 secondes ; il est inutile de couper entre la pince et l'utérus, l'écrasement étant suffisant pour permettre l'abaissement facile de l'organe.

4e TEMPS : *Hémisection médiane antérieure simple ou en V et bascule en avant de l'utérus.* — L'écarteur protégeant la vessie, je pratique l'hémisection antérieure de l'utérus. Le cul-de-sac péritonéal antérieur est généralement ouvert du premier coup de ciseaux. L'hémisection est prolongée sur le corps de l'organe, et les lèvres de section sont saisies de chaque côté avec une forte pince à griffes. Le fond de l'utérus apparait à la vulve à la moindre traction, et à sa suite les annexes.

Si l'utérus est très volumineux, il suffit de pratiquer d'emblée, non pas la section médiane, mais une double incision en V. Si l'on a commencé par l'incision médiane, il est toujours temps de pratiquer sur le corps utérin deux incisions divergentes, ce qui donne une section en Y.

Les tractions sur le V médian facilitent l'abaissement du fond de l'utérus, et l'extraction d'une corne, puis de l'autre, et enfin des annexes.

5e TEMPS : *Application d'une pince élastique sur chaque ligament large et libération de l'utérus et des annexes.* — Les annexes gauches, ovaire et trompe, sont saisies avec une pince à anneaux, le ligament pédiculisé entre l'index et le médius gauches, et une pince à mors élastiques est placée de haut en bas au-dessus d'elles, de telle manière que son extrémité dépasse de 8 à 10 millimètres le bord inférieur du ligament large. Ce ligament est coupé entre la pince et les annexes.

Les annexes droites sont saisies de même, le ligament est pédiculisé entre les doigts et une seconde pince est appliquée de ce côté ; ce ligament est coupé à son tour. L'utérus est enlevé avec les ovaires et les trompes.

6e TEMPS : *Écrasement du bord supérieur des ligaments larges et application des ligatures.* — Chaque ligament, qui ne présente guère que 3 à 4 centimètres de largeur, l'étage inférieur ayant été écrasé au début de l'opération, est alors étreint en les mors de l'écraseur, au-dessus de la pince, et serré avec prudence, de manière à éviter toute déchirure de la séreuse. — Une forte ligature, portée au bout d'une pince droite au delà de l'extrémité de chacune des pinces ligamentaires, est placée dans le sillon produit par l'écraseur et serrée à mesure que l'aide écarte avec précautions et sur le commandement de l'opérateur, les mors de la pince élastique. Chaque ligament large est ainsi lié en masse, avec un seul fil ; et ce fil, grâce à l'emploi de l'écraseur, n'a plus à enserrer qu'un pédicule de 4 à 6 millimètres de diamètre total, comme il est facile d'en juger par ces ligatures, recueillies au moment de leur élimination, qui se fait au bout de 10 à 12 jours.

7e TEMPS : *Toilette du péritoine. Coaptation des lambeaux séreux et tamponnement du vagin.* — Une compresse est introduite dans le péritoine ; le lambeau séreux antérieur est saisi avec une pince courbe, puis la tranche péritonéo-vaginale postérieure, et la toilette du péritoine est faite, pendant que les deux ligatures sont tenues tendues de la main gauche.

Les fils des deux côtés sont alors noués l'un avec l'autre, sans amener tout à fait en contact les deux pédicules, et une compresse est placée de manière rapprocher les lambeaux séreux antérieur et postérieur.

B. GROS UTÉRUS FIBROMATEUX. — Les 3 premiers temps de l'opération ne diffèrent pas de la description qui vient d'en être faite ; il n'en est pas de même du 4e temps, l'extraction de l'utérus.

4e TEMPS : Le col incisé en Y ou en V, jusqu'au-dessous de l'écarteur, le premier fibrome interstitiel mis un évidence est attaqué. S'il est petit, il est extrait avec la pince-gouge ou l'érigne hélicoïde. — S'il est trop volumineux pour être attiré à la vulve sans être morcelé, il est perforé avec un tube tranchant et débité en fragments losangiques, comme nous l'avons décrit plus haut, puis extrait au dehors.

Dès que l'ablation d'un ou plusieurs fibromes interstitiels a diminué notablement le volume total, les pinces à griffes placées sur la coque utérine, au niveau des bords de la section en V, l'abaissent davantage ; l'index gauche reconnait les fibromes sous-péritonéaux qu'il va falloir aborder, et juge si l'opération doit être continuée sur la ligne médiane ou bien vers une des cornes utérines. Si le cas est très compliqué, le premier V est réséqué et d'autres sections en V sont successivement pratiquées vers les points les plus difficiles à abaisser. Parfois, l'incision totale affecte une direction spiroïde. Dans certains cas, lorsque la coque utérine est résistante, je pratique le morcellement en échelle.

Le point capital, dans ma méthode de morcellement, est d'atteindre aussitôt que possible le cul-de-sac péritonéal antérieur. Il faut, pour extraire rapidement l'utérus, agir sur sa surface péritonéale et inverser au dehors, par des tractions sur le dernier V, le fond de l'organe. L'énucléation des fibromes interstitiels n'est donc pratiquée qu'autant qu'elle est nécessaire pour diminuer le volume total de l'utérus fibromateux et permettre l'abaissement de sa coque péritonéale. Dans plusieurs cas, il nous a fallu extraire au tire-bouchon de 20 à 30 petits fibromes interstitiels avant d'ouvrir le cul-de-sac antérieur, très haut situé. Dès que le fond de l'utérus est accessible, les deux ou trois dernières sections en V sont prolongées jusqu'au contact de l'écarteur et le pôle supérieur est attiré à la vulve à l'aide des pinces à griffes et de l'érigne héliçoïde.

Rien de particulier pour les autres temps de l'opération : Forcipressure, section, écrasement au-dessus des pinces, et ligature des ligaments larges.

C. Manœuvres exceptionnelles pour l'extirpation de l'utérus fibromateux. — *Modifications au 4e temps de l'opération.* — La topographie si variable des fibro-myômes peut exiger certaines manœuvres exceptionnelles ; la présence d'un énorme fibrome sous-péritonéal, saillant dans le cul-de-sac de Douglas, nécessite souvent, comme première manœuvre, l'énucléation de cette tumeur, qui est faite d'après les règles habituelles, soit directement par le cul-de-sac postérieur du vagin, soit après hémisection médiane postérieure du col de l'utérus. C'est ce qui s'est produit, en 1887, dans ma 1re opération, où j'ai pratiqué l'hémisection médiane totale du col, puis l'hémisection simple et en V de la paroi antérieure seule du corps de l'utérus.

Très rarement, dans les cas, par exemple, où l'utérus est en rétroflexion prononcée, la bascule postérieure est plus facile que la bascule antérieure. Je l'ai pratiquée 2 ou 3 fois, pas davantage.

L'opération est alors faite comme dans le cas de prolapsus invétéré.

L'hémisection médiane totale de l'utérus, autrefois conseillée par Muller (1881) dans le cas de cancer, n'est que rarement nécessaire, et ne doit être qu'une manœuvre d'exception.

D. Dégénérescence maligne de l'utérus fibromateux. — Lorsque la dégénérescence maligne siège vers le fond de l'utérus et n'est pas très accentuée, l'opération n'est pas modifiée. Il en est autrement lorsqu'il s'agit d'un cancer du col et de la cavité cervicale, ou bien d'un ramollissement sarcomateux ou épithéliomateux de la totalité du fond de l'utérus.

L'hystérectomie vaginale ne doit être faite en pareil cas que si les fibromes sont de petit volume, sinon, l'hystérectomie abdominale est préférable.

Nous proscrivons particulièrement, quand l'utérus est volumineux et ramolli, l'hémisection médiane totale de l'utérus, qui augmente, sans faciliter notablement l'opération, les risques d'infection péritonéale.

L'hystérectomie vaginale ne doit donc être tentée, dans les cas de fibromes compliqués de cancer, que si l'utérus est mobile et tout au plus du volume du poing ; le manuel opératoire est sensiblement celui que nous avons décrit pour l'ablation de l'utérus fibromateux.

Si le col est cancéreux, la dissection du museau de tanche doit être faite avec le plus grand soin et la muqueuse vaginale sera incisée à 15 millimètres au moins des limites des néoplasmes.

S'il s'agit d'une dégénérescence maligne du corps de l'utérus, le curettage des parties sanieuses et ramollies est immédiatement pratiqué, le champ opératoire est irrigué, et l'extraction de l'utérus est faite par la section en V de sa paroi antérieure, en prenant soin de ne pas exercer sur les pinces des tractions trop fortes, qui pourraient déchirer le tissu dégénéré.

E. Fibromes utérins et périmétrite (adhérences, salpingites inflammatoires et hématiques, suppuration pelvienne). — La coïncidence de lésions inflammatoires péri-utérines, ovarites et salpingites séreuses, hématiques ou suppurées et d'un utérus fibromateux n'est pas exceptionnelle.

Nous avons opéré un grand nombre de ces cas. Ces opérations difficiles sont le triomphe de ma technique et une fois seulement il m'est arrivé, ayant conclu, après un dernier examen sous le chloroforme, en faveur de la voie vaginale, de pratiquer, par nécessité, la laparotomie.

Il serait toujours possible d'abandonner la voie vaginale après l'exploration de la cavité pelvienne par l'incision du cul-de-sac de Douglas, qui se fait au premier temps de mon procédé d'hystérectomie.

Les adhérences ne sont pas toujours prévues avant l'opération, et bien des tumeurs annexielles à parois indurées ont parfois été considérées à un premier examen, comme des fibromes utérins. Lorsqu'il y a coïncidence de lésions annexielles et d'un utérus fibromateux, il est encore plus difficile de déterminer si telle ou telle tumeur siège dans les parois de l'utérus ou dans sa contiguïté.

L'index droit reconnait-il, au moment de l'exploration du cul-de-sac de Douglas, des adhérences rétro-utérines et des tumeurs annexielles, il libère immédiatement la face postérieure de l'utérus, jusqu'au fond de l'organe, et, en abaissant au besoin ce dernier par une forte pression sus-pubienne, il reconnaît l'état des tumeurs annexielles.

S'il existe une poche volumineuse, salpingite, kyste dermoïde ovarien ou intra-ligamentaire, cette poche est incisée et évacuée. La face postérieure de l'utérus est ainsi libérée ; le reste de l'opération se poursuit d'après les règles habituelles, les poches annexielles sont abaissées et détachées de leurs adhérences, puis enlevées avec l'utérus.

La toilette péritonéale est faite dans ces cas avec un grand soin et l'extrémité de la compresse vaginale est interposée entre les lambeaux séreux antérieur et postérieur, de manière à assurer éventuellement le drainage.

F. Fibromes du ligament large. — Les fibromes du ligament large de moyen volume font saillie dans le cul-de-sac latéral du vagin et peuvent être enlevés par cette voie.

Le plus souvent, il s'agit d'un fibrome développé dans la paroi latérale de l'utérus, qui est déjeté du côté opposé. Le diagnostic exact du siège du fibrome peut n'être fait qu'au cours de l'opération. L'utérus est enlevé avec la tumeur.

La technique générale du morcellement, que nous avons décrite ci-dessus, convient à l'ablation de ces tumeurs.

G. Hémorrhagie au cours de l'opération. — L'ablation vaginale des gros utérus fibromateux peut présenter de grandes difficultés. Un des accidents qui surviennent parfois au cours de l'extraction du fond de l'organe est la déchirure d'un ligament large. Le sang apparaît aussitôt. Une compresse est immédiatement placée sur le point d'où provient l'hémorrhagie, et l'opération est terminée aussi vite que possible. Le ligament large du côté opposé est pincé et l'utérus détaché.

Immédiatement, deux grands écarteurs sont placés en avant et en arrière, et le champ opératoire est épongé.

La déchirure péritonéale est saisie de proche en proche avec de longues pinces, abaissée au-dessous de l'écarteur antérieur et l'on voit (on l'entend parfois avant de le voir) le jet artériel qui vient frapper la valve métallique. L'artère et les déchirures ligamentaires sont pincées et liées. Si la ligature échappe, on peut laisser de ce côté, une ou deux pinces à demeure.

Traitement post-opératoire. — Quand l'hystérectomie vaginale est faite à propos et d'après le manuel opératoire que nous venons de décrire, les suites sont extrêmement simples.

Nous plaçons ordinairement sur le ventre trois vessies de glace allongées.

Cette application évite souvent les injections de morphine, qui sont pratiquées par demi-centigramme, dès que la malade semble souffrir. Le plus souvent il ne se produit ni vomissement, ni ballonnement, ni élévation de température. L'opérée est purgée le 3e ou le 4e jour, la compresse vaginale est enlevée le 5e jour et les fils tombent d'eux-mêmes vers le 15e jour.

L'opération est beaucoup plus sûre qu'avec la méthode des pinces à demeure. La cicatrisation du champ opératoire est plus rapide et se fait sans élimination de ces débris noirâtres que l'on observait autrefois.

Le seul accident qui pourrait se produire est une hémorrhagie survenant quelques heures après l'opération, si l'une des ligatures se trouvait mal faite. Il faudrait, en pareil cas, endormir de nouveau la malade, enlever la compresse, faire la toilette du petit bassin, et placer une pince à demeure ou bien une ligature sur le vaisseau qui saigne.

2° Opérations par la voie sus-pubienne.

1. **Ablation des fibromes sous-séreux pédiculés.** — L'ablation de ces tumeurs est aujourd'hui très simple. Le pédicule, s'il est étroit, est lié à la soie. S'il est très vasculaire, il est étreint par un fil élastique; le fibrome est extirpé. On pratique alors l'évidement du pédicule au thermo-cautère, puis on remplace la ligature élastique par une ligature de soie ou de catgut.

Les fibromes pédiculés de l'utérus subissent parfois la transformation calcaire et peuvent s'accompagner d'ascite. Ces tumeurs peuvent se sphacéler par torsion du pédicule. Cet accident détermine les mêmes accidents que la torsion du pédicule des kystes simples ou dermoïdes de l'ovaire.

J'ai enlevé récemment un de ces fibromes qui s'était entièrement détaché de l'utérus après avoir contracté avec le péritoine pelvien et les annexes des deux côtés, qui furent extirpées avec la tumeur, des adhérences vasculaires.

Ce cas était compliqué d'ascite, d'hydrothorax et d'albuminurie. Tous ces accidents ont disparu après l'opération.

2. **Myomectomie abdominale avec conservation de l'utérus. Ablation bilatérale des annexes.** — La myomectomie abdominale n'est citée ici que pour mémoire et paraît presque complètement abandonnée depuis que les derniers progrès de l'hystérectomie abdominale totale ont rendu cette opération presque inoffensive.

Je ne pratique guère la myomectomie que dans le cas d'un fibrome sous-péritonéal unique, lorsque la tumeur s'oppose, après une opération compliquée de suppuration pelvienne ou de fistule intestinale par exemple, au renversement de l'utérus, qui me sert à fermer en haut la cavité pelvienne.

La myomectomie abdominale doit être considérée aujourd'hui comme une opération d'exception.

Nous classerons dans le même paragraphe *l'ablation bilatérale des annexes*, qui ne se pratique plus guère que comme complément de l'ablation des kystes ovariques ou ligamentaires, lorsque l'utérus est reconnu fibromateux et que l'âge avancé de la malade et l'absence des symptômes inquiétants rendent son ablation inutile.

3. **Hystérectomie abdominale totale.** — L'hystérectomie abdominale totale sans hémostase préventive, avec décortication sous-séreuse du segment inférieur de l'utérus, qui est l'opération de choix, comprend les temps suivants :

I. — *Incision de la paroi abdominale. Extraction de la tumeur, qui est attirée au-dessus du pubis.* — La patiente est opérée dans la position de Trendelenburg. Le ventre ouvert, la tumeur est perforée avec le tire-bouchon et attirée hors de la plaie ; deux grandes compresses sont placées dans l'abdomen, pour éviter l'issue et la contamination du paquet intestinal. L'appareil élévateur de Reverdin est très précieux pour soulever la tumeur, quand elle est très volumineuse.

II. — *Perforation du cul-de-sac de Douglas et préhension du col de l'utérus.* — Lorsque rien ne s'oppose à l'ascension de la tumeur, et que le cul-de-sac de Douglas est libre, l'aide fait immédiatement saillir sous le péritoine une longue pince courbe, qui a été placée dans le vagin avant l'opération, et l'opérateur incise, sur l'extrémité de cette pince, la paroi péritonéo-vaginale. L'orifice est immédiatement agrandi avec les ciseaux, qu'on y plonge fermés pour les sortir entr'ouverts, et l'index va reconnaître le col utérin.

Le museau de tanche est alors saisi avec l'érigne à glissière que j'ai fait construire pour cet usage, et attiré en haut et en arrière.

III. — *Isolement du col utérin.* — Deux petits coups de ciseaux à droite et à gauche, au contact du col, détachent celui-ci de ces adhérences latérales ; la lèvre antérieure, mise en évidence, est saisie, si elle ne l'était pas par l'érigne à glissière, avec une pince de Museux, et le cul-de-sac vaginal antérieur est sectionné à son tour. Le museau de tanche libéré de ses connexions vaginales, quelques tractions sur les pinces le détachent de la vessie.

L'index droit facilite cette manœuvre en accentuant le décollement et en reconnaissant les dernières attaches fibreuses latérales, qui, si elles ne cèdent pas, sont immédiatement sectionnées avec les ciseaux mousses.

Le col se détache entièrement de la vessie et se laisse attirer verticalement en haut, abandonnant les uretères et l'arcade de l'artère utérine. Cette dernière reste très souvent intacte.

IV. — *Extirpation de la tumeur.* — L'index gauche est immédiatement porté entre l'utérus et le bord supérieur du ligament large droit, qui est pincé et sectionné entre la pince et l'utérus. La tumeur, renversée vers l'opérateur, abandonne ses dernières connexions avec le tissu cellulaire vésico-utérin, avec le péritoine rétro-vésical, et se détache de bas en haut du ligament gauche, qui est à son tour pincé et sectionné.

V. — *Hémostase du champ opératoire.* — Les pédicules des annexes sont écrasés et liés, puis sectionnés au-dessous de la ligature. Les artères utérines, si elles donnent, sont liées à leur tour. Très souvent, elles ont été pincées au moment de l'ascension du col utérin, et il suffit de remplacer chaque pince par une ligature de soie. L'hémostase n'exige le plus souvent que ces 4 ligatures. On en place parfois deux autres sur les artères vaginales ou sur deux ou trois veinules, si ces vaisseaux laissent écouler un peu de sang. L'hémostase terminée, je procède à la fermeture du péritoine pelvien.

VI. — *Suture du péritoine pelvien.* — La commissure vaginale droite est chargée sur une aiguille à manche à petite courbure et à sa suite, à l'aide d'une forte pince à griffes, le péritoine rétro-utérin, le péritoine du pédicule annexiel droit, qui est perforé avec précaution au-dessus de la ligature, en prenant soin de ne blesser aucun de ses vaisseaux sanguins, enfin le péritoine intermédiaire au pédicule annexiel et à la vessie. Ce premier fil serré et noué, la ligature annexielle droite se trouve rejetée au-dessous du péritoine et fixée au voisinage de l'orifice supérieur du vagin.

Le pédicule annexiel gauche est traité de la même manière. Une suture transversale en surjet, partant de la ligature du côté droit pour atteindre celle du côté gauche, adosse étroitement le péritoine du cul-de-sac de Douglas au péritoine rétro-vésical.

VII. — *Toilette du péritoine et fermeture du ventre.* — La toilette du péritoine est faite avec des compresses stérilisées et le ventre est refermé par une suture à deux étages ; le premier pour le péritoine et l'aponévrose, à la soie ; la deuxième pour la peau, au crin de Florence.

Modifications de technique applicables aux cas particuliers. — 1. *Brièveté du bord supérieur du ligament large.* — Le développement de l'utérus fibromateux se fait assez fréquemment de telle manière, que la tumeur se trouve étroitement bridée par une véritable sangle fibro-musculeuse, constituée par le bord supérieur des deux ligaments larges.

Parfois cette brièveté ligamentaire n'existe que d'un côté.

On se rend compte de cette particularité au moment où la tumeur, soulevée à l'aide de l'érigne héliçoïde, est attirée au-dessus du pubis.

La bride est reconnue avec l'index, et sectionnée entre deux longues pinces. Le plus souvent, il suffit de libérer ainsi l'utérus du côté droit. Si le ligament gauche est trop court, il est également sectionné. L'ascension de la tumeur ne présente plus aucune difficulté.

La perforation du cul-de-sac vaginal postérieur et l'extraction du col se pratiquent comme d'habitude. Les vaisseaux du côté droit, qui, le plus souvent, sont disséminés dans ces cas sur la surface de la tumeur, sont saisis à l'aide d'une ou deux fortes pinces et l'utérus est renversé vers la gauche, puis complètement détaché.

2. *Oblitération du cul-de-sac de Douglas par un ou plusieurs fibromes de la paroi utérine postérieure. Fibromes de la paroi utérine antérieure.* — Si la bascule de l'utérus au-dessus du pubis est entravée par la présence d'un ou de plusieurs fibromes interstitiels rétro-utérins, la séreuse est incisée au point voulu, et les fibromes sont rapidement énucléés avec les doigts ou avec le tire-bouchon.

L'ascension sus-pubienne de l'utérus peut être également entravée par la présence d'un volumineux fibrome antérieur. Ce fibrome est énucléé par le même procédé.

En principe, tout fibrome s'opposant par son siège et son volume à l'ascension de la tumeur au-dessus du pubis est immédiatement énucléé.

S'il vient un peu de sang de la plaie utérine, on applique momentanément une compresse.

3. *Tumeur intra-ligamentaire.* — Si la tumeur s'est développée dans un des ligaments larges, le péritoine est incisé à sa surface et le fibrome est soulevé avec le tire-bouchon, pendant que les doigts refoulent la coque péritonéale et facilitent l'énucléation du fibrome. Ce refoulement de la séreuse se fait admirablement, lorsqu'il est difficile, par friction avec une compresse stérilisée.

L'uretère, que j'ai trouvé plusieurs fois soulevé par la tumeur, est écarté sans aucun risque vers le plancher pelvien.

Le cul-de-sac de Douglas demeure-t-il difficilement accessible, le vagin est perforé latéralement, à droite de préférence, le col est saisi et la masse du fibrome est extraite, comme d'habitude, par bascule de droite à gauche.

Certains fibromes ont entièrement soulevé le péritoine et occupent à la fois les deux ligaments larges, la cloison recto-vaginale et la cavité de Retzius ; et le péritoine passe au-dessus d'eux, comme un pont, du promontoire à la région sus-pubienne. L'extirpation de ces tumeurs se fait par le même procédé. L'enveloppe séreuse, grâce à la décortication de la tumeur, se trouve ménagée en entier. Dès que l'utérus est enlevé, il suffit d'une suture en surjet pour combler en quelques minutes cette vaste loge celluleuse, dont la réunion est assurée par le drainage vaginal aseptique.

4. *Salpingite et suppuration péri-utérine.* — Certains utérus fibromateux sont surmontés de tumeurs annexielles. Nous avons observé assez fréquemment des salpingites hématiques ou suppurées, parfois même des suppurations pelviennes extra-annexielles compliquées de perforation du rectum ou de l'intestin grêle.

L'épiploon est détaché de la tumeur, s'il se trouvait adhérent, et la région supérieure de l'abdomen est protégée avec de grandes compresses stérilisées ; on procède ensuite à l'énucléation des poches annexielles. Lorsque cette énucléation est faite rapidement, rien ne saigne. Existe-t-il une perforation intestinale, l'anse adhérente est immédiatement enveloppée d'une compresse stérilisée, et maintenue hors du ventre à l'aide d'une pince à mors élastiques. Le cul-de-sac de Douglas est mis en évidence, et l'utérus fibromateux est enlevé par le procédé habituel.

Les fistules intestinales sont suturées et la cavité pelvienne aseptisée. Dans ces cas, je place dans le vagin un ou deux drains de verre, qui aboutissent directement au point le plus déclive de la cavité pelvienne, et je ferme au-dessus, en suturant, par un surjet transversal, le péritoine péri-vésical au péritoine postérieur, depuis le cæcum jusqu'à l'S iliaque, la cavité pelvienne. Une compresse vaginale est placé entre les drains et ce pont séreux protecteur.

La cavité péritonéale est ainsi divisée en deux loges, la cavité pelvienne, qui est tamponnée et drainée par le vagin, et la grande cavité abdominale, entièrement close et parfaitement aseptique.

Cette méthode de cloisonnement sus-vaginal de la cavité pelvienne nous donne, dans les cas compliqués, les résultats les plus satisfaisants.

5. *Fibro-myômes et tuberculose*. — La tuberculose des trompes et de la cavité pelvienne peut coïncider avec une tumeur fibreuse de l'utérus. Souvent la muqueuse utérine est elle-même dégénérée. Les annexes sont enlevées, en pareil cas, avec l'utérus, par le procédé que nous venons de décrire.

Ma première ablation totale de l'utérus et des annexes atteints de tuberculose par la laparotomie remonte à l'année 1893. Cette opérée est actuellement en parfaite santé.

6. *Fibro-myômes et cancer*. — La dégénérescence maligne est fréquente dans les cas de grosses tumeurs utérines. Nous avons observé dans une de nos premières hystérectomies supra-cervicales, un cancer cylindrique de toute la muqueuse utérine, avec envahissement superficiel d'un énorme fibrome.

Fréquemment, il s'agit d'une transformation carcinomateuse ou sarcomateuse du fibrome lui-même, parfois on observe un cancer de la cavité du col ou du museau de tanche.

Nous avons pratiqué, en 1891, dans un de ces cas, l'hystérectomie par section médiane de l'utérus.

Cette technique, qui exposait à une certaine perte de sang et à l'infection de la cavité péritonéale, a été immédiatement abandonnée.

La section médiane de l'utérus, que nous avons immédiatement rejetée au nombre des procédés d'exception, est encore moins indiquée lorsqu'on opère dans la position de Trendelenburg. La cavité pelvienne est alors si complètement en évidence, qu'on peut à loisir disséquer les uretères, et extirper les ligaments larges jusqu'au contact de l'artère hypogastrique. Comme le péritoine peut être, après l'opération, refermé en surjet, avec ou sans drainage vaginal, l'opération devient presque aussi sûre que l'ablation d'un utérus fibromateux non dégénéré.

Les succès que nous a donnés l'ablation abdominale totale des gros utérus fibromateux en dégénérescence maligne nous a conduit à opérer par la même voie des tumeurs beaucoup plus petites et que nous extirpions autrefois par le vagin. C'est ainsi que récemment, ayant à intervenir dans un cas de fibrome d'un moyen volume, compliqué de cancer de la cavité cervicale et d'induration du ligament large gauche, j'ai pratiqué la laparotomie.

Le cancer atteignait, sur le côté gauche du corps utérin, le péritoine. Le cul-de-sac vaginal postérieur incisé par la méthode ordinaire, je détachai d'abord de l'utérus fibromateux le ligament large droit, qui fut sectionné entre deux pinces. L'artère utérine droite fut pincée à son tour et l'utérus attiré vers la gauche. Le vagin, largement ouvert et saisi avec des pinces à griffes, fut sectionné à 15 ou 20 millimètres du col dégénéré, et l'utérus détaché de la vessie. Du côté du ligament gauche, la dissection était plus délicate. Une masse indurée s'étendait du cul-de-sac vaginal latéral au péritoine.

Toute la partie correspondante du ligament large fut enlevée avec l'utérus. Nous étions décidé, dans ce cas, à ne pas hésiter devant le sacrifice de la paroi vésicale postérieure, ou de l'uretère qu'il est si facile de suturer dans la position de Trendelenburg.

La vessie ne fut pas entamée, mais l'uretère gauche se trouvait réséqué sur une longueur de 4 centimètres. Le bout supérieur, lié sur une petite sonde, fut attiré à l'aide d'une pince dans la vessie, et celle-ci fut solidement suturée à la gaine celluleuse de l'uretère qui avait été préalablement fixé à la paroi vésicale par une fine suture de soie. Une sonde à demeure fut placée dans la vessie, parallèlement à la petite sonde fixée dans l'uretère gauche. Le péritoine fut refermé par un surjet transversal, après tamponnement et drainage du cul-de-sac de Douglas.

Cette opération, qui fut suivie de succès, démontre que l'ablation de l'utérus cancéreux est possible par la laparotomie, lorsque même les ligaments larges sont envahis ; et qu'il est possible de réséquer, par cette voie, chez des femmes douées d'une résistance suffisante, non seulement l'utérus cancéreux, mais une grande étendue des tissus péri-utérins, y compris la paroi vésicale postérieure et l'extrémité de l'uretère.

Dans ces cas la laparotomie est bien supérieure, au point de vue des chances de non récidive, à l'hystérectomie vaginale, qui ne permet pas une ablation aussi large des tissus dégénérés.

7. *Fibro-myômes et grossesse.* — Il n'est pas exceptionnel de trouver, au centre d'un gros utérus fibromateux, un fœtus de 3 mois ou de 3 mois et demi, macéré et près d'être expulsé. Ce n'est là qu'un incident de l'opération, le diagnostic de la grossesse ne pouvant pas toujours être fait chez des femmes atteintes depuis plusieurs années d'une grosse tumeur utérine et sujettes aux métrorrhagies. La grossesse ne peut évoluer, la cavité utérine se trouvant remplie par les tumeurs fibreuses.

Les interventions qui peuvent être nécessaires dans les cas de fibromes compliqués de grossesse : myomectomie, opération césarienne, et ablation totale de l'utérus par la laparotomie, ne méritent pas une description spéciale. Le diamètre plus considérable des vaisseaux utérins pendant la grossesse ne complique pas l'hémostase.

Fibromes du ligament large. — Des fibromes du ligament large sont fréquemment coiffés d'un utérus de petit volume et à peu près normal. Que la tumeur ait eu son point de départ dans le tissu utérin ou dans le ligament large lui-même, son ablation ne diffère pas de la technique que nous avons donnée pour la décortication des gros fibromes ligamentaires. L'utérus se trouve habituellement enlevé avec la tumeur qu'il surmonte.

Traitement consécutif. — Le traitement post-opératoire est des plus simples.

Les opérées souffrent peu. Un purgatif est administré le 3e ou 4e jour. Si la température dépasse 38°, ce qui est exceptionnel, la suture est recouverte de poudre de *glutol*, puis d'une feuille de gutta-percha laminée aseptisée, et on applique sur le ventre 4 ou 5 vessies de glace, qui sont maintenues par un bandage de corps. Cette application froide abaisse considérablement la température abdominale et même la température générale, en établissant dans l'intestin une circulation de liquides, comme un calorifère à eau chaude ; il se produit ici le phénomène contraire : la glace refroidit les liquides intestinaux, qui retombent dans la profondeur de l'abdomen, et abaissent par voisinage la température du torrent circulatoire.

Le tampon et le drain vaginal, lorsqu'ils existent, sont enlevés le 3e ou le 4e jour.

Résultats opératoires. — Quelques chiffres ne seront pas inutiles pour faire ressortir les progrès accomplis pendant ces dernières années dans le traitement chirurgical des fibro-myômes utérins.

La mortalité, à l'époque où j'ai imaginé mon procédé d'hystérectomie abdominale totale (1891), était encore considérable : Terrier avait eu, sur 38 opérations avec traitement extérieur du pédicule, 39,4 p. 100 d'insuccès et Segond, sur 20 opérations, 45 p. 100 de mortalité. La réduction du pédicule avait donné entre les mains de Terrier une mortalité de 50 p. 100.

Leopold accusait, pour le traitement extérieur comme pour la réduction du pédicule, une mortalité d'environ 21 p. 100. Une des plus belles statistiques était celle de Treub, qui comptait, sur 57 opérations avec réduction du pédicule, 5 cas de mort, soit 8,7 p. 100.

Avant 1891, j'avais en pratiquant le traitement extérieur du pédicule, 3 insuccès sur 29 cas : 10,4 p. 100.

L'hystérectomie abdominale totale me donna d'abord, de 1891 à 1894, époque à laquelle j'ai adopté la position de Trendelenburg et abandonné les pinces vaginales, 3 décès sur 25 opérations. De 1894 à 1896 (Congrès de Genève) je n'ai eu sur 35 opérations, qu'un seul insuccès, survenu par broncho-pneumonie chez une femme de plus de 60 ans; soit une mortalité de 2,6 p. 100.

L'hystérectomie vaginale m'avait donné, avant le Congrès de Bruxelles (1892), 1 seul insuccès sur 28 opérations, soit 3,5 p. 100.

Depuis que j'ai perfectionné ma technique par l'emploi de l'écraseur et par la substitution des ligatures aux pinces à demeure, je relève à ma clinique de Paris 52 hystérectomies pour fibromes, dont 27 opérations vaginales, toutes suivies de guérison, et 25 hystérectomies abdominales, avec un seul insuccès, survenu chez une femme atteinte, avant l'opération, de phlébite infectieuse des membres inférieurs, et qui présentait en même temps une appendicite calculeuse.

Si nous ajoutons aux 27 opérations d'hystérectomies vaginales pour fibro-myômes pratiquées à ma Clinique de Paris, 15 opérations analogues, faites à Reims, par le même procédé, nous obtenons une série de 42 hystérectomies vaginales pour fibromes sans un seul insuccès.

Ces chiffres sont le meilleur plaidoyer en faveur des procédés que je viens d'exposer au Congrès.

Conclusions. — 1° Le traitement chirurgical des fibro-myômes doit consister dans leur ablation.

2° L'extirpation bilatérale des annexes par la laparotomie est généralement abandonnée et n'a d'indication que comme complément de l'ovariotomie, quand il existe des fibromes utérins ne déterminant pas de symptômes graves.

3° L'ablation des fibro-myômes doit se faire par le vagin quand l'opération est facile par cette voie.

4° La laparotomie est préférable quand l'hystérectomie vaginale semble devoir présenter de réelles difficultés.

5° La myomectomie et l'hystérectomie vaginales doivent être pratiquées par l'hémisection antérieure simple ou en V de l'utérus.

6° Les grosses tumeurs interstitielles sont évidées au tube tranchant et extirpées par morcellement losangique.

7° L'ablation des gros fibromes pédiculés par la laparotomie présente ses indications spéciales. La myomectomie abdominale n'est que rarement indiquée.

8° L'opération de choix pour les fibromes interstitiels multiples et volumineux est l'hystérectomie abdominale totale par décortication sous-péritonéale du segment inférieur de l'utérus, avec fermeture du péritoine pelvien.

Discussion.

— BALDY (Philadelphie). — Voir plus haut, p. 138.

— H. DELAGÉNIÈRE (Le Mans). — MM. les rapporteurs, et principalement M. Doyen, me paraissent avoir accordé peu de faveur aux méthodes palliatives employées contre les fibromes. Je voudrais réparer cette omission, en attirant l'attention du Congrès sur une opération encore relativement nouvelle, et qui mérite, d'après moi, d'être prise en très sérieuse considération. Il s'agit de la ligature des artères utérines par le vagin, dans les cas de fibromes interstitiels peu volumineux, ou laissant libre accès de la base des ligaments larges. Cette opération, absolument bénigne, très facile à exécuter, m'a donné d'excellents résultats dans 5 cas de fibromes, dont je vous apporte les observations. Ces 5 malades avaient des métrorrhagies considérables, présentaient plusieurs fibromes dans leur utérus, et quelques-unes souffraient de compressions viscérales. L'opération amena chez toutes la cessation immédiate de l'hémorrhagie, la diminution rapide, puis la disparition des phénomènes de compression, enfin la régression progressive du volume de l'utérus. Ces opérations remontent, l'une à 1896, deux à 1897, deux à 1898.

Cette opération me paraît indiquée dans les cas de fibrome petit, interstitiel, dans les cas de fibromes multiples, même s'il en est de cavitaires qu'on devra en même temps énucléer (dans ce cas, la ligature des artères utérines n'est qu'une opération complémentaire). Enfin, on pourra la tenter chez les malades pusillanimes, qui refusent l'opération radicale, quand l'accident prédominant sera l'hémorrhagie.

— C. JACOBS (Bruxelles). — Le fibrome utérin appelle l'intervention radicale quels que soient son volume et sa situation. Ne peuvent faire exception que les noyaux fibreux de petit volume, sans évolution.

L'intervention de choix est l'hystérectomie totale, soit abdominale, soit vaginale, suivant certaines indications.

L'opération doit se faire avant que l'organisme soit épuisé, que les complications ne s'installent.

Je considère comme contre-indications à l'opération : 1° l'anémie extrême que ne peuvent plus enrayer les traitements généraux appropriés; 2° l'albuminurie d'origine rénale; 3° les tumeurs dégénérées compliquées d'altérations graves des organes abdominaux; 4° les tumeurs accompagnées de carcinose du col utérin. En un mot, tous les cas dans lesquels l'expectation a été prolongée outre mesure.

J'ai obtenu sur 297 opérations, 275 guérisons, 22 décès. Je suis intervenu 218 fois par la voie abdominale avec 19 insuccès ; 79 fois par le vagin avec 3 décès.

Abdomen. — Les méthodes anciennes intra et extra-abdominales vagino-abdominales m'ont donné sur 85 cas, 15 insuccès.

L'hystérectomie abdominale telle que je la pratique aujourd'hui me donne 4 décès sur 133 opérations, soit 3 p. 100 chez la virgo intacta : chez la femme dont la partie vaginale du col est intacte, sans lésions, je fais l'hystérectomie supra-vaginale ; dans tous les autres cas, l'hystérectomie totale.

Je l'exécute en deux temps : 1° l'amputation sus-vaginale; 2° l'ablation du col par incision médiane. L'opération se termine par la reconstitution du plancher pelvien. Les dangers post-opératoires sont largement écartés par l'emploi de l'électro-hémostase, qui supprime les ligatures vasculaires.

Ce procédé opératoire m'a donné une série ininterrompue de plus de 100 guérisons.

Vagin. — Je réserve la voie vaginale aux masses fibreuses dont le volume ne dépasse pas le détroit supérieur. Je suis la technique de Doyen, sans forcipressure préventive, en variant les détails d'exécution suivant les cas.

Sur 79 cas j'ai obtenu 76 guérisons, 3 décès, soit 3,7 p. 100.

Je n'emploie que de très petites pinces qui peuvent être remplacées par les pinces électriques, ce qui supprime les ligatures et toute forcipressure à demeure.

J'attache enfin grande importance aux pansements vaginaux fréquemment renouvelés jusqu'à cicatrisation.

— LA TORRE (Rome). — Bien que n'ayant pas une grande pratique, je suis partisan du traitement conservateur. Je ne crois pas à la fréquence de la transformation maligne.

La dégénérescence du fibrome en sarcome ne survient que dans 2 cas pour 100 ; elle est encore plus rare si l'on envisage le cancer.

Il ne faut pas opérer s'il n'y a pas menaces pour la santé générale. Je regrette, comme M. Treub, que les rapporteurs n'aient pas mis en relief le traitement médical. Un fibrome souvent n'empêche pas la grossesse.

Le traitement conservateur doit en pratique être appliqué autant que possible, à moins qu'il n'y ait ramollissement, transformation kystique, compression.

— GALVANI (Athènes). — Le traitement médical des myômes peut être laissé de côté. Ils faut abandonner à eux-mêmes les myômes qui ne déterminent aucun trouble et qui ne grossissent pas. Il faut simplement les surveiller.

Dans les cas où l'opération est indiquée, que doit-on faire? On a des insuccès quelquefois. Est-ce un résultat de l'albuminie, d'altération du sang entraînant une phagocytose moindre? Je ne sais. En tous cas, je crois qu'en pareil cas le plus prudent est de faire une opération vaginale moins grave à mon sens.

— TOURNAY (Bruxelles).— Je fais la désinsertion vaginale au début de l'opération, puis je termine par l'abdomen, laissant des pinces à demeure. De cette manière je puis, quand l'opération ne me paraît pas possible à terminer, me limiter à la forcipressure des utérines. Ce fait de débuter par la désinsertion du vagin a l'avantage, non seulement de pouvoir limiter l'opération à la forcipressure de l'utérine, mais encore, dans un certain nombre de cas. il permet de choisir pour terminer à volonté la voie vaginale ou la voie abdominale. Je termine toujours l'opération vaginale ou abdominale par le drainage vaginal à la gaze iodoformée. Sur mes 31 cas d'opération vagino-abdominale, j'ai 29 guérisons, 2 morts tardives non liées au manuel opératoire.

— ALEXANDER (Liverpool). — Le chirurgien doit toujours, dans les cas de maladies non malignes, supprimer la maladie sans altérer la structure ni les fonctions de l'organe. L'application de ce principe conduit aux principes suivants. Beaucoup de malades ont des fibromes, constatés à l'autopsie seulement, sans que, pendant la vie, elles aient eu aucun symptôme morbide.

Quand un fibrome détermine des symptômes morbides, il faut l'enlever. Dans les cas où elle est possible, la myomectomie est plus sûre, plus simple que n'importe quel procédé d'hystérectomie.

— HECTOR TREUB (Amsterdam). — Pour les fibromes de volume moyen, de consistance molle, ne donnant lieu qu'à des hémorrhagies, Treub commence généralement par les injections d'ergotine ou par l'électricité. Il en a vu et des guérisons radicales et des guérisons symptomatiques.

Sa statistique opératoire comprend 76 cas.

Myômectomie. — Voie abdominale, 11 cas; voie vaginale, 2 cas. Dans les premiers, un cas de mort par infection. Treub préconise de plus en plus l'énucléation par la voie abdominale et ne veut pas la voir restreinte par le nombre ou par le volume des tumeurs, ni par l'ouverture de la cavité utérine.

Myômohystérectomies totales. — Voie abdominale, 9 cas. Trois cas de mort, dont un de septicémie opératoire. Voie vaginale, 23 cas. Cinq cas de mort, dont 2 cas dus à une septicémie opératoire, le 3e à une occlusion intestinale. Treub est très partisan de cette opération. Il fait remarquer que les fibromes de consistance molle rendent le morcellement difficile et que l'hémorrhagie n'est pas toujours sans importance.

Amputation supra-vaginale. — 31 cas, avec 3 cas de mort dont un par septicémie opératoire. Treub se tient à l'emploi de la ligature élastique perdue. Tant que les résultats immédiats de l'hystérectomie abdominale sont moins bons, il donne la préférence à l'amputation supra-vaginale et réserve l'hystérectomie totale pour des cas exceptionnels.

— GORDON (Portland, Maine). — Je désire revenir sur une proposition faite ce matin, à savoir que lorsqu'une malade me consulte et que je trouve chez elle des symptômes dus à un fibrome de l'utérus, je pense que le meilleur conseil à lui donner est de se soumettre à l'hystérectomie. Par symptômes, j'entends la douleur ou l'hémorrhagie, soit isolées, soit associées, dues à la présence d'un ou plusieurs fibromes. Je pense que mon devoir est d'enlever l'utérus ; les risques en l'absence d'opération sont une augmentation des douleurs ou des hémorrhagies et un développement de la tumeur. C'est l'histoire habituelle des fibro-myômes. La malade perd progressivement sa santé, ses forces, si bien qu'elle arrive à diminuer les chances de guérison, pour le jour où l'opération sera faite. Or c'est notre devoir de donner à une malade les plus grandes chances de guérison.

Nous sommes tous anxieux, lorsqu'une femme porteuse d'un fibrome devient enceinte : cela arrive chez peu et chez certaines faut-il dire que l'avortement survient avant terme Eu égard à tous ces dangers, nous ferons de la meilleure besogne en pratiquant l'hystérectomie qu'en pratiquant la myômectomie, cette dernière opération est plus grave que la première. La chirurgie conservatrice est celle qui *conserve la santé* et non pas celle qui conserve des organes inutiles. Cependant je pense que c'est une bonne pratique de conserver un ou les deux ovaires.

— PESTALOZZA (Florence).— Sur presque tous les points qui ont été débattus, je me trouve en accord avec la grande majorité des orateurs. Seulement à propos des indications j'ai entendu dire qu'il ne faut opérer que s'il y a des symptômes graves. D'accord, mais quand il s'agit d'une femme très jeune, ou d'une tumeur très volumineuse, il est facile de prévoir que des symptômes, sinon graves, certainement incommodes, ne tarderont pas à apparaître. Et alors n'est-il pas mieux de choisir pour l'intervention le moment où les symptômes n'étant pas encore graves, les conditions générales de la femme sont encore bonnes, et nous fournissent une meilleure garantie de réussite? D'accord aussi que ce soit imprudent d'opérer des femmes chez lesquelles l'albuminurie décèle une lésion rénale avancée ; mais c'est précisément pour éviter d'en venir à ce point que je suis partisan d'une intervention précoce. Je ne veux pas dire que l'on doive opérer tout fibrome ; j'en ai laissé beaucoup qui ne donnaient aucun symptôme, ou qui, n'ayant pas encore atteint un volume considérable, se trouvaient chez des femmes près de la ménopause.

D'ailleurs la gravité de l'intervention n'est pas si grande : j'ai opéré à la Clinique de Florence 102 cas d'hystérectomie totale pour fibromes, dont 3 par le vagin, les 99 autres par l'abdomen. Les résultats des 17 premiers cas ont été déjà communiqués par moi au Congrès de Bordeaux en 1895 ; des 82 autres cas d'hystérectomie abdominale, 79 sont guéris.

Sur les 3 cas de mort, l'un est survenu à la quinzième journée, alors que l'on croyait la malade hors de danger, à la suite d'une pneumonie ; un autre a présenté à l'autopsie une tuberculose intestinale, et une ulcération de l'intestin. Je ne prétends pas éliminer ces cas de ma statistique ; tout en les comprenant, l'on voit combien est faible la mortalité d'une opération qui a été entreprise dans la majorité des cas pour des tumeurs très volumineuses, plusieurs d'entre elles atteignant et dépassant 6 à 7 kilog., l'une 10 kilog.

Quant au procédé opératoire, je n'ai pas besoin d'ajouter que j'ai une préférence pour la voie abdominale, d'autant plus qu'elle permet une réfection parfaite du plancher pelvien, beaucoup mieux que la voie vaginale. Et en opérant par l'abdomen je commence toujours par la ligature isolée des artères utéro-ovariennes, puis je coupe les ligaments ronds, et seulement après avoir décollé largement la vessie j'isole et je lie les artères utérines des deux côtés. Après cela je passe, ou à l'ouverture du vagin, ou bien si le col est sain je le laisse en place en me bornant à le sectionner au ras de l'insertion du vagin. L'opération finit par un surjet péritonéal, et par la suture en étage des parois du ventre. Cette méthode ne m'a jamais failli; jamais ni par développement sous-péritonéal; ni par adhérences, je ne me suis trouvé empêché de la mettre en exécution, tout en adoptant naturellement toutes les petites modifications qui sont réclamées par l'énucléation des tumeurs sous-péritonéales ou intra-ligamenteuses. Pour moi ce procédé, qui ne m'est pas du tout personnel, est le meilleur; cela n'empêche pas qu'il y en ait d'aussi bons dans ceux dont nous venons d'entendre la description.

— JONNESCO (Bucarest). — Le rapport nous dit qu'il ne faut intervenir chirurgicalement que dans les fibromes qui déterminent l'apparition des symptômes alarmants.

Je crois que cette proposition, bonne il y a dix ans, quand l'intervention était grave, ne doit plus exister aujourd'hui que sa bénignité est assurée. Or, cette bénignité est d'autant plus grande qu'on s'adresse aux fibromes simples n'ayant déterminé aucun symptôme alarmant, et n'ayant pas encore altéré l'état général. Cette manière de voir s'applique surtout aux femmes malades, car, comme le rapport le dit très bien du reste, les fibromes dans ces cas ne rétrocèdent pas, et même aucun moyen médical ne peut les arrêter dans leur évolution.

Les interventions partielles ne trouvent leur indication que très rarement; car le plus souvent elles sont ou inefficaces pour arrêter le mal dans son évolution, opération de Battey, ou incomplètes, ne mettant pas à l'abri de la récidive par l'abandon de petits fibromes interstitiels passés inaperçus et qui continuent à évoluer. Aussi je ne m'arrêterai que sur la question très importante du choix de la voie et de la technique à employer dans l'extirpation totale de la matrice. La voie vaginale me paraît sous tous les rapports inférieure à la voie sus-pubienne. Elle trouvera certes quelques indications, mais elle perd de plus en plus du terrain et déjà je vois avec plaisir que la limite des cas opérables par cette voie, vient d'être abaissée au niveau du pubis: bientôt on l'abandonnera aussi pour ces cas, surtout quand il y a des tumeurs incluses et fixées dans le petit bassin, des fibromes intra-ligamentaires. Pour les rares cas où cette voie peut être employée avec avantage : les fibromes petits et mobiles avec vagin souple et dilatable, tous les procédés d'hystérectomie sont bons, et entre autres l'hémisection médiane et totale de Müller me donne d'excellents résultats, aussi bons que les procédés du rapporteur.

La voie sus-pubienne, voie idéale car elle permet de voir et de bien faire, est et sera la voie de choix. Ici aussi le rapporteur veut faire croire que le seul bon procédé est le sien, procédé Doyen ; les autres ne mériteraient même pas l'honneur d'une mention. Inutile de dire combien cette assertion est erronée. Car le procédé Doyen a été précédé et suivi par d'autres tout aussi bons et qui ne sont nullement une imitation du sien, dont ils diffèrent totalement. Pour moi le grand progrès a été effectué dans l'hystérectomie abdominale par l'abandon complet des procédés mixtes, abdomino-vaginaux ou vagino-abdominaux, par la ligature méthodique et successive des vaisseaux et l'abandon de ces gros moignons résultant des ligatures en masse, par l'écartement de ces pinces temporaires ou permanentes qui rendaient l'opération laborieuse par l'encombrement du champ opératoire, enfin par l'abandon du drainage abdominal pour le drainage vaginal quand celui-ci est jugé indispensable. La question du procédé importe moins, pourvu qu'il soit complètement abdominal et qu'il éloigne toute manœuvre vaginale concomitante. Des trois manières de faire qu'on discute aujourd'hui : le procédé de décollement de haut en bas, le procédé latéral américain et le procédé du décollement de bas en haut, procédé Doyen, je trouve que chacun peut avoir son indication et qu'il faut être éclectique dans leur emploi. Pour moi, les deux premiers me paraissent les meilleurs, car avec le premier on peut extirper parfaitement presque toutes les tumeurs, et le second je l'emploie comme procédé de nécessité quand le pelvis est rempli par de grosses tumeurs fibreuses fixées compliquées d'annexites volumineuses. Hormis ces cas, j'ai toujours recours à mon procédé que j'ai déjà décrit au congrès de Moscou. Les grands traits sont : La tumeur est abordée de haut en bas ; les pédicules annexiels et les ligaments ronds sont sectionnés entre deux ligatures ; la vessie est décollée ; les artères utérines sont dénudées et sectionnées entre deux ligatures ; puis le vagin est ouvert en avant, le col saisi et attiré en haut et en arrière, et la tumeur complètement libérée par la section circulaire du vagin. Le vagin est fermé et le péritoine périnéal reconstitué par-dessus les moignons vasculaires qui se trouvent ainsi cachés sous la séreuse. Par la ligature préliminaire des vaisseaux je supprime les pinces, gagne du temps, et supprime les moignons volumineux ; l'ouverture en premier du cul-de-sac vaginal antérieur est toujours très facile sans aucune manœuvre vaginale ; enfin l'ouverture du vagin tout à la fin de l'opération réduit le minimum des chances d'infection du pelvis par le vagin. Le drainage vaginal je ne l'emploie que dans les rares cas où l'asepsie du pelvis ne peut être certaine, soit par suite de rupture de poches salpingiennes, soit par une asepsie incomplète du conduit vaginal, soit enfin pour des surfaces dénudées trop grandes pouvant donner lieu à des sécrétions pouvant devenir le point de départ d'infections secondaires.

— WOSKRESENSKY (Kief). — Mes observations portent sur 300 malades, dont la moitié n'a pas été opérée, soit par refus de la malade, soit parce que l'opération était contre-indiquée par la cachexie ou par les complications concomitantes. Je ne crois pas que la dimension même du fibrome ait une grosse importance au point de vue de l'indication du traitement. Dans plusieurs cas j'ai constaté qu'un fibrome du corps de l'utérus, ayant les dimensions d'une petite pomme, avait une influence fâcheuse sur l'organisme de la femme.

Plusieurs fois j'ai noté, chez des malades porteuses de fibrome utérin, des symptômes de lésion cardiaque, se manifestant par des irrégularités du rythme, par l'apparition d'un souffle et un affaiblissement de l'énergie. A l'autopsie des malades mortes après l'opération, j'ai vu souvent le cœur distendu, gras, avec des nodules fibreux sur les valvules et sur les parois des gros vaisseaux, une artério sclérose précoce. De nombreux travaux ayant paru sur les rapports des fibromes et des lésions cardiaques (Fehling, Fenwick, Sébileau), je n'insisterai pas sur ce point. Je me bornerai à vous dire que l'affaiblissement et la cachexie surviennent souvent avant que l'on puisse songer à une transformation du fibrome en sarcome ou en cancer ; aussi je crois pouvoir dire que le fibrome du corps peut cliniquement être considéré comme une tumeur maligne.

Suivant moi :

1° Le fibrome du corps de l'utérus est une tumeur dangereuse pour l'organisme ;

2° Le traitement radical ne peut être qu'opératoire ;

3° Il faut opérer le plus tôt possible sans attendre l'affaiblissement de l'organisme ;

4° Dans les fibromes du corps de l'utérus, il faut faire l'ablation complète de l'organe ;

5° Les ovaires ne doivent pas être enlevés dans l'opération des fibromes, à moins d'indication spéciale ;

6° La castration seule, sans ablation du fibrome et de l'utérus, n'est d'aucune utilité ;

7° En cas où la malade refuse l'opération, le seul traitement possible est tonique, diététique et analgésique ;

8° Les traitements palliatifs, tels que l'injection hypodermique d'ergotine, le curettage utérin, l'électricité, la cautérisation, les scarifications n'atteignent pas le but désiré et souvent même sont nuisibles à la malade ;

9° La grossesse, en cas de fibromes, n'est pas une contre-indication à l'opération ;

10° Les méthodes opératoires, avec pédicule utérin (Schrœder, Hegar, Zweifel), ne donnent pas de garanties, ce pédicule pouvant être le point de départ de récidives fibromateuses ou de transformations cancéreuses.

— FREDERIC BOWREMAN JESSETT (Londres). — La question du traitement chirurgical des fibromes a fait de grands progrès dans ces dernières années au point de vue de la technique. La méthode du traitement intra-péritonéal du pédicule, préconisée en 1863 par Kœberlé, a été adoptée en Angleterre jusqu'au jour où j'y ai introduit l'hystérectomie totale au moment où Heywood Smith publiait de son côté quelques observations de traitement sous-péritonéal du moignon.

Au point de vue opératoire, il faut établir des distinctions entre les myômes sous-séreux, pariétaux, sous-muqueux, à la fois sous-muqueux et sous-séreux ou pariétaux, simples ou subissant la dégénérescence sarcomateuse ou carcinomateuse, enfin les fibromyômes compliqués de grossesse.

Dans les cas de myômes sous-séreux pédiculés avec mince pédicule, il suffit de lier ce dernier, sans intéresser l'utérus ; si le myôme sous-séreux a une assez large implantation, il faut inciser le péritoine, énucléer le myôme et conserver l'utérus.

Dans les myômes pariétaux, ou dans les myômes à la fois pariétaux et sous-séreux on peut faire l'hystérectomie totale ou l'opération sous-péritonéale.

Pour les myômes sous-muqueux ou polypeux, c'est à la voie vaginale qu'il faut recourir. On dilate le col, on énuclée le myôme, puis on tamponne la cavité utérine à la gaze iodoformée.

L'hystérectomie totale, soit par la voie abdominale, soit par la voie combinée abdomino-vaginale, est indiquée dans tous les cas de dégénérescence maligne des myômes. S'il y a doute sur la dégénérescence maligne, il faut dilater le canal cervical, curetter et examiner au microscope les débris.

Lors de myôme compliqué de grossesse, la conduite est un peu délicate, les cas sont très différents ; la grossesse peut évoluer sans incident et l'enfant naître normalement, alors que d'autres fois le fœtus est détruit par le développement de la tumeur, et si une opération rationnelle n'est pas immédiatement pratiquée, la vie de la malade est elle-même en danger.

L'avortement ne me paraît pas indiqué à cause de la grande mortalité qui l'accompagne en pareil cas.

L'hystérectomie vaginale ne peut être pratiquée que si la tumeur est petite et l'utérus aisément abaissable ; il faut bien savoir que par suite des rapports existant entre l'intestin et la tumeur il peut survenir à la suite de cette opération des résultats désastreux. Je préfère les ligatures à la soie ou au catgut à l'emploi des pinces ou de l'angiotribe.

— D'HOTMAN DE VILLIERS (Paris). — Il y a trois ans, j'ai pratiqué l'hystérectomie abdomino-vaginale totale d'après le procédé de Le Bec, auquel j'ai fait subir de petites modifications que je décrirai au cours de l'exposé opératoire.

Il s'agissait de fibromes volumineux, chez une femme de 34 ans, mariée depuis deux ans, et ayant toujours été bien réglée.

La toilette antiseptique de la malade complètement refaite, je pratiquai les différents temps de l'opération de Le Bec, avec les petites modifications que je signale :

1er TEMPS : *Laparotomie et découverte de la tumeur*. — Je me trouvais à ce moment en présence :

1° D'un utérus fibreux central ;

2° D'une autre tumeur sessile également fibreuse, adhérente à l'utérus et plongeant complètement dans le cul-de-sac gauche ;

3° A droite, une troisième tumeur fibreuse, un peu plus grosse que le poing, avec un pédicule tordu attaché à l'utérus.

Cette torsion explique la température chez la malade, la mobilité constatée de ce côté, et l'erreur commise lors de mon premier diagnostic.

2e TEMPS : *Ligature des vaisseaux utéro-ovariens et des ligaments ronds.*

— Ici, après la ligature en dedans et en dehors, j'enlève complètement les annexes pour me faire plus de jour. Je laisse en place une ligature sur la corne utérine pour prévenir l'hémorrhagie pouvant venir de l'utérus.

Je procède de la même manière du côté opposé.

3e TEMPS : *Dissection de la vessie aussi large que possible.*

4e TEMPS : *Perforation des culs-de-sac.* — C'est à ce quatrième temps que j'apportai les modifications suivantes :

J'ouvre d'abord le cul-de-sac antérieur, je fais passer par cette ouverture un fil de soie, dont l'un des bouts est maintenu dans l'abdomen, de la cavité abdominale dans le vagin. A l'aide d'une pince effilée, je saisis le bout vaginal du fil, bien maintenu dans ma pince avec laquelle je perfore le cul-de-sac postérieur : de bas en haut, à gauche ou à droite, suivant le côté que j'opère primitivement.

Je saisis avec une autre pince le bout du fil vaginal, ainsi ramené en arrière, dans la cavité abdominale. Ainsi placé, mon fil, dont les deux bouts sont dans la cavité abdominale, forme une anse dans laquelle se trouve compris le reste de mon ligament large, c'est-à-dire la base et les vaisseaux utérins, artère utérine, etc. Je les suture près du col et les sectionne aussi près que possible du tissu utérin, laissant assez de tissu, du côté de ma ligature, pour l'empêcher de glisser.

Une fois l'utérus libéré de toutes ses attaches d'un côté, droit ou gauche, il ne se trouvait plus maintenu que par la base d'un des ligaments larges, les vaisseaux utérins et le tissu formant le cul-de-sac postérieur non perforé J'embrassais toute cette masse dans une même ligature en procédant de la façon suivante : j'attirais au dehors la masse fibreuse et la renversais sur le côté non libéré. Je passais un fil de soie de haut en bas, de l'abdomen dans le vagin, je reprenais le bout vaginal du fil et le ramenais de bas en haut dans la cavité abdominale en passant en bas et en arrière de la base du ligament large et des vaisseaux utérins.

Ainsi ramenés dans la cavité abdominale mes deux chefs du fil de soie formaient la même disposition que pour le côté opposé déjà sectionné. Je renversais la masse fibreuse en dedans et suturais toute la masse en une seule ligature. Je sectionnais comme pour l'autre côté, dans le même but, aussi ras que possible du col utérin.

Ainsi libéré de toutes ses attaches, je pus enlever avec beaucoup de facilité un énorme utérus fibromateux (5 kilog. 1/2) sans avoir eu la moindre trace d'hémorrhagie pendant et après l'opération.

5e TEMPS : Je n'ai pas fermé le territoire pelvien. J'ai fait par prudence un petit surjet au catgut, sur la tranche vaginale postérieure qui donnait un peu de sang. Je ramenais les extrémités des fils dans le vagin et je drainais la cavité vagino-péritonéale avec de la gaze iodoformée.

6e TEMPS : Je fermais ensuite l'abdomen. Pansements consécutifs et soins post-opératoires habituels sur lesquels je n'insiste pas. Je dois pourtant ajouter que je ne touchais au drainage que le huitième jour qui suivit l'opération. Les suites furent des plus simples, ainsi qu'en fait foi la feuille de température, pendant les dix-neuf jours qui ont précédé la guérison radicale.

J'ai pratiqué depuis cette époque différentes fois l'hystérectomie abdomino-vaginale totale suivant ce procédé. Je m'en suis toujours très bien trouvé lorsqu'il s'agissait de fibromes d'un certain volume et de fibromes adhérents. Je réserve la voie purement vaginale pour les petites tumeurs et les utérus fibromateux que l'on peut enlever tout d'une pièce par hémisection centrale antérieure ou en V, ou par un morcellement facile, car je trouve tout-à-fait inutile et même dangereux de procéder par tâtonnements et de maintenir trop longtemps les malades sous l'influence anesthésique.

Dans le cancer utérin où je suis absolument partisan de l'hystérectomie abdomino-vaginale totale, le procédé de Le Bec, ou tel que je l'ai modifié, ne m'a pas offert de garantie suffisante en tant qu'hémostase pour l'adopter ad integrum ; les tissus sont ici parfois très friables et infiltrés, les ligatures ne tiennent pas facilement ou sont quelquefois horriblement difficiles à placer. Je les remplace alors par les pinces à demeure aussi bien abdominales que vaginales. Je ne ferme pas complètement la cavité abdominale et j'établis un drainage abdomino-vaginal à la gaze iodoformée en suivant la direction de mes pinces. Cette manière de faire répond assez exactement au procédé que j'ai souvent vu employer à l'hôpital Lariboisière par le docteur Reynier.

Dans les ablations utéro-annexielles susceptibles de la voie abdomino-vaginale, j'emploie régulièrement ce procédé que je viens de décrire en y surajoutant, suivant la technique de son auteur, l'invention de Doyen. « l'angiotripsie » que j'ai appliquée pour la première fois dans une de ces interventions et dont je fais l'application depuis. On opère alors en toute sécurité, avec facilité et rapidité et la ligature ne vient figurer là où a passé l'angiotribe que comme un supplément de garantie qu'il serait bien téméraire de négliger contre les hémorrhagies secondaires.

Pour conclure, je dirai que pour ceux qui préfèrent la fermeture complète de la cavité péritonéale, le procédé de Le Bec, surtout depuis l'apparition de l'angiotripsie, leur offre une sécurité et une rapidité opératoire réellement étonnante dans les gros cas de fibromes et dans certaines affections utéro-anexielles, et que pour ceux qui comme moi préfèrent le drainage vagino-péritonéal, le procédé de Le Bec, avec les modifications que j'y ai apportées, avec ou sans l'angiotripsie, doit être une opération sans aléas. — J'ai opéré huit malades par ce procédé, cinq sans angiotripsie que je ne connaissais pas alors, trois avec l'angiotripsie ; je n'ai eu qu'un décès chez une femme de 65 ans, morte de cachexie et de pneumonié le 8e jour après l'intervention.

— DURET (Lille). — J'étudierai quelques modes opératoires particuliers dans le traitement des fibromes utérins :

I. — *Autoplasties pelviennes séreuses après ablation des fibromes inclus dans le tissu cellulaire du bassin.* — Dans tous ces cas, l'excavation pelvienne se trouve parfois sur une très large étendue dépouillée de son revêtement séreux. Il en résulte une tendance aux exhalations séreuses, et aux absorptions, qui favorisent grandement les septicémies, les infections et les suppurations, les phlébites et les thromboses veineuses. Comment y remédier ? En faisant des autoplasties séreuses soignées, quand elles sont possibles. 1° S'il s'agit d'un gros fibrome latéral, inclus sous le ligament large, la paroi latérale du bassin est dénudée sur une vaste surface triangulaire à base inférieure, à sommet dans la fosse iliaque correspondante.

On ferme cet espace en unissant la lèvre antérieure et la lèvre postérieure de la plaie séreuse. On les rapproche l'une de l'autre, et on obtient ainsi une sorte de *torsade* péritonéale, qui forme l'espace privé de séreuse. Dans d'autres cas, on fait une fermeture en *intundibulum*, c'est-à-dire qu'on fixe la séreuse péritonéale ou ses débris au pourtour de la plaie vaginale laissée ouverte. 2° Si le fibrome (nous supposons qu'il est trop volumineux pour être opéré par la voie vaginale) est antérieur ou postérieur, tantôt il a plutôt la vessie au-dessous de lui, de sorte qu'on ne le voit pas au moment de l'ouverture du ventre, tantôt il la soulève jusqu'à l'ombilic, et c'est elle qui masque la tumeur. Dans les gros fibromes inclus, du côté de la concavité sacrée, l'S iliaque et le cæcum sont attirés à la surface du néoplasme aplatis, et n'ont plus de méso séreux. On a la plus grande peine à les dégager, car leurs tuniques musculaires se confondent avec celles du fibrome. Il arrive que la grosse tumeur attire à elle, pour s'en revêtir, tout le péritoine voisin des fosses iliaques, de la région lombaire, et étale les replis séreux ou mésos qui attachent les organes voisins.

Dans tous les cas, quand on a enlevé le néoplasme, l'excavation pelvienne entière, la région lombaire et les fosses iliaques sont absolument privées de séreuse. M. Duret pratique alors ce qu'il appelle *l'exclusion séreuse* du bassin et des organes contenus. Il ramasse les débris péritonéaux dans la région lombaire et dans les fosses iliaques, et les fixe par une suture continue au catgut, au péritoine *pariétal*, de a paroi inférieure de l'abdomen.

Il en résulte un plan ou *diaphragme séreux* qui s'étend horizontalement du pubis au promontoire.

Il ferme la séreuse abdominale.

Au-dessous de lui, se trouvent la cavité pelvienne, le rectum, la vessie, les débris des ligaments larges et les ligatures ; tantôt il laisse e vagin ouvert et tamponne tout cet espace à la gaze iodoformée. Tantôt il ferme le vagin, tamponne à la gaze au-dessus de lui, et draine au-dessus du pubis.

M. Duret rapporte quatre exemples cliniques où, malgré les difficultés opératoires très grandes, il a obtenu un succès complet.

II. — *Morcellement abdominal des fibromes, et des cysto-fibromes sessiles.* — 1° Le morcellement abdominal des fibromes utérins est surtout applicable, pour ainsi dire inévitable dans les circonstances suivantes : A) Fibromes soudés par inflammation plastique devenue séreuse aux parois pelviennes.

Ils sont absolument en symphyse totale, et il est impossible de les extraire, ou de les contourner dans les manœuvres. — B) Fibromes volumineux sous-séreux non énucléables. — C) Fibromes en partie calcifiés, développés dans le segment inférieur de l'utérus, remplissant totalement le bassin et la plus grande partie de l'abdomen, simulant des ostéo-sarcomes du bassin. — D) Cysto-fibromes utérins sessiles, développés dans le segment inférieur de l'utérus, en grande partie sous-séreux et remplissant le pelvis totalement, tandis que, d'autre part, ils remontent plus ou moins haut dans la cavité abdominale, qu'ils déforment et distendent de tous côtés.

M. Duret rapporte des exemples remarquables de ces volumineuses tumeurs, qu'il a opérées avec succès.

2° Il essaye ensuite de tracer les méthodes opératoires, la technique et les règles du morcellement abdominal des grosses tumeurs fibreuses.

Il distingue : A) Le *morcellement par section médiane* pure et simple, applicable aux fibromes soudés totalement par inflammation.

B) Le *morcellement par blocs successifs* ou *tranches* de la masse principale du fibrome, section transversale ou supra-vaginale de sa base d'implantation pelvienne, aussi bas que possible, et ablation de cette base en deux moitiés par section médiane. Il a enlevé ainsi un fibrome sous-séreux, comme soudé au bassin, du poids de 8 kilogr. 500.

C) *Morcellement in situ après incision et évacuation des cavités kystiques, dans les gros cysto-fibromes sessiles dans le bassin.* — Dans un cas remarquable de ce genre, la tumeur avait incorporé le rectum, qui y était tunnellisé, et la vessie réduite à une vésicule transparente qui s'y était creusée une crypte.

La tumeur, du poids de 6 kilogrammes, put être enlevée et la guérison obtenue.

Ces diverses méthodes de morcellement abdominal, que la pratique a conduit à adopter, rendront de grands services, et solliciteront des interventions qu'on n'eût pas sans doute entreprises en l'absence de règles précises, tracées d'avance.

— ENGSTROM (Helsingfors). — A fait usage de l'amputation supra-vaginale, de l'extirpation par le vagin et par laparotomie. Il a pratiqué 180 fois l'énucléation isolée d'un ou de quelques myômes de la paroi de la matrice après laparotomie ; 8 opérées sont mortes, mais seulement chez 6 la mort est causée par l'opération même : une opérée est succombée d'une intoxication carbolique, contractée déjà un jour avant l'opération, et une autre de l'intoxication iodoformique. Il reste alors une mortalité dépassant un peu 3 p. 100. Chez ces opérées, jamais de dégénérescence maligne de l'utérus. Rarement récidive, encore ne nécessitant pas une nouvelle opération. 9 opérées sont après devenues enceintes et 5 sont accouchées à terme.

— SINCLAIR (Manchester). — En dépit des statistiques produites, l'hystérectomie reste une opération d'une certaine gravité et ne doit pas être faite sans raison. J'ai eu recours à tous les procédés préconisés, mais je crois qu'il faut reconnaître à chacun ses qualités.

L'énucléation a ses avantages. Comme Alexander, j'en ai obtenu d'excellents résultats. Quand on doit faire une ablation intra-péritonéale, il faut lier soigneusement les moignons, conservant si c'est possible un ovaire au moins pour éviter les phénomènes nerveux qui suivent la castration bilatérale.

— HENRICIUS (Helsingfors). — On peut grouper les divers procédés de laparo-myomotomie en deux grandes méthodes opératoires : l'amputation supra-vaginale et l'extirpation totale de l'utérus.

Autrefois je recourais à la méthode de Schrœder dans l'amputation supra-vaginale de l'utérus quand je ne pouvais conserver la matrice. Depuis mars 1894 j'ai opéré suivant la méthode de Chroback avec traitement rétro-péritonéal du pédicule. Du 28 mars 1894à juin 1899 j'ai, à la clinique gynécologique d'Helsingfors, pratiqué 63 myomotomies par cette méthode.

L'opération se fait dans la position élevée du bassin (position de Trendelenburg). L'utérus et la tumeur sont extraits à l'aide d'un tire-bouchon. La ligature des annexes se fait en deux ou trois portions avec l'aiguille de Deschamps. Au début je la faisais avec de la soie ; depuis 1897, j'emploie le catgà ut la formaline. Dans quelques cas j'ai, laissé un ovaire afin de maintenir l'influence des ovaires sur l'organisme.

Une incision en arc de cercle à convexité tournée en haut est pratiquée sur la partie antéro-inférieure de l'utérus ; avec le doigt ou les ciseaux, on détache un lambeau péritonéal. Je fais de même sur la face postérieure de l'utérus. Les lambeaux dessinés, je libère la partie supérieure du col du tissu conjonctif qui l'entoure de chaque côté et je place avec l'aiguille de Deschamps une ligature qui enserre la partie terminale de l'artère utérine. La tumeur de l'utérus avecla partie supérieure du col sont enlevés au thermocautère. L'hémorrhagie est ordinairement nulle ou tout au moins insignifiante On brûle et l'on détruit au thermocautère la partie restante du canal cervical, maintenant le moignon attiré en haut avec une pince tire-balle. Dans ce qui reste du col on place une mèche de gaze iodoformée dont on fait sortir l'extrémité par le vagin. Le péritoine est réuni au-dessus du moignon et des ligatures par des sutures à la soie fine ou au catgut.

Réunion de la plaie abdominale.

Le troisième jour, on enlève la gaze iodoformée. Cinq jours après l'opération, un laxatif. Au dixième jour on enlève les sutures abdominales et au bout de dix-huit jours la malade peut se lever.

Le résultat a été : sur 65 opérations, 63 guérisons, 2 morts. Dans un de ces cas où la mort était survenue deux jours après l'opération, l'autopsie montra une paralysie du cœur et une péritonite commençante. Dans le second, où la mort survint dix jours après l'opération, on trouva une péritonite diffuse et une péricardite aiguë. La mortalité est donc de 3,07 p. 100.

Si l'on veut extirper l'utérus en totalité, il faut faire l'opération de Doyen. J'ai eu par cette méthode 8 succès.

— A. GILES (Londres). — Comme la plupart des orateurs qui m'ont précédé, je regarde la présence d'un myôme comme l'indication d'une opération. Quand un traitement est nécessaire, je n'ai que peu de confiance dans les moyens palliatifs, tels que l'électricité, les injections d'ergotine. Je pense qu'il vaut mieux recourir à l'ablation des tumeurs par la myomectomie ou à celle de tout l'utérus par l'hystérectomie.

Dans mon esprit, l'indication thérapeutique est facile à préciser, s'il n'y a pas de symptômes, il faut laisser la malade tranquille et se contenter de la tenir en observation ; s'il y a des signes d'hémorrhagie, de compression ou de dégénérescence maligne, il faut recourir à l'ablation.

Les méthodes opératoires se divisent en deux grandes classes, suivant qu'elles sont faites par la voie vaginale ou par la voie abdominale ; par chacune de ces voies deux sortes d'opérations peuvent être pratiquées, la simple extirpation de la tumeur ou l'ablation totale de l'organe. Dans ma pensée, l'opération partielle doit être limitée, par la voie vaginale, à l'ablation des polypes et des fibromes sous-muqueux ; par la voie abdominale, à l'excision des myômes sous-péritonéaux pédiculés.

L'ablation des petits myômes utérins peut être faite par la voie vaginale, mais comme ils ne donnent que rarement lieu à des symptômes, une telle opération n'est en somme que rarement indiquée. L'opération que l'on a le plus souvent à pratiquer est l'amputation supra-vaginale de l'utérus. On est certain ainsi de ne pas léser la vessie ni les uretères. Il y a grand avantage s'ils sont sains à conserver les ovaires, ce qui évite les accidents de la ménopause artificielle.

— PAUL REYNIER (Paris). — Je reconnaîtrai tout d'abord qu'on ne saurait poser en principe absolu que tout fibrome doit être opéré.

J'ai été un des premiers à proclamer que les fibromes ne sont pas des tumeurs aussi bénignes que se complaisaient à le dire nos devanciers ; leur évolution est toujours grosse de menaces pour l'avenir. Une femme jeune bénéficie plus d'une intervention précoce que de l'abstention. Cependant tout ceci n'est vrai qu'à la condition que cette intervention ne soit pas trop dangereuse, que nous ne trouvions pas, dans l'état général, dans la manière de se présenter du fibrome, des raisons sérieuses de douter du succès de notre opération.

Il n'en est pas moins vrai cependant que l'acte opératoire devient avec les progrès de la gynécologie, de moins en moins dangereux, surtout chez les femmes encore jeunes, et que ses indications s'en étendent de plus en plus.

Si on tient, en effet, compte que les dangers de l'intervention augmentent avec l'âge de la malade, et celui du fibrome avec son volume, si on ajoute la crainte des accidents graves que peut occasionner un fibrome, on devient de plus en plus porté à proposer une opération précoce. Mais quelle doit être cette opération ?

C'est ce que je voudrais discuter avec vous en m'appuyant sur ma statistique personnelle qui porte aujourd'hui sur 111 interventions qui se décomposent ainsi :

53 hystérectomies vaginales avec 4 morts, dont 2 arrivées sur 6 cas où j'ai commencé par l'hystérectomie vaginale et où j'ai été obligé de recourir à la laparotomie pour terminer mon opération. Dans les deux autres cas, mes malades sont mortes d'hémorrhagie consécutive.

58 laparotomies qui se décomposent ainsi :

8 opérations de Battey, 8 guérisons opératoires, 6 fois résultat satisfaisant. Dans 2 autres cas les hémorrhagies ont continué ;

6 hystérectomies abdomino-vaginales. Ablation du col par le vagin, procédé de Péan-Bouilly : 1 mort ;

7 hystérectomies abdominales totales, par rétroversion du col, procédé de Doyen : 1 mort ;

8 hystérectomies abdominales totales, extraction de l'utérus dans l'axe, d'après ma technique personnelle : 1 mort, 7 guérisons ;

2 ablations de fibromes pédiculés, 2 guérisons opératoires, 1 mort survenant quarante jours après par suite d'une infection ayant débuté avant l'opération ;

27 laparotomies avec pédicule externe : 4 morts, dont une dans un cas de fibrome sphacélé.

Telle est ma statistique. Nous allons l'analyser en discutant les indications opératoires.

Deux voies s'offrent à nous pour aborder les fibromes : la voie vaginale et la voie abdominale.

Tout disposé que je sois, ainsi que vous pouvez le voir par la disproportion des laparotomies et des hystérectomies, à recourir à la voie abdominale, je ne saurais méconnaître que, pour tout utérus peu volumineux, fibromateux, contenant de petits fibromes ou des fibromes de 7 à 800 grammes, 1,200 grammes, non enclavé dans le petit bassin, mobile, facilement abaissable, avec un conduit vulvo-vaginal large, l'hystérectomie vaginale, ainsi que le dit M. Schauta, est l'opération de choix. Par cette voie, on enlève avec un minimum de risques les utérus fibromateux, et surtout ceux qui s'accompagnent de lésions annexielles concomitantes.

Sur une série de 51 hystérectomies, je n'ai eu que 2 morts, et cependant je relève dans ces observations 23 cas où le fibrome a été morcelé, laborieusement enlevé, et où j'ai pu extraire des masses de 1,500 et 1,800 grammes.

M. Segond ne nous a-t-il pas dit avoir pu par cette voie extraire un fibrome de 4 kilogrammes ?

On peut donc faire ainsi une opération fructueuse, et les malades, même à la suite des opérations les plus laborieuses, semblent avoir un shock opératoire pas trop considérable ; c'est sur cette absence de shock qu'il faut reconnaître également que dans certains cas cette hystérectomie peut vous mettre dans un cruel embarras.

Il m'est arrivé de terminer l'opération une fois en laissant un fibrome sous-péritonéal qui, de l'utérus volumineux, bourrelé de fibromes, morcelé et enlevé, s'échappa, et que je ne pus arriver à reprendre avec la pince et à extirper.

Ma malade guérit, conservant ce fibrome gros comme une très grosse orange.

Six autres fois, sur mes 53 malades, ne pouvant arriver à leur descendre l'utérus, les pinces déchirant. ne prenant plus, le col enlevé, le fibrome ne s'abaissant pas, je crus devoir recourir à la laparotomie, et, par en haut, j'enlevai ce qui ne pouvait descendre par en bas. Mais ces opérations laborieuses sont particulièrement dangereuses, puisque, sur 6 que j'ai faites dans ces conditions, malgré le drainage vagino-abdominal, malgré les précautions antiseptiques que j'avais prises, j'ai eu 4 guérisons et 2 morts.

En présence de gros fibromes, il faut donc, avant de se décider à une intervention vaginale, bien peser les indications et les contre-indications de cette opération.

S'attaquer par cette voie à tous les fibromes et considérer l'hystérectomie vaginale comme l'opération toujours de choix, serait folie, car on peut ainsi être amené à ne pouvoir terminer son opération qu'en faisant courir de gros dangers à sa malade.

Quelles sont donc les limites qui doivent être fixées à l'hystérectomie vaginale ?

La hauteur à laquelle s'élève le fibrome par rapport à l'ombilic, a-t-elle une importance considérable?

M. Segond nous dit que tout fibrome s'élevant jusqu'à l'ombilic. est justiciable de l'hystérectomie vaginale. M. Quénu nous donne comme limite une ligne transversale située à trois travers de doigt de l'ombilic.

Je préfère cette limite, bien que je déclare que la hauteur n'a pas une importance considérable Tel fibrome s'élève jusqu'à cette limite, qui sera très difficile à enlever par le vagin, tandis que d'autres la dépasseront qui pourront être facilement extraits.

La forme a pour moi bien plus d'importance. Un utérus régulièrement globuleux, contenant un fibrome venant faire saillie dans la cavité utérine, sera plus facile à morceler et à enlever qu'un utérus irrégulier, flanqué de masses latérales, plus proéminentes du côté du péritoine. du côté du rectum. Ces masses feront coin, empêcheront la descente de l'utérus, l'immobiliseront, et il sera souvent difficile de les extraire ou de les morceler. Cet utérus pourra ne pas s'élever jusqu'à trois travers de doigt de l'ombilic et cependant n'être plus justiciable de la voie vaginale.

Je ne m'attacherai pas encore beaucoup à la longueur du col, à son extensibilité : ce sont là, je le reconnais, des conditions désavantageuses, mais non insurmontables.

J'attache surtout de l'importance à la dilatabilité du conduit vulvovaginal. Quand il est étroit, peu extensible, que l'utérus est fixé haut, je déconseillerai toujours l'opération. C'est dans ces conditions que je me suis trouvé deux fois sur les six malades dont je vous ai parlé plus haut, et il m'a été impossible de terminer l'opération par la voie vaginale.

En résumé, je crois l'hystérectomie vaginale une opération de choix pour tous les utérus dont la grosseur ne dépasse pas les deux poings, la voie abdominale étant préférable pour les autres.

Pendant longtemps, j'ai été fidèle au pédicule externe, fixé à l'aide des broches à la paroi. Sur 27 interventions de ce genre, je ne relève en effet que 4 morts, et encore ces morts peuvent s'expliquer.

Dans une première série d'opérations de 1881 à 1890, j'ai eu deux morts sur 6 opérées.

Sur 12 opérées depuis, je n'ai eu que 2 morts, une survenant après l'ablation d'un fibrome sphacélé, et particulièrement infectant.

Ces opérations heureuses ne m'ont donc fait abandonner qu'avec regret le pédicule externe, qui m'a toujours paru une opération bénigne, et que je conseillerai toutes les fois que j'aurais affaire à une malade épuisée, et chez laquelle je redouterais le shock opératoire.

Malheureusement, le pédicule externe tombe lentement, laisse une paroi abdominale disposée aux éventrations, détermine une cicatrisation qui fait peu honneur au chirurgien.

L'hystérectomie abdominale totale par la rapidité de la guérison, par la cicatrice qu'elle laisse, est l'opération idéale qui a rallié tous les chirurgiens et qui m'a rallié un des premiers.

J'ai commencé par l'hystérectomie abdomino-vaginale; ablation du corps de l'utérus par l'abdomen et exérèse du col par le vagin. J'ai fait ainsi 6 opérations qui m'ont donné 5 guérisons et une mort.

Comme je l'ai dit plus haut, ce n'est qu'exceptionnellement et contre mon gré que j'ai eu recours à la voie vagino-abdominale qui m'a toujours paru dangereuse par la nécessité de passer du vagin à l'abdomen.

En 1896, je fis ma première hystérectomie abdominale totale par l'abdomen : j'ai eu recours au procédé tel qu'il avait été décrit par mon ami Ricard et qui n'est qu'une variante de tous les procédés qui consistent à enlever l'utérus dans l'axe. J'ai eu une guérison.

Depuis j'ai eu recours au procédé que M. Doyen vient de nous dire être le plus grand progrès de la chirurgie des fibro-myômes. Je reconnais, en effet, qu'il est ingénieux et peut rendre des services. La technique nous en avait tout d'abord séduit. Elle paraissait plus simple que toutes celles dont on nous avait parlé jusqu'alors. C'est ainsi que j'ai fait, par ce procédé, 8 extractions de fibromes utérins volumineux avec 7 guérisons et une mort. Je n'ai toutefois pas suivi scrupuleusement la technique indiquée par M. Doyen. Si, dans mes premières opérations, je n'ai pas fait l'hémostase préventive, dans les dernières il m'a semblé préférable de saisir avec une pince les utérines avant de les sectionner : ceci évite des hémorrhagies et économise une grosse perte de sang à la malade. Je n'ai jamais également fermé la cavité abdominale par en bas, préférant la drainer par une mèche de gaze qui me donne plus de sécurité. Malheureusement, il faut le reconnaître, si ce procédé est rapide, tout au moins pour l'extraction du fibrome, il peut être très long pour l'hémostase. C'est un procédé brutal.

On procède par arrachement. A la force du poignet on enlève l'utérus, dont le col est saisi par derrière et qu'on détache ainsi de la vessie. Il résulte de cet arrachement que souvent de grands lambeaux péritonéaux sont détachés, flottant dans le petit bassin, et il est nécessaire, comme le conseille M. Doyen, de les rapprocher par une suture qui laisse encore un fil dans la cavité abdominale. D'ailleurs, comme tous les procédés par arrachement, ils doivent faire place en chirurgie aux procédés d'exérèse méthodique qui ne laissent rien au hasard Le procédé de M. Doyen peut d'ailleurs être impossible à appliquer quand le fibrome se trouve en arrière de l'utérus, dans la cavité de Douglas, masquant le col, le déformant et le rendant difficile à saisir. C'est ainsi que j'ai été amené à recourir au procédé américain par renversement latéral de l'utérus. C'est là, en effet, un procédé fort recommandable, et qui peut rendre de grands services, quand il s'agit de fibrome de moyen volume. A l'heure actuelle, je me suis arrêté à la technique suivante :

La malade en position horizontale, je commence par sectionner la muqueuse vaginale autour du col. Je n'ouvre pas les culs-de-sac et me contente de la simple incision de la muqueuse Faisant alors mettre la malade dans la position de Trendelenburg, j'incise la paroi abdominale, j'extrais le fibrome en dehors au moyen du tire-bouchon. De chaque côté, je mets une pince courbe sur les artères utéro-ovariennes en dehors des annexes, une pince contre l'utérus et je sectionne le ligament large entre ces deux pinces Par une incision transversale faite sur la partie antérieure de l'utérus, je décolle la vessie avec la pointe des ciseaux courbes et prolonge ce décollement jusqu'à ce que je tombe dans l'incision vaginale. Avec le bistouri, je sectionne le cul-de-sac postérieur.

L'utérus ne tient plus que par la base des deux ligaments larges. Pendant qu'un écarteur sus-pubien protège la vessie, il est alors facile de glisser les mors d'une pince juste contre le col utérin et d'enserrer ainsi cette base de ligament avec l'artère utérine. Au ras de l'utérus, en dedans de cette pince, je sectionne les ligaments larges et l'utérus alors vient comme un fruit mûr qui se détache de la branche. Je remplace alors les pinces des artères utérines et des artères utéro-ovariennes par quatre ligatures que je fais au catgut. Si je préfère poser ces ligatures à la fin de l'opération quand l'utérus est enlevé, c'est que j'ai vu quelquefois le péritoine enserré par le fil qui lie l'artère utéro-ovarienne, glisser dans la ligature par le fait des tiraillements qu'on fait subir à l'extrémité inférieure du ligament large dans les manœuvres d'extraction.

Je ne ferme pas l'ouverture vaginale et je préfère drainer par une mèche de gaze que j'introduis par l'abdomen et qu'un aide vient prendre avec une pince poussée par le vagin.

Ce drainage me paraît toujours utile à la suite des hystérectomies abdominales ; il se produit toujours, en effet, à la suite de toutes nos interventions abdominales, une exhalation de la séreuse qui constitue un excellent milieu de culture, qu'il est préférable de voir s'écouler au dehors.

En suivant cette technique, j'ai opéré neuf fibromes, remontant la plupart jusqu'à l'ombilic, et dont deux présentaient ces déformations postérieures sur lesquelles je viens d'insister, et qui me paraissent offrir les conditions les plus désavantageuses pour l'opération.

Sur ces neuf opérations, huit ont guéri, une est morte dans les quarante-huit heures, sans phénomènes péritonéaux bien marqués, mais avec fièvre, langue sèche, pouls filant. A l'autopsie, nous avons trouvé un foie gras, un muscle cardiaque dégénéré, un cœur dilaté et des reins petits, présentant de la néphrite chronique.

Ma statistique de laparotomies est moins bonne que celle d'hystérectomies, puisque sur 53 hystérectomies je n'ai eu que 4 morts, et je pourrais dire 2 morts, puisque 2 sont survenues dans les hystérectomies vagino-abdominales. Par contre, sur 63 laparotomies j'ai 7 morts.

Il ne faudrait pas, cependant, en conclure que l'hystérectomie vaginale l'emporte beaucoup comme bénignité sur les laparotomies. Nous devons, en effet, faire remarquer que par l'hystérectomie nous attaquons les fibromes de moyen volume, ceux qui descendent plus ou moins facilement, tandis que nous réservons la laparotomie à tous les gros fibromes, à tous ceux qui nous paraissent dangereux à opérer par la voie vaginale, et qui, par cela même, tout en étant moins dangereux à opérer par la voie abdominale, peuvent faire craindre d'assombrir la statistique.

Ces gros fibromes s'accompagnent souvent de lésions rénales, ils sont la résultante d'un état général qui crée le fibrome et que le fibrome ne crée pas.

C'est pour cela que nous voyons ou que tout au moins j'ai vu à la suite de nos laparotomies, nos malades avoir de l'albuminurie plus ou moins persistante. Je vois toujours une malade à laquelle j'ai enlevé un énorme fibrome et qui, depuis dix ans, a de l'albumine, qu'aucun traitement ne peut faire disparaître. La malade va cependant bien.

Si j'ai constaté souvent l'albuminurie post-opératoire, par contre je n'ai jamais vu, comme l'avance M. Doyen, sa disparition.

Je conclus en disant que, pour les utérus ne dépassant pas la grosseur d'une tête de fœtus, n'étant pas trop latéralement ou postérieurement déformés, n'ayant pas un col utérin effacé et avec un conduit vulvo-vaginal dilatable, l'hystérectomie vaginale est l'opération de choix.

Mais si l'utérus dépasse le volume que je viens de citer, bien que par l'hystérectomie vaginale on ait pu faire descendre des utérus beaucoup plus volumineux, il vaut mieux faire l'hystérectomie abdominale, qui, moins laborieusement, en tenant moins longtemps la malade sous le chloroforme, pourra permettre de faire l'ablation totale de l'utérus.

Pour cette hystérectomie abdominale, il est bon d'avoir plusieurs procédés à sa disposition, certains fibromes étant extraits plus facilement, soit en arrière, soit sur les côtés, soit en les enlevant dans l'axe. Ici, comme partout ailleurs, il faut être éclectique, et la meilleure chirurgie est celle qui, séance tenante, s'approprie aux cas.

— F. VILLAR (Bordeaux). — Nous sommes évidemment tous d'accord ou à peu près au sujet de la question du traitement chirurgical des fibromes utérins. En ce qui concerne les indications, il est certain que l'on peut et doit respecter certains fibromes petits et non gênants, mais qu'il faut opérer ceux qui tendent à grossir ou qui s'accompagnent de troubles tels que douleurs, signes de compression intestinale, etc.

Deux voies s'offrent au chirurgien pour l'extirpation des fibromes: la voie vaginale et la voie abdominale.

La première est excellente, car elle est fort bénigne et ne laisse pas de cicatrices. J'ai opéré par cette voie dix fibromes, dont deux très volumineux, et je n'ai eu aucun insuccès. Je ne parle pas ici, bien entendu, des fibromes du col ou des fibromes intra-cavitaires qui n'ont réclamé qu'une opération partielle.

Le manuel opératoire de l'hystérectomie vaginale pour fibromes par morcellement et sections multiples, est simple; l'essentiel, c'est de se tenir sur la ligne médiane et de faire œuvre utile à chaque coup de ciseaux.

Par la voie abdominale j'ai pratiqué l'hystérectomie supra-vaginale et l'hystérectomie totale.

Rien de spécial à signaler dans la technique de la première, si ce n'est la suture appliquée au moignon ; je me suis servi de la suture du cordonnier, préconisée par le professeur Lannelongue (de Bordeaux).

Pour l'hystérectomie abdominale totale j'ai eu le plus souvent recours au procédé antérieur. Quelquefois j'ai conservé la désinsertion vaginale par le cul-de-sac postérieur ou par le cul-de-sac latéral. En somme, à l'heure actuelle, je n'ai pas de préférence pour l'un ou l'autre cul-de-sac. Ma décision dépend de la topographie du fibrome et de la coexistence de lésions ovariennes ou salpingiennes.

J'ai pratiqué une fois l'angiotripsie de l'artère utérine. Mais je ne crois pas que l'angiotribe devienne d'un emploi constant dans la pratique de l'hystérectomie abdominale.

Lorsque les malades sont incommodées, après l'opération, par des troubles de ménopause anticipée, je les soumets à la médication ovarienne complète qui consiste dans l'emploi simultané d'extrait sec et d'extrait glycériné d'ovaire.

C. — COMMUNICATIONS DIVERSES

I. — Du raccourcissement des ligaments larges et des ligaments ronds dans la rétroversion de l'utérus.

— H. DELAGÉNIÈRE (du Mans). — Le raccourcissement des ligaments larges ou des ligaments ronds ne doit pas chercher à remédier seul à la rétroversion. On doit concevoir ces opérations comme des opérations auxiliaires venant apporter leur appoint à d'autres opérations, telles que la salpingo-oophorectomie, ou la colpo-périnéorrhaphie.

On doit d'abord étudier si la rétroversion est réductible, ou au contraire irréductible. Dans le premier cas l'opération sera extra-péritonéale ; dans le second, elle sera intra-péritonéale.

L'opération extra-péritonéale portera sur l'utérus, le vagin et les ligaments ronds. L'utérus sera curetté ; au besoin on fera l'amputation du col et même, si le volume de l'organe est augmenté, s'il y a des noyaux fibreux, on fera la ligature des artères utérines. Le vagin sera restauré avec soin ; suivant les cas, on fera une colpo-périnéorrhaphie ou simplement une périnéorrhaphie. Enfin on terminera par l'opération d'Alexander, c'est-à-dire par le raccourcissement extra-péritonéal des ligaments ronds.

L'opération intra-péritonéale traitera d'abord les adhérences qui retenaient l'utérus, puis remédiera aux lésions annexielles, enfin cherchera à corriger la rétroversion en raccourcissant les ligaments larges ou les ligaments ronds. Les ligaments ronds seront raccourcis, lorsqu'il y a rétrodéviation simple sans début de prolapsus. Au contraire, quand l'utérus paraît s'enfoncer dans le bassin, on fera le raccourcissement des ligaments larges. Les opérations intra-abdominales n'empêchent pas du reste les opérations sur le périnée si elles étaient jugées nécessaires.

Nous apportons ici 33 observations, dont 15 extra-péritonéales et 18 intra-péritonéales. Parmi les 15 premières, qui ont toutes subi l'opération d'Alexander, toutes aussi ont été curettées; 14 ont subi l'amputation du col, 11 la périnéorrhaphie, 5 la colporrhaphie antérieure, enfin 2 la ligature des artères utérines.

Les 18 autres malades se divisent en 9 opérations sur les ligaments larges et 9 sur les ligaments ronds. — Toutes ont subi, en même temps que la décortication de leur utérus, la résection bilatérale de leurs annexes.

Ces 33 malades ont parfaitement guéri de leurs opérations; le résultat immédiat a été excellent et s'est maintenu très bon chez toutes celles que nous avons revues.

La technique opératoire n'offre rien de particulier; cependant nous préconisons notre procédé personnel pour le raccourcissement des ligaments larges, celui de Ruggi pour les ligaments ronds, celui de Kocher modifié (en ce sens que nous employons les fils de bronze aluminium de Socin pour les sutures perdues) pour l'Alexander. Enfin pour la périnéorrhaphie, nous employons le procédé de Lawson Tait, en poursuivant le dédoublement très largement jusqu'au péritoine du cul-de-sac de Douglas. Enfin, au lieu de fils séparés, nous faisons un capitonnage soigné avec un surjet de catgut.

Discussion.

— JACOBS (Bruxelles). — Je n'ai pas une expérience aussi grande que M. Delagénière sur le raccourcissement des ligaments ronds par l'abdomen. Je tiens cependant à signaler un incident post-opératoire que j'ai observé : il concerne un détail de technique. M. Delagénière conseille le plissement des ligaments ronds sur eux-mêmes et le maintien de cette plicature par un surjet placé transversalement. J'ai vu, après cette technique, apparaître une tumeur fluctuante juxta-utérine qui n'était autre qu'un néoplasme dû à la nécrose du ligament rond. Je crois qu'au lieu de placer le surjet ou les points de suture transversalement au ligament rond, il vaut mieux leur faire parcourir l'aileron du ligament large sous le ligament rond de façon à maintenir ce dernier replié sur lui-même respectant l'artériole du ligament rond.

Je suis heureux de confirmer par mon expérience les bons résultats tardifs donnés par le raccourcissement intra-abdominal des ligaments ronds, surtout au point de vue des grossesses consécutives. J'ai vu 3 cas de grossesse quelque temps après l'opération évoluer normalement, accouchement compris. L'examen pratiqué quelques semaines après la délivrance montra que l'utérus était en situation normale. Les tractions exercées pendant la grossesse sur les ligaments ronds n'avaient pas amené d'altération.

— GOLDSPOHRN (Chicago). — La question de la rétroversion utérine est importante. Les procédés de fixation anormale peuvent être dénommés chirurgie pathologique.

Les seuls tissus sur lesquels on doive agir sont les tissus physiologiques, les ligaments ronds. A ce point de vue, comme à celui des grossesses ultérieures, le procédé le meilleur est le raccourcissement inguinal de ces ligaments. Celui-ci ne crée aucun obstacle à la grossesse, aucune complication à l'accouchement.

Il faut, pour que l'opération ait un bon résultat, qu'on ouvre le péritoine et qu'avec le doigt on libère les adhérences utérines annexielles, n'hésitant même pas à enlever ou à réséquer partiellement ces annexes quand c'est nécessaire.

— VINEBERG (New-York). — Depuis trois ans j'opère de la manière suivante contre les rétroversions. J'incise la paroi vaginale antérieure et j'amène l'utérus dans la plaie vaginale, j'examine l'état des annexes agissant sur elles conformément aux règles habituelles de la chirurgie. Je passe alors des sutures à travers les ligaments ronds de chaque côté. Le péritoine et l'incision vaginale sont ensuite suturés. J'ai ainsi pratiqué 40 opérations sans avoir de décès, les malades étant guéries au bout d'une douzaine de jours. Quatre de ces opérées sont ultérieurement devenues enceintes, la grossesse s'est terminée à terme par un accouchement normal. L'utérus est resté en bonne situation.

— ALEXANDER (Liverpool). — L'opération du raccourcissement inguinal des ligaments ronds a été préconisée à une époque où l'ouverture large de la cavité abdominale était considérée comme une opération grave. Depuis cette époque elle est devenue beaucoup plus bénigne et ne constitue pas une aggravation au raccourcissement des ligaments. Elle est cependant inutile dans les cas simples Quand l'utérus peut être ramené en situation normale avec le doigt ou la sonde, il suffit d'attirer les ligaments ronds par de petites incisions inguinales et de les fixer par des sutures aux piliers de l'anneau.

Au contraire, quand l'utérus ne peut être facilement remis en place, ou lorsqu'on soupçonne une suppuration tubaire, il faut ouvrir l'abdomen, et recourir alors à l'un quelconque des nombreux et ingénieux procédés qui ont été préconisés pour faire le raccourcissement intra-abdominal des ligaments ronds.

— HEINRICIUS (Helsingfors). — Après une étude critique de certains symptômes produits par la rétrodéviation de l'utérus, Heinricius conclut que presque toujours ces symptômes relèvent d'une complication dont le siège est soit l'appareil génital, soit une autre partie de l'organisme et que la situation vicieuse de l'utérus n'a pas de signification pathologique ou clinique particulières.

Les symptômes du côté des organes génitaux s'expliquent par les effets de la position anormale de l'utérus vis-à-vis des organes voisins. A cet égard la situation vicieuse a une certaine importance et on comprend les effets d'une thérapeutique instituée contre cette viciation de position.

H. pense que la thérapeutique de la retrodéviation de l'utérus est en première ligne la thérapeutique de ses complications et que le traitement opératoire de ces complications est dans la plupart des cas inutile.

— GOLDSPOHRN (Chicago). — Je ne peux pas comprendre comment un homme ayant l'expérience de la gynécologie peut penser que la rétroversion et la rétroflexion de l'utérus sont sans importance et que seules leurs complications doivent rentrer dans le domaine de la pathologie. Assurément on observe des cas qui à un moment donné ne donnent lieu à aucune douleur, sans que la malade se rende compte de son état, et cela pendant plusieurs années, mais il arrive enfin que ces femmes, si elles continuent à vivre sans changer leurs habitudes, voient apparaître des douleurs qui disparaissent par la correction de la situation vicieuse.

Traiter une simple rétroflexion utérine, c'est reconnaître qu'elle constitue un état pathologique. Je ne puis m'associer à la comparaison que le professeur Zweifel, de Leipzig, faisait il y a deux ans. Un homme, porteur d'une hernie réductible sans accident ne doit pas plus être considéré comme un malade et n'a pas plus besoin d'être soigné, qu'une femme ayant une rétroflexion mobile de l'utérus.

— ZIEGENSPECK (Munich). — La position vicieuse de l'utérus est loin d'être aussi inoffensive que le prétend M. Heinricius ; elle peut donner lieu à une torsion des vaisseaux susceptible d'accentuer les troubles de la circulation pelvienne et de plus elle augmente les dangers d'infection.

— CHARLES A.-L. REED (Cincinnati). — Je ne saurais qu'approuver l'opération recommandée par M. Delagénière. Depuis nombre d'années, en Amérique, nous en appliquons les principes généraux, les détails de la technique différant toujours avec les opérateurs. Je ne parlerai que de ma façon de faire qui procède d'ailleurs de la technique établie par M. Mann (de Buffalo).

J'ouvre le ventre, je libère les adhérences utérines, s'il y en a, je traite les annexes suivant les indications, je replie les ligaments ronds et les fixe par des sutures animales le long de la ligne du ligament de Poupart. Je préfère les opérations intra-péritonéales à l'Alexander, parce que la laparotomie permet mieux de se rendre compte des complications, que cette méthode de fixation ne détermine pas de traction douloureuse et qu'elle ne gêne pas les grossesses qui peuvent se produire ultérieurement.

II. — Traitement des fistules gynécologiques spontanées et post-opératoires.

— DOYEN (Paris). — 1° **Fistules spontanées.** — A. — Accouchements et opérations obstétricales. — Ces fistules sont souvent consécutives à l'accouchement et aux opérations de l'accouchement ; elles peuvent être très larges lorsqu'il y a eu élimination d'une eschare étendue.

B. — Suppurations pelviennes. — Les fistules consécutives aux suppurations pelviennes se produisent à la suite de l'ouverture dans le vagin, la vessie, l'intestin, ou au niveau de la peau, de foyers purulents péri-utérins.

C. — Corps étrangers. — D'autres fistules sont consécutives à la présence dans la cavité vaginale, l'utérus ou la vessie, de corps étrangers (pessaires, épingles, bougies dilatatrices, bougies de Hegar).

2° **Fistules post-opératoires.** — Les fistules post-opératoires sont consécutives aux accidents qui suivent :

A. — *Persistance d'une poche ovarienne ou annexielle.*

B. — *Blessure de l'intestin, de l'uretère ou de la vessie au cours de l'opération*. — Les blessures de l'intestin peuvent affecter l'intestin grêle, le cæcum, l'appendice, l'S iliaque ou le rectum. Elles peuvent, de même que les fistules de la vessie, préexister à l'opération et devenir définitives à la suite de l'énucléation de la poche fistuleuse adhérente.

L'uretère peut être blessé dans les opérations du cancer envahissant le ligament large et dans l'ablation de certaines tumeurs du ligament large.

L'intestin peut être déchiré en détachant des tumeurs très adhérentes ou au moment de l'arrachement de poches suppurées pelviennes.

La vessie peut être blessée dans certaines opérations de fibromes par la laparotomie lorsqu'elle remonte très haut et que la technique opératoire est défectueuse.

Enfin, à la suite de l'hystérectomie vaginale, une fistule de l'uretère, de la vessie ou de l'intestin peut se produire secondairement par suite de l'élimination d'une eschare produite au contact des pinces à demeure.

Il résulte de ce qui précède que le nombre des fistules de l'une ou de l'autre classe diminuera à mesure que se généraliseront les progrès de la technique obstétricale et gynécologique.

Nous allons étudier :

1° Le traitement des fistules établies.

2° La technique qui permet de les prévenir si quelque accident survient au cours des opérations.

1° **Traitement des fistules établies.** — A. — *Opération par les voies naturelles*. — Les fistules vésico et urétéro-vaginales, recto-vaginales et certaines fistules iléo-vaginales se guérissent facilement par la technique que j'ai décrite :(Isolement par dédoublement de 2 lambeaux latéraux, fermeture de la fistule par une suture en cordon de bourse et réunion des 2 lambeaux à points séparés).

Pour les fistules de l'uretère : « Une sonde à demeure aboutissant hors du méat urinaire et pénétrant au-dessus de la fistule est laissée pendant 6 à 8 jours. »

B. — *Opérations par la laparotomie*. — Nous n'avons jamais eu besoin de pratiquer la taille sus-pubienne ou la laparotomie pour fermer les fistules de la vessie ou de l'uretère. Il n'en est pas de même pour les fistules de l'intestin ouvertes à la peau, dans le vagin ou la vessie.

Le ventre ouvert, le plus souvent dans la position de Trendelenburg et la fistule disséquée, l'anse intestinale est rapidement détachée et attirée au-dehors. Le péritoine est protégé par des compresses stérilisées. Si l'intestin n'est pas rétréci, on pratique une double suture en bourse ou bien une suture en bourse unique fortifiée par un surjet longitudinal ou transversal quand la musculeuse est déchirée. Même technique pour les orifices de la vessie dans le cas de fistules intestino-vésicales.

S'il y a une coudure ancienne avec rétrécissement, je pratique la résection de tout le segment d'intestin altéré par ma méthode d'écrasement et de ligature en masse suivie d'entéro-anastomose latérale.

L'entérorrhaphie circulaire est pratiquée dans les cas où elle convient seule, au niveau du rectum par exemple.

Nous avons guéri de nombreuses fistules consécutives à des opérations faites par d'autres collègues qui avaient presque toujours fait des opérations incomplètes et laissé tout ou partie des annexes.

Quand il existe plusieurs fistules cutanées, intestinales et vésicales, il peut être nécessaire de faire plusieurs opérations consécutives.

2° Technique pour prévenir l'établissement de fistules lorsque l'intestin, la vessie ou l'uretère sont blessés au cours d'une opération. — A. — La marsupialisation des kystes doit être évitée autant que possible : c'est une cause fréquente de fistules, il est rare qu'on ne puisse décortiquer les poches, ou au moins leur paroi interne dans la position de Trendelenburg.

B. — Petites blessures de la vessie ou de l'intestin ou mise en évidence d'un orifice qui faisait communiquer avec l'intestin ou la vessie une poche purulente.

Les petites blessures de la vessie ou de l'intestin quand le calibre de ce dernier est intact sont fermées par une double suture en bourse fortifiée, s'il y a lieu, par un surjet.

Il est très important, lorsqu'on énuclée une poche purulente, de chercher avec soin s'il n'existe pas une très petite fistule intestinale qui pourrait passer inaperçue et déterminerait après l'opération une péritonite suraiguë.

Il est certain que bien des insuccès des opérations abdominales ou vaginales pour lésions pelviennes n'ont pas eu d'autre cause.

La fermeture, par des sutures appropriées, de la cavité pelvienne, avec tamponnement et drainage au-dessous de ce plan de sutures par le vagin, assure presque toujours, après les laparotomies difficiles, une guérison rapide.

Résection de l'intestin. — Quand l'intestin est allongé, rétréci et dépouillé de sa séreuse et de sa musculeuse, j'en pratique la résection qui, par ma méthode, demande environ quinze minutes. J'évite ainsi des accidents d'obstruction immédiats ou consécutifs à des adhérences secondaires.

Anus contre nature. — L'établissement d'un anus contre nature cutané ou vaginal ne doit être fait que lorsque l'état de faiblesse de la malade exige la terminaison immédiate de l'opération.

L'anus contre nature sera guéri par résection de l'intestin après complet rétablissement de la malade.

Plaies de l'uretère. — En 1888, l'uretère ayant été inconsidérément coupé par un aide au cours d'une opération difficile d'un kyste du ligament large, j'ai lié le bout supérieur sur une sonde et établi dans le flanc, après fixation de l'uretère à la peau, une fistule cutanée.

Il a été nécessaire, quelques semaines après, de pratiquer la néphrectomie, l'orifice tendant à se rétrécir.

Récemment, enlevant par la laparotomie un volumineux fibrome avec cancer du col et du ligament large, j'ai extirpé avec la tumeur les quatre derniers centimètres de l'uretère adhérent. Le bout supérieur, lié sur une petite sonde, fut attiré à l'aide d'une pince dans la vessie qui venait d'être perforée au point le plus favorable et celle-ci fut solidement suturée à la gaine celluleuse de l'uretère préalablement fixé à la paroi vésicale par une fine suture de soie. Une sonde à demeure fut placée dans l'urèthre parallèlement à la petite sonde fixée dans l'uretère gauche. Le péritoine fut refermé au-dessus par un surjet transversal après tamponnement et drainage du cul-de-sac de Douglas. Réunion immédiate.

Conclusions. — Les progrès de la technique chirurgicale permettent aujourd'hui de guérir sans exception les fistules gynécologiques.

Les procédés qui permettent la guérison de ces fistules étant précisément les mêmes que l'on doit employer pour obtenir au cours des opérations la réparation immédiate des plaies de l'intestin, de la vessie ou de l'uretère.

Ces lésions, qui sont une des infirmités les plus pénibles de la femme, doivent complètement disparaître.

Les progrès de l'antisepsie et de la technique opératoire en sont aujourd'hui victorieux.

III. — Traitement opératoire de la cystocèle vaginale par un procédé spécial de cysto-hystéropexie.

— LAROYENNE (Lyon). — Les divers traitements de la cystocèle tels que l'élytrorrhaphie, la colpo-cystorrhaphie de Byford, les procédés connus de cystopexie, l'hystéropexie abdominale qui contribue puissamment à réduire la vessie sans pouvoir la maintenir dans sa position, tous ces procédés sont inefficaces ou insuffisants. Je crois en avoir trouvé un qui présente des garanties qu'aucun d'eux n'avait offertes jusqu'ici.

C'est une cysto-hystéropexie abdominale suivant un procédé spécial. Il consiste à pratiquer d'abord une hystéropexie abdominale antérieure. Je suis de préférence, pour ce premier temps de l'opération, un procédé que j'ai depuis longtemps décrit et que je rappelle en quelques mots.

Après dilatation de la cavité cervicale avec les bougies d'Hegar, on introduit dans l'utérus un hystéromètre du volume du petit doigt pour éviter toute crainte de perforation. Il est confié à un aide qui le remonte au-dessus du pubis et le surveille à travers l'incision de 6 ou 7 centimètres pratiquée à la paroi abdominale.

Il ramène l'utérus d'arrière en avant contre cette ouverture pour la fermer.

L'utérus va être fixé dans la position qu'on lui a choisie. Pour cela on se sert de deux ou trois aiguilles-broches légèrement recourbées à leur extrémité munie d'un chas. Ces broches sont d'un maniement plus facile que les aiguilles ordinaires ; elles cheminent plus aisément dans l'épaisseur des parois qu'elles doivent parcourir. Elles facilitent beaucoup, une fois en place, l'immobilisation de l'utérus plaqué contre la paroi abdominale sus-pubienne. La première broche, la plus élevée, traverse l'aponévrose et le péritoine pariétal d'un côté, la paroi antérieure de l'utérus et s'engage dans l'épaisseur de la paroi abdominale du côté opposé en réservant la peau. Il ne reste plus qu'à les armer d'un fil et à les retirer. Les fils sont restés en place, noués l'un après l'autre et coupés au ras.

Le deuxième temps de l'opération consiste à suturer la vessie à l'utérus, la paroi postéro-supérieure de la vessie à la face antérieure de

---

(1) TUFFIER, VLACCOS, DUMORET, LAROYENNE. (Voir THÉVENOT. *Semaine gynécologique*, juin 1898.)

l'utérus. On emploie les mêmes broches que pour l'hystéropexie, mais au lieu de l'hystéromètre qu'on pourrait introduire dans le réservoir vésical, je me sers de l'index que je fais pénétrer dans la vessie par l'urèthre préalablement dilaté par les bougies d'Hegar. C'est sur cet index comme guide que deux broches successives seront conduites interstitiellement à travers la paroi postéro-supérieure de la vessie et la face antérieure de l'utérus pour comprendre la paroi abdominale.

La vessie, par sa face postéro-supérieure, est dès lors soudée à l'utérus ; le cul-de-sac vésico-utérin, en partie effacé, a presque disparu. *Il est en effet indispensable que cette paroi vésicale postéro-supérieure soit efficacement suspendue à un organe solidement attaché aux parois abdominales, car c'est elle dont le prolapsus proémine à la vulve dans la cystocèle.* Cette suspension constitue un temps nouveau de toute opération de la cystopexie. Un fil de catgut est passé dans le chas des broches ; celles-ci sont retirées et les fils noués et coupés. Grâce au doigt introduit dans la vessie, qui avertit lorsqu'on se rapproche trop de la muqueuse vésicale ou lorsqu'on en reste trop éloigné, cette phase délicate de l'opération est terminée sans crainte d'accident. Il ne reste plus donc au troisième temps qu'à suturer la vessie à l'aponévrose et au péritoine de la paroi abdominale antérieure par deux fils interstitiels placés au-dessous de ceux de l'hystéropexie et de ceux qui relient la vessie à l'utérus. Un surjet en catgut rapproche dans toute sa longueur l'incision cutanée superficielle et une colporrhaphie postérieure vient, si elle est nécessaire, consolider le périnée.

L'opération que nous proposons devrait être conservée, voudrait-on d'ailleurs renoncer à la dilatation de l'urèthre et à l'introduction du doigt dans la vessie pour des raisons que je n'entrevois pas, car l'incontinence d'urine ne persiste que quarante-huit heures, et encore ; deux injections de nitrate d'argent suffisent à faire disparaître les symptômes de cystite.

A la suite de cette double fixation utérine et pariétale, la vessie n'apparaît plus à la vulve, les mictions ne sont plus douloureuses et la malade éprouve un bien-être auquel elle n'était plus habituée depuis son prolapsus.

La vessie n'est-elle pas fixée en haut et en arrière à l'utérus, en haut et en avant à l'aponévrose abdominale ?

IV. — Nouveau traitement palliatif du cancer de l'utérus.

— JOUIN (Paris). — L'auteur n'entre pas dans la discussion des cas qui relèvent du traitement palliatif ou de l'hystérectomie.

A l'appui du traitement palliatif il invoque seulement l'opinion de son maître Péan, qui considérait comme supérieur à l'hystérectomie l'ablation du cancer par un couteau-cautère en platine, chauffé à blanc.

L'auteur procède d'une façon différente. Après avoir abaissé et surtout isolé les parties malades, il pratique d'abord le curettage des fongosités cancéreuses, puis la cautérisation au thermocautère des surfaces cruentées ainsi obtenues Enfin isolant ces surfaces cruentées en appliquant une bonne couche de vaseline sur les parois vaginales, il les imprégne d'alcool pur à 90°, et y met le feu. La flamme surveillée est maintenue de une demie à une minute et demie. Il n'y a plus qu'à faire le pansement.

M. Jouin donne une statistique de 10 cas sans aucun accident, où il a eu des résultats cliniques très appréciables. Sa méthode vient, dit-il, une fois de plus à l'appui de cet aphorisme du Père de la médecine : *Quod non ferrum sanat, ignis sanat.*

V. — L'électrolyse en gynécologie

— BOISSEAU DU ROCHER (Paris). — Expose le traitement qu'il préconise contre les affections de l'utérus et des annexes, au moyen de l'oxychlorure d'argent obtenu par voie d'électrolyse.

Le traitement, comme en font foi les observations qu'il produit, donne des résultats rapides contre les hémorrhagies, les métrites, et certaines salpingites. Certains pyo-salpinx peuvent être évacués par les voies naturelles.

Ce traitement, se faisant à une intensité électrique très faible, 4 à 10 milliampères, est d'une innocuité absolue.

Il a permis, en outre, à l'auteur, de formuler les règles de l'électro-diagnostic, qui permettent de faire le diagnostic précoce de la dégénérescence cancéreuse de l'utérus. Les signes qu'il donne sont : 1° la persistance d'une hémorrhagie, l'insuccès dûment constaté du traitement par l'oxychlorure d'argent électrolytique ; 2° la formation imparfaite de l'oxychlorure d'argent et l'adhérence incomplète, parfois nulle de la tige d'argent avec la muqueuse ; 3° l'inertie du muscle utérin qui ne répond plus à l'excitation électrique.

M. Boisseau du Rocher pose les règles d'après lesquelles ces recherches doivent être faites. Il établit enfin que les deux premiers signes n'ont pas une valeur absolue par eux-mêmes ; ils ne sont qu'une présomption, mais prennent une valeur réelle s'ils coexistent avec le troisième. La réunion de ces trois signes crée donc une certitude absolue.

VI. — Implantation intra-utérine de l'ovaire.

— PALMER DUDLEY (New-York).— Un certain nombre de transplantations ovariennes ont été pratiquées avec succès, mais je ne crois pas que jamais on ait greffé l'ovaire dans le fond de l'utérus.

Le 24 mai 1899, G. E... entre au Postgraduate hospital de New-York. Agée de 21 ans, réglée à 16, assez irrégulièrement mais sans douleur au début. Elle n'a jamais eu d'enfants, mais a fait une fausse couche de deux mois. peu de temps avant son entrée à l'hôpital. Pyosalpingite double.

Après laparotomie, j'enlève un double pyosalpinx, laissant en place l'ovaire droit jusqu'à ce que je lui aie préparé une place dans l'utérus. Celui-ci est amené dans la plaie et son fond incisé jusqu'à ce que l'incision pénètre la cavité utérine. Une petite portion de la face interne du fond est alors excisée de manière à faire une place pour l'ovaire.

Celui-ci est alors séparé de ses connexions, lavé dans l'eau salée puis greffé dans l'utérus par un double rang de sutures, superficielles et profondes. L'utérus est alors remis en place, le cul-de-sac postérieu ouvert et drainé pour le cas où surviendrait un accident.

La guérison se fit normalement. Les règles qui étaient apparues huit jours avant l'opération reparurent trois semaines plus tard.

Deuxième apparition des règles du 9 au 13 juillet sans aucune douleur.

Le 28 juillet tout est en parfait état ; il n'y a eu aucune élimination de l'ovaire greffé.

VII. — Nouveau procédé de suture de la paroi abdominale sans fils perdus.

— JONNESCO (Bucarest).— Convaincu des inconvénients que présentent les fils perdus dans la paroi abdominale, par suite des suppurations limitées ou étendues, immédiates ou tardives, dues à l'élimination des fils non résorbables ou même des fils résorbables mais difficiles à aseptiser, j'ai cherché une suture avec des fils temporaires qui puisse répondre aussi au desideratum de la suture la meilleure, c'est-à-dire la suture en étages. Depuis 1898 j'emploie une suture qui répond victorieusement à ce desideratum. — J'ai trois procédés applicables aux trois méthodes de suture adoptées : l'union de la ligne blanche ; l'incision dans la gaine du droit et suture en étages de chaque couche : feuillet profond de la gaine, muscle et feuillet superficiel de la gaine ; enfin résection de la ligne blanche et reconstitution de la gaine des droits, avec adossement des bords internes de ces gaines.

L'accolement de chaque plan avec son congénère se fait par une série de fils en U placés de la manière suivante : l'aiguille tubulée courbe, car j'emploie uniquement le fil d'argent ou d'aluminium bronzé, pique la peau sur une des lèvres de la plaie à 3 centimètres du bord libre, traverse l'hypoderme dessous le droit pour sortir au niveau et près du bord libre de la plaie péritonéale, puis traverse la plaie péritonéale du côté opposé, où elle est armée du fil, qu'elle ramène à la surface de la peau ; à un centimètre plus bas l'aiguille traverse les mêmes plans pour arriver sur la lèvre péritonéale opposée où elle est armée de l'autre chef du fil qu'elle ramène à la surface de la peau. Ce fil en U embrasse donc une surface du péritoine par son anse et quand on serre ses deux extrémités libres on obtient l'accolement parfait du péritoine d'une lèvre de l'incision avec celui de la lèvre opposée. De 15 en 15 millimètres on passe un certain nombre de ces fils pour obtenir la fermeture du péritoine. Enfin pour chaque étage aponévrotique ou musculaire on passe identiquement et aux mêmes distances des fils analogues. Tous ces fils serrés sur des rouleaux de gaze stérilisée ou iodoformée accolent parfaitement les lèvres des couches respectives et donnent une suture en étages identique à celle qu'on obtient avec les fils perdus.

Dans le procédé avec résection de la ligne blanche, celui qui me paraît le meilleur, les fils en U sont passés d'une façon différente. D'abord la suture ne comporte que deux étages : un profond pour accoler les bords internes des gaines des droits, l'autre superficiel cutané.

Pour l'étage profond : l'aiguille courbe traverse la peau à 3 centimètre du bord libre de la plaie, puis le feuillet superficiel de la gaine du droit de ce côté près de son bord libre, le feuillet profond et superficiel de la gaine du droit du côté opposé ; armée d'un des chefs du fil l'aiguille le ramène à la surface de la peau ; puis elle est engagée de nouveau à 1 centimètre plus près du bord libre de la plaie et parallèlement au point précédant ; cette fois-ci elle ne traverse plus que la peau, le tissu cellulaire sous-cutané et le feuillet superficiel de la gaine du droit de ce côte près de son bord libre ; là elle est armée de l'autre chef du fil qu'elle ramène à la peau.

De cette façon on a un fil en U dont les branches, au lieu d'être placées à plat comme dans le procédé précédent, sont placées de champ et ne font, alors que le fil est serré, qu'un accolement punctiforme des feuillets aponévrotiques des gaines des droits, au lieu faire un accolement en surface. Cette manière de faire se rapproche encore plus de la suture ordinaire à points perdus et interrompus. Le nombre de ces fils est variable avec l'étendue de la plaie, ils doivent être espacés de 1 1/2 à 2 centimètres au plus. Leurs extrémités libres sont nouées sur un seul rouleau de gaze stérilisée ou iodoformée engagé entre les extrémités libres de tous les fils.

La peau est suturée par quelques points interrompus au crin de Florence. Les fils sont enlevés le dixième jour, temps suffisant, d'après mes expériences, à la formation d'une cicatrice parfaitement solide.

Les résultats obtenus dans 45 cas ont été toujours excellents. Je n'ai jamais obtenu de suppuration ni immédiate ni tardive et la cicatrice formée par un tissu cicatriciel extrêmement solide est puissante et n'a jamais donné lieu au moindre relâchement de la paroi, quoique le péritoine soit nécessairement compris dans la cicatrice.

Discussion.

— RICHELOT (Paris). — Nous sommes dans un congrès où a été préconisée la simplicité de la technique. Du moment qu'on n'a pas de suppuration le procédé de suture importe peu. La suture de M. Jonnesco est très ingénieuse, mais si la suppuration arrive, c'est dans les 8 à 10 jours, par conséquent le procédé des fils temporaires de M. Jonnesco est sans intérêt, car il ne les enlève que plus tard, alors que la suppuration sera déjà produite.

— SOLOVIEF. — Nous faisons la suture de Jonnesco depuis 2 ans, mais à la soie et nous nous en trouvons bien.

— KEIFFER. — L'absence de sutures est un progrès, mais à côté il y a un recul ; dans sa manière de suturer M. Jonnesco sépare des couches homogènes par du péritoine ; cela me paraît mauvais, c'est une prédisposition aux hernies, et à mon avis il faut suturer le péritoine au péritoine, les parois musculaires aux parois musculaires.

— JONNESCO. — Je n'ai jamais eu de suppuration; de plus, je répondrai à M. Richelot qu'il y a des suppurations tardives, deux, trois mois après l'opération et que, dans ces cas, la persistance d'un fil dans les tissus a son importance. Or je ne laisse pas de corps étrangers. A M. Solovief, je dirai que la soie me semble inférieure au fil métallique : le fil idéalement stérilisable est le fil métallique.

Je répondrai à M. Keiffer que je n'ai jamais eu de récidive depuis 4 ans que j'opère ainsi les hernies ; or je prends le collet du sac dans ma suture de la paroi, par conséquent je me trouve, au point de vue de la récidive, dans des conditions identiques à celles de ma suture de la paroi abdominale.

VIII. — Des douleurs intermenstruelles périodiques.

— BRODIER (Paris). — La caractéristique des douleurs périodiques intermenstruelles, comme leur nom l'indique d'ailleurs, est : 1° de se produire dans l'intervalle des règles chez des personnes régulièrement menstruées ;

2° De se produire d'une manière absolument périodique ; elles ont un caractère de *fatalité*.

Les douleurs périodiques intermenstruelles ont été signalées par le Dr Sorel, de Villers-Bretonneux, en 1887, qui a étudié ces accidents pour la première fois sur une malade qui pendant un certain nombre d'années présenta ces phénomènes qui cessèrent subitement. Peu après le Dr Palmer constatait les mêmes phénomènes et les publiait.

En 1898 M. le Dr Bouilly, dans un article paru dans la *Revue de Gynécologie et de Chirurgie abdominale*, étudiait une série de symptômes se produisant entre les règles chez des femmes dont les *organes génitaux paraissent sains* ou atteints de lésions difficilement appréciables.

En 1899 le Dr Fassina faisait un travail sur les douleurs intermenstruelles, travail basé sur des observations recueillies dans le service du Dr Campenon.

En parcourant les observations publiées on recueille cliniquement les faits suivants : crise douloureuse apparaissant sans cause appréciable du 10e au 12e jour d'après M. le Dr Bouilly, mais variant en réalité du 6e au 15e jour. Le siège de cette douleur ne correspond jamais aux points de localisation douloureuse des névralgies lombo-abdominales, il est soit dans la région ovarienne, soit dans la région hypogastrique ; en réalité il est dans le segment tout à fait inférieur de l'abdomen. Cette douleur n'offre jamais les caractères de celles qu'on observe dans l'ovaralgie, dans la salpingo-ovarite, dans la pelvipéritonite. C'est une douleur *énervante* donnant une sensibilité abdomino-pelvienne excessive. Elle est plus ou moins accusée suivant les malades, si toutefois on peut appeler malades les femmes qui sont atteintes de ces accidents. La douleur dure tantôt trois jours, tantôt plus, c'est-à-dire 5 à 6 jours ; quelquefois même elle se prolonge jusqu'aux prochaines règles ; mais la douleur offre alors beaucoup moins d'acuité. Le grand caractère de cette crise douloureuse abdomino-pelvienne est d'être totalement *apyrétique*.

Parallèlement à la douleur, on peut observer du côté vaginal des pertes, ou blanches ou glaireuses, ou rosées ; parfois même il existait un écoulement hydrorrhéique, mais ces derniers phénomènes sont absolument inconstants.

Beaucoup de malades ne sont pas suivies, il est alors difficile de préciser l'évolution des accidents. M. le Dr Bouilly pense qu'ils s'atténuent avec le temps ; il ne les a jamais observés après 40 ans.

Dans les observations publiées, je trouve les caractères suivants absolument constants :

1° C'est aux environs de 30 ans que ces accidents apparaissent.

2° Sans être des hystériques, les femmes qui en sont atteintes sont au moins des impressionnables ou des hyperesthésiques.

3° La santé générale est bonne, le ventre est indolent ; il n'y a pas de lésions, ou alors il y a des lésions annexielles très légères ; c'est d'ailleurs ce qui avait conduit M. le Dr Bouilly à cette formule étiologique : reliquat de petites lésions ovariennes chez les nerveuses.

Quelle est la pathogénie de ces accidents ? D'après M. le Dr Bouilly, il s'agirait d'une *congestion ovarienne intermenstruelle*, déterminant de la douleur et modifiant la circulation vaso-motrice de l'utérus au point de déterminer des écoulements ; en réalité, il y aurait *menstruation intercalaire*. Le Dr Fassina se rattache aussi à une congestion ovarienne, à une ovulation récurrente douloureuse. Mais, comme le faisait remarquer M. le Dr Bouilly, les malades la plupart du temps ne sont pas revues ; or les circonstances m'ont permis de suivre, chez une jeune femme présentant ces mêmes phénomènes, de suivre, dis-je, les accidents de très près et de les suivre pendant longtemps ; j'ai été amené ainsi à une formule pathogénique tout à fait différente.

Voici mon observation résumée :

Femme de 36 ans actuellement, réglée à 15 ans, règles régulières. A l'âge de 16 à 17 ans, légères pertes blanches. Mariée à 17 ans, elle accouche à 18 ans d'un enfant du sexe mâle, qu'elle nourrit au sein pendant huit jours. Accouchement normal. Suites de couches régulières.

A l'âge de 25 ans, légère métrite, hémorrhagie (paraît-il) traitée par les cautérisations au nitrate d'argent ; les pertes de sang, d'ailleurs très légères, ont persisté deux à trois mois malgré le traitement.

A l'âge de 26 ans, un peu de catarrhe cervical. C'est à cette époque que *sans cause aucune*, du moins *sans cause appréciable*, les douleurs apparurent après les règles. Depuis lors jusqu'à aujourd'hui, où cette femme a 36 ans, les douleurs se produisent de la façon suivante : elles apparaissent le septième ou le huitième jour après la fin des règles ; les règles durant cinq jours, elles éclatent le quinzième jour après le début des règles. Les douleurs persistent trois ou quatre jours, elles ont leur maximum d'intensité vers le second jour de leur apparition. Mais à l'âge de 26 ans, il y avait un peu de catarrhe cervical utérin, avant et après la crise douloureuse. A cette époque-là, la malade fut envoyée à Luxeuil ; elle revint dans le même état qu'auparavant. Elle fut depuis soumise à différents traitements — locaux : cautérisations au nitrate d'argent, tampons glycérinés, iodés, cocaïnés — ; généraux, antinervins.

A l'âge de 27 ans, son utérus fut curetté à Nice, le catarrhe et les douleurs persistèrent.

Il y a quatre ans, elle subit à Paris un traitement électrique, et de nouvelles cautérisations cervicales furent faites, mais sans donner de résultats pas plus d'ailleurs que les eaux de Néris où la malade fut envoyée. C'est peu après que cette jeune femme vint me consulter.

Après un examen minutieux, je constatai une antéversion utérine exagérée, en ce sens que le fonds de l'utérus reposait antérieurement sur la vessie et que l'orifice du museau de tanche regardait directement le rectum : on ne sentait au doigt que la partie antérieure du col utérin, et au spéculum il fallait accrocher le col en arrière et en haut pour abaisser l'utérus et voir l'orifice ; je constatai à ce moment la présence d'un tout petit polype utérin, que j'enlevai quelque temps après et qui était de nature bénigne, comme le révéla l'examen microscopique fait dans le laboratoire du professeur Le Dentu à l'hôpital Necker. Du côté des annexes, il n'y avait aucune lésion et on ne réveillait aucune douleur.

A la suite de cette intervention, le catarrhe du col disparut totalement, mais les crises douloureuses existaient toujours, fatalement périodiques. Le traitement hydrothérapique que je conseillai, n'amena aucune modification dans cet état.

Voici donc une femme qui, depuis l'âge de 26 ans jusqu'à l'âge de 36 ans, présente ces crises périodiques intermenstruelles et qui les possède encore. Or dans toute cette durée, la crise douloureuse *dis-*

parut totalement pendant cinq mois et dans les circonstances suivantes. C'est sur ce point que je veux fixer l'attention.

Cette femme fut enceinte et pendant les quatre mois que dura sa grossesse, il y a de cela près de deux ans et demi, elle n'eut pas la moindre douleur. Au cinquième mois de sa grossesse elle fit une fausse couche à la suite d'une chute de voiture. Depuis lors les crises se sont reproduites d'une façon toujours identiques et vraiment désespérante ; cependant je les ai attenuées beaucoup par le repos absolu au lit dans le décubitus tout à fait horizontal ou par le redressement utérin.

Dans les observations publiées, on n'a pas assez insisté, il me semble, sur ce fait que chez ces malades, il y a des envies excessivement fréquentes d'uriner pendant toute la durée de la crise, ce qui s'explique par le poids de l'utérus sur la vessie dans l'antéversion utérine très prononcée.

Je suis donc arrivé, du moins dans ces cas, à la pathogénie suivante.

Il existe deux facteurs :

— Un premier, le grand, qui domine la scène, à savoir le nervosisme général ou mieux l'*impressionnabilité.*

— Un second, le facteur occasionnel, tout *mécanique*, le poids de l'utérus pesant sur l'organe vésical, et on peut observer que c'est surtout dans la région sus pubienne que la sensibilité existe.

Pendant la grossesse l'utérus augmentant de volume, se redresse, se relève, remonte dans la cavité pelvi-abdominale, pèse moins sur la vessie, d'où la suppression des réflexes douloureux.

Pendant les règles, l'utérus congestionné est un peu relevé dans la cavité abdominale. Après les règles il revient sur le fond vésical, mais il n'y bascule *pas à fond* d'une façon immédiate aussitôt les règles cessées, l'utérus met plusieurs jours à accomplir sa bascule complète, ce qui explique le début de la crise le 6e, 7e, 8e jour après la fin des règles. Au moment où l'utérus a basculé à fond cette douleur énervante, agaçante se fait sentir, puis l'organisme s'accoutume à la situation utérine, le système nerveux s'apaise et se calme jusqu'aux règles suivantes. Après les prochaines règles les mêmes phénomènes se reproduisent pour les mêmes raisons, d'où la périodicité.

Enfin ces deux facteurs ne peuvent déterminer ces crises que pendant la durée *de la période génitale active*, c'est pourquoi on observe ces accidents chez les femmes de 30 ans.

Discussion.

— KEIFFER (Bruxelles). — J'ai observé plusieurs femmes atteintes de cette affection et presque toujours, en pareil cas, j'ai constaté une augmentation de volume sensible d'un côté.

Je crois qu'il y a là une ovulation en dehors de la menstruation. Si l'ovulation se passe vingt ou vingt-cinq jours après la menstruation, elle peut déterminer un peu de congestion utérine. Je crois qu'il s'agit dans ces cas d'une ovulation déviée, se faisant en dehors de la menstruation normale. Je ne crois pas à du nervosisme, à de l'hystérie.

— BRODIER. — Chez ma malade il n'y avait rien à l'examen local, la douleur était manifestement utérine et sus-pubienne ou vaginale profonde et pas latérale.

IX. — Traitement opératoire des annexites.

— HARTMANN (Paris). — Il y a trois ans, à Genève, je vous disais que j'étais partisan de la voie abdominale dans le traitement opératoire des annexites parce qu'elle me paraissait moins grave que la voie vaginale et parce qu'elle permettait, dans un certain nombre de cas, la conservation de la fonction. Je vous signalais cependant les imperfections de cette voie, l'inconvénient de laisser un utérus inutile, quelquefois suppurant ou même saignant et je terminais en concluant à la nécessité de faire suivre la castration bilatérale de l'ablation de l'utérus lorsqu'il est gros, suppurant et friable.

Depuis ce dernier Congrès, j'ai continué à étudier cette question; j'ai examiné avec grand soin mes anciennes opérées et je suis arrivé aux conclusions suivantes :

Après l'opération abdominale des annexes, telle que je la pratiquais autrefois, 55,32 p. 100 des malades seulement étaient guéries d'une manière complète, chiffre qui concorde avec ceux donnés par Schauta, 56,6 p. 100; par Léopold Landau, 60 p. 100; par Bardenheuer, 60 p. 100. Certes toutes les opérées, ou à peu près toutes, étaient très améliorées et très satisfaites du résultat de l'opération; mais lorsqu'on les interrogeait avec soin, on voyait qu'un certain nombre éprouvaient après des fatigues, à droite ou à gauche, quelquefois des deux côtés du bas-ventre, des tiraillements; que quelques-unes même avaient des maux de reins, des pertes blanches, exceptionnellement des écoulements hémorrhagiques. L'examen direct faisait constater soit une métrite persistante, soit, au palper bimanuel, l'existence de petits noyaux indurés au niveau des pédicules (1). En un mot, un examen complet montrait que chez beaucoup de ces malades, la guérison n'était pas absolue.

L'indication à remplir était donc double :

1° Supprimer l'utérus toutes les fois qu'il était inutile, quand l'examen direct faisait constater la nécessité d'une ablation bilatérale des annexes.

2° Supprimer les pédicules en faisant la ligature isolée des vaisseaux et, par une suture du péritoine du petit bassin, reconstituer un plancher pelvien.

De plus, comme un certain nombre de malades souffrent, après la castration bilatérale, d'accidents de ménopause prématurée, nous avons, quand cela a été possible, conservé tout au moins un ovaire, bornant notre ablation à celle des organes atteints de lésions septiques, l'utérus et les trompes. Dans 10 cas seulement l'existence d'une suppuration manifestement localisée nous a conduit à pratiquer une colpotomie postérieure.

En résumé, nos interventions pour annexites du 1er octobre 1896 au 1er juillet 1899, comprennent 72 cas, se décomposant en :

40 castrations abdominales totales, dont 26 pour lésions suppurées ;

22 opérations abdominales conservatrices, comprenant 15 ablations unilatérales d'annexes (7 fois suppurées), 2 ignipunctures d'ovaires kystiques, 1 excision partielle d'ovaire, 2 libérations d'annexes adhérentes avec redressement de l'utérus, 2 incisions abdominales de salpingite suppurée ;

10 colpotomies postérieures pour annexite suppurée.

Les 72 interventions ont donné 1 mort, soit une mortalité de 1,38 p. 100, mortalité très faible. Si nous envisageons exclusivement les opérations abdominales, nous voyons que 62 cœliotomies n'ont donné qu'une mort, soit une mortalité de 1,61 pour 100. Notre mortalité s'est donc abaissée, puisqu'en 1896, à notre dernier Congrès, j'étais venu avec 104 cœliotomies, 4 morts, soit 3,8 p. 100. Je ne crois pas que l'on puisse espérer beaucoup mieux, que ce que j'obtiens actuellement.

Les résultats immédiats de la voie abdominale sont donc excellents;

---

(1) Tous ces faits sont consignés dans la thèse de mon élève AUDIAT. *Contribution à l'étude du traitement opératoire des annexites*. Th. de Paris, 1896-1897. Dans cette thèse excellente, on trouve l'analyse critique de 210 o érations consécutives faites par nous.

quant aux résultats éloignés, je puis vous affirmer qu'avec les modifications apportées actuellement à l'opération, ils sont parfaits.

Je crois donc pouvoir conclure aujourd'hui, non plus à la limitation des indications de la voie vaginale dans le traitement des annexites comme à notre dernier Congrès, mais au rejet absolu de cette voie qui a marqué une étape dans la marche de la gynécologie, mais qui, aujourd'hui, me semble distancée d'une manière manifeste par l'opération abdominale modifiée.

La colpotomie postérieure, seule en tant que voie vaginale, reste indiquée pour ouvrir les grosses collections facilement accessibles. Elle suffira dans un certain nombre de cas pour amener la guérison, elle ne sera dans d'autres que le premier temps d'une opération plus complète, abdominale cette fois, lorsqu'elle aura laissé après elle des lésions nécessitant une deuxième intervention.

X. — La castration abdominale totale dans le traitement des affections septiques ou non des annexes.

— JONNESCO (Bucarest). — Au Congrès de Moscou de 1897, au Congrès de chirurgie de Paris de la même année et enfin au Congrès de gynécologie de Marseille de 1898, j'ai insisté sur les avantages que présente l'ablation de l'utérus dans les cas d'affections bilatérales des annexes. En effet, l'abandon de l'utérus après l'ablation bilatérale des annexes ne peut donner lieu qu'à des mécomptes. Les statistiques de Chrobak, de Schauta, de L. Landau et de Bardenheuer ont prouvé que les résultats lointains des castrations abdominales simples sont mauvais chez la moitié de ces opérées, et Bardenheuer entre autres a été forcé de pratiquer assez souvent l'hystérectomie secondaire pour des troubles variés comme : hémorrhagies, douleurs, déviations utérines, endométrites, etc. Enfin la mortalité de ces castrations abdominales simples est, d'après la statistique de Bliesner, de 5,59 p. 100, donc égale sinon supérieure à celle de la castration abdominale totale. Il est donc préférable à tous les points de vue d'enlever l'utérus dans les cas de lésions doubles des annexes. Mais quelle est la voie de choix ? L'hystérectomie vaginale, si à la mode il y a quelques années, perd du terrain et à juste titre, car si sa mortalité est de 3,5 p. 100, son infériorité est indiscutable, car c'est une voie aveugle et très souvent elle donne lieu à une opération incomplète où on laisse en place une partie ou la totalité des organes malades, les annexes, et on enlève l'organe le moins atteint, l'utérus. Les statistiques de Richelot, de Rouffart, de Jacobs, de Doyen, etc., le prouvent. Aussi est-il naturel d'abandonner cette voie pour la sus-pubienne, voie large, bien éclairée pour poser un diagnostic précis des lésions et pour pratiquer une opération parfaitement limitée à l'étendue des lésions.

Acceptée comme voie d'exception par quelques-uns, la voie abdominale doit être, d'après moi, la voie de choix pour toutes les affections annexielles, sauf pour les poches suppurées limitées qui bombent dans le vagin et où la colpotomie est suffisante.

Depuis 1896, j'ai pratiqué 29 fois la castration abdominale totale pour annexites suppurées et 16 fois pour des affections aseptiques des annexes. Parmi les premières, je signalerai quatre cas de tuberculose annexielle primitive et un cas d'épithéliome primitif d'une trompe avec salpingite suppurée du côté opposé. J'ai perdu quatre de mes opérées dont une seule de péritonite; il s'agissait d'une suppuration disséquante du pelvis, une autre, très caractérisée a succombé au shock, et deux autres à des complications tardives et indépendantes de la méthode: perforation intestinale tardive dans le fond d'une fistule de la paroi due à la suppuration d'un fil Du reste, ces quatre cas appartiennent à ma première revue publiée à Moscou et qui portait sur 13 opérations; depuis je n'en ai perdu aucune.

Le procédé opératoire que j'emploie est un procédé d'hystérectomie abdominale totale avec décollement du haut en bas et ligatures des vaisseaux successive, sans pinces ni temporaires ni permanentes et ouverture, seulement à la fin de l'opération, du cul-de-sac vaginal antérieur. Le drainage vaginal, le seul bon, je ne le pratique que dans les cas: de rupture des poches annexielles pendant l'opération et cela seulement si le pus est septique, ce qui est du reste exceptionnel dans les affections déjà vieilles, et dans ceux où il reste de larges surfaces dénudées après la destruction des adhérences étendues. Dans tous ces cas, je procède à la façon de Bardenheuer, je sépare le fond du pelvis qui reste seul en communication avec le canal vaginal du reste de l'abdomen par une cloison péritonéale obtenue par la suture du péritoine vésical à celui du colon pelvien. Dans tous les autres cas, je ferme le vagin et refais le plancher péritonéal du pelvis.

Parmi mes opérations pour affections non septiques des annexes, j'ai cinq cas de kystes uniloculaires ou multiloculaires de l'ovaire à évolution abdomino-pelvienne où l'utérus était tellement mêlé dans la paroi du kyste que toute tentative de séparation était inutile.

Aussi, au lieu de courir le risque de laisser un utérus absolument dénudé et saignant de toutes parts, donc absolument nuisible, j'ai préféré l'enlever d'une seule pièce avec le kyste. Dans ces cas j'ai eu recours au procédé américain modifié par Segond, qui est excellent pour ces cas atypiques et difficiles

Je conclurai en disant que dans les affections bilatérales des annexes, suppurées ou non, la voie abdominale est la seule réellement logique; que l'ablation simultanée de l'utérus et des annexes s'impose dans ces cas; que la voie vaginale qui n'était née que de la crainte d'ouvrir d'emblée le ventre, doit disparaître aujourd'hui comme bien inférieure.

L'hystérectomie vaginale doit céder le pas toujours à la castration abdominale totale, dont la bénignité devient de jour en jour plus grande et dont l'efficacité est certaine. Enfin la voie abdominale seule permet de bien constater les lésions et de limiter à leur degré l'étendue de l'acte opératoire.

Discussion.

— STRATZ. — Je préfère l'ablation totale (utérus et annexes) à celle des annexes seules, mais je préfère encore le traitement conservateur sans aucune opération d'exérèse toutes les fois qu'elle est possible, la maladie n'étant en elle-même pour ainsi dire jamais mortelle.

— HARTMANN (Paris). — Je prends la parole pour appuyer ce que vient de dire, au sujet de la castration abdominale totale et de ses avantages, M. Jonnesco. J'ajouterai simplement que M. Jonnesco a exagéré d'une manière considérable la mortalité de cette opération. S'il s'était reporté aux deux dernières statistiques publiées, il aurait vu qu'en Amérique, Baldy, sur 73 cas, a eu 2 morts, et qu'en France, moi-même, sur 40 cas, je n'ai eu qu'une seule mort.

Une des raisons qui me paraît encore militer en faveur de la voie abdominale, c'est qu'elle permet non seulement de conserver les fonctions génitales de la femme lorsqu'un côté n'est pas suppuré, mais encore que dans le cas de salpingite suppurée bilatérale, elle permet d'enlever la totalité des lésions infectées, utérus et trompe, en conservant les ovaires sains, ce qui permet d'éviter à la femme la plupart des troubles dus à la ménopause artificielle.

— LA TORRE (Rome). — Je ne pense pas qu'il faille être si radical que le veut M. Jonnesco, et je ne crois pas que la castration systématique utéro annexielle soit tant à recommander. Il faut, au contraire, se montrer très conservateur et ne sacrifier soit l'utérus, soit les ovaires, que lorsqu'il sera matériellement impossible de les conserver.

— REYNIER (Paris). — Je suis un laparotomiste convaincu depuis longtemps, et cependant je ne saurais accepter l'absolu des conclusions que vient d'émettre M. Jonnesco. Dans un certain nombre de cas de grandes suppurations pelviennes, la voie vaginale est toujours à recommander, et j'y ai recours parce que je trouve pour ces cas la voie abdominale par trop grave.

— J.-L. FAURE (Paris). — Le traitement des suppurations annexielles par l'hystérectomie abdominale totale gagne tous les jours du terrain. Il est certain que la voie abdominale permet de faire des opérations beaucoup plus complètes et beaucoup plus sûres que la voie vaginale. Par cette dernière, on laisse souvent les annexes malades, alors que la voie abdominale permet de nettoyer complètement et parfaitement le petit bassin le plus encombré de poches suppurées.

D'autre part, dans les cas graves, lorsqu'on se trouve en présence de suppurations aiguës et récentes, l'hystérectomie vaginale permet d'obtenir des guérisons presque miraculeuses, alors qu'une intervention abdominale serait presque certainement suivie de mort.

J'ai donc actuellement une tendance très nette à employer l'hystérectomie abdominale dans les cas de lésions bilatérales chroniques, en dehors des poussées aiguës, et lorsque, en un mot, les annexes ne semblent pas être le siège de lésions de virulence excessive.

Dans des lésions aiguës qui paraissent commander une intervention immédiate, lorsqu'on a des raisons de croire à la gravité possible d'une inoculation péritonéale, c'est à l'hystérectomie vaginale que je donne la préférence.

Au point de vue technique, j'ai toujours employé le procédé que j'ai décrit, et qui consiste, après avoir sectionné l'utérus sur la ligne médiane du fond du col, et pénétré ainsi facilement et sûrement dans le vagin, à enlever séparément, après section de l'insertion vaginale du col, chaque moitié utérine avec les annexes qui lui sont fixées. L'extirpation de la moitié utérine et des annexes correspondantes se fait ainsi de chaque côté, de bas en haut, et les annexes peuvent être décollées par-dessous, ce qui, au point de vue des facilités opératoires, a une grande importance.

Dans les cas faciles, lorsque les annexes sont peu adhérentes, ce procédé est extrêmement simple. Mais dans ces conditions, tous les procédés sont faciles. C'est dans les cas très compliqués que sa supériorité est incontestable, et j'estime qu'il permet alors d'enlever des masses annexielles à peu près inopérables par les autres procédés.

J'ai opéré jusqu'ici quatorze malades, dont cinq présentaient des lésions extrêmement compliquées. Une de ces dernières a succombé, toutes les autres ont guéri dans les meilleures conditions.

XI. — Opération pour sténose du col utérin.

— ZIEGENSPECK (Munich). — Les résultats de la dilatation mousse par la laminaire suivie du traitement par les lavages de l'utérus, sont encore les plus satisfaisants. Ceux de l'amputation et de l'excision cunéiforme sont à ce point aléatoires, que souvent après ces opérations la sténose de l'orifice externe de l'utérus se produit. L'action de la discission et même de la discission stellaire suivant Kehrer se réduit, précisément avec l'observation d'une asepsie rigoureuse et de bons soins à la malade, à ceci que les bords de l'incision se réunissent par première intention et que, finalement, la sténose est pire qu'avant; V. Winckel et Gusserow ont en conséquence, partant de l'incision par discission, excisé à droite et à gauche, de la lèvre antérieure comme de la postérieure, un coin de substance.

La fig. 1 *a* montre la forme de l'incision sur la portion vaginale, la

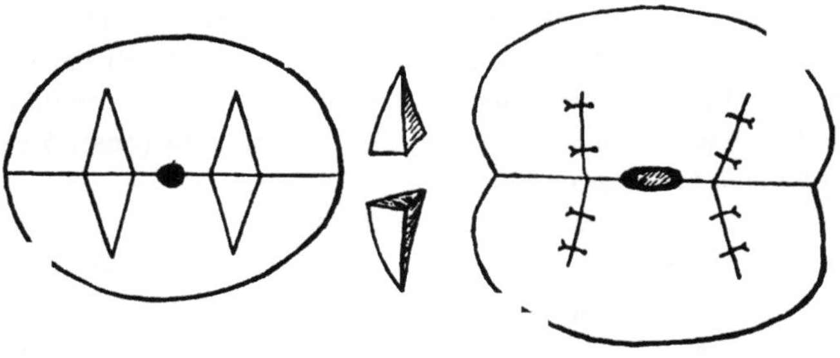

a *b* *c*

Fig. 1. — *a*. Incision. — *b*. Tissu excisé d'un côté. — *c*. Suture.

fig. 1 *b* la forme du tétraèdre excisé. Seulement, l'effet de ce procédé n'est pas une dilatation notable de l'orifice externe. La portion vaginale du col de l'utérus est bilobée, mais l'orifice externe est à peine plus large, parce que l'épithélium au niveau de l'*ostium uterinum* est à peine extensible. Déjà au moment de la suture, les bords médians de la plaie ne se portent pas en dehors, ce sont au contraire les bords médians qui se dirigent vers la ligne médiane. Voir la fig. 1 *c*.

Convaincu qu'il s'agit surtout de porter l'épithélium dans l'*ostium uterinum*, j'ai appliqué à la cure de la sténose de l'orifice externe du col de l'utérus, le principe de l'incision en Y avec suture en V.

Comme lieu d'élection de la petite opération plastique, j'ai choisi le milieu de la lèvre antérieure et postérieure, et non les angles latéraux du museau de tanche qui sont le siège habituel des déchirures cervicales.

La ligne d'incision est représentée dans la fig. 2 *a*, la ligne de suture dans la fig. 2 *b*. On voit par là qu'il faut cinq sutures pour chaque

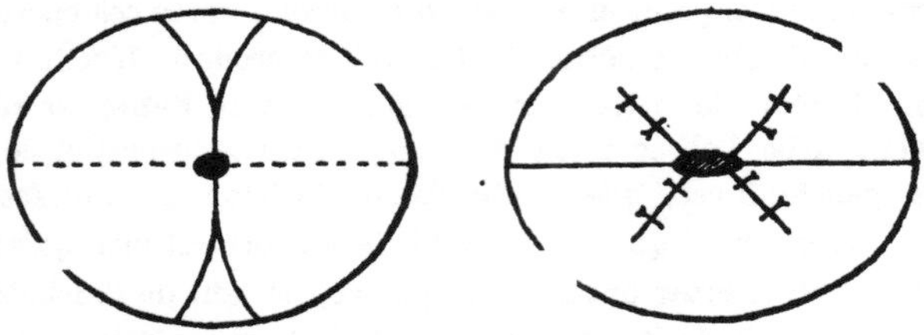

a *b*

FIG. 2. — *a*. Incision. — *b*. Suture.

lambeau en V, circonscrit par l'incision en Y, une à l'extrémité et deux sur chaque côté du V. Le lambeau en forme de V doit être mobilisé par des incisions bien convergentes. Même dans ces conditions, souvent le tissu musculaire fait obstacle, il faut alors penser à cette difficulté pour la discission bilatérale.

Je n'ai pratiqué l'opération que trois fois parce que je n'y ai recours que si une sténose persiste après un traitement de la métrite par la méthode de Schultze après dilatation avec la laminaire. Si, dans le premier cas, une femme restée stérile pendant cinq années, malgré la dilatation mécanique pratiquée par d'éminents confrères, fut transformée en une femme féconde immédiatement après l'opération, cela tient peut-être à ce que l'intervention eut lieu après l'emploi d'autres moyens thérapeutiques : massage et extension d'un cordon paramétritique, et traitement de l'endométrite par la méthode de Schultze. Je n'ai pu suivre les deux autres cas que j'ai opérés.

Que la même femme ait pu devenir de nouveau enceinte, et malheureusement avec une grossesse extra-utérine qui détermina une hémorrhagie intra-abdominale à laquelle elle succomba avant d'avoir pu être assistée, c'est là un événement absolument indépendant du procédé opératoire dont il est ici question. Je me crois donc autorisé, en dépit de ce fait, à le préconiser dans les cas appropriés.

XII. — **Thermo-insufflation et thermo-insufflateur à air comprimé.**

— SCHMELTZ (Nice). — La méthode que j'ai dénommée thermo-insufflation trouve ses indications au moyen de mon appareil (thermo-insufflateur à air comprimé), et qui consiste à désinfecter les tissus et à arrêter les hémorrhagies par l'air chaud, dans les cas suivants :

1° Métrites du corps et du col d'origine bacillaire (dans la métrite puerpérale et l'avortement putride) ;

2° Hémorrhagies utérines et tous genres d'hémorrhagies incoercibles (du foie, du rein, etc.) ;

3° Pour le traitement du lupus et des tuberculoses locales, le thermo-insufflateur est certainement le meilleur des instruments ;

4° Au contraire du fer rouge et des caustiques, il ne provoque pas de sténoses du col ;

5° Il agit très bien pour cautériser les chancres, les ulcérations du col et les plaies de nature diverse ;

6° Ce mode de traitement agit parfaitement dans les entorses, les affections traumatiques et inflammatoires des articulations, dans les hydarthroses, dans les ankyloses fibreuses, dans les tuberculoses osseuse et articulaire, et après l'arthrectomie et les résections.

Discussion.

— JAYLE (Paris). — J'ai utilisé l'air chaud au moyen d'un appareil que j'ai fait construire, il y a bientôt deux ans, par M. Collin, et qui est basé sur l'utilisation du thermocautère pour obtenir l'air chaud. Je lui ai donné le nom d'aérothermogène.

J'ai traité souvent des métrites du col, quelques lupus, quelques névralgies. J'ai obtenu des résultats, mais au bout d'un temps très long; c'est pourquoi, tout en reconnaissant à l'aérothermothérapie quelques avantages, je ne l'emploie que lorsque les malades refusent l'intervention chirurgicale, qui est certainement supérieure; j'y joins toujours l'application d'antiseptiques. Comme application intra-utérine, je n'ai employé qu'une fois l'aérothermogène; j'ai trouvé que c'était aussi compliqué que toute autre manœuvre, et je crains fort que cette application d'air chaud ne donne lieu à des rétrécissements, tout comme en a donné la vaporisation.

XIII. — Grossesse et fibromes utérins.

—DOLÉRIS (Paris). — J'ai observé une variété de fibromes gravidiques, différant de ceux du col ou des tumeurs sous-péritonéales du corps. Il s'agit de fibromes qui adhèrent au segment moyen du corps, qui appartiennent à la fois à la cavité pelvienne et au grand bassin, et dont on ne peut dire s'ils sont pédiculés ou adhérents par une large base. A côté de ces caractères tirés du siège de la tumeur, il en est d'autres non moins importants, qui se manifestent par une marche particulière, rapide, apoplectiforme. Ces fibromes sont formés de véritables lacunes, kystes sans parois propres, véritables fibromes télangiectasiques. Leur pronostic est mauvais : pour l'enfant, parce que le plus souvent l'avortement interrompt la grossesse ; pour la mère, car il survient des complications au moment de l'expulsion du placenta. Au point de vue thérapeutique, le plus sage est d'attendre jusqu'au dernier moment.

Discussion.

— GALVANI (Athènes). — A l'appui de ce que vient d'exposer M. Doléris, permettez-moi, Messieurs, d'exposer rapidement un cas que j'ai observé dans le courant de l'année dernière. Il s'agissait d'une femme déjà avancée en âge, qui se présentait avec une tumeur abdominale énorme, et dont l'état grave imposait une intervention rapide ; cette femme disait qu'elle n'avait pas eu ses règles depuis six mois et qu'elle sentait remuer. Nous avions aussi entendu des bruits fœtaux et senti des mouvements, mais les autres confrères présents ne partageaient pas mon avis. L'opération fut exécutée parce que l'état de la malade le réclamait. Elle démontra non seulement que cette femme était enceinte de 6 mois, mais que sa tumeur était divisée en deux segments : un supérieur, volumineux, arrondi (fibrome sous-péritonéal) et un inférieur, moins volumineux, constitué par l'utérus très déformé. L'utérus myomateux, surmonté d'un énorme myôme sous-péritonéal, n'était plus lié à son col que par un pédicule rubané et il n'y avait par conséquent aucune communication entre le corps de l'utérus et le col. Nous avons sectionné ce point rétréci pendant l'opération, croyant avoir simplement séparé un myôme à deux étages développé en dehors de l'utérus, et avoir laissé l'organe en place. Nous n'avions en réalité aissé que le col hypertrophié.

Il y a donc là dans l'imperméabilité et l'obstruction du col une nouvelle indication à l'intervention préconisée par M. Doléris.

— GUTIERREZ (Madrid). — J'ai quelques cas de fibromes compliquant la grossesse. Sur 6 cas, j'en ai opéré deux ; il y avait de gros fibromes sous-péritonéaux et interstitiels. Deux fois j'ai dû appliquer le forceps à cause de fibromes bas. Deux fois section césarienne suivie d'hystérectomie totale ; le fibrome dans ces deux cas remplissait l'excavation pelvienne. Dans les premiers mois de la grossesse, attendre et surveiller les femmes, les urines, mais tant que fonctions intestinales et urines normales, attendre jusqu'à la fin de la grossesse, faisant dans le dernier mois et presque à terme la césarienne.

Dans l'autre, fibromes enclavés multiples.

Je crois que quand on se trouve en présence de fibromes du fond ou de la moitié de l'utérus, il faut attendre presque toujours les accouchements spontanés ; si les fibromes sont bas, il faut attendre et faire à terme la section césarienne.

— LA TORRE (Rome). — J'ai vu des cas où la grossesse a continué à évoluer et a donné à terme un enfant. J'ai accouché des femmes dont les fibromes se sont aplatis, ramollis, ont pu être remontés en haut. Donc, je ne crois pas qu'il soit réellement exact de dire qu'il faut enlever utérus et fibrome dès qu'il y a début de grossesse. D'ailleurs, si on doit intervenir, mieux vaut faire l'amputation que la césarienne. Nous avons du temps pour voir évoluer la grossesse, pour voir les accouchements, ne recourant à l'intervention que si c'est absolument nécessaire.

— SOLOVIEF (Saint-Pétersbourg). — Attendre semble le mieux pour les fibromes gravidiques, même des fibromes du col n'empêchent pas l'accouchement.

— DOLÉRIS (Paris). — Dans mes conclusions je me suis limité à une variété de fibrome. Il n'est pas question des fibromes du museau de tanche, de ceux qui font saillie hors de l'utérus. Je pense aux fibromes qui altèrent la forme du segment moyen, qui sont mi-pelviens, mi-abdominaux, qui causent l'obstruction. Dans ces cas, l'enfant est presque sacrifié dans tous les cas. Quand il y a obstruction pelvienne par fibrome, quand la tumeur gêne la santé, s'oppose à la marche de la grossesse, quand tout menace à la fin d'être dangereux, mieux vaut se décider de bonne heure.

XIV. — Action résolutive des courants de haute fréquence et de haute tension sur les hyperplasies congestives de l'utérus.

— DOUMER (Lille). — A l'appui du titre de cette communication, je puis vous citer deux observations relatives, l'une à une métrite aiguë hémorrhagique, l'autre à une hypertrophie chronique du corps utérin, traitées l'une et l'autre par des applications intra-utérines ou simplement cervicales de courants de haute fréquence et de haute tension. Je me suis servi pour cela d'un simple hystéromètre métallique, isolé dans son trajet vaginal soit à l'aide d'un tube en verre, soit d'un tube en caoutchouc et relié métalliquement à la borne du résonateur de haute fréquence. Je conclus de ces deux observations et de quelques autres, que je ne publie pas pour ne pas allonger outre mesure ma communication, que, en dehors de leur action sur l'élément douleur et sur l'aménorrhée, action signalée antérieurement par M. Mangin (de Marseille), *ces courants possèdent des propriétés résolutives manifestes sur les hyperplasies congestives*, que la résolution est parfois rapide ; elle peut être dans certains cas obtenue en trois ou quatre applications de dix minutes de durée chacune, — d'autres fois plus lente, mais presque toujours indéniable.

J'estime que la gynécologie conservatrice trouvera dans ces courants, dont la technique et l'emploi sont, en réalité, fort simples, un précieux adjuvant.

Les applications non seulement sont indolores, mais elles ne donnent même lieu à aucune sorte de sensation ; elles sont tout aussi aisées qu'une simple hystérométrie et ne donnent lieu à aucune réaction post-opératoire. Lorsque l'on possède le matériel nécessaire à la production des rayons X, l'installation des courants de haute fréquence est peu coûteuse et nullement compliquée.

XV. — Traitement des affections de l'utérus et des annexes, au moyen de l'oxychlorure d'argent obtenu par voie d'électrolyse.

— BOISSEAU DU ROCHER (Paris). — Le traitement donne des résultats rapides contre les hémorrhagies, les métrites et certaines salpingites. Certains pyo-salpinx peuvent même être évacués par les voies naturelles.

Ce traitement, se faisant à une intensité électrique très faible, 4 à 10 milliampères, est d'une innocuité absolue.

Il m'a permis, en outre, de formuler les règles de l'électro-diagnostic, qui permettent de faire le diagnostic précoce de la dégénérescence cancéreuse de l'utérus. Les signes que je donne sont : 1° la persistance d'une hémorrhagie, l'insuccès dûment constaté du traitement par l'oxychlorure d'argent électrolytique ; 2° la formation imparfaite d'oxychlorure d'argent et l'adhérence incomplète, parfois nulle, de la tige d'argent avec la muqueuse ; 3° l'inertie du muscle utérin, qui ne répond plus à l'excitation électrique.

Les deux premiers signes n'ont pas une valeur absolue par eux-mêmes ; ils ne sont qu'une présomption, mais ils prennent une valeur réelle s'ils coexistent avec le troisième. La réunion de ces trois signes crée donc une certitude absolue.

XVI. — Appendicite chez la femme.

— VILLAR (Bordeaux). — L'appendicite chez la femme constitue dans l'histoire de l'appendicite en général un chapitre spécial qui intéresse plus particulièrement les gynécologistes. Cette affection n'est pas aussi rare chez la femme qu'on l'a dit. Pour ma part, sur 25 cas d'appendicite que j'ai opérés, je trouve 6 femmes. Et pour la symptomatologie, un point me paraît digne d'être mis en relief : c'est celui qui est relatif au rapport de la période menstruelle avec les crises d'appendicite. Le diagnostic de l'appendicite chez la femme peut être rendu difficile à cause des rapports de voisinage de l'appendice avec les annexes. Aussi a-t-on pu prendre une annexite ou une appendicite l'une pour l'autre.

Il peut, d'ailleurs, y avoir coexistence des deux lésions : chez une de mes opérées il y avait coexistence d'une appendicite et d'un fibrome ; chez une deuxième, la crise d'appendicite réveilla de vieilles lésions salpingiennes pour lesquelles je dus pratiquer l'hystérectomie abdominale totale.

Enfin, l'appendicite peut s'observer pendant la grossesse. Je ne possède qu'une observation de ce genre.

Je ne discuterai pas le traitement de l'appendicite. L'intervention hâtive me paraît, pour le moment, constituer la méthode de choix.

XVII. — De l'hystérectomie abdominale pour cancers utérins.

— PAUL REYNIER (Paris). — L'opération de Freund est sortie de l'oubli dans lequel l'avaient laissée l'affreuse statistique des premiers cas opérés.

On tend de plus en plus à délaisser l'hystérectomie vaginale, qui ne permet pas de faire une opération aussi complète, et qui, par la friabilité de certains utérus cancéreux, peut devenir quelquefois une opération difficile à mener jusqu'au bout.

Comme on l'a fait remarquer, il se produit aujourd'hui pour l'hystérectomie vaginale, ce qui s'était produit pour l'ablation du col quand l'hystérectomie vaginale est venue remplacer cette opération partielle. A cette époque l'hystérectomie vaginale nous avait paru une opération plus complète et devant donner par suite plus de succès. L'hystérectomie abdominale se présente aujourd'hui à nous sous le même jour.

Par l'hystérectomie abdominale il est, en effet, plus facile de limiter la lésion, de se rendre compte de son étendue et de pouvoir l'enlever dans son ensemble.

Elle permet enfin d'aborder certains cancers qui, par l'envahissement du vagin et des ligaments larges, n'auraient plus été justiciables de l'hystérectomie vaginale.

Toutefois, dans cette voie, il ne faut pas trop se leurrer. Il y a pour le cancer de l'utérus des limites à l'exérèse comme pour tout cancer.

Quand il s'agit de disséquer les uretères en plein tissu cancéreux, de détacher une vessie adhérente, les résultats immédiats opératoires sont le plus souvent déplorables.

Les résultats consécutifs le sont toujours. Aussi ai-je toujours donné comme contre-indication, l'envahissement du cul-de-sac antérieur. Il en est de même quand il y a un grand envahissement des ligaments larges, que les ganglions sont pris. Espérer enlever dans ce cas tous les ganglions est folie. Vous pouvez en enlever quelques-uns, et il en restera très suffisamment pour que le mal repullule rapidement.

Je ne suis donc pas partisan de s'attaquer à des cancers aussi avancés, et si j'en ai opéré quelques-uns, c'est le plus souvent parce que mon examen clinique m'avait trompé sur l'étendue des lésions.

L'hystérectomie abdominale est surtout une bonne opération quand le cancer est encore limité. Elle est supérieure dans ces cas à l'hystérectomie vaginale parce qu'un cancer limité peut s'accompagner d'un ou deux ganglions, dont l'ablation peut, comme le curage de l'aisselle dans le cancer du sein, quand il y a qu'un ou deux ganglions, faire reculer l'apparition de la récidive.

Or, ces ganglions, l'examen clinique souvent ne vous les révèle pas: comme malheureusement l'examen clinique ne vous révèle pas toujours l'étendue de la lésion. Et ceci est un argument de plus en faveur de la voie abdominale, car elle permet ce que ne permet pas la voie vaginale, de reconnaître son erreur et de faire une opération en conséquence.

Nous sommes encore invités à faire l'hystérectomie abdominale en voyant la statistique, déplorable au début, s'améliorer notablement chaque jour, à mesure que nous nous sommes exercés aux exérèses de l'utérus par l'abdomen.

Je n'en donnerai comme preuve que la statistique dernière donnée à la Société de chirurgie le mois dernier, où sur 49 cas opérés par MM. Terrier, Michaux, Potherat, Ricard et moi, nous arrivions à avoir 9 décès qui se décomposaient ainsi :

M. Terrier, 9 cas, 2 décès.
M. Ricard, 9 cas, 1 décès.
M. Michaux, 13 cas, 2 décès.
M. Reynier, 13 cas, 4 décès.
M. Potherat, 1 cas, 0 décès.

Cette mortalité peut paraître encore élevée, mais elle doit diminuer si on tient compte que dans l'ardeur du début, on a abordé bien des cas hasardeux, et qui presque tous ne paraissaient plus justiciables de l'hystérectomie vaginale.

Contre la déchéance organique, nous avons, à l'heure actuelle, les injections de sérum sous-cutanées ou mieux intra-veineuses.

L'emploi systématique de ces injections a contribué pour moi beaucoup à améliorer ma statistique. Sur mes 13 opérées, 8 ont eu de ces injections de sérum sous-cutanées, 2 ont eu des injections intra-veineuses de 1,900 à 2,000 grammes, et ont guéri.

Mais à l'heure actuelle je ne me contente plus de ces injections de sérum. Avec mon ami, M. d'Hotman de Villiers, qui le premier m'en a donné l'idée, je fais faire la veille et le matin de l'opération une injection de sérum sous-cutanée de 500 grammes, qui met la malade dans des conditions meilleures pour résister à la dépression opératoire.

Avant tout, il faut aller vite, et le manuel opératoire le meilleur est celui qui fait gagner du temps. On doit également se souvenir que le milieu qu'on opère est septique et qu'ici le drainage doit être de règle.

Ce sont ces deux considérations qui m'ont fait adopter la modification suivante à ma technique ancienne.

Je commence par limiter la lésion par une incision au thermocautère de la muqueuse vaginale, circonscrivant le col, et la portion de muqueuse vagineuse, si elle est envahie.

Je ne fais qu'inciser la muqueuse.

Cette incision, ainsi que je le dirai pour les fibromes, a pour moi l'avantage de bien limiter la lésion, mieux qu'on ne peut faire pour l'abdomen, et surtout de faciliter beaucoup l'ablation par l'abdomen du segment inférieur de l'utérus. Attaquant alors par l'abdomen, et n'ayant pas mis les doigts dans le vagin pour faire cette incision primitive, j'aborde l'utérus. Une pince est mise sur l'artère utéro-ovarienne de chaque côté, une autre contre l'utérus, et je coupe le ligament large à moitié entre les deux pinces. Je décolle alors la vessie en prolongeant ce décollement latéralement de manière à bien relever les uretères avec la vessie, et à bien les séparer.

Je n'ai plus alors qu'à placer deux pinces sur les extrémités inférieures de chaque ligament large, et si je vois ces ligaments pris, je place ces pinces au ras de la ceinture osseuse, en dehors des parties envahies. Ayant libéré l'uretère et voyant où il est, je peux placer les pinces très en dehors.

Or, c'est à ce moment qu'une difficulté se présente. Facilement, l'utérus enlevé, on remplace les pinces des artères utéro-ovariennes par des catguts, si on n'a pas préféré le faire avant. Mais il n'en est plus de même pour les pinces des artères utérines.

Si elles ont été placées contre la ceinture osseuse, il ne reste plus assez de ligament large en dehors d'elles pour les faire basculer, et permettre à cette profondeur d'étreindre dans un catgut ce qu'elles serrent.

Dans deux cas j'ai eu recours à l'angiotripsie avec la pince angiotribe que M. Mathieu m'a construite ; et dans ces deux cas j'ai eu satisfaction ; mes artères n'ont pas saigné.

Mais l'angiotripsie ne m'inspire pas, quel que soit l'instrument, une confiance absolue, et surtout dans un cas de cancer, car on peut l'appliquer sur des tissus infiltrés, sur lesquels l'angiotribe ne produit pas son effet comme sur des tissus normaux.

Aussi, dans ces cas, je crois qu'il est beaucoup plus prudent de laisser les pinces utérines, mises par la cavité abdominale, à demeure, et de ne pas tenter de les remplacer par des ligatures.

On évite des manœuvres longues. On évite de faire saigner. Si le catgut ne tient pas, on abrège le temps de l'opération

Ces pinces, je les laisse donc à demeure, mais j'ai le soin de les isoler du reste de la cavité abdominale par un drainage sur lequel j'insisterai tout particulièrement ici.

Entre les deux pinces je place un drain vagino-abdominal. Alors je glisse une large compresse de gaze stérilisée que j'étale en avant de la masse intestinale, entre elle et les pinces et le drain, et que je mets allant jusque sur le rectum au niveau de l'ouverture vaginale.

Entre la vessie et les pinces j'étale une seconde compresse de gaze stérilisée de la même façon, et de chaque côté des pinces je place deux autres compresses, de telle sorte que drain et pinces sont compris dans un vrai tunnel de gaze, qui assure le drainage bien autrement que ne pourrait le faire le drainage à la Mikulicz.

Grâce à ce drainage, j'ai pu sauver quatre cancers utérins, chez lesquels, à cause de l'étendue de la lésion, j'avais fait presque un évidement du petit bassin.

Je ne saurais donc trop recommander dans ces cas particuliers, lorsque le ligament large est envahi, l'usage de ces pinces à demeure, et de ce mode de drainage, qui ne m'est personnel, que dans la manière dont je l'établis.

Discussion.

— DOYEN. — Je crois que les résultats obtenus par M. Reynier sont très défectueux, ses 4 morts, sur 13 opérations, le prouvent surabondamment. C'est qu'il opère dans des cas où il vaudrait mieux ne pas intervenir. M. Reynier signale lui-même qu'il a eu des difficultés à lier ou à pincer des tissus friables et à enlever des ganglions. Il a donc laissé dans le ventre des tissus cancéreux.

Pour moi, quand je constate une extension d'un cancer au paramétrium, je n'opère pas. Je n'opérerai dans ces cas que le jour où l'on aura trouvé un sérum anti-cancéreux ou tout au moins un traitement efficace.

— J.-L. FAURE (Paris). — Il est certain que la chirurgie du cancer de l'utérus est peu encourageante. Je crois cependant qu'avec l'hystérectomie abdominale totale, nous avons des chances un peu plus grandes, encore que bien précaires, d'obtenir des résultats meilleurs que par l'hystérectomie vaginale.

Il est en effet de toute évidence qu'elle permet des opérations plus larges, et qu'on peut, par l'abdomen, enlever facilement des portions du vagin envahies et des ganglions dégénérés.

Je pense que les petits cancers limités au col utérin et qu'on surprend à leur début, peuvent être opérés cependant par la voie vaginale, qui, tout en ayant quelques chances de réussite définitive, est évidemment moins grave que la voie abdominale.

Pour les cancers du corps de l'utérus, je crois que le procédé le meilleur, est le procédé de Kelly. Il faut absolument les enlever sans ouvrir l'utérus.

Pour les cancers du col, j'emploie la section médiane de l'utérus. procédé que je considère comme supérieur aux autres. Le reproche qu'on lui fait de sectionner et de morceler le néoplasme, n'a qu'une importance secondaire, puisque fatalement, dans toute extirpation, le col se déchire et se morcelle, quel que soit le procédé employé. Il a, en revanche, l'avantage de conduire sûrement dans le vagin sans recherches prolongées et de mettre plus parfaitement à l'abri d'une blessure des uretères. On sait en effet où les trouver, puisqu'on les aborde ainsi toujours de dedans en dehors.

Je crois que cette opération donnerait des résultats meilleurs si on pratiquait au préalable la ligature des hypogastriques, qui a d'ailleurs été faite dans ces conditions, non pour économiser du sang, ce qui a bien son importance, mais pour n'être pas gêné par l'hémorrhagie et pour disséquer plus facilement la région malade. Je crois également qu'il y aurait avantage à faire, non pas une ligature définitive de ces vaisseaux, mais une ligature temporaire, comme je l'ai proposé ailleurs. La dissection finie, on rétablit le cours du sang, ce qui permet une réparation plus rapide des tissus.

J'ai fait 5 hystérectomies abdominales pour cancer de l'utérus. Je ne compte pas deux malades chez lesquelles le cancer était accompagné d'un volumineux fibrome. Sur ces 5 malades, j'ai eu 2 morts ; la première, opérée le 5 août 1896, est une des premières faites en France ; la seconde avait le petit bassin entier tapissé par le néoplasme et l'opération est restée inachevée.

Sur les trois malades guéries, une, qui était âgée de 32 ans, a récidivé ; une autre, opérée depuis quatre mois pour un cancer inopérable par la voie vaginale, n'a pas de trace de récidive. La dernière, opérée depuis onze mois, est en parfait état de santé. Ce résultat est d'autant plus remarquable que chez cette malade, dont le cancer était avancé, j'ai dû réséquer le vagin, disséquer les deux uretères sur une hauteur de 10 centimètres, mettre à nu les vaisseaux hypogastriques des deux côtés. et enlever des ganglions pelviens.

C'est là un résultat très beau, et il est certain qu'une hystérectomie vaginale eût été incapable de le donner.

— JACOB. — La supériorité de la voie abdominale sur la voie

vaginale dans le traitement du cancer utérin, est aujourd'hui établie. On ne peut espérer une cure radicale que par une ablation abdominale, avec nettoyage complet de tout le bassin.

Le but à atteindre est complexe. Il faut enlever la lésion primitive et compléter l'acte opératoire par l'ablation de tous les territoires lymphatiques et cellulaires du bassin, non seulement au voisinage de l'utérus, mais au loin, jusqu'au promontoire et même jusqu'à la région lombaire.

Si les résultats de l'hystérectomie vaginale sont si décevants, c'est que cette opération abandonne tout le tissu cellulaire et les lymphatiques. Ce qu'il faut faire par la voie abdominale, c'est enlever toutes ces parties,

A l'inverse de nos confrères américains qui, pour la plupart, admettent la voie abdominale lorsque la vaginale parait impossible, je considère que la voie haute n'a aucune indication lorsque l'envahissement pelvien a rendu le col immobile, que les culs-de-sac vaginaux sont envahis. Je n'y ai recours que si le cancer est au début nettement limité, si la mobilité de l'utérus est intacte. Toutefois, à ce dernier point de vue il faut faire la part des lésions annexielles qui, quelquefois, immobilisent les parties dans des cancers du col au début.

Dans des cas, ainsi choisis, j'ai pu terminer l'opération avec la certitude d'avoir tout enlevé.

Sur 32 opérations j'ai eu 30 guérisons et 2 morts; mes cas peuvent être divisés en deux séries :

La première, comprenant ceux dans lesquels les indications étaient largement dépassées, l'opération incomplète (10 cas).

La récidive fut constatée après six semaines, douze mois, neuf mois, huit et sept mois.

La deuxième série comprend 22 cas :

2	opérés	depuis	18	mois.
1	—	—	17	—
3	—	—	16	—
2	—	—	14	—
1	—	—	13	—
1	—	—	11	—
2	—	—	9	—
1	—	—	6	—
2	—	—	5	—

2 opérés depuis 4 mois.
3 — — 3 —
2 — — 2 — et 1 mois.

Chez aucune je n'ai constaté de récidive. Les opérations sont évidemment trop récentes pour nous permettre de les considérer comme des guérisons, mais les résultats actuels sont des plus encourageants.

— JANVRIN (New-York). — Dans les quelques cas de cancer utérin où j'ai eu recours à la voie abdominale, les résultats ont été si mauvais que je me suis attaché à la voie vaginale. En même temps que je choisissais cette route, je choisissais les cas à opérer, ne prenant que des cancers du col ou de l'endométrium. De 1883 à 1896, j'ai, dans ces cas ainsi triés, noté l'absence de récidive dans un tiers des cas.

Ceci montre la nécessité de faire un diagnostic précoce et une opération précoce.

L'opération de l'hystérectomie abdominale totale reste indiquée dans les cas où la maladie a dépassé les limites de l'opération permise par le vagin. Elle a été souvent pratiquée en Amérique, mais on ne peut encore dire quels en sont les résultats définitifs. On est toutefois encore autorisé à faire des recherches de ce côté.

II. — OBSTÉTRIQUE

A. — PREMIÈRE QUESTION

Influence de la position sur la forme et les dimensions du bassin.

RAPPORT de MM. BONNAIRE (Paris) et BUÉ (Lille).

Au nom de M. Bonnaire (de Paris) et au mien, je viens vous exposer les grandes lignes du rapport que nous avons été chargés de faire devant le Congrès.

Bien que les divers étages du bassin puissent se modifier dans leurs dimensions suivant l'attitude de la femme, cette différence est surtout notable au détroit supérieur et encore plus au détroit inférieur. Malheureusement, les recherches susceptibles de démontrer le bien fondé de cette assertion ne peuvent être faites en dehors de l'état puerpéral, ce qui explique le petit nombre de mensurations que nous pouvons invoquer, en raison de la mortalité restreinte des femmes en couches.

Si l'état puerpéral — et par là il faut comprendre la grossesse, la période du travail et les six premières semaines qui suivent l'accouchement — constitue une condition nécessaire pour les recherches en question, c'est qu'il détermine des modifications toutes spéciales du côté des articulations du bassin. Il existe, en effet, pendant la grossesse, une souplesse plus grande de ces articulations.

Cette mobilité physiologique tient à un ramollissement des tissus péri-osseux qui concourent à former la jointure, ramollissement qui est lui-même sous la dépendance directe d'une infiltration de sérosité se caractérisant par une épaisseur plus grande de ces tissus, facilement appréciable au niveau de la symphyse pubienne par exemple. Cette infiltration est une conséquence de la grossesse qui imprime à tout l'appareil génital et aux organes voisins une surexcitation nutritive. Elle tend à s'exagérer sous l'influence de certaines conditions parmi lesquelles on peut citer la multiparité, la marche, le travail dans la station debout, le port de fardeaux; toutes les causes augmentant le volume de l'utérus -- grossesse multiple, hydramnios, enfant volumineux, tumeur compliquant la grossesse — seraient également des facteurs de ramollissement plus accentué par suite de la gène de la circulation en retour et de la stase veineuse dans les parties inférieures du tronc.

Étant donné qu'il est plus facile de mesurer la mobilité des symphyses sur le cadavre que sur le vivant, on est autorisé à se demander si les recherches pelvimétriques *post mortem* répondent bien au jeu réel des articulations pendant la vie. Il est fort possible que la laxité des symphyses pelviennes se trouve atténuée après la mort, la chaleur et l'imbibition des tissus, la souplesse des cartilages pendant la vie pouvant être considérées comme des éléments susceptibles de favoriser cette mobilité.

L'un de nous s'est attaché à rechercher la fréquence et le degré de relâchement des amphiarthroses pelviennes chez la femme enceinte, spécialement en ce qui concerne l'union des pubis. On ne peut d'ailleurs obtenir, à cet égard, des résultats certains pour les jointures sacro-iliaques. On soupçonne que celles-ci sont mobiles quand on reconnait qu'elles sont le siège d'une douleur vive provoquée par la marche ou la station debout; cette douleur est éveillée par la pression digitale exercée, dans la direction de l'interligne articulaire, à travers les téguments qui répondent à la bordure supérieure du sacrum. On la localise plus nettement en promenant, dans un toucher profond, la pulpe de l'index et du médius associés, au-devant de la région sacro-iliaque. Mais nous avons pu nous assurer qu'il n'y avait pas nécessairement proportionnalité entre le degré de mobilité et l'intensité de la douleur.

Sur 500 femmes examinées au point de vue de la mobilité des pubis, 10 n'ont présenté aucune mobilité appréciable, 408 ont offert une mobilité pelvienne d'environ 1 millimètre dans le sens vertical, et chez 52 on a trouvé une mobilité de 1 à 3 millimètres.

L'existence de cette mobilité étant ainsi prouvée, il s'agit de déterminer quelle en est exactement l'influence sur la forme et les dimensions du bassin, influence dont Crouzat a démontré la réalité dès 1881, et dont Walcher a cherché à tirer parti, depuis 1889, dans les cas de viciations pelviennes.

On comprend tout l'avantage qu'il y aurait à pouvoir gagner au niveau du détroit supérieur, par un simple changement d'attitude, environ 1 centimètre dans le sens sagittal, comme le prétend Walcher. Car il serait alors possible d'éviter certaines interventions (forceps, version), de reculer les limites de l'accouchement prématuré provoqué, de restreindre l'emploi de la symphyséotomie, etc.

Pour apporter à l'étude de cette question une contribution personnelle, nous avons effectué une série de recherches sur 12 cadavres de femmes mortes en état puerpéral.

11 mensurations ont été pratiquées à l'hôpital Lariboisière, 1 à l'hôpital de la Charité, de Lille ; nous en donnons plus loin le détail.

En résumant nos expériences, nous trouvons que dans la position de Walcher forcée, on gagne, pour le diamètre promonto-pubien minimum, relativement à la position horizontale :

Obs.	I...	6 millim.	
Obs.	II...	5 —	
Obs.	III...	0 —	(symphyse serrée).
Obs.	IV...	2 —	(jambes pendantes).
		4 —	(pos. de Walcher forcée).
Obs.	V...	3 —	—
Obs.	VI...	4 —	(jambes simplement pendantes).
		7 —	(pos. de Walcher forcée).
Obs.	VII...	1 —	—
Obs.	VIII...	[illegible] —	

Obs.	IX...	3 millim. (pos. de Walcher forcée).	
Obs.	X...	5 —	—
Obs.	XI...	2 —	—
Obs.	XII...	4 — (pos. de Walcher ordinaire).	
		5 — (pos. de Walcher forcée).	

Comme on le voit, nos recherches ont été pratiquées presque toutes suivant la position de Walcher forcée, c'est-à-dire en mettant le sacrum en équilibre sur le bord de la table, un aide maintenant solidement les épaules, tandis qu'un autre appuie fortement sur les pieds en bas et en arrière.

L'exagération de la position de Walcher, qu'on ne pourrait obtenir en clinique sans traumatiser véritablement la femme, est destinée à compenser la perte de souplesse des jointures du bassin qui pourrait découler de la rigidité cadavérique. En effet, avant les expériences, les sujets n'ont pas été, comme il l'eût fallu, plongés dans un bain tiède prolongé ; mais on a pris soin de vaincre totalement tout phénomène de rigidité cadavérique en mobilisant les membres en tous sens. Nous croyons avoir évité ainsi toute chance d'erreur.

De telle sorte que si nous prenons la moyenne de nos mensurations, nous trouvons à l'avantage de la position de Walcher un gain de 3 millim. 5 pour l'engagement au détroit supérieur.

A priori, on pourrait supposer que la position, dite de Walcher, comportant une attitude de lordose excessive, devrait antépulser le promontoire ; il n'en est rien, car tout dépend ici du point d'appui que prend le corps sur la partie inférieure du sacrum ; celle-ci bascule en avant au contact du plan résistant qui lui sert d'appui, et la base de l'os est refoulée en arrière.

Il est donc incontestable que l'attitude d'hyperextension agrandit le détroit supérieur, mais le gain est bien minime. Pour qu'elle soit indiquée, il est nécessaire que le défaut de proportion entre la tête fœtale et le bassin ne dépasse pas 4 millim. Si l'on veut bien considérer que la positon en hyperextension est très fatigante pour la femme et qu'elle apporte une gêne considérable aux manœuvres obstétricales telles que forceps, version, extraction de la tête dernière, auxquelles on peut être obligé de recourir, on conviendra qu'en pratique les avantages qui découlent d'un léger agrandissement du détroit supérieur se trouvent compensés, et au delà, par les difficultés opératoires. — Peut-être cependant pourrait-on obvier en partie à ces difficultés en combinant avec l'hyperextension la position de Trendelenburg, ainsi que l'a proposé Dickinson.

En même temps que les effets de l'hyperextension, nous avons étudié sur le cadavre ceux de l'hyperflexion.

L'emploi de cette attitude, que nous avons réalisée par la posture de la taille périnéale, n'est pas non plus nouveau en obstétrique ; on peut en effet la comparer, au point de vue des rapports de situation des membres par rapport au tronc, avec la position accroupie, la position de la défécation, la position génu-pectorale.

Or l'accouchement dans la position à genoux ou dans la position accroupie remonte à la plus haute antiquité.

En 1897, Oscar Schmidt (1) (de Moscou) rapporte que, depuis huit ans, il emploie avantageusement la position de la taille pendant l'accouchement, quand la tête fœtale se trouve dans l'excavation ou au détroit inférieur. Il y a à cela plusieurs avantages, dit-il : « d'abord la pression intra-abdominale est renforcée ; cependant le fait capital réside dans un agrandissement du détroit inférieur. Nous savons, continue-t-il, d'après les recherches de Walcher, que le bassin présente une certaine mobilité de ses articulations, en particulier au niveau des articulations sacro-iliaques. Le sacrum restant fixé, on peut déplacer, dans une certaine mesure, la symphyse vers le haut ou vers le bas... Nous savons que quand on abaisse la symphyse au maximun (position de Walcher), il s'ensuit un allongement du conjugué; si on l'élève au maximun (position de la taille) on détermine un raccourcissement. Il parait donc logique de penser que le conjugué du détroit inférieur doit se comporter d'une façon inverse. La position de la taille permet de l'accroitre au maximum. Il n'est pas prouvé directement qu'il s'en suive un écartement des ischions plus accusé; cependant je conclus à un agrandissement de la distance des tubérosités ischiatiques en m'appuyant sur ce fait clinique connu que, dans la symphyséotomie, quand on veut obtenir un écartement maximum des pubis, on choisit la position de la taille. Biermer a confirmé ce fait clinique sur le cadavre. Le bassin a donc une tendance, dans cette position, à se tendre transversalement. Malheureusement il nous manque des chiffres indiquant le degré de mobilité du bassin sur des cadavres de nouvelles accouchées... »

Nous pensons avoir réalisé les desiderata de O. Schmidt par les mensurations que nous rapportons ici.

---

(1) Oscar Schmidt. *Centr. für Gyn.*, 1897.

Expériences de mensurations pelviennes exécutées à la Maternité de Lariboisière.

I. — Éclamptique, morte avant l'accouchement, au huitième mois de la grossesse. Primipare. 5 mars 1898.

Décubitus horizontal......	112	diamètre promonto-rétro-pubien minimum.
Position de Walcher...........	118	
Position de la taille...........	110	

II. — Éclamptiqne, morte avant l'accouchement, au sixième mois de la grossesse. 26 ans. 26 janvier 1899.

Décubitus horizontal.....	115	diamètre Promonto-pubien minimum.
Position de Walcher...........	120	
Position de la taille	110	

III. — Éclamptique ; accouchement spontané à 7 mois et demi ; fœtus mort, 2,580 grammes. Morte le troisième jour des couches. Primipare.

Décubitus horizontal...........	110	diamètre promonto-pubien minimum.
Position de Walcher...........	110	
Position de la taille............	108	

La symphyse pubienne est très serrée; il est impossible de lui imprimer des mouvements en mobilisant les membres pelviens en tous sens.

IV. — Xpare amenée mourante à l'hôpital pour hémorrhagie. Avortement de 4 mois et demi.

Décubitus horizontal...........	111	diamètre promonto-pubien minimum.
Position de Walcher forcée.....	115	
Position de Walcher ordinaire..	113	
Position de la taille...........	110	

V. — IIIpare, 36 ans. Bassin plat rachitique. Rupture utérine en ville. Fœtus mort : 3,500 grammes.

Décubitus horizontal..........	94	diamètre promonto-pubien minimum.
Position de Walcher...........	97	
Position de la taille............	91	

VI. — IIpare. Morte d'hématémèse foudroyante. Opération césarienne post mortem. Enfant mort, 3,250 grammes.

Décubitus horizontal..........	113	diamètre promonto-pubien minimum.
Position de Walcher forcée.....	120	
Position de Walcher ordinaire...	117	
Position de la taille...........	108	

Position de la taille............	115	diamètre bi-ischiatique
Position de Walcher...........	90	

VII. — VIIpare. 3 ans. Morte d'hémorrhagie post-abortum.

Décubitus horizontal............	100	diamètre promonto-pubien minimum.
Position de Walcher...........	101	
Position de la taille............	97	
Position de la taille...........	85	diamètre bi-ischiatique.
Position de Walcher...........	83	

VIII. — Éclamptique, amenée à l'hôpital après expulsion d'un fœtus mort. Morte vingt heures après.

Décubitus horizontal...........	102	diamètre promoto-pubien minimum
Position de Walcher............	103	
Position de la taille.............	100	
Position de Walcher...........	88	diamètre bi-ischiatique.
Position de la taille............	113	

Le Dr Schwab a répété les mêmes mensurations, après le départ de M. Bonnaire, et sans connaître les premiers résultats ; il a trouvé :

Position de Walcher..........	89	diamètre bi-ischiatique.
Position de la taille............	112	

On note déjà sur ce cadavre, mais sans faire de mensurations spéciales, que dans la position de la taille le diamètre bi-ischiatique diminue selon que les genoux sont portés soit en adduction, soit en abduction forcée.

IX. — Éclamptique ; amenée accouchée d'un enfant mort.

Décubitus horizontal...........	107	diamètre promonto-pubien minimum.
Position de Walcher...........	110	
Position de la taille............	105	

Décubitus horizontal	....	102	diamètre bi-ischiatique
Position de Walcher	....	94	
Position de la taille	Genoux au niveau des épaules....	117	
	Genoux écartés en abduction.....	105	
	Genoux en adduction forcée......	95	

X. — Éclamptique. — 5 mois 1/2. — IIIpare. — Femme obèse. — Tubercule rétro-pubien très saillant. — Disque sacro-vertébral très épais.

Décubitus horizontal..........	105	diamètre promonto-pubien minimum.
Position de Walcher forcée.....	110	
Position de la taille............	98	

Position de Walcher		94	diamètre bi-ischiatique
Position de la taille	Genoux au niveau des épaules.	100	
	— en abduction	97	
	— en adduction	96	

XI. — IIIpare, 34 ans. Morte de méningite cérébro-spinale au 6e mois de la grossesse. Les mensurations ont été faites par M. Véron, interne.

Décubitus horizontal	93	diamètre promonto-sus-pubien.
Position de Walcher	95	
— de la taille	91	

Nous n'avons pas tenu compte des mensurations du diamètre bi-ischiatique parce que M. Véron a dit n'être pas certain d'avoir pris comme point de repère le tubercule saillant de l'ischion, en arrière.

XII. — Mensurations pratiquées à l'hôpital de la Charité, de Lille, sur le cadavre d'une femme morte de myélite aiguë, quatre jours après un accouchement de 6 mois et demi.

Décubitus horizontal	117	diamètre promonto-pubien minimum.
Position de Walcher ordin.	121	
— Walcher forcée	122	
Position de la taille	112	

Décubitus horizontal		111	diamètre bi-ischiatique.
Position obstétricale		116	
Position de Walcher		107	
Position de la taille	genoux au niveau des épaules	130	
	— en abduction	127	
	— en adduction	127	

Ce cadavre était infiltré ; les articulations pelviennes étaient très mobiles.

Au détroit supérieur, la position de Walcher forcée nous a donné une augmentation de 5 mill. du diamètre promonto-pubien minimum ; la position de la taille a fait perdre au même diamètre 5 millim. Entre les positions extrêmes, il y a donc une différence de 10 millim.

Pour le diamètre bi-ischiatique, la position obstétricale fait gagner 5 mill., la position de la taille 19 mill. ; la position de Walcher lui fait perdre 4 millim.

Technique des mensurations. — 1o Cadavre assoupli.

2o Viscères enlevés : le petit bassin est vidé; le promontoire et le rétro-pubis soigneusement disséqués. Le périnée est évidé de ses parties molles, les faces internes des ischions sont grattées;

3o La mise en position est effectuée par deux aides ;

4° Pour les mensurations, nous nous sommes servis de petites baguettes d'osier que nous avons raccourcies, millimètre par millimètre, jusqu'au contact parfait avec les points de repère.

Ces points de repère ont toujours été, pour le détroit supérieur, le point saillant rétro-pubien et pour le promontoire le point le plus saillant, soit le plateau inférieur de la Ve lombaire, soit le plateau supérieur de la 1re sacrée. Ce dernier point a été trouvé presque toujours le plus saillant.

Pour le détroit inférieur, c'est le tubercule saillant, situé à la partie postérieure des tubérosités ischiatiques, qui a servi de point de repère pour les mensurations du diamètre bi-ischiatique.

Cette dernière mensuration est très délicate; elle expose à l'erreur; elle est moins précise qu'au détroit supérieur; c'est pourquoi dans un cas l'un de nous a chargé le Dr Schwab de réitérer après son départ et sans avoir assisté aux premières mensurations, l'exploration métrique du diamètre bi-ischiatique, en lui précisant seulement le siège de ses points de repère ischiatiques. A un millimètre près, les résultats ont été identiques.

Pour nous résumer, on gagne, pour le dégagement, au détroit inférieur, en mettant la femme dans la position de la taille, les genoux vis-à-vis des épaules, par rapport à la position de Walcher :

Obs. VI.... 25 millim.
Obs. VII.... 2 —
Obs. VIII.... 23 —
Obs. IX.... 23 —
Obs. X.... 6 —
Obs. XII.... gain obtenu par la position de la taille par rapport :

1° au décubitus horizontal.... 19 millim.
2° à la position obstétricale.... 14 »
3° à la position de Walcher.... 23 »

En moyenne, on obtient donc par la position de la taille, genoux vis-à-vis des épaules, une augmentation de 16 à 18 millim. dans le diamètre bi-ischiatique.

Nous insistons sur la position de la taille modifiée de telle sorte que les genoux se trouvent vis-à-vis des épaules; c'est ainsi qu'on obtient l'écartement maximum des tubérosités ischiatiques. En portant les genoux en abduction ou en adduction, on constate un agrandissement moindre de quelques millimètres (3 à 4 en moyenne), dans cette dernière attitude ; on peut perdre davantage avec la première. La position de la taille la plus favorable, n'est autre, en somme, que la position physiologique de la défécation appliquée à l'attitude couchée. C'est dans cette posture que le détroit inférieur s'élargit le plus. Elle est donc tout à fait applicable au bassin cyphotique.

En cas de cyphose pure, consécutive au mal de Pott, le résultat sera des plus appréciables ; il existe en pareil cas une mobilité excessive du sacrum qui tient à ce que l'engrènement des surfaces articulaires est adultéré du fait de l'attraction de cet os en haut et en arrière. Les surfaces articulaires sont ainsi défigurées et s'emboîtent mal ; il y a un jeu anormal.

Du reste, nous avons indiqué comme un temps indispensable de l'exploration clinique du bassin cyphotique, la recherche digitale de la mobilité articulaire du bassin. Il suffit d'introduire les deux pouces, dos à dos, dans le canal vulvaire, d'asseoir solidement leur pulpe sur la face interne des ischions, le reste de la main prenant appui au dehors sur le massif de la fesse. En écartant les deux pouces l'un de l'autre, on apprécie (mais on ne mesure pas) le degré d'écartement possible des deux ischions. Cette donnée est d'importance capitale quand il s'agit de décider de l'opportunité ou du moment d'intervenir dans l'accouchement prématuré artificiel.

Si la cyphose est d'origine rachitique, la mobilité est moindre ; il est vrai qu'en ce cas, la recherche de l'amplitude du diamètre bi-ischiatique offre peu d'intérêt, puisque le rachitisme et la cyphose compensent leurs effets nuisibles sur le bassin. Ce qui peut arriver de plus heureux à une rachitique c'est de devenir bossue. Dans le rachitisme, le sacrum est propulsé en avant et en bas, c'est-à-dire en direction inverse de celle que lui imprime la cyphose ; les os coxaux viennent se tasser sur lui et s'étaler par pression sur ses bords élargis grâce au ramollissement rachitique. Ramollies, les surfaces articulaires sacrée et iliaque, prennent mutuellement l'empreinte l'une de l'autre, comme ferait du mastic, modèlent leurs saillies, leurs anfractuosités les unes sur les autres, d'où résulte un engrènement plus intime du sacrum avec les os coxaux.

Nous avons eu l'occasion de répéter les mensurations du diamètre bi-ischiatique sur deux femmes cyphotiques rachitiques et cliniquement nous avons constaté une augmentation de ce diamètre d'environ 15 millimètres dans la position de la taille. Le professeur Gaulard, qui a répété les mêmes mensurations, a trouvé des chiffres identiques. On sent aussi très bien sur la femme vivante l'éloignement ou le rapprochement relatif des ischions selon que l'on place les genoux vis-à-vis des épaules ou qu'on les porte soit en abduction, soit en adduction.

Y a-t-il une différence d'amplitude des changements de dimensions des divers diamètres selon que le bassin est normal ou vicié ?

Klein a trouvé à peine une différence de 1 millim. en faveur des bassins aplatis.

Cliniquement, chez les rachitiques, il ne semble pas y avoir plus de mobilité des pubis que chez les autres femmes. A priori, la mobilité doit même être atténuée ainsi que nous le disions plus haut : il n'est peut-être pas déraisonnable d'admettre que la déformation pelvienne rachitique est juste l'inverse de celle qu'on observe avec la cyphose. Comme sur le bassin cyphotique la mobilité anormale est portée à l'extrême, dans les bassins rachitiques elle doit être plutôt diminuée.

Le mécanisme de l'agrandissement du diamètre bi-ischiatique a été expliqué par l'un de nous de la façon suivante (1) : « Les os iliaques subissent, comme le sacrum, et en même temps que cet os, un mouvement de nutation ; l'axe, autour duquel se fait cette oscillation par bascule de chacune des deux parois latérales du bassin, est dirigé d'avant en arrière, et s'étend du milieu de l'interligne pubien à l'extrémité correspondante de l'axe de nutation du sacrum. Tandis que la partie supérieure de chacun des os innominés s'incline de dehors en dedans, et que les deux crêtes iliaques se rapprochent l'une de l'autre, la partie inférieure de cet os se déplace en dehors, et les deux ischions s'écartent. Cette bascule des os coxaux dépend de la forme des surfaces auriculaires de l'articulation sacro-iliaque. Comme l'on peut s'en assurer sur le cadavre, si l'on fait basculer la base du sacrum en avant, on voit simultanément les ailes iliaques se porter en dedans et les ischions en dehors. On exagère ainsi expérimentalement le phénomène qui se produit dans l'enfance sous l'action de la pesanteur et qui consiste dans l'élargissement du détroit inférieur. » (Bonnaire.)

Or que fait la position de la taille ? Elle imprime au sacrum un mouvement de nutation maximum, tel que la base se porte en avant et en bas autant que le permet le jeu des articulations sacro-iliaques, limité par les ligaments postérieurs de l'articulation. La pointe de l'os

(1) BONNAIRE. *Traité d'accouchements* de TARNIER et BUDIN, t. III.

se trouve portée en arrière ; de telle sorte que le diamètre sous-sacro-sous-pubien se trouve agrandi. Les os iliaques, subissant le mouvement indiqué ci-dessus, basculent à leur tour au maximum et donnent ainsi au diamètre bi-ischiatique sa plus grande largeur. Le détroit inférieur se trouve donc nettement agrandi.

Les premières mensurations interischiatiques ont été pratiquées dans le but de rechercher si, au cas où l'on a recours à la position de Walcher, il convient de laisser la femme en cette attitude pour l'engagement des épaules au détroit supérieur, temps qui correspond au dégagement de la tête à travers le détroit inférieur. Les résultats fournis par les chiffres répondent explicitement : Si la position de Walcher favorise le début de la descente de la tête (et nous avons vu le gain minime qu'elle procure), elle est mauvaise pour le dégagement de la tête à travers le détroit inférieur des bassins rachitiques, malgré l'évasement en travers de ce détroit. L'inconvénient se ferait surtout sentir pour le bassin rachitique généralement rétréci.

Si l'on a recours à la posture contraire en portant les membres dans la position de la taille, on réduit singulièrement le diamètre promonto-pubien-minimum, mais il n'en résultera pas grande gêne pour le passage des épaules à travers le détroit supérieur, car le diamètre bis-acromial s'engagera obliquement ou même transversalement.

Applications cliniques de la position de la taille. Indications et contre-indications :

1° Elle est indiquée quand les épaules trop larges sont arrêtées au détroit inférieur.

Dans l'accouchement spontané et plus souvent après l'extraction de la tête à l'aide du forceps ou du basiotribe, il arrive parfois que le diamètre bis-acromial est absolument ou relativement trop développé pour franchir le détroit inférieur dans le diamètre coccy-pubien ; l'épaule antérieure butte derrière la symphyse pubienne, et les tractions les plus énergiques et dirigées au maximum en arrière n'arrivent pas à amener l'épaule antérieure sous le pubis. Il convient en pareil cas de faire exécuter une rotation d'un quart de cercle aux épaules, de façon à les amener entre les deux ischions. Ceux-ci s'écartent par la flexion forcée des cuisses sur le tronc, le bis-acromial franchit en travers la sortie du bassin osseux, et il ne reste plus qu'à le faire tourner une fois qu'il est arrivé sur la gouttière périnéale pour l'amener hors de la vulve.

2° Pour l'extraction de la tête dernière, arrêtée par le plancher périnéal, cette attitude n'est pas à recommander, car en raison de la tension des tissus périnéaux en travers qu'elle détermine, elle accroit encore leur défaut de souplesse.

3° Nous en dirons autant pour l'extraction de la tête par le forceps en position occipito-postérieure non réduite. L'obstacle, en pareil cas, tient exclusivement à la résistance qu'oppose le plancher pelvien à l'ampliation exagérée qui est nécessaire pour le dégagement de l'occiput à la commissure postérieure de la vulve.

L'influence fâcheuse pour le dégagement du fœtus à travers la gouttière périnéo-vulvaire, en raison de la tension transversale des tissus dans l'hyperflexion du tronc, a été indiquée par Fothergill (1) qui préconise l'hyperextension pour l'emploi du forceps.

4° Le grand danger des présentations du front, si souvent mortelles pour le fœtus, tient à l'enclavement d'une tête volumineuse et insuffisamment réductible à la partie inférieure de l'excavation pelvienne. Dans les deux tiers des cas, cette tête, transversalement orientée, cherche à franchir le détroit inférieur suivant le diamètre bi-ischiatique. L'application du forceps est toujours laborieuse. Ici la position de la taille sera des plus utiles en élargissant la voie par laquelle doivent passer les plus grands diamètres de la tête.

5° La position de la taille sera surtout bonne pour les bassins viciés par cyphose, soit que l'accouchement ait lieu spontanément, soit qu'on doive le terminer artificiellement.

L'élargissement facile du détroit inférieur sous l'influence des pressions excentriques de la tête fœtale explique pourquoi les bossues accouchent généralement bien ; l'agrandissement plus considérable obtenu avec la position de la taille, telle que nous l'avons indiquée, permettra souvent l'accouchement dans des cas où, à priori, l'accouchement semblerait impraticable sans le secours de la symphyséotomie.

Mais il ne faut pas trop demander à l'élargissement bi-ischiatique, par la posture de la taille, et la symphyséotomie, à terme, trouvera toujours son indication dans les bassins ayant moins de 6 centimètres de diamètre bi-ischiatique ; l'un de nous l'a pratiquée avec succès pour un bassin cyphotique mesurant à peine 5 centimètres entre les deux ischions (Bué).

---

(1) FOTHERGILL, cité par DICKINSON. *Amer. Journ. of obstetrics*, juin 1899, p. 759.

Conclusions. — 1° Les dimensions du bassin, spécialement au niveau des deux détroits, supérieur et inférieur, peuvent se modifier suivant l'attitude imprimée au tronc et aux membres pelviens de la femme.

2° Ce changement de rapports entre les divers diamètres du bassin est dû au relâchement des symphyses pelviennes, qui se produit sous l'influence de la grossesse.

3° Le jeu des articulations sacro-iliaques permet un mouvement de bascule du sacrum autour d'un axe transversal, passant à l'union du tiers supérieur et des deux tiers inférieurs de cet os. (Mouvement de nutation de Duncan.) En raison de l'inégalité des deux bras de levier que représente la sacrum de part et d'autre de l'axe de nutation, l'exploration de l'extrémité sacro-coccygienne est plus étendue que celle de l'extrémité sacro-lombaire.

4° La forme des surfaces articulaires sacro-iliaques et l'emboîtement cunéiforme en sens vertical du sacrum entre les deux os coxaux, commandent les mouvements de bascule de ces deux os, qui s'effectuent en même temps que la nutation du sacrum.

5° Quand la base du sacrum se propulse en avant, vers le pubis, la partie supérieure des os iliaques bascule de dehors en dedans. Par ce mouvement complexe, le détroit supérieur se rétrécit principalement d'avant en arrière, et accessoirement en sens transversal.

Par contre, le rejet en arrière de la base du sacrum entraîne un agrandissement du détroit supérieur, principalement dans le diamètre antéro-postérieur et accessoirement en sens transversal.

6° Quand le détroit supérieur s'élargit, le détroit inférieur diminue dans tous ses diamètres, en raison de l'antépulsion du coccyx et du rapprochement concentrique des deux ischions. Par contre, les diamètres de ce dernier détroit, spécialement le bi-ischiatique, augmentent par l'antépulsion de la base du sacrum et le rejet des ailes iliaques en dedans.

7° L'attitude d'hyperextension du corps entier, le tronc prenant appui sur la région sacrée sur un plan résistant, a pour effet d'agrandir le détroit supérieur en sens sagittal, à la fois par le rejet de la base du sacrum en arrière et par l'abaissement des pubis.

8° Nos expériences ont montré que l'agrandissement du détroit supérieur en sens sagittal est moindre que ne l'a indiqué Walcher. Il est en moyenne de 3 à 4 millimètres.

9° L'attitude de pelotonnement des membres pelviens sur le tronc, en position de la taille périnéale, rétrécit le détroit supérieur.

Par contre, elle élargit considérablement le détroit inférieur, dans le sens transversal. L'accroissement moyen du bi-ischiatique a été de 9 à 18 millim., dans nos expériences, en passant de l'attitude hyperétendue à celle de la taille.

10° Le degré d'agrandissement du diamètre promonto-pubien minimum ne peut être évalué par le toucher mensurateur, l'abaissement des pubis, dans la position hyperétendue, modifiant les rapports de longueur qui existent entre ce diamètre promonto-sous-pubien seul directement mesurable.

11° L'emploi de la position hyperétendue est indiqué soit pour permettre la descente spontanée, soit pour effectuer l'engagement de la tête à l'aide du forceps, soit pour extraire la tête dernière retenue au détroit supérieur rétréci. Toutefois, la gêne apportée aux manœuvres obstétricales dans cette attitude de la femme annihile, en pratique, une partie des avantages qui découlent du léger agrandissement du détroit supérieur.

12° L'emploi de la position de la taille périnéale est beaucoup plus profitable ; mais il est moins souvent indiqué que celui de l'attitude d'hyperextension. On doit le réserver pour les cas où il existe un rétrécissement du détroit inférieur (bassin cyphotique), pour ceux où la tête enclavée en présentation du front dans le petit bassin doit être extraite par le forceps, pour ceux encore où, la tête étant extraite, les épaules sont arrêtées sur le plancher du bassin, en raison de l'excès de volume du tronc.

A l'inverse de l'attitude en hyperextension, l'attitude de la taille favorise les interventions obstétricales, en présentant au mieux le champ opératoire à l'accoucheur. Elle supprime la gêne que peuvent apporter les cuisses de la femme à la bonne mise en place et au maintien convenable des branches du forceps.

En élargissant le détroit inférieur et en déterminant une sorte de béance de la vulve, elle rend le fœtus, arrêté au détroit supérieur, mieux accessible aux instruments obstétricaux.

13° L'agrandissement maximum est réalisé avec la position de la taille périnéale, quand les genoux sont exactement vis-à-vis les épaules, et non portés ni en abduction, ni en adduction.

Rapport de E. Pinzani (Pise).

En 1889, la publication de Walcher, sur la variabilité de la longueur du conjugué vrai, fit entrer les recherches faites jusque-là sur la mobilité des articulations pelviennes dans une phase nouvelle, parce qu'elles recevaient une application pratique.

Il me faut dire ici que le mérite d'avoir mis en pratique les idées sur la mobilité des articulations pelviennes, n'appartient pas, selon quelques-uns, à Walcher, parce que la position décrite par lui serait déjà indiquée comme utile dans les accouchements laborieux par Scipione Mercurio (1595) selon les uns, par Sébastien Melli (1721) selon les autres. Laissant de côté la question si Melli a copié, oui ou non, la figure de Mercurio, je ferai observer que ni l'un ni l'autre n'a pu avoir en vue l'augmentation des diamètres pelviens, parce qu'à cette époque le mécanisme des articulations sacro-iliaques était inconnu. De plus, il faut dire que si les positions de Mercurio et de Melli présentent quelque analogie avec celle de Walcher, elles en sont tout de même différentes parce que dans celles-ci les membres inférieurs de la femme s'appuient toujours sur le sol ou sur le lit, tandis que dans celle-là ils pendent et tirent de leur poids l'arc pelvien antérieur en bas et en avant. J'ai examiné *62 femmes pendant l'état puerpéral*, successivement dans la position de Melli et dans celle de Walcher. Dans 17 cas, la mensuration exacte du diamètre promonto-sous-pubien n'a pas donné de différence ; dans les 45 autres il y eut une différence de *1 à 8* millimètres en faveur de la position de Walcher. Les recherches sur 5 cadavres de femmes donnèrent un résultat analogue pour le conjugué vrai. Je pense donc, et Pestalozza est de mon avis, que la position à jambes pendantes doit porter le nom de Walcher.

Variations des diamètres pelviens. — Diamètres antéro-postérieurs. — Que l'on mette une femme sur une table, de manière à ce que la tête et les épaules soient légèrement élevées et que les fesses se projettent un peu sur le bord, que l'on mette un coussin sous le sacrum et pose les pouces sur les épines iliaques ant. sup. pendant qu'un assistant met les membres inférieurs de la femme d'abord dans la position de la taille périnéale, ensuite dans l'extension complète et les abandonne enfin à leur poids !

On observera alors que les épines décrivent un arc de cercle dirigé en avant et en bas et qu'en même temps la lordose lombaire augmente ; mais on verra encore qu'à un moment donné, savoir quand les extrémités inférieures sont en extension complète et qu'on les laisse pendre, le mouvement des épines continue, sans que l'ensellure lombaire devienne plus profonde. Il s'agit là d'abord d'une augmentation de l'inclinaison pelvienne, qui se trouve limitée par la tension du ligament longitudinal ant. et des disques intervertébraux. Cette tension fixe le sacrum. L'arc pelvien antérieur continuant à être tiré en bas, l'effet ne se fera plus sentir sur le bassin entier, mais seulement sur les os iliaques qui se déplacent sur le sacrum. L'axe transversal, autour duquel l'os iliaque se déplace, se trouve en arrière de la seconde vertèbre sacrée. Parce que cet axe se trouve au-dessous du promontoire, la symphyse pubienne s'éloignera de celui ci par la rotation, tandis qu'elle se rapprochera de la pointe du sacrum; donc le diamètre antéro-postérieur du détroit supérieur sera agrandi, celui du détroit inférieur sera diminué. Ce mouvement des os iliaques se trouve limité en partie par l'articulation sacro-iliaque et en partie par le ligament vague et un peu par les muscles de la paroi abdominale et le psoas.

Il est superflu de dire que la grossesse sera, en thèse générale, une condition favorable au mouvement des os iliaques, mais il me faut ajouter que les conditions individuelles peuvent diminuer beaucoup, même chez des femmes enceintes, cette mobilité.

Aujourd'hui il n'est plus douteux que le *conjugué vrai* s'agrandit progressivement, quand la femme prend, l'une après l'autre, la position de la taille, la position obstétricale et celle de Walcher. Les opinions ne diffèrent qu'en ce qui regarde le degré de l'agrandissement. Selon les recherches de Walcher, Dührssen, Fothergill, Küster, l'augmentation du conjugué varie de 8 à 15 millimètres Parmi ceux qui font opposition à des chiffres tellement élevés je cite Varnier, qui dit qu'il ne faut pas faire la comparaison entre la mesure trouvée dans la position de la taille, jamais usitée en obstétrique, et la position de Walcher, mais entre la mesure que donne cette dernière et la position obstétricale. De cette manière on n'aurait, selon ses recherches, qu'un bénéfice de 2 -3 millimètres tout au plus. Les recherches ultérieures de Fehling contredisent en partie le pessimisme de Varnier. Les résultats des expériences faites sur le cadavre par Walcher, Klein, Varnier et Pinard, et Küttner ne s'accordant pas, tandis que les observations cliniques de Kalt, Wehle et autres firent trouver une augmentation considérable, j'ai voulu entreprendre moi même quelques recherches.

Chez 102 femmes, dont la plupart dans la 2e semaine des couches, quelques-unes dans une période avancée de la grossesse, j'ai mesuré du doigt, avec la plus grande exactitude, le diamètre promonto-sous-pubien, dans la position de la taille, la position obstétricale, et la position de Walcher. En changeant la première position (taille) pour la troisième Walcher, j'ai trouvé une augmentation en moyenne de 7,5, au maximum 17, au minimum 2 millimètres. Entre la première (taille) et la seconde position (obstétricale) la différence fut en moyenne 1,9, au maximum 5, au minimum 0 millimètre. Entre la seconde (obstétricale) et la troisième position (101 observations) la moyenne de l'augmentation fut 6,1, le maximum 12, le minimum 2 milimètres.

La mensuration sur les 5 cadavres de femmes, dont j'ai parlé plus haut, donna des chiffres moins élevés. Sur 5 cadavres, dont 3 puerpérales, j'ai mesuré le conjugué diagonal dans les trois positions. En faisant passer le cadavre de la position de la taille à celle de Walcher j'ai noté une augmentation de 4 millim. 2 en moyenne, maximum 5, minimum 3; en le faisant passer de la position de la taille à la position obstétricale, j'ai noté une augmentation de 1 millim. 2 en moyenne, maximum 2, minimum 1; enfin de la position obstétricale à la Walcher, j'ai constaté une augmentation moyenne de 3 millim., maximum 4, minimum 2.

On peut me demander s'il est sûr que l'allongement du conjugué vrai correspond exactement à celui du conjugué diagonal?

Pour Klein le conjugué vrai s'allonge moins, pour Küttner plus que le diagonal. Dans les 5 cadavres que j'ai examinés, la différence entre le promonto-suspubien et le promonto-sous-pubien était la même dans les trois positions.

Je ne connais pas les causes de ce que, dans le cadavre, l'effet du changement de position est moindre que pendant la vie.

Mes recherches confirment le résultat obtenu par Klein en ce que dans les bassins viciés la différence entre la mesure du conjugué diagonal, dans la position obstétricale et dans celle de Walcher, est en moyenne de 8,7 millim., donc supérieure à la différence moyenne générale (6,1 millim.).

Enfin j'ai trouvé une grande variabilité d'un cas à l'autre dans le degré de l'allongement du conjugué.

Le diamètre *coccy-pubien* devra, comme je viens de l'expliquer, se raccourcir à un plus haut degré que le conjugué ne s'allonge. Je ne sais pas qu'il ait été fait des mensurations de ce diamètre, à l'exception de celles de Küttner et de celles que j'ai communiquées au 5e congrès de la société italienne d'obstétrique et de gynécologie. J'ai eu l'occasion de continuer ces recherches et dans les 5 cadavres que j'ai examinés, j'ai trouvé que par le changement de la position de la taille en la position obstétricale le diamètre coccy-pubien diminue en moyenne de 5,6 millim. et de 9,2 millim. en changeant la dernière contre la position de Walcher. La différence totale entre les deux positions extrêmes a donc été en moyenne de 14,8 millim, et a oscillé entre 26 et 9 millim.

Il est superflu de dire que le *diamètre antéro-postérieur de la partie large de l'excavation* ne change pas ou presque pas.

Diamètres tranverses du bassin. — Küster pense que le mouvement exécuté par le sacrum est exactement le contraire de ce qui se voit dans le bassin rachitique et, d'accord avec cette idée, il dit avoir vu une diminution de la distance des épines iliaques antéro-supérieures.

J'ai examiné sous ce rapport 127 femmes en couches et j'ai trouvé que par la position de Walcher cette distance et celle des crêtes restèrent les mêmes dans 24 cas, furent diminuées dans 22 et augmentées — en moyenne de 5 millim. — dans 81 cas. L'examen des 5 cadavres a donné le même résultat.

Contrairement à ce que dit Küster, il me semble que le mouvement du sacrum n'est pas exactement opposé à celui que l'on voit dans les bassins rachitiques. Dans la position de Walcher la partie postéro-inférieure des os iliaques sera tirée par les ligaments vers la ligne médiane et la partie postéro-supérieure fera un mouvement en sens inverse. En conséquence de ce mouvement il doit y avoir une tendance d'agrandissement du diamètre transverse du détroit supérieur. En effet mes mensurations sur 5 cadavres m'ont donné, par le changement de la position de la taille en celle de Walcher, une augmentation de ce diamètre de 3,2 millim. en moyenne, de 4 millim. au maximum, de 2 millim. au minimum. Mes résultats sont donc contraires à ceux de Klein.

Variations de la forme de la cavité pelvienne. — D'après mes mensurations sur 5 cadavres, j'ai construit un dessin de la forme schématique de la cavité pelvienne, en coupe sagittale, dans la position de la taille et dans celle de Walcher. Je ne parlerai pas des conséquences pratiques des considérations données, parce qu'elles sautent aux yeux et que, en outre, je m'en suis occupé dans une communication faite au 5e Congrès de la société italienne d'obstétrique et de gynécologie.

RAPPORT de M. WALCHER (Stuttgart) (1).

(1) M. WALCHER ne s'étant pas présenté au Congrès pour la lecture de son rapport, nous ne l'insérons pas ici ; mais la question ayant donné lieu

RAPPORT de MM. A. LEBEDEFF et P. BARTOSZEWICZ (Saint-Pétersbourg)

Voir p. 118.

Discussion.

— M. NIJHOFF (Groningue). — La position de Walcher rend les plus grands services dans les cas de bassins rétrécis modérément, et nous devons la considérer comme une heureuse acquisition obstétricale.

— PESTALOZZA (Florence). — Comme MM. Bonnaire et Bué, comme d'autres auteurs encore j'ai constaté expérimentalement sur le cadavre que l'agrandissement du détroit supérieur est minime et qu'il ne dépasse pas 5 millimètres. Par contre, je suis persuadé qu'en clinique, sur la femme vivante, on obtient des résultats supérieurs à ceux que l'expérimentation faisait prévoir. Peut-être cela tient-il à ce que l'agrandissement du diamètre conjugué vrai s'accompagne d'un notable abaissement de la symphyse, abaissement qui atteint jusqu'à 3 centimètres. Ce n'est d'ailleurs qu'une hypothèse.

— KOUWER (Utrecht). — A l'exception de M. Budin, les accoucheurs se sont surtout occupés de l'articulation sacro-iliaque plutôt que de la symphyse pubienne. Celle-ci nous donne, cependant, une idée beaucoup plus nette du degré de mobilité que l'examen de l'articulation sacro-iliaque. En général, cette mobilité est plus grande après l'accouchement qu'avant. La position de Walcher augmente le conjugué vrai au détroit supérieur, la position à cuisses fléchies le diminue. Dans cette position, le diamètre transverse du détroit *inférieur* s'agrandit.

On tiendra compte de ce fait en ces cas assez nombreux où le détroit inférieur présente un rétrécissement médiocre du diamètre transverse. Les avantages de la position de Walcher sont considérables.

— BAR (Paris). — Trois points étaient intéressants dans la question :

1° La question d'historique est absolument mise au point dans le rapport de Bonnaire et Bué. Le point important était de ne pas laisser sans réponse l'assertion inouïe de M. Walcher, à savoir, que « personne

---

à une discussion importante, et le rapport lui-même de M. Walcher ayant motivé une réponse de notre rédacteur en chef, nous donnerons en appendice ce rapport et la réponse de M. Varnier.

au monde avant lui n'avait soupçonné que les dimensions du bassin peuvent être modifiées par les positions de la femme ». Maintenant justice est faite de cette assertion.

2° La question expérimentale. Mes expériences personnelles inédites prouvent que les modifications dans les diamètres du détroit supérieur et du détroit inférieur existent, mais dans une faible mesure.

3° La question des applications pratiques de ces changements de position. Je ne vois aucun avantage à la position de Walcher et me suis trouvé très bien, au contraire, de la position de Trendelenburg pour terminer l'extraction du fœtus après la version.

— ZIEGENSPECK (Munich) ne croit pas que la position de Walcher ait donné les résultats qu'on se croyait en droit d'attendre d'elle.

— ENGELMANN (Boston) présente une série de dessins représentant les diverses attitudes usitées chez les différents peuples pour faciliter l'accouchement.

— PINARD (Paris). — Dans les circonstances actuelles je serai bref, et cela pour deux raisons. La première, parce que tous les rapports n'ont pu être lus par leurs auteurs et que, dans ces conditions, je ne puis ou ne veux les discuter. La seconde, c'est que le seul rapport lu par ses auteurs, et dont le résumé vient de nous être donné par M. Bué, vient confirmer tout ce que nous avons constaté dans nos études sur ce sujet, M. Varnier et moi.

Je m'associe entièrement aux conclusions de ce rapport et j'insiste sur ce fait qui doit être connu de tous les accoucheurs, c'est que par la position dite de Walcher, dix fois environ sur cent, il n'y a aucun agrandissement du bassin, et que, dans les autres cas, l'agrandissement n'est en moyenne que de 3 *millimètres*, exceptionnellement au-dessus.

B. — DEUXIÈME QUESTION

Indication de l'opération césarienne considérée en rapport avec celle de la symphyséotomie, de la crâniotomie et de l'accouchement prématuré artificiel.

RAPPORT de PESTALOZZA (Florence).

Les moyens suggérés dans les cas de dystocie par rétrécissement pelvien peuvent être ainsi résumés:

1° Moyens qui se proposent de diminuer les dimensions du fœtus

2° Moyens qui aboutissent à l'augmentation de la capacité du bassin;

3° Moyens qui visent à éluder les conséquences du rétrécissement en évitant le passage du fœtus à travers le bassin.

Le premier groupe de moyens peut s'expliquer par plusieurs ressources. Les dimensions du corps fœtal peuvent être diminuées d'une façon absolue, ou d'une façon relative. C'est une diminution absolue que l'on obtient par l'embryotomie ; de même celle qu'on cherche à obtenir par l'accouchement prématuré provoqué. C'en était une aussi que l'on espérait obtenir par un traitement diététique de la femme grosse, afin de limiter entre certaines bornes le volume du produit de la conception. Si cette dernière ressource n'a pas donné de bons résultats, on en connait une autre qui est désormais absolument condamnée : c'est l'avortement provoqué.

Bien plus qu'à combattre les obstacles à l'accouchement, cette opération vise à supprimer d'emblée la grossesse, et en reconnaître la légitimité ce serait reconnaître implicitement l'insuffisance de l'art.

C'est une réduction relative des dimensions fœtales que l'accoucheur se propose d'obtenir :

a) En comprimant dans une certaine direction la tête fœtale, de façon à obtenir une réduction compatible avec la vie de l'enfant;

b) En changeant les rapports du fœtus avec le bassin, de façon à obtenir des rapports diamétriques plus favorables (version, inclinaison du bipariétal par le forceps ou par un instrument analogue).

Cette réduction relative des dimensions fœtales, on l'obtient souvent par les forces naturelles d'une façon magistrale et bien supérieure à nos ressources.

Le deuxième groupe des moyens destinés à vaincre la disproportion en augmentant la capacité du bassin comprend la symphyséotomie, les diverses pelvitomies et la position de Walcher.

Le troisième groupe des moyens qui évitent le passage du fœtus par le bassin à l'heure actuelle, après l'abandon de la gastro-élytrotomie, se réduit à l'opération césarienne.

Parmi ces moyens il y a encore une certaine latitude de choix. C'est toutefois chose commune à la plus grande partie des accoucheurs, que préférer les moyens qui permettent de poursuivre en même temps deux buts de la plus haute importance, c'est-à-dire :

Réduire à zéro la mortalité maternelle; réduire au minimum la mortalité fœtale.

Il n'est possible d'atteindre ces deux buts qu'à la condition de supprimer tout procédé d'embryotomie sur l'enfant vivant.

C'est l'objectif exclusif et final de la thérapie obstétricale, tel qu'il va se précisant dans ces dernières années.

Si toutefois le simple raisonnement *a priori* nous conduit à condamner sans appel les moyens qui impliquent le sacrifice d'une vie, l'art ne possède pas encore d'une façon complète et assurée des ressources qui peuvent éviter en tout cas l'embryotomie. Il faut donc compter encore sur elle comme sur une nécessité douloureuse, jusqu'à ce que de nouveaux progrès aient réussi à la faire disparaître du nombre des opérations obstétricales.

Est-il possible de compter sur ce résultat ? Jusqu'à présent il est permis d'en douter. Au point de vue pratique, il est cependant encourageant de constater que pour beaucoup des cas, il va s'établissant un courant favorable à la confiance dans les forces naturelles, aidées s'il y a lieu par des ressources relativement innocentes (forceps, version, position de Walcher).

Là où vient à faire défaut la confiance dans les forces naturelles, et cela arrive d'habitude quand les dimensions du bassin descendent au-dessous de 80 à 85 millimètres de C. V., il y a lieu à l'adoption de l'une des méthodes que nous avons examinées.

Et afin de rendre plus pratique et utile la comparaison, il ne sera pas inutile de rappeler que notre intervention peut être réclamée dans des conditions cliniques tout à fait différentes, c'est-à-dire :

Femme saine et enfant sain; femme saine et enfant souffrant ou mort.

Nous commencerons à relater les conclusions de notre travail par le cas le plus commun et en pratique le plus intéressant, c'est-à-dire le cas où la femme et l'enfant sont sains. Les différentes ressources dont l'accoucheur dispose pour suppléer au défaut des forces naturelles vont être successivement passées en revue.

Accouchement prématuré. — 1° L'accouchement prématuré provoqué tient encore à l'heure actuelle une place légitime parmi les opérations obstétricales qui visent au traitement des rétrécissements pelviens. La fréquence va toutefois diminuant, et c'est surtout au profit d'une prudente temporisation.

2° Il est tout à fait sans danger pour la mère, pourvu que l'on se tienne scrupuleusement aux soins les plus délicats de l'antisepsie.

3° Il expose toujours l'enfant à de nombreux dangers, soit proches, soit éloignés.

4° Les dangers immédiats pour le fœtus au moment de la délivrance sont directement en rapport avec la nécessité éventuelle d'opérations obstétricales complémentaires. Les plus dangereuses parmi ces opérations ce sont pour l'enfant prématuré, la version et l'extraction pelvienne. L'accouchement prématuré en présentation du vertex, spontané ou aidé par le forceps, c'est celui qui présente le minimum de danger;

5° Les dangers éloignés sont surtout en rapport avec l'âge intrautérin du fœtus : un accouchement avant la deuxième quinzaine du huitième mois a très peu de chances de garantir la survivance du fœtus.

6° L'accouchement provoqué, ne pouvant être appliqué avant la deuxième quinzaine du huitième mois, est limité aux bassins dont le C. V. n'est pas inférieur à 75 millimètres, s'il s'agit de bassins aplatis, et à 80 millimètres s'il s'agit de bassins généralement rétrécis.

7° L'accouchement provoqué, pourvu qu'il soit rigoureusement tenu au-dessus de ces bornes, a beaucoup à gagner de l'application des méthodes nouvelles d'assistance, et surtout des moyens dilatants pendant la première période de l'accouchement (Champetier et Tarnier) et de la position de Walcher pendant la deuxième période. Il faut toujours porter les plus grands soins à éviter la rupture prématurée de la poche des eaux.

8° L'accouchement provoqué, tout en voulant en restreindre les indications, trouve plus particulièrement son application chez les femmes primipares jeunes ; ou même chez les multipares qui, à l'occasion des accouchements antérieurs, en ont déjà eu de bons résultats, ou chez ces multipares qui ont été déjà assujetties à des opérations obstétricales plus graves (symphyséotomie, opération césarienne).

9° Les moyens conseillés pour mieux garantir la survivance des enfants prématurés ne méritent pas une confiance aveugle dans la question de l'accouchement provoqué pour rétrécissement du bassin. Si la vie de l'enfant devait tenir uniquement à ces moyens (couveuse, gavage) autant vaudrait renoncer tout à fait à l'accouchement provoqué dans les bassins rétrécis.

10° Entre les limites que nous avons indiquées, l'accouchement provoqué peut trouver son indication légitime dans les cliniques ; mais il mérite certainement de conserver une application plus étendue dans la clientèle privée, en vue de la simplicité extrême de sa technique et de sa parfaite innocuité.

11° L'écueil le plus dangereux à éviter dans la provocation de l'accouchement prématuré est présenté par la provocation à une époque trop éloignée du terme. L'expérience démontre que les erreurs par anticipation sont beaucoup plus fréquentes et plus dangereuses pour le fœtus, que celles par provocation trop tardive.

Symphyséotomie. — 1° La symphyséotomie a acquis définitivement sa place au rang des opérations obstétricales. Elle doit toutefois être limitée entre des bornes bien précises, si l'on veut se soustraire aux dangers qui pourraient en compromettre les résultats.

2° Le but que l'accoucheur se propose en exécutant la symphyséotomie, c'est de gagner assez d'amplitude pour permettre à la tête du fœtus à terme un passage naturel, ou une extraction facile, non forcée. Ce résultat peut être atteint, à la condition de ne pas dépasser dans son application des limites bien précises, soit de ne pas descendre au-dessous de 70 millimètres de C. V. Un bassin de 70 millimètres qui a un sacrum de largeur moyenne, atteint 83 millimètres par la seule projection en avant des pubis séparés, et 85 millimètres si l'on tient compte de l'abaissement des pubis. Plus loin, il n'est pas possible d'arriver, à moins de dépasser la limite de 6 centimètres dans le degré d'écartement, limite que la plupart des auteurs croient dangereux de dépasser. Ainsi agrandi, le bassin de 70 millimètres peut encore permettre le passage à la tête d'un fœtus qui ait 90 millimètres de bipariétal. Les 5 millimètres en moins peuvent toujours être compensés, soit par l'engagement de la bosse pariétale antérieure entre les pubis séparés, soit par l'espace libre que le pariétal postérieur trouve au niveau d'une des symphyses sacro-iliaques; soit enfin par la réductibilité de la tête fœtale.

3° Il n'est pas dit que l'opération ne puisse atteindre son but même au-dessous de cette limite extrême. Mais les statistiques démontrent que, au-dessous de cette limite, les dangers pour la mère et pour l'enfant augmentent dans une proportion rapidement progressive.

4° Au-dessus de 70 millimètres la symphyséotomie peut trouver une indication rationnelle jusqu'à 80 millimètres de C. V. s'il y a lieu, de compter sur un enfant de développement régulier.

5° Au-dessus de 80 millimètres et jusqu'à 85 la symphyséotomie aura des indications relatives, seulement s'il y a le concours de certaines conditions particulières : défaut de plasticité de la tête fœtale, résultat défavorable des accouchements antérieurs traités autrement, insuffisance du forceps reconnue à la suite de quelque essai préalable.

6° Au-dessous de 70 millimètres, comme au-dessus de 85, la symphyséotomie ne doit être appliquée que s'il y a motif à se douter d'une dimension anormale de la tête fœtale, au-dessus ou au-dessous de la moyenne : c'est-à-dire dans des cas absolument exceptionnels (accouchement prématuré, accouchement tardif, enfant développé beaucoup plus ou beaucoup moins que la moyenne).

7° On peut trouver des indications plus rares à la symphyséotomie dans les rétrécissements du détroit inférieur, dans les tumeurs occupant l'excavation, dans les présentations de front ou de face.

8° Les progrès récents de l'obstétrique opératoire nous portent à rejeter absolument l'association méthodique de la symphyséotomie avec l'accouchement prématuré, aussi bien que celle de la symphyséotomie avec l'embryotomie.

9° Il est toujours prudent de limiter la symphyséotomie aux multipares, et cela pour deux raisons. Avant tout, dans l'incertitude relative des moyens dont nous disposons pour la mensuration, notre conscience est bien plus tranquille sur l'exactitude de l'indication, quand nous sommes instruits par le résultat des accouchements antérieurs. Puis les dangers qui résultent de la possibilité d'une déchirure des parties molles (un des écueils de la symphyséotomie) sont beaucoup plus grands chez la primipare que chez la multipare.

10° La limitation aux primipares n'est pas toutefois à accepter dans un sens absolu. Les parties molles ne sont pas toujours si faciles à se déchirer : on peut d'ailleurs les préparer jusqu'à un certain degré par le colpeurynter. Il faut faire une exception toute particulière pour les primipares âgées chez lesquelles la valeur de la vie fœtale doit être estimée beaucoup plus haut que pour les jeunes.

11° La symphyséotomie sera formellement réservée au cas de fœtus vivant et sain. Lorsqu'on prépare une symphyséotomie, il faut protéger jusqu'au possible la poche des eaux pendant la dilatation, en ayant même recours au colpeurynter.

12° La symphyséotomie, bien qu'elle ne soit pas une de ces très graves opérations qui réclament presque d'une façon absolue un local spécial d'opération, entraîne toutefois des dangers et implique des responsabilités qui ne se limitent pas toujours au succès immédiat, et, quelle que soit la confiance du médecin dans son habileté opératoire, difficilement il se décidera à pratiquer la symphyséotomie dans sa clientèle privée.

Opération césarienne. — 1° Comme les indications de l'accouchement prématuré et de la symphyséotomie s'arrêtent respectivement à 75 et à 70 millimètres, les bassins rétrécis au-dessous de 70 millimètres ne pourront nécessairement être du ressort que de l'opération césarienne ou de l'embryotomie. Rien de plus justifié que l'aspiration de l'heure actuelle, qui vient à considérer l'embryotomie sur l'enfant vivant comme une opération d'exception; si l'embryotomie doit former l'exception, l'opération césarienne sera la règle: c'est-à-dire qu'au-dessous de 70 millimètres l'opération césarienne trouvera une indication *absolue*. Au-dessus de 70 millimètres il y a d'autres opérations qui sont à même de nous faire atteindre complètement le but obstétrical et d'entrer en concurrence avec l'opération césarienne; c'est-à-dire qu'au-dessus de 70 millimètres l'on ne parlera plus d'une indication *absolue*, mais d'une indication *relative*.

2° L'indication absolue n'a pas besoin de justification pour ce qui concerne les intérêts de la vie fœtale. Mais pour la vie maternelle nous ne pouvons pas oublier que la mortalité de l'opération césarienne, dans les cliniques, et dans la main des meilleurs opérateurs, varie encore entre 6 et 10 pour 100. Elle serait encore plus forte si l'opération devait se vulgariser dans les conditions sans doute moins favorables de la clientèle privée et de l'opérateur isolé. Et voici surgir une question: si l'accoucheur qui reconnaît n'avoir pas à la portée de la main tous les moyens pour mieux garantir l'issue de l'opération césarienne, n'a-t-il pas raison de préférer, dans certains cas, l'embryotomie?

3° Avec un bassin entre 70 et 60 millimètres l'on aura donc le droit de parler d'une indication absolue à l'opération césarienne dans les cliniques; mais dans la clientèle privée elle pourra laisser la place à l'embryotomie. Au-dessous de 60 millimètres l'embryotomie elle-même présente des dangers qui peuvent égaler et surpasser ceux de l'opération césarienne, qui rentre pour cela dans ses droits, et qui reste la seule ressource possible si le bassin descend au-dessous de 50 millimètres.

4° L'indication relative à l'opération césarienne est beaucoup plus discutable; elle irait de 70 à 80 millimètres, tout en tenant compte aussi de la variabilité des dimensions fœtales. La plus forte raison en sa faveur c'est que, comme elle est contre-indiquée dans la symphyséotomie et l'accouchement provoqué, elle égale à peu près la première par les dangers pour la mère et devance de beaucoup le second dans les avantages pour l'enfant.

5° La primiparité ou pluriparité pourraient dans ces cas influencer notre choix entre l'opération césarienne et la symphyséotomie: il faut compter aussi sur les préférences que l'opérateur pourrait avoir pour l'une ou pour l'autre. Quant à nous, nous reconnaissons à l'opération césarienne l'avantage d'être une opération typique, et l'inconvénient de réclamer l'ouverture de la cavité péritonéale.

6° Cette indication relative de l'opération césarienne pourra toutefois trouver son application, à la seule condition que l'on soit à même d'utiliser un local et un entourage, tels qu'ils sont nécessaires à la rigueur pour toute intervention laparotomique.

7° Le choix entre l'opération césarienne conservatrice et l'opération de Porro doit se résoudre, en thèse générale, en faveur de la première, à moins qu'il n'existe une indication particulière à l'amputation de l'utérus. Naturellement, l'opération conservatrice aura encore plus de droit à être choisie si, au lieu d'une indication absolue, il s'agissait d'une indication relative à l'opération césarienne.

8° Parmi les modifications les plus récentes à la technique de l'opération césarienne, une surtout mérite une certaine attention : c'est-à-dire l'incision sur le fond de l'utérus, soit transversale, soit longitudinale (Fritsch et Caruso).

Embryotomie. — 1° La limitation de l'accouchement prématuré provoqué, limitation pour laquelle nous nous sommes prononcés, porte toujours de nouveau sur le terrain la question de l'embryotomie sur l'enfant à terme. Tous les accoucheurs n'ont pas le courage d'exposer la femme aux dangers inséparables d'une symphyséotomie ou d'une opération césarienne. Tous les locaux ne sont pas adaptés pour ces opérations. Toutes les femmes ne se prêteraient pas de bon gré à une opération si sérieuse. Ces difficultés, on les rencontre plus rarement dans les maternités, mais souvent en ville.

Si le C. V. ne descend pas au-dessous de 70 millimètres, l'accoucheur a l'habitude de faire quelque essai prudent d'extraction, qui, s'il n'est pas couronné de succès, dégage la responsabilité de l'opérateur et, en plaçant le fœtus dans des conditions de souffrance, justifie de suite l'embryotomie.

Si toutefois le C. V. est au-dessous de 70 millimètres, il est facile de prévoir l'insuccès de toute tentative d'extraction de l'enfant sans mutilation. Qui ne peut ou ne veut pas avoir recours à l'opération césarienne se trouvera dans ce cas dans la nécessité de pratiquer l'embryotomie, même sur l'enfant sain.

2° Un des moyens les plus efficaces pour restreindre la nécessité de l'embryotomie sur l'enfant sain nous sera donné par l'hospitalisation des femmes en couches. Dans une maternité, la plupart des objections à l'opération césarienne ou à la symphyséotomie cessent d'elles-mêmes. En ville, avec un diamètre antéro-postérieur entre 70 et 60 millimètres l'on ne peut pas renoncer d'une façon absolue à l'embryotomie. Au-dessous de 60 millimètres, l'embryotomie elle-même devient si difficile et si dangereuse, que cela suffit à justifier la préférence pour l'opération césarienne.

Si, la femme étant saine, l'enfant souffre ou est mort, les indications fournies par le rétrécissement à l'égard des différentes opérations sont nécessairement modifiées.

Nous dirons avant tout que, à ce point de vue, l'enfant souffrant équivaut à l'enfant mort. Quand la souffrance fœtale, surtout par asphyxie, a atteint un degré tel qu'elle donne des symptômes évidents, qui voudrait encore penser à une symphyséotomie ou à une opération césarienne ? à moins que pour l'opération césarienne il ne s'agisse d'un rétrécissement au-dessous de 50 millimètres

C'est ici que l'embryotomie rentre dans tous ses droits, soit que la souffrance se soit présentée spontanément, soit qu'elle soit survenue à la suite de tentatives infructueuses d'extraction. Tout au plus, si le rétrécissement n'est pas au-dessous de 70 millimètres, il sera prudent, avant que de recourir à l'embryotomie, de faire une dernière tentative prudente d'extraction dans la position de Walcher (forceps ou version).

Si enfin l'enfant est sain, mais que la femme souffre, l'accouchement provoqué pourra encore trouver dans la souffrance maternelle une nouvelle indication. Mais jamais on ne devra pratiquer la symphyséotomie sur la femme malade, ou sur celle à qui le travail aura causé des altérations (fièvre, albuminurie, urines sanglantes, œdèmes étendus, éclampsie). Les mêmes limitations s'appliquent à l'opération césarienne, pourvu qu'il ne s'agisse pas des degrés plus avancés de rétrécissement.

Et alors, la femme étant malade, l'on devra, par nécessité, avoir recours à l'embryotomie : non pas, cela se comprend, sans avoir d'avance essayé, dans les limites du possible, les différents moyens d'extraction sans mutilation.

Rapport de A. Pinard (Paris).

(Voir page 81.)

Discussion.

— TREUB (Amsterdam). — Je crois pouvoir affirmer que la symphyséotomie est plus dangereuse que l'opération césarienne parce que, en raison des conditions anatomiques, l'antisepsie doit y être plus rigoureuse.

— NIJHOFF (Groningue). — L'opération césarienne est préférable à la symphyséotomie lorsqu'il n'y a pas infection, la technique de la première opération est plus simple et parfois la symphyse ne se laisse pas sectionner. Quand il y a infection, il ne faut pratiquer ni la symphyséotomie, ni l'opération césarienne, mais la crâniotomie. Si le diamètre promonto-sous-pubien n'atteint pas 8 centimètres, je provoque l'accouchement artificiel entre la trente-quatrième et la trente-huitième semaine.

— STIJN PARVÉ (La Haye). — Pour ma part, je n'ai eu, en dix-sept années, que 4 morts fœtales sur 50 accouchements provoqués. Aussi ne suis-je nullement disposé à abandonner l'accouchement prématuré pour la symphyséotomie, que je ne trouve pas pratique à la campagne.

— HEINRICIUS (Helsingfors). — La symphyséotomie, bonne opération à l'hôpital, est trop difficilement réalisable à la campagne.

— REIN (Kieff). — L'opération césarienne et la symphyséotomie se valent au point de vue des difficultés du manuel opératoire et des résultats.

— PINARD (Paris). — La symphyséotomie est une opération aussi facile à pratiquer dans la clientèle de ville, à la campagne que dans les cliniques. A l'appui de cette opinion, M. Pinard se reporte aux nombreuses opérations, symphyséotomies ou césariennes, pratiquées en France par des praticiens jeunes, livrés à leurs seules ressources, dans les plus mauvaises conditions de milieu, opérations qui ont été suivies d'un plein succès.

Pour ce qui est de l'accouchement prématuré artificiel, M. Pinard a peine à croire qu'il ne donne qu'une mortalité de 8 p. 100. D'ailleurs pour toutes ces questions de thérapeutique obstétricale, ce n'est pas sur des statistiques restreintes ou partielles qu'on peut discuter. Il est de toute nécessité d'apporter, dans la discussion, des statistiques intégrales portant sur un grand nombre de cas.

III. — COMMUNICATIONS DIVERSES

I. — Grossesse ovarique.

— Mlle Van TUSSENBROECK (Amsterdam) présente les préparations microscopiques d'un ovaire gravide. La pièce provenait d'une femme sextipare de 31 ans. La rupture de la grossesse ectopique s'était produite vers la sixième semaine. Du quatrième au septième jour, la femme expulsa des débris de caduque. L'œuf s'était développé dans un follicule de de Graff. Le placenta au lieu d'être discoïde, entourait l'œuf sur toute sa périphérie.

II. — Le vagissement intra-utérin comme moyen de prévenir l'asphyxie du fœtus pendant le travail.

— RAPIN (Lausanne). — Signalé pour la première fois par Baudelocque, le vagissement intra-utérin ne se présente qu'à la suite de l'introduction accidentelle de l'air dans la cavité utérine au cours de diverses opérations obstétricales.

On n'a pas jusqu'ici essayé de faire pénétrer artificiellement de l'air dans l'utérus, pour permettre au fœtus de respirer dans la cavité utérine, dans les cas où l'asphyxie est à craindre. Peut-être la crainte de la pénétration de l'air dans les veines de l'utérus a-t-elle retenu les accoucheurs. J'y ai eu recours trois fois. C'est absolument insuffisant pour démontrer l'utilité de l'introduction de l'air dans l'utérus.

Malgré les circonstances très défavorables dans lesquelles j'ai pratiqué ces trois essais, les enfants sont tous nés vivants ou ont pu être rappelés à la vie. S'ils n'ont pu être conservés vivants, c'est que les causes de la mort dépendaient de la gravité de l'accouchement ou de circonstances n'ayant aucun rapport avec la méthode d'insufflation.

Dans les trois cas, le procédé employé n'a entravé en aucune façon ni les douleurs, ni l'expulsion de l'enfant, ni la marche régulière des couches.

En ce qui concerne le fœtus, le procédé n'a paru produire aucun inconvénient de quelque nature que ce soit ; par contre, je relève le fait qu'aucun des enfants n'avait les voies respiratoires obstruées par des mucosités et du liquide amniotique. Si ce seul fait restait acquis, l'insufflation intra-utérine aurait droit de cité parmi les procédés obstétricaux.

La désinfection de l'air à injecter n'est pas un problème insoluble. L'emploi de l'oxygène pourrait peut être présenter des avantages.

Le danger de distension de l'utérus est très facile à éviter ; il suffit de n'injecter à la fois que 5 à 600 centimètres cubes d'air.

Le danger de l'embolie gazeuse est certainement la plus grave des objections qui puissent être présentées. Mais avant l'expulsion, l'utérus est tapissé par le placenta et les membranes, et l'air que nous injectons pénètre dans la cavité amniotique, par conséquent n'est pas en contact direct avec la paroi utérine.

Les difficultés techniques n'existent pas. Aucun instrument nouveau n'est nécessaire ; il suffit d'une sonde urétrale en gomme, n° 20 à 25, à laquelle on adapte un tube de caoutchouc de 10 à 14 centimètres, d'une pince hémostatique, pour assurer l'occlusion du tube de caoutchouc et enfin d'une seringue de 100 à 200 grammes (à ce défaut, d'un insufflateur à colpeurynter).

On introduit 15 à 20 centimètres de sonde dans l'utérus, en passant du côté du plan antérieur du fœtus, puis on remplit d'air la seringue en faisant passer celui-ci à travers une couche d'ouate aseptique, tenue dans la main. La seringue est ajustée au tube de caoutchouc et on pousse le piston lentement, entre les douleurs.

A mesure que l'air pénètre dans l'utérus, le liquide amniotique s'écoule, et enfin quelques bulles d'air sortent par la vulve. A chaque contraction un peu de gaz s'échappe ; il faut le remplacer. La percussion permet de se rendre compte de la présence, plus ou moins grande, du gaz dans l'utérus. La quantité d'air injecté a été de 5 à 600 centimètres cubes et n'a jamais dépassé un litre.

Discussion.

— M. QUEIREL (Marseille), se demande si le procédé de M. Rapin est bien sans danger pour la mère et si on ne doit pas craindre la pénétration de l'air dans les sinus, pénétration possible dans un certain nombre de circonstances.

III. — De la définition des présentations et des positions du fœtus.

— F. LA TORRE (Rome). — Dans un but non seulement de terminologie obstétricale internationale, mais aussi d'utilité pratique, l'auteur voudrait faire accepter dans tous les pays les mêmes définitions de la présentation, et de la position du fœtus. Et, les définitions qu'il défend, sont celles de l'illustre sage-femme française, Mme Lachapelle. Mettant en parallèle ces définitions et celles de Runge, il s'applique à démontrer que les premières sont parfaites, inspirées par une grande intelligence des faits cliniques, et que lorsque on a réussi à bien déterner la présentation et la position du fœtus, comme les entendait Mme Lachapelle, on a obtenu des données qui permettent, dans la plupart des cas, d'agir d'une façon tout à fait consciente, tandis que la détermination de ce qu'entend Runge, par présentation et position, laisse, en maintes circonstances, le praticien en défaut.

IV. — De la nomenclature des diamètres obliques du bassin au point de vue obstétrical international.

— LA TORRE (Rome). — L'auteur montre la confusion qui provient de la nomenclature différente des diamètres obliques suivant les pays. Ainsi, les Allemands, Anglais, Américains appellent diam. oblique gauche ce que les Latins, Français et Italiens, appellent diam. oblique droit et *vice versa*. Il a écrit à plusieurs obstétriciens allemands éminents pour tâcher d'avoir les raisons qui ont présidé chez eux à la nomenclature des diamètres obliques et n'a trouvé dans leurs réponses aucune raison valable. Aussi, insiste-il vivement pour qu'on arrive à une nomenclature uniforme, celle admise par les Latins lui paraissant la plus légitime. Ses *conclusions* sont : 1° il est nécessaire de faire cesser la confusion qui règne en obstétrique par suite de nomenclatures différentes des diamètres obliques ; 2° il n'est ni juste ni logique d'appliquer au bassin en fonction, chez la femme vivante, les mêmes principes d'étude qui président à l'étude du bassin sur le squelette ; 3° les principes géométriques appliqués au bassin en fonction, les notions que fournit la pelvimétrie moderne gynécologique et le but obstétrical des diamètres obliques doivent guider dans la détermination de leur nomenclature ; 4° le nom qu'il est le plus logique de donner est celui qui se tire du côté de la femme, d'où part le diamètre, et au point de vue physiologique et obstétrical, le nom le plus pratique est celui qui dérive de la partie antérieure du bassin ; 5° on doit appeler *diamètre oblique gauche*, celui qui part de l'éminence iléo-pectinée gauche et va à la symphyse sacro-iliaque droite, et diam. oblique droit celui qui part de l'éminence iléo-pectinée droite et va à la symphyse sacro-iliaque gauche.

Discussion.

— BAR (Paris). — L'intérêt pratique de la question soulevée par M. La Torre est tel qu'il lui semble nécessaire de nommer une commission internationale, chargée de l'étudier et de la résoudre. Un rapport pourrait être présenté à la section d'obstétrique du Congrès de Paris, en 1900.

— M. PINARD s'associe à la proposition de M. Bar et propose de nommer immédiatement la commission. Sont nommés par acclamation : MM. Treub, Bar, La Torre, Rapin, Queirel, Rein, Davis Edwards, Simpson, Freund.

V. — De la classification morphologique des bassins viciés.

— LA TORRE (Rome). — Dans ce nouveau travail, il défend la classification des bassins viciés, basée sur la forme, qu'il a présentée au Congrès de Moscou. Il résume les appréciations auxquelles a donné lieu cette nouvelle classification, s'attache particulièrement à combattre les objections que lui a faites Müller, et critique les classifications proposées d'une part par Tibone, de Turin, celui-ci basant la sienne sur les éléments étiologiques et pathogéniques, et d'autre part, celles imaginées par Fochier et Delore.

VI. — Amputation anaplastique du col, grossesses et accouchements ultérieurs.

— CHALEIX-VIVIE (Bordeaux). — Cette question étant encore en litige, j'ai cru légitime de soumettre au Congrès ma statistique personnelle. Elle porte seulement sur 17 femmes opérées par moi et qui ont eu, plus tard, des grossesses, pour la plupart normales, à terme et heureusement terminées. Mais, elle a quelque valeur documentaire, en ce sens que toutes ces femmes ont été opérées avec la même technique et les mêmes soins anté- et post-opératoires ; pour la plupart, j'ai suivi moi-même la marche et la terminaison des grossesses consécutives. Ces 17 femmes ont eu, après l'opération, 23 grossesses dont 4 terminées prématurément (1re, surmenage sportique ; 2e, tuberculose ; 3e, avortement criminel ; 4e, accouchement provoqué pour bassin rétréci) et 19 à terme. Ces 19 grossesses ont donné lieu à 17 présentations du sommet, 1 siège et 1 épaule chez une III-pare et une IV-pare. Sauf en un seul cas, la rupture de la poche des eaux s'est faite à une période avancée du travail. La dilatation a toujours été très rapide, sa durée a varié de trois à neuf heures. Le travail a été, chez plusieurs femmes, beaucoup plus rapide que dans les accouchements antérieurs Sur 19 enfants à terme, 17 sont arrivés vivants ; 2, morts ; 1 pendant une application de forceps (primipare de 46 ans, double circulaire du cordon) ; 1, plusieurs jours avant le début du travail. L'amputation doit porter assez haut pour enlever tous les éléments malades. Le procédé de Schrœder est préférable, parce que seul il permet l'ablation de la muqueuse intracervicale altérée. Guidée par une bonne technique, rigoureuse dans ses moindres détails avant, pendant et après l'opération, l'amputation anaplastique du col n'exerce aucune influence funeste sur la durée de la grossesse, la marche de la dilatation, la rupture de la poche des eaux et la nature des présentations.

Discussion.

— M. PINARD rappelle la discussion actuellement en cours à la Société d'obstétrique, de gynécologie et de pædiatrie de Paris, les désastres obstétricaux qu'il a observés et les conclusions auxquelles il est arrivé : 1° Des opérations pratiquées sur le col de l'utérus dans de mauvaises conditions, peuvent déterminer consécutivement pour l'organe gestateur des troubles fonctionnels pendant la grossesse et même des accidents graves lors de l'accouchement ;

2° La résection du col, quel que soit le procédé employé, ne doit être pratiquée que sur des indications très sévères et par des mains très sûres.

VII. — Injections de bleu de méthylène pendant la grossesse.

— PH. H. VAN DE VELDE (Amsterdam) ayant fait de nombreuses injections de bleu de méthylène chez des femmes enceintes et accouchées, a constaté que le procédé de MM. Achard et Castaigne est d'une valeur réelle pour la juste estimation d'une albuminurie gravidique. Dans l'éclampsie, ce procédé peut donner des renseignements très utiles pour le diagnostic des complications, pour la thérapeutique, mais surtout pour le pronostic.

D'autre part, il a contrôlé le passage du bleu dans le contenu de la matrice : dans le liquide amniotique il n'a jamais vu du bleu, mais nettement du chromogène, tandis que l'urine des enfants contenait plusieurs fois du bleu. De ces faits, en rapport avec d'autres observations, il conclut que, même dans les derniers jours de la grossesse, le rôle de la mère dans la production du liquide amniotique est plus important que celui du fœtus.

A la fin de sa communication il relate un cas d'hydrorrhée dans lequel le liquide hydrorrhéique — probablement la partie maternelle du liquide amniotique produite en excès et ne transsudant plus à travers l'amnios — contenait du chromogène, tandis que le liquide amniotique n'en contenait pas de trace.

VIII. — Nouvelles recherches cliniques et expérimentales sur l'action des sels de quinine chez les femmes enceintes.

— MM. CHAMBRELENT et BRUYÈRE (Bordeaux). — Il semble résulter de l'analyse des différents travaux publiés jusqu'à ce jour sur l'influence des sels de quinine sur la gestation, que cette action est éminemment variable suivant les cas.

Si un certain nombre d'observations semblent démontrer d'une façon indiscutable que les sels de quinine pris à doses même modérées ont pu réveiller les contractions utérines et dans certains cas amener l'accouchement prématuré, il n'en est pas moins vrai que dans la plus grande majorité des cas, les sels de quinine pris à dose même exagérée, ont été sans action sur la contractilité de l'utérus.

Il semble même résulter de quelques observations que les contractions physiologiques de l'utérus ont été contrariées par l'absorption des sels de quinine.

Les expériences sur les animaux ne sont pas plus démonstratives, tandis que dans quelques cas l'action abortive a semblé indiscutable, dans d'autres cas et particulièrement dans nos expériences personnelles, des doses considérables ont pu être administrées à des femelles pleines, sans paraître influencer en rien la contractilité utérine.

Comme conclusion pratique, nous croyons donc qu'il sera sage d'user avec modération de la quinine chez les femmes enceintes et de ne pas donner d'emblée des doses fortes de ce médicament, avant d'avoir, par l'administration de doses faibles, tâté, pour ainsi dire, la susceptibilité spéciale et éminemment variable que peut présenter chaque femme à cet égard.

Discussion.

— M. PINARD rappelle les expériences qu'il a instituées autrefois sur ce sujet. Il est arrivé à cette conclusion que les sels de quinine n'ont aucune action sur la contractilité de l'utérus d'une femme enceinte, mais qu'ils sont capables de renforcer les contractions de l'utérus d'une femme en travail.

IX. — L'antisepsie dans l'opération césarienne et dans la symphyséotomie.

— HECTOR TREUB (Amsterdam). — Treub relève le fait connu depuis longtemps que le péritoine est merveilleusement outillé pour rendre inoffensifs les agents infectieux de toute sorte, tant que l'infection reste au-dessous d'un certain degré. Cela tient à la grande force de résorption que possède le péritoine et d'autre part à sa tendance à produire une inflammation adhésive. Par contre, le tissu conjonctif lâche se trouve sous ce rapport dans de mauvaises conditions.

Ce raisonnement et les observations de M. Charles, de Liège, et de Treub lui-même le conduisent à la conclusion que, cæteris paribus, la symphyséotomie est plus dangereuse que l'opération césarienne, parce qu'elle exige plus d'antisepsie.

Discussion.

— M. PINARD, ne nie pas que la laxité et la richesse en graisse des tissus périsymphysiens ne favorisent dans une certaine mesure le développement d'une infection locale au niveau de la plaie opératoire. Il ne manque d'ailleurs jamais de pratiquer de parti pris le drainage préventif de la plaie, drainage qu'il recommande tout particulièrement. Quant à la question de la nécessité d'une plus ou moins grande antisepsie, dans telle ou telle intervention, M. Pinard fait remarquer qu'on doit toujours, dans toute intervention quelle qu'elle soit, observer minutieusement les règles les plus sévères de l'antisepsie.

X. — De la glycosurie pendant l'état puerpéral (grossesse et suites de couches).

— MM. QUEIREL et DOMERGUE (Marseille). — L'étude que nous avons l'honneur de présenter aujourd'hui au Congrès n'est qu'un chapitre de la grande question de l'urologie de l'état puerpéral dont nous avons commencé à réunir les matériaux, comme on pourra le constater par l'exposé et les résultats des 755 analyses que nous joignons à notre mémoire.

Mais déjà, le 14 décembre 1895, dans une leçon sur la glycosurie, j'exposais à mes élèves le résultat de mes recherches sur 153 femmes, examinées à ce point de vue, pendant les derniers mois de la grossesse et les quinze premiers jours consécutifs à l'accouchement, toutes nourrissant, au moins temporairement, leurs enfants.

J'en avais conclu à la rareté relative de la glycosurie des nourrices, et à la plus grande rareté de celle des femmes grosses.

Les chiffres que l'on trouvera ci-dessous et qu'ont fournis les analyses de 1895 m'ont paru aujourd'hui tellement en désaccord avec ceux admis généralement depuis les recherches de Blot, reprises dans de nombreux et récents travaux, notamment dans les thèses de Brocard et de Leduc, que je me suis demandé si les élèves, chargés de ce travail, n'avaient pas commis quelque erreur de technique ? C'est pourquoi j'ai voulu reprendre la question à nouveau, avec toutes les garanties possibles. Je me suis adjoint, pour ce nouveau travail, M. Domergue, professeur de pharmacie à notre École et pharmacien chef de l'Hôtel-Dieu, qui n'a pas fait moins de 755 analyses ; on verra plus loin dans quelles conditions.

Les résultats auxquels nous sommes arrivés ne diffèrent pas sensiblement de ceux que j'avais trouvés en 1895, sauf pour les suites de couches. Pour ces nouvelles analyses, je ne veux pas manquer de remercier ici Mlle Mouren, maîtresse sage-femme de notre maternité, pour le concours assidu et intelligent qu'elle nous a prêté.

Résultats de 1895. — Sur 153 femmes en expérience, nous en avons trouvé 11 ayant eu du sucre, mais passagèrement et en petite quantité ; une seule en a eu 7 gr. 35, un seul jour, le 1er après le travail.

Femmes ayant eu de la glycosurie, seulement pendant la grossesse, 4, savoir :

1 —	0 gr. 25 (dix jours avant le travail et le lendemain des traces),		2 fois
1 —	0,25 (quatre jours avant le travail)	—	1 —
1 —	des traces (deux jours avant le travail)	—	1 —
1 —	des traces (pendant trois jours avant le travail)	—	3 —
			7 fois

donc 7 analyses positives.

Femmes ayant eu du sucre, avant et après le travail :

1 — 0,25 (deux jours avant le travail) — 2 fois

et des traces, le 1er jour, après le travail.

Femmes ayant eu de la glycosurie après l'accouchement, 6, savoir :

1 —	7 gr. 35 (1 seul jour, le 1er après le travail) —	1 fois
1 —	2 gr. (le 2e jour après le travail et 0 gr. 50 le 5e jour)	2 —
1 —	0 gr. 50 (deux jours de suite, les 4e et 5e, après le travail)	2 —
1 —	0 gr. 50 (les 5e, 6e et 7e jours après le travail)	3 —
2 —	0 gr. 25 (1 seul jour, l'une le 5e et l'autre le 2e après le travail)	2 —

soit 10 analyses positives.

Ces 11 femmes ont donc fourni seulement 19 analyses positives.

Celle qui a eu 7 gr., 35 par litre, urinait 1,700 grammes par vingt-quatre heures. Son enfant pesait 2,790 grammes à sa naissance. Ce poids a oscillé autour de ce chiffre et finalement, il ne pesait plus que 2,730 grammes à la sortie. Cependant le sucre ne s'est plus montré, dans les urines de la mère.

Elle avait du lait en assez grande abondance.

Résultats des analyses de 1899. — GROSSESSE. — Sur 36 femmes en expérience, 5 ont accouché, sans qu'il y ait eu analyse durant la grossesse. Donc restent 31 femmes enceintes (14 primipares et 17 multipares dont 4 secondipares), pour lesquelles nous avons fait 363 analyses. Nous avons trouvé du glucose chez deux d'entre elles : une fois chez une primipare, un seul jour ; une fois chez une IVpare, deux jours ; mais, chez toutes deux, seulement des traces.

Pour la primipare, il a été fait 36 analyses, 36 jours consécutifs. Elle a succombé à une hémorrhagie post partum (placenta prævia). Pour la multipare, il y a eu 18 analyses, 18 jours consécutifs, avant le travail. Donc sur 54 analyses, fournies par ces deux femmes, 3 fois des traces de sucre.

La multipare n'a pas eu de sucre durant les suites de couches.

Elle a allaité régulièrement et l'enfant a gagné 400 grammes à sa sortie :

D'après nos analyses, nous pouvons dire que la glycosurie des femmes enceintes est extrêmement rare ! Le serait-elle moins que ce fait n'aurait pas une grande signification, à raison du peu de persistance et du faible taux de ce produit anormalement trouvé dans l'urine et compatible avec une grossesse absolument physiologique d'autre part.

Au surplus, l'urine normale renferme toujours un peu de glucose (10 à 50 milligrammes, par litre — Pavy) (des traces — A. Gautier).

Si l'on employait donc des réactifs trop sensibles, pour déceler des quantités infinitésimales de sucre dans les urines, et qu'on voulût en tenir compte, il y aurait là une cause d'erreur clinique. Dans ses recherches, Cl. Bernard avait fini par ne plus se servir que de la liqueur de Fehling (5 milligrammes de glucose suffisent pour précipiter et décolorer un centimètre cube de cette liqueur. Le dosage est donc facile).

Nous admettrons bien que le foie puisse être insuffisant à fixer le glucose, apporté en excès par la veine porte ; mais quand ce phénomène est passager et inconstant, faut-il lui donner cette importance ? Nous ne le croyons pas, et, sans méconnaître la doctrine de l'hépato-toxémie, nous ne voyons là qu'un trouble léger et très superficiel d'une fonction qui n'est pas encore compromise ; c'est à un ralentissement de la nutrition qu'on peut, disent Bar, Keim et Brocard, faire remonter la cause de la glycosurie gravidique. Je le veux bien et je ne conteste pas le processus causal, mais encore une fois, il faudrait démontrer d'abord que cette glycosurie existe et se montre dans d'autres conditions de quantité et de durée. ·

Nos analyses nous induisent à croire qu'elle est exceptionnelle et l'on comprendra, sans qu'il soit besoin d'insister, la différence que nous voudrions voir établir entre ces deux termes : glycosurie gravidique et glycosurie accidentelle pendant la grossesse.

Pour conclure, nous dirons :

1° Que la glycosurie est exceptionnelle durant la grossesse ;

2° Qu'elle ne peut en aucune façon, quand elle est passagère et fugace, avoir une signification pathologique ;

3° Que l'utilisation du glucose dans l'économie est trop complexe pour qu'on puisse dès aujourd'hui, étayer une théorie sur les expériences contradictoires publiées jusqu'ici.

Suites de couches. — Sur les mêmes 36 femmes, en expérience, une seule fois l'analyse n'a pas été faite, la femme ayant succombé à une hémorrhagie post partum.

Sur les 35 autres, 17 n'ont présenté aucune trace de sucre pendant les douze jours qu'elles ont été en observation ; 18 ont présenté de la glycosurie. Il y a eu pour ces 35 femmes, 392 analyses.

Sur les 18 femmes, ayant eu du sucre, il y avait 9 primipares et 9 multipares.

Ces femmes ont eu du sucre :

6 un seul jour
3 deux —
2 trois —
3 quatre —
2 cinq —
2 sept —

Les résultats que nous ont donnés nos analyses dans les suites de couches sont bien différents de ceux obtenus pour la grossesse. C'est qu'ici, il y a une fonction nouvelle, toute particulière, qui va entrer en scène et qui ne manque qu'exceptionnellement : la lactation ! Que la fluxion mammaire soit exagérée ou diminuée, que la proportion entre la production et la consommation soit troublée, le sucre à l'état de lactose, le sucre de lait, pourra apparaître dans l'urine.

Avec une forte montée de lait, l'enfant n'en tirant pas encore beaucoup, avec des seins mal conformés pour la succion, avec un engorgement des glandes mammaires, d'où qu'il vienne, la formation exagérée du lait ne sera pas consommée et la résorption de ses éléments ne sera plus qu'un phénomène naturel, analogue à la résorption de la bile par exemple. Kaltenbach a avancé que si la tension des conduits galactophores l'emporte sur celle des lymphatiques, ceux-ci iront verser dans le sang les matériaux solubles du lait qui les encombrent. Cette explication, sans doute, est très acceptable, mais nous ferons observer toutefois que la lactosurie n'est pas toujours en rapport avec ce qui se passe du côté des mamelles et ne peut encore aujourd'hui constituer une loi, dans toute l'acception du mot, ainsi qu'en témoignent nos observations. (Voir tableau de la page 337.)

Résumé des observations, relatif au poids gagné par les enfants, de leur naissance au 12e jour. — Des 17 femmes, n'ayant pas eu de sucre, 2 ont perdu leur enfant.

Les enfants des 15 autres femmes ont gagné ensemble 4,790 grammes. Moyenne = 319 grammes.

Sur ces 15 femmes, il y avait : 4 primipares et 11 multipares.

Des 4 primipares, l'une a	vu diminuer son enfant	de	100	grammes
	une autre	de	150	—
	une autre l'a vu augmenter	de	130	—
	enfin la dernière	de	170	—

Si l'on voulait faire une moyenne, elle serait donc de :

$$\frac{300 - 250}{4} = 12 \text{ gr. } 50$$

Des 11 multipares, les 11 enfants ont gagné ensemble 4,790 grammes. Moyenne = 430 gr. 90

Des 18 femmes qui ont eu du sucre, 3 ont perdu leur enfant.

Les enfants des 15 autres ont gagné 2,690 grammes. — Moyenne = 179 grammes. Sur ces 15 femmes, il y avait 8 primipares et 7 multipares.

Des 8 primipares, déduction faite de 100 grammes perdus, les enfants ont gagné ensemble 1,910 grammes. Moyenne = 238 gr. 75

Les enfants des 7 multipares ont gagné ensemble 880 grammes. Moyenne = 125 gr. 70.

Technique opératoire. — Nous avons effectué 755 analyses d'urine, provenant de 36 sujets mis en observation.

Les diverses émissions d'urine des vingt-quatre heures ont été

Poids gagné par les enfants, de la naissance à la sortie.

FEMMES N'AYANT PAS EU DE SUCRE					FEMMES AYANT EU DU SUCRE					SUCRE. NOMBRE DE JOURS
Nos	PARITÉ	ANS	POIDS ET OBSERVATIONS	GAIN	Nos	PARITÉ	ANS	POIDS ET OBSERVATIONS	GAIN	
1	IIp.	19 ans.	3300 gr. — 3460 gr.	+ 160 gr.	2	IVp.	27 ans.	3700 gr. — 3835 gr.	+ 135 gr.	1 jour.
7	Vp.	41 —	3800 gr. — 4400 gr.	+ 600 gr.	3	IIIp.	28 —	3200 gr. — 3220 gr.	+ 20 gr.	5 jours.
11	IIIp.	26 —	4300 gr. — 4650 gr.	+ 350 gr.	4	Vp.	25 —	2750 gr. — 3090 gr.	+ 340 gr.	3 —
12	IIIp.	29 —	3500 gr. — 4240 gr.	+ 740 gr.	5	Ip.	20 —	3500 gr. — 3740 gr.	+ 240 gr.	7 —
16	VIp.	34 —	2450 gr. — 2750 gr.	+ 300 gr.	6	IIp.	20 —	2600 gr. Enf. décédé. Version.		2 —
18	IVp.	26 —	3770 gr. — 3950 gr.	+ 180 gr.	8	Ip.	18 —	3370 gr. — 3440 gr.	+ 70 gr.	1 —
20	IVp.	35 —	3500 gr. — 3900 gr.	+ 400 gr.				albuminurique.		
22	IIIp.	25 —	3100 gr. hydramnios.	*décédé.*	9	Ip.	20 —	3450 gr. — 3350 gr.	— 100 gr.	2 —
			Flux. lait. marquée. Purgatif.					Peu de lait. Biberon.		
24	Ip.	19 —	3200 gr. — 3100 gr.	— 100 gr.	10	Ip.	26 —	3320 gr. — 3800 gr.	+ 480 gr.	7 —
25	Ip.	26 —	3270 gr. — 3400 gr.	+ 130 gr.	13	IIp.	25 —	3200 gr. Tub. pas de sécrétion.		1 —
			Albuminurie. Régime lacté.		14	Ip.	40 —	2100 gr. — 2420 gr.	+ 320 gr.	1 —
30	IIIp.	32 —	3800 gr. — 4150 gr.	+ 350 gr.				Av. terme. Seins mal formés.		
31	Ip.	26 —	3400 gr. — 3570 gr.	+ 170 gr.				Biberon.		
33	Ip.	31 —	3000 gr. N'a pas allaité.	*décédé.*	15	Ip.	20 —	4350 gr. — 4430 gr.	+ 80 gr.	4 —
34	Ip.	20 (7m.)	1800 gr. — 1650 gr.	— 150 gr.	17	Ip.	20 —	2600 gr. — 3000 gr.	+ 400 gr.	3 —
			Mère meurt le 6e j. d'éclampsie.		19	Ip.	20 —	2600 gr. Enf. décédé. Forceps.		1 —
35	IIIp.	30 ans.	3270 gr. — 3700 gr.	+ 430 gr.	23	IVp.	27 —	3300 gr. — 3325 gr.	+ 25 gr.	2 —
36	IIIp.	35 —	4200 gr. — 5270 gr.	+ 1030 gr.				Au 3e j. sécrétion manque.		
					27	IIp.	28 —	3100 gr. — 3300 gr.	+ 200 gr.	4 —
					28	Vp.	35 —	2790 gr. — 2800 gr.	+ 10 gr.	5 —
					29	Ip.	26 —	3450 gr. — 3870 gr. Forceps.	+ 420 gr.	5 —
					32	IIIp.	31 —	3700 gr. — 3850 gr.	+ 150 gr.	1 —

recueillies dans des vases gradués et après mélange, les quantités émises ont été mesurées exactement. C'est sur un échantillon moyen de ces urines que les analyses ont été faites et on a ramené par le calcul les proportions d'urée et d'acide phosphorique trouvées à la quantité totale émise pendant les vingt-quatre heures.

La densité a été prise au moyen de la balance de Mohr. Nous avons noté ensuite la couleur, la limpidité, et la réaction au tournesol.

Le dosage de l'urée a été fait soit au moyen de l'uréomètre d'Yvon soit avec celui de Noel; les résultats donnés par ces deux instruments concordent du reste entre eux.

Si les chiffres obtenus par ces procédés ne sont pas absolument rigoureux, ils sont du moins bien suffisants pour les déterminations cliniques.

Nous avons pris nos moyennes sur 314 analyses parmi les 755 analyses effectuées; la raison de ce choix est la suivante :

Les femmes entraient dans le service à des distances variables du terme de leur grossesse, de sorte que pour tel sujet nous avons dix à douze jours d'observations, pour tel autre plus de cinquante jours; d'autre part, le nombre de jours de séjour à l'hôpital avant l'accouchement n'est pas égal à celui du séjour après l'accouchement.

Pour rendre les chiffres comparables nous avons choisi vingt observations dans lesquelles nous avons pu suivre le sujet un temps égal avant et après l'accouchement. Ce temps a varié de huit à vingt-six jours et figure à l'encre rouge sur le graphique des moyennes.

URÉE. — Sur 20 observations portant sur une durée de 314 jours la moyenne est la même pour les vingt-quatre heures avant ou après l'accouchement :

Elle n'atteint que 19 gr. 5, chiffre bien faible qui constitue une diminution sur l'état normal.

11 fois la moyenne d'urée émise par vingt-quatre heures a été plus élevée avant l'accouchement qu'après; 9 fois elle a été plus faible.

MOYENNE PAR VINGT-QUATRE HEURES

NOMBRE DE JOURS D'OBSERVATIONS		AVANT	APRÈS
1	13 + 13	17 gr.	14 gr.
2	6 + 6	19,8	14,6
3	4 + 4	15,4	15,2
4	11 + 11	18,9	18,6
5	6 + 6	26,8	21,5
6	4 + 4	23,0	19,9

7	4 + 4	15,9	15,2
8	5 + 5	31,5	26,8
9	8 + 8	27,4	20,7
10	6 + 6	19,0	15,6
11	8 + 8	21,5	17,3
12	7 + 7	13,7	14,7
13	13 + 13	18,5	21,7
14	13 + 13	19,8	21,7
15	6 + 6	17,9	19,0
16	9 + 9	15,9	22,6
17	13 + 13	20,4	23,6
18	9 + 9	10,3	15,9
19	4 + 4	23,8	30,4
20	8 + 8	18,7	28,3

Acide phosphorique. — Le dosage a été fait au moyen de la liqueur d'urane avec la cochenille comme réactif indicateur.

Nos 20 observations nous donnent encore pour 314 jours une moyenne de 1 gr. 3 d'acide phosphorique total par vingt-quatre heures avant l'accouchement et 1 gr. 4 après.

Ces moyennes sont de beaucoup inférieures à la moyenne normale qui varie suivant les auteurs de 2 grammes à 4 grammes par vingt-quatre heures.

Moyenne des vingt-quatre heures

Nombre de jours		Avant	Après
1	13 + 13	1,5	1,1
2	13 + 13	1,4	1,3
3	11 + 11	1,3	0,9
4	6 + 6	2,1	1,6
5	4 + 4	1,3	1,1
6	5 + 5	2,0	1,6
7	6 + 6	1,5	1,2
8	7 + 7	1,1	1,2
9	6 + 6	1,0	1,1
10	13 + 13	1,2	1,6
11	4 + 4	1,0	1.1
12	6 + 6	0,9	1,4
13	9 + 9	1,2	1,7
14	13 + 13	1,3	1,4
15	9 + 9	0,9	1,1

16	8 + 8	1,0	1,1
17	8 + 8	0,9	1,0
18	4 + 4	0,9	1,0
19	8 + 8	1,4	1,7
20	4 + 4	1,4	2,0

La légère augmentation que nous avons trouvée après l'accouchement n'est peut-être que le prélude du retour à l'état normal. Il y aurait lieu de faire à ce sujet de nombreuses analyses portant sur des termes plus éloignés anté ou post-partum.

Au moment où nous avons commencé nos dosages, nous étions en général à la dernière quinzaine de la grossesse et n'avons pu suivre nos sujets plus de quinze jours après l'accouchement, époque à laquelle l'équilibre ne doit pas être rétabli.

ALBUMINE. — Cette substance a été recherchée par la chaleur, par l'acide azotique à froid (réaction de Heller) et par le réactif citropicrique d'Esbach.

34 femmes sur 36, mises en observation, ont présenté une petite quantité d'albumine, soit avant, soit après l'accouchement.

Sur 755 jours nous avons trouvé 182 de l'albumine répartie en 42 fois avant l'accouchement, 140 fois après.

SUCRE. — Cet élément anormal a été cherché au moyen de la liqueur de violette agissant sur l'urine telle quelle et sur la même urine déféquée au sous-acétate de plomb.

Cette réaction d'une très grande sensibilité permet de reconnaître des traces de sucre en se mettant à l'abri des réductions accidentelles produites par les éléments normaux ou anormaux de l'urine, acide urique, indican, albumine, etc.

La distrinction entre le glucose et le lactose n'a pas été recherchée à cause de la rareté de la présence du sucre réducteur dans les urines. Nous étudierons cette question ultérieurement en réservant à ce sujet nos conclusions.

L'indican paraît être très fréquent dans les périodes de grossesse que nous avons envisagées. Il ne faut oublier que l'indican réduit la liqueur cupropotassique et qu'il a pu apporter des causes d'erreur dans l'étude du pouvoir réducteur des urines de la femme pendant l'état puerpéral.

Le dosage de l'acide urique, les variations de l'acidité totale de l'urine donneront certainement des résultats intéressants et compléteront cette étude urologique à peine ébauchée.

L'urobiline a été recherchée quelquefois, nos résultats sont encore trop inconstants pour que nous les publions dès à présent.

L'INFLUENCE DE LA POSITION

SUR LA FORME ET LES DIMENSIONS DU BASSIN (1)

Par **G. Walcher** (de Stuttgart).

Jusque dans la dernière moitié du XVIe siècle, on ne savait presque rien, au point de vue obstétrical, de la construction du bassin normal. On croyait que la symphyse des pubis (le fermoir, *das Schloss*) s'ouvrait pendant l'accouchement, que le bassin s'en trouvait élargi et que la sortie de la tête était ainsi rendue possible.

André Vésale reconnut le premier que ces croyances étaient erronées et donna une description précise du bassin normal.

Néanmoins Ambroise Paré et Séverin Pineau enseignaient encore à la fin du XVIe et au moment du XVIIe siècle l'écartement des pubis. La querelle sur cette question, qui était surtout entre les Hollandais et les Français, fut close par H. v. Deventer qui établit la notion du bassin rétréci et dont les travaux ont influencé jusque dans ces derniers temps les idées des accoucheurs.

C'est ainsi que le bassin fut considéré comme un anneau osseux rigide ,sans aucune mobilité des différents os les uns

---

(1) Ce rapport a été publié il y a quelques semaines à Amsterdam (Scheltema & Holkema's Bœkhandel, 1899), par les soins du Comité du Congrès périodique international de Gynécologie et d'Obstétrique, 3e session. Ce devait être le rapport allemand sur une question à l'ordre du jour. Bien que M. Walcher se soit abstenu de venir le lire et le défendre, nous en publions la traduction *in extenso*, ayant à y joindre quelques réflexions. H. V.

sur les autres, aussi longtemps que ses symphyses étaient intactes (1).

Van Wy a prétendu en 1804 que, lors de la section de la symphyse, la base du sacrum se portait en arrière et que le conjugué vrai s'en trouvait agrandi.

G. Vrolik, en 1807, en s'appuyant sur des expériences cadavériques, a soutenu le contraire (2).

Luschka le premier, en 1854 (3), montra que les moyens d'union entre le sacrum et les os iliaques ne sont pas des symphyses mais des articulations véritables, et que, chez les femmes grosses et accouchées, par suite de la succulence des cartilages et des ligaments, les articulations sont si relâchées qu'elles sont beaucoup plus mobiles qu'à l'état de vacuité.

En 1878, Hermann Meyer, de Zurich, prouve la possibilité d'un mouvement de rotation des os iliaques sur un axe transversal passant par le sacrum (4).

Korsch (1881) écrit une dissertation (5) dont les conclusions, appuyées sur l'expérimentation cadavérique, sont les suivantes :

« 1° La grossesse rend possible une dilatation du bassin.

« 2° A l'entrée du bassin, il y a un agrandissement notable du diamètre antéro-postérieur, un agrandissement plus faible du diamètre transverse. Au détroit inférieur, c'est l'inverse.

« 3° L'agrandissement du conjugué ne modifie pas les dimensions transversales.

« 4° Dans la plupart des cas, on remarque une grande mobilité dans les articulations sacro-iliaques.

« 5° Le nombre des accouchements n'a aucune influence sur la mobilité des articulations du bassin. »

---

(1) Neugebauer. *Ueber die Rehabilitation der Schamfugentrennung*, etc., p. 292.

(2) *Ibid.*

(3). *Virchow's Archiv*, t. VII, p. 299.

(4) H. v. Meyer. Der Mechanismus der Symphysis sacro-iliaca. *Archiv f. Anatomie u. Physiologie.*

(5) *Zeitschr. f. Geb. u Gyn.*, t. VI, 1re partie.

L'agrandissement atteignit dans ses expériences de 3 à 10 millimètres.

Budin a étudié sur la femme vivante la mobilité des articulations du bassin, surtout de la symphyse pubienne. Il a trouvé que les deux branches de cette symphyse se mouvaient l'une sur l'autre pendant la marche, l'une montant pendant que l'autre descend. Il a noté que cette mobilité était en général d'autant plus grande que la femme avait accouché plus souvent et qu'elle approchait davantage de la fin de la grossesse.

Les recherches de Ballandin sur la mobilité du bassin l'ont également conduit à reconnaître que chez les femmes grosses et accouchées, aussi bien que sur les cadavres de chirurgie, il y a une mobilité prononcée dans les articulations pelviennes. Il tient pour constatée la possibilité, dérivant de cette mobilité, d'un agrandissement du bassin adulte. « A l'entrée du bassin, dit-il, cet agrandissement serait si faible que pratiquement il est sans importance. »

En 1886, étant assistant à la clinique obstétricale et gynécologique de Tübingen et occupé à mettre en ordre la collection des bassins, je m'aperçus que, pour peu que les articulations sacro-iliaques conservent ne fût-ce qu'une trace de mobilité, le conjugué du bassin n'est pas une dimension fixe mais peut s'allonger ou se raccourcir lorsque les os iliaques tournent autour d'un axe transversal du sacrum.

Éloigné de ces études par mes examens et mon installation à l'Ecole royale des sages-femmes de Stuttgart, je ne pus les reprendre qu'en 1889. Comme je n'avais pas d'institut anatomique à ma disposition, je cherchai à étudier la question sur les femmes vivantes.

Je partais de cette idée que, quand l'arc antérieur du bassin, c'est-à-dire les os iliaques, tournent en bas sur un axe transversal du sacrum, le conjugué de l'entrée du bassin doit s'agrandir. Pour produire cette rotation avec une grande puissance les fémurs me paraissaient devoir être un excellent levier.

En effet, les ligaments de Bertin, aussi bien que les différentes insertions musculaires, les empêchent de se porter par trop en arrière et forment une sorte d'arrêt. Donc, me disais-je, si l'on porte les cuisses assez loin en arrière pour que cet arrêt se produise et que les cuisses ne puissent plus se déplacer seules, on doit, en insistant, entraîner l'arc pelvien antérieur et par suite la rotation des articulations sacro-iliaques. Il est à supposer naturellement que le sacrum est fixé de telle sorte qu'il ne puisse suivre le mouvement de l'arc antérieur du bassin.

Je plaçai donc, pour mes recherches, la femme enceinte sur le bord bien rembourré de la table d'examen, de façon que la pointe du sacrum reposât sur ce bord. La colonne vertébrale et le tronc devaient former le contre-poids empêchant le sacrum de suivre complètement le mouvement de l'arc antérieur du bassin.

A ma grande joie, ma recherche réussit en ce sens que je pus modifier arbitrairement d'environ 8 millimètres le conjugué diagonal mesuré avec le doigt.

Après un certain nombre de recherches semblables, et vu l'importance de cette notion nouvelle dans la pratique obstétricale, je me résolus à publier mes résultats. Je dois ajouter que ce fut après que j'eus acquis une certitude complète par des mensurations précises sur un cadavre de femme puerpérale.

Je crois nécessaire de reproduire *in extenso* cette première et courte communication, afin de montrer que si une partie des auteurs qui ont fait des recherches de contrôle et publié leurs résultats m'avaient lu attentivement ils auraient pu s'abstenir de recherches inutiles et d'une fausse interprétation.

Voici cette note (1) :

Le conjugué d'un bassin rétréci n'est pas une dimension constante, mais est modifiable par l'attitude donnée à la parturiente.

« Je m'attends à ce que cette thèse révolte beaucoup de mes collègues qui la jugeront hérétique et rétrograde. Quiconque voudra contrôler ce que j'avance se calmera.

« Lorsqu'on place une femme enceinte approchant du terme et ayant un bassin rétréci dans le diamètre conjugué, lorsqu'on la place, dis-je,

(1) *Centralbl. f. Gyn. u. Geburtsh.*, 1889, n° 59.

sur une table à examen de telle sorte que la partie supérieure du corps soit légèrement relevée, les genoux fléchis et solidement appuyés sur le ventre, on atteint le promontoire avec la plus grande facilité.

« Lorsqu'on place la même femme le siège au bord du lit, un coussin sous le sacrum, les membres inférieurs pendants dans le vide aussi loin que possible en bas et en arrière, on sent, à mesure que s'abaissent les membres inférieurs, le promontoire reculer. »

Suivent les mensurations du conjugné diagonal pratiquées dans ces deux attitudes sur six femmes vivantes.

		CONJUGUÉ DIAGONAL attitude 1.	CONJUGUÉ DIAGONAL attitude 2.	DIFFÉR.
Fröschle....	I pare	102	111	9mm.
Bröckel.....	II pare	103	116	13
Stockburger.	IV pare	102	110	8
Heckel......	I pare	104	112	8
Bischoff....	IV pare	102	115	13
Hetzler.....	III pare	97	105	8

« En relevant les genoux et en enlevant le coussin on retrouve aussitôt les dimensions antérieures.

« Dans les cas de viciation moyenne du bassin, si l'on atteint le promontoire dans la première attitude, on cesse de le sentir lorsque les membres inférieurs sont pendants.

« Le conjugué diagonal (diamètre promonto-sous-pubien) est donc, dans beaucoup de cas, une dimension capable de varier de 1 centim. Je dirais volontiers dans tous les bassins non ankylosés, bien que je veuille pour le moment laisser ce point de côté, n'ayant pas encore assez d'observations.

« J'ai mesuré directement *le conjugué vrai* (diamètre antéro-postérieur, promonto-pubien) chez une femme morte d'éclampsie, et trouvé, entre les mensurations faites dans les deux attitudes, une différence de 8 millim.

« Il sera donc nécessaire, à l'avenir, pour établir exactement le degré du rétrécissement du bassin chez les femmes enceintes, de considérer les deux mensurations indiquées par moi. Il est inutile d'insister aujourd'hui sur l'explication et les conséquences de ces faits ; ces conséquences se comprennent aisément. Je continuerai ces recherches et je reviendrai sur ce sujet ; mes collègues devraient faire de même. »

Si ces auteurs s'étaient demandé pourquoi, dans les bassins ankylosés, le conjugué ne peut être modifié, ils auraient trouvé dans la réponse à cette question toute l'explication du phénomène. Ma conviction que cette explication allait de soi ne s'applique pas à ces Messieurs.

Après que Dorn à Königsberg eut cherché à me tuer scientifiquement, parurent en l'année 1891, dans le *Zeitschr. f. Geb. u. Gyn.*, t. XXI, des travaux de V. Zalesky et G. Klein provenant de la clinique d'Hofmeier à Würtzbourg. Dans ces travaux *sur la mécanique des articulations sacro-iliaques* les résultats de mes recherches se trouvaient confirmés dans leur partie essentielle.

Malheureusement une partie seulement des résultats de Klein peut être utilisée. Il a cru en effet pouvoir remplacer les membres inférieurs pendants par un poids fixé à l'arc antérieur du bassin et entraînant sa rotation sur le sacrum immobilisé. D'après le poids des cuisses coupées, il a estimé ce poids à 25 kilog. Mais comme il le faisait courir sur une poulie disposée à la façon d'une moufle, il n'a en réalité utilisé que la moitié du poids, soit 12 kilog et demi.

De plus, il a négligé la puissance du levier normal que forment les membres inférieurs abaissés et maintenus à l'arrêt. S'il avait voulu avec un poids atteindre à cette puissance, il lui eût fallu en employer un six fois plus fort. C'est ce qui a trompé les auteurs qui ont expérimenté sur des bassins isolés.

Et cependant Klein a trouvé une variabilité du conjugué vrai allant jusqu'à onze millimètres. Les chiffres les plus forts ont été constatés sur des cadavres de femmes, les plus faibles sur des cadavres d'hommes.

Comme je l'ai dit en 1891, au 4ᵉ Congrès de la Société allemande de gynécologie à Bonn, dans ma note sur la variabilité du conjugué (1), les différences constatées par moi ont été une fois de 14 millim. et rarement au-dessous de 8 millim.

Si ces chiffres sont en moyenne plus élevés que ceux de

(1) *Verhandl. d. Deuts. Ges. für Gyn.*, p. 450.

Klein, c'est que je n'ai mesuré que des femmes enceintes et accouchées chez lesquelles, comme Luschka, Budin et d'autres l'ont constaté, les articulations pelviennes sont plus mobiles, et permettent par suite une rotation plus forte des os iliaques, tandis que Klein a expérimenté sur des cadavres non puerpéraux.

Or la variabilité du conjugué est plus grande chez les femmes puerpérales que chez les non puerpérales, chez celles-ci que chez l'homme.

Klein a divisé la variabilité de longueur du conjugué en deux parties. Il partait du décubitus dorsal avec les membres inférieurs étendus et il pensait que le rétrécissement du conjugué produit par la flexion des cuisses était plus important que l'agrandissement par la Hängelage. De telle sorte qu'au point de vue obstétrical il n'y aurait à escompter en pratique que moins de la moitié de la différence constatée.

Ici encore je dois rappeler que Klein n'a pas tenu compte de l'action de levier produite par la Hängelage et que par suite il n'a pas épuisé la dilatabilité du conjugué. Je renvois d'ailleurs à ce sujet à mon exposé de Bonn (1). J'y ai établi, comme l'a fait plus tard Wehle (2), que pour l'emploi du haut forceps ou de l'extraction par les pieds toute la différence est à considérer, parce que jusqu'à présent on faisait l'opération dans la position obstétricale, où le conjugué est le plus étroit. De telle sorte que, par la Hängelage, on évite d'une part le rétrécissement dû à cette attitude et que, d'autre part, on bénéficie de l'agrandissement produit par les membres inférieurs pendants.

C'est pourquoi je ne puis partager les vues d'Ahlfeld qui, dans son Traité de 1898, écrit à la page 341 : « la cause de cet agrandissement réside dans un abaissement de la ceinture pelvienne. Les os iliaques basculent en avant et en bas sur l'axe transversal des articulations sacro-iliaques dès qu'on exerce sur la symphyse une forte pression en bas. Cette action dans la Hängelage est produite par la masse des membres inférieurs pendants et

(1) *Ibid.*, p. 451.

(2) Ueber die Walchersche Hängelage. *Arch. f. Gyn.*, t. XLV, 2e part.

dans l'application haute du forceps, sur la tête non engagée, par la traction de l'opérateur ».

Pour entraîner en bas la ceinture pelvienne avec le forceps, au même degré que par l'action de levier des membres inférieurs dans la Hängelage, il faudrait employer une force démesurée. Et malgré cela, si on opère en position obstétricale, le forceps appliqué au détroit supérieur d'un bassin rétréci est incapable d'abaisser complètement l'arc antérieur du bassin que le puissant levier fémoral a porté en haut.

Lorsqu'au début de l'année 1890, la symphyséotomie vint à renaître, j'ai fait paraître à l'époque du congrès de Breslau. auquel je n'avais pu assister (1893), des réflexions contre la symphyséotomie.

Au congrès de Breslau, dans la discussion du mémoire de Döderlein « Recherches anatomiques et expérimentales sur la symphyséotomie », Fehling et Dührssen se sont prononcés pour la Hängelage. Cela montrait que l'on s'intéressait à cette question.

Au congrès de Rome (printemps de 1894) Léopold, le rapporteur allemand sur la question de la symphyséotomie, a recommandé chaudement la Hängelage comme succédané de la symphyséotomie.

En automne 1894, Wehle, de la clinique de Léopold, publia un exposé des avantages de la Hängelage dans le traitement des accouchements dans les bassins viciés. Il s'appuyait sur une importante statistique.

C'est surtout à ce travail, aussi bien qu'au mémoire de Fehling (1) « sur la Hängelage de Walcher pour l'engagement de la tête première », qu'est dû l'intérêt croissant qui fut généralement accordé à la Hängelage.

Je ne répondrai pas à la violente polémique de Varnier (2) contre la Hängelage qu'il traite de non scientifique ; je n'ai pas l'intention de mettre le pied sur le terrain non parlementaire.

---

(1) *Münchener med. Wochenschrift.*

(2) *Annales de gynéc. et d'obst.*, n° 12, année 1895. *(Sic).*

La combinaison de la Hängelage avec la symphyséotomie a été proposée avec raison par différents auteurs, car elle détermine l'ouverture parfaite du bassin.

Je renvoie pour les nombreux mémoires favorables à la Hängelage et pour les quelques mémoires défavorables à l'annexe dans laquelle mon assistant, le Dr Glitsch, a réuni les travaux et résumés qui lui ont été accessibles.

Quant à l'importance pratique de la Hängelade, je puis m'en tenir à ce que j'ai dit à Bonn :

Dans les bassins modérément rétrécis, on n'aura qu'exceptionnellement besoin de la position à jambes pendantes, surtout si la tête se présente et si les contractions utérines sont régulières. Quand on laisse la femme choisir la position qui lui convient, elle mettra elle-même, au moment voulu, ses fémurs dans la position la plus favorable à l'agrandissement du bassin. Si les contractions sont faibles et si l'engagement de la tête ne se fait pas, on peut mettre la femme de temps en temps dans la position à jambes pendantes et presser la tête dans l'excavation selon la proposition de M. Hofmeier. C'est surtout dans les opérations obstétricales, particulièrement dans les applications du forceps au détroit supérieur et dans l'extraction après la version podalique, qu'il faut avoir recours à la position à jambes pendantes. Si la tête dernière n'entre pas tout à fait dans l'excavation à la suite de l'emploi de la position à jambes pendantes, il faut relever les fémurs, en tirant continuellement sur la tête, pour déplacer la partie antérieure du bassin en haut.

Sur le cadavre d'une puerpérale, j'ai étudié l'étendue de l'excursion de l'arc antérieur du bassin et j'ai trouvé que la symphyse pubienne était capable de décrire, autour de l'axe transversal passant par le sacrum, un segment de circonférence de 35 millim. en même temps que le conjugué variait de 9 millim.

Quand la tête est entrée dans l'excavation, il faut terminer l'extraction dans la position obstétricale.

Grâce à l'introduction de la Hängelage, l'indication pour la provocation de l'accouchement prématuré et reculée jusqu'aux bassins de 7 centim. de conjugué vrai.

Dans ces derniers temps on a dit, de différents côtés, que la Hängelage n'est pas chose nouvelle mais que déjà, au XVIe siècle, elle a été décrite et employée par Scipione Mercurio et après lui Melli et Welsch.

Je dois faire observer que manifestement aucun de ces Messieurs n'a lu Scipione Mercurio. Ils devraient savoir que ce vieil auteur employait une attitude en supination, afin de parvenir plus aisément, chez les femmes très grasses, aux parties génitales, et qu'il la tient pour réclamée par toute présentation vicieuse, afin de donner à l'enfant qui se trouve mal placé une bonne attitude, par une sorte de manœuvre de Wigand, c'est-à-dire afin de faire une version céphalique par manœuvres internes et externes.

Cet auteur n'avait aucune idée des bassins viciés et ne savait rien de la fonction des articulations pelviennes.

Si donc, jadis, une attitude semblable à la Hängelage a été employée, cela a été dans un tout autre but et non pas pour obtenir une modification dans la longueur du conjugué. C'est donc là une croyance qui doit périr.

Avant ma publication en 1889, aucun homme au monde n'a eu le pressentiment que par l'attitude d'une femme grosse les dimensions du conjugué du bassin puissent être influencées.

LES BASSINS RÉTRÉCIS

SONT-ILS DILATABLES SANS SYMPHYSÉOTOMIE ?

RÉPONSE A M. WALCHER

Par M. Varnier.

On lit à la page 30, ligne 36 du Rapport de M. Walcher au Congrès d'Amsterdam (8-12 août 1899) : « Auf die heftige Polemik Varniers (*Annales de gynécologie et d'obstétrique*, n° 12, 1895) gegen die Hängelage als unwissenchaftlich, gehe ich nicht ein, da ich nicht gesonnen bin, auf unparlamentarischen Boden zu treten. » ; ce que les interprètes du Congrès traduisent comme suit (page 44) : « M. Walcher ne veut pas discuter l'attaque peu parlementaire qu'a faite M. Varnier. »

Cela mérite une réponse. La voici :

Pour se retrancher derrière une aussi misérable défaite il faut ou que M. Walcher n'ait jamais jeté les yeux sur la sténographie des séances du Reichstag ou qu'il soit bien à court d'arguments solides (1).

Pour permettre au lecteur de choisir entre ces deux hypothèses je reproduis *in extenso*, en regard du « Referat » du professeur des sages-femmes de Stuttgart, ma Revue générale de décembre 1894 (et non 1895) à laquelle il fait allusion. En même temps qu'ils en pourront juger la forme, nos abonnés y trouveront exposé le côté scientifique du problème que M. Walcher s'obstine à vouloir (et pour cause) solutionner par l'empirisme.

(1) Il y aurait bien une troisième hypothèse. Comme l'indication bibliographique donnée par M. Walcher de mon « heftige Polemik » est inexacte, on pourrait croire qu'il s'est borné à en prendre connaissance dans le résumé du *Centralbl. f. Gynäk.*, p. 948 de 1895 cité par lui.

Les bassins rétrécis sont-ils dilatables sans symphyséotomie ?

Telle est la question, depuis longtemps résolue par la négative, que néanmoins certains cliniciens d'Allemagne se posent à nouveau et que plusieurs n'hésitent pas à trancher par l'affirmative.

A la Walcher ! à la Walcher ! ils ne jurent que par là. A la Walcher, c'est le prétendu agrandissement suffisant du bassin par l'abaissement des pubis réalisé au moyen de l'hyperextension des cuisses.

Il y aurait à laisser se propager cette doctrine, un sérieux danger pour les enfants à naître de femmes à bassins viciés ; il importe d'arrêter les praticiens au seuil de cette impasse. Voilà pourquoi j'entreprends, pour nos lecteurs, la revue critique des travaux publiés sur ce sujet depuis cinq ans. Je le fais à l'instigation de mon maître, M. Farabeuf, qui m'a depuis longtemps montré l'impossibilité d'une dilatation pelvienne *notable* sans section pubienne, et qui prétend, à juste raison, que la poussée abdominale, la traction sur la tête du fœtus par le forceps ou par la manœuvre de Champetier de Ribes abaissent les pubis de la quantité dont ils sont abaissables, quelle que soit la position des cuisses. Bien loin d'être toujours un avantage, ajoute-t-il, cet abaissement des pubis est souvent un inconvénient ; car le faible gain qu'il procure au conjugué vrai devient une grosse perte pour le mi-sacro-pubien dont le rôle est capital dans la dystocie pelvienne.

I

L'auteur responsable de ce dangereux réveil de la foi en la vieille doctrine quelque peu transformée de Séverin Pineau, est le Dr G. Walcher, directeur de l'École des sages-femmes de Stuttgart. Dans une note publiée par le *Centralblatt für Gynäkologie* (n° 51 de 1889, p. 892), cet accoucheur expose que « le conjugué d'un bassin rétréci n'est pas une dimension constante, qu'il est modifiable par l'attitude donnée à la parturiente ». Voici, in extenso, la traduction de cette première communication de M. Walcher :

« Je m'attends à ce que cette thèse révolte beaucoup de mes collègues qui la jugeront hérétique et rétrograde. Quiconque voudra contrôler ce que j'avance se calmera.

« Lorsqu'on place une femme enceinte approchant du terme et ayant un bassin rétréci dans le diamètre conjugué, lorsqu'on la place, dis-je, sur une table à examen, de telle sorte que la partie supérieure du corps soit légèrement relevée, les genoux fléchis et solidement appuyés sur le ventre, on atteint le promontoire avec la plus grande facilité.

« Lorsqu'on place la même femme le siège au bord du lit, un coussin sous le sacrum, les membres inférieurs pendants dans le vide aussi loin que possible en bas et en arrière (*Hängelage*, *Supinirtelage*, *Walcherschelage*), on sent, à mesure que s'abaissent les membres inférieurs, le promontoire reculer. »

Suivent les mensurations du conjugué diagonal pratiquées dans ces deux attitudes sur six femmes vivantes :

		CONJUGUÉ DIAGONAL attitude 1.	CONJUGUÉ DIAGONAL attitude 2.	DIFFÉR.
Fröschle.....	Ipare	102	111	9mm.
Bröckel......	IIpare	103	116	13
Stockburger.	IVpare	102	110	8
Heckel......	Ipare	104	112	8
Bischoff.....	IVpare	102	115	13
Hetzler......	IIIpare	97	105	8

« En relevant les genoux et en enlevant le coussin on retrouve aussitôt les dimensions antérieures.

« Dans les cas de viciation moyenne du bassin, si l'on atteint le promontoire dans la première attitude, on cesse de le sentir lorsque les membres inférieurs sont pendants, en *Hängelage*.

« Le conjugué diagonal (diamètre promonto-sous-pubien) est donc, dans beaucoup de cas, une dimension capable de varier de 1 centim. Je dirais volontiers dans tous les bassins non ankylosés, bien que je veuille pour le moment laisser ce point de côté, n'ayant pas encore assez d'observations.

« J'ai mesuré directement *le conjugué vrai* (diamètre antéro-postérieur, promonto-pubien) chez une femme morte d'éclampsie, et trouvé, entre les mensurations faites dans les deux attitudes, une différence de 8 millim.

« Il sera donc nécessaire, à l'avenir, pour établir exactement le degré du rétrécissement du bassin chez les femmes enceintes, de considérer les deux mensurations indiquées par moi. Il est inutile d'insister aujourd'hui sur l'explication et les conséquences de ces faits ; ces conséquences se comprennent aisément. Je continuerai ces recherches et je reviendrai sur ce sujet ; mes collègues devraient faire de même. »

Dans cette première communication M. Walcher, on le voit, ne s'occupe explicitement que du conjugué diagonal. S'appuyant exclusivement sur des observations *cliniques* au nombre de 6, il avance d'abord que le conjugué diagonal est susceptible de varier avec l'attitude de la femme, assertion qui certes n'était pas faite « pour révolter ses collègues ». La « découverte » de Walcher (die Walcher's Entdeckung) (1) n'a dû surprendre que M. Walcher lui-même. Dès 1851, en effet, mon maître Farabeuf l'a rappelé ici même (2), Zaglas avait démontré que chez l'homme il existe un mouvement très net des os innominés dans le sens antéro-postérieur, ou autour d'une ligne transversale imaginaire qui irait d'un côté à l'autre de la seconde vertèbre sacrée. « En d'autres termes, on peut, disait Duncan en 1854 dans un mémoire (3) où il commentait au point de vue obstétrical la *découverte de Zaglas*, considérer le sacrum comme ayant un mouvement d'oscillation autour d'un axe transversal imaginaire ; le promontoire s'avance en bas et en avant tandis que la pointe se meut dans un sens opposé, et vice versâ. Le déplacement en bas du promontoire, déplacement qui chez la femme non enceinte mesure environ 2 millim., diminue d'autant le diamètre conjugué du détroit supérieur, tandis que la pointe du sacrum, par un mouvement correspondant, se déplace en haut d'environ 4 millim., détermine la tension des ligaments sacro-sciatiques et augmente les dimensions du détroit inférieur. »..... Et plus loin, du même Duncan : « Ces mouvements (nutation et antinutation) existent habituellement chez l'homme et chez la femme, pendant la défécation, etc. ; mais chez la femme c'est au moment de l'accouchement qu'ils offrent le plus d'intérêt et d'importance.

« Ces mouvements peuvent être décrits comme consistant dans *l'élévation et l'abaissement de la symphyse pubienne*, les os iliaques étant mobiles sur le sacrum ; ou bien, si on considère le sacrum lui-même comme mobile, cet os décrit un mouvement de rotation sur une ligne transversale imaginaire passant par sa deuxième vertèbre. *Par suite de l'élévation de la symphyse pubienne* (ou de l'inclinaison en avant du promontoire), l'angle d'inclinaison du pelvis est moins considérable, *et le diamètre conjugué du détroit supérieur est diminué de 4 ou même de 6 millim.*, etc. »

---

(1) WEHLE. *Arch. f. Gyn.*, t. XLV, p. 123.

(2) *Ann. de gynécol.*, mai-juin 1894, p. 410 et 415.

(3) *Dublin quarterly Journal of medical science*, 1854.

La seule chose que M. Walcher pourrait prétendre avoir découverte, ce n'est donc pas la variabilité du ou des diamètres conjugués suivant l'attitude de la femme, mais bien la possibilité pour ces diamètres de varier non plus de 2 à 6 mais bien de *8 à 13 millimètres* (1). Tels sont en effet les chiffres qu'il donne pour le conjugué diagonal. Il laisse entrevoir sa pensée de derrière la tête lorsqu'il ajoute : « J'ai vu dans un cas, sur le cadavre, le conjugué vrai varier de 8 millim. », ce qui veut dire, nous en aurons plus loin la preuve, qu'il croit le conjugué vrai capable de *s'agrandir* d'un centimètre environ par la Walcherschelage.

Affirmation bien faite pour émouvoir les accoucheurs. Quel avantage en effet si l'on pouvait, par une simple attitude du corps, faire de bassins de 85 millim., des bassins de 95 !

Or, telle est, je le répète, l'arrière-pensée de M. Walcher. S'il ne la formule pas encore deux ans plus tard, en 1891, au Congrès allemand d'obstétrique et de gynécologie tenu à Bonn (dans une note où il se contente de reproduire ses affirmations cliniques sur l'étendue de la variabilité du conjugué diagonal, regrettant que le peu d'activité de son service lui ait interdit les recherches expérimentales), il la laisse percer dans une communication insérée dans le tome LX, p. 5 du *Med. Corresp. Bl. des Würtemberg. ärtzl. V.* — D'une des deux observations qu'il y rapporte le lecteur est incité à tirer la conclusion que la Walcherschelage a le pouvoir de transformer un bassin antérieurement justiciable de la crâniotomie en un bassin capable de laisser sortir vivant un enfant à terme

Il faut toutefois arriver au mois de juin 1893 pour avoir M. Walcher *confitentem reum*. A cette date, dans une quatrième note parue dans le *Centralbl. f Gynäkologie* sous le titre : *Réflexions contre la symphyséotomie*, il dit textuellement :

« Bien que je ne sois pas en principe adversaire de la symphyséotomie, je dois pourtant dire que je suis pour qu'on en restreigne le plus possible l'emploi ; je dois le dire ici, n'ayant pu prendre part cette année

(1) En 1881, M. le Dr Crouzat rapporte dans sa thèse une expérience cadavérique faite par lui dans le but de contrôler le dire de Duncan. Il a pu, en plaçant successivement le bassin en hyperflexion et en hyperextension (*les membres inférieurs pendant au bord de la table*) constater pour le diamètre antéro-postérieur du détroit supérieur une variabilité de 8 millim. Même à ce point de vue, M. Walcher a eu des précurseurs.

aux discussions du congrès de Breslau. Quoique je fasse par an dans ma maternité environ 550 accouchements, je n'ai pas encore eu l'occasion de pratiquer une symphyséotomie. La dernière année je n'ai eu à faire qu'une opération césarienne pour rétrécissement du bassin ; tous les autres accouchements pour rétrécissements du bassin se sont terminés heureusement *à l'aide de l'attitude recommandée par moi*, pour la mère dans tous les cas, pour les enfants *dans la plupart*.

« *Je suis par suite porté à penser que dans la plupart des cas la position en question est en état de suppléer la symphyséotomie.* »

Cette assertion extraordinaire, lancée par un clinicien pur qui avoue n'avoir pu la contrôler expérimentalement, qui n'apporte aucune preuve, aucun chiffre démontrant que l'agrandissemedt pelvien *supposé*, se produit réellement, a pourtant suffi à conquérir du premier coup M. Léopold, de Dresde. Après avoir cru pendant un temps à la possibilité de l'agrandissement pelvien par la symphyséotomie incomplète, erreur dont M Farabeuf l'a fait tardivement revenir, voici maintenant que M. Léopold croit à l'agrandissement du bassin sans symphyséotomie. Nous l'avons en effet entendu vanter à Rome les avantages *considérables* de la Walcherschelage ; un de ses élèves, M. Wehle, a publié récemment (1) des observations d'extraction tête dernière de très gros enfants à terme, *rendue possible dans les bassins très rétrécis, de moins de 8 centim., grâce à l'emploi de la Walcherschelage*.

Le mémoire de M. Wehle mérite, vu son origine, de nous arrêter quelques instants. L'auteur, qui ne cite ni Zaglas, ni Duncan, ni d'autres dont je parlerai plus loin, exprime le regret que « *la découverte de Walcher* » touchant la variabilité du conjugué n'ait pas encore, suivant la remarque faite par Fehling au congrès de Breslau, attiré l'attention qu'elle mérite.

M. Wehle croit (il n'est que la foi qui sauve) à l'exactitude de l'assertion de Walcher et estime à 10^{mm} le gain procuré par la Hängelage ; il le croit envers et contre les expérimentateurs dont je parlerai tout à l'heure, sans apporter à la question un seul document positif.

Car on ne saurait compter comme tel : 1° Ni ses 8 observations d'extraction tête dernière « *facilités* » par la Walcherschelage ;

2° Ni ce fait que du 22 octobre 1892 au 1er juin 1893, soit en 8 mois, M. Léopold n'a perdu que 6 et blessé que 3 (excusez du peu) des 25 enfants extraits par la version en Walcherschelage ; soit 20 p. 100 de

(1) *Arch. f. Gynäk.*, t. 45, p. 323.

mortalité infantile *expurgée* (calculée sur 25 cas) au lieu des 36 p. 100 de mortalité infantile expurgée (calculée sur 213 cas) de la période antérieure;

3° Ni enfin cette constatation que le transverse céphalique maximum s'est trouvé, dans tous les cas, plus grand que le conjugué vrai indirectement apprécié par le procédé clinique habituel.

Ce sont là pétitions de principe et rien de plus.

Certes, on doit en convenir, il est merveilleux de voir un diamètre bipariétal de 105 millim. passer comme lettre à la poste dans un bassin de 75. Pour M. Wehle cela prouve que le bassin s'est agrandi. Jusqu'à ce qu'il ait démontré la réalité de cet agrandissement, qu'il admet *a priori*, je ne pourrai m'empêcher de penser : Ces observations sont seulement une nouvelle preuve que l'estimation du conjugué vrai par mensuration digitale du conjugué diagonal, expose à de grandes erreurs, surtout lorsqu'on calcule en retranchant 20 millim. *dans tous les cas* au conjugué diagonal, comme on le fait à Dresde.

Dans une note plus récente (*Münch. Medic. Wochenschr.*, n° 25, 1894) M. Wehle répète encore, à propos de l'extraction tête dernière dans les bassins rétrécis : « C'est alors qu'il faut recourir à la position de Walcher qui *agrandit le conjugué vrai d'environ 1 centim.* »

Je lis cette phrase dans une brochure en marge de laquelle M. Farabeuf a écrit : « Non, non, sans symphyséotomie ; 2 ou 3 millim. tout au plus. »

Qui a raison, qui a tort ? c'est ce que nous allons rechercher.

II

On dirait vraiment, à entendre MM. Walcher, Léopold et Wehle, que l'*agrandissement d'environ 1 centim. du conjugué vrai* par l'attitude jambes pendantes est chose démontrée.

Rien pourtant n'est moins prouvé. Ceux qui sont payés pour douter des affirmations cliniques sans contrôle anatomique et expérimental, ceux qui savent combien d'erreurs obstétricales, aujourd'hui consacrées par la loi et les prophètes, ont été échafaudées de cette façon, ont recherché sur le cadavre cet agrandissement supposé de près de 1 centim. Ils ne l'ont pas trouvé. Leurs recherches démontrent que l'agrandissement du conjugué qu'on peut obtenir du jeu maximum des symphyses sacro-iliaques est si faible qu'il n'y a pas lieu d'en tenir compte dans la pratique.

Dans un mémoire très étudié, très consciencieux, publié en 1891 dans le tome 21, première partie, du *Zeitschr. f. Geb. u. Gynäk.*, G. Klein de Würtzbourg, élève d'Hofmeier, expose les résultats qu'il a obtenus à ce sujet par l'expérimentation cadavérique.

Quiconque n'a lu que les conclusions formulées par lui en première page, a dû être convaincu que Walcher avait raison.

Voici, en effet, les conclusions de Klein :

« Mes recherches confirment les résultats exposés par Walcher ; elles font plus, elles en étendent la portée.

« Le diamètre antéro-postérieur de tous les bassins (à l'exception de ceux qui sont ankylosés dans leurs symphyses sacro-iliaques) se laisse modifier normalement par des influences physiologiques ; le diamètre transverse du détroit supérieur est également, dans la plupart des cas, modifiable par des influences physiologiques, bien que dans une proportion beaucoup moindre que le diamètre antéro-postérieur.

« Les bassins de tout âge, de toute forme (normaux et pathologiques), des deux sexes offrent sur le cadavre une mobilité grâce à laquelle le diamètre antéro-postérieur surtout est susceptible de varier.

« Cette variation consiste en un raccourcissement et en un agrandissement de ce diamètre suivant l'attitude du corps.

« Elle est plus grande chez la femme que chez l'homme, plus marquée dans les bassins rétrécis que dans les normaux et les généralement grands ; mais elle n'est pas sensiblement influencée par l'âge.

« L'élasticité des os entre pour la plus petite part dans la production de ces variations dont la cause principale est dans le jeu naturel des articulations sacro-iliaques, dans une rotation des os iliaques sur le sacrum autour d'un axe transversal. »

Suit l'exposé de la physiologie des articulations sacro-iliaques, du mode de production de la nutation et de l'antinutation, du mécanisme de l'agrandissement, toutes choses exposées ici même avec figures à l'appui par M. Farabeuf et qu'il importe de relire avant de continuer (1).

Je le répète, c'est, pour qui s'arrête aux conclusions, la confirmation des assertions de M. Walcher.

Mais attendez la fin. La question n'est pas de savoir si le conjugué vrai est une quantité variable. Il y a beau temps en effet, je l'ai rap-

(1) Voyez *Ann. de Gynécol.*, mai-juin 1894, p. 407 à 420 et 428, fig. 1, 8 et 16.

pelé plus haut, qu'avant M Walcher, Zaglas avait démontré cette variabilité et ses causes.

La question est-celle-ci : « L'agrandissement qui peut résulter de cette variabilité est-il suffisant, comme le laisse entendre Walcher, comme l'affirme Wehle, comme l'admet Léopold, pour faire d'un bassin de 85 un bassin de 95 ? Si ce n'est plus par centimètres mais par quelques millimètres (2 ou 3) que se chiffre l'agrandissement, il va de soi qu'en pratique il devient négligeable : la Walscherschelage ne pourrait par suite rendre les services qu'on affecte d'en attendre, en particulier remplacer la symphyséotomie. »

Or, si l'on passe des conclusions générales de Klein *aux expériences* sur lesquelles elles reposent, on s'aperçoit bien vite que ces expériences vont absolument à l'encontre des espérances de M. Walcher et de ses disciples.

Vous allez en juger.

Klein a étudié, au point de vue qui nous occupe, le bassin de 47 cadavres *frais*, avec les conseils et sous la direction de Kölliker, de son prosecteur F. Decker, de Rindfleisch et de son premier assistant le Dr Gerhardt. Le détail des expériences a été publié dans deux thèses inaugurales de Würtzbourg (année 1891), celle de J. v. Zaleski (*Die Veränderlichkeit der Conjugata vera*), celle de Attal Merk (*Die Veränderlichkeit der Beckenmaasse und deren Ursachen*).

Walcher n'avait examiné ses femmes (vivantes) que dans deux attitudes :

1° La femme étant placée sur une table, la partie supérieure du corps légèrement relevée, un coussin sous le sacrum, les genoux appuyés le plus possible contre le ventre (*hyperflexion*) ;

2° La femme placée au bord de la table, un coussin sous le sacrum, les jambes pendantes dans le vide au maximum (Walcherschelage ou *hyperextension*).

C'était entre la première attitude, qui donne le maximum de raccourcissement du conjugué diagonal, et la seconde, qui correspond à l'agrandissement maximum de ce conjugué, que M. Walcher notait une différence de 8 à 13 millimètres. Il concluait de là à un agrandissement du conjugué vrai de 1 cent environ.

Klein a pensé avec juste raison qu'il fallait, pour estimer l'étendue de la variabilité du conjugué vrai *au point de vue des applications pratiques* (agrandissement) examiner, mesurer ledit conjugué sur le cadavre et dans quatre attitudes différentes :

1° Dans la *Walcherschelage*, le bassin étant dans la dilatation maxima ;

2° Dans l'attitude de repos (*Ruhendelage*), c'est-à-dire le cadavre reposant sur la table dans le décubitus dorsal ;

3° Le cadavre étant dans le décubitus dorsal, les membres inférieurs fléchis *mais sans excès*, les genoux non pressés sur le ventre, la partie supérieure du corps non soulevée par un coussin (bref, *dans l'attitude obstétricale* que figurent encore beaucoup de livres) ;

4° Le cadavre étant sur la table, la partie supérieure du corps légèrement relevée, un coussin sous le sacrum, les membres inférieurs fléchis au maximum, les genoux dans le ventre. Dans cette attitude (hyperflexion) que Walcher a seule comparée à la *Hüngelage*, le bassin est rétréci au maximum. Remarquons en passant que jamais, au moins en France, on n'opère dans cette attitude.

Les 30 bassins de femmes ainsi étudiés par Klein se répartissent comme suit :

Bassins normaux	5
— généralement grands	2
— — rétrécis	3
— aplatis	11
— rachitiques	8
— obliquement rétréci	1

Mis à part le bassin obliquement rétréci, le tableau ci-dessous donne la moyenne de l'oscillation maxima des diamètres du détroit supérieur :

	CONJ. VRAI	CONJ. DIAG.	TRANSVERSE
Bassins normaux	5mm,4	5mm,7	0mm,7
— généralement grands	5mm,2	5mm,6	1mm,2
— — rétrécis	6mm,1	6mm,7	1mm,5
— aplatis	6mm,4	6mm,8	0mm,5
— rachit.	6mm,1	6mm,2	0mm,7
moyennes :	5mm,8	6mm,2	0mm,8

Ce tableau montre qu'aussi bien dans les bassins normaux que pathologiques, chez la femme, le conjugué vrai et le conjugué diagonal peuvent varier de 5 à 6 millim. (entre les deux attitudes extrêmes d'hyperextension et d'hyperflexion) ; que cette variabilité du conjugué est à peine plus marquée (1 millim.) dans les bassins rétrécis que dans les normaux ou généralement grands); qu'enfin on ne peut conclure du degré de la variabilité du conjugué diagonal, à celui de la variabilité du conjugué vrai, la différence pouvant aller *en plus* pour le conjugué diagonal depuis 1 jusqu'à *6* millim.

Considérons maintenant en particulier, avec Klein, les bassins aplatis simples ou rachitiques. Là, en effet, est tout l'intérêt de la question obstétricale.

« Les gros chiffres donnés par Walcher, dit Klein, étaient bien faits pour éveiller l'attention. Si en effet le conjugué vrai d'un bassin de 70 pouvait se laisser porter à 83 millim., combien ne pourrait-on pas sauver d'enfants jadis voués à une mort certaine. Je ne puis malheureusement partager cet espoir. Pour prévenir des conclusions erronées il faut d'abord remarquer qu'un conjugué vrai étant donné, en admettant même, — ce qui n'est pas dans la majorité des cas, -- qu'il puisse, suivant l'attitude considérée, *varier* au maximum de 10 ou 13 millim., il ne s'ensuit pas qu'il puisse être en pratique *agrandi* de 10 ou 13 millim.

« Pour prendre un exemple : un conjugué vrai de 70 millim. étant donné, on pourrait peut-être, par une certaine attitude du corps (l'attitude forcée en hyperflexion) le raccourcir jusqu'à 63 millim., et par une autre (la Walcherschelage) l'agrandir jusqu'à... 73 millim. De telle sorte que bien que l'étendue de la variabilité du conjugué soit en effet de 10 millim. (chiffre qui n'a été observé qu'une fois sur 47 cas) l'*agrandissement possible du bassin ne serait en réalité que de 3 millim. C'est si peu de chose qu'au point de vue pratique c'est presque sans intérêt.*

« Si j'ajoute que dans tous nos cas *les conjugués se sont laissé beaucoup plus raccourcir* (différence entre le bassin au repos et le bassin en hyperflexion) qu'*agrandir* (différence entre le bassin au repos et la dilatation maxima par la Walcherschelage, hyperextension), on comprendra qu'on ne doive pas compter faciliter par la *Hängelage* l'accouchement d'une femme à bassin vicié. La valeur thérapeutique du conseil de Walcher est donc sans importance, en dépit de cette considération que les bassins aplatis se laissent plus agrandir que les bassins normaux. La différence (1 millim.) est insignifiante au point de vue pratique. »

Telles sont les *vraies conclusions de Klein*, conclusions auxquelles M. Wehle s'est en vain efforcé de répondre. Pour permettre au lecteur de juger par lui-même, je résume ici en un tableau les 29 expériences sur lesquelles s'appuient ces conclusions.

N°s	AGE	HYPER-FLEXION	POSITION DITE OBSTÉ-TRICALE	DÉCU-BITUS DORSAL	HYPEREXTENSION WALSCHERSCHE ODER HÆNGELAGE	DIFFÉRENCE ENTRE L'HYPERFLEXION ET L'HYPEREXTENSION	DIFFÉRENCE ENTRE LA POSITION DITE OBSTÉTRICALE ET L'HYPEREXTENSION	DIFFÉRENCE ENTRE LE DÉCUBITUS DORSAL ET L'HYPEREXTENSION	DIFFÉRENCE ENTRE LE DÉCUBITUS DORSAL ET L'HYPERFLEXION
	ans.	mm.	mm.	mm.	mm.	mm.	mm.	mm.	mm.
A. — Bassins normaux.									
1	23	99	»	»	105	6	»	»	»
12	31	102	»	105	105	3	»	0	3
21	57	98	102	106	108	10	6	2	8
24	21	108	110	111	112	4	2	1	3
47	20	102	104	105	106	4	2	1	3
B. — Bassins très grands.									
22	43	118.5	120.5	122	122	3.5	1.5	0	3.5
42	36	113	116	119	120	7	4	1	6
C. — Bassins viciés.									
1° *Bassins aplatis.*									
2	52	100	»	»	104	4	»	»	»
5	58	93	»	»	100	7	»	»	»
6	54	95	»	»	104	9	»	»	»
7	65	84	»	»	88	4	»	»	»
13	30	96	98.5	101	103	7	4.5	2	5
14	56	87.5	90	92	93.5	6	3.5	1.5	4.5
28	77	98	98	101 5	103	10	5	1.5	8.5
31	33	97	100	101.5	102	5	2	0.5	4.5
37	45	90.5	93	94.5	95	4.5	1.5	0.5	4
39	56	91	93.5	95	95.5	4.5	2	0.5	4
40	85	91	94.5	98	100	9	5.5	2	7
2° *Bassins aplatis rachitiques.*									
3	66	91	94	»	98	7	4	»	»
8	20	75	»	»	84	9	»	»	»
9	60	82	»	»	86	4	»	»	»
11	30	84.5	»	88 5	90	5.5	»	1.5	»
15	33	91.5	95	96	97	5.5	2	1	4.5
29	76	95	95.5	98.5	99	4	4	0.5	3.5
45	68	92	94.5	95 5	96.5	4.5	2	1	3.5
46	61	82	86	89.5	91	9	5	1.5	7.5
3° *Bassins généralement rétrécis.*									
4	34	83	»	»	88	5	»	»	»
10	22	84	»	85.5	87	2	»	1.5	»
23	37	92	100	101.5	102.5	10.5	2.5	1	9.5
Moyenne générale.									
						6	3	1.5	5.1

Que reste-t-il donc au point de vue pratique, de la découverte de M. Walcher ? Ceci : il est irrationnel, lorsqu'on veut soit mesurer le bassin, soit pratiquer l'extraction de l'enfant, de placer la femme dans l'attitude suivante : « au bord du lit, la partie supérieure du corps relevée par un oreiller, un coussin sous le sacrum, les membres inférieurs fléchis au maximum, les genoux dans le ventre ». S'il est, de par le monde, un accoucheur autre que M. Walcher qui ait songé à placer ses parturientes de cette façon, il fera bien de changer de pratique.

Pour nous qui n'avons jamais employé et recommandé que la position suivante : « La femme couchée en travers, le siège tout au bord du lit, la région ano-coccygienne dans le vide, les membres inférieurs écartés, fléchis et *soutenus par deux chaises*, ou mieux par deux aides *assis* de chaque côté » (1), attitude qui équivaut à la *Ruhendelage* ; pour nous qui n'avons jamais mesuré et conseillé de mesurer le bassin que dans le décubitus dorsal, dans la *Ruhendelage*, nous n'avons à tirer de la *Walcherschelage*, dans les cas les plus favorables, qu'un bénéfice de 2 à 3 millimètres. Ce n'est pas avec cela que nous pourrons nous passer de la symphyséotomie... si le relâchement gravidique des symphyses n'accroît pas considérablement leur mobilité.

III

Klein fait remarquer que parmi les femmes mesurées par lui aucune n'était enceinte ou puerpérale. C'est surtout, dit-il, sur des bassins de ce genre que les mensurations seraient probantes. Il conseille à d'autres de les faire.

Et MM. Walcher et Wehle d'objecter aussitôt, sans preuve, que c'est dans la puerpéralité qu'il faut chercher la cause des différences de chiffres obtenus par Walcher et Klein.

M. Farabeuf, prévoyant cette objection à son avis mal fondée, nous a demandé, à M. Pinard et à moi, de ne laisser échapper aucune occasion de rechercher, sur le cadavre de femmes récemment accouchées, l'étendue de l'agrandissement possible du conjugué vrai, par la Walcherschelage, *en partant naturellement de l'attitude de repos et de notre attitude obstétricale*.

Ces recherches seront publiées quand il en sera temps (2). Jusqu'à

(1) Farabeuf et Varnier. *Introduction à l'étude clinique et à la pratique des accouchements*, p. 142.

(2) Nous ne sommes plus, heureusement, au temps où, en quelques mois, un

présent *nous n'avons pas noté* dans ces conditions, même avec la Walcherschelage *appuyée* (deux aides vigoureux ajoutant leur poids à celui des membres inférieurs), *un agrandissement dépassant 3 millimètres.* Nous ne voulons pas encore, attendant pour cela que nos observations soient plus nombreuses, conclure que les résultats de Klein sont entièrement applicables aux femmes enceintes et à terme.

Nous nous bornerons pour l'instant à rappeler que nos résultats concordent avec ceux de Balandin. On nous parait avoir un peu trop oublié cet accoucheur dans cette question, bien que, en 1871 et 1883, il ait apporté : « *Ueber die Beweglichkeit der Berkengelenke Schwangerer, Gebürender und Wöchnerinnen* », des documents très importants (1).

Son attention avait été attirée sur ce sujet par les mémoires de Zaglas, de Duncan et de Laborie (1862) qui remettaient en question la mobilité des symphyses pelviennes, et par l'examen d'un bassin de femme récemment accouchée qui présentait une mobilité extraordinaire.

Les ligaments sacro-épineux et sacro-tubérositaires en étaient flasques, comme flottants ; la mobilité des pièces pelviennes les unes sur les autres était telle qu'en saisissant avec les deux mains les branches horizontales des pubis on pouvait, grâce à une évidente mobilité de toutes les articulations, donner au bassin, sans déployer de force, une forme oblique à droite ou à gauche. Dès que la pression cessait, le bassin reprenait sa forme normale. On pouvait également faire jouer les pubis l'un sur l'autre dans le sens vertical et dans le sens antéro-postérieur et suivre aisément du doigt la luxation des extrémités osseuses.

Balandin n'attacha pas sur le moment une importance particulière à ce cas qu'il considéra comme pathologique.

Mais voici que bientôt, sur un second bassin d'accouchée, puis sur un troisième, il put faire les mêmes constatations ; de même sur le bassin d'une femme morte subitement au neuvième mois de la grossesse, il retrouva cette mobilité, à un moindre degré toutefois.

Il lui parut dès lors invraisemblable que le hasard l'eût mis, en si peu de temps, en présence de 4 bassins pathologiques, et il résolut de poursuivre méthodiquement l'étude de cette question.

---

auteur que je nommerai tout à l'heure pouvait expérimenter sur 59 cadavres de femmes mortes en couches.

(1) *Klinische Vorträge*. Heft 1. St-Petersbourg, 1883.

Il examina d'abord 10 bassins d'hommes et 10 de femmes non enceintes ni puerpérales, bassins complètement développés, avec leur périoste. Il immobilisait le sacrum saisi par ses deux ailes entre les mors d'un étau accroché au mur. En employant les mains seules il ne put produire sur ces bassins la moindre mobilité ; avec une traction de 24 kilogr. le résultat fut presque semblable, et l'agrandissement du bassin parut insignifiant.

Mais il n'en fut pas de même sur deux bassins de cette série, l'un d'homme, l'autre de femme, provenant de cadavres hydropiques. La mobilité en fut trouvée aussi grande que celle des premiers bassins puerpéraux examinés. On put les rendre obliques, mouvoir les pubis l'un sur l'autre. Le sacrum étant fixé dans l'étau la main seule éleva facilement la symphyse de *7 à 8 millim. sur l'horizon*, grâce à la mobilité des symphyses sacro-iliaques. Une traction de 12 kilog. appliquée de bas en haut sur les pubis ne put augmenter leur excursion.

L'agrandissement du détroit supérieur fut, contrairement à ce qu'on attendait, insignifiant, atteignant à peine 2 millim. (Au détroit inférieur, par contre, l'agrandissement du diamètre sacro-sous-pubien atteignit 8 millim. chez la femme, 6 millim. chez l'homme ; celui de l'intersciatique, 4 millim. chez la femme, 2 millim. chez l'homme.)

En dehors des bassins dont il vient d'être question, Balandin a examiné et mesuré de même façon 4 bassins de femmes grosses et 35 bassins de femmes mortes en couches, soit 39 bassins puerpéraux.

Tous présentaient, *plus ou moins*, la mobilité des articulations ; les plus mobiles furent ceux des femmes enceintes ou récemment accouchées.

L'ascension du pubis au-dessus de l'horizon varia entre 5 et 10 millim. qu'on se servit des mains seules ou de la traction mécanique qui ne dépassa pas 12 kilog.

Les tractions sur la symphyse parallèles au plan d'entrée du bassin, c'est-à-dire dirigées en bas et en avant, n'ont presque rien donné au point de vue de l'agrandissement du diamètre antéro-postérieur du détroit supérieur. Avec 24 kilogr. on n'a pu lui faire gagner plus d'un millimètre et demi.

Mais, en élevant la symphyse au-dessus de l'horizon on produisait un raccourcissement du conjugué de 2 millim., raccourcissement qu'une traction verticale de 12 kilogr. a pu porter dans quelques cas à 3 millim.

(Pour le détroit inférieur, l'agrandissement du sacro-sous-pubien atteignit de 10 à 15 millim. du fait de l'ascension de la symphyse sur l'horizon. Par une traction transversalement dirigée, appliquée aux rebords internes des trous obturateurs, on éloigna les épines sciatiques de 4 millim. ; par une traction divergente à 120° on obtint en moyenne un agrandissement de 4 à 5 millim du rayon du détroit inférieur).

En résumé, tous les bassins de femmes enceintes ou accouchées examinés par Balandin peuvent, à son avis, être rangés en trois catégories :

Première catégorie. — Les articulations restent si serrées qu'il faut un effort manuel pour les mobiliser ; dans ces cas l'agrandissement du bassin est insignifiant.

Deuxième catégorie. — Les bassins peuvent être mobilisés manuellement sans effort ; ce sont eux qui donnent les chiffres moyens.

Troisième catégorie. — Elle comprend les bassins très mobiles, qu'il suffit de prendre en mains pour que les pièces jouent les unes sur les autres, surtout les pubis. Ils ont donné au point de vue de l'agrandissement les chiffres les plus élevés. Beaucoup de ces bassins, bien qu'ils ne soient pas très rares (20 p. 100 d'après ce qu'a vu Balandin) doivent être considérés comme pathologiques.

Balandin a pu, à volonté, en faisant macérer dans l'eau des bassins non puerpéraux, produire artificiellement la même mobilité que sur les puerpéraux. C'est donc à tort, selon lui, qu'on attribue l'accroissement de mobilité des symphyses pendant la grossesse à un ramollissement physiologique *spécial* à cet état.

Voici, pour finir, ses conclusions :

« Il existe normalement chez les femmes enceintes, en couches et en travail, une mobilité prononcée. Les mouvements de nutation et d'antinutation, indiqués par Zaglas et Duncan, autour d'un axe transversal, passant par les articulations sacro-iliaques, existent sans aucun doute. Il existe de même une mobilité des extrémités pubiennes l'une sur l'autre, de haut en bas, d'avant en arrière, avec des mouvements correspondants dans les articulations sacro-iliaques.

« En raison de cette mobilité des articulations il est possible de constater chez les femmes grosses, en travail, accouchées, un agrandissement du bassin. *Au détroit supérieur cet agrandissement est si faible qu'il peut être considéré comme nul au point de vue pratique* (Im Beckeneingange ist letztere so gering, dass sie practisch wohl ohne Bedeutung ist).

« Il n'en est pas de même à la sortie du bassin où un agrandissement notable, digne d'attirer l'attention des accoucheurs, est possible (1). »

Pendant que Balandin poursuivait ses recherches, Korsch, élève de Slaviansky qui en avait eu communication, entreprit des expériences sur le même sujet. Il en publia les résultats en 1881, d'abord dans une note « Sur la mobilité des articulations pelviennes », parue dans le *Zeitschrift für Geb. u. Gyn.*, t. VI, 1re partie, p. 10), puis, avec plus de détails, dans sa thèse: Contribution à l'étude de l'influence de la grossesse sur la mobilité des articulations du bassin » (Pétersbourg, 1881, en russe).

Les recherches de Korsch ont porté sur 65 bassins de femmes dont 41 étaient mortes après un accouchement à terme ; 13, après un accouchement prématuré; 5 après un avortement ; 3 avant l'accouchement (2).

De ces bassins, isolés du tronc, ligaments et périoste conservés, il prit d'abord les dimensions normales (?). A l'aide d'un puissant dilatateur à deux branches, fixé par un pied à griffe sur la partie supérieure du corps de la première vertèbre sacrée et par l'autre sur la symphyse pubienne, la dilatation du détroit supérieur fut portée à son maximum. Un dynamomètre permettait de mesurer la force employée qui était de 80 livres (32 kil. 8).

Les mensurations ont donné comme moyenne de l'agrandissement possible du conjugué par le plein jeu des symphyses sacro-iliaques :

4mm84 pour les	41	bassins	post partum	à terme ;
4mm07	— 13	—	—	avant terme ;
2mm8	— 5	—	après avortement ;	
3mm83	—	le bassin	ante partum.	

(1) Laborie disait de même en 1862 : « L'influence exercée sur le travail de l'enfantement par la mobilité des symphyses, est nulle ou à peu près nulle au détroit supérieur, quel que soit d'ailleurs ce mouvement, soit écartement, soit glissement. C'est seulement quand l'enfant est engagé dans le petit bassin, et lorsqu'il se présente au détroit inférieur, que la mobilité de la jointure joue un rôle véritablement important. » Mais je ne veux pas tirer argument de cette proposition de Laborie, car je n'ai pu retrouver les expériences sur lesquelles elle repose. H. V.

(2) Dans deux autres cas les articulations étaient suppurées.

Ces chiffres, on le voit, se rapprochent singulièrement de ceux de Klein, de ceux aussi donnés par Duncan.

Ils sont, au moins pour les bassins post-partum, un peu plus élevés que ceux de Balandin. Mais celui-ci fait remarquer que cela tient aux conditions différentes des expériences : Korsch expérimentait sur des bassins reposant sur une table par les ischions et la pointe du sacrum, et par conséquent déjà *réduits par ascension de la symphyse* (1) ; Balandin expérimentait sur des bassins suspendus par la base du sacrum dans l'attitude verticale, et par conséquent *non réduits par ascension de la symphyse*.

Quoi qu'il en soit de cette légère différence, retenons que des observations de Balandin et de Korsch, portant sur 94 bassins de femmes enceintes ou récemment accouchées, il résulte que la moyenne de l'agrandissement expérimental possible, constaté *de visu*, oscille entre 3 et 5 millimètres. Quand nous porterions la totalité de cet agrandissement au profit du passage de l'attitude de repos à l'attitude donnant le jeu maximum des symphyses sacro iliaques (ce que nos expériences personnelles nous interdisent de faire), nous ne serions encore qu'à moitié chemin du centimètre de MM. Walcher et Wehle.

IV

De l'étude des documents qui précèdent, de ce que nous avons de nos yeux vu, nous pouvons tirer dès maintenant les conclusions suivantes :

1° Il n'a pas été publié jusqu'à ce jour d'expériences démontrant que la Walcherschelage soit capable de produire un *agrandissement* de 1 centimètre du conjugué vrai ;

2° Par contre, les expériences cadavériques, faites en dehors de l'état puerpéral, prouvent que le conjugué vrai ne peut varier en moyenne que de 6 millimètres environ par le fait du jeu maximum des symphyses sacro-iliaques (de la compression maxima à la dilatation maxima) ;

3° Les expériences cadavériques faites pendant l'état puerpéral prouvent que le conjugué vrai ne s'agrandit pas en *moyenne* de 5 millimètres par le fait du jeu maximum des symphyses sacro-iliaques. Pour lever toute objection des partisans de la Walcherschelage, il importe de reprendre sur des bassins puerpéraux les expériences de Klein. *On prendra soin*, comme lui, *de ne tenir compte, au point de vue*

(1) C'est le conjugué classique, c'est-à-dire le promonto-sus-pubien, que Korsch a mesuré.

du gain procuré par la Walcherschelage, que de l'agrandissement produit par le passage de l'attitude de repos ou de l'attitude obstétricale à la Hängelage, et non pas celui qui est produit par le passage de l'attitude du bassin comprimé à la Hängelage ;

4° En attendant ce complément d'expérimentation déjà commencé par nous (1), il y a lieu de rejeter comme ne reposant sur aucune base scientifique les conclusions de MM. Walcher, Wehle et Léopold (suppléance possible de la symphyséotomie par la Walcherschelage, diminution des aléas de la version par cette même attitude).

---

(1) Les résultats en ont été publiés dans mon rapport sur la symphyséotomie au Congrès de Moscou (*Annales de gynécologie*, septembre 1897, p. 252 et 269 ; 9e et 10e conclusions) :

« Pour les raisons que nous avons exposées à maintes reprises, et sur lesquelles je ne veux pas revenir ici, la symphyséotomie doit remplacer, dans le traitement des viciations pelviennes courantes, l'accouchement prématuré provoqué et l'extraction forcée par forceps ou version. Nous ne parlons plus de l'embryotomie sur l'enfant vivant qui n'a plus de défenseurs.

« La pelvitomie est le seul procédé efficace d'agrandissement du bassin. L'étude cadavérique, les mensurations directes prouvent que l'attitude à la Walcher est incapable de produire les résultats annoncés par M. Walcher et acceptés sans contrôle par trop de nos confrères.

« Cette dixième conclusion est une réponse à une affirmation de Walcher qui, en 1893, écrivait : — Je suis porté à penser que dans la plupart des cas la position recommandée par moi est en état de suppléer la symphyséotomie.

« J'ai assez longuement exposé le pour et le contre de cette question dans un mémoire paru en décembre 1894, dans les *Annales de gynécologie*, pour qu'il soit nécessaire de développer à nouveau mes conclusions d'alors. Je me borne à les rappeler ici, car *elles n'ont pas été contestées*.

« Depuis 1894, nous avons, M. Pinard et moi, poursuivi cette étude.

« Dans 9 cas nous avons, sur le cadavre de femmes mortes en état puerpéral, mesuré l'agrandissement du conjugué vrai produit par la Walcherschelage, substituée à la position obstétricale française.

« Dans 1 cas cet agrandissement fut nul.
— 2 — — de 1 millim.
— 1 — — de 1 millim. et demi.
— 1 — de 2 millim.
— 3 — — de 3 millim.
— 1 — — de 4 millim.

« Le tableau III annexé à ce rapport (p. 370) donne le détail de ces neuf expériences :

TABLEAU III. — **9 Expériences cadavériques sur la Walcher'schelage.**

Nos	AGE	PARITÉ	ACCOUCHEMENT	DATE DE LA MORT APRÈS L'ACCOUCHEMENT	MENSURATIONS DU DIAMÈTRE UTILE				GAIN
					Décubitus dorsal.	Hyper-flexion.	Wal-cher.	Walcher appuyée.	
1	26 ans.	II	A terme, basiotripsie.	Le lendemain.	88	87	90	93	4mm
2	17 ans.	I	A terme.	6 jours après.	92	87	95	95	3mm
3	25 ans.	I	A terme.	4 jours après.	107	107	109	110	3mm
4	38 ans.	X	A terme.	44 heures après.	113	107	114	114	1mm
5	22 ans.	II	A terme.	28 jours après.	116	112	116	117	1mm
6	24 ans.	III	Acct avant terme (1,240 gr.).	3 heures après.	112	—	115	—	3mm
7	29 ans.	I	Acct avant terme (1,430 gr.).	5 jours après.	132	—	—	133 ½	1mm ½
8	18 ans.	I	A terme.	8 jours après.	131	—	132	133	2mm

Dans la 9e expérience il s'agissait d'une grossesse extra-utérine opérée au 4e mois. L'hyperflexion fit perdre 3mm au diamètre utile et la Walcher même appuyée ne lui fit rien gagner.

En résumé :

Le lecteur a pu constater que, dans les pages qui précèdent, je ne suis à aucun moment sorti des limites permises à la critique scientifique.

Je me suis borné à discuter point par point des assertions discutables.

Des deux hypothèses que je faisais au début de cette réponse c'est évidemment la seconde qui est la bonne : pour se retrancher derrière une aussi misérable défaite, il faut que M. Walcher soit bien à court d'arguments solides.

Il suffit d'ailleurs pour s'en convaincre de lire son « Referat » à Amsterdam.

Une occasion s'offrait à M. Walcher de *démontrer* l'influence de la Walcherschelage sur l'agrandissement des bassins rétrécis, en apportant la contribution expérimentale que dix années passées depuis sa première publication ont dû lui permettre de mener à bien.

Or qu'a-t-il apporté ? *Rien.*

Il en est resté personnellement à ses six observations cliniques, à son unique observation cadavérique et à son erreur d'interprétation.

Il persiste à répéter (contre l'évidence) que les travaux de Zalesky et de G. Klein ont « confirmé la partie essentielle de ses résultats ».

C'est donc qu'il n'a pas encore compris le mémoire de Klein? Évidemment.

Mais il y a mieux. En 1899, dix ans après la publication de sa *découverte*, M. Walcher écrit:

« Pour l'emploi du haut forceps ou de l'extraction par les pieds, toute la différence est à considérer parce que jusqu'à présent on faisait l'opération *dans la position obstétricale où le conjugué est le plus étroit.* »

Il persiste donc à confondre la position dite obstétricale avec l'hyperflexion. Quiconque a expérimenté une seule fois, sait que ce sont là deux attitudes très différentes quant à leur effet sur le conjugué. Ce diamètre est, en effet, dans l'hyperflexion (attitude de la taille) notablement plus petit que dans la position obstétricale classique.

M. Walcher prétend que si la variabilité constatée par Klein sur le cadavre est moindre que celle qu'il a cru trouver, lui, sur la femme vivante, c'est 1° que « Klein a cru pouvoir remplacer le poids des cuisses abaissées par un poids attaché à la paroi antérieure du bassin, ce qui n'est pas exact parce qu'il manque alors les fémurs agissant comme bras de levier »;

2° Que « Klein a fait ses expériences sur des cadavres de toute espèce, alors que lui M. Walcher a disposé de femmes enceintes ».

Il se garde bien de citer les expériences « très parlementaires » produites par nous au Congrès de Moscou (et que viennent confirmer de tous points celles de Lebedeff et de P. Bartoszewicz (1), de Saint-Pétersbourg, sur 5 puerpérales, de Bonnaire et de Bué sur 12 puerpérales (2). Elles réduisent à néant ses objections de cabinet.

Je me crois donc autorisé à conclure qu'il continue à manquer, aux assertions de M. Walcher, une base *scientifique*. Et ce faisant, j'ai conscience de rester absolument « parlementaire ».

H. VARNIER.

---

(1) Voyez p. 118.
(2) Voyez p. 301 à 303.

Le Gérant : G. STEINHEIL.

IMPRIMERIE A.-G. LEMALE, HAVRE

NOTE

SUR

L'HISTOLOGIE DES CORPS JAUNES DE LA FEMME

Par M. V. Cornil.

Je n'ai pas la prétention de faire ici l'histoire complète de la formation des corps jaunes chez la femme ; les matériaux pour un pareil travail sont trop difficiles à se procurer, car il faudrait pour cela examiner des follicules de de Graaf, heure par heure après leur déhiscence, comme l'a fait Sobotta (1) pour la souris et pour la lapine. Nous nous contenterons, dans cette note, d'indiquer la structure du corps jaune complètement formé, l'origine du tissu conjonctif qui le remplit, son passage à l'état fibreux et sa régression. A l'exemple de M. J. Renaut (2) nous admettrons pour vraie la conception de Sobotta, sans entrer dans la discussion des opinions variées et même contradictoires sur l'origine des corps jaunes.

Le follicule de de Graaf, après sa rupture dans la ponte de l'ovule, revient un peu sur lui-même, pendant que l'ouverture qui a donné passage à l'œuf se cicatrise. Il est rempli de ce qui reste du liquide folliculaire mêlé à une quantité plus ou moins grande de globules sanguins. L'hémorrhagie ne s'observerait que dans le tiers des cas chez les petits mammifères qu'a étu-

(1) Ueber die Bildung des Corpus luteum bei der Maus. *Archiv für mikr. Anat.*, XLVII, 1896. — Ueber die Bildung des Corpus luteum bei Kaninchen. *Anat. Hefte*, VIII, 1897, et *Archiv f. mikr. Anat.*, LIII, 1898.

(2) J. Renaut. *Traité d'histologie pratique*, t. II, p. 1763, 1899.

diés Sobotta, tandis que, chez la femme, j'ai toujours vu un contenu rouge, hématique, remplissant la cavité assez grande des corps jaunes récents ou même remontant à un mois et davantage. Les nombreuses couches de l'épithélium folliculaire sont restées en place, sauf le disque proligère qui a accompagné l'ovule dans sa migration. L'enveloppe du follicule ou thèque conjonctive est composée de deux couches, la thèque externe, formée de tissu conjonctif à faisceaux fibrillaires, et la thèque interne, sur laquelle repose l'épithélium folliculaire. Cette couche est formée de tissu conjonctif lâche, très vascularisé, contenant de grandes cellules de tissu conjonctif, étoilées, fusiformes ou polyédriques, situées surtout au voisinage des vaisseaux capillaires. Leur noyau est gros, vésiculeux ; leur protoplasma contient des granulations graisseuses. Aussi cette membrane possède-t-elle une couleur légèrement jaunâtre, analogue à celle du corps jaune, dans la formation duquel elle joue un rôle important.

Après la déhiscence de l'ovule, en effet, pendant que les cellules de l'épithélium folliculaire se tuméfient, pendant que leur noyau devient sphérique et que la couche épithéliale s'épaissit, les cellules de la thèque interne prolifèrent et pénètrent, avec des vaisseaux de nouvelle formation, dans la couche épithéliale du follicule. On voit s'élever des bourgeons conjonctivo-vasculaires de la thèque interne, qui entrent dans la couche épithéliale épaissie, la traversent bientôt complètement et la divisent en lobules formés de grandes cellules épithéliales. La figure 2, dessinée à un grossissement d'environ 200 diamètres, rend bien compte de ce processus arrivé à son terme. On y voit les vaisseaux *v*, *v'*, partis de la thèque interne, traverser toute la couche épithéliale a, a, en s'y anastomosant et en se terminant en anses du côté de la cavité du follicule. Cette pénétration du tissu conjonctif et des vaisseaux dans la couche épithéliale se fait assez rapidement pour qu'au bout d'une dizaine de jours elle soit complète. Le corps jaune est, bien avant cette date, caractérisé, chez la femme, par un centre hématique plus ou moins considérable, ayant de 5 à 10 millimètres de diamètre.

Cette portion centrale est entourée partout d'une couche jaune sphérique lobulée ou gaufrée à sa périphérie, par suite de l'entrée des vaisseaux et du tissu conjonctif de la thèque interne. Cette couche jaune est épaissie de 1/3 à 1/2 millimètre, ou même plus, et elle est tout à fait caractéristique. Elle doit son aspect à l'œil nu, sa teinte, son opacité, aux caractères nouveaux que revêtent les cellules épithéliales du follicule ; ces dernières sont en effet très volumineuses, chargées de graisse et d'une matière colorante jaune spéciale, la lutéine. On verra l'aspect de ces cellules dans les figures 3 et 4, dessinées à un grossissement de 500 diamètres. Dans la figure 3, les coupes avaient été colorées à la thionine, après avoir passé successivement par l'alcool absolu et l'éther, de sorte que la graisse en avait été chassée. Aussi, dans le protoplasma très considérable de ces cellules tuméfiées, irrégulièrement polyédriques, voit-on une quantité de vacuoles plus ou moins grandes (*a*, *p*) qui étaient remplies de graisse, ainsi que le démontre la figure 4, où ces cellules ont été traitées par l'acide osmique. Dans ces deux figures on peut s'assurer que les noyaux sont bien formés, arrondis ou parfois un peu ovoïdes, munis de nucléoles et bien colorés. Je n'y ai pas rencontré de mitoses ni de figures évidentes de division directe. Mais, malgré la grande quantité de graisse qu'elles contiennent, elles sont parfaitement vivantes.

Ces cellules épithéliales sont divisées en îlots par les tractus cellulo-vasculaires, ainsi que nous l'avons déjà dit. Des vaisseaux capillaires, émanés de ces travées principales, pénètrent dans les îlots de cellules épithéliales, sans être accompagnés de tissu conjonctif. Tel est le vaisseau capillaire *v*, fig. 3, formé uniquement de cellules endothéliales qui sont en contact immédiat avec les grandes cellules d'épithélium. On voit beaucoup de ces capillaires ainsi constitués et dont l'épithélium périphérique maintient la béance.

C'est le seul exemple que je connaisse d'un tissu physiologique où l'endothélium des capillaires soit ainsi en contact immédiat avec des cellules épithéliales et fasse corps avec elles.

Le corps jaune nous offre à considérer d'autres particularités non moins dignes d'intérêt.

Je veux parler de la façon dont se conduisent les cellules de tissu conjonctif de la theca interna, lorsqu'elles arrivent à la limite interne de la substance jaune. J'ai déjà attiré l'attention de la Société anatomique sur les formes qu'elles y revêtent, sur les formes qu'elles revêtent au contact du sang contenu dans la cavité folliculaire et sur leur mode d'entrée au milieu de ce sang lui-même. Les figures 1 et 2 aideront à comprendre ce processus.

La figure 1 se rapporte à un corps jaune de l'ovaire d'une femme, enlevé avec des fibromes internes par M. Schwartz ; les dernières règles avaient eu lieu trois semaines auparavant. Ce corps jaune, sans qu'il y eut de grossesse, était très volumineux, du diamètre d'environ un centimètre et demi, rempli de sang adhérent à la partie jaune, gaufrée, assez épaisse. La partie dessinée représente, en haut du dessin, le caillot sanguin *s*, dont les globules se voient jusqu'en *n*. Dans ce caillot sanguin on trouve partout de grandes cellules du tissu conjonctif étoilées, fusiformes, souvent anastomosées entre elles, *c*, *c'*, *c''*, et se continuant avec les cellules de tissu conjonctif *n* qui accompagnent les vaisseaux partis de la thèque interne. Les travées fibro-vasculaires venues de cette dernière, *t*, *t'*, *m*, séparent et entourent les îlots *a* de cellules épithéliales ou *cellules du corps jaune*. A la limite interne de ces lobules, du côté du caillot, ces cellules conjonctives sont pressées et forment une couche continue. C'est de cette couche que partent les grandes cellules de tissu conjonctif *c*, *c'*, *c''* qui pénètrent dans le sang, au milieu des globules rouges, isolées ou par groupes, unies entre elles et avec les cellules de la couche conjonctive intermédiaire au sang et aux lobules du corps jaune. Ces grandes cellules proviennent de la prolifération des éléments de cette couche par division directe.

Depuis deux ans que nous examinons des corps jaunes au point de vue de la poussée de ces grandes cellules plasmatiques dans le sang, nous les avons toujours rencontrées dans les corps jaunes datant de quinze jours à un mois.

Le sang, épanché dans la cavité folliculaire, présente donc une ébauche d'organisation cellulaire, qui se constitue à l'aide du tissu conjonctif parti de la thèque interne et qui enveloppe la face interne de la partie jaune du corps jaune.

Cette tendance des cellules plasmatiques à pénétrer et à vivre dans le sang épanché hors de ses cavités naturelles et coagulé, est analogue, dans le centre du corps jaune, à ce que j'ai vu dans l'organisation du caillot des phlébites (1), dans les ecchymoses du tissu conjonctif qui accompagnent les traumatismes et les inflammations (2), etc. Cette néoformation de cellules plasmatiques, pénétrant et vivant d'une vie active dans le sang coagulé, est tout à fait semblable à ce qui se passe dans l'inflammation ; mais il convient de remarquer qu'elle s'observe ici dans un acte purement physiologique et qu'elle est une preuve nouvelle de l'identité des phénomènes normaux et pathologiques, étudiés dans l'intimité de la vie cellulaire.

A mesure que le corps jaune vieillit, c'est-à-dire au bout d'un mois à six semaines, ses grandes cellules propres restent chargées de graisse. Elles sont claires et très volumineuses. Sur les préparations qui ont passé par l'alcool absolu et l'éther (voyez a, a, fig. 2) les vaisseaux *v*, *v'* forment au milieu et en contact avec ces cellules un réseau élégant terminé en anses du côté interne de la zone jaune. Le tissu conjonctif qui se trouve en bordure entre cette dernière et le sang montre ses cellules de tissu conjonctif volumineuses, anastomosées, *c*, *c'*, et des fibrilles *f*, avec quelques leucocytes. L'enveloppe fibreuse *m*, *m* (fig. 2), très riche en cellules migratrices et en cellules de tissu conjonctif, est aussi le siège de granules graisseux en quantité consi-

(1) CORNIL. Organisation des caillots intravasculaires et cardiaques dans l'inflammation des vaisseaux et de l'endocarde. *Journal de l'anat. et de la phys.*, mai-juin 1897.

(2) CORNIL et TOUPET. Des hématomes en général et des hématomes musculaires en particulier. *Archives des sciences médicales* de Th. Jonesco. Masson, novembre 1896.

dérable. Sur les préparations fixées par l'acide osmique, on voit en effet des amas de granulations noires accumulées dans les cellules. Ce qui reste de la thèque interne et la thèque externe épaissie sert à la résorption de la graisse contenue dans les cellules propres du corps jaune, qui se débarrasseront peu à peu de leur contenu graisseux.

En même temps, la partie primitivement cruorique et centrale du corps jaune devient un tissu conjonctif à fibrilles minces, accompagnées d'assez nombreuses cellules plasmatiques. C'est ce que montre la figure 5, qui a trait à un corps jaune d'un mois environ. Les fibrilles *f* et les cellules plasmatiques *c*, *c'* forment des mailles qui contiennent quelques globules rouges bien reconnaissables, quoique pâlis, et des amas de pigment jaune ou rouge-brun, *p*. Globules rouges et pigment donnent au centre du corps jaune une couleur hématique tirant sur le brun. Nous avons cherché vainement des vaisseaux sanguins dans ce tissu.

Que deviennent les éléments cellulaires lorsque le corps jaune passe à l'état de cicatrice ou *corpora albantia* des auteurs. Leur volume est variable ; on peut en voir qui aient de 5 à 10 millimètres ; ils sont très faciles à reconnaître à l'œil nu, sur une coupe de l'ovaire, à la membrane plus ou moins épaisse, festonnée et plissée qui, de jaune et opaque, est devenue blanche et translucide, et à leur contenu également incolore.

Lorsqu'on examine au microscope un de ces corps jaunes atrophiques, sur des coupes de l'ovaire, on voit (fig. 6) la membrane repliée *c* et le tissu central *f* ; l'apparence lobulée, végétante, du corps jaune est complètement conservée ; des prolongements coniques du tissu fibreux de l'ovaire *t* la pénètrent, mais seulement dans ses plis périphériques. Ces cônes villeux sont formés de tissu conjonctif avec des cellules parfaitement vivantes et des vaisseaux capillaires émanés des vaisseaux du stroma ovarien. Tous les éléments cellulaires et vasculaires de ce dernier (*t*) sont parfaitement colorés et vivants, tandis que la partie centrale *f* et la couche propre du corps jaune *c* restent absolument incolores, lorsqu'on les a teints par les réactifs colorants du noyau. On peut déjà s'en assurer avec le faible grossissement employé dans la figure 6. On peut voir aussi, sur cette figure, que la substance propre du corps jaune *c* ne présente plus de vaisseaux capillaires ; que la circulation sanguine s'arrête à sa limite externe, dans les cônes cellulo-vasculaires qui s'enfoncent entre les plis.

La figure 7, dessinée à un fort grossissement, montre encore mieux la mortification des cellules et l'absence de noyaux dans leur épaisseur. Elle représente une partie de la substance propre du corps jaune à sa limite interne. Les grandes cellules du corps jaune *a* sont pâles, leur protoplasma effacé, leurs limites parfois confuses et elles n'ont plus de noyaux ; les interstices clairs *b* rappellent la place des capillaires disparus. La zone *t* représente le tissu conjonctif qui tapissait la surface interne de la partie jaune, et le tissu fibroïde contral est figuré en *f*. Les restes pâlis du protoplasma cellulaire et des fibrilles sont encore reconnaissables, mais il n'existe plus aucun noyau.

Il ne s'agit donc pas, dans ces corps jaunes anciens, de cicatrices vivantes, mais de la mortification totale d'un organisme qui séjourne privé de vie, ayant conservé sa forme et celle de ses partis constituantes, au milieu du stroma ovarien.

On a distingué chez la femme deux variétés de corps jaunes, suivant qu'ils débutent ou non au commencement d'une grossesse. Le corps jaune qui accompagne la grossesse et qui évolue pendant toute sa durée, sans qu'il y ait de nouvelle ovulation, est assurément plus volumineux, avec une substance propre plus épaisse, plus jaune, que celui qui suit chaque menstruation régulière. Il semble alors que pendant neuf mois, en l'absence de toute déhiscence ovulaire, l'ovaire donne plus de matériaux nutritifs à l'unique corps jaune qu'il contient.

Mais en dehors de toute grossesse on peut rencontrer dans une série d'états pathologiques généraux ou locaux accompagnés de congestion ovarienne, des corps jaunes volumineux et qu'il serait impossible de distinguer de ceux de la grossesse.

Par exemple, dans certaines maladies infectieuses comme la fièvre typhoïde, souvent marquées au début par une menstruation avec métrorrhagie abondante, on trouve à l'autopsie, quinze jours ou trois semaines après l'invasion du mal, un corps jaune très volumineux, avec une masse centrale cruorique et une zone jaune épaisse. La congestion de l'ovaire est, dans la dothiénenterie, du même ordre que toutes les autres congestions des organes internes.

Il en est de même dans les congestions passives, chroniques, de tout l'appareil génital, dans les maladies du cœur avec asystolie. Presque toujours, en de pareilles conditions, la muqueuse du corps de l'utérus est très rouge et sa cavité contient un peu de sang, même chez les femmes qui ne sont plus réglées. Les ovaires, chez celles qui sont encore dans la période génitale, sont souvent le siège de gros corps jaunes ou d'hémorrhagie dans les follicules de de Graaf.

Mais cet accroissement des corps jaunes, semblables à ceux de la grossesse, est surtout manifeste dans les métrites chroniques. J'en ai observé souvent dans les organes génitaux enlevés pour des affections le plus souvent complexes, c'est-à-dire d'hypertrophie de la paroi utérine avec sclérose vasculaire, avec de la métrite interne glandulaire du corps utérin, avec des polypes muqueux ou myomateux, avec des myômes pariétaux ou sous-péritonéaux, etc. Dans ces faits, les ovaires sont volumineux ; ils renferment souvent de nombreux follicules de de Graaf, gros comme un petit pois, une cerise, ou plus, qui leur donnent une apparence polykystique. On y trouve alors, le plus souvent, un corps jaune très volumineux, présentant une substance propre colorée en jaune, très épaisse, et un centre cruorique. J'ai même observé, dans un fait d'ablation totale des organes génitaux, pratiquée par M. Schwartz, deux corps jaunes d'âge analogue et très volumineux dans un même ovaire. Dans deux autres opérations du même chirurgien, il y avait trois corps jaunes volumineux dans l'une et quatre dans l'autre. Chez aucune de ces malades, il n'y avait eu de fécondation ni de grossesse récente.

On ne peut pas distinguer des corps jaunes ainsi hypertrophiés sous l'influence de congestions ovariennes, de ceux de la grossesse.

Dans les ovaires polykystiques, où il existe une série de follicules de de Graaf volumineux, remplis de liquide séreux, lorsqu'on examine le contenu de ces follicules, on y trouve habituellement dans chacun d'eux un ovule à maturité. Il paraît donc rationnel d'admettre que ces ovaires échappent à la régularité mensuelle de la déhiscence ovulaire, et qu'ils présentent plusieurs corps jaunes remontant les uns et les autres à des époques peu éloignées, et semblables entre eux.

TRAITEMENT CHIRURGICAL
DES FIBROMYOMES DE L'UTÉRUS

Par le Professeur **Schauta** (1).

Les opinions sur le traitement chirurgical des myômes de l'utérus ont de nouveau subi, dans ces dernières années, des modifications multiples, et l'on n'est pas arrivé encore à une solution définitive. Les propositions, les données fondamentales que je me permettrai de formuler dans ce rapport et de soumettre à l'appréciation de mes collègues sont le résultat d'une expérience de 23 années, fondée sur 424 observations personnelles de traitement chirurgical des myômes utérins avec ouverture du péritoine, sur un total de 2,263 opérations péritonéales que j'ai pratiquées jusqu'à la fin de l'année 1898.

État des indications générales. — Tout myôme n'implique pas une intervention chirurgicale. Les myômes qui ne causent aucun accident ne doivent être l'occasion d'aucune intervention chirurgicale. L'indication au traitement chirurgical des myômes est créée par les accidents qui ne peuvent être supprimés que par l'opération, et les accidents produits par les myômes (hémorrhagies, douleurs, compressions sur les organes voisins) peuvent être considérés comme connus, pas n'est besoin de les étudier ici de plus près.

Opérations palliatives, — Parmi les opérations palliatives qui ne s'attaquent pas directement au néoplasme, mais qui

---

(1) Rapport présenté au III° Congrès de Gynécologie, à Amsterdam, août 1899. Comme nous l'avons déjà indiqué dans le n° août-septembre, consacré au Congrès d'Amsterdam, nous n'avons pu faire figurer dans ce compte rendu les rapports des professeurs Schauta et Léopold, que leurs auteurs ne sont pas venus lire au Congrès.

s'adressent seulement à quelques-uns de ses symptômes : maîtriser par exemple les hémorrhagies, enrayer le développement rapide de la tumeur, il y a le curettage de la cavité utérine et la castration.

Le *curettage de la cavité utérine* (abrasio mucosæ, excochleatio, évidement) a été jadis plus en vogue qu'aujourd'hui. A cause des perfectionnements considérables réalisés dans la technique des opérations radicales, de leur sûreté tous les jours plus grande, le curettage a paru inutile parce qu'il ne répond pas sûrement au but visé, et que, d'autre part, il n'est pas absolument sans danger. Le danger du curettage réside dans la possibilité de la nécrose du myôme, qui, en certains de ses points, du fait de l'opération, peut être privé de portions de sa capsule et de leurs vaisseaux nutritifs, et dans la possibilité d'hémorrhagies abondantes par déchirure de sinus veineux importants. Les effets du curettage sur l'hémorrhagie ne peuvent être que passagers, par la raison que le bourgeonnement de l'épithélium, la cause primitive persistant, se renouvelle rapidement. Enfin, le curettage est difficile par suite des irrégularités de forme de la cavité utérine. Il ne devrait donc être pratiqué que dans les cas de myômes petits, interstitiels, à peine nettement reconnaissables, et qui n'ont pas encore déformé la cavité utérine.

De même la *castration* est presque complètement délaissée. Également, elle est incertaine, difficile et dangereuse. L'incertitude vient de ce fait, qu'en dépit de la castration, on peut, en certains cas, constater la continuation de l'accroissement de la tumeur, sa dégénérescence et des hémorrhagies persistantes. Les difficultés tiennent à cette particularité, que l'accroissement de la tumeur peut entraîner le déplissement partiel ou complet du ligament large, d'un côté au moins, que par suite il y a défaut de place pour l'application de ligatures. Autre difficulté, le développement des myômes s'accompagnant d'une vascularisation particulièrement intense dans le ligament large, il devient très difficile quand on applique les ligatures d'éviter les gros vaisseaux veineux. Il arrive aussi, non rarement, qu'en dépit de l'extirpation des ovaires, il reste quelques vestiges, souvent même à peine reconnaissables, de parenchyme ovarique, mais qui suffisent pour maintenir l'ovulation et la menstruation. Enfin, la castration est dangereuse à cause de la possibilité d'hémorrhagies par suite du développement vasculaire énorme, et du glissement des ligatures à cause de la brièveté du pédicule imposée par les conditions anatomiques. Tandis que la castration, pour des indications autres, est une opération très simple est très sûre, elle n'est plus cela lorsqu'elle s'adresse aux myômes utérins. Ma statistique personnelle établit le fait : sur 75 cas de castration, j'ai eu 3 morts; ces 3 décès correspondant à des castrations pour myômes que j'ai pratiquées au nombre de 45, soit comme pourcentage de mortalité 6,6 p. 100 ; tandis que je n'ai pas eu un seul décès sur les 30 autres castrations faites pour d'autres indications. De ces 3 décès, il y en a eu 2 par hémorrhagie due au glissement de la ligature, et 1 par péritonite. Aussi, à cause de ces faits, et comme la plupart des chirurgiens, ai-je de plus en plus abandonné la castration, ce qu'établissent aussi mes chiffres.

Dans une 1re série de 1,000 cœliotomies, je compte 40 castrations pour myômes ; dans une 2e série de 1,000, seulement 35; enfin, dans une 3e série de 263 cœliotomies pratiquées jusqu'à la fin de 1898, pas une seule. De ce qui vient d'être dit, il ressort que cette opération ne serait justifiée que si aucune autre méthode, y compris le traitement extra-péritonéal du pédicule, ne pouvait être appliquée sans mettre en danger l'opérée ; mais il est certain que cette indication restera une éventualité très rare.

Opérations vaginales radicales.

D'abord, les opérations vaginales radicales *sans ouverture du péritoine*, dans lesquelles il s'agit d'enlever à travers le canal dilaté des myômes ou pédiculés ou à insertion large.

Inutile de s'attarder sur l'opération des myômes pédiculés engagés dans le col ou dans le vagin. Cette opération est pleinement justifiée, même dans le cas où la présence d'autres myômes de l'utérus fait penser que très probablement l'opération du myôme pédiculé n'aura qu'un effet transitoire ; l'opération est en effet si simple, si peu douloureuse, qu'en dépit de cette éventualité, elle reste pleinement justifiée. Elle l'est d'autant plus que les hémorrhagies qui, dans ces cas, constituent la première des indications, sont surtout sous la dépendance de de la tumeur pédiculée, et qu'en conséquence, on peut espérer, qu'une fois cette tumeur enlevée, la femme sera au moins pour longtemps libérée des accidents hémorrhagiques.

Les conditions se présentent bien différemment quand il s'agit de l'opération de *myômes sous-muqueux, à base large.* — Le col n'est-il pas déjà suffisamment dilaté, il faut le dilater avec la laminaire ou avec les tiges d'Hegar. Mais, en beaucoup de cas, cela ne réussit pas et besoin est de pratiquer l'incision de la paroi cervicale antérieure après décollement de la vessie et du péritoine pour accéder dans la cavité utérine. Des myômes à insertion large, ceux-là, seuls, sont justiciables de l'énucléation qui, l'utérus ayant déjà fait des efforts d'expulsion, se sont plus ou moins rapprochés de la cavité utérine; dans tous les cas, ceux-là seulement, qui peuvent être enlevés en une seule séance. L'énucléation complète en une seule séance est-elle impossible, l'opération doit-elle être laissée inachevée avec l'espoir de la compléter ultérieurement, alors il y a de très grandes probabilités à la gangrène de la tumeur, à l'infection et à la septicémie.

Les myômes *interstitiels* ou *sous-péritonéaux* peuvent, quand ils sont isolés et que leur grosseur n'excède pas celle du poing, être traités par la *cœliotomie vaginale,* l'énucléation et la suture de la poche. Ces opérations sont des intermédiaires aux interventions intra-péritonéales contre les myômes. L'opération consiste alors dans : l'incision du col au niveau de sa paroi antérieure, le décollement de la vessie, *l'ouverture du péritoine*, l'incision de la capsule, l'énucléation de la tumeur, et la suture de la cavité cruentée (poche d'énucléation) ; la ligne de suture de la paroi utérine peut alors ou bien être abandonnée ou, si l'on redoute une hémorrhagie secondaire ou l'infection, on peut la faire extra-péritonéale en la fixant au vagin ou encore, chez les femmes âgées, la rendre extra-péritonéale en même temps que tout le corps de l'utérus, ce qu'on obtient en attirant l'utérus au dehors à travers l'ouverture péritonéale, en fixant par une suture le péritoine à la paroi postérieure du col et en suturant l'utérus entre la vessie et le vagin. J'ai appliqué ce dernier procédé dans un cas d'énucléation d'un myôme inséré au niveau du fond de l'utérus. Mais, en général, ce procédé d'énucléation vaginale, avec ouverture du péritoine, restera d'une application relativement rare, parce que les myômes isolés de l'utérus sont peu communs, et que vis-à-vis des myômes multiples cette méthode n'a aucun avantage sur l'opération radicale. Dans la seconde série de mes cœliotomies, j'opérai 3 fois suivant cette indication, et chaque fois avec succès.

Extirpation vaginale totale. — L'opération radicale des myômes, digne de la plus grande généralisation et capable de procurer les meilleurs résultats, c'est l'*extirpation vaginale totale*. A l'exception des opérations relativement rares, dans lesquelles des myômes isolés peuvent être enlevés par l'énucléation vaginale ou abdominale, cette opération serait indiquée dans tous les autres cas où, en général, il y a indication à des opérations pour myômes ; en principe, il faut lui accorder la préférence sur toutes les autres opérations radicales pour myômes. Toutefois, les limites de son application dépendent de la grosseur des myômes. On ne peut enlever sans danger par le vagin que les tumeurs qui ne dépassent pas l'ombilic et qui, au moins, la femme étant endormie, peuvent être refoulées dans le bassin. Si même l'on n'arrivait pas, à la faveur de la narcose, à apprécier suffisamment la mobilité et la possibilité de refoulement de la tumeur dans le bassin, il n'y aurait aucun inconvénient à commencer l'opération par le vagin, le chirurgien pouvant toujours, le cas échéant, la terminer par l'abdomen. Il n'en résulte aucun désavantage au point de vue même de la durée de l'opération. Sur douze cas, où j'arrêtai l'opération commencée par le vagin pour la terminer par la voie abdominale, je n'eus qu'un cas de mort, encore ce décès ne doit-il pas être mis au passif de l'opération ; il s'agissait en effet d'une femme réduite déjà avant l'opération à un état d'anémie proprofonde. Les raisons qui m'obligèrent à abandonner la voie vaginale furent : 4 fois des adhérences périmétritiques, 4 fois un défaut de mobilité ; 3 fois le siège intra-ligamentaire de la tumeur, 1 fois la production d'une hémorrhagie abondante.

Quant à la *technique* opératoire, elle peut être très diverse, et demandera d'être modifiée d'un cas à un autre. Le plus souvent, il s'agit, dans les myômes, de réduction de la tumeur pendant l'opération. La réduction peut être obtenue soit par l'excision de portions cunéiformes ou sphériques de la tumeur, soit par l'énucléation successive de noyaux myomateux.

Le plus souvent on combinera les deux méthodes.

La technique opératoire, celle que je suis depuis des années, est en résumé la suivante : la portion vaginale du col, saisie avec deux pinces, est attirée aussi bas que possible ; les culs-de-sac vaginaux incisés circulairement, la vessie décollée, le péritoine du cul-de-sac vésico-utérin largement ouvert, et le bord du péritoine immédiatement fixé par des sutures à la lèvre antérieure de l'incision vaginale. Le péritoine est ouvert de même façon en arrière et fixé également au vagin. Ligature en 2-3 parties des paramétriums et amputation du col aussi haut que possible. Par la ligature du paramétrium, on maîtrise d'abord le domaine vasculaire de l'utérine, ce qui a un grand avantage pour le reste de l'opération. L'excision du col me paraît, contrairement à l'opinion professée par d'autres chirurgiens, posséder cet avantage que toute la surface de l'utérus s'offre librement, au niveau de l'incision circulaire du vagin, à l'énucléation et à la réduction, tandis que, le col restant en place, il faut manœuvrer à travers la mince fente antérieure ou postérieure entre le col et la lèvre de l'incision vaginale. D'autre part, on ne perd pas la prise de l'utérus, car, on a la précaution de saisir, toujours avec la pince, avant d'enlever un morceau quelconque de la paroi utérine ou du myôme, un point un peu plus élevé de la matrice. On procède ainsi graduellement au morcellement, à la réduction de la tumeur, tantôt en avant, tantôt en arrière ; au début, on coupe des fragments petits, puis de plus en plus gros, avec un bistouri long, fin, légèrement recourbé sur le plat, jusqu'à ce qu'enfin ce qui reste du myôme cède à une faible traction et que l'utérus ne tienne plus qu'aux deux ligaments. Les ligaments larges sont ensuite suturés à la soie et après revision minutieuse du champ opératoire, et arrêt de toute hémorrhagie si petite soit-elle, on place une bande de gaze iodoformée dans la partie la plus déclive de la cavité abdominale et dans le champ opératoire.

Les résultats que m'a donnés cette opération me paraissent bien encourageants : sur 148 cas d'extirpation vaginale totale pour myômes, j'ai eu seulement 5 morts, soit une mortalité de 3,3 0/0. D'ailleurs, de ces 5 décès, 2 ne sont pas liés directement à l'opération : dans un cas, en effet, l'opération dut être faite pour un myôme en voie de putridité, et dans un autre, la mort fut le résultat d'une sténose intestinale. Des 3 autres décès, conséquence directe de l'opération, 2 furent causés par une hémorrhagie secondaire (une fois après suppression des pinces à demeure au bout de quarante-huit heures) et une fois par péritonite. Il s'agissait en outre, dans la plupart des cas, de myômes qui avaient excédé le double du volume du poing et même celui d'une tête fœtale, myômes de 600-800 grammes, un grand nombre de plus de 1,000 et jusqu'à 2,000, ainsi donc de cas non légers.

Opérations abdominales radicales.

Énucléation abdominale et extirpation de myômes pédiculés par la laparotomie. — Ce qu'on a dit de l'opération par le vagin des myômes à insertion large convient en général à l'opération par la voie haute des myômes largement insérés. L'indication se présente rarement, car les myômes isolés sont rares. De plus, les myômes ne doivent pas excéder le volume du poing, si l'on veut procéder en sûreté au traitement de la loge d'insertion du myôme et à l'hémostase. Enfin, d'après mon expérience, il faut que la cavité *utérine* reste *intacte* si l'on veut être conservateur. Les indications sont les mêmes quand il s'agit de l'extirpation de myômes pédiculés. Si, avec l'opération citée en premier lieu, on peut se contenter d'un résultat incomplet, il faut bien se demander si la laparotomie est susceptible de procurer un résultat temporaire ou définitif, car on ne soumettra pas facilement une femme une deuxième fois à la laparotomie pour la même indication. Quand il ne s'agit pas sûrement de myômes pédiculés isolés, quand ces tumeurs pédiculées coexistent avec des myômes sous-muqueux ou interstitiels, leur présence ne modifie en rien les indications relativement à l'extirpation totale. Aussi, l'extirpation abdominale des myômes pédiculés se présentera-t-elle en pratique aussi rarement que l'énucléation abdominale.

Sur les séries d'opérations pour myômes indiqués ci-dessus, j'ai pratiqué 25 énucléations abdominales avec 5 morts, soit une mortalité de 20 p. 100. D'ailleurs, de ces 5 décès, 2 seulement sont directement imputables à l'opération : 1 cas (série I, 332) par péritonite, effet de la suppuration de la poche cruentée, par infection venue de la cavité utérine du fait de l'ouverture de cette cavité utérine, et 1 cas (série T, 691) par hémorrhagie secondaire, interne, due à l'insuffisance de la suture de la loge du myôme. On procéda à une laparotomie secondaire, mais sans succès. Les causes de la mort dans les autres cas furent : *a*) des *embolies* (série T, 827 ; II, 891) ; *b*) la *pneumonie* (série I, 169). Dans 5 de ces cas, l'énucléation des myômes, à cause de la coexistence d'autres nodules myomateux, fut combinée avec la castration. En semblables conditions, j'estime qu'il vaudra mieux avoir recours à l'extirpation de l'utérus, parce que les deux opérations précédentes associées sont certainement plus dangereuses que l'extirpation abdominale totale.

D'autres chirurgiens paraissent avoir obtenu des résultats semblables par l'énucléation après laparotomie. D'après les statistiques considérables d'Olshausen dans le traité de Veit, sur 177 énucléations abdominales, il y eut 23 décès, soit 13 p. 100.

Amputation supra-vaginale. — Traitement extra-péritonéal du pédicule. Les premiers succès dans les opérations pour myômes ne furent possibles qu'avec l'amputation supra-vaginale avec *traitement extra-péritonéal* du pédicule. Cependant, à une époque où le traitement intra-péritonéal était plus dangereux, quelques opérateurs, dans le juste pressentiment qu'elle serait la méthode de l'avenir, appliquaient la méthode intra-péritonéale (Schrœder, Olshausen, Gusserow, Martin). Même tendance s'accuse ajourd'hui, où nombre de chirurgiens accordent à l'extirpation abdominale totale, bien que plus dangereuse, la préférence sur l'amputation supra-vaginale avec traitement intra-péritonéal du pédicule, et s'efforcent de lui faire fournir des résultats égaux à ceux procurés par cette dernière. Olshausen estime que la méthode extra-péritonéale n'aura bientôt plus qu'un intérêt historique. A la vérité, elle ne disparaîtra jamais de l'ensemble des opérations gynécologiques ; car ses avantages sont dans la rapidité de son exécution et dans la prophylaxie de toute perte de sang. Aussi, pourra-t-elle encore rester indiquée *exceptionnellement* chez les sujets très épuisés, anémiques, très gras, dans les accidents au cours de la narcose, dans les cas de thrombose des veines fémorales en raison de l'impossibilité alors de la position élevée du bassin, dans les cas de suppuration ou de processus putrides de la tumeur. En tout cas, je déclare formellement que, pour moi, qui étais jadis un vif partisan de cette opération, elle ne doit plus être qu'une *opération d'exception* ou une *opération de nécessité*.

La *technique* de l'amputation supra vaginale avec traitement extra-péritonéal du pédicule est une technique très simple. Le ventre ouvert, la tumeur est attirée au dehors. Puis on applique un lien autour de la portion la plus basse de la tumeur, avec cette restriction que le lien doit rester au-dessus du sommet de la vessie. Si, par suite, une portion de myôme se trouve au-dessous du plan du lien élastique, on divise la capsule de la tumeur au-dessus du lien et on énuclée le myôme jusque dans la partie située au-dessous du collet de striction. Le lien se relâche-t-il de ce fait, on a soin de serrer tout de suite et solidement. Mais, le plus souvent, semblable énucléation ne s'impose pas et l'opération se résume, après l'application du lien, à bien le fixer *in situ*, à l'empêcher de glisser soit en haut, soit en bas, en passant des aiguilles lancéolées transversalement au-dessus et au-dessous du lien, à travers le col, et en évitant la cavité utérine en avant et en arrière. Puis, le péritoine du moignon étant suturé au-dessous du lien au péritoine pariétal de l'angle inférieur de la plaie abdominale, on ferme complètement le reste de la cavité abdominale par une suture du péritoine, des fascias, de la peau, et *alors seulement on ampute l'utérus.*

L'amputation de l'utérus, faite comme dernier temps de l'opération, a pour but d'éviter sûrement l'infection de la cavité péritonéale par le contenu utérin.

Sur 76 cas que j'ai opérés suivant cette méthode, j'ai eu 13 morts, soit 14,6 p. 100, mortalité brute. Mais, parmi ces décès, il y en a qui ne sont pas directement imputables à l'opération, 2 cas d'incarcération (série I, 48 et 285), 2 cas de pneumonie (série I, 129 et 608), 1 cas de stéatose du cœur (série I, 115), et un cas de rupture d'un pyosalpinx avec péritonite (série I, 255). Restent donc au passif de l'opération 7 décès, 5 de péritonite et 2 d'hémorrhagie interne, soit 7,8 p. 100.

Les raisons pour lesquelles l'amputation supra-vaginale avec traitement extra-péritonéal du pédicule est à l'heure actuelle réservée à des cas rares, exceptionnels, sont : la longueur, les ennuis du traitement consécutif, la possibilité de la persistance de fistules cervico-abdominales, et le danger de la production de hernies par suite de l'impossibilité de la réunion linéaire des fascias abdominaux au niveau du moignon.

Traitement intra-péritonéal. — Partisan de l'extirpation abdominale totale, j'ai eu rarement l'occasion d'appliquer le traitement intra-péritonéal du pédicule. Sur 3 cas, j'ai eu 2 décès, les deux par septicémie.

Des diverses méthodes du traitement intra-péritonéal du pédicule, celles qui me paraissent donner la plus grande sûreté sont celles qui assurent le drainage de l'espace cruenté supra-vaginal par le vagin. Il en est ainsi dans la méthode dite rétro-péritonéale. Bien que les autres méthodes (Schrœder, Zweifel) donnent de bons résultats, il y a lieu de se demander si les exsudats du moignon qui se produisent, non rarement, après cette méthode ne sont pas attribuables à une infection d'origine cervicale. Il est certain que le traitement intra-péritonéal du col donne des résultats momentanés supérieurs. Mais la pierre de touche de la valeur réelle d'une opération n'est pas donnée seulement par le chiffre de la mortalité, elle est fournie aussi par l'état ultérieur des opérées et, à ce point de vue, l'extirpation abdominale totale l'emporte de beaucoup sur l'amputation supra-vaginale; car, en premier lieu, comme il a déjà été dit, les exsudats du moignon dans l'amputation supra-vaginale surviennent assez fréquemment.

Abel note, dans sa statistique, sur 65 opérations, 9 fois des infiltrations du moignon, relativement des exsudats. En outre, il existe déjà dans la littérature jusqu'à présent 11 cas dans lesquels le col conservé est devenu le siège d'un carcinome ou d'un processus sarcomateux. Ce sont les cas de Savor (4), Hacker, Erlach, Jacobs (2), Whemer (sarcome) et Menge, auxquels s'ajoute le cas de Fleischmam, présenté à la *Wiener Gynæk. Gesellschaft*, dans la séance du 11 mars de cette année. Bien qu'il soit possible de prétendre que dans quelques-uns de ces cas, par exemple dans celui de Menge, la tumeur primitive était déjà un sarcome, cela ne change en rien le fait qu'avec l'extirpation totale tout l'organe malade est enlevé, et qu'au moment de l'opération il n'est pas toujours possible de dire si le col laissé *in situ* est encore sain ou déjà malade. Finalement, la coïncidence non rare du myôme et du carcinome du corps de l'utérus milite nettement en faveur de l'extirpation totale.

Le traitement *intra-pariétal du pédicule*, d'après Hacker et Wölfler appartient, à l'heure actuelle, entièrement à l'histoire. J'ai opéré d'après cette méthode dans la première série de cœliotomies 4 fois avec succès.

Extirpation abdominale totale. — L'extirpation abdominale totale est, à l'heure actuelle, la rivale de l'amputation supra-vaginale avec traitement intra-péritonéal du pédicule. Leurs indications sont les mêmes. Tous les cas dans lesquels l'opération vaginale conservatrice ou radicale n'est pas indiquée sont, hormis quelques cas d'énucléation abdominale, justiciables de l'extirpation totale abdominale ou de l'amputation supra-vaginale avec traitement intra-péritonéal du pédicule. Toutefois, il me semble qu'il faut donner la préférence à l'extirpation abdominale totale à cause du large drainage qu'elle permet d'assurer par le vagin après clôture complète de la cavité abdominale, par la suture des lambeaux péritonéaux. Je n'ai jamais observé d'exsudat du moignon à la suite de cette opération. D'autre part, il n'y a pas, naturellement, risque d'une dégénérescence cancéreuse du col comme quand cet organe reste *in situ*. Il n'est pas douteux cependant que l'opération, techniquement, est plus difficile, et que ses résultats restent en arrière de ceux de l'amputation supra-vaginale. Il faut donc se proposer d'arriver au plus tôt à réduire les dangers de l'extirpation abdominale totale au taux de mortalité, obtenu déjà pour l'amputation supra-vaginale. A partir de ce moment, cette dernière opération ne devrait plus être mise en discussion, et ne devrait plus représenter qu'une des phases de transition dans le développement progressif des opérations pour myômes.

Les résultats que j'ai obtenus avec l'extirpation abdominale totale sont les suivants : sur 106 opérations, 16 morts, mortalité brute 15 p. 100. Toutefois, 10 seulement des décès sont directement imputables à l'opération, soit 9,4 p. 100. Il faut en effet abstraire un cas de broncho-pneumonie (série I, 950), trois cas d'anémie extrême avant l'opération (série II, 13 ; 496 et 553), un cas de paralysie du pneumogastrique (série II, 728) et un cas d'embolie (série III, 64). Dans les dix autres cas la mort survint par péritonite ; deux fois après lésion d'un ou des deux uretères (série II, 200 et 263).

La technique de l'opération, comme on la pratique aujourd'hui, est la suivante : après ouverture de la cavité abdominale, attraction au dehors de l'utérus. Application des deux côtés de petites pinces sur les ligaments larges, la première sur le ligament infundibulo-pelvien ; la seconde sur le ligament rond, et section des parties soumises à la compression. Alors, décollement et incision transversale du péritoine au-dessus de la vessie et décollement de celle-ci jusqu'au niveau de l'insertion vaginale. Cela fait, deux pinces sont placées de chaque côté sur le paramétrium, tout près de l'utérus, et l'on sectionne entre les pinces; on applique également, à gauche et à droite, deux pinces sur les culs-de-sac latéraux du vagin, puis le vagin est incisé et ouvert de chaque côté. A ce moment, l'utérus ne tient plus qu'au vagin, en avant et en arrière, par un mince pont de substance qu'on sectionne également après application de pinces légèrement courbées sur le bord, l'utérus est alors enlevé. Ce premier acte de l'intervention demande de 5 à 10 minutes. On remplace alors toutes les pinces par des ligatures. Celles qui correspondent au bord de la plaie vaginale et au paramétrium sont ramenées vers le vagin et les fils drainent simultanément l'espace cruenté supra-vaginal vers le vagin. Les deux ligatures supérieures, à droite et à gauche, sont coupées court, le péritoine de la vessie est suturé transversalement dans toute son étendue à la paroi postérieure du vagin, et les deux moignons supérieurs rendus sous-péritonéaux ; on ferme alors la cavité abdominale. Dans le cas où des myômes volumineux obstruent l'accès vers l'excavation pelvienne, on peut les énucléer. On agirait de même dans le cas de myômes intra-ligamentaires.

En terminant cet exposé de la technique des diverses opérations pour myômes, je désire toucher encore à quelques points qui sont communs à ces opérations et qui sont également, à l'heure actuelle, en discussion.

Le premier point a trait à la conduite du chirurgien, vis-à-vis des *ovaires*. La question se pose de savoir si, dans l'opération vaginale ou abdominale, il faut enlever ou non les ovaires. Théoriquement, on serait conduit à prévoir que les ovaires laissés en place, l'utérus étant enlevé, devraient causer des phénomènes analogues à ceux qu'on observe dans le cas d'ovaires doués de leurs fonctious alors qu'il y a atrophie congénitale ou acquise de l'utérus et aménorrhée, c'est-à-dire des symptômes nerveux graves, particulièrement des douleurs ; or, ces accidents font en général défaut après ces opérations. Cela tient à ce que les ovaires, quand ils sont laissés en place, s'atrophient tôt. Il n'en est pas moins vrai que des symptômes nerveux graves de ette nature peuvent quelquefois se manifester. Veit décrit deux cas de ce genre dans son *Handbuche der Gynæk.*, p. 597.

Il n'est pas possible de résoudre, à l'heure actuelle, d'une façon définitive, la question de savoir si l'on doit ou non laisser les ovaires en place. Il est sûr que lorsqu'on enlève les ovaires, les femmes sont immédiatement après l'opération sujettes à des phénomènes graves de collapsus ; toutefois, l'observation permet de constater que les femmes chez lesquelles on a laissé un ovaire ou les deux ne sont pas à l'abri des accidents de collapsus, mais que seulement ces accidents se produisent plus tard. La question exige donc un complément de contrôle par l'observation minutieuse et prolongée des opérées, nécessité qu'on ne peut que difficilement et incomplètement remplir avec des éléments cliniques dont on dispose dans les grandes cités.

Un deuxième point, sur lequel je désire insister ici, concerne la question de l'emploi des *pinces* pour le *traitement permanent* (*Dauerversorgung*) des vaisseaux sectionnés. Je n'ai jamais pu me résoudre à l'emploi *méthodique* des pinces à demeure, ce qui ne veut pas dire que je n'ai aucune expérience de cette méthode. J'ai, en effet, employé les pinces à demeure dans 40 cas d'opérations vaginales, dans des opérations pour myômes, dans l'extirpation de l'utérus pour cancer, dans des opérations vaginales pour affections des annexes, etc. J'ai, sur ces opérations, enregistré 7 décès ; 4 fois après l'enlèvement des pinces ; après 48 heures, survinrent des hémorrhagies graves. Une de ces opérées mourut précisément d'hémorrhagie secondaire après l'enlèvement des pinces, accident qui nécessita une seconde laparotomie. Ces résultats me paraissent peu encourageants. Dans les cas faciles, l'utérus étant bien mobile, la technique opératoire avec les ligatures est très simple ; quand l'utérus est volumieux, très peu mobile et le champ opératoire étroit, les pinces étranglent les tissus et, parfois, les pinces placées dans les premiers temps de l'opération ont dérapé. J'ai également fait l'expérience que, sauf dans quelques cas exceptionnels, on peut réussir avec les ligatures dans les cas où il semble qu'on doive employer les pinces. Sans doute, l'usage des pinces peut être un moyen auxiliaire de nécessité contre des hémorrhagies se produisant en des points difficilement accessibles ; également, dans beaucoup de cas, dans lesquels des circonstances spéciales imposent la rapide terminaison de l'opération. Mais, en général, mes observations démontrent qu'on réussit sans les pinces dans les cas les plus difficiles.

Finalement, il y aurait encore une question importante : faut-il, en principe, dans l'extirpation totale vaginale ou abdominale, fermer tout le terrain cruenté vers la cavité abdominale et vers le vagin ou laisser le champ opératoire ouvert et *drainer ?* Contrairement à l'opinion de beaucoup d'opérateurs, qui tiennent pour inutile de laisser ouvert l'espace cruenté supra-vaginal, qui considèrent même comme fâcheuse cette pratique, j'attache, d'après une longue expérience, au drainage une grosse importance. Je tiens d'ailleurs à noter ici que j'ai presque complètement abandonné le drainage de l'espace pelvien, dans la laparotomie, par l'angle inférieur de la plaie abdominale, à cause des risques de fistules et de hernies abdominales. En conséquence, je fais, en principe, le drainage par en bas. Dans l'extirpation vaginale totale, quand le péritoine a été suturé au bord de la plaie vaginale en avant et en arrière, on tasse lâchement de la gaze iodoformée dans la partie inférieure de l'excavation pelvienne et l'on ramène l'extrémité de la bande de gaze dans le vagin. Dans l'extirpation abdominale totale, le péritoine est seulement fermé par une fine suture à points séparés, l'espace cruenté supra-vaginal contenant le moignon reste ouvert vers le vagin ; les fils à ligatures, laissés longs et ramenés dans le vagin, opèrent le drainage. L'avantage qu'il y a à ne pas fermer l'espace cruenté supra-vaginal consiste à ce que les sécrétions qui se produisent nécessairement par suite de l'exfoliation du péritoine — traumatisme à peu près impossible à éviter au cours des opérations par le vagin — peuvent s'écouler. Comme il est possible de ramener toutes les ligatures et les moignons par le vagin, on évitera avec la plus grande sûreté la formation d'exsudats du moignon qui surviennent de temps à autre dans les opérations où l'on maintient, où l'on rétablit l'occlusion vagino-péritonéale, ainsi dans l'amputation supra-vaginale avec traitement intra-péritonéal du pédicule, dans les opérations annexielles abdominales et dans les opérations vaginales annexielles, unilatérales. D'autre part, j'estime qu'il y a encore un grand avantage à drainer et à laisser ouvert l'espace cruenté supra-vaginal au point de vue de ce que l'expérience nous a appris de la *migration des ligatures dans la vessie* ; ces complications s'observent relativement souvent dans les opérations abdominales annexielles et dans les opérations vaginales avec occlusion complète de la plaie péritonéale et vaginale. Le processus de la migration des ligatures dans la vessie cause aux malades des douleurs, de la fièvre, des besoins d'uriner ; de plus, les fils peuvent devenir le centre de formation de calculs. La région cruentée supra-vaginale reste-t-elle ouverte dans l'extirpation totale vaginale ou abdominale, toutes les ligatures se détachent au cours des premières semaines ou bien elles peuvent être sûrement enlevées, et une migration dans la vessie est impossible.

Comme conclusions, je me permets de réunir dans les propositions suivantes les renseignements et les résultats qui se dégagent de l'exposé précédent :

1° *Il ne faut traiter chirurgicalement les myômes que s'ils causent des accidents qu'il est impossible de supprimer d'autre façon. Les myômes qui ne causent aucun accident ne créent aucune indication à un traitement chirurgical.*

2° **L'extirpation vaginale totale** *est à l'heure actuelle, contre les myômes, l'opération et la plus sûre et la plus efficace sous le rapport de la durée des résultats. Elle est indiquée dans tous les cas de formations myomateuses multiples, dans lesquels la masse des tumeurs ne dépasse pas l'ombilic et se laisse facilement attirer ou refouler dans le bassin.*

3° *Dans les cas de myômes volumineux, peu mobiles, en*

*partie ou entièrement intra-ligamentaires, la question de l'***extirpation abdominale totale** *se pose.*

4° **L'amputation supra-vaginale avec traitement intra-péritonéal du pédicule**, *bien qu'elle donne des résultats immédiats supérieurs à ceux de l'***extirpation abdominale totale**, *sa rivale, devrait cependant céder de plus en plus le pas à cette dernière, parce que, avec celle-ci, les résultats définitifs sont meilleurs que lorsqu'une portion du col reste in situ.*

5° **L'amputation supra-vaginale avec traitement extra-péritonéal du pédicule** *en tant qu'opération de nécessité dans quelques cas d'anémie extrême, d'asphyxie, de faiblesse cardiaque, de suppuration, de putridité de la tumeur, possède, parce qu'elle peut être pratiquée rapidement et rester absolument extra-péritonéale, une valeur qu'il ne faut pas déprécier.*

6° **L'énucléation** *vaginale de myômes sous-muqueux, à insertion large, à travers le col dilaté, ou à travers le cul-de-sac vaginal après colpotomie antérieure ou postérieure avec ou sans ouverture du péritoine, de même que les opérations analogues pratiquées par la voie abdominale, doivent être absolument réservées à quelques cas présentant des indications spéciales, par la raison que la plupart du temps les myômes sont multiples, que ces sortes d'opération ne sauraient en conséquence fournir que rarement un résultat définitif, et qu'en outre elles ne paraissent pas moins dangereuses que les opérations radicales avec ablation de l'utérus.*

7° **Le curettage** *de la cavité utérine doit être, comme méthode thérapeutique incertaine et non inoffensive, restreint à quelques cas rares de formation myomateuse au début.*

8° **La castration** *pour myômes, par suite des résultats fournis par les opérations radicales, et à cause de ses* ALEA *et de ses risques perdra de jour en jour du terrain. Elle pourra, de temps à autre, le danger étant imminent, et l'amputatiou* *supra-vaginale avec traitement extra-péritonéal du pédicule étant impossible, être mise en question.*

9° **L'emploi méthodique des pinces à demeure** *n'offre, abstraction faite de la rapidité et de la commodité dans l'exécution de l'opération dans les cas typiques, aucun avantage pour les malades sur les ligatures. Il est indiscutablement justifié dans le cas d'urgence et de danger imminent.*

10° **Le drainage** *de la région supra-vaginale cruentée a, aussi bien dans l'extirpation totale abdominale que vaginale, une grande importance au point de vue de la marche régulière et aseptique des suites de l'opération et de la prophylaxie des exsudats.*

11° *La question de savoir s'il faut, dans l'extirpation totale de l'utérus vaginale ou abdominale, enlever ou non* **les ovaires**, *reste encore ouverte. Dans l'une ou l'autre alternative, les opérées ne sont pas à l'abri des accidents de prolapsus. Après la castration bilatérale, les accidents surviennent de suite; quand les ovaires restent en place, il n'apparaissent qu'après des semaines ou des mois.*

R. L.

Tableau synoptique de mes opérations pour myômes jusqu'à la fin de 1898, sur un

DÉSIGNATION de L'OPÉRATION	SÉRIE DE 1000 Cœliotomies	NOMBRE	ÉTAT DES ANNEXES		SIÈGE DE	
			NORMAL	PROCESSUS INFLAMMATOIRES OU NÉOPLASMES	CORPS	COL
1. Extirpation abdominale totale......	I	5	2	3	4	1
	II	85	56	29	75	8
	III	16	15	1	16	—
	Total..	106	73	33	95	9
2. Extirpation vaginale totale........	I	15	14	1	15	—
	II	105	73	32	104	—
	III	28	21	7	28	—
	Total..	148	108	40	147	—
3. Amputation supra-vaginale, traitement extra-péritonéal du pédicule..........	I	74	61	13	60	8
	II	13	10	3	12	—
	III	2	2	—	2	—
	Total..	89	73	16	74	8
4. Amputation supra-vaginale, traitement intra-péritonéal....	I	3	3	—	3	—
	II	—	—	—	—	—
	III	—	—	—	—	—
	Total..	3	3	—	3	—
5. Amputation supravaginale. Traitement intra-pariétal du pédicule............	I	4	3	1	3	—
	II	—	—	—	—	—
	III	—	—	—	—	—
	Total..	4	3	1	3	—
6. Extirpation totale par la voie sacrée..	I	1	1	—	—	—
	II	—	—	—	—	—
	III	—	—	—	—	—
	Total..	1	1	—	—	—
7. Énucléation abdominale............	I	18	15	3	13	2
	II	4	4	—	4	—
	III	3	3	—	3	—
	Total..	25	22	3	20	2
8. Énucléation vaginale..............	I	—	—	—	—	—
	II	3	3	—	3	—
	III	—	—	—	—	—
	Total..	3	3	—	3	—
9. Castration........	I	40	30	10	33	3
	II	5	2	3	4	—
	III	—	—	—	—	—
	Total..	45	32	13	37	3
Total général...........		424	318	106	382	22

vaginales et abdominales avec ouverture du péritoine total de 2,363 cœliotomies.

LA TUMEUR		ACTE OPÉRATOIRE SUR LES ANNEXES				SUITES		CAS DE MORT DIRECTEMENT IMPUTABLES A L'OPÉRATION
CORPS et COL	INTRALIGAMENTAIRE	ENLEVÉS	UN OVAIRE RESTE	LES DEUX OVAIRES RESTENT	?	GUÉRISON	✠	
—	—	5	—	—	—	4	1	—
2	13	85	—	—	—	72	13	9
—	—	14	—	2	—	14	2	1
2	13	104	—	2	—	90	16 (15 %)	10(9.4 %)
—	—	—	—	—	15	14	1	—
—	1	65	14	14	12	101	4	3
—	—	20	3	5	—	28	—	—
—	1	85	17	19	27	143	5 (3.3%)	3(2.0%)
—	11	—	—	—	74	61	13	7
1	1	6	1	1	5	13	—	—
—	—	2	—	—	—	2	—	—
1	12	8	1	1	79	76	13(14.6%)	7 (7.8%)
—	—	—	—	—	3	1	2	2
—	—	—	—	—	—	—	—	—
—	—	—	—	—	—	—	—	—
—	—	—	—	—	3	1	2	—
—	1	—	—	—	4	4	—	—
—	—	—	—	—	—	—	—	—
—	—	—	—	—	—	—	—	—
—	I	—	—	—	4	4	—	—
—	—	1	—	—	—	—	1	—
—	—	—	—	—	—	—	—	—
—	—	—	—	—	—	—	—	—
—	—	1	—	—	—	—	1	—
—	4	—	—	18	—	14	4	2
—	1	—	—	4	—	3	1	—
—	—	—	—	3	—	3	—	—
—	5	—	—	25	—	20	5 (20%)	2 (8°/o)
—	—	—	—	—	—	—	—	—
—	—	—	—	3	—	3	—	—
—	—	—	—	—	—	—	—	—
—	—	—	—	3	—	3	—	—
4	4	40	—	—	—	38	2	2
1	—	5	—	—	—	4	1	1
—	—	—	—	—	—	—	—	—
5	4	45	—	—	—	42	3(6.6%)	3 (6.6%)
8	36	243	18	50	113	379	45(10.6%)	27 (6.3%)

RAPPORTS

ENTRE

LES INDICATIONS DE L'OPÉRATION CÉSARIENNE

DE LA SYMPHYSÉOTOMIE

DE LA CRANIOTOMIE ET DE L'ACCOUCHEMENT PRÉMATURÉ

Par le Professeur **Léopold** (de Dresde).

Pour le IIIe Congrès international de gynécologie, nous avons choisi la capitale d'un pays qui a pris une part considérable à l'édification de l'anatomie des organes génitaux de la femme, à l'étude des bassins rétrécis, de l'opération césarienne et de la symphyséotomie. Le nom d'un Regnier de Graaf est immortel. Nos connaissances actuelles, bien établies, du bassin normal et pathologique reposent sur les recherches laborieuses et sur la critique saine grâce auxquelles les Roonhuysen, Deventer, von Horne et Peter Camper restent encore à nos yeux comme des investigateurs modèles et, dans les temps plus rapprochés, les noms de Simon Thomas et de Halbertsma, auxquels nous sommes redevables de recherches remarquables, brillent jusqu'à nous.

Et il doit sembler que c'est seulement dans un sentiment de gratitude que le comité du Congrès a proposé, dans une intention délicate, comme quatrième thème la question *des indications respectives, dans l'état actuel de nos connaissances, de l'opération césarienne, de la symphyséotomie, de la perforation et de l'accouchement prématuré.*

Pour la solution de cette question, je me base sur environ 25,000 accouchements que j'ai eu, à la clinique, l'occasion de diriger ou de surveiller, et sur les publications nombreuses émanées d'autre cliniques, à savoir de Morisani, Pinard, Chrobak et Zweifel, — d'Olshausen, Ahlfeld, Calderini, Fehling, von Rosthorn et de beaucoup d'autres auteurs, dont les observations, les enseignements fournis par l'expérience se laissent bien réunir pour une vue d'ensemble.

Les matériaux fournis par la clinique d'une grande ville sont d'autant mieux appropriés à notre but qu'on y observe non seulement un grand nombre de bassins normaux, mais aussi beaucoup de bassins pathologiques, et jusqu'aux sténoses les plus extrêmes. Et de ces derniers cas, un certain nombre se présentent à la clinique de bonne heure, et *un plus grand nombre très tard*, à un stade très avancé du travail. Et ces cas ressemblent tout à fait à ceux pour lesquels, dans la pratique privée, à la ville comme à la campagne, l'accoucheur praticien est appelé, et qu'à cause de la trop grande distance ou pour toute autre raison, il doit terminer lui-même, dans l'impossibilité de diriger la femme dans un hôpital ou dans une clinique.

Pas n'est besoin d'entrer dans d'amples développements pour montrer dans quelle situation diverse se trouvent souvent, en semblables cas, la mère et l'enfant pour le salut desquels le praticien accoucheur est appelé. Une fois, il s'agit d'une primipare qui, conséquemment, n'a pas d'enfant en vie ; une autre fois, au contraire, la parturiente est déjà mère de plusieurs enfants vivants et sains, et, alors, c'est le devoir le plus strict de mettre en œuvre tous les moyens dont on dispose pour conserver à ces enfants leur mère.

Dans un cas, la parturiente est d'une nature délicate, dans l'autre d'une nature vigoureuse ; tantôt c'est une femme tenace, ayant du ressort, de la résistance, tantôt c'est une personne *en apparence* saine, mais atteinte dans un des organes essentiels à la vie. Ici, l'enfant est bien vivant, là, au contraire, mourant avec des bruits cardiaques indistincts, douteux ; ce sont là des conditions qui se présentent au praticien dans les alternatives les plus variées et pour la solution desquelles il a besoin de règles de conduite claires.

Si nous nous appliquons dans les congrès internationaux à résoudre de semblables questions, l'importance de nos efforts réside surtout dans cet objet que l'accoucheur praticien s'instruise à des observations sûres, à une expérience précise, et y découvre une base solide de conduite. Nous voulons lui tracer une route sûre, non un chemin glissant, difficile d'où la chute pourrait être dangereuse pour tous les intéressés.

Pour tous, il y a ce but élevé à poursuivre, donner à la parturiente, quand c'est possible, un enfant vivant.

Mais bien au-dessus de ce but, il en est un autre — et plus mon expérience obstétricale s'accumule, plus je suis pénétré de cette conviction — sauver, à tout prix, la vie de la mère. Il est plutôt possible de remplacer le père auprès des enfants, mais *une mère, jamais*. Le cœur de la mère est lié à ses enfants par mille liens. Les pensées du père, de celui qui doit assurer la vie aux siens, se répartissent naturellement entre la famille et la profession. A l'enfant qui a perdu sa mère, fait défaut l'affection infinie. Au nouveau-né qui doit la vie à la mort de la mère et qui jamais n'apprend à connaître le cœur maternel, manque pour toute la vie la lumière du soleil.

Si nous abordons maintenant notre sujet, il nous semble que le mieux est d'envisager les bassins d'après le degré de leur rétrécissement ; de cette classification, ressortira naturellement quelles opérations conviennent principalement aux différents groupes.

Dans cette étude, nous admettons qu'il s'agit d'un enfant à terme, sain, de moyen volume, d'environ 3,200 grammes, et nous faisons cette distinction, la femme est-elle primipare ou multipare ?

1° Primipares.

D'après les observations faites dans mon service clinique, il importe, pour des raisons de pratique, d'adopter 3 degrés de sténose pelvienne.

Le *premier* degré avec un conjugué vrai jusqu'à 7 centim. dans les bassins plutôt rétrécis dans le diamètre droit (plats et plats rachitiques) ; jusqu'à 7 1/2 centim. dans les bassins plutôt généralement rétrécis (avec ou sans rachitisme caractérisé).

Le *deuxième* degré avec un conjugué vrai de 7 ou 7 1/2 centim. à 6 centim. (plat rachitique, plat rachitique, généralement rétréci, rétréci suivant le diamètre oblique, ostéomalacique, etc.).

Et le *troisième* degré avec un conjugué vrai de 6 centim. et au-dessous.

C'est un fait d'observation presque journalière que les primipares avec une sténose pelvienne du *premier degré* ont un accouchement normal. On suppose, bien entendu, avec ce degré de rétrécissement une présentation normale, une bonne configuration de la tête, des contractions vigoureuses, et une conservation aussi prolongée que possible de la poche des eaux.

Lorsque les trois facteurs de l'accouchement, « bassin modérément rétréci, enfant à terme, de grosseur moyenne avec malléabilité convenable de la tête première et force expulsive », se combinent heureusement, la terminaison chirurgicale de l'accouchement s'imposera rarement. La règle essentielle dans ces cas est : attendre, ménager intelligemment les forces de la parturiente, surveiller très souvent et minutieusement les doubles battements fœtaux et conserver le plus longtemps possible la poche des eaux. Avec ces précautions, on sauvera, la plupart du temps, la mère et l'enfant. Mais il faut que le médecin accoucheur soit absolument pénétré de ce principe de conduite : il ne faut pas accoucher chirurgicalement les primipares *par cela seul qu'elles ont un bassin rétréci.*

Mais combien souvent on pèche contre ce principe fondamental ! Souvent, sans ménagement, sans réflexion, on rompt prématurément la poche des eaux : de ce fait, le fœtus perd sa protection contre des contractions trop fortes et le coin est supprimé qui prépare les parties molles à la sortie du bassin. Présentations défavorables, mauvais engagement de la tête fœtale, prolapsus du cordon ou irrégularité des bruits du cœur du fœtus sont les conséquences ultérieures de cette conduite intempestive, et, une fois que la marche naturelle du travail est troublée, les difficultés et les contre-temps se surajoutent. Finalement, le praticien inexpérimenté ou déconcerté se décide, pour le salut de l'enfant, alors que l'orifice externe du col n'est pas encore complètement dilaté, à une opération, le forceps, dont l'indication reste, pour l'observateur de sang froid, incompréhensible.

Mais admettons qu'on s'est conformé aux bons préceptes de pratique, et que, malgré cela, il se produise, dans le cas de bassins de ce groupe, un retard dans l'accouchement, soit que, spontanément, la poche des eaux se soit rompue prématurément, soit que les contractions utérines soient irrégulières, ou bien que la tête fœtale soit peu malléable ou que le bassin soit *relativement* trop étroit pour elle ; dans ces conditions, l'accoucheur, avant de recourir à une opération, dispose encore de deux moyens d'une efficacité remarquable : le *kolpeurynter* et la *position de* Walcher.

Le premier remplace en partie la poche des eaux : il prévient la continuation de l'écoulement du liquide amniotique, fortifie les contractions et dilate pour la sortie de la partie qui se présente les parties molles au niveau du détroit inférieur du bassin.

Et le deuxième augmente — il existe, à l'heure actuelle, des faits parfaitement positifs — le diamètre antéro-postérieur du détroit supérieur d'un demi à un centimètre et facilite l'engagement de la tête dans l'excavation.

Grâce à ces deux moyens auxiliaires, au second particulièrement, bon nombre de cas ont pu être terminés heureusement, sans opération, ainsi qu'il ressort suffisamment des travaux de Wehle, de Buschbeck et d'Huppert de la clinique de Dresde, de Bollenhagen de la clinique de Würzbourg, de Fehling, de Dührssen et d'autres ; et il n'est pas douteux que son utilisation à propos et intelligente rend inutile en beaucoup de cas un haut forceps, et même la perforation ou une symphyséotomie.

Mais que faire lorsque même ces moyens échouent ? Lorsque la tête ne progresse plus malgré tous les moyens auxiliaires ? ou bien lorsque dès le début elle s'engage mal, avec le pariétal postérieur profondément engagé, qu'elle se présente par le front ou par la face, le menton étant dirigé en arrière sans qu'il soit possible de réduire la présentation mauvaise ?

Ces cas, sous le rapport de leur marche, se rapprochent du *deuxième groupe* de bassins rétrécis (conjugué vrai de 7 centim. à 7 centim. et demi jusqu'à 6 centim.), dans lesquels, en règle générale, l'accouchement spontané n'est pas possible.

De quelle manière, dans ces conditions, mener pour la mère et l'enfant l'accouchement à bonne fin ?

A ce point de vue, il existe une grande différence entre la clinique et la pratique privée, non seulement sous le rapport de l'assistance, du milieu, de la réalisation de l'antisepsie et de l'asepsie, mais au point de vue des indications, de leurs limites et de leur étendue.

La femme se trouve-t-elle dès le début dans une *clinique* bien dirigée, dans laquelle on a sous la main tous les moyens auxiliaires, a-t-elle été l'objet de soins minutieux et entourée de la plus grande propreté, je n'hésiterais pas un instant, tous les autres moyens ayant échoué, pour sauver un enfant *bien vivant*, à pratiquer l'opération césarienne, réserve faite, bien entendu, que toutes les conditions requises sont réalisées. Par contre, je me déciderais difficilement à faire chez ces femmes la symphyséotomie, d'abord : 1° parce que l'opération est plus grave et le traitement consécutif plus compliqué ; 2° parce que l'accouchement, même après la symphyséotomie, doit être terminé chirurgicalement, et 3° parce que pour les opérateurs qui ont pratiqué les *deux* opérations, c'est le chiffre de la mortalité maternelle qui fait pencher la balance.

Mais si les doubles battements fœtaux sont restés d'une manière persitante défectueux, s'il y a eu écoulement de méconium, si l'on a observé des convulsions asphyxiques chez l'enfant, alors, on n'est pas autorisé, même dans une clinique, pour une vie fœtale à peu près perdue, de mettre en jeu l'existence de la mère. Dans ces conditions, et dans l'intérêt de la mère, la perforation de l'enfant mourant est tout à fait justifiée : qu'on s'applique plutôt à sauver une vie certaine (celle de la mère) plutôt qu'une vie qui s'en va (celle de l'enfant), qu'on ne s'expose pas à les perdre toutes les deux. *Qu'on fasse plutôt la perforation une fois de trop que pas une fois assez !*

Mais cette proposition s'élargit d'une manière illimitée pour le *médecin praticien* lorsqu'il se trouve dans la nécessité de terminer des cas de cette espèce dans les mauvaises conditions de la pratique privée, dans le domicile mal aménagé de la parturiente.

Heureusement, on peut dire que, dans la circonstance, la marche même de l'accouchement vient à son aide, car la plupart du temps il n'est appelé que lorsque déjà l'enfant est mort, et qu'il n'a plus de choix à faire. Mais doit-il, lorsque l'accouchement a duré très longtemps, quand la parturiente est à bout de forces, que les doubles battements fœtaux soient encore bon ou déjà douteux, dans le but de sauver l'enfant, exposer la femme à la césarienne ou à la symphyséotomie, surtout lorsqu'il n'a aucune expérience personnelle de ces deux opérations et qu'il ne peut confier le cas à un collègue expérimenté, ni diriger la femme sur une clinique ?

Qu'on se figure seulement dans le domicile étroit et malpropre d'un travailleur. Ni la césarienne ni la symphyséotomie ne sont des opérations tellement inoffensives qu'on ne doive pas attacher une grande importance à l'insuffisance du milieu, de l'entourage, des auxiliaires, des soins consécutifs, etc.

Encore à l'heure actuelle, ce fait reste établi que la mortalité maternelle de la perforation est inférieure à celle des deux autres opérations. Le praticien accoucheur doit baser sa conduite là-dessus. Conformément à la vérité, interrogé ou non, il doit exposer la situation aux intéressés, et si son sentiment personnel, si son initiative ne lui ont pas déjà mis le perforateur en main, il s'y décidera d'autant plus aisément que l'entourage, les proches de la femme le supplieront de faire tout le possible pour sauver la mère ; et quel grand dommage, dans un cas de ce genre, cause la mort de l'enfant ? La femme survivante peut encore mettre plusieurs enfants au monde et, s'il y a nécessité, peut, grâce à l'accouchement prématuré ou à la césarienne faite à temps, éviter les dangers d'un nouvel accouchement. Mais, dans l'autre éventualité, l'époux perd sa femme, l'enfant sa mère, les parents leur fille — et cette *perte* reste à jamais irréparable.

Notre honoré collègue, le professeur Pinard a soutenu cette proposition : « *Jamais l'embryotomie sur l'enfant vivant* » et : « *L'embryotomie sur l'enfant vivant a vécu* ».

Il milite ici pour une vue idéale, mais il a tort par rapport aux nécessités de la pratique, et il exige du praticien accoucheur des choses que celui-ci ne peut maintenant et ne pourra jamais faire, que Pinard lui-même ne ferait ni ne pourrait accomplir.

Charles de Liège — à l'opinion de qui je me rallie entièrement — s'élève à bon droit contre cette proposition du professeur Pinard ; « *il est facile, dit-il, d'édicter des ukases, il n'est pas aussi aisé de les appliquer* ».

Et il relate l'observation personnelle, typique d'une parturiente, primipare, ayant un bassin plat rachitique, avec un conjugué vrai de 7 à 7 1/2 centim. dont l'accouchement se prolongea 3 jours et chez laquelle, à cause des conditions défavorables du milieu, il s'abstint avec raison de la symphyséotomie, fit la perforation sur l'enfant vivant et, ainsi, sauva la mère.

Je pourrais ajouter à ce fait un grand nombre de faits semblables tirés de la pratique. Il en ressortirait irrésistiblement qu'il valut mieux perforer que sectionner la symphyse ou ouvrir le ventre. Notre honoré collègue Pinard est animé d'une intention très louable, mais il dépasse le but, et j'estime qu'il serait plus dans le vrai s'il disait *que la perforation de l'enfant vivant doit être le plus possible évitée et remplacée par une opération susceptible de sauver la vie fœtale, mais que néanmoins dans certains cas difficiles, particulièrement de la pratique privée, il faut résolument lui donner la préférence sur la césarienne et sur la symphyséotomie.*

Dans le troisième groupe de bassins rétrécis (conjugué vrai de 6 centim. et au-dessous), l'accouchement spontané d'un enfant de moyen volume est impossible ; forceps et version avec extraction immédiate, perforation et symphyséotomie sont très difficiles ou contre-indiqués et sont avantageusement remplacés par la section césarienne dont l'indication est ici absolue et dont l'exécution, avec ou sans conservation de l'utérus, s'impose dans ces conditions.

2° Multipares.

Nous savons qu'en général le volume et le poids des enfants augmentent avec le nombre des grossesses. La conséquence habituelle c'est que les difficultés grandissent au moment de l'accouchement, et que les disproportions entre la tête fœtale et le bassin sont parfois, chez les multipares, *relativement* plus grandes.

La connaissance de ce fait a depuis longtemps conduit à *l'accouchement prématuré artificiel*, opération qui, en dépit des brillants résultats de la symphyséotomie et de la section césarienne, représente encore, à l'heure actuelle, *un des principaux moyens auxiliaires de la pratique obstétricale, particulièrement dans la pratique privée.*

Les limites sont les bassins rétrécis du premier degré, avec un conjugué vrai minimum de 7 centim. dans les bassins plats et plats rachitiques, et de 7 1/2 à 8 centim. dans les bassins généralement rétrécis. Le moment propice est la 35e semaine, époque où le diamètre bipariétal de la tête fœtale mesure en moyenne 8,4 centim., le temporal 7,2 centim. et la circonférence horizontale 30 à 32 centim.

Les méthodes éprouvées consistent aussi bien dans l'introduction intra-utérine d'une sonde-bougie que d'un ballon. Si l'on adopte la premier moyen, il convient, pour se mettre à l'abri d'hémorrhagies fâcheuses, de déterminer par avance le siège du placenta, ce à quoi on arrive très bien avec une certaine expérience, en se basant sur la direction des trompes. Sauf de rares exceptions, la proposition suivante correspond à la réalité : les trompes convergent-elles en haut et en avant, le placenta siège en arrière ; sont-elles dirigées parallèlement au grand axe de l'utérus, le placenta est situé en avant. Le siège du placenta étant déterminé, il faut diriger la bougie sur le côté opposé.

Il faut en outre, en toutes circonstances, s'appliquer à conserver la poche des eaux, chercher aussi à ce que l'enfant se présente par la tête, car, l'expérience enseigne que le pronostic de l'accouchement prématuré est plus sévère pour les présentations du siège ; et à soutenir seulement l'activité du travail, quand c'est nécessaire, par l'utilisation de la position dite de Walcher, qui facilite de façon notable le passage de la tête fœtale à travers le détroit supérieur.

Les résultats de ce mode d'intervention sont très bons pour la mère et pour l'enfant. En tout cas, beaucoup d'opérateurs annoncent que 66-80 p. 100 des enfants étaient en bon état au moment de leur sortie, soit 11 jours après leur naissance, et qu'ils ont pu ultérieurement être conservés.

A la vérité, l'accouchement prématuré va avec un certain nombre de difficultés. 1° Il faut une appréciation exacte de la sténose pelvienne ; 2° également, de la durée de la grossesse ; 3° il faut, *dans la pratique privée*, se procurer les moyens auxiliaires qui permettent de maintenir à la vie avec le plus de probabilité des enfants nés trop tôt de 3 à 4 semaines.

Un praticien accoucheur prend-il la responsabilité de pratiquer chez une multipare l'accouchement prématuré, il aurait tort de vouloir tout de suite, après un seul examen, procéder à l'opération. En effet, s'il est une opération pour laquelle besoin est de s'être complètement renseigné sur les conditions anatomiques de la femme enceinte, c'est bien celle-là. Plus on met de soins à préparer la femme enceinte par une nourriture légère, par le repos pendant plusieurs jours, par des bains, par l'évacuation régulière de la vessie et de l'intestin, et plus clairement apparaissent, à des examens répétés, les dimensions de l'enfant et du bassin et leurs dimensions respectives ; enfin, avec une expérience plus grande et l'utilisation minutieuse de l'anamnèse on évitera les erreurs grossières sur la durée de la grossesse.

Mais le médecin doit *de bonne heure* se préoccuper de la conservation de l'enfant et être tout à fait à la hauteur des difficultés qui peuvent compromettre sa nutrition. Une préoccupation insuffisante, une certaine indifférence ont dans la pratique privée une grande part dans les insuccès de l'accouchement prématuré artificiel. Le sein maternel, le sein d'une nourrice, une calorification régulière et parfaite, ainsi qu'on l'obtient aujourd'hui avec les couveuses, sont des conditions essentielles à la conservation de l'enfant.

Il est un nombre respectable de mères, à bassin étroit, qui dirigées d'après ces principes, ont pu sauver deux enfants et plus qui étaient nés prématurément à la suite de l'accouchement artificiel.

Les conditions, à la vérité, sont tout autres quand une multipare, avec un bassin rétréci, du premier degré, est arrivée au terme de la grossesse, que le travail a débuté, et qu'alors seulent elle fait venir la sage-femme ou le médecin.

Beaucoup de ces parturientes, ce qui est bien connu, accouchent spontanément ; toutefois, les 3 facteurs du travail doivent se combiner très heureusement. Outre que la tête fœtale doit s'adapter convenablement à la forme du détroit supérieur du bassin, la bonne issue dépend beaucoup ici de l'énergie et de la régularité des contractions et de la conservation de la poche des eaux. Mais précisément les premières conditions, à mesure que les accouchements sont plus nombreux, laissent souvent beaucoup à désirer, et la troisième manque non rarement par rupture prématurée spontanée ou par rupture artificielle intempestive.

Aussi, la règle la plus importante est-elle dans ces conditions : *conserver aussi longtemps que possible la poche des eaux et utiliser à propos le kolpeurynter pour renforcer les contractions et pour protéger la poche des eaux.*

Cette règle est d'une importance extrême. Il faut l'enseigner et la faire bien comprendre aux sages-femmes et aux praticiens accoucheurs, employer tous ses soins à bien les en pénétrer en utilisant des accouchements nombreux et typiques. Si ce précepte était une donnée commune aux médecins et aux sages-femmes, s'ils en avaient l'intelligence complète, assurément un plus grand nombre de femmes, ayant un bassin rentrant dans le groupe dont il s'agit ici, accoucheraient spontanément.

Il ressort de là relativement, que l'expectation et la patience sont ce qu'il y a de mieux, et cela, jusqu'à ce que l'orifice externe du col soit complètement dilaté.

A ce moment, une transformation peut se produire, qui est de nature à modifier aussi bien dans les cliniques que dans la pratique privée, la conduite du chirurgien.

Le bassin étant *modérément* rétréci, conjugué vrai 9 à 8 centim., et même 7, la tête se présentant bien, les contractions étant bonnes, très souvent le kolpeurynter est expulsé dans le vagin ; la poche des eaux se rompt spontanément, la tête fœtale suit bientôt — on suppose toujours qu'il s'agit d'un enfant de moyen volume — et l'expulsion se fait encore spontanément.

Mais, dans beaucoup de cas (et même avec un conjugué vrai de 8 1/2 à 8 centim.), la poche des eaux *n'expulse pas* le kolpeurynter, bien que des contractions énergiques aient complètement dilaté l'orifice externe. La tête fœtale reste, malgré l'utilisation de la position de Walcher, au-dessus ou au niveau du détroit supérieur, et un examen minutieux démontre que les os de la tête fœtale sont durs, que son diamètre transverse est selon toute probabilité trop grand pour le détroit supérieur du bassin.

En semblables conditions, on pourrait rompre la poche des eaux et attendre la marche ultérieure du travail, dans l'espoir que les contractions réussiront à faire progresser l'enfant.

Mais l'expérience m'a appris que cet espoir est très souvent déçu, qu'il est beaucoup plus avantageux pour l'enfant de faire, dans ces cas, *la version suivie de l'extraction immédiate*, parce que la parturiente étant placée les jambes pendantes, la tête fœtale *dernière* traverse plus facilement le bassin que la tête première.

En tout cas, on réussit avec cette opération, dont la condition essentielle est l'intégrité de la poche des eaux, en utilisant la position de Walcher, à extraire vivants des enfants pesant jusqu'à 3,500 et 3,800 grammes, malgré un conjugué vrai de 7 centim. pour les bassins plats et plats rachitiques, et de 7 1/2 centim. pour les bassins plats rachitiques généralement rétrécis.

J'ai déjà à maintes reprises énoncé cette proposition, mais je trouve qu'elle n'est pas suffisamment appliquée pour la pratique obstétricale. Les travaux émanés de ma clinique, de Löhmann, Rosenthal et Wehle ont pourtant suffisamment démontré dans quel nombre de cas de bassins rétrécis on a réussi à amener au monde des enfants vivants (jusqu'à 90 p. 100).

Olshausen a fait cette objection qu'en faisant la version suivie de l'extraction immédiate de si bonne heure, on n'attend même pas l'évolution spontanée de l'accouchement. Ce reproche ne me paraît pas juste, parce qu'on ne doit entreprendre la version et l'extraction que lorsque l'orifice externe est *complètement dilaté* et que la poche des eaux est encore intacte. Or, pour cela, il faut qu'il y ait eu depuis longtemps des douleurs, car autrement la dilatation complète ne serait pas accomplie. La sténose pelvienne étant modérée (conjugué vrai de 9 à 8 par exemple) les douleurs, aidées par l'action de la poche des eaux, peuvent la plupart du temps préparer la voie à la tête fœtale et lui permettre de franchir le détroit supérieur. Quand cela n'a pas lieu, malgré des douleurs bonnes et soutenues, lorsque par l'exploration externe on constate que la tête fœtale reste mobile au détroit supérieur ou qu'elle le dépasse un peu, dans ces conditions, j'estime que la version, suivie de l'extraction, est l'opération de choix. Car la voie est préparée, et le fœtus se laisse plus facilement extraire dans le liquide amniotique que lorsque ce liquide est écoulé.

Il n'en faut pas conclure que, même *plusieurs heures après l'écoulement du liquide amniotique*, il soit impossible, la femme étant sous la narcose, de mettre au monde des enfants vivants par la version suivie de l'extraction immédiate. Mais en général le pronostic est mauvais. Souvent, un anneau de contraction s'est déjà formé. La version est déjà plus difficile. On opère non rarement la version sur le mauvais pied, le fœtus tourne mal, le dégagement du bras est difficile. De ce fait, le dégagement de la tête est retardé. Et, finalement, la situation se termine par la perforation de la tête dernière ; terminaison fâcheuse, qu'on éviterait, selon toute vraisemblance, si l'on procédait à l'extraction de l'enfant, la poche des eaux étant encore intacte et l'orifice externe complètement dilaté.

Le *praticien accoucheur* se conforme-t-il à ces règles, je sais par un bon nombre de cas, que les résultats pour la mère et pour l'enfant sont très satisfaisants, non comparables à ceux qu'il a quand il attend beaucoup plus longtemps.

Qu'on examine attentivement les observations des malades, dans lesquelles il y a eu finalement des déchirures étendues du col et du vagin, des ruptures complètes ou incomplètes de la matrice, des maladies graves de la mère. Les causes de ces complications sont très souvent des versions et des extractions *trop tardives*. Qu'on écoute les communications authentiques et concluantes des médecins qui opèrent et des témoins dans ces sortes d'accouchement. Une version *si tardive* peut être fatale pour la mère, et même, qu'on ne l'oublie pas, très fâcheuse pour le médecin lui-même ; de l'enfant, pas n'est besoin d'en parler ; tandis qu'avec une version *faite à temps*, et suivie de l'extraction immédiate, on peut réussir même en des milieux pauvres.

Avançons un peu plus et examinons les cas de ce groupe placés à la limite *inférieure*, et dans lesquels l'expectation patiente n'amène pas au but. Le liquide amniotique est écoulé depuis longtemps, la tête s'attarde au-dessus ou au niveau du détroit supérieur, et la version est trop dangereuse ; ces cas demandent à être examinés comme ceux qui appartiennent au *deuxième groupe des rétrécissements* (congugué vrai 7 ou 7 1/2 centim. jusqu'à 6 centim.). On doit se demander *ce que l'on doit faire sans mettre la mère en danger ?*

L'enfant est-il mort, la perforation s'impose naturellement ; mais, si l'enfant vit, les indications au point de vue de la conduite à suivre varient suivant que le cas appartient à la clinique ou à la pratique privée.

A l'hôpital, la question se pose d'abord de la symphyséotomie ou de la section césarienne; dans la pratique privée, en général, on choisira la perforation.

Mais, dans les deux cas, il faut faire des distinctions délicates suivant que l'enfant est bien vivant ou qu'il souffre, suivant que la femme est forte ou à bout de son activité. Quelques exemples mettront ce point en lumière.

A la clinique : Supposons le cas suivant : il s'agit d'un bassin généralement rétréci avec un congué vrai de 8 à 6 1/2 centim., le travail s'est arrêté, la tête est pressée par son petit segment sur le détroit supérieur; la poche des eaux est rompue depuis longtemps; la bosse séro-sanguine proémine de plus en plus dans l'excavation pelvienne et donne l'illusion d'un engagement plus profond de la tête; un anneau de contraction se forme peu à peu, mais les doubles battements fœtaux sont bons : il s'agit alors de sauver l'enfant. Le choix entre la symphyséotomie ou l'opération césarienne dépendra beaucoup des préférences de l'opérateur et de son expérience personnelle. Pour ma part, je donnerai la préférence à la césarienne, et je résoudrai la question de l'extirpation ou non de l'utérus en tenant compte de ces deux éléments de décision : *a*) Comment la femme supporte-t-elle l'intervention ; *b*) est-elle atteinte d'une affection locale ou générale? Néphrite chronique, diabète, affections pulmonaires ou cadiaques graves, etc. la mettent indiscutablement en danger. Une narcose prolongée, sans laquelle on ne peut pratiquer ni la césarienne ni la symphyséotomie, aggrave beaucoup le pronostic, tandis que l'opération de Porro exige, fait bien connu, beaucoup moins de temps, et, ainsi que je l'ai souvent montré à mes élèves, peut être très bien exécutée dans une demi-anesthésie ou même après simple anesthésie de la paroi abdominale.

Ainsi, les bruits du cœur de l'enfant sont-ils bons, il faut choisir entre la césarienne pour indication relative et la symphyséotomie. Si, au contraire, à des examens répétés, on a trouvé les bruits du cœur irréguliers, faibles, précipités et sourds, si du méconium s'est écoulé depuis un certain temps, à mon avis, et même à la clinique, la symphyséotomie ou la césarienne avec le but de sauver une vie aussi incertaine ne me paraissent pas justifiées ; je les trouve tout au moins très osées, parce que la mortalité générale de la laparotomie à l'heure actuelle, entre les meilleures mains, est au moins de 5 p. 100, et de seulement 0 à 1 p. 100 pour la perforation. On recommandera bien à la femme, si elle redevient jamais enceinte, de se présenter de bonne heure pour subir soit l'accouchement prématuré artificiel, soit la version ou la césarienne pour indication relative, et elle pourra alors avoir un enfant vivant.

En conséquence, même à l'hôpital, ce précepte est justifié qu'il faut donner le choix à la perforation quand la vie de l'enfant est tout à fait compromise. *Qu'on assimile l'enfant mourant à l'enfant mort et qu'on perfore plutôt une fois de trop qu'une fois pas assez !*

Mais *ce précepte est surtout bon pour la pratique privée.* Dans un cas de bassin de ce groupe, le praticien accoucheur doit bien se demander :

1° S'il est suffisamment familiarisé avec la section césarienne ou la symphyséotomie ;

2° Si, au milieu de l'opération, il ne regrettera pas de l'avoir entreprise ;

3° S'il dispose d'une assistance convenable et expérimentée ;

4° Si le résultat ne sera pas mis en question par la pauvreté du milieu, la défectuosité des soins consécutifs, par la trop grande distance à laquelle le médecin demeure de sa malade et l'insuffisance du temps qu'il peut lui consacrer.

Si les réponses à ces questions sont parfaitement rassurantes, si, d'autre part, les proches sont pénétrés des risques que fait courir à la mère l'opération qui a pour but le salut de l'enfant, alors, le médecin peut intervenir en toute confiance. Dans le cas contraire, qu'il pratique plutôt la crâniotomie, même si les bruits du cœur de l'enfant sont bons, et qu'il opère par les voies naturelles, fort de la certitude d'avoir tenté, dans les conditions où il se trouve, la chose la plus désirable : conserver la mère à la famille.

En ce qui concerne le dernier groupe de bassins rétrécis (conjugué vrai de 6 centim. et au-dessous), quand il s'agit de multipares à *terme*, que l'enfant soit vivant ou mort, *pas d'autre alternative que la section* césarienne, parce que la perforation et la crânioclasie de l'enfant *mort* comportent de grandes difficultés et de sérieux dangers pour la mère.

En conséquence, on peut formuler relativement aux indications de ces 4 opérations les préceptes suivants :

I. — *Avant la fin de la grossesse.*

1° Quand des multipares ont eu, à cause d'un bassin étroit, un ou plusieurs accouchements laborieux, à une grossesse ultérieure *l'accouchement prématuré artificiel* est indiqué. La limite inférieure du rétrécissement est pour les bassins plats rachitiques un conjugué vrai de 7 centim. ; pour les bassins généralement rétrécis, un conjugué de 7 1/2 centim. Le moment le plus convenable est la 35e semaine. Une condition importante du succès, est la conservation de la poche des eaux, également la présentation du sommet.

II. — *A la fin de la grossesse.*

2° La *crâniotomie* est indiquée : a) quant l'enfant est *mort*, qu'il se produit une prolongation de l'accouchement, même s'il n'existe qu'un léger rétrécissement du bassin ; *b*) quand l'enfant *souffre*, qu'il est en train de succomber (irrégularité persistante des doubles battements fœtaux, écoulement de méconium, pulsations très ralenties dans le cordon dans les cas de prolapsus du cordon, etc.), aussi bien à l'hôpital qu'à domicile, lorsque le rétrécissement pelvien met obstacle à l'accouchement spontané, et que version et extraction aussi bien que forceps, sont trop dangereux ou hors de mise.

A la vérité, césarienne et symphyséotomie peuvent amener *vivant* un enfant qui était en voie de succomber. Mais la conservation de cet enfant est aléatoire, très improbable, et pour un résultat douteux, la mère serait exposée à un trop grand danger.

En conséquence, que, dans l'intérêt de la mère et de toute la famille, on assimile l'enfant moribond à l'enfant mort et que l'on perfore plutôt une fois de trop qu'une fois pas assez.

c) Quand l'enfant est bien vivant, la mère bien saine et la marche du travail normale, on ne fera qu'exceptionnellement, à l'heure actuelle, à l'hôpital la crâniotomie. Mais elle reste indiquée dans la pratique privée, quand, à cause de la sténose pelvienne, l'accouchement spontané, le forceps et la version sont hors de mise, quand la femme doit être accouchée et lorsque après appréciation minutieuse de toutes les conditions particulières du cas à traiter, césarienne et symphyséotomie paraissent trop risquées.

Il convient de fixer comme dernière limite du rétrécissement pelvien pour la crâniotomie, un conjugué vrai de 6 centim.

On peut ajouter aux paragraphes *b* et *c* que des cas se présentent, à l'hôpital comme dans la clientèle ordinaire, où il importe beaucoup pour l'existence et l'avenir d'une famille que l'enfant, en voie de succomber, arrive *vivant encore* au monde, alors même qu'il ne devrait respirer que quelques minutes. Ces cas exceptionnels et difficiles, dans lesquels la question se pose, *pour sauver l'enfant*, de la césarienne à indication relative ou de la symphyséotomie, réclament la réunion de plusieurs médecins, qui ne doivent pas cacher aux proches de la parturiente les dangers qu'entraînent pour elle ces opérations.

3° L'opération césarienne a des indications relatives ou absolues. Indication relative quand le conjugué vrai varie de 7 1/2 à 6 centim ; absolue, de 6 à 0 centim.

Les conditions nécessaires pour la césarienne à indication relative sont les suivantes : l'accouchement spontané, malgré l'utilisation du kolpeurynter et de la position de Walcher, est impossible : forceps et version ne sont pas applicables, l'enfant est *bien vivant*, la parturiente, dont la délivrance ne souffre plus aucun retard, est dans un hôpital ou dans un milieu où toutes les conditions nécessaires non seulement pour l'opération mais aussi pour les soins consécutifs, se trouvent assurées. Ces conditions ne sont-elles pas remplies, l'indication sera de substituer à la césarienne ou à la symphyséotomie la crâniotomie.

Quand on se trouve en présence d'un bassin rétréci avec un

conjugué vrai de 6 centim. et au-dessous, il faut faire l'opération césarienne.

4° La *symphyséotomie* est applicable aux bassins rétrécis dont le conjugué vrai varie de 7 1/2 à 6 1/2 centim. ; ses limites sont donc beaucoup moins étendues que celles de la césarienne ; elle ne s'applique d'ailleurs pas à tous les bassins rétrécis du deuxième degré (conjugué vrai de 7 1/2 ou 7 centim. jusqu'à 6 centim.).

Dans les bassins en question, elle entre en concurrence avec la section césarienne à indication relative, et tout ce qui a été dit s'applique aussi à elle ; également, que la crâniotomie peut se présenter comme opération à lui substituer.

Le choix entre l'opération césarienne ou la symphyséotomie dépendra beaucoup des préférences et de l'expérience personnelle de l'opérateur.

Les résultats fournis par les deux opérations, quand on réalise soigneusement toutes les conditions de milieu et de technique, sont, pour la mère et l'enfant, à peu près équivalents.

R. L.

REVUE CLINIQUE

SUR

UN CAS DE TÉTANOS PUERPÉRAL

TRAITÉ PAR L'INJECTION SOUS LA DURE-MÈRE (1)

Par le Prof. E. V. Leyden.

« ... la sérothérapie, à laquelle est attaché le nom de Behring, a été appliquée avec succès d'abord par cet éminent investigateur à deux maladies, la diphtérie et le tétanos. Behring a fait connaître pour ces deux maladies l'antitoxine dont l'efficacité est indiscutable. Mais, tandis que dans la diphthérie la méthode curative de Behring, le sérum curatif, a obtenu le succès thérapeutique le plus vif, la question, relativement au tétanos, n'est pas encore nettement résolue de savoir jusqu'à quel degré cette méthode indiscutablement scientifique peut entrer dans la thérapeutique de la guérison du tétanos et quelle valeur il convient de lui accorder. On a relaté dans la littérature médicale des cas assez nombreux de guérison après emploi de l'antitoxine tétanique. Mais ces faits sont restés entourés d'une certaine suspicion; aussi, j'ai l'espoir que ma courte communication ne sera pas sans avoir quelque importance.

« Après que Nicolaier (1884) eut découvert le bacille du tétanos, et que Kitasato (1889) l'eut obtenu en culture pure (anaérobie), Brieger et Fränkel, de même que Tizzoni et Cattani, démontrèrent que le tétanos est causé par un poison.

« L'antitoxine fut découverte en 1890 par Behring et Kitasato. Actuellement, nous possédons deux antitoxines du tétanos, celle indiquée par Behring et celle indiquée par Tizzoni. Il est

(1) Ext. de la *Berliner klinische Wochenschrift*, 1899, n° 29, p. 633.

aujourd'hui formellement établi que les deux antitoxines neutralisent le poison tétanique passé dans la circulation. De fait. le sang et l'urine deviennent antitoxiques.

« Malgré tout, pour l'espèce humaine, les résultats de la sérothérapie antitétanique restèrent très douteux. En plusieurs cas, on constata à la vérité que, sous l'influence des injections d'antitoxine, le sang avait perdu sa toxicité, mais en dépit de cette modification du milieu sanguin, les malades mouraient. La désintoxication du sang ne suffisait pas à procurer la guérison, la maladie allait plus loin et aboutissait à la mort. Il en découlait la conclusion que le virus tétanique avait déjà impressionné une autre région importante ou avait été pris par d'autres cellules. Qu'étaient ces cellules, si ce n'est les grosses cellules motrices de la moelle? En 1896, nous observâmes un fait de ce genre. Le sang avait perdu sa toxicité, mais la substance de la moelle, comme il fut constaté par Blumenthal, était toxique et permit de donner le tétanos à des souris. Blumenthal pense que le poison est lié chimiquement aux grosses-cellules de la moelle. L'impuissance de la sérothérapie s'explique par cette circonstance.

On fut conduit à porter directement l'antitoxine sur ou dans la substance nerveuse. « Les premières expériences de Roux et Rocobl consistèrent à trépaner le crâne, et à injecter l'antitoxine dans le cerveau. Ils réussirent par ce procédé à guérir 17 cobayes sur 25 rendus tétaniques. Par contre, les tentatives thérapeutiques analogues faites sur des tétaniques de l'espèce humaine ne donnèrent presque que des mauvais résultats; toutefois Kocher (de Berne) a déclaré avoir guéri récemment 3 cas par cette méthode.

« La deuxième méthode, dont il est ici question, a été mise en pratique par le Dr P. Jacob, assistant à la « I. medicin Klinik ». Il avait déjà fait des recherches sur la ponction lombaire préconisée par Quincke (de Kiel) et essayé, dans un but thérapeutique, d'injecter des substances médicamenteuses sous la dure-mère. Conformément à ces tentatives, il eut l'idée d'injecter directement sous la dure-mère, chez les sujets atteints de tétanos, les préparations d'antitoxine. En 1898, Blumenthal et Jacob publièrent les résultats d'expériences faites d'après ce plan sur des singes. Après avoir rendu les singes tétaniques, ils injectèrent du sérum antitoxique. Mais les résultats ne furent pas notablement favorables, c'est à peine si la mort fut un peu retardée. Jaboulay injecta aussi dans la dure-mère de l'antitoxine tétanique dans un cas de paraplégie spasmodique, et dans un cas de maladie de Parkinson, le résultat fut nul.

« Sicard expérimenta sur des chiens et obtint des résultats favorables, quand il employa l'antitoxine tôt et à doses assez fortes. Trois malades chez lesquels il injecta l'antitoxine sous la dure-mère, mais à un stade déjà avancé de la maladie, n'en éprouvèrent aucun soulagement, il n'y eut pas de guérison.

Martin, dans un cas, injecta l'antitoxine sous la dure-mère, insuccès; Heubner y eut aussi recours dans 3 cas, également sans succès. »

Après ces brèves données historiques, Leyden passe à l'examen du cas qu'il a personnellement observé. Il s'agit d'une femme de 29 ans qui, vers 3 mois de grossesse, fit une chute de l'escalier dans une cave où, dit-il, existaient des conditions relatives d'infection tétanique. A la suite de cette chute, survenue le 2 juin, avortement le 3 juin et apparition des premiers symptômes de la maladie le 13 juin (douleurs à la nuque, déglutition pénible), soit une période d'incubation de 10 jours. Or, fait remarquer l'auteur, les statistiques démontrent que le pronostic de la maladie dépend beaucoup de la durée de la période d'incubation. A une incubation de 1 à 8 jours correspondrait une mortalité de 91 p. 100; de 8 à 14 jours, mortalité de 80 p. 100; de plus de 14 jours, mortalité de seulement 52 p. 100. Dans le cas actuel, le pronostic restait donc grave du seul fait de la brièveté relative de la durée d'incubation. D'autre part, l'auteur note cette autre condition défavorable que le tétanos *puerpéral* est une des formes les plus graves, sinon la plus grave de la maladie.

Observation. — X..., 29 ans, entrée à l'hôpital le 6e jour de la maladie. Dans l'après-midi de ce même jour, injection sous la dure-mère de 10 centim. cubes d'antitoxine = 1 gramme de substance solide de sérum de Behring, et ce même jour, injection sous-cutanée de 2 grammes de sérum de Tizzoni = 1 gramme de sérum de Behring (1). En outre, dans les premières 24 heures, administration par voie hypodermique de 0,01 cent. de morphine et de 2,5 de chloral. Malgré ces moyens, l'état de la malade était tel qu'on porta un pronostic défavorable (trismus complet, convulsions violentes, respiration douloureuse, surtout au moment des crampes, pouls à 124, hyperthermie). En lavement, 1 litre de lait, 2 œufs, etc. Le deuxième jour de l'entrée à l'hôpital, le 20, nouvelle injection sous-cutanée de 3 grammes de sérum de Tizzoni, traitement et nourriture identiques. Le 21 juin, huitième jour de la maladie, deux injections sous la dure-mère de sérum curatif de Behring; le 23, soit le dixième jour, encore une injection sous-cutanée de 2 grammes de sérum Behring. *Les injections sous* la dure-mère furent bien tolérées, mais avec cette particularité dont l'appréciation doit être pour le moment réservée, que la température s'éleva, la première fois, de 37,9 à 39,8, la seconde fois de 37,8 à 39,1. Le 22, ainsi le neuvième jour de la maladie première, amélioration, bien que légère. D'abord, amendement des crampes respiratoires, diminution légère du trismus. Mais, à ce moment, extension en quelque sorte du tétanos, qui envahit les membres inférieurs. Il survint aussi des sudations tellement abondantes, qu'en dépit de la grande quantité de lait ingéré par voie rectale et par la bouche, les urines tombèrent à 300 grammes par jour. En tout, la malade reçut 9 grammes d'antitoxine, 4 grammes de Behring, 5 grammes de Tizzoni. En général, la dose dite curative est estimée à 5 grammes ; on l'a donc à peu près doublée dans le cas actuel, et moitié a été injectée sous la dure-mère. La malade l'a très bien tolérée. Aujourd'hui, dix-septième jour de la maladie, son état paraît bon, ses forces sont satisfaisantes, le trismus s'est un peu amendé, mais non complètement. Son pouls varie de 108 à 120 battements. En somme, l'impression est que la malade va guérir.

Leyden sans se permettre de tirer des conclusions de ce cas unique, note cependant qu'il milite en faveur de cette méthode thérapeutique, dont l'efficacité s'expliquerait par ce fait que le médicament arrive à la moelle plus rapidement que par aucune

(1) On se servit de sérum de Tizzoni parce qu'on ne disposait que de très peu de sérum de Behring.

autre voie, en ce sens que pris plus facilement par les vaisseaux lymphatiques et sanguins du sac de la dure-mère, il est porté directement aux grosses cellules de la moelle.

II

Contribution clinique à l'étiologie, à la symptomatologie et au traitement du tétanos puerpéral.

Le cas publié par le professeur Leyden serait plutôt de nature à donner quelque espoir ; mais, espoir toujours médiocre, le cas étant unique et, d'ailleurs, la guérison n'était pas encore parfaite.

Combien, toutefois, l'impression de l'impuissance thérapeutique est-elle plus grande, quand on lit la première partie d'un travail, tout récemment publié par Pit'ha (de la clinique obstétricale de Pawlik à Prague) : « *Contribution clinique à l'étiologie, à la symptomatologie et au traitement du tétanos puerpéral* (1) ».

L'auteur relate 10 observations de tétanos puerpéral, 9 observées dans le service de Pawlik, la dixième dans celui de Rubeska, toutes terminées par la mort, en dépit des médications tentées, y compris les injections de sérum antitétanique, par voie hypodermique, il est vrai.

OBSERVATIONS RÉSUMÉES

1° 26 ans, non mariée. Entrée en travail, le 22 novembre 1899, VIpare. Examinée au dehors plusieurs fois par la sage-femme et par le médecin, tentatives de version. Présentation du tronc, dorso-antérieure. Le 22 novembre, version, extraction, *irrigation intra-utérine* avec une sonde à *double courant*. Pendant six jours, suites de couches normales. Le 28 novembre, apparition des premiers symptômes tétaniques (parler inintelligible, déglutition difficile, trismus, etc.). *Mort* trois jours après. L'examen bactériologique du contenu de l'utérus met en évidence *le bacille du tétanos*.

---

(1) *Cent. f. Gyn.*, 1899, n° 29, p. 865.

2° 24 ans, non mariée. Entrée le 1er octobre 1897 ; enceinte, primipare. Fracture du bassin. Présentation de la tête, position 1. Début du travail le 22 novembre ; rotation anormale. Insuffisance des contractions. 24 novembre, forceps. Injection intra-utérine avec la sonde à double courant. Rupture du périnée. Suites de couches normales pendant huit jours. Le huitième jour après l'accouchement, premiers symptômes du tétanos (déglutition douloureuse, trismus, etc.). Injections hypodermiques de sérum de Tizzoni. *Mort* le 5 décembre ; mise en évidence des bacilles tétaniques dans le contenu utérin.

3° 20 ans, non mariée. Entrée en travail le 27 novembre 1897. Examinée par la sage-femme et le médecin. Présentation du siège, prolapsus du cordon. Extraction le 27 novembre. Après l'accouchement, *irrigation intra-utérine*, avec la *sonde à double courant*. Suites de couches fébriles. Le 4 décembre, huit jours après l'accouchement, premiers symptômes du tétanos. Injections hypodermiques de sérum de Tizzoni, chloral, etc. *Mort* le 7 décembre, mise en évidence des bacilles tétaniques dans le contenu utérin.

4° 34 ans, non mariée. Entrée le 7 décembre 1897, le jour même où a femme de l'observation 3 mourut ; enceinte, Ipare. Bassin généralement rétréci. Éclampsie, enfant mort. 19 décembre, crâniotomie. Suites de couches apyrétiques durant huit jours ; à partir du quatrième, lochies fétides. Le 27 décembre, huit jours après l'accouchement, premiers symptômes du tétanos. Injections réitérées de sérum de Budjwid ; les accidents continuant, *hystérectomie totale*, etc. Mort le 5 janvier. Mise en évidence des bacilles tétaniques dans le contenu de l'utérus.

5° 19 ans, non mariée. Entrée le 27 novembre 1897, vingt-quatre heures environ avant l'apparition des symptômes tétaniques chez la femme de l'obs. 1. Enceinte, Ipare. État normal. Présentation du sommet, première position. Début du travail le 31 décembre, quatre jours après le début des accidents chez la femme de l'observation précédente. Rotation anormale, insuffisance des contractions. Le 3 janvier 1898, forceps. Rupture du périnée, du deuxième degré. Suites de couches fébriles. Huit jours après l'accouchement, premiers symptômes tétaniques. *Hystérectomie* comme dans le cas précédent. Injections de sérum de Budjwid (40 grammes par jour) ; *mort* le 13 janvier ; pas de bacilles tétaniques dans l'utérus, mais, il y en avait dans la plaie péritonéale.

6° 34 ans, mariée. Entrée en travail, le 5 juillet 1898, VIpare. Grossesse au commencement du sixième mois, hémorrhagie modérée. Le 8 juillet, tamponnement, le cordon étant en prolapsus. Accouchement spontané le 9 juillet. Suites de couches, régulières pendant neuf jours. Le 18 juillet, premiers symptômes du tétanos (déglutition douloureuse, trismus). Immédiatement, *hystérectomie et injection intra-cérébrale* de 2 grammes de sérum, plus tard injection sous-cutanée, etc. *Mort* le 29 juillet.

7° 25 ans, mariée. Entrée, en travail, le 14 juillet 1898, pendant la période d'incubation du cas 6. Présentation du sommet, 1re position. Insuffisance utérine. Le 14 juillet, *forceps*, petite déchirure du périnée, qu'on suture. *Suites de couches* apyrétiques. Le 20 juillet, 2 jours après l'apparition du tétanos chez la malade précédente, névralgie dentaire du côté gauche, diminution de la fente palpébrale de gauche. Le 21 juillet, trismus, etc. La femme fut transportée ailleurs, suivant la demande de son mari. *Mort*.

8° 35 ans, mariée. Entrée en travail le 13 août 1898. Au dehors, examinée souvent par la sage-femme et le médecin. Présentation du sommet, 1re position. Pendant l'accouchement, élévation de la température. Rotation anormale. Le 13 août, incisions à la Dührssen et forceps ; décollement manuel du placenta. — Suites de couches un peu troublées. Le 18 août, soit cinq jours après l'accouchement, premiers symptômes du tétanos. Injection sous-cutanée de 10 grammes de sérum de Roux. Le 19, *hystérectomie*. Puis, injection intra-cérébrale de sérum de Roux, etc. *Mort*, ce même jour. Pas d'examen du contenu de l'utérus.

9° 32 ans, mariée. Entrée le 26 septembre 1898. Après l'accouchement, VIpare. Accouchement au dehors ; également, au dehors, extraction manuelle du placenta. Le médecin croyant à une délivrance incomplète avait envoyé la femme à l'hôpital; mais dans l'utérus, on ne trouva pas de portions de placenta. *Suites de couches apyrétiques*. Le 4 octobre, premiers symptômes du tétanos (déglutition douloureuse, trismus léger, etc.). Injection intracérébrale bilatérale de sérum (méthode Roux-Borrel). Le 5 octobre, *hystérectomie ;* injection sous-cutanée de sérum antitétanique et de sérum physiologique, etc. *Mort* le 6 octobre. *Mise* en évidence des bacilles tétaniques dans l'utérus.

*
* *

RÉSUMÉ DES COMMENTAIRES DE L'AUTEUR. — Les 3 premiers faits de tétanos se sont suivis de si près, qu'il est impossible de ne pas saisir entre eux un rapport de contagion. Il est de toute vraisemblance que la première femme, qui fut examinée maintes fois, au dehors, par la sage-femme et le médecin, entra à la clinique en puissance déjà du tétanos. Quant aux deux autres, il n'est que trop probable qu'elles furent contagionnées dans l'établissement, non par l'assistant qui avait accouché la première malade, car, il n'eut rien à faire avec les deux autres, mais, très probablement, par l'intermédiaire de la sonde qui servit à faire l'irrigation intra-utérine *post-partum*, la *même sonde* ayant servi pour les 3 femmes. Cette sonde était, à la vérité, aseptisée d'après la méthode ordinaire, dans l'eau bouillante. Malheureusement l'ébullition reste insuffisante contre les germes tétaniques. L'auteur rappelle en passant que Meinert a publié *trois cas de tétanos*, survenus chez des femmes soignées pour des affections gynécologiques, *après usage du même instrument*. On est autorisé à penser que chez la quatrième femme l'infection a été causée par les manœuvres manuelles et instrumentales qu'a exigées l'accouchement compliqué de sténose pelvienne. Cette femme est entrée seulement à l'hôpital au moment où, par suite des trois autres cas, il devait y avoir des germes tétaniques. Peut-être, de ces germes se trouvaient-ils dans la zone génitale, dans le vagin, et ont-ils été portés plus haut par les mains et l'instrument ?

Semblable interprétation conviendrait aussi au cas 5. La femme était en effet depuis longtemps dans l'établissement. Il est fort possible que les explorations utérines aient été l'occasion du transport dans le conduit utéro-vaginal de germes tétaniques arrivés accidentellement avec les poussières sur les parties génitales. L'examen bactériologique des poussières de l'établissement avait d'ailleurs formellement démontré la présence des bacilles tétaniques. Dans le cas 6 encore, la contamination a fort bien pu se produire à l'hôpital. La femme y a été transportée étant en travail, et le cordon étant en prolapsus. Il est possible que des poussières contenant des germes tétaniques soient arrivées sur ce cordon et que ces germes aient été entraînés plus haut dans les manœuvres du tamponnement. Dans le cas 7, comme les premiers symptômes étaient localisés à la face, et du côté gauche, l'auteur pense que la contamination a pu se faire par la bouche, la femme s'étant, d'après son dire, servi de compresses qui pouvaient très bien contenir des germes tétaniques. Dans les cas 8 et 9, l'inoculation a dû être directe et se produire au cours de l'extraction manuelle du délivre ou des recherches faites dans le but de compléter une délivrance qu'on croyait incomplète.

***

Dans ces cas, tous les moyens thérapeutiques ont échoué. Chloroforme, hydrate de chloral, morphine ont été employés dans le seul but d'atténuer l'état intolérable créé par la persistance des crampes. La thérapie chirurgicale, visant l'extirpation du foyer (c'est-à-dire l'extirpation de l'utérus), se proposait d'empêcher la pénétration continue des toxines dans le sang. Le traitement radical n'a pas réussi pour deux raisons : a) parce que l'intervention était trop tardive ; *b*) parce que, ainsi qu'il résulte des examens faits *post-partum*, le foyer d'infection n'était pas constamment dans l'utérus. Que d'ailleurs, lorsque ce foyer était dans l'utérus, l'évolution de la maladie, après l'hystérectomie, fut aussi malheureuse. D'où cette conclusion : *même quand le diagnostic bactériologique est positif, l'hystérectomie n'est pas à préconiser*. Même insuccès a suivi les injections sous-cutanées de sérum. Dans aucun des cas, en effet, où elles furent faites après apparition des symptômes tétaniques, on ne constata la plus légère amélioration.

Dans les expériences séro-thérapeutiques, on arriva à cette conclusion que le sérum n'agit plus comme antitoxique dès que les toxines sont déjà en union intime avec les cellules nerveuses. A ce moment, le sérum n'a plus un pouvoir antitoxique suffisant pour détruire cette affinité. En revanche, le sérum agit sur le plasma des cellules nerveuses quand elles n'ont pas été impressionnées encore par le virus tétanique, et *injecté de bonne heure, il modifie l'affinité spéciale des cellules nerveuses pour le virus tétanique*. Sous ce point de vue, le sérum antitétanique est un bon moyen d'immunisation et nullement un agent curatif, thérapeutique au sens absolu du mot. Il faut, vis-à-vis du tétanos puerpéral, réaliser surtout la *prophylaxie*, pour laquelle on dispose de moyens de deux ordres : 1° la *désinfection convenable des mains*, 2° *l'inoculation préventive*. Au point de vue de la désinfection, l'auteur accorde ses préférences à la méthode de Furbringer (solution antiseptique, alcool, et de nouveau solution antiseptique). Mais, il ne faut pas seulement soumettre à ces agents prophylactiques les mains, les instruments, il faut aussi s'en servir pour la désinfection rigoureuse des organes génitaux externes de la parturiente.

Quant à l'efficacité des injections préventives, l'auteur rappelle d'abord ce fait parfaitement établi qu'il suffit d'injections de sérum antitétanique à des animaux, peu avant ou peu après qu'ils ont subi des inoculations de bacilles tétaniques virulents ou de toxines tétaniques, pour empêcher l'éclosion des symptômes du tétanos. Il note ensuite que, dans le service obstétrical de Pawlik, l'injection préventive, antitétanique, ayant été faite systématiquement depuis le mois de septembre de l'année précédente, on n'observa plus un seul cas de tétanos, alors que ce service clinique se trouvait dans les mêmes conditions que d'autres (de Rubeska et Rosthorn) où, pendant les mois de novembre, de décembre 1896, et de janvier 1898, se produisirent quelques cas de tétanos. L'auteur, en terminant, tient à constater l'innocuité de ces injections, à la suite desquelles on ne remarqua rien de plus qu'un peu d'urticaire autour des points d'inoculation.

R. Labusquière.

REVUE DES SOCIÉTÉS SAVANTES

SOCIÉTÉ D'OBSTÉTRIQUE, DE GYNÉCOLOGIE ET DE PÆDIATRIE DE PARIS

Séance du 7 juillet 1899.

P. Le Gendre et H. Varnier. **Infection aiguë d'origine ombilicale chez un nouveau-né. Guérison par les bains chauds.** — Le nouveau-né dont il s'agit était venu au monde à terme ; il pesait 3,080 grammes. La ligature du cordon ombilical fut faite avec un fil aseptique et le pansement consista en coton au sublimé. L'enfant ne fut pas baigné. Au 13e jour le cordon desséché n'était pas encore tombé ; la garde en exerçant quelques tractions sur lui l'arracha. Le même jour la température s'éleva à 40°,1. Aucune réaction ombilicale apparente. Aucune réaction organique viscérale. Le traitement institué fut de faire prendre à l'enfant toutes les trois heures un bain à 37°, de cinq minutes, la température baissa progressivement et atteignit la normale le 5e jour. Mais entre temps, le 3e jour, était apparu sur divers points du corps, notamment sur le visage, au tronc et sur les membres, un érythème en larges îlots à limites irrégulières et diffuses qui, assez rapidement, se fusionnèrent en une teinte rouge foncé uniforme. Il commença à pâlir le 5e jour et s'éteignit graduellement sans laisser après lui de desquamation. Il n'y eut pas d'énanthème appréciable.

En somme, il s'est agi d'un érythème infectieux généralisé hyperpyrétique. La porte d'entrée a été vraisemblablement l'ombilic et le petit traumatisme produit par l'arrachement du cordon a dû favoriser l'absorption des germes infectieux. MM. Le Gendre et Varnier insistent d'une part sur le bon effet qu'ont eu les bains chauds fréquents dans ce cas d'infection ombilicale ; d'autre part, sur la lenteur de la chute du cordon chez les enfants qu'on ne baigne pas, lenteur qui peut-être favorise dans une certaine mesure les infections ombilicales.

M. Varnier insiste sur ce fait qu'actuellement la chute du cordon se produit plus tardivement que ne l'indiquent les auteurs anciens. La moyenne de Tarnier et Chantreuil, c'est-à-dire quatre à cinq jours, est maintenant de huit jours environ. Quelles sont les causes de ce retard? M. Varnier pense qu'il est dû au pansement sec. Ce pansement sec favorise la nécrose aseptique, la momification du cordon et cela aux dépens de la rapidité d'élimination du moignon. N'y aurait-il donc pas lieu, à partir du moment où le cordon est desséché, de subtituer au pansement ultra sec un peu d'humidité aseptique ?

M. Doléris a constaté l'influence diverse des antiseptiques sur la dessiccation et la chute du cordon. Plus lentes avec l'acide borique, elles sont plus rapides avec le dermatol, le sous-nitrate de bismuth.

M. Pinard attend de nouvelles observations avant de modifier sa manière de faire, à savoir l'emploi du pansement sec.

M. Porak considère que le traitement du cordon ombilical doit comprendre : 1° Sa destruction au ras du nombril à l'aide de son omphalotribe par exemple ; 2° l'antisepsie de la région. Quant à la raison de la chute tardive du cordon, M. Porak croit qu'elle réside dans l'emploi de pansements humides ou gras. La chute précoce est liée à la dessiccation rapide.

M. Lepage. **Du diagnostic de la fièvre typhoïde pendant les suites de couches.** — M. Lepage montre à la suite de Hervieux, Siredey, Vinay les difficultés parfois très grandes du diagnostic de la fièvre typhoïde pendant les suites de couches.

C'est pourtant là une question dont l'intérêt pratique est de premier ordre, puisque de la solution dépend le choix du traitement : méconnaît-on la dothiénentérie, on instituera un traitement utérin dont le moindre inconvénient sera d'être inutile; on négligera le traitement médical et les mesures prophylactiques d'hygiène.

Avec le séro-diagnostic de Widal, la question se résout facilement.

C'est ainsi que M. Lepage a pu, grâce à la réaction de Widal, affirmer dans 7 cas sur 8 le diagnostic de fièvre typhoïde. Dans un cas seulement le séro-diagnostic donna un résultat négatif bien qu'il s'agit d'une dothiénentérie avérée, constatée à l'autopsie. Cet échec tient vraisemblablement à une faute de technique.

Il y a donc lieu de pratiquer le séro-diagnostic chez toute accouchée fébricitante, lorsque aucune particularité de l'accouchement ne permet de penser que les organes génitaux sont le point de départ des accidents. Cet examen s'impose toutes les fois que les accidents observés s'éloignent du tableau habituel des symptômes qui accompagnent l'infection à point de départ utérin. Il ne faut pas oublier toutefois que fièvre typhoïde et accidents septiques peuvent coïncider. Le diagnostic dans ces cas sera particulièrement difficile.

Sur les 8 femmes observées par M. Lepage, une seule est morte, il ne semble donc pas que le pronostic de la fièvre typhoïde dans les suites de couches soit toujours aussi sombre qu'on a pu le dire.

M. Le Gendre vient d'observer une femme qui, huit jours après un accouchement, présenta des accidents infectieux, mal caractérisés cliniquement, que seul le séro-diagnostic permit de rattacher à leur véritable cause, la dothiénentérie. Celle-ci fut compliquée d'hémorrhagies intestinales et d'abcès du sein.

M. Doléris rappelle deux cas personnels où le diagnostic, difficile, ne put en semblables circonstances être fait que par la méthode de Widal. Au point de vue clinique pur, les éléments du diagnostic différentiel de la dothiénentérie et de l'infection utérine résident dans l'examen minutieux des voies génitales, examen qui doit comprendre la recherche des microbes dans les lochies.

M. Pinard rapporte deux cas personnels du même genre ; le séro-diagnostic a donc une utilité du premier ordre dans les cas à diagnostic difficile. Mais sans attendre ce moyen de diagnostic, on doit toujours penser à l'utérus et se comporter au point de vue de la plaie utérine comme si elle était la porte d'entrée de l'infection. C'est la conduite la plus sage en attendant que nous puissions faire le diagnostic bactériologique de l'infection puerpérale.

M. Doléris croit que le diagnostic de l'infection utérine par l'examen bactériologique des lochies est possible. Il emploie d'ailleurs couramment cette méthode qui lui donne, associée à l'examen clinique, des résultats certains. Toujours quand il y avait infection il a trouvé des microbes pathogènes. Et si, dans des cas de non infection il a trouvé des microbes, c'étaient des microbes saprophytes et sans importance.

M. Pinard croit avec M. Marmorek qu'actuellement on ne peut faire le diagnostic de l'infection puerpérale par le seul examen bactériologique.

M. Hartmann. **Quarante cas de castration abdominale totale pour annexites** — Ces 40 opérations, ayant trait à des annexites dont 26 étaient suppurées, ont donné 39 guérisons et 1 mort. Les résultats immédiats sont donc bons. Quant aux résultats éloignés, ils sont très supérieurs à ceux que donnent les autres modes de traitement. En effet, avec l'opération de la castration annexielle telle que la pratiquait Tait on observe encore, dans 45 p. 100 des cas, la persistance d'écoulements leucorrhéiques ou sanguins, des douleurs après les fatigues, des noyaux indurés au niveau des moignons constitués par les grosses ligatures entrecroisées. Ces petits accidents sont évités par la castration abdominale totale bien faite, c'est-à-dire en liant isolément les vaisseaux, ce qui supprime les gros moignons, et en recouvrant soigneusement de péritoine toutes les parties cruentées. Grâce à cette technique, 38 des opérées de M. Hartmann sont guéries d'une façon complète, absolue. M. Hartmann a d'ailleurs pu, chez une de ces opérées morte sept mois après l'intervention d'un cancer à l'estomac, constater à l'autopsie l'état anatomique parfait du petit bassin. Il semblerait qu'on se trouve en présence d'une absence congénitale de l'utérus et des annexes.

M. P. Segond partage absolument les sentiments de M. Hartmann pour ce qui a trait à l'utilité de l'hystérectomie dans les cas de lésions bilatérales des annexes. C'est d'ailleurs sur les mêmes arguments qu'il s'est fondé pour défendre depuis 1892 l'opération de Péan, à laquelle il reste fidèle. Les opérations de M. Hartmann démontrent aujourd'hui la valeur indiscutable des castrations utéro-annexielles totales faites par laparotomie. Mais eu égard au nombre de ses observations personnelles démontrant la solidité des guérisons conférées par l'opération de Péan, bien faite et bien indiquée, M. Segond pense que la voie abdominale doit être réservée uniquement aux cas où l'opération de Péan rencontre les contre-indications que maintenant tout le monde connait bien.

M. Pinard. **Des suites des opérations pratiquées sur l'utérus et les annexes au point de vue des grossesses et des accouchements ultérieurs. Opérations sur le col.** — M. Pinard communique d'abord une nouvelle observation :

Femme âgée de 30 ans, bien constituée. Première grossesse en 1893, se terminant par un avortement de trois mois. A la fin de l'année 1893, souffrant de douleurs abdominales et ayant une leucorrhée abondante, cette femme va trouver un médecin, qui pratique un curettage suivi d'une amputation du col.

Deuxième grossesse en 1894, accouchement prématuré à sept mois et demi d'un enfant qui meurt le vingtième jour de faiblesse congénitale.

Troisième grossesse en 1898, dernières règles du 27 au 30 octobre; rupture prématurée des membranes, le 12 juin 1899. Elle se présente alors à la clinique Baudelocque, où on constate, en pratiquant le toucher, la *présence de trois points de suture en fil d'argent* au niveau du col. Accouchement le 13 juin. Enfant vivant du poids de 1,770 gr., pesant à sa sortie 1,620 gr. (obs. 1123 de 1899).

M. Pinard clôt ensuite la discussion en mettant en lumière les points principaux qui se dégagent de cette discussion.

Les opérations pratiquées sur le col peuvent-elles déterminer des troubles fonctionnels pendant la grossesse ?

D'après sa statistique, M. Pinard pense que la rupture prématurée des membranes, l'accouchement prématuré sont plus fréquemment observés à la suite de ces opérations. Mais sur la question du mécanisme de ces accidents, on ne peut actuellement rien dire d'affirmatif. Est-ce parce que le col ne contient plus suffisamment les éléments anatomiques, l'étoffe nécessaire pour permettre aux sphincters de l'organe gestateur une contention normale ? Est-ce parce que le col possède des tissus cicatriciels ? Autant de questions auxquelles on ne peut actuellement répondre.

Les opérations pratiquées sur le col peuvent-elles faire naître consécutivement un cas de dystocie ? Le fait est certain. Dépend-il de la technique opératoire, du procédé de résection du col choisi ? Y a-t-il un rapport entre la quantité de tissu réséqué et les conséquences fâcheuses observées au moment de l'accouchement ? On ne peut le dire, étant donnée la variété des techniques personnelles qui s'éloignent plus ou moins du procédé type de Schröder. Mais si sur ce point on ne peut être affirmatif, en revanche l'accord est unanime sur la question de la réunion par première intention. C'est là un des points essentiels de la question. Il faudra non seulement avoir un affrontement parfait per primam, mais ne pas négliger l'extraction de tous les fils de suture.

Pour conclure, M. Pinard, dont l'intention n'a jamais été de proscrire telle ou telle intervention chirurgicale, mais, au contraire, simplement d'étudier, dans un milieu qui renferme toutes les compétences, l'influence de telle ou telle opération sur l'avenir fonctionnel de l'utérus, présente à la Société les conclusions suivantes :

1° *Des opérations pratiquées sur le col de l'utérus, dans de mauvaises conditions, peuvent déterminer consécutivement pour l'organe gestateur des troubles fonctionnels pendant la grossesse et même des accidents graves lors de l'accouchement ;*

2° *La résection du col, quel que soit le procédé employé, ne doit être pratiquée que sur des indications très sévères et par des mains très sûres.*

Ces conclusions sont adoptées à l'unanimité.

A. Couvelaire,
Interne des hôpitaux.

REVUE DES PÉRIODIQUES RUSSES

De l'expression du placenta (1), par le professeur Roger Boudberg.

La méthode de Crédé a deux traits caractéristiques : la compression de l'utérus, et son abaissement forcé contre la surface du sacrum.

L'auteur s'élève contre cette dernière manœuvre, qui est nuisible à plusieurs points de vue : allongement des ligaments, menaces de prolapsus, d'inversion ; elle est d'ailleurs absolument contraire au but que l'on se propose, car elle ne favorise pas l'expulsion du placenta. L'auteur soutient au contraire l'utérus à l'aide d'une main placée au-dessus du pubis, tandis que l'autre embrasse le fond de l'organe, le malaxe, le comprime pendant la durée des contractions, les deux mains allant à la rencontre l'une de l'autre.

En procédant ainsi, l'auteur n'a eu recours à l'extraction manuelle du placenta que six fois sur 950 accouchements. Il y eut deux cas de placenta adhérent, deux cas d'inertie complète, un cas de myôme utérin et un cas de contracture du col due à l'ergot de seigle. M. N. W.

De la technique des opérations sur les ligaments larges (2), par Y. A. Petroff.

La technique opératoire des tumeurs des ligaments larges est un des points faibles de la gynécologie ; la suture du sac à la plaie abdominale (Schröder), le drainage soit abdominal soit abdomino-vaginal prolongent le traitement post-opératoire parfois jusqu'à six et huit mois ; la ligature en bourse des feuillets du ligament, suivant le procédé du professeur Lebedeff, n'est pas toujours possible, car l'un des feuillets peut être si mince qu'il est emporté avec la tumeur enlevée ; d'autre part, la surface plissée de la bourse favorisera les adhérences avec les anses intestinales ou l'appendice. Voici un procédé imaginé et exécuté deux fois par l'auteur : après l'incision transversale du péritoine on énuclée la tumeur ; dans les deux cas de l'auteur, le feuillet péritonéal postérieur (c'est-à-dire le feuillet postérieur du ligament large) était

(1) *Wratch*, 1888, p. 1278.

(2) *Wratch*, 1899, p. 531.

très aminci et fut emporté avec la tumeur ; le feuillet antérieur put être séparé complètement ; on se trouvait ainsi en présence d'une vaste surface saignante ouverte du côté de l'intestin. Sur le doigt introduit dans le vagin l'opérateur incisa alors le cul-de-sac postérieur et fit passer par cette incision le feuillet antérieur des ligaments, qui se trouva rabattu sur la surface cruentée en la cachant complètement ; il fut suturé à l'incision vaginale. Dans ces conditions l'incision abdominale se cicatrisa par première intention et les suites opératoires furent des plus simples. Dans le cas où le champ opératoire aurait suppuré, la suppuration aurait évolué hors du péritoine et serait restée facilement accessible par la voie vaginale. M. N. W.

De la métrite purulente (1), par le Dr N. V. Petrow.

Paysanne de 41 ans, nullipare, prise assez brusquement de douleurs dans le côté droit du ventre ; pendant onze jours on voit se dérouler les symptômes de la pyohémie avec gros foie, ictère, grosse rate, infection pulmonaire, et la malade succombe sans que le point de départ de l'infection ait été déterminé. A l'autopsie, on trouve de petits abcès dans les poumons et dans le foie et comme point de départ une inflammation suppurative des organes génitaux. Le corps de l'utérus n'est pas atteint, mais le col est très hypertrophié, surtout dans sa portion vaginale dans l'épaisseur de laquelle il y a de petits abcès ; la muqueuse du col est tuméfiée ainsi que celle de la partie voisine du vagin ; il y a de la phlébite et de la lymphangite des vaisseaux utérins, vaginaux et iliaques, des collections purulentes dans l'ovaire et la trompe gauches et le tissu cellulaire avoisinant. L'examen bactériologique, dont l'auteur donne une description très détaillée, montre la présence d'un bâtonnet à l'état presque pur et qui parait être soit la pyobactérie de Fisher, soit le bacterium coli commune avec lequel il présente les plus grandes analogies. M. N. W.

Les indications de l'accouchement provoqué dans les néphrites (2), par le professeur J. M. Lwoff.

Les néphrites présentent au cours de la grossesse une gravité très grande pour la mère comme pour l'enfant ; les observations de l'auteur confirment celles qui ont été faites avant lui : sur 81 cas de néphrite chez des femmes enceintes, il a vu la grossesse interrompue dans 59

---

(1) *Wratch*, 1899, n. 28, p. 818.
(2) *Wratch*, 1899, n. 28, p. 631.

cas, 20 enfants mort-nés et 10 décès chez les mères. La néphrite dite « rein gravidique » guérit quelquefois par la diète lactée, les bains, les injections de pilocarpine, et la grossesse peut alors aller à terme, mais la néphrite chronique ou la néphrite aiguë ordinaires, sont rapidement aggravées par la grossesse et à peine influencées par le traitement habituel. Lorsqu'on voit l'albumine augmenter et l'urine diminuer de quantité, l'accouchement prématuré est indiqué dans l'intérêt de la mère et de l'enfant; dans le « rein gravidique » les accidents débutent en général vers le 6e mois; avec des soins convenables, on peut aller à la seconde moitié du 8e mois et provoquer l'accouchement à ce moment; quand il y a néphrite aiguë, la grossesse doit être interrompue quel que soit son âge; enfin, dans la néphrite chronique, on interrompra la grossesse aussitôt que l'on verra l'état général empirer, car l'attente met la mère en grand danger sans sauver l'enfant qui succombe, même lorsque la mère résiste. C'est la conduite que l'auteur a suivie dans 27 cas en sauvant toutes les femmes qui n'étaient pas arrivées mourantes (3) et la plupart des enfants. M. N. W.

L'anesthésie générale par la méthode de Schleich (1), par le Dr F. A. Sokoloff.

Cette méthode d'anesthésie a été introduite en 1898, à la clinique du Prof. Voskressensky où elle a donné les meilleurs résultats; l'auteur a recueilli en tout 135 observations, dont 27 concernent de grandes opérations de gynécologie et de chirurgie abdominale; l'âge des opérées va de 3 à 73 ans, la durée de l'anesthésie est de quatorze minutes à deux heures; le mélange employé a toujours été le suivant : chloroforme 3 parties, éther de pétrole 1 partie et éther sulfurique 12 parties. La très grande majorité des malades ne présentent pas de période d'excitation, l'anesthésie est obtenue au bout de cinq à dix minutes, le pouls et la respiration, accélérés au début, reviennent à la normale quand l'anesthésie est obtenue, la cornée reste sensible, les vomissements n'ont été observés que douze fois en tout durant l'anesthésie, encore plus rarement après le réveil, même chez des malades qui avaient déjà eu des vomissements post-chloroformiques; la conscience revient presque immédiatement, si bien que les sujets réveillés peuvent se lever presque aussitôt et l'appétit revient le jour même chez les opérés. Deux malades, très nerveuses, n'ont pas pu être anesthésiées par le mélange de Schleich, plusieurs ont éprouvé d'une manière passagère

(1) *Wratch*, 1899, p. 539.

des troubles de la vue. L'auteur n'a noté aucune espèce de conséquences fâcheuses consécutives à l'emploi de l'anesthésie de Schleich.

M. N. W.

Arrachement du cul-de-sac vaginal antérieur pendant l'accouchement, issue du fœtus dans la cavité péritonéale (1), par le Dr S. N. Merkouloff.

Femme de 35 ans; 2e accouchement à terme. Avant l'arrivée de l'auteur il y avait eu procidence d'une main, qui était rentrée plus tard. La parturiente souffrait du ventre, vomissait souvent, mais ne présentait pas de signes d'hémorrhagie externe ni interne et l'état général était bon. Le fœtus pouvait facilement être reconnu et palpé dans ses détails à travers la paroi abdominale ; le toucher fit trouver l'utérus déjà en grande partie rétracté, contenant encore les membranes, mais le placenta expulsé en majeure partie dans le vagin ; en avant de cette masse vaginale, on pénètre dans la cavité abdominale sans arriver à trouver la lèvre antérieure du col utérin. Le diagnostic est le suivant : fœtus mort, dans la cavité péritonéale, utérus intact, déchirure du vagin. Trente heures après le début du travail la malade fut laparotomisée et le diagnostic se confirma. L'extraction du fœtus et du placenta, la toilette du péritoine enflammé, ne présentèrent rien de particulier ; la plaie opératoire fut recousue, des drains placés dans le vagin à travers la déchirure. Pendant neuf jours la malade présenta des symptômes de métrite et de périmétrite infectieuse, puis la suppuration se tarit et, un mois après, la malade est parfaitement guérie, la déchirure du vagin cicatrisée et la position de l'utérus restant normale.

M. N. W.

L'influence des tumeurs des ovaires sur la grossesse, le travail et la période puerpérale et le traitement, par le Dr Orbaut. *Journal d'obstétrique et de gynécologie*, mai 1899.

Les tumeurs les plus fréquentes des ovaires, ce sont les kystes. Par leur présence, ils augmentent les phénomènes de compression due à la grossesse et on constate de bonne heure l'œdème des membres inférieurs, l'ascite, les vomissements incoercibles, etc Ils amènent de différentes modifications dans l'utérus, depuis la simple compression jusqu'à une torsion considérable qui interrompent la grossesse. Une cause des plus fréquentes de l'avortement, c'est la torsion du pédicule du kyste. Celui-ci n'a aucune tendance à l'accroissement pendant la

(1) *Wratch*, 1899, p. 564.

grossesse, mais en dehors de la torsion du pédicule, il est soumis assez souvent à la rupture et à la suppuration.

La rupture et la torsion sont encore plus fréquentes pendant le travail que pendant la grossesse et la période puerpérale.

Le travail lui-même se prolonge et peut se terminer par la mort du fœtus ou de la mère.

La présence du kyste retarde l'involution et la rétraction de l'utérus qui déterminent de fortes hémorrhagies, difficilement arrêtées, les lochies sont pendant longtemps sanguinolentes.

Pendant cette période de puerpéralité, la suppuration est plus fréquente que pendant la grossesse et le travail, et la tumeur grossit rapidement, ce qui a été constaté par beaucoup d'accoucheurs.

En raison de toutes ces complications, il est important de diagnostiquer de bonne heure le kyste de l'ovaire dans une grossesse, et le traitement le plus rationnel, c'est l'ovariotomie quelle que soit la grosseur du kyste.

M. Heiberg a recueilli 271 cas de grossesse compliquée de kystes; par l'expectation, la mortalité a été d'un 1/4 pour les mères et des 2/3 pour les fœtus.

Avec la statistique du Dr Porochine, l'auteur présente 87 observations d'ovariotomie pendant la grossesse, dont 3 cas de mort et 11 cas d'avortement, ce qui donne 3 1/2 p. 100 de mortalité et 12 1/2 p. 100 d'interruption de la grossesse.

Quand l'opération est pratiquée pendant la première moitié de la grossesse, elle a plus de chances de succès que pendant la seconde moitié où l'irritation de l'utérus peut amener plus facilement les contractions et l'avortement.

Pendant le travail, l'opportunité de l'ovariotomie est plus discutée. En face du danger de mort de la mère ou du fœtus, on a proposé la ponction ou la section du kyste qui ne donnent pas de bons résultats; aussi l'auteur préfère la laparotomie. Après l'ouverture de l'abdomen, il conseille, quand la dilatation est complète, d'ouvrir l'abdomen, sortir l'utérus gravide, attirer le kyste en haut et l'enlever. Il confierait après à l'assistant d'extraire le fœtus au forceps et fermerait ensuite l'abdomen.

La césarienne et l'ovariotomie dans la même séance ont donné de bons résultats.

Tous les auteurs sont d'accord pour intervenir immédiatement pendant la période puerpérale en cas de complications.

M. Rechtsamer.

INDEX BIBLIOGRAPHIQUE TRIMESTRIEL

GYNÉCOLOGIE

Beuttner. Beitrag zur gyn. Untersuchung und Massage in Beckenhochlagerung an der Hand von Controlversuchen. *Wiener med. Presse*, 23 juli. 1899, XL Iahrg, n° 30. — **Bœckel**. Occlusion intestinale et gangrène de l'extrémité supérieure du rectum dans les tumeurs utérines ou ovariques. Intervention chirurgicale. *Gazette Médicale de Strasbourg*, 1er sept. 1899, n° 9, p. 97. — **Bona**. On the experimental production of hydrosalpinx and hydrometra in animals and its relation to hydrosalpinx in the Human subject. *The Lancet*, Londres, 22 juil. 1899, p. 200. — **Brown Miller**. The occurence of the streptococcus Pyogens in gynecological diseases. *The Amer. Journal of Obstetrics*, vol. XXXIX, whole n° 258, june 1899, p. 780. — **Carr (W-P.)**. Malignant tumors of the Breast. *Amer. Journal of Obstetrics*, sept. 1899, p. 354. — **Caturani**. Cenni storici sulla sterilizzazione della donna. *Archivio Italiano di Gynecologia*, anno II, 30 giugno 1899, n° 3, p. 228. — **Caturani**. La sterilizzazione della donna dal punto di vista medico. *Archivio Italiano di Ginecologia*, anno II, n° 4, p. 319. — **Coplin Stinson**. Illustrative cases of conservative operations on the uterus and appendages. *Pacific med. Journal*, vol. XLII, n° 8, August 1899, p. 472. — **Desfosses (P.)**. A propos de la position déclive. *Rev. de Gyn. et de Chir. abd.*, 3e année, n° 4, p. 737. — **Frederick**. Early diagnosis of cancer of the Pelvic organes. *Amer. Gynæc. and Obst. Journal*, may 1899, n° 5, p. 533. — **Fürst (L.)**. Verstopfung als Complication von Frauenkrankheiten. *Wiener Mediz. Presse*. XL Jahrgang, 3 sept. 1899, n° 36, p. 1466. — **Gilbert (A.)**. *Etude sur l'opothérapie ovarienne (aménorrhée et dysménorrhée)*. Thèse de Paris, 1899. — **Goutry (R.)**. *De l'influence de la menstruation en particulier sur les affections cutanées*. Thèse de Paris, 1899. — **Harlow Brooks**. A case of asexualism. *Medical record*. New-York, 12 août 1899, p. 221. — **Howard A. Kelly**. The use of the Renal catheter in determining the seat of obscure Pain in the side. *Amer. Journal of Obstetrics*, sept. 1899, p. 328. — **James F. Mabone**. Preliminary Report of transplantation of the ovaries. *American Journal of Obstetrics*. August 1899, p. 214. — **Karewski**. Ueber primären retroperitonealen Bauch-Echinococcus. *Berlin. klin. Wochenschrift*, n° 33, 1899. — **Kletzsch (G. A.)**. Remote post-operative Pelvic conditions and their symptoms, with Report of cases. *The Amer. Gynæc. and Obst. Journal*, vol. XIV, june 1899, n° 6, p. 653. — **Lafitte Dupont**. De la sexualité. *Gazette hebd. des Sc. médicales de Bordeaux*, 1899, n° 36, p. 425. — **Le Barzic**. *Contribution à l'étude du traitement des troubles de la ménopause naturelle par l'opothérapie ovarienne*. Thèse de Paris, 1899. — **Longaker (D.)**. Manual Dilatation of the cervix Uteri. *The Amer. Gynæc. and Obst. Journal*, vol. XIV, june 1899, n° 6, p. 646. — **Martin**. *Contribution à l'étude des angines cataméniales*. Thèse de Paris, 1899. — **Martinez**. Psychosis i menstruacio. *La Gynecologia catalana*, any II, 15 febr. 15 marc 1899, nº 7-8. p. 208. — **Montana**. *Contribution à l'étude des résultats éloignés des opérations conservatrices des annexes*. Thèse de Paris, 1899. — **Moreau** (R.). *De l'opothérapie ovarienne dans la maladie de Basedow chez la femme*. Thèse de Paris, 1899 — **Moretti Foggia**. Ricerche sopra le peritoniti sperimentali e le affezioni concomitanti delle ovaie. *Archivio italiano di ginecologia*, anno II, nº 3, giugno 1899, p. 248. — **Morse** (E. E.). Some considerations on gonorrhea in the Female. *The American Journal of Obst.*, vol. XXXIX, Whole nº 258, june 1899, p. 794. — **Nello Biagi**. Importanza dell'osservazione microscopica nelle affezioni uterine. *La Clinica Obstetrica*, anno I, vol. I, giugno 1899, fas. 6, p. 226. — **Oker-Blom**. Uterus duplex separatus *Centr. f. Gynæk.*, nº 35, 2 sept. 1899, p. 1075. — **Pazzi**. Nuova cintura abdominale per prevenire e riparare gli effetti delle operazioni laparotomiche non che del parto. *Annali di Ostetricia e Ginecologia*. Anno XXI, Luglio, 1899, nº 7, p. 593. — **Pichaud**. A propos de l'appendicite. *Revue mensuelle de Gynéc. Obst. et Pædiatrie de Bordeaux*. Tome I, juil. 1899, p 301. — **Reed** (Ch.). Preliminary Observations on the relation of some Intrapelvic condition to Blood State in Women. *Amer. Gynæc. and Obst. Journal*, vol. XV, sept. 1899, nº 3, p. 195. — **Rousseau**. *La péritonite blennorrhagique chez les petites filles*. Thèse de Bordeaux, 1899. — **Schauta**. Ueber die Einschränkung der abdominalen Adnexoperationen zu gunsten der vaginalen Radicaloperation. *Archiv f. Gynæk*. Band 59, Heft 1, p. 49. — **Schutz** (J.). Wann ist bei gynäk. Erkr. eine operat. Behandlung indiciert. *Wiener med. Presse*, 30 Juli 1899, nº 31. — **Schwarz**. Extirpation eines um seine Achse mehrfach gedrehten Milztumors. *Centralblatt. f. Gynäk*. nº 31, 5 August 1899, p. 945. — **Schwarz**. Perforation des uterus mittels Curette. *Centralblatt. f. Gynäk*, nº 30, 29 Juli. 1899. p. 914. — **Stone** (J. S.). Surgical Diseases of the Liver. *Annals of Gynec. and Ped.*, vol. XII, August 1899, nº 11, p. 749. — **Stratz** (C. H.). Platischer Verschluss einer Hernia ventralis durch eine myomatösen Uterus. *Centralbl für Gynäk.*, nº 27, 8 Juli 1899, p. 809. — **Taber Jonhson**. Conservative gynecology. *The Amer. Journal of Obst.*, vol. XL, Whole, nº 259, Juli 1899, p. 1. — **Walter R. Griess**. Note on the value of Blood Examination in Gynecology. *American Journal of Obstetrics*, August 1899, p. 226. — **William H. Wathen**. The infrapubic Route in Surgery of the Uterus and its Annexa. *The Amer. Gynæc. and Obst. Journal*, vol. XV, July 1899, nº 1, p. 39. — **Wormser** (E.). Zur Pathologie und Therapie des postoperativen Ileus. *Monats. f. Geburts. und Gynæk*, Bd X, Heft 3, p. 279.

THÉRAPEUTIQUE GYNÉCOLOGIQUE ET INSTRUMENTS. — **Ahlfed**. Der Alcohol als Desinficienz. *Monatt. f. Geb. und Gyn*, Bd X, Aug., 1849, p. 117. — **Amann**. Ueber Angiotripsie. *Mon. f. Geb. und Gyn.*, Bd X Juli 1899, p. 59. — **Apostoli**. Nuovi usi della corrente ondulatoria in ginecologia. *La Clinica Ostetrica*, Anno I, fasc. 7. Luglio, 1899, P. 261. — **Bumm** (E.) Der Alcohol als Desinficiens. *Monats. f. Geburts. und Gynæk*. Bd X, Heft. 3, P. 353. — **Clarence Reginald Hyde**. Rectal irrigation in Gynæcology. *The Amer. Gyn. und Obst. Journal*, vol. XV, nº 2, August 1899, p. 130. — **Flatau**. Klinische und experimentelle Beiträge zur Atmokausis uteri. *Monats f. Geburts. und Gynæk*. Bd, X Heft 3, p. 337. — **Halban**. Ueber Belastungstherapie, *Monats. f. Geb. und Gyn*. Bd. X, Aug. 1899,

p. 128. — **Howard A. Kelly**. A New Handle and Grip for Scissors for Plastic and Other Delicate Work. *American Journal of Obstetrics*, August 1899, p 229. — **Jacobs** (C.). Electro-hémostase. *Rev. de Gyn. et de Chir. abd.* 3e année, n° 4, p. 721. — **John-B.-Shober**. Parotid-gland. Therapy in Ovarian Disease. *Amer. Journal of Obstetrics*, sept. 1899, p. 368. — **Kossmann** (R.). Ein vereinfachter Angiothryptor. *Centralblatt. f. Gynäk*, n° 37, 16 sept. 1899, p. 1148. — **La Torre**. La cura dell'amenorrea con l'elettricita intra-uterina. *Anno I, Fasc.* 7. Luglio, 1899, p. 273. — **Lavalette** (de). *De la sismothérapie ou de l'emploi du mouvement vibratoire en médecine générale et particulièrement en thérapeutique gynécologique*. Thèse de Paris, 1899. — **Mallett** (P). The use of Parotid Gland Extract in the Treatment of Ovarian Disease. *The Amer. Gynæc. and Obst. Journal*, vol. XV, July 1899, n° 1, p. 12. — **Nich Liell**. Cystoscopy and Ureteral Catheter. in Women. *Med. Record*, 1 July, 1899, p. 10. — **Pincus**. Uber Neuerungen in der Technik der Atmokausis und einige Bemerkenswerthe Ergebnisse. *Centralbatt f. Gynäk*. n° 33, 19 August, 1899, p. 1010. — **Pit'ha**. Einige Bemerkungen zur Vaporisationsfrage. *Centralblatt f. Gynäk*, n° 33, 19 August 1899. p. 1011. — **Van Rossem**. Uber Angiothrypsie. *Centralblatt f. Gynäkologie*, n° 37, 16 sept. 1899, p. 1151. — **Simons**. Zur Angiotripsie. *Centralblatt. f. Gynækologie*, n° 28, 15 Juli 1899, p. 850. — **Stapler**. Zur Vaporisationsfrage. *Centralblatt f. Gynäk.*, n° 33, 19 August 1899, p. 1000. — **Stone** (J. S.). Personal Experience with Tuffier's Angiotribe. *The Amer. Gynæc. and Obst. Journal*, vol. XV, July 1899, n° 1, p. 28. — **Watkins** (T. J.). Vaginal Incision and Drainage for simple Broad. Ligament cysts. *The Amer. Gynæc. and Obst. Journal*, vol. XV, July 1899, n° 1, p. 32. — **Zweifel** (P.). Kniehebelklemmen zur Blutstillung durch grossen Druck. *Centralbl f. Gynäk.*, n° 37, 16 sept. 1899, p. 1144.

VULVE ET VAGIN. — **Arnoux**. *Contribution à l'étude du kraurosis vulvæ*. Thèse de Paris, 1899. — **Cartellena**. Uretroplastica e chiusura del'orifizio vaginale in un caso d'epospadia perineale con criptorchidia, e vagina rudimentale bifida. *Riforma médica*, 1899, n° 215, p. 769. — **Delore**. Étapes de l'hermaphroditisme. *Écho médical de Lyon*, 15 juillet 1899. — **Fostier Omer**. *Contribution à l'étude des Bartholinites et en particulier de leur traitement*. Thèse de Paris, 1899. — **Lapthorn Smith**. Vaginal celiotomy with Report of eleven cases. *The Amer. journal of Obstetrics*, vol. XL, Whole, n° 259, july 99, p. 91. — **Lartigau**. Mult. ulcers of the vulva and vagina in typh. fever. *Boston med. and surg. journal*, 7 sept. 1899, p 240. — **Merletti**. Su i rapporti clinici ed anatomo-patologici della vulvite pruriginosa, col cancroide et colla Craurosis vulvare. *Archivio italiano di ginecologia*, anno II, n° 2, p. 152. — **O. Schmid**. Ein Fall von Strang-förmiger Vaginalatresie mit Hämatokolpos und Hämatometra. *Centralblatt f. Gynäk.*, G° 34, 26 august 1899, p. 1037 — **Stevens**. A case of membranous vaginitis in which the Bacillus coli Communis was found. *Trans. of the obst. Society of London*, vol. XLI, 1899, Part. III, p. 228. — **Stratz**. Kolpotomia lateralis. *Centr. f. Gynäk*. n° 38, 23 sept. 1899, p. 1166. — **Tucker** (A.B.), Gonorrhœa of the External genitals in the female. *The Amer. gynæc. and obst. journal*, vol. XIV, june 1899, n° 6, p. 642. — **Vitanza**. Asportazioni di grosse cisti vaginale durante la gravidanza e loro patogenesi. *Archivio Italiano di gynecologia*. Anno II, n° 2, p. 142.

OPÉRATIONS ET DÉPLACEMENTS DE L'UTÉRUS, PÉRINÉORRHAPHIE. — **Balacescu.** Tratamentul retrodeviatiunilor utérine. Revista generala. *Revista de chirurgie.* Anul. XLIII-lea n° 7, julie 1899, p. 347. — **Blankoff** (**M**[lle]). *D'un nouveau procédé de colpopérinéorrhaphie dans le traitement de la rectocèle.* Thèse de Paris, 1899. — **Borélius.** Zur konservativ-operativen Behandlung der chronischen puerperalen Uterusinversion. *Centralblatt f. Gynäk.*, n° 30, 29 juli 1899, p. 911. — **Browne** (**B**). Inversion of the uterus with a review of the various operative Procedures for its Treatment and a description of the writer's operation for chronic inversion. *The Amer. gyn. and obst. Journal*, vol. XV, n° 2, august 99, p. 115. — **Dietrich.** Kaiserschnitt nach vaginofixatio uteri. *Centralblatt f. Gynäk.* n° 32, 12 august 1899, p. 961. — **Dührssen.** Die Vermeidung von Geburtstorungen nach Vaginofixation. *Cent. f. Gyn.* n° 36, p. 1109 — **Francese.** Ricerche istologiche sulla mucosa di un utero invertito da quattro anni. *Archivio Italiano di Gynæc.* Anno II, n° 2, p. 126. — **Franck C. Hammond.** Perinœal laceration and its immediate repair. *The Amer. Gynæc. and obst. Journal*, vol. XIV, june 1899, n° 6, p. 615. — **Fuchs** Ueber einen Fall von Sectio cæsarea nach Vaginofixation. *Centralblatt f. Gynæk.*, n° 32, 12 august 1899, p. 976. — **Gräfe.** Ueber Ventrofixatio uteri. *Mon. f. Geb. und Gyn.*, Bd X, jul. 1899, p. 1. — **Hellier.** A case of chronic inversion of the uterus reduced by Aveling's repositor. *Lancet*, 15 july 1899, p. 151. — **Howard A Kelly.** A new method of treating complete tear of the recto-vaginal septum by Turning Down an Apron into the rectum and by Buried suture tronght the sphincter muscle. *Medical News.* vol. LXXV, n° 11, Whole n° 1391, p. 334. — **Howard A. Kelly.** The operation for complete tear of the perineum. *American journal of Obstetrics.* August 1899, p. 202. — **Kallucorgen.** Geburtsstörungen nach vorausgegangener Vaginofixation als indication zum Kaiserschnitt. *Zeits f. Geburts, und Gynäk.* XLI, Bd. 2 Heft p. 280. — **Schücking.** Die vaginale Fixation bei retroflexio und Prolapsusuteri. *Centralblatt f. Gynäk*, n° 31, 5 august 1899, p. 939. — **Walton Don.** A case of inversion of the uterus. *The British gynæc. journal.* Part. LVIII, august 1899, p. 242.

MÉTRITES, ULCÉRATIONS, ETC. — **Guilhaut des Fontaines.** Rigidité de l'orifice externe consécutive à une amputation du col. *Sem. Gynécol.*, 4e année, n° 31. — **Haultain.** Deciduoma maligunm ? A critical review from a case successfully treated by vaginal hysterectomy. *The British Gynæc. Journal.* Part. LVIII, August 1899, p. 190. —**Henry T. Byford.** The Remote Results of Shortening the Round Ligaments and Hysteropexy by vaginal section. *The Amer. Journal of Obst.*, vol. XL, Whole, n° 259, july 1899, p. 79. — **Lebedeff.** Uber die Behandlung der Entzündungen des uterus und seiner Adnexe durch intra-uterine Injektionen. *Centralblatt für Gynækologie*, n° 26, 15 juli 1899, p. 834. — **Maurice Hepp.** *Sclérose utérine et métrites chroniques.* Thèse de Paris, 1899. — **Merletti.** Allungamentoipertrofico del collo uterino da sclerosi iniziale della portio. *Annali di Ostetricia e Ginecologia*, anno XXI, giugno 1899, n° 6, p. 513. — **Rilus Eastman.** Diagnostic curettage. *Amer. Journal of Obstetrics*, sept. 1899, p. 334.

TUMEURS UTÉRINES, HYSTÉRECTOMIE. — **Abraut** (**R.**). *Etudes comparatives des troubles physiologiques consécutifs à l'hystérectomie simple et à l'oophoro-hystérectomie.* Thèse de Paris, 1899. — **Addinsell.**

Unusual Thickening of the Endometrium in Case of Fibroids. *Trans. of the Obst. Society of London*, vol. XLI, 1899, Part. III, p. 231. — **Arnold Lea**. Ten Cases of vaginal hysterectomy. *Lancet*, 1899, 12 aug., p. 406. — **Auclair**. *De l'hystérectomie abdominale totale dans le traitement du cancer de l'utérus*. Thèse de Paris, 1899. — **Bonamy**. *De l'hystérectomie dans l'infection puerpérale aiguë*. Thèse de Paris, 1899. — **Bowreman Jessett**. Remarks on the Operative treatment of Malignant disease of the breast and uterus. *The British Gynæc. Journal*. Part. LVIII, august. 1899, p. 227. — **Davenport**. Sarcoma of the Uterus. *Bost. med. and surg. journal*, 31 augus, 1899, p. 214. — **Doléris**. Hystérectomie vaginale, mort par appendicite avec perforation. *La Gynécologie*, 4e année, n° 4, 15 août 1899, p 289.— **Fochier**. Fluctuation d'une tumeur solide de l'utérus. *Bulletin de la Société de Chirurgie de Lyon*, t. II, n° 2, p. 110. — **Godart**. Dégénérescence des fibromes. *Policlinique*, sept. 1899, Bruxelles.— **Guérard**. Total exstirpation des Uterus, indicirt durch Beschwerden in Folge von Atmokausis. *Centr. f. Gynäk.*, n° 35, 2 sept. 1899, p. 1081. — **Griffith**. Sarcoma of the Uterus. *Trans. of the Obst. Society of London*, vol. XLI, 1899, Part. III, p. 232. — **Howard A. Kelly**. Some New Instruments to facilitate the operation of Myomectomy. *American Journal of Obstetrics*, august 1899, p. 218. — **Jonnesco**. Ligatures atrophiantes pour cancer de l'utérus. *Bull. et mém. de la Société de Chirurgie*, Bucarest, déc. 1898, p. 145. — **Kreutzmann (H.)**. Division of Addominal Incision after Suprapubic Hysterectomy. *Pacific Medical Journal*, vol., XLII, n° 7, july 1899, p. 418. — **Lanelongue** et **De Boucard**. Fibromyôme de l'utérus. Myomectomie. *Revue mensuelle de Gyn., d'Obst. et Pædiatrie de Bordeaux*, t. I, juin 1899, p. 271. — **Lewers**. Three Uteri removed by Panhysterectomy. *Trans. of the Obst. Society of London*, vol. VLI, 1899, Part III, p. 275. — **Longuet**. De l'hystérectomie abdominale totale. *La Semaine gynécologique*. Paris, 4 juil. 1899, et 11 juil. 1899, p. 211 et p. 217. — **Longuet**. De l'hystérectomie vaginale et abdominale appliquée au traitement des septicémies et des suppurations puerpérales précoces. *Semaine gynécologique*, 8 août 1899, 4e année, n° 32. — **Mackay**. Myxosarcome of uterus and vagina. *Bost. med. and surg. journal*, 31 aug. 1899, p. 213. — **Mixter**. Sarcome of uterus. *Bost. med. and surg. journ.*, 31 aug. 1899, p. 212. — **Montgomery**. What can we promise from operative treatment of cancer of the Uterus? *Annals of Gynecologie and Pediatry*, vol. XII, june 1899, n° 9, p. 574. — **Noble (Ch.)**. The History of the Early operations for Fibroid Tumors. *American Journal of Obstetrics*, august. 1899 p. 171. — **Neugebauer (F.)**. Eine Uteruscyste seltener Art, entfernt auf dem Wege des Bauchschnitts mit Uterusamputation. *Centralblatt. f. Gynäk*. n° 34, 26 august 1899, p. 1034. — **Pasquier (E.)**. *De l'hystérectomie abdominale totale dans le cancer de l'utérus*. Thèse de Paris, 1899. — **Queralto**. Els progressos recents de l'hysterectomie vaginale. *La Gynecologia Catalana*. Any II, 15 febrer. 15 marc 1899, n°s 7, 8, p. 193. — **Paucher**. Traitement des fibromes de l'utérus. *Revue internationale de médecine et de chirurgie*, 1899, n° 17, p. 289. — **Rizzuti**. Contributo alla istogenesi dei fibromomi uterini. *Archiv. italiano di ginecologia*, anno II, n° 3, 3 giugno 1899, p. 209. — **Schmeltz**. Neuveau procédé d'hystérectomie vaginale. *Arch. prov. de Chirurgie*, juin 1899, p. 351.— **Schuchardt**. Extirp. eines 48 Pf. schweren soliden Myoms der Gebarm. *Monats. f. Geb. und Gyn.*, Bd X, jul. 1899, p. 56. — **Spannachi**. Contributo alla ereditarieta dei fibromi dell'utero. *Archivio* *italiano di ginecologia*, anno II, nº 3, giugno 1899, p. 251. — **Spinelli**. I risultati remoti dell' amputazione del collo dell' utero. *Archivio italiano di ginec.*. anno II, nº 2, p. 113. — **Tridondani**. Contributo allo studio della istogenesi e patogenesi dei miomi uterini. *Archivio italiano di ginecologia*, anno II, nº 3, giugno 1899, p. 235. — **Truzzi**. Estirpazione della vagina e dell' utero secondo Martin per epitelioma vaginale primitivo. *Archivio italiano di ginecologia*, anno II, nº 2, p. 150. —**Tuffier** et **Bonamy**. Hystér dans l infection puerpérale. *Rev. de Gyn. et de chir. abd.*, 3e année, nº 4, p. 579. — **Verdelet**. De quelques contre-indications des hystérectomies dans les fibromes de l'utérus. *Revue mensuelle de Gynéc. Obst. et Pædiatrie de Bordeaux*, t. I, août 1899, p. 352. — **Verdelet** et **Fraikin**. Traitement palliatif du cancer de l'utérus par le carbure de calcium. *Gaz. hebd. des Sciences médicales de Bordeaux*, 20 août 1899, p. 402 — **Verstraete**. *Du fibrome utérin compliqué du cancer épithélial*. Thèse de Paris, 1899.

INFLAMMATIONS PÉRI-UTÉRINES, AFFECTIONS NON NÉOPLASIQUES DES ORGANES PÉRI-UTÉRINS. DÉPLACEMENT DES ORGANES PÉRI-UTERINS. — **Bröse** (P.). Ueber die vaginale. Radicaloperation bei Beckenabscessen und entzündlichen Adnexerkrankungen. *Zeits. f. Gebürts. und Gynäk.*, XLI Bd, 2 Heft, p. 175. — **Fraikin**. Etude anatomo-pathologique et pathogénie de l'ovarite sclérokystique. *Gaz. hebd des Soc. méd. de Bordeaux*, 1899, nº 36, p. 430 et 437. — **Lauwers**. Hématocèle rétro-utérine énucléée en bloc. *Bulletin de la Société belge de Gynécologie et d'Obstétrique*, année 99-1900. Tome X, nº 4, p. 119. — **Lauwers**. Péritonite tuberculeuse avec volumineux pyosalpinx. *Bulletin de la Société belge de Gynécologie et d'Obstétrique*, année 99-1900. Tome X, nº 4, p. 121. — **Malcolm**. Tumour closely simulating a Papillomatous ovarian Cystoma attached to the front of the Bladder and quite separate from both ovaries. *Trans. of the Obst. Society of London*, vol. XLI, 1899, Part III, p. 226. — **Pit'ha** (W.). Diagn. u. Etiol. der Ovarialabscesse. *Mon. f. Geb. u. Gyn.* Bd X, Aug. 1899, p. 175. — **Regnier**. Traitement de l'hématocèle utérine. *La Semaine gynécologique*. Paris, 4 juillet 99, p. 209. — **Taylor** (J.-W.). The treatment of gonorrhœal salpingitis. *Annales of Gynec. and Pediatry*, vol. XII, july 99, nº 10, p. 654. — **Vignard**. Hématométrie latérale et hémato-salpinx. *Archives provinciales de Chirurgie*. Paris, 1er avril 1899, p. 237.

NÉOPLASMES DE L'OVAIRE ET DE LA TROMPE, DES ORGANES PÉRI-UTÉRINS. OVARIOTOMIE. — **Aber**. Ueber eine eigenthümliche Gestaltsveranderung der Ovarien. *Archiv f. Gynæk.* Band 51, Heft 1, p. 22. — **Blagny**. *De la salpingectomie avec ovariectomie partielle* Thèse de Paris, 1899. — **Bland Sutton**. Unusual example of rupture of an Ovarian Adenoma. *Trans. of the Amer. Society of London*, vol. XLI, p. 99. — **Cohn**. Ueber die Dauererfolge nach vollständiger oder theilweiser Entfernung der Gebärmutteranhänge. *Archiv f. Gynäk.* Band 59, Heft 1, p. 24. — **Dartigues**. Etiol. et anat. pathol. des tumeurs solides de l'ovaire. *Rev. de Gyn. et de Chir. abd.* 3e ann, nº 4, p. 601. — **Danel**. *Essai sur les tumeurs malignes primitives de la trompe utérine*. Thèse de Paris 1899. — **Greene Cumstom**. Colloid Carcinoma of the ovary. *Annals of Gynecology and Pediatry*, vol. XII, August 99, nº 11, p. 715. — **Günzburger**. Ein Fall von spontan geplatztem Kystoma glandulare myomatosum ovarii dextri mit doppelscitigen Dermoidcysten und secundärem Pseudomyxoma peritonei. *Archiv f. Gynäk.* Band 59, Heft 1, p. 1. — **Latteux (G.).** *Sur un cas de tumeur mixte épithéliale et dermoïde incluse dans le ligament large envisagée dans ses rapports avec la parthénogenèse.* Thèse de Paris 1899. — **Macrez.** *Des tumeurs papillaires de la trompe de Fallope.* Thèse de Paris 1899. — **Phocas.** De la castration abdominale totale pour lésions septiques de l'utérus et des annexes. *Le Nord médical*, Lille, 1er juin 1899, p. 121. — **Severeano.** Kyste de l'ovaire. *Bull et mém. de la Société de Chirurgie* de Bucarest, 23 octobre 1898, p. 113. — **Stansor Bowker.** Extra-uterine fibroid, abd. section. *Lancet*, 9 sept. 1899, p. 718. — **Turazza.** Cisti ovarica suppurata. *Riforma medica*, 1822, n° 181, p 361. — **Wallgren.** Ein Fall von typhusinfection einer Ovarialcyste. *Arch. f. Gynæk.* Band 59, Heft 1, p. 15.

ORGANES URINAIRES. — **Boari.** La uretero-cisto-neostomia. *Archivio Italiano di ginec.* Anno II, n° 4, p. 349. — **Calderini.** Insertio transperitoneale de l'uretere nella vescica por cura di fistola uretero-uterina. *Archivio italiano di ginecologia.* Anno II, n° 3, giugno 1899, p 244. — **Franklin et H. Martin.** Further Report of the Implantation of the Ureter in the Rectum with Exhibition of specimens. *The Amer. Gynæc. and Obst. Journal*, vol. XIV, june 1899, n° 6, p. 636. — **Kalabin.** Zur Frage über die Implantation der Ureteren. *Centr. f. Gynäk.* n° 35, 2 sept 1899, p. 1078. — **Knox (R. W.).** Vaginal Cystotomy for the Cure of Irritable Bladder *Amer. Journal of Obstetrics*, sept. 1899, p. 350. — **Maiss.** Heilung einer Blasen. Scheidenfistel durch die sectio alta. *Centr. f. Gynäk.*, n° 35, 2 sept. 1899, p. 1071. — **Noble.** Ureteral Anastomosis. *The Amer. gynæc. and obst. Journal*, vol. XV, n° 2 August 1899, p. 99. — **Nordin (A.)** Un cas de rétrécissement urethral chez la femme. *Revue clinique d'Andrologie et de Gynécologie*, 5e année, n° 7, 13 juillet 99, p. 199. — **Voillemin (J.).** *Contribution à l'étude du prolapsus de la muqueuse uréthrale chez la femme.* Thèse de Paris, 1899.

GROSSESSE EXTRA-UTÉRINE. — **Archibald Mac Laren.** Interstitial Pregnancy with Report of a Case operated upon Thirteen Months after Conception. *The Amer. Gynæc. and Obst. Journal*, vol. XV, n° 2, August, 1899, p. 147. — **Arroyo (M.).** *Contribution à l'étude des Hémorrhagies intra-péritonéales consécutives à la rupture de la trompe dans la grossesse tubaire et en particulier de leur traitement.* Thèse de Paris, 1899.

CHIRURGIE ABDOMINALE. — **Talbot (B.).** The operation of cœliotomy. *Medical Record*, New-York, 12 août, 1899, p. 226. — **Blackett (E.-J.).** Pulmonary Embolism following abdominal Operation. Recovery. *Lancet*, 29 july, 1899, p. 275. — **Faure (J.-L.).** Ligature élast. temp. de l'aorte abd. comme moyen d'hémostase. *Rev. de Gyn. et de Chir. abd.*, 3e année, n° 4, p. 703. — **Gubaroff.** Ueber das vermeidender präventiven Blutstillung bei Köliotomien. *Centralblatt f. Gynäk.*, n° 30, 29 Juli 1899, p. 908. — **Olshausen.** Ueber Bauchwandtumoren, speciell über dermoide. *Zeits. f. Geburts. und Gynæk.* XLI Bd, 2 Heft, p. 271. — **Smyly (W.-J.).** Deaths after abdominal Cœliotomy. *Annals of Gynec. and Pediatry*, vol. XII, June, 1899, n° 9, p. 580 — **Stinson (J.-C.).** Nephrorrhaphie und gleichzeitige Entfernung der Appendix durch Lumbalschnitt bei rechtsseitiger Wanderniere und schmerzhafter Appendicite. *Centralb.*

für Gynæk., nº 28, 15 Juli 1899, p. 853. — **Theilhaber**. Die operative Behandlung der tuberkulösen Peritonitis. *Monats. f. Geburts. und Gynäek.* Bd X, Heft 3, p. 314. — **Wunderlich**. Ueber die Misserfolge der operativen Behandlung der Bauchfelltuberculose. *Archiv f. Gynaek.* Band 59, Heft 1, p. 216.

OBSTÉTRIQUE

ACCOUCHEMENT. — **Dickinson (R.-G.)**. The Walcher, the Trendelenburg, and the Mercurio Postures in Midwifery. Bibliographical notes. *The Amer. Journal of Obst.*, vol. XXXIX, Whole, nº 258, June 1899, p. 751. — **Ervin et Tucker**. Hour-glass Constriction of the Membrane in the first Stage of Labor : a clinical Study and Report of five Cases. *The Amer. Gynæc. and Obst. Journal*, vol. XV, July, 1899, nº 1, p. 45. — **Henry (D. Isy.)**. The Surgical Treatment of Unrotated Occipito-Posterior Positions. *American Journal of Obstetrics*. August 1899, p. 222. — **Maygrier**. Diagnostic du travail de l'accouchement. *Presse médicale*, Paris, 2 août 1899, p. 53. — **Migliorini**. Sulla rottura delle membrane. *Annali di Ostetricia e Ginecologia.*, Anno XXI, Luglio 1899, num. 7, p. 529. — **Pestalozza**. A proposito della posizione di Walcher. *La Clinica ostetrica*, Anno I, Fasc. 7, Luglio, 1899, p 271. — **Stricker Coles**. Posterior Rotation of the Occiput in Vertex Presentation. *Amer. Journal of Obstetrics*, sept. 1899, p. 377.

ANATOMIE, PHYSIOLOGIE ET BACTÉRIOLOGIE OBSTÉTRICALES. — **Guicciardi**. La decidua in rapporto alla gravidanza molare colla ritenzione di residui ovulari. *Annalidi Ostetricia ginecologia*, Anno XXI, Luglio, 1899, num. 7, p. 548. — **Reynier**. Note sur les lymphatiques de l'utérus. *La Semaine gynécologique*. Paris, 11 juillet 1899, p. 217. — **Stewart (R.)**. Toxicity of Urine in Pregnancy. *Amer. Journal of Obstetrics*, sept. 1899, p. 345. — **Targett**. Naegele Pelvis. *Trans. of the Obst. Society of London*, vol. XLI, 1899, Part. III, p. 231. — **Thomson (A.)**. Sexual Differences of the fœtal Pelvis. *Trans. of the Obst. Society of London*, vol. XLI, 1899, Part III, p. 279.

GROSSESSE. — **Lefer**. *Contribution à l'étude des végétations chez les femmes enceintes*. Thèse de Paris, 1899. — **Herz**. Superfœtatio. *Wien. med. Presse*, sept. 1899, p. 1511.

DYSTOCIE. — **Curt Schrœter**. Laparotomie intra-partum wegen eines im kleinen Becken fixirten Myoms der hinteren Corpuswand. *Monats. f. Geburts und Gynæk.* Band X, Heft 3, p. 269. — **Davis (E.-P.)**. The treatment of Labor in Abnormal Pelves. *The Amer. Journal of Obst.* vol. XXXIX, Whole, nº 258, june 99, p. 721. — **Dührssen (A.)**. Die Vermeidung von Geburtsstörungen nach Vagino-fixation. *Centralb. f. Gynäk.* nº 36, 9 sept. 1899, p. 1109. — **Gibert**. 2 cas de rétraction de l'anneau de Bandl. *Revue mensuelle de Gyn., Obst., et Pæd. de Bordeaux*, t. I, juillet 1899, p. 318. — **Halban**. Beitrag zür Kenntniss der Geburten bei Uterus bicornis bicollis. *Archiv f. Gynæk.* Band 59, Heft 1, p. 188. — **Hugo Gloeckner**. Beiträge zur Lehre vom engen Becken. *Zeitschrift f. Geburts. und Gynäk.*, XLI Bd, 1 Heft, p. 81. — **Kallukorgen**. Geburtsstörungen nach vorausgegangener Vaginofixation als Indication zum Kaiserschnitt. *Zeitsch. f. Geb. u. Gyn.* Bd

XLI, Heft 2, p. 280. — **Lewers (A.)**. A case of persistent Mento-posterior Position of the face in which the Child was delivered alive by the axis-traction forceps. *Trans. of the obst. Society of London*, vol. XLI, 1899, Part III, p. 280. — **Lorenz**. Schwangerschaft bei Uterus didelphys und vagina duplex. *Centr. f. Gynäk*, n° 35, 2 sept. 1899, p. 1076. — **Martin**. Rétraction de l'anneau de Bandl et présentation de l'épaule. *Revue mensuelle de Gyn. Obst. et Pæd. de Bordeaux*, t. I, juillet 1899, p. 322. — **Sztencel**. Atresia hymenalis bei einer gebärender Frau. *Wiener med. Presse*, 2 juil. 1899, n° 27, p. 1140. — **Tull (E. E.)**. Neoplasms interfering with Pregnancy with Report of Cases. *The Amer. Gynæc. and Obstetrical journal*, vol. XIV, n° 2, August 1899, p. 137. — **Whitridge Williams**. A case of spondylolisthesis with Description of the Pelvis. *American Journal of Obstetrics*, August 1899, p. 145.

GROSSESSE EXTRA-UTÉRINE. — **Archibald Mac Laren**. Interstitial Pregnancy with Report of Case operated upon thirteen Months after Conception. *The Amer. Gynæc. and Obst. J.*, vol. XV, n° 2, août 1899, p. 147. — **Arroyo (M.)**. *Contribution à l'étude des hémorrhagies intra péritonéales consécutives à la rupture de la trompe dans la grossesse tubaire et en particulier de leur traitement.* Thèse de Paris, 1899. — **Bossi**. Contributo allo studio dei rimedii emostatici non ecbolici e Terapia delle metrorragie in gravidanza ed in sopraparto. *La Riforma medica*, 1899, n° 156, p. 48. — **Ledlard**. Secondary abdominal pregnancy; septic peritonitis; evacuation per rectum; recovery. *Trans. of the obst. Society of London*, vol. XLI, 1899, Part. III, p. 276. — **Lefour et Gibert**. Grossesse tubaire; salpingectomie, guérison. *Revue mensuelle de Gynéc. Obst. et Pæd. de Bordeaux*, t. I, juill. 1899, p 311. — **Malcolm**. Macerated Bones of a Fœtus from an Extra-uterine Gestation retained Seven years. *Transactions of the Obst. Society of London*, vol. XLI, année 1899, Part. III, p. 223. — **Malcolm**. Partially Macerated Fœtus from an Extra-uterine Fœtation retained in the Body about a year after its Death. *Transactions of the Obst. Society of London*, vol. XLI, année 1899, Part. III, p. 222. — **Manierre (Ch.)**. Cornual Pregnancy. *Amer. Gynæc. and Obst Journal*, vol. XV, sept. 1899, n° 3, p. 212. — **Smith (Ch.)**. Interstitial pregnancy and Report of a Case. *Med. Rec.*, N.-Y., 1899, II, 370.

NOUVEAU-NÉ, FŒTUS, TÉRATOLOGIE. — **Alfieri**. Di un caso di morte improviso di un neonato per emorragia cerebrale primitiva. *Annali di Ostetricia e Ginecologia*. Anno XXI, luglio 1899, n° 7, p. 569. — **Bade**. Kurze Beschreibung von zehn röntgographisch untersuchten Föten. *Centralblatt. f. Gynäk.*, n° 34, 26 august 1899, p. 1031. — **Cramer**. Der Argentumkatarrh des Neugeborenen. *Arch. f. Gynæk.*, Band 59, Heft 1, p. 165. — **Cramer (H.)**. Geburtshilfliche Verletzung des kindlichen Auges. *Centralblatt für Gynäk.*, n° 27, 8 juli 1899, p. 803. — **Engelmann**. Uber die Verwendung des Protargol an Stelle des Argentum nitricum bei der Crede'schen Einträufelung. *Centralblatt f. Gynäk.*, n° 30, 29 juli 1899, p. 905. — **Guzzoni degli Aucarani**. Uno-sirenomele. *Annali di Ostetricia et Gynecologia*, Anno XXI, agosto 1899, n° 8, p. 609. — **Heymann**. Kasuist. der Congen. Atresia duodeni. *Mon. f. Geb. u. Gyn.* Bd X, aug. 1899, p. 186. — **Hirigoyen**. Pieds bots et mains botes chez un fœtus de 4 mois. *Revue mensuelle de Gyn., Obst. et Pædiatrie de Bordeaux*, t. I, juillet 1899, p. 315. — **Opitz**. Noch einmal : Uber automatische Herzhätigkert menschlicher Föten. *Centralbl. für Gynäk.*, n° 27, 8 juli 1899, p. 810. — **Peiser (E.)**. Ein weiterer Beitrag zur Automatie des menschlichens Fötalherzens. *Centralblatt f. Gynäk.*, n° 34, 26 august 1899, p. 1033. — **Piering (O.)**. Ueber die Grenzen des Körpergewichts Neugeborener. *Monats. f. Geburts und Gynäk.*, Bd X, Heft 3, p. 303. — **Schœmaker (J.)**. Ueber die Aetiologie der Entbindungslähmungen speciell der Oberarmparalysen. *Zeitschrift f. Geburts. und Gynäk.* Bd XLI, I Heft, p. 33. — **Litzinsky**. Janiceps symetros. *Mon. f. Geb. und Gyn.*, Bd X, juli 1899, p. 35.

OPÉRATIONS OBSTÉTRICALES. — **Budberg**. Methode der Placentari expression. *Deutsch med Wochenschrift*, n° 43, 1898, p. 683. — **Civel**. Technique chirurgicale de l'embryotomie. *Archives provinciales de Chirurgie*, Paris, 1er avril 1899, p 225. — **Dietrich**. Kaiserschnitt nach Vaginofixatio uteri *Cent. f. Gyn.*, n° 52, p. 961. — **Fancourt Barnes**. Indications for Cæsarian section as compared with those for symphysiotomy, craniotomy and premature induction of labor. *Annals of Gynec. and Pediatry*, vol. XII, august 1899, n° 11, p. 723. — **Henry G. Coe**. Notes on the induction of premature labor. *Medical Record*, New-York, 8 juillet 1899, p. 46. — **Fieux (G.)**. De la symphyséotomie sans immobilisation consécutive. *Rev. mensuelle de Gynécologie, Obstétrique et Pædiatrie de Bordeaux*, t. I, août 1899, p. 361. **Iuchs**. Uber einen Fall von Sectio cæsarea nach Vaginofixatio. *Cent. f. Gyn.*, n° 32, p 976. — **John F. Moran**. A Case of Symphyseotomy. *The Amer. Journal of Obstetrics*, vol. XXXIX, Whole, n° 258, june 1899, p. 798. — **Leopold**. Indications for Cæsarian section as compared with those for symphysiotomy, craniotomy and premature induction of Labor. *Annals of Gynec. and Ped.*, vol. XII, august 1899, n° 11. p. 744. — **Ludwig (H.)**. Ein Fall von wiederholten Fundalschnitt. *Centralb. für Gynäk.*, n° 27, 8 juli 1899, p. 801. — **Merletti (C.)**. Ueber den Werth des Truzzi'schen manuaellen Verfahrens zur Lösung des Arme bei der Extraction aus Beckenende. *Monats f. Geburts. und Gynäk.* Band X, Heft 3, p. 263 — **Surdi**. Noch einmal zur Symphyseotomie in den deutschen Kliniken. *Centralblatt f. Gynäk.*, n° 34, 26 august 1899, p. 1040. — **Walla**. Uber Sectio cæsarea mit fundalem Querserschnitt. *Centralblatt f. Gynäk.*, n° 32, 12 august 1899, p. 970 — **Weber (E.)**. Zehn Fälle von Sectio cæsarea mit sagittalem Fundalschnitt. *Centralb. f. Gynäk.*, n° 36, 9 sept 1899, p. 1105.

PATHOLOGIE DE LA GROSSESSE, DE L'ACCOUCHEMENT ET DES SUITES DE COUCHES. — **Agresti**. Contributo allo studio delle associazioni microbiche nella infezione puerpuerale. *Archivio italiano di Ginecologia*, anno II, n° 3, 30 giungo 1899, p. 221. — **Ahlfeld (J.)**. Klinische Beiträge zur Frage von der Entstehung der fieberhaften Wochensbettserkrankungen. *Zeitschrift f. Geburts. und Gynäk.* XII Bd, 1 Heft, p. 1. — **Alarich**. A Type of Paralysis in the Distribution of the Perinæal nerve following Labor. *The Amer. Gynæc. and Obst. journal*, vol. XV, n° 2, august 1899, p. 142. — **Bayer (J.)**. Falle von Eklampsie *Mon. f. Geb. und Gyn.*, Bd X, juli 1899, p. 25.— **Beuttner (O.)**. Ein Fall von inficirtem abortus, geheilt vermittels der Atmokausis. *Centralblatt f. Gynäk.* n° 33, 19 august 1899, p. 993. — **Beuttner (O.)**. Ein Fall von puerperaler Streptokkeninfektion, geheilt mit Marmorek'schem Serum nebst einigen Bemerkungen zur puerpueralfieber. *Centralblatt f. Gynäk.*, n° 33, 19 august 1899, p. 996. — **Bonamy**. *De l'hystérectomie dans l'infection puerpérale aiguë.* Thèse de Paris 1899. — **Boquel.** Du traitement de l'insertion du placenta sur le segment inférieur. *Archives médicales d'Angers*, 3e année, n° 9, 20 sept. 1899, p. 392. — **Bréhier** (G.). *Quelques nouvelles observations d'infections puerpérales traitées par le froid.* Thèse de Paris, 1899. — **Bué** (V.). De l'œdème vulvaire dans l'état puerpéral, gangrène vulvaire. *Le Nord médical*, 6e année, n° 118, 1er sept. 1899, p. 205. — **Chiaventone.** Atrofia giallo acuta e funzionalita epatica in gravidanza. *Annali di ostetricia e ginecologia*, anno XXI, giugno 1899, num. 6, p. 475. — **David Arthur.** Treatment of a case of puerperal fever by antistreptococcus serum. *British med. journal.* Londres, 8 juillet 1899, p. 78. — **Diehl.** Ueber purpura in puerperio. *Zeitz f. Geburts. und Gynäk.* XLI Bd, 2 Heft, p. 218. — **Doktor.** Kaiserschnitt bei Sepsis. *Archiv f. Gynäk.*, Band 59, Heft 1, p. 200. — **Ferroni.** Ricerche anatomiche e cliniche sulla placenta marginata. *Annali di ostetricia e ginecologia*, Anno XXI, Agosto 1899, n° 8, p. 627. — **Pieux** (G.). Appendicite pendant les suites de couches. *Revue mens. de Gyn., d'Obs. et de Pæd. de Bordeaux*, t. I, juin 1891, p. 265. — **Fischer.** Behandlung der abortus. *Centr. f. Therapie*, sept. 1899. — **Froim-Moïse Fochkevitch.** *Contribution à l'étude de l'allaitement chez les albuminuriques.* Thèse de Paris, 1899. — **Gottschalk** (S.). Zerreissung der Scheide bei norm. Geburts. *Monat. f. Geb. und Gyn.* Bd X, juli 1899, p. 52. — **Helvie** (Ch.). A case of placenta prævia. *Medical News*, New-York, 15 juillet 1899, p. 76. — **Hill** (E.). Puerperal Eclampsie with complication. *Bost. med. and surg. journal*, 24 aug. 1899, p. 186. — **Hillmann.** Sectio cæsarea ausgefurt wegen Eklampsie. *Mon. f. Geb. und Gyn.*, Bd X, aug. 1899, p. 193. — **Holven.** Hydrorrhœa gravidarum. *Monats f. Geburts. und Gynäk.*, Bd X, Heft 3, p. 329. — **Jouannet.** *Contribution au traitement de la phlegmatia alba dolens puerpérale.* Thèse de Paris, 1899. — **Le Bigot.** *De l'influence du chancre syphilitique du col de l'utérus sur l'accouchement.* Thèse de Paris, 1899. — **Le Clère.** *Contribution à l'étude des ruptures incomplètes de l'utérus avec thromboses sous péritonéales se produisant pendant le travail de l'accouchement.* (Anatomie pathologique, symptômes.) Thèse de Paris, 1899. — **Mattoli.** Taglio cesareo in placenta previa centrale. *Archivio italiano di ginecologia*, Anno II, n° 4, p. 305. — **Menu.** *La môle vésiculaire, tumeur maligne.* Thèse de Paris, 1899. — **Moran** (J.F.). The Prophylaxis and Treatment of Puerpueral Fever with Report of Three Cases of Streptococcus serum. *The Amer. journal of obst.*, vol. XXXIX, Whole, n° 258, june 1899, p. 766. — **Néviajski.** *Étude sur la déchirure centrale du périnée.* Thèse de Paris, 1899. — **Norris** (R.C.). The Preventive Treatment of Puerpueral Eclampsia. *The Amer. gynæc. and obst. journal*, vol. XV, july 1899, n° 1, p. 7. — **Pinard.** De la phlegmatia alba dolens. *Bulletin médical*, Paris, 10 mai 1899, p. 447. — **Polano** (O.). Ueber das Verhalten der Uterusschleimhaut nach Abort und Blasenmole. *Zeitschrift f. Geburts. und Gynäk.*, XLI Bd, 1 Heft, p. 54. — **Reynold Wilson.** Remarks upon the Diagnosis of Puerperal septicæmia. *Amer. Gynæc. and Obst. journal*, vol. XV, sept. 1899, n° 3, p. 206. — **Rossi.** Terapia delle metrorr. in gravidenza ed in soprapparto. *Riforma medica*, vol. III, n° 7, 1899, p. 73. — **Roudino.** Ricerche sperimentali sulla pathogenesi e sull' histologia patologica dell'infezione endouterina post-partum. *Archivio italiano di Ginec*, anno II, n° 2, p. 132. — **Roussel.** Avortement criminel, perforation de l'utérus. *Loire médicale*, 14 septembre 1899, p. 232. — **Savory** (H.). Notes on a Case of Puerpueral Eclampsia. *Trans. of the obst. Society of London*, vol. XLI, 1899, Part. III, p. 284. — **Thomson und A. Schwartz.**

Zur spontanen Uterusruptur. *Centralblatt f. Gynäk.*, n° 28, 15 juli 1899, p. 845. — **Tuffier** et **Bonamy**. Hystérectomie dans l'infection puerpérale. *Revue de Gynéc. et de Chirurgie abdom.*, 3e année, n° 4, p. 579. — **Vignolo**. Di alcune particolari alterazioni delle membrane dell'uovo unano in caso di rottura prematura e precoce. *Archivio italiano di ginecologia*. Anno II, n° 2, p. 136. — **Weill (A.)**. *De la pyélonéphrite dans ses rapports avec la grossesse*. Thèse de Paris, 1899. — **William R. Pryor**. Upon the treatment of Puerpueral streptococcus infection by curettage, the cul-de-sac Incision and the Application of Antisepsic Dressings. *Amer. journal of Obstetrics*, sep. 1899, p. 315.

THÉRAPEUTIQUE, ANTISEPSIE, APPAREILS ET INSTRUMENTS. — **Ahlfeld**. Der Alcohol als Desinfectionsmittel. *Monatt. f. Geb. u. Gyn.* Bd X, août 1899, p. 117. — **Bossi**. Contributo allo studio dei rimedi emostatici non ecbolici e terapia delle metrorrhagie in gravidanza ed in sopraparto. *Archivio Italiano di ginæc*, Anno II, n° 4, p. 359. — **Deardoff**. A remarkable result from the Use of Antistreptococcic serum. *Annals of Gynæc. and Pediatry*, vol. XII, july 1899, n° 10, p. 652. — **Iry (H.-D.)**. The Antistreptococcic Serum in the treatment of Puerpueral Sepsis. *Amer. Journal. of Obstetrics*, sept. 1899, p. 317. — **Pincus**. Nochmals die Zangen mit abnehmbaren Griffen. *Centralbatt f. Gynäk.*, n° 33, 19 August. 1899, p. 1015. — **Tjaden (H.)**. Weitere Beiträge zur Desinfection der Hebammenhände. *Zeitschrift f. Geburts. und Gynäk.* XLI Bd, 1 Heft, p. 22. — **Zangemeister**. Achsenzugvorrichtüng für gefensterte Zangen. *Centralblatt f. Gynäk.*, n° 31, 5 August 1899, p. 942.

VARIA. — **Chiaventone**. Atrofia giallo acuta e funzionalita epatica in gravidanza. *Archivio Italiano di ginecologia*, Anno II, n° 4, p. 341. — **Denslow Lewis**. The Surgery of the Puerpuerium. *The Amer. Journal of. Obstetrics*, vol. XXXIX, Whole, n° 258, June 1899, p. 728. — **Gentin**. *Contribution à l'étude des rapports de la chorée avec la menstruation et la puerpéralité*. Thèse de Paris, 1899. — **Kleinwächter** Die durch extramediane Einstellung des Fruchtkopfes bedingte Hypertorsion des Uterus. *Zeitschrift f. Geburts. und Gynäk.*, XLI Bd, I Heft, p. 72. — **Le Maire**. Zur Behandlung der papilla fissurata. *Centralblatt f. Gynäk.*, n° 32, 12 August 1899, p. 978. — **Lewis (H.)**. Maternal Impressions. *The Amer. Journal of Obst.*, vol. XL, Whole, n° 259, July 1899, p. 84. — **Neugebauer**. Ist die Integrität des Amnionsacks eine conditio sine qua non für die Weiterentwicklung der Frucht nach erfolger Ruptur des Fruchthalters und Chorions oder nicht? *Centralblatt f. Gynäk.*, n° 31, 5 August 1899, p. 937. — **Pazzi**. Una applicazione di leva nella posizione del Melli cosi detta del Walcher. *La Clinica Ostetrica*, Anno I, vol. I, giugno 1899, fasc. 6, p. 221. — **Reilhac (M.)**. *De la régularisation de la menstruation par le mariage et la grossesse*. Thèse de Paris, 1899. — **Rossi**. Sulla fisiologia e sulla patologia della gravidanza nei giorni correspondenti ai periodi mestruali. *Archivio Italiano di Ginec.*, Anno II, n° 2. p. 140.

Le Gérant : G. STEINHEIL.

IMPRIMERIE A.-G. LEMALE, HAVRE

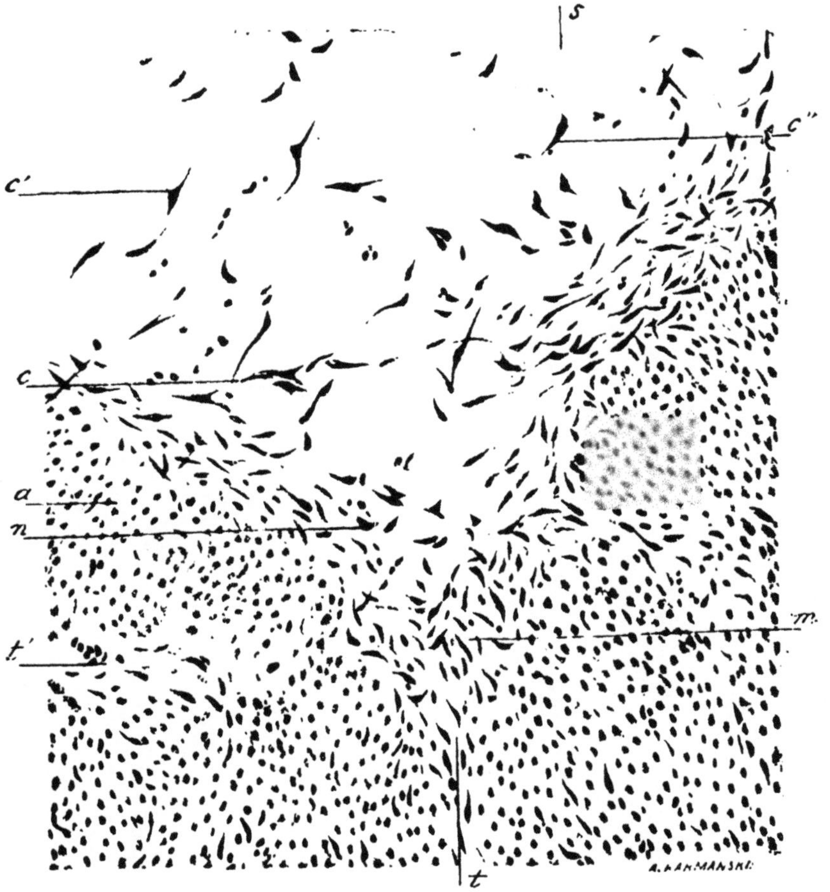

Fig. 1. — Corps jaune de la femme, datant de trois semaines et provenant d'une opération pratiquée par M. Schwartz, pour une métrite accompagnée de myomes.

t, *t'*, tissu conjonctif et vasculaire provenant de la thèque interne et séparant les ilots de grandes cellules du corps jaune. *n*, tissu conjonctif de nouvelle formation à la surface interne des ilots et en rapport avec le sang coagulé *s* dans la cavité de l'ancien follicule de de Graaff. *c*, *c'*, *c''*, cellules de tissu conjonctif en relation par leurs anastomoses avec la couche *n* et qui pénètrent dans le caillot sanguin (Grossissement de 250 diamètres).

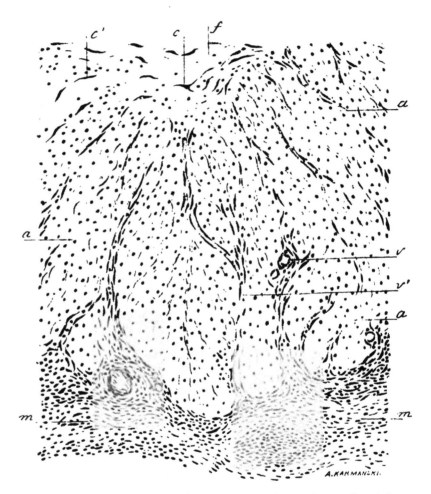

Fig. 2. — Corps jaune de la femme, un peu plus ancien que le précédent ; *a*, *a*, couche des grandes cellules dont le protoplasma, traité par l'alcool absolu et l'éther, est devenu transparent. Les vaisseaux, vus en coupe transversale *v* ou longitudinale *v'*, s'anastomosent dans ce tissu de grandes cellules. *f*, tissu conjonctif fibrillaire formé à la limite externe de la couche des grandes cellules ; *c*, *c'*, ses cellules à prolongements anastomotiques. *m*. *m*, theca interna du follicule de de Graaff infiltrée de cellules lymphatiques et très épaissie (Grossissement de 250 diamètres).

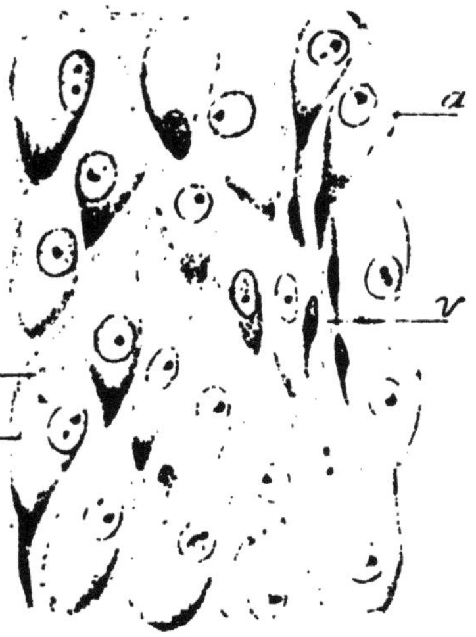

Fig. 3.

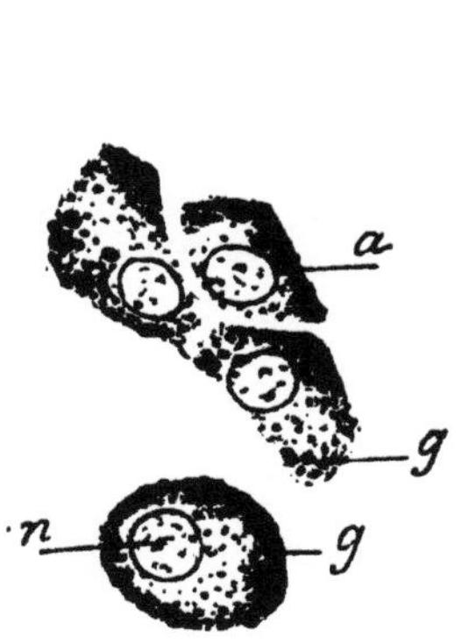

Fig. 4.

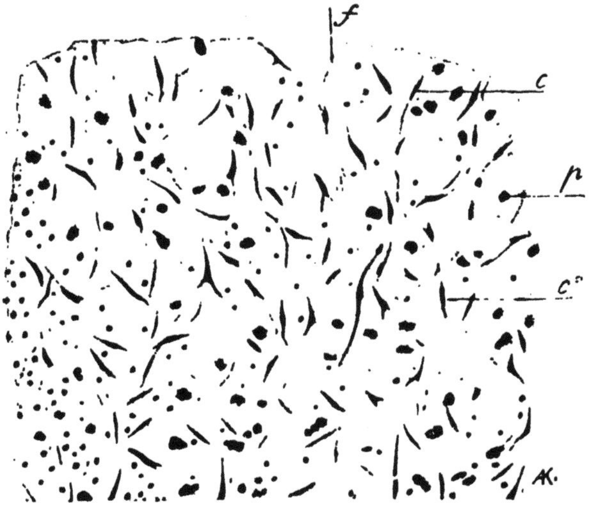

Fig. 5.

FIG. 3. — *a*, grandes cellules dont le protoplasma réticulé est percé de trous *p* où se logent les granulations graisseuses, et qui contiennent des noyaux ronds ou ovoïdes. *v*, petit vaisseau capillaire en rapport avec les cellules (GROSSISSEMENT DE 450 DIAMÈTRES).

FIG. 4. — Les mêmes cellules traitées par l'acide osmique : *a*, protoplasma ; *g*, granules graisseux ; *n*, noyau.

FIG. 5. — Tissu conjonctif situé au centre d'un corps jaune d'un mois environ ; *f*, fibres conjonctives minces et pâles. *c*, *c'*, cellules de tissu conjonctif anastomosées et moins volumineuses que celles dessinées dans la figure 1.

Il existe dans ce tissu de nombreuses granulations pigmentaires, plus ou moins volumineuses, qui sont dessinées en noir, et des globules sanguins altérés (GROSSISSEMENT DE 250 DIAMÈTRES).

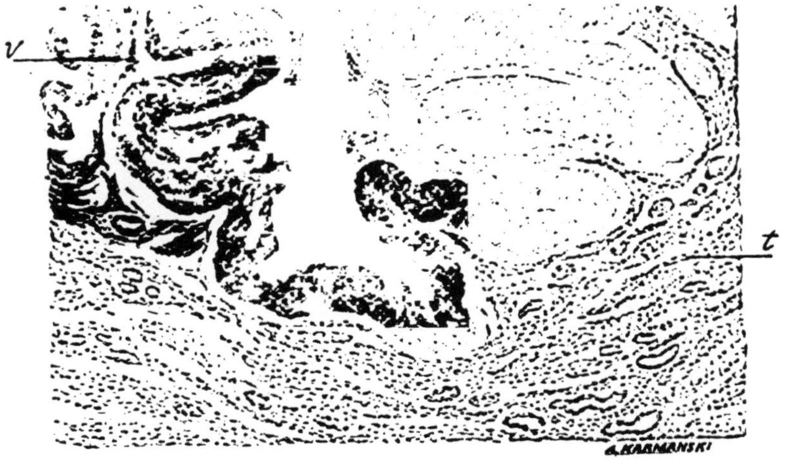

Fig. 6. — Corps jaune ancien, fibreux et atrophique (Grossissement de 60 diamètres).
f, partie centrale ; *c*, lobules du corps ; *v*, vaisseaux qui pénètrent à la base de ces lobules et qui sont en rapport avec le tissu cellulo-vasculaire du stroma ovarien *t*. Les lobules du corps jaune et la partie centrale restent incolores avec les reactifs colorants des cellules vivantes.

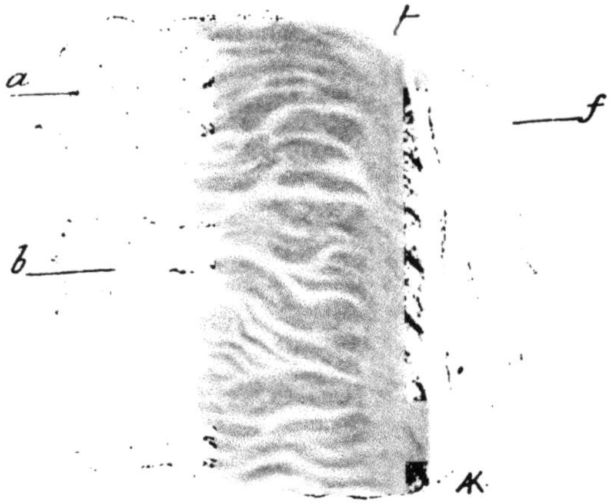

Fig. 7. — *a*, reste des grandes cellules dont le protoplasma se colore en bleu très pâle ou en vert presque effacé par la thionine, et qui ont perdu leur noyau. *b*, travées claires indiquant la place des capillaires dont les cellules sont détruites ; *f*, tissu conjonctif central dont les cellules conjonctives ont disparu, et dont les fibres sont à peine colorées.

SUR LA DÉGÉNÉRESCENCE KYSTIQUE CONGÉNITALE DES ORGANES GLANDULAIRES ET EN PARTICULIER DES REINS ET DU FOIE

Par **A. Couvelaire**,
Interne des hôpitaux.

La question des dégénérescences kystiques congénitales des organes glandulaires ne nous semble pas encore très nettement mise au point, malgré le nombre des travaux qu'elle a provoqués et des hypothèses pathogéniques qu'elle a fait éclore.

Nous apportons l'examen de deux cas de transformation kystique des reins et du foie recueillis et étudiés par nous à la Maternité de l'Hôtel-Dieu, dans le service de notre maître M. Champetier de Ribes.

Nous nous proposons en outre de montrer que cette question s'éclaircit et se simplifie singulièrement, si, faisant abstraction des interprétations pathogéniques proposées par les auteurs, on veut bien ne tenir compte que de leurs constatations anatomiques.

Il nous sera alors facile de mettre en lumière les caractères essentiels de la maladie kystique congénitale et de les condenser en quelques formules qui nous donneront l'illusion d'une explication pathogénique.

I. — **Historique.**

Le rein est de tous les organes glandulaires celui dont la dégénérescence kystique congénitale a été le plus étudiée. C'est en effet dans cet organe que la transformation kystique est à l'œil nu le plus souvent évidente. La dégénérescence concomitante du foie, par exemple, reste au contraire généralement d'ordre histologique. On s'explique ainsi que la discussion soit restée longtemps limitée au rein. Cette limitation n'a pas peu contribué à faire engager sur de fausses routes les chercheurs d'explications pathogéniques.

Celles-ci peuvent être réparties en deux grands groupes qu'il convient, au point de vue critique, de séparer nettement.

1° Les explications purement spéculatives qui, dédaigneuses de toute constatation positive, ne sont en réalité que des vues de l'esprit.

2° Les explications raisonnées qui ont pour point de départ des constatations anatomiques positives.

***

Les théories purement spéculatives rattachent la dégénérescence des reins, soit à un arrêt de développement, soit à l'oblitération du canal artériel, soit à un défaut de résistance de la membrane de soutènement des tubes rénaux.

La notion de congénitalité, l'association fréquente de malformations multiples ont tout naturellement amené un certain nombre d'auteurs à chercher l'explication de la transformation kystique du rein dans les particularités du développement de cet organe. Ils avaient le choix entre deux théories. La plus récente a été plus facilement adoptée, pour cette raison sans doute qu'elle permettait une explication plus simple. C'est la théorie soutenue par Braun, Kuppfer, Balfour, Sedgwick, etc., suivant laquelle le rein se développe aux dépens de deux ébauches distinctes. Le canal urétérique fournirait en se ramifiant les calices et les tubes collecteurs (substance médullaire). Quant aux glomérules, tubes contournés et anses de Henle (substance corticale), ils se développeraient isolément dans le blastème wolfien, à la manière des éléments du corps de Wolf. Si pour une raison quelconque (à laquelle d'ailleurs l'épithète d'arrêt de développement vient heureusement suppléer) les deux systèmes canaliculaires restent séparés, l'urine retenue dans les tubes d'origine wolfienne les distendra, les transformera en kystes par le mécanisme de la rétention. Telle est l'explication qui fut donnée par quelques auteurs, notamment Koster (1).

Mais en face de la théorie moderne, la vieille théorie de l'unité d'origine du parenchyme rénal soutenue par Toldt, par Kölliker reste toujours debout. Ce serait l'uretère qui, à lui seul, par ses ramifications, formerait les calices et la totalité des tubes. Le rein se développerait à la manière des glandes ordinaires. Comment concilier cette théorie avec l'idée préconçue d'un arrêt de développement aboutissant à la formation de kystes? Shattock (2) a tourné la difficulté. Il suppose que dans le rein définitif peuvent anormalement se trouver mêlés des résidus du corps de Wolf. Ces résidus peuvent devenir kystiques. Le développement de ces kystes primaires amène la compression des tubes du rein qui secondairement deviennent kystiques.

Cette explication est à la vérité fort ingénieuse. Nous ne voulons pas plus pour elle que pour la précédente entrer dans la trop facile discussion de fond. Nous nous contenterons de faire remarquer que ce sont là de simples hypothèses reposant ellesmêmes sur des hypothèses : ce sont des hypothèses au deuxième degré!

Moins ingénieuse, mais plus inattendue est la théorie imaginée par Nieberding (3). Chez le fœtus observé par cet auteur le canal artériel manquait. Nieberding n'hésite pas à conclure que l'absence du canal artériel entraîna de la stase veineuse dans les reins et secondairement leur dégénérescence kystique. Nous avouons ne pas saisir très nettement la filiation des faits.

Reste enfin la théorie élégante mais bien fragile de MM. Bard

---

(1) Koster. *Nederl. Archief voor genes Naturkunde*, II, S. 779, III, S. 103.

(2) Shattock. Bilateral cystic disease of the Kidneys in the new-born. *Trans. of the path. Soc. of London*, XXXVII, 1886.

(3) Nieberding. Cystöse Nierendegeneration des Fœtus als Geburtshinderniss. *Münchener med. Wochenschrift*, 16 août 1887.

et Lemoine (1). Voici en quels termes ils l'exposent : « Il existe « une maladie kystique essentielle qu'on retrouve dans tous « les organes glandulaires, caractérisée par la dilatation « simple des acini ou des canaux excréteurs, se produisant « par la seule influence de la pression normale des liquides « qu'ils contiennent. Elle constitue ainsi un véritable angiome « glandulaire. Cette dilatation pour se produire demande une « prédisposition morbide spéciale de la paroi des tubes glan- « dulaires. *Cette prédisposition d'origine congénitale con- « siste sans doute dans un défaut de résistance de la paroi,* « qui est elle-même sous la dépendance d'un défaut de qualité « de la substance fondamentale qui la constitue. » Nous objecterons à l'hypothèse de M. Bard les arguments nombreux qu'on peut invoquer à juste titre contre toutes les théories qui voient dans la transformation kystique dont nous nous occupons le résultat « d'une dilatation simple ». Ces arguments, nous les exposerons plus loin ; nous ne voulons insister que sur le caractère trop hypothétique de la conception de MM. Bard et Lemoine. Nous n'avons d'ailleurs qu'à nous reporter au texte même de ces auteurs pour prouver que leur démonstration manque quelque peu de rigueur : « On comprend, disent-ils, « qu'il soit impossible de dire en quoi une membrane hyaline « normale diffère d'une membrane hyaline anormale. La diffé- « rence réside tout entière sans doute dans un défaut de qua- « lité du tissu qui apparaît à l'usage, mais qui ne s'accuse pas « par avance par des altérations morphologiques appréciables... « La démonstration de notre manière de voir ne peut être en « quelque sorte que négative... »

***

Les théories basées sur une constatation anatomique précise peuvent être groupées sous trois chefs principaux.

---

(1) Bard et Lemoine. De la maladie kystique essentielle des organes glandulaires ou angiome des appareils sécrétoires. *Arch. gén. de médecine*, août et sept. 1890.

1° De la constatation de concrétions salines dans les tubes on conclut à la rétention par obstruction.

2° De la constatation d'une hyperplasie conjonctive péri-canaliculaire on conclut à la rétention par étranglement des voies d'excrétion de l'urine.

3° De la constatation de l'activité des épithéliums de revêtement des cavités kystiques, on conclut à une néoplasie épithéliale.

Théorie de l'obstruction calculeuse. — En 1846, Virchow (1) publiait son premier cas de dégénérescence kystique bilatérale des reins. Il avait trouvé les canalicules remplis par des masses brunâtres cristallines. Il lui sembla légitime d'attribuer les dilatations kystiques des tubes rénaux à leur obstruction par les cristaux. Mais l'examen de six cas nouveaux ne tarda pas à orienter Virchow dans une autre voie et à lui faire abandonner cette conception simpliste.

Théorie de la sclérose. — Le point de départ de la deuxième théorie de Virchow est la constatation précise d'une *sclérose systématisée péritubulaire et périkystique prédominant dans la région papillo-médullaire.* Cette constatation a été faite à la suite de Virchow par un grand nombre d'anatomo-pathologistes. Tous ont accordé à cette sclérose une importance primordiale et n'ont pas hésité à la considérer comme la cause de la transformation kystique : l'étranglement des tubes par l'hyperplasie conjonctive entraînant, du fait de la rétention de l'urine, leur dilatation mécanique.

En revanche, tous n'ont pas compris de la même façon le pourquoi de cette hyperplasie conjonctive.

Pour Virchow, la sclérose est déterminée par l'évolution d'une néphrite : cette conception a été exposée par lui en 1855 à Würtzbourg (2). Il en est resté le défenseur fidèle jusqu'à ces

---

(1) VIRCHOW, in *Verh. der Berliner Gesellschaft f. Geburtshülfe*, 1846, Bd III, s. 176, u. 189.

(2) VIRCHOW. Ueber congenitale Nierenwassersucht. *Verh. des Physic. med. Gesellschaft in Würtzburg*, 1855.

dernières années (1). L'inflammation interstitielle est primitivement localisée au niveau des papilles ; elle aboutit à leur atrésie. Quant à la cause de la néphrite, Virchow la chercherait volontiers dans l'organisme maternel : ce serait un principe irritant passant de la circulation maternelle dans la circulation fœtale. Cette explication s'harmoniserait bien avec le caractère souvent familial de la dégénérescence kystique congénitale.

Durlach (2) et Arnold (3) trouvent de la sclérose non seulement au niveau des papilles, mais encore autour du bassinet. Ils élargissent un peu l'interprétation de Virchow. Arnold donne même à son cas l'épithète expressive de *Pyelonephritis fibrosa ascendens*. Pour eux, comme pour Virchow, il s'agit d'une affection inflammatoire.

Au contraire, Hanau, von Mutach, Kimla, Foa, refusent à cette hyperplasie conjonctive toute origine inflammatoire.

Pour Hanau (4) et von Mutach (5), il s'agit de la persistance d'un état fœtal transitoire. Von Mutach s'appuie sur les examens qu'il a pratiqués de reins appartenant à des fœtus de 15 à 30 centim. Il a constaté que dans ces reins le tissu conjonctif était surtout abondant dans la substance pyramidale et autour du bassinet. La persistance de ce tissu conjonctif abondant gênerait le développement des ramifications urétériques et en les étranglant déterminerait la dilatation des voies urinaires supérieures. Kimla (6) interprète un peu différemment cette hyperplasie conjonctive qu'il considère, non pas comme un simple arrêt de développement, mais comme une hyperplasie anormale. « La « partie mésodermique de l'organe atteint prend un accrois-

---

(1) VIRCHOW. *Soc. de médecine de Berlin*, janvier 1892.

(2) DURLACH. *Ueber Entstehung der Cystenniere*. Inaug. Diss., Bonn, 1885.

(3) ARNOLD. Ueber angeborene einseitige Nierenschrumpfung mit Cystenbildung. *Beitr. zur path. Anat. und allg. Path. von Ziegler*. Iéna, 1890, Bd VIII.

(4) HANAU. *Ueber congenitale Cystenniere*. Inaug. Dissert. Giessen, 1890.

(5) VON MUTACH. Beitrag zur Genese der congenitalen Cystennieren. *Virchow's Arch. f. path. Anat.*, 1895, Bd 142, p. 46.

(6) KIMLA. Degenerace Kystica ledvin, etc... *Académie des sciences de Bohême*, 1895. — Congrès de Moscou, 1897.

« sement disproportionné relativement à la partie épithéliale « et désagrège celle-ci soit totalement, soit partiellement. Les « formations glandulaires primordiales, rudimentaires jusque-« là, sont morcelées par le mésoderme proliférant en une multi-« tude de segments de dimensions variables qui, étant une fois « isolés de la continuité organique de la glande, d'une part s'a-« trophient, d'autre part au contraire se développent tout à fait « indépendamment soit en kystes simples, soit en formations « d'aspect kysto-adénomateux » (communication personnelle).

Quant à Foa (1), il croit qu'il s'agit, lui aussi, d'une « luxuriante néoformation », « d'un exubérant et anormal développement du connectif intercanaliculaire ».

Théorie de la néoplasie épithéliale. — Cette théorie est la plus récente. Elle a été tout d'abord soutenue pour expliquer la dégénérescence kystique des adultes et proposée par analogie pour les cas observés chez les nouveau-nés.

Elle s'est appuyée sur deux sortes d'arguments bien mis en lumière par Laveran, Malassez, Sabourin, Cornil et Brault, Gombault et Hommey, etc. en France, Nauwerk et Hufschmid, von Kahlden en Allemagne, Brigidi et Severi en Italie. Les uns, négatifs, sont des arguments de discussion, les autres, positifs, ne sont que l'énoncé des faits constatés par ces auteurs. Parmi les arguments de discussion, les plus sérieux sont les suivants : La sclérose péri-canaliculaire n'est pas constante ; dans un grand nombre de cas elle est ou minime ou absente ; nos observations personnelles le prouvent une fois de plus. On ne saurait donc la considérer comme le *primum movens* de la transformation kystique. D'un autre côté, les partisans de la sclérose primitive sont forcés d'admettre que la dilatation des tubes est la conséquence mécanique de la rétention de l'urine secondaire à leur obstruction ; et cependant il est constant que l'oblitération des conduits excréteurs d'une glande amène l'atrophie de la portion sécrétante et non sa dilatation kystique. En réalité, comme le dit très bien Pierre Delbet à propos des kystes de la mamelle,

(1) Foa. *Note préliminaire à l'Académie de Turin*, 1896.

« ces kystes ne sont pas le résultat passif des forces mécaniques. mais bien le produit de forces biologiques actives ». Et c'est précisément l'activité cellulaire de l'épithélium de revêtement, méconnue par les anciens auteurs, qui a été bien étudiée par les partisans de la théorie de la néoplasie épithéliale. L'interprétation des figures histologiques les a alors conduits à comparer les kystes du rein soit aux épithéliomas mucoïdes de l'ovaire et du testicule, à cause du polymorphisme des cellules épithéliales de revêtement de ces kystes (Malassez et ses élèves), soit aux adénokystomes, à cause des proliférations épithéliales des parois kystiques (Nauwerk et Hufschmid, von Kahlden, Philipson). Enfin, dernier argument positif, les défenseurs de ces nouvelles conceptions mettaient en relief la coexistence fréquente de kystes hépatiques présentant, toutes choses égales d'ailleurs, la même structure que ceux du rein.

Chez le nouveau-né, quelques auteurs ont cherché et signalé des processus épithéliaux analogues.

Chotinsky (1) a vu des papilles intra-kystiques, des bourgeonnements latéraux pleins et creux ; il n'hésite pas à identifier anatomiquement la dégénérescence kystique des nouveau-nés, avec celle des adultes. Plus récemment Brindeau et Macé (2) ont publié trois nouveaux cas. Si dans les deux premiers ils disent n'avoir constaté ni papilles ni boyaux épithéliaux ; en revanche, dans le troisième ils décrivent non seulement des papilles intra-kystiques, mais des proliférations épithéliales singulières.

« L'extrémité centrale de ces cellules épithéliales est souvent « arrondie, quelquefois irrégulière. Le noyau nettement coloré, « très petit, est refoulé près de la membrane basale. En différents « points il existe plusieurs couches de cet épithélium et l'on « voit l'extrémité centrale des cellules faire des saillies inégales « dans la lumière du kyste. Ces cellules paraissent atteintes de « dégénérescence spéciale. Elles ressemblent beaucoup à cer« tains épithéliums atypiques du cancer cylindrique. » Ils se

(1) CHOTINSKY. *Ueber Cystenniere*. Th. Berne, 1882.

(2) BRINDEAU et MACÉ. Le kyste congénital du rein. *L'Obstétrique*, janvier 1899.

demandent, sans se prononcer d'ailleurs, à quoi ils ont affaire : Est-ce « une déviation cellulaire marchant vers l'épithélioma » ? est-ce simplement « une dégénérescence des éléments sans tendance maligne » ?

Parallèlement à ces recherches sur les reins kystiques des nouveau-nés, s'est poursuivie l'étude de la dégénérescence kystique congénitale du foie. Ce ne sont plus seulement les gros kystes hépatiques, comme ceux observés par Witzel (1), qui attirent l'attention. On examine systématiquement les gros foies scléreux des nouveau-nés dont les reins sont kystiques et on trouve des lésions qui consistent essentiellement en dilatations kystiques des canalicules biliaires extralobulaires. Rolleston et Kanthack (2) les décrivent en 1892. Mais ils concluent qu'elles sont dues à « une inflammation ayant débuté avant que la bile ait commencé à se former ». En 1894, Bar et Rénon (3) en publient un cas sans commentaire pathogénique. En 1898, Still (4) en présente un autre. Enfin Brindeau et Macé (5) ont, dans un seul de leurs cas, examiné histologiquement le foie et ils ont rencontré la même dégénérescence.

II. — Observations personnelles.

Obs. I. — *Reins polykystiques. Gros foie scléreux. Petit kyste hépatique solitaire. Hypertrophie ventriculaire du cœur droit. Hypertrophie généralisée du système ganglionnaire lymphatique. Naissance avant terme (8 mois). Mort d'asphyxie quatre heures après la naissance.*

P..., couturière, 21 ans, Ipare, entre à la Maternité de l'Hôtel-Dieu annexe, le 17 février 1899.

(1) Witzel. Hemicephalus mit grossen Lebercysten, Cystennieren und eine Reihe anderer Missbildungen. *Centralblatt f. Gynæcologie*, 1880, p. 561.

(2) Rolleston et Kanthack. Ein Beitrag zur Pathologie der cystischen Erkrankung der Leber in Neugeboren. *Virchow's Archiv*, 1892, Bd 130, p. 488.

(3) Bar et Rénon. Sur un cas d'ectasie des canalicules biliaires observé chez un nouveau-né, coïncidant avec une dégénérescence kystique des reins. *Société de biologie*, 22 décembre 1894.

(4) Still. Congenital cystic liver with cystic Kidney. *Transact. of the path. Soc. of London*, 1898, p. 155.

(5) Brindeau et Macé. *Loco citato.*

Son père et sa mère sont encore vivants et bien portants.

Sa mère a eu 15 enfants venus au monde vivants: 7 sont encore vivants et bien portants, 6 sont mariés et n'ont eu que des enfants bien conformés, tous vivants.

P... est née à terme; elle a marché à 13 mois et toujours normalement. Elle a eu une fluxion de poitrine à 8 ans, depuis tousse fréquemment sans présenter d'ailleurs aucun signe de tuberculose. Réglée à 17 ans 1/2 irrégulièrement.

Elle ne présente aucun stigmate de syphilis. Pas de renseignements sur le père de son enfant.

Ses dernières règles datent du 9 au 17 juin 1898. Sa grossesse a présenté les accidents suivants : vomissements ayant persisté jusqu'à son entrée à la Maternité. Pertes de connaissance fréquentes. Elle est même tombée plusieurs fois dans la rue. Céphalée. Constipation.

C'est malgré tout une forte fille, bien bâtie et ayant toutes les apparences d'une bonne santé.

Elle arrive à la Maternité le 17 février, à 10 heures du matin.

Elle est donc à peine enceinte de 8 mois. Elle a des douleurs depuis une heure du matin. Le col est effacé, dilaté comme un franc. La poche des eaux est intacte.

Le fœtus, vivant, se présente par le sommet en O. I. D. P. La tête est profondément engagée. Pas d'albumine.

A 4 h. 15, après quinze heures quinze minutes de travail, elle accouche spontanément, quarante-cinq minutes après la rupture artificielle des membranes, d'un enfant vivant pesant 2,720 grammes. Son bipariétal est de 8 centim. 7. Sa longueur, 46 centimètres.

La circonférence de son ventre atteint 31 centimètres.

Le placenta, macroscopiquement normal, pèse 690 grammes. Il est circulaire. Le cordon, gros, long de 108 centimètres, a une insertion centrale. Les membranes entières et normales mesurent 21 centimètres dans leur plus grande hauteur et 12 dans leur plus petite.

Les suites de couches furent physiologiques.

L'enfant resta *cyanosé*, respirant difficilement, poussant un *cri plaintif* perpétuel. *Il meurt quatre heures après sa naissance.*

Autopsie de l'enfant.— (Vingt-quatre heures après la mort.) La cavité abdominale ne renferme pas de liquide. Le péritoine a son aspect normal. La totalité du tube digestif est normale. Le gros intestin est rempli par un *méconium vert foncé*. Les côlons ascendant et descendant sont repoussés en avant par la face antérieure des reins augmentés de volume.

Le gland est normal, l'*urèthre perméable* au cathétérisme direct et rétrograde ; la *vessie, petite*, est flanquée de deux volumineuses artères ombilicales. Elle ne contient pas d'urine (on n'a aucun renseignement sur l'émission des urines du nouveau-né pendant les quatre heures de sa vie). Ses parois ne sont pas épaisses; sa muqueuse est plissée. Elle mesure 25 millimètres de hauteur sur 15 de largeur.

Les orifices des uretères apparaissent sous forme de deux petites fentes allongées perméables à un crin de Florence. Les *uretères*, de faible calibre, montent vers les reins directement, sans flexuosités, sans parties renflées. Leur longueur est de 65 millimètres à gauche, 69 millimètres à droite. Leur diamètre extérieur est de 2 millim. 5. Ils sont perméables au cathétérisme direct et rétrograde.

Les *reins* sont augmentés de volume. Ils descendent jusqu'à la crête iliaque, remontent jusqu'à la septième côte en arrière. Ils sont entourés par une atmosphère adipeuse dont l'épaisseur n'est pas considérable. Ils ont sensiblement le même volume. Le rein gauche mesure 66 millimètres de hauteur, 45 millimètres de largeur, 26 millimètres d'épaisseur, il pèse 48 grammes. Le droit mesure 68 millimètres de hauteur, 40 millimètres de largeur, 25 millimètres d'épaisseur. Leur surface extérieure, sans bosselures kystiques, présente de très faibles sillons lobaires comblés par une graisse peu abondante. Ces sillons ne deviennent profonds qu'au voisinage du hile.

A ce niveau, à côté de l'uretère, pénètre le pédicule vasculaire normal. De *gros ganglions lymphatiques rougeâtres*, atteignant 6 millimètres de longueur, accompagnent ces vaisseaux.

Les *capsules surrénales*, normales, un peu étalées, recouvrent la partie supéro-interne de la face antérieure des reins.

Le *foie* est *volumineux*. Il pèse 130 grammes ; sa surface extérieure est parsemée, surtout au niveau de la face supérieure, de *sillons blanchâtres scléreux*. A l'extrémité antérieure du lobe carré, près de l'incisure biliaire, fait saillie un *petit kyste* sessile, du volume d'une petite noisette. Sa membrane d'enveloppe extérieure, très mince, laisse voir par transparence un liquide jaune citrin. La vésicule biliaire renferme un liquide filant jaune clair. Les grosses voies biliaires sont perméables. Pas d'anomalies vasculaires.

Le *pancréas* est normal. La *rate*, de consistance ferme, pèse 11 grammes. Le *cœur* pèse 16 grammes Le *ventricule droit est très hypertrophié.* Ses parois ont une épaisseur qui atteint 9 millimètres, tandis que celles du cœur gauche atteignent seulement 6 millimètres. La forme générale

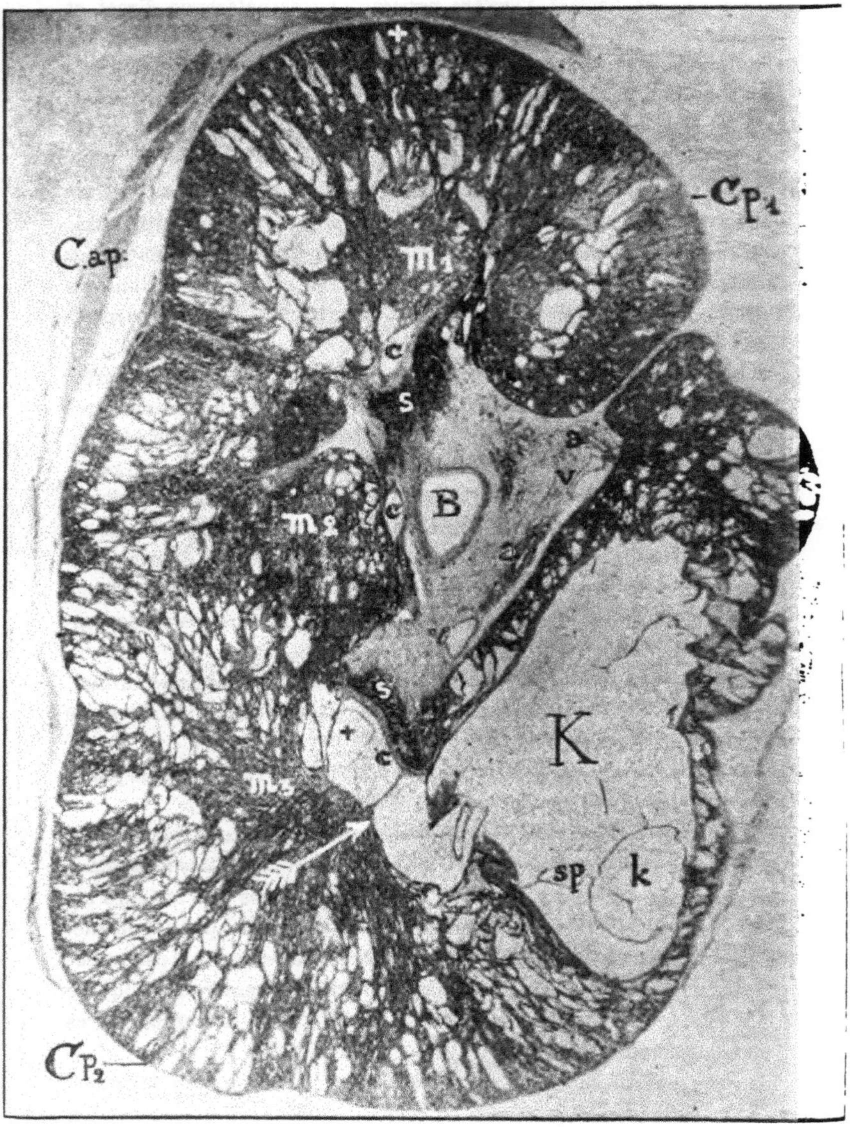

FIG. 1. (Photographie, grossissement de 4 diamètres.)

(*Voir la légende, page 465.*)

du cœur est normale. Les orifices et les gros troncs de la base ne présentent aucune anomalie.

Les *poumons* et la *plèvre* ne présentent rien de particulier.

Le *thymus*, jaunâtre, pèse 10 grammes. Le corps thyroïde, de volume normal, est un peu congestionné.

Les *testicules*, normaux, sont dans la région inguinale, hors du trajet inguinal ; les canaux déférents ne présentent rien de particulier. Le canal péritonéo-vaginal n'est pas oblitéré.

Les *centres nerveux* sont macroscopiquement sains.

Le *système ganglionnaire lymphatique* est généralement *hypertrophié* ; ce sont de gros ganglions rougeâtres atteignant le volume d'un petit pois ; on les rencontre partout, spécialement autour des bronches, dans la région lombaire, dans le mésentère.

Coupes macroscopiques. — Le *rein droit* est coupé longitudinalement La région du hile est occupée par une masse de tissu conjonctif graisseux ecchymotique par places. Le pédicule vasculaire s'y dissocie et pénètre, radiairement entouré de tissu conjonctif, entre les pyramides. Le bassinet paraît légèrement diminué de calibre ; mais ce n'est qu'une apparence due à son étalement, nécessité par l'hypertrophie du rein. Il se divise en calices comme normalement. Dans ces calices font à peine saillie les papilles.

Le parenchyme rénal, de couleur générale gris rosé, a une apparence finement spongieuse. A côté des *petites géodes* dont il est entièrement troué, apparaît la coupe d'une *cavité kystique* siégeant près de son pôle inférieur. Cette cavité circulaire a environ 1 centim. de diamètre. Elle renfermait un liquide limpide très légèrement jaunâtre. Sa paroi interne est constituée par une fine membrane blanchâtre lisse, qui, par places, se plisse et se détache du parenchyme

---

(*Légende de la fig. 1, page 464.*)

Coupe histologique totale du rein gauche du fœtus de l'obs. I. La coupe perpendiculaire au grand axe du rein passe à l'union du tiers inférieur et du tiers moyen. *B*, coupe du bassinet normal entouré du tissu conjonctivo-adipeux du hile infiltré en *s*, *s*, d'hémorrhagies ; *a a*, *v v*, artères et veines du pédicule vasculaire du rein ; *c c c*, calices ; m_1 m_2 m_3 pyramides ; la flèche représente la hauteur d'une pyramide. Entre les pyramides et la capsule propre Cp_1 Cp_2, substance corticale polymicrokystique. *K*, grand kyste avec minces cloisons incomplètes *sp* limitant des diverticules secondaires, *k*. *Cap.* capsule adipeuse.

environnant dès que le liquide s'est écoulé. De la paroi partent de fines cloisons incomplètes.

Dans le parenchyme rénal, profondément altéré par cette dégénérescence microkystique généralisée, on peut, avec un peu d'attention, différencier la substance médullaire plus dense, à cavités très fines, de la substance corticale plus lâche, à cavités plus grandes, longs alvéoles radiés sous la capsule, alvéoles circulaires autour des pyramides. Ces alvéoles sont limités par de fins tractus blanchâtres.

Le *rein gauche* est coupé transversalement. Il renferme à égale distance des 2 pôles une *cavité kystique* qui présente les mêmes caractères que celle du rein droit. Elle est ovoïde et mesure 1 centim. dans son plus petit diamètre et 2 centim. 5 dans son plus grand. L'ordonnance et l'aspect du tissu rénal dégénéré sont identiques sur cette coupe transversale (fig. 1) à ce qu'ils sont sur la coupe longitudinale (fig. 1).

Le *foie* est, à la coupe, dur, scléreux. La coupe est lisse, parsemée de traînées et d'îlots de sclérose. La couleur de la surface de coupe est gris fer.

Coupes microscopiques. — Fixation : Zenker ou formol ; inclusion : celloïdine ou paraffine ; — colorations : hémalun, éosine, fuchsine picriquée.

Reins. — Des coupes partielles ont été pratiquées sur des blocs de tissu prélevés en différents points du rein droit. Des coupes totales transversales ont été pratiquées sur le rein gauche (fig. 1).

L'*atmosphère adipeuse* péri-rénale a sa structure normale. Au niveau du hile elle est abondante et infiltrée d'hémorrhagies.

La *capsule propre* du rein n'est pas modifiée, elle a partout la même épaisseur. Quelques dilatations microkystiques l'affleurent sans la soulever. Le parenchyme rénal a conservé sa topographie ordinaire et l'on distingue nettement les substances corticales et médullaires.

Dans la substance corticale (fig. 2) on rencontre de *nombreux éléments normaux*, dans les travées qui séparent les cavités kystiques : *glomérules* dont les bouquets vasculaires et la capsule sont en tous points semblables à ceux d'un fœtus du même âge. Les cavités glomérulaires sont libres et non distendues. A côté de ces glomérules sont des *tubes contournés ;* quelques-uns ont leur épithélium spécifique normal, beaucoup sont légèrement dilatés ; l'épithélium est un peu abaissé, la partie interne de son protoplasma a une limite indécise et la cavité est remplie partiellement par une substance muqueuse. Enfin on reconnait des coupes d'anses de Henle avec leurs caractères normaux.

Juxtaposés à ces éléments se trouvent des *tubes dilatés* et des *kystes*. Tous présentent les mêmes caractères, qu'il s'agisse d'un tube

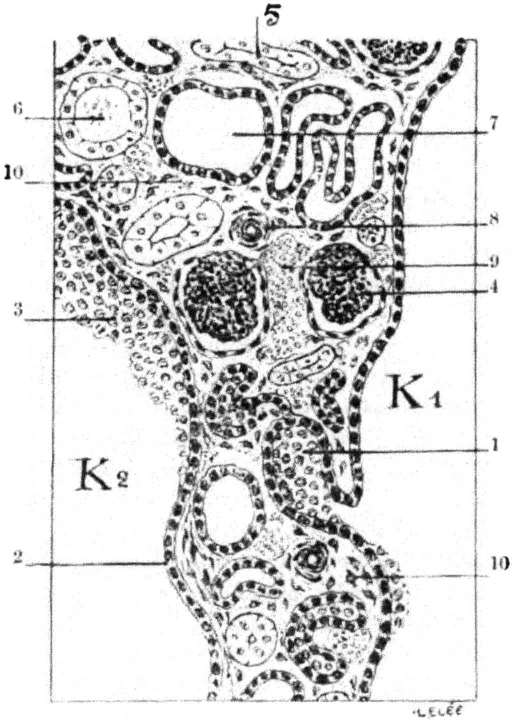

FIG. 2. (Dessin histologique fait sur le décalque grandi 4 fois d'une photographie microscopique faite avec un objectif Verick, 6.)

Coupe histologique de la substance corticale du rein gauche du fœtus de l'obs. I (région de la croix blanche de la fig. 1). K_1 K_2 cavités microkystiques avec leur revêtement épithélial de cellules sous-cubiques. 2. Ce revêtement est étalé en fine membrane carrelée 3 dans le kyste K_2. La cavité de K_1 envoie un diverticule latéral 1, en apparence plein, en réalité creux; 4, glomérule normal; 5, tube contourné normal; 6, tube contourné ectasié avec épithélium abaissé et lumière à moitié remplie par un deliquium muqueux; 7, tube ectasié à revêtement épithélial sous-cubique; 8, vaisseau; 9, hémorrhagie interstitielle; 10, gros noyau de cellules de tissu conjonctif fœtal.

à peine ectasié ou d'un grand kyste. La paroi est constituée le plus souvent par *une couche unique de cellules épithéliales*. Ces cellules ont un *gros noyau très vivement coloré*, entouré d'une mince couche de protoplasma. Elles forment un revêtement continu sur toute la surface des cavités qu'elles tapissent. Assez fréquemment cette membrane s'est rétractée, abandonnant la fine gaine conjonctive péritubulaire. Souvent, cette membrane épithéliale, détachée de la gaine des grandes cavités, apparaît étalée. On distingue alors nettement les contours polygonaux des cellules sous-cubiques qui, juxtaposées, forment un véritable carrelage, une mosaïque élégante, pour employer l'expression consacrée.

Avant d'entrer dans des détails plus particuliers, signalons l'absence de toute réaction inflammatoire. Le tissu conjonctif, dans lequel baignent et les éléments normaux et les tubes ectasiés, est normal. Il est constitué par des éléments fibrillaires ténus, peu nombreux et par de très nombreux éléments cellulaires polymorphes qui ne se distinguent souvent des cellules cubiques, des cavités kystiques qu'à un fort grossissement ; le noyau des secondes est rond au lieu que celui des premières est le plus souvent fusiforme. Autour de la grande cavité kystique et autour des plus grandes cavités microkystiques, l'élément fibrillaire prédomine et constitue une gaine d'ailleurs très peu épaisse, encerclant les cavités.

Il existe au sein de ce tissu conjonctif fœtal, une congestion intense des capillaires semblant aller par places jusqu'à l'extravasation sanguine. Cette congestion est analogue à la congestion banale que nous avons maintes fois constatée sur les reins et tous les organes des fœtus qui ont été en état d'asphyxie prolongée.

Si l'on examine d'un peu plus près la paroi des cavités ectasiées, on remarque un certain nombre de figures qui méritent d'être étudiées avec soin.

Ce sont des endo et des exo-bourgeons de la nature de ceux dont nous donnons des dessins. Les *endo-bourgeons* (fig. 3) sont des excroissances papillaires, le plus souvent grêles, de longueur très variable : les uns, allongés, pointent franchement dans la cavité, les autres, courts, sont sessiles. Ils sont tapissés par l'épithélium cubique qui revêt la surface du kyste. Cet épithélium forme un revêtement continu. Il n'y a qu'une seule assise cellulaire ; cependant au sommet de la papille on constate quelquefois plusieurs assises cellulaires. Ces cellules ressemblent absolument aux cellules des lames décollées qui occupent souvent la cavité des grands kystes. Elles apparaissent avec une intensité de coloration moindre que celle de la couche limitante banale, elles ne sont d'ailleurs pas sur le même plan que cette dernière, et pour les voir nettement, il faut faire varier le point dans d'assez grandes limites. Pour ces raisons nous pensons que cette stratification n'est pas le fait d'un processus de prolifération épithéliale à plusieurs assises de cellules, mais le résultat d'une coupe oblique pratiquée sur une paroi oblique. Ces stratifications non constantes n'apparaissent

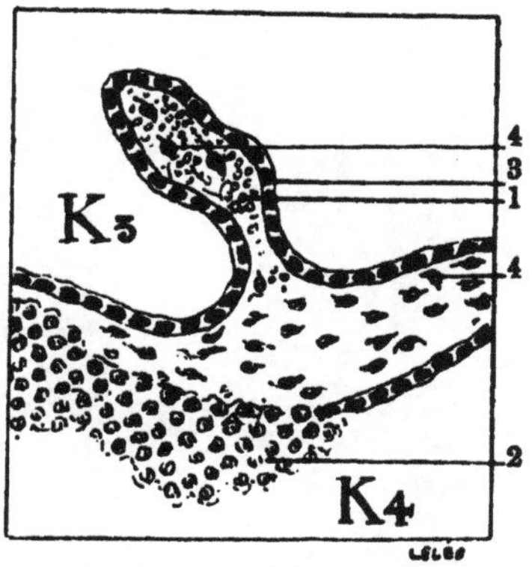

FIG. 3. (Dessin histologique fait sur le décalque grandi quatre fois d'une photographie microscopique faite avec un objectif Verick n° 6.)

Coupe histologique de la substance corticale du rein gauche de l'obs. I (même région que fig. 2). Elle représente une cloison interkystique avec une papille (1) saillant dans le kyste K_3. Le revêtement épithélial sous-cubique est continu (1). Le squelette de la papille est composé de belles cellules conjonctives fœtales (4) et de capillaires congestionnés (3). La cloison interkystique est presque uniquement constituée de cellules conjonctives (4). Le revêtement du kyste K_4 est partiellement étalé dans sa cavité (2).

d'ailleurs qu'exceptionnellement sur les coupes fines. Le squelette de la papille est constitué par du tissu conjonctivo-vasculaire en tous points semblable au tissu péritubulaire dont il n'est qu'une dépendance.

Les *exo-bourgeons* (fig. 2) sont formés par des diverticules de la paroi s'enfonçant dans le parenchyme voisin. Ces bourgeons latéraux sont nettement limités par la couche conjonctive qu'ils ne perforent jamais. La plupart sont franchement creux; quelques-uns semblent pleins;

ce n'est là qu'une apparence due, comme celle de quelques endo-bourgeons, à l'épaisseur et à l'orientation de la coupe.

Dans la *substance médullaire*, nous retrouvons l'ordonnance normale. La pyramide a conservé sa densité habituelle. L'ectasie des canaux excréteurs est le plus souvent moins accentuée que dans la substance corticale ; en revanche, leur forme est plus irrégulière et

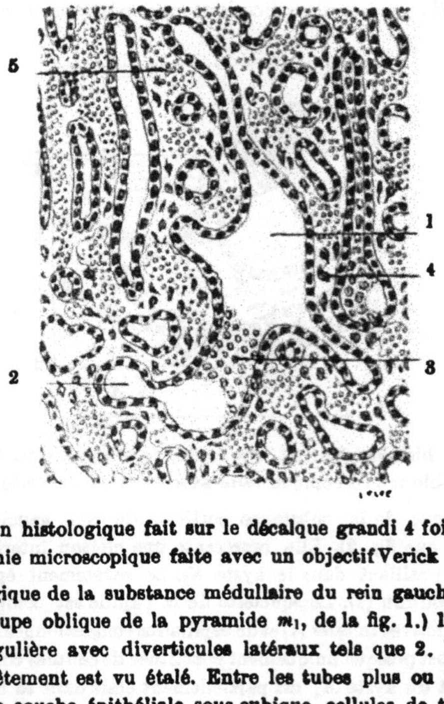

FIG. 4. (Dessin histologique fait sur le décalque grandi 4 fois d'une photographie microscopique faite avec un objectif Verick n° 6.)

Coupe histologique de la substance médullaire du rein gauche du fœtus de l'obs. I. (Coupe oblique de la pyramide m_1, de la fig. 1.) 1, cavité étrangement irrégulière avec diverticules latéraux tels que 2. En 3 l'épithélium de revêtement est vu étalé. Entre les tubes plus ou moins ectasiés revêtus d'une couche épithéliale sous-cubique, cellules de tissu conjonctif fœtal (4) et congestion intense des capillaires avec extravasations sanguines (5).

plus tourmentée. Ces cavités sont tapissées par un épithélium cubique dont les caractères ne diffèrent en rien de ceux que nous avons déjà signalés dans les cavités corticales. Nulle part, nous n'avons retrouvé le bel épithélium physiologique des canaux collecteurs normaux. Le tissu conjonctif fibrillo-cellulaire est normal. La congestion des capillaires est très marquée, plus encore que dans la substance corticale, ainsi qu'on peut s'en rendre compte sur la fig. 4. Le système vasculaire est normal.

Les calices et le bassinet ont leur structure histologique physiologique.

Foie. — Le foie présente des lésions généralisées aux espaces portobiliaires. Les lobules hépatiques sont semblables à ceux du foie des nou-

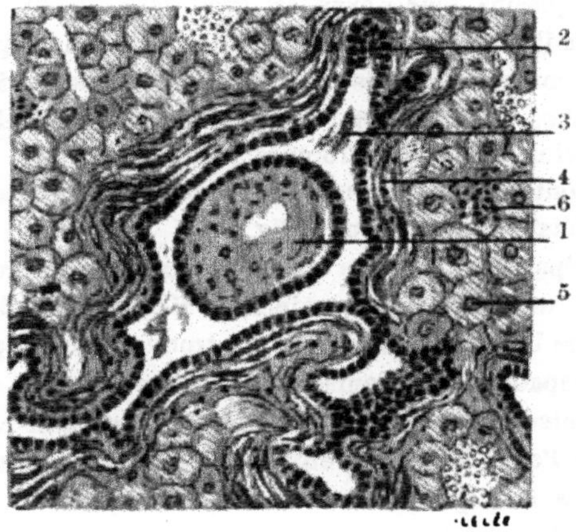

FIG. 5. (Dessin histologique fait sur le décalque grandi 4 fois d'une photographie microscopique faite avec un objectif Verick n° 6.)

Coupe histologique du foie du fœtus de l'obs. I. Elle représente une partie d'un espace porto-biliaire. Cavité canaliculaire ectasiée revêtue d'un épithélium sous-cubique avec diverticules latéraux tels que 2, et papilles telles que 1. Cette papille 1 a été coupée au niveau de son extrémité libre. 3, coagulum muqueux intra-cavitaire; 4, tissu conjonctif fibrillaire et cellulaire péricavitaire; 5, travées hépatiques; 6, amas trabéculaire de cellules rondes.

veau-nés. Il y a cependant un certain degré de congestion et les amas de petites cellules rondes trabéculaires et vasculaires sont peut-être un peu plus nombreux que normalement. Les espaces portes sont profondément modifiés; ils apparaissent sous forme de cercles fibreux enserrant des cavités microkystiques irrégulières. Le tissu de sclérose est fibro-cellulaire; adulte, l'élément fibreux prédomine. Cette sclérose est systématisée; elle est péri-cavitaire. Les cavités sont les unes vides, les autres incomplètement remplies par une substance muqueuse. La lumière des cavités est en général étroite. La ligne limitante est d'une grande inégalité, formant de nombreuses et irrégulières saillies papillaires dans la cavité. En certains points, deux saillies papillaires sessiles viennent presque au contact, réduisant à une fente étroite la cavité. D'autres fois la papille plus longue peut être coupée au niveau de son extrémité libre, elle apparaît alors libre dans la cavité.

L'épithélium de revêtement est cubique. Les cellules renferment peu de protoplasma, leur noyau est gros, bien coloré. En quelques rares endroits il y a apparence de stratification. Nous expliquons cette stratification comme celles des cavités rénales ; la couche de revêtement épithéliale est en réalité unique. Les papilles ont un squelette fibreux. analogue à celui de la gaine fibreuse péricavitaire dont elles dépendent. Elles sont revêtues par une assise de cellules cubiques.

Tous ces détails se voient sur la fig. 5.

Le kyste hépatique à contenu clair a été examiné séparément. Il est constitué par une couche très mince de tissu conjonctif fibrillaire. Sur sa surface interne nous n'avons pu trouver trace d'épithélium.

Le tissu hépatique environnant ne diffère en rien de celui des parties centrales. Du côté du péritoine le kyste proéminait, séparé seulement de l'endothélium séreux par une mince couche fibrillaire.

Les *testicules*, les *capsules surrénales*, la *rate*, le *pancréas*, les *poumons*, le *corps thyroïde* ont été examinés histologiquement. Ils ne présentent d'anormal qu'un certain degré de congestion.

Le *muscle cardiaque* est normal.

Les *gros ganglions lymphatiques* lombaires et mésentériques ont été examinés. Ils étaient le siège d'une congestion énorme, mais ne présentaient aucune lésion.

OBS. II. — *Reins polykystiques. Gros foie scléreux. Hydrocèle fermée bilatérale. Hypertrophie ventriculaire du cœur droit. Hypertrophie généralisée du système ganglionnaire lymphatique. Naissance avant terme (8 mois 1/2). Dystocie minima. Mort d'asphyxie immédiate.*

H..., plumassière, 16 ans, primipare, entre à la maternité de l'Hôtel-Dieu le 7 janvier 1899.

Père et mère vivants et bien portants.

A marché à 1 an et depuis a toujours bien marché.

Réglée à 11 ans, irrégulièrement.

Dit avoir craché du sang de 8 à 10 ans, mais n'a jamais toussé. Actuellement aucun signe de lésions pulmonaires. Pas de stigmate de syphilis.

Dernières règles : 25 au 30 avril 1898. Le père serait, au dire de la femme, un homme vigoureux, bien portant. Elle s'est très bien portée pendant toute sa grossesse, n'a même pas eu de malaises au début. Pas d'albumine.

Elle arrive à la Maternité en travail, disant avoir perdu de l'eau la veille au matin. Sommet engagé en O.I.G.A. Enfant vivant. Après dix-neuf heures de travail elle accouche. L'expulsion de la tête et des épaules a été spontanée, mais la sage-femme de garde a dû appeler une collègue à son aide pour extraire d'ailleurs manuellement le tronc.

L'enfant asphyxié fait quelque inspirations et meurt. C'est un garçon de 3,120 grammes. Long de 48 centim. — Bi-P. 8. Délivrance spontanée immédiate, membranes déchirées. Le placenta pèse 560 grammes, Sa surface utérine est parsemée d'un semis de grains crétacés. A la coupe il est macroscopiquement normal. Cordon de 60 centim., de volume moyen, à insertion centrale.

Le cadavre de l'enfant est examiné immédiatement après la mort. Ce qui frappe c'est le volume du ventre et des bourses. Le reste du corps est normal.

Le ventre est gros ; comme forme il répond au type dit de batracien ; sa circonférence maxima atteint 39 centim. Le thorax est évasé par sa base. La partie supérieure normale contraste par son étroitesse relative avec l'excès de volume du ventre. On perçoit par le palper une résistance égale partout. On ne peut accrocher ni foie ni rate. Pas de fluctuation.

Les bourses sont volumineuses d'une façon égale ; la verge ne fait aucune saillie extérieure ; seul un long fourreau préputial pend au-devant des bourses. Par le palper on sent de chaque côté une masse piriforme à sommet inguinal, irréductible.

Autopsie, vingt heures après la mort. — La reproduction photographique que nous donnons de la pièce en place après l'ouverture du ventre nous permettra d'être bref (fig. 6).

Le ventre est rempli par deux masses latérales énormes constituées par les reins, séparées par un étroit fossé médian dans lequel se tasse la masse de l'intestin grêle libre, sans adhérences, encadrée par les côlons. En bas et en avant, la vessie, l'ouraque et les artères ombilicales ont leur aspect, leurs dimensions et leurs rapports normaux. En haut les lobes du foie surplombent et cachent les pôles supérieurs des reins. Le bord externe des masses rénales marque la limite de réflexion du péritoine.

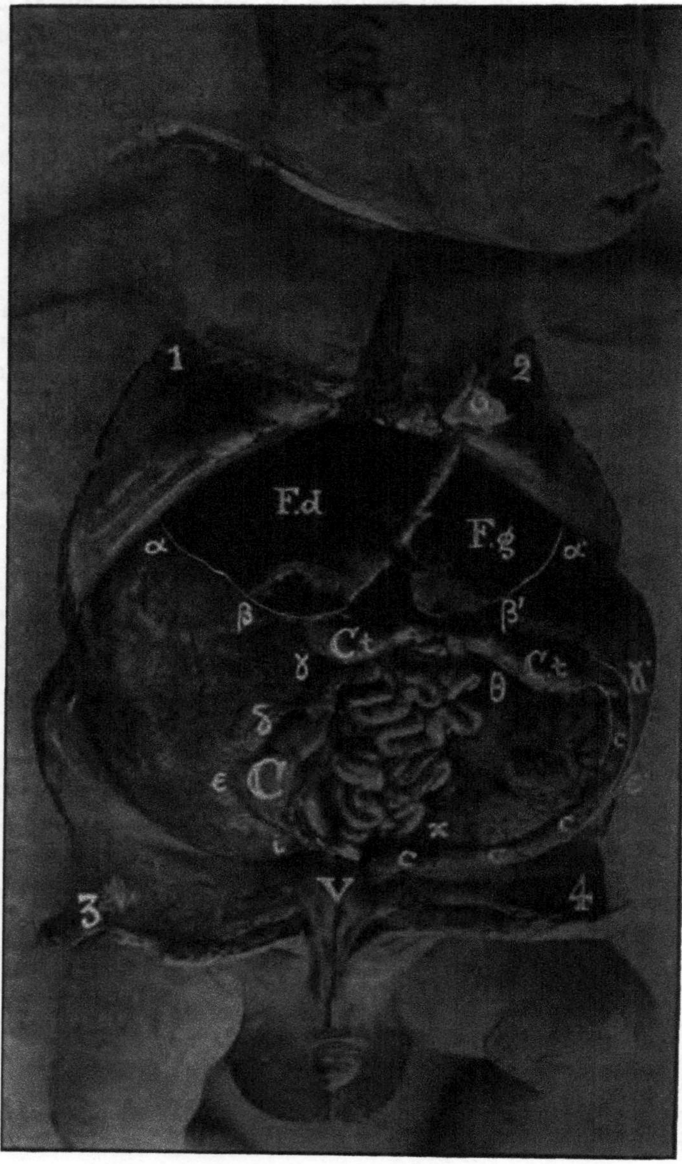
1
2
F.d
F.g
α
α
β
β'
Ct
γ
Ct
θ
δ
C
ε
x
c
V
3
4

La surface des reins vue par transparence à travers le péritoine est assez régulière ; on distingue un réseau vasculaire et des traînées graisseuses peu épaisses étalées. Enfin quelques sillons peu profonds comblés par de la graisse circonscrivent quelques gros territoires lobaires.

En soulevant le foie, on voit apparaître l'estomac, vertical, flanqué d'une rate volumineuse profondément située entre les deux pôles supérieurs des reins.

Sur le flanc interne et antérieur de ces pôles sont étalées les capsules surrénales.

Le cæcum, le côlon ascendant, le côlon descendant, le côlon iliaque sont décollés de la face antérieure des masses rénales pour découvrir les uretères.

Après section du fourreau préputial et l'ouverture de la vessie, on s'assure, par le cathétérisme direct et rétrograde pratiqué sur les organes en place, que *l'urèthre et les uretères sont perméables.*

La *vessie* est petite, la muqueuse vésicale est saine, plissée, légèrement rosée ; elle contenait une très faible quantité de liquide sanglant.

Les *uretères*, de calibre égal dans toute leur étendue, ont une longueur de 92 millim. à gauche, 91 millim. à droite ; leur calibre extérieur est un peu inférieur à la normale. Les *reins* hypertrophiés pèsent, le gauche 266 gram., le droit 250 gram. Leur volume est sensiblement égal. Le droit mesure 150 millim. de hauteur, 88 de largeur maxima, 35 d'épaisseur. L'atmosphère graisseuse péri-rénale n'est abondante qu'en arrière. Le hile est profond ; les sillons extérieurs, à peine sensibles

---

(Légende de la fig. 6, p. 474.)

Fœtus de l'observation II après incision cruciale de la paroi abdominale et écartement des 4 lambeaux pariétaux 1, 2, 3, 4. *Fd*, *Fg*. lobes droit et gauche du foie scléreux. La veine ombilicale est relevée artificiellement avec la région ombilicale *O*. Les lobes du foie surplombent les deux reins dont la surface apparaît sillonnée de fines arcades vasculaires sous-péritonéales. Rein droit (α, β, γ, δ, ε, ι). Rein gauche (α', β', γ', ε', θ, κ). Entre les deux reins, la masse intestinale encadrée par les côlons. (*C.* cæcum avec appendice plongeant dans le bassin au droit de *i* *Ct*, *Ct*, côlon transverse, *c*,*c*,*c*, côlons descendant et iliaque.) Noter la façon différente dont le côlon a été déplacé par le développement des reins, rejeté en avant et très en dedans, à droite ; il est resté franchement en dehors, à gauche. La vessie *V*, flanquée des artères ombilicales, est érignée en bas. Les bourses sont volumineuses du fait de l'hydrocèle fermée bilatérale.

sur les faces du rein, s'accentuent notablement en arrivant au hile. La surface des reins est régulière ; ce n'est que le lendemain, après le séjour dans le formol de l'un des reins, qu'on a pu voir cette surface présenter de très fines saillies hémisphériques claires, encerclées de tissu blanchâtre ; ces saillies très petites correspondaient aux microkystes du parenchyme sous- jacent.

Les *capsules surrénales* pèsent chacune 4 grammes, leur aspect est normal.

Les *testicules*, de couleur violacée, congestionnés, ont leur volume normal. Ils sont plongés chacun dans une poche kystique pyriforme extra-inguinale, à pédicule inguinal, haute de 57 millimètres, renfermant un liquide limpide jaune citrin (7 centim. cubes à droite).

Ce sont des *hydrocèles* congénitales fermées ne communiquant pas avec la cavité abdominale. Les canaux déférents sont normaux.

Le *foie* est gros, il pèse 125 grammes. Sa forme générale est conservée, son péritoine sain, sa couleur rougeâtre.

La vésicule biliaire, blanchâtre, peu volumineuse, renferme un liquide filant à peine teinté de jaune.

Les voies biliaires sont perméables.

Les *poumons* sont en grande partie atélectasiés, à l'exception de quelques languettes marginales.

Le *cœur* est volumineux, il pèse 35 grammes. Son ventricule droit est extraordinairement hypertrophié ; il pousse en haut et à droite une pointe fortement proéminente, débordant franchement et repoussant en dedans l'oreillette. De cette pointe à la pointe proprement dite du cœur il y a 55 millimètres. Les parois du ventricule droit sont hypertrophiées. Le trou de Botal, l'artère pulmonaire, l'aorte, le canal artériel ne présentent aucune anomalie.

Le *thymus*, le *corps thyroïde*, le *pancréas* ont leur aspect normal.

Les centres nerveux sont macroscopiquement normaux. *Le système ganglionnaire lymphatique est partout hypertrophié.* Les ganglions sont gros et rougeâtres.

Coupes macroscopiques. — *Reins.* — Les deux reins sont coupés longitudinalement du bord convexe vers le hile. L'aspect de la coupe est celui que représente la figure 7. Le bassinet et les calices sont étalés et comme étirés ; au fond des calices on ne distingue aucune saillie papillaire, mais seulement une surface blanchâtre lisse, perforée de petits orifices.

Le parenchyme rénal est de couleur gris rosé avec des taches hémorrhagiques aux environs des calices. Son aspect est spongieux. Cette dégénérescence microkystique est généralisée à tout l'organe

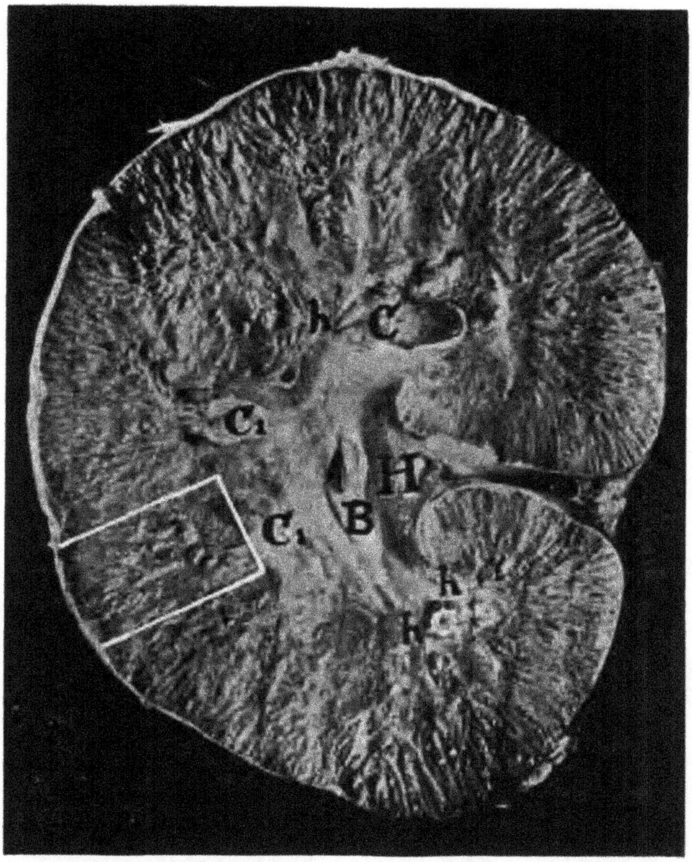

FIG. 7. (Photographie, grandeur nature.)

Coupe longitudinale du rein droit du fœtus de l'obs. II (fig. 6). *H*, tissu conjonctivo-adipo-vasculaire du hile, envoyant prolongements *h*, *h*, dans le parenchyme rénal. *B*, bassinet ouvert dans le fond duquel on voit l'origine d'un calice; *C*, *C*, calices ouverts; C_1, C_1, calices non ouverts par la coupe.

Avec un peu d'attention on reconnait l'ordonnance topographique habi-

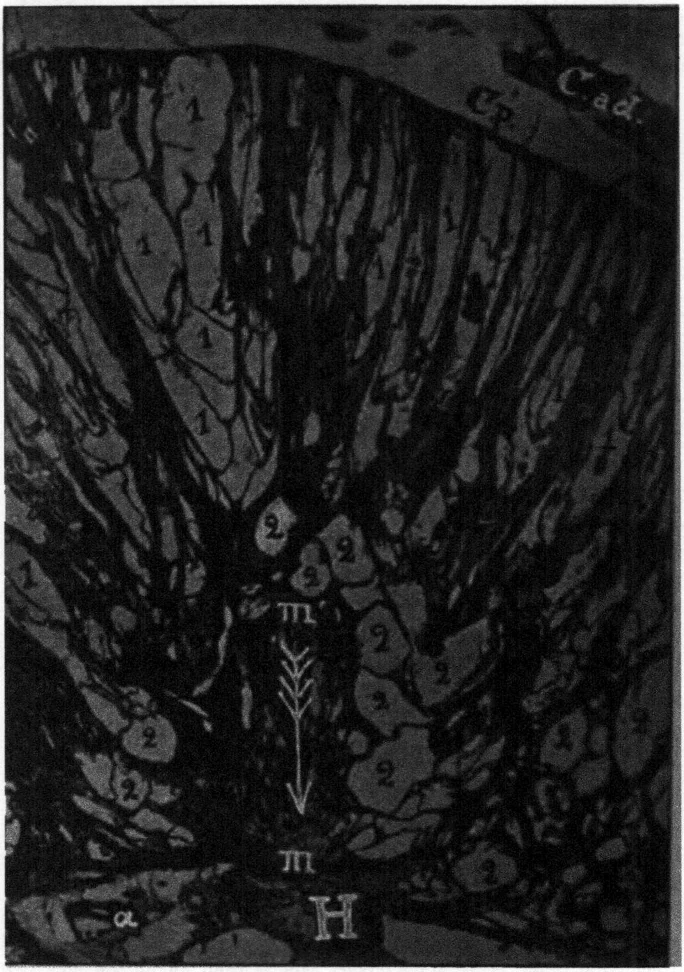

C.ad.
m
m
H
a

tuelle de la substance rénale. Sous la capsule on voit des travées blanchâtres descendre radiairement, séparant des alvéoles allongés de 1 à 2 millimètres de large en moyenne. Autour des pyramides ces alvéoles deviennent plus ou moins régulièrement circulaires sans augmenter notablement de volume. Enfin on distingue les pyramides denses criblées de toutes petites cavités.

Entre les pyramides montent des traînées conjonctivo-vasculaires issues du hile.

Ces détails topographiques apparaissent nettement sur les reproductions photographiques que donnent les figures 7 et 8.

Foie. — A la coupe le foie est dur, scléreux, de couleur gris rougeâtre; nombreux îlots et traînées scléreuses.

Coupes microscopiques. — *Reins.* — Ce sont en somme les mêmes lésions qué dans les reins de l'obs. I. Nous ne signalerons que les différences de détail. Si l'on trouve de nombreux glomérules normaux, en revanche on ne rencontre pas de tubes contournés avec leur épithélium typique. Quelques anses de Henle apparaissent absolument normales. Tous les autres tubes sont ectasiés, revêtus du même épithélium que dans l'obs. I. Le tissu conjonctif est un peu hyperplasié dans la substance médullaire seulement. Cette hyperplasie porte sur les éléments cellulaires. Pas d'infiltration de petites cellules rondes. Par places, grandes hémorrhagies interstitielles dissociant les tubes kystiques.

Foie. — Les lésions sont semblables à celles du foie de l'obs. I. La sclérose adulte est cependant plus accentuée La bizarrerie, l'irrégularité de contour, le nombre des cavités sont dans chaque espace porto-biliaire, quelque peu accrus Les cavités renferment des masses brunâtres constituées par les sels biliaires.

Le *testicule*, la *rate*, le *pancréas*, les *poumons*, le *cœur*, le *thymus*, le *corps thyroïde*, les *capsules surrénales*, les gros *ganglions lombaires et mésentériques* ne présentent d'autre altération histologique qu'une congestion intense.

(*Légende de la fig. 8, page 478.*)

Coupe histologique du rein droit du fœtus de l'obs. II. La coupe correspond au rectangle dessiné sur la fig. 7 ; elle a été faite parallèlement à la surface de ce rectangle. Elle montre la substance médullaire *mm'* dense criblée de toutes petites cavités kystiques, entourée d'une couronne de cavités microkystiques plus ou moins régulièrement circulaires (2, 2, 2...). Sur cette couronne descendent radiairement des alvéoles corticaux allongés (1, 1, 1...). *Cp.* capsule propre du rein. *Cap.* capsule adipeuse. *H.* tissu conjonctivo-adipeux du hile ; *a*, artère du pédicule vasculaire du rein.

III. — Conclusions.

De l'ensemble des observations et des descriptions anatomiques publiées, aussi bien que de nos constatations personnelles nous pouvons maintenant tirer les caractères essentiels de la maladie kystique congénitale.

Elle peut frapper, comme l'a bien montré Kimla, tous les organes glandulaires ; mais à la vérité c'est dans les reins et dans le foie qu'elle évolue le plus souvent et presque toujours concurremment. La transformation kystique, macroscopiquement évidente dans le rein, est le plus généralement d'ordre histologique dans le foie ; les seules lésions apparentes à l'œil nu dans cet organe peuvent consister simplement en une hypertrophie cirrhotique.

Cette transformation kystique entraîne, proportionnellement au volume atteint par l'organe affecté, une hypertrophie cardiaque qui prédomine sur le ventricule droit.

Cette affection est compatible avec la vie intra-utérine, mais le plus souvent l'accouchement est prématuré.

Quand le volume des masses kystiques dépasse certaines limites, il détermine une dystocie dont les caractères généraux sont communs à toutes les dystocies par excès de volume du ventre du fœtus (1).

Lorsque le fœtus naît vivant, elles constituent un obstacle mécanique au jeu du diaphragme et à l'établissement normal de la respiration. Le fœtus peut mourir rapidement d'asphyxie.

A cette maladie kystique sont fréquemment associées des malformations variées (bec-de-lièvre, hydrocéphalie, encéphalocèle, doigts surnuméraires, pieds bots, utérus double, malformations génitales externes, etc...).

C'est enfin souvent une maladie familiale : une même femme met successivement au monde plusieurs enfants atteints de

---

(1) Herrgott. *Des maladies fœtales qui peuvent faire obstacle à l'accouchement.* Thèse d'agrégation, Paris, 1878. — H. Varnier. Des maladies du fœtus au point de vue de la dystocie. *Revue pratique d'obstétrique et d'hygiène de l'enfance*, 1890.

dégénérescence kystique des reins (Virchow, Brückner, Schupmann, Froriep et Scheibel) ou deux jumeaux atteints tous les deux (Carbonnel).

Voilà pour les caractères cliniques. Voyons maintenant les caractères anatomiques.

Le processus anatomique est caractérisé, pour les reins comme pour le foie, par une néoformation épithéliale et conjonctive, systématisée, portant sur les conduits excréteurs, généralisée à la presque totalité des conduits, respectant l'ordonnance générale de l'organe.

Le processus conjonctif est banal, sa seule originalité est d'être péritubulaire et périkystique. Son intensité est variable suivant les cas et suivant l'organe; minime autour des cavités exubérantes du rein, elle peut être énorme autour des cavités étranglées, étouffées du foie.

Le processus épithélial, qui est le processus essentiel, est également systématisé. L'activité néoformative des épithéliums est attestée d'un côté par la réaction colorante énergique des cellules cubiques ou sous-cubiques du revêtement des tubes ectasiés et surtout par la coloration intense de leurs noyaux; d'un autre côté, par le nombre des saillies papillaires intrakystiques, et des diverticules latéraux que présente la paroi des tubes. Mais ces papilles et ces diverticules ne sont pas ramifiés. L'épithélium qui les revêt forme une couche unique; la néoformation se fait en surface, déterminant l'agrandissement de la cavité tubulaire. De la lutte entre cette exubérance épithéliale d'une part, la gaine conjonctive et les parties adjacentes du parenchyme d'autre part résultent les irrégularités papillaires ou diverticulaires de la paroi. La néoformation épithéliale reste d'ailleurs contenue par la gaine conjonctive péritubulaire qu'elle respecte. Elle n'a pas les caractères des néoplasies infectantes. La coexistence des mêmes néoformations dans le foie et les reins est le fait non d'une métastase, mais de l'évolution parallèle d'un même processus dans les conduits excréteurs des deux glandes. La réaction des conduits de chaque glande garde d'ailleurs son originalité propre.

Que conclure de tout cela? Nous ne voulons pas imposer à la maladie kystique congénitale de nouvelle épithète histologique. Les termes d'épithélioma mucoïde, de kystome, d'adéno-kystome, d'angiome sécrétoire, sont tous aussi intéressants que défendables, si on veut bien ne les considérer que comme des termes de comparaison évoquant la ressemblance de figures histologiques. Mais ces comparaisons nous paraissent être en général inutiles, sinon dangereuses. Nous nous bornerons donc à résumer en quelques mots la manière dont on peut comprendre, selon nous, la maladie kystique congénitale.

Nous ne pensons pas qu'il y ait lieu de distinguer arbitrairement plusieurs formes, relevant de pathogénies différentes. Tous les cas ne sont pas absolument superposables, mais les différences qui les séparent ne nous semblent tenir qu'à la prééminence plus ou moins marquée, ou plus ou moins apparente, de l'un des deux termes d'un processus unique. Le nombre des étiquettes anatomiques ou pathogéniques proposées ne témoigne pas tant de la diversité objective des faits que de la diversité subjective des interprétations.

Le processus qui conduit à la transformation kystique consiste essentiellement dans la production exubérante, mais systématisée, des cellules épithéliales du revêtement des canaux excréteurs des glandes et dans la réaction corrélative de la gaine que le tissu conjonctif forme à ces canaux. L'ordonnance de ces cellules en revêtements membraneux est conservée, mais leurs caractères histologiques spécifiques sont perdus.

Cette hyperplasie et cette perversion dans l'évolution des éléments cellulaires se manifeste à l'époque où l'organe est en voie de développement. C'est donc une perversion de développement, une monstruosité résultant de l'évolution anormale, mais systématisée, des épithéliums canaliculaires. Le cortège de monstruosités plus banales qui souvent l'accompagne, son caractère souvent familial, viennent attester qu'il s'agit d'un processus général, dont la cause doit être cherchée dans les tares pathologiques des procréateurs.

Laboratoire de bactériologie de la clinique des maladies contagieuses du professeur N.-J. Tchistovitch

LE ROLE DE LA TOXINE DU GONOCOQUE

DANS LES INFECTIONS GONORRHÉIQUES

DES ORGANES GÉNITAUX INTERNES DE LA FEMME

(recherches expérimentales de bactériologie)

Par le Dr **V.-I. Maslovsky**,
Privat-docent de l'Académie de Médecine militaire.

En 1879, Neisser (1) montra le premier qu'on trouvait constamment dans la gonorrhée de l'urèthre de l'homme et de la femme et dans celle de la conjonctive de l'œil des nouveau-nés, un diplocoque spécial auquel il donna le nom de gonocoque. Dans un second travail, publié en 1882 (2), Neisser décrit minutieusement les propriétés morphologiques du gonocoque découvert par lui, sa disposition dans les sécrétions, la façon dont il se divise et ses rapports avec les gouttes de pus. De plus, Neisser montra que le gonocoque se trouve toujours dans les inflammations gonorrhéiques des muqueuses et qu'on ne l'observe pas dans les autres. Dans le même travail, il parle également des cultures pures de gonocoque sur gélatine.

La plupart des auteurs qui se sont occupés de recherches

(1) A. Neisser. Ueber eine d. Gonorrhoe eigenthümliche Mikrococcenform. *Centralbl f. Med. Wissenschaften*, 1879, n° 28.

(2) Die Mikrococcen d. Gonorrhoe. *Deutsch. med. Wochenschrift*, 1882, p. 279.

sur les écoulements gonorrhéiques ont confirmé les faits indiqués par Neisser.

Il est donc parfaitement naturel qu'on se soit posé la question de la spécificité du gonocoque pour les maladies gonorrhéiques. Mais le seul fait qu'on trouvait le gonocoque dans les produits de sécrétion était insuffisant pour le considérer comme la cause de l'infection gonorrhéique. Pour affirmer sa spécificité, il fallait nécessairement obtenir d'abord une culture pure de gonocoques, puis inoculer cette culture avec succès, c'est-à-dire développer une infection gonorrhéique.

A partir de 1880, nous voyons beaucoup d'auteurs chercher à obtenir le gonocoque à l'état de pureté, sans pourtant arriver au résultat cherché. D'après les données actuelles, le microbe obtenu par ces auteurs sur les milieux ordinaires, n'est pas le gonocoque véritable, étant données les propriétés biologiques de ce microbe, la forme et l'étendue de ses cultures et le résultat peu convaincant des inoculations. C'est pourquoi je ne parlerai pas ici de la littérature qui se rapporte à cette époque, d'autant plus qu'elle n'a pas un lien direct avec la question que j'ai choisie.

Le premier qui a obtenu certainement une culture pure de gonocoques est Bumm (1). Il employait d'abord comme milieu de culture solide, du sérum sanguin de mouton coagulé mélangé avec du sérum humain, puis du sérum humain seul. Il décrivit exactement l'aspect des cultures ; il détermina la température optima (entre 34° et 37°) pour le développement des gonocoques, et l'inoculation dans l'urèthre de la femme de la deuxième et de la vingtième génération, détermina dans les deux cas l'uréthrite blennorrhagique caractéristique. Ainsi Bumm démontra de la façon la plus évidente que le gonocoque est le véritable agent des maladies gonorrhéiques.

Cependant on avait, pour obtenir ces cultures pures, de réelles difficultés qui provenaient aussi bien du milieu de cul-

---

(1) *Der Mikroorganismus der gonorrhoischen Scheimhautentzündung-Gonococcus*. NEISSER. Wiesbaden, 1885, II° Auflage, 1887.

tures que de l'ensemencement du pus (sous forme de gouttelette). En 1887, travaillant dans le laboratoire de N.-P. Ivanovsky, je ne pus obtenir de cultures pures de gonocoques, malgré les nombreux essais que je fis, selon les indications de Bumm.

Quatre ans plus tard, après la publication de la seconde édition de Bumm, Anfuso (1) fit un ensemencement linéaire sur le liquide coagulé provenant d'une hydarthrose, et obtint une culture pure de gonocoque, analogue en tous points à celle qu'avait obtenue Bumm. L'inoculation de la septième génération dans l'urèthre de l'homme produisit l'uréthrite gonorrhéique typique.

A la suite de cette observation Wertheim (2) confirma absolument les résultats de Bumm, et en appliquant avec succès la méthode d'ensemencement sur lamelle, il perfectionna le procédé employé pour obtenir des cultures pures. Wertheim se servait d'un mélange d'une partie de sérum sanguin avec deux parties de peptone-agar à 2 p. 100. L'inoculation dans l'urèthre de 5 hommes des cultures pures obtenues donna dans les 5 cas des résultats positifs.

Finger, Ghon et Schlagenhaufer (3), trouvant la méthode sur lamelle incommode à cause du temps qu'elle exige, la simplifièrent considérablement. On verse différents agars (agar au sérum, agar à l'urine, milieu de Pfeiffer) dans des boîtes de Pietri. Après lavage du méat, on touche avec le pus la surface inférieure d'une petite spatule en platine préalablement portée au rouge ; puis on trace sur l'agar, à une distance d'un demi centimètre l'un de l'autre, 5 ou 6 traits parallèles ; les cultures ainsi ensemencées sont mises à l'étuve. Vingt-quatre heures après, on voit déjà dans le premier trait des colonies confluentes de micro-

---

(1) Il gonococco di Neisser. *La Riforma med.*, 1891, n° 28, citation d'après Finger, voir plus loin.

(2) Die ascendirende Gonorrhoe beim Weibe. *Archiv f. Gyn.*, Bd XLII, Hft I, 1892.

(3) Beiträge zur Biologie d. Gonococcus und zur pathologischen Anatomie d. gonorrhoischen Processes. *Archiv f. Dermatologie und Syphilis*, 1894, Bd 28, p. 3.

organismes; dans les deuxième, troisième, des colonies isolées les unes des autres, et parmi celles-ci des colonies caractéristiques de gonocoques; avec celles-ci on ensemence des tubes contenant de l'agar sérum. Ce procédé d'ensemencement est plus simple que la méthode de culture sur lamelles et il la remplace parfaitement. Dans tous les cas l'inoculation dans des urèthres sains a produit une véritable uréthrite blennorrhagique.

Ainsi, Bumm, Wertheim, Finger, Ghon, Schlagenhaufer et Anfuso, en obtenant des cultures pures de gonocoques et en produisant par l'inoculation une infection gonorrhéique, ont démontré avec certitude que le gonocoque de Neisser est le microbe spécifique de cette infection. Mais ces auteurs ont encore rendu un autre service, celui d'étudier les modifications des tissus, produites par le gonocoque, ainsi que les rapports de ce dernier avec le tissu enflammé. Bumm a étudié ces modifications dans la conjonctivite blennorrhagique des nouveau-nés à partir du premier jour de la maladie jusqu'au trente-deuxième. D'après ses descriptions on voit que le gonocoque franchit la couche des cellules épithéliales; en même temps un grand nombre de leucocytes quittent les vaisseaux, infiltrent le tissu conjonctif et l'épithélium; les microbes sont absorbés par les leucocytes qui atteignent à travers l'épithélium les parties superficielles de la conjonctive. Les gonocoques se divisent dans les couches superficielles du tissu conjonctif, déterminant une extravasation exagérée des leucocytes, extravasation qui se prolonge jusqu'à ce que les gonocoques aient disparu du tissu conjonctif. Puis par les cellules restantes se fait la régénération de l'épithélium. A ce moment les gonocoques se trouvent seulement dans les couches superficielles de l'épithélium. Bumm prétend que seules les conjonctives, revêtues d'épithélium cylindrique, s'infectent facilement, tandis que l'épithélium pavimenteux stratifié est une barrière infranchissable pour les gonocoques.

Les auteurs qui ont écrit après Bumm sont loin d'admettre ses idées sur le développement du gonocoque dans la conjonctive. Orcel (1) pense que la réunion des gonocoques avec les gouttes de pus, se fait non pas dans les tissus, mais à la superficie de la muqueuse. L'étude des gonorrhées des glandes parauréthrales et des folliculites du prépuce a montré que les gonocoques se trouvent dans les couches épithéliales (2).

Dans la gonorrhée de la muqueuse buccale les mêmes faits ont été observés (3), ainsi que dans la bartholinite blennorrhagique (4).

Mais à cette donnée du développement des gonocoques dans les couches épithéliales, ce qui peut être expliqué par les propriétés des régions étudiées, on peut opposer des observations de blennorrhagie rectale, dans lesquelles on trouva des gonocoques dans le tissu conjonctif jusque dans la musculaire (5). L'étude de la salpingite gonorrhéique a amené Wertheim à la même conclusion. Il a trouvé des gonocoques dans toute l'épaisseur des parois de la trompe jusqu'au péritoine, et pour lui ces gonocoques pourraient donner lieu à des péritonites localisées ; les gonocoques se trouvaient surtout dans l'intérieur de leucocytes polynucléaires.

Finger, Ghon et Schlagenhaufer ont trouvé des gonocoques dans le tissu conjonctif de la muqueuse dans des cas d'uréthrites blennorrhagiques aiguës, dans des cas d'infections blennorrhagiques métastatiques des articulations, du tissu cellulaire

---

(1) De la persistance du gonococcus dans l'urèthre après la miction et le lavage de l'avant-canal, ses rapports avec les éléments figurés. *Lyon méd.*, 1887, t. LVI, n° 36, p. 5.

(2) Touton. Ueber Folliculitis præputialis. *Arch. f. Derm. und Syph.* 1889, p. 16. — Jodasson. Ueber d. Gonorrhoe d. paraürethralen Drüsengänge. *Deutsch. med. Wochen.*, 1890, p. 542 et 569. — Fabry. Zur Frage d. Gonnorrhoe d. paraürethralen und präputialen Gänge. *Monatshefte für pract. Dermatologie*, 1891, XII, p. 7.

(3) Rosinski. Ueber Gonorr. Erkrankung d. Mundschleimhaut. *Zeitschr. f. Geb. und Gyn.*, 1891, Bd 22, p. 216 et 359.

(4) Touton. Die Gonococcen im Gewebe d. Bartholin'sche Drüse. *Archiv für Dermat. und Syph.*, 1893, p. 181.

(5) Frisch. *Ueber Gonorrhoe rectalis*. Inaug. Diss, 1891, p. 19 et suivantes. Würzburg.

péri-articulaire, du périoste costal. Dans tous ces cas, les gonocoques se trouvaient dans le protoplasme des cellules du pus.

Par cet exposé, on voit que l'étiologie et l'anatomie pathologique des infections gonorrhéiques chez l'homme, sont assez bien connues. Au point de vue de la pathologie expérimentale de la gonorrhée, les nombreuses tentatives faites pour développer l'infection gonorrhéique chez les animaux, ont échoué jusqu'à ce jour.

Heller (1) a expérimenté sur les conjonctives de lapins nouveau-nés, qui sont, d'après lui, plus aptes que les lapins adultes à contracter l'infection blennorrhagique. Les paupières fermées étant ouvertes au bistouri, il introduisait la culture dans le cul-de-sac conjonctival, puis réunissait les deux paupières à l'aide d'un emplâtre adhésif. Il réussit à obtenir une réaction dans 48 yeux; dans 12 cas, il détermina une légère inflammation; 7 cas furent négatifs. Dans les cas qui ont présenté un écoulement assez abondant, Heller a trouvé des diplocoques qu'il considère comme des gonocoques, d'après leur forme. leur grandeur, la façon dont ils se comportent vis-à-vis des réactifs colorants : ils se disposent en dehors des cellules, et rarement dans leur intérieur. Dans deux cas, Heller dit avoir obtenu des cultures pures de gonocoques. L'inoculation des autres microbes qui s'étaient développés à côté des gonocoques donna un résultat négatif.

Nicolaysen (2), Christmas (3), Grosz et Kraus (4), qui ont répété les expériences de Heller, ont obtenu des résultats négatifs. Grosz et Kraus ont introduit dans le cul-de-sac conjonctival de lapins, jeunes et adultes, du pus de l'urèthre, des

(1) Ueber experimentale Blennorrhoe im Auge neugeborener Kaninchen, sowie über d. Cultur d. Gonococcus : *Charite Annalen*, 1896, p. 874.

(2) Zür Pathogenität und Giftigkeit d. Gonococcus. *Cent. f. Bacter. und Parasit.*, 1897, Bd XXII, n° 12-13, 30 sept. p. 305.

(3) Contribution à l'étude du gonocoque et de sa toxine. *Annales de l'Institut Pasteur*, 1897, t. XI, p. 617.

(4) Bacteriologische Studien über d. Gonococcus. *Archiv für Dermat. und Syph.*, 1898, Bd 45, p. 331.

cultures pures de gonocoques et d'autres agents pathogènes (Bacterium coli et Staph. aureus) : les bords des paupières étaient réunis à la soie. Dans la plupart des cas, ils obtinrent une suppuration, mais l'ensemencement du pus ne leur a pas démontré la présence du gonocoque.

D'autre part, la simple suture des paupières, sans inoculation, donna lieu à de l'inflammation avec suppuration ; l'introduction de bacterium coli et de staphylocoques dorés produisit les mêmes résultats.

Les expériences de Finger, de Ghon et de Schlagenhaufer, ont montré que les injections de cultures de gonocoques dans l'articulation des genoux de chiens, de cobayes et de lapins, produisaient une inflammation marquée avec du gonflement, de la rougeur et de l'élévation de température locale, sans développement de gonocoques ; les gonocoques trouvés dans le liquide articulaire présentaient des formes de dégénérescence, et ne donnaient rien à l'ensemencement. Nicolaysen reproduisit les mêmes expériences et confirma les résultats de Finger. Quant à la question de savoir si l'inflammation du péritoine est possible après introduction de gonocoques, elle n'est pas encore résolue. Wertheim a obtenu des résultats positifs en introduisant dans le péritoine de lapins, de cobayes et de souris, des morceaux d'agar, avec une culture de gonocoques de trois jours. Il se développait une péritonite purulente limitée au point où se faisait l'inoculation : il y avait sur la surface péritonéale un exsudat purulent; les tissus jusqu'à la musculaire, étaient infiltrés, les gonocoques avaient pénétré jusque dans les couches profondes, et présentaient leur disposition intra-cellulaire typique.

Steinschneider (1) a refait les expériences de Wertheim et a injecté à l'aide d'une seringue de Pravaz de la culture à trois cobayes : trois souris étaient traitées en même temps par le procédé de Wertheim. Ces deux séries d'expériences donnè-

(1) Ueber d. Cultur. d. Gonokokken. *Berlin. klin. Woch.*, 1893, p. 696 et 728.

rent des résultats négatifs. Finger, Ghon et Schlagenhaufer expérimentèrent sur neuf souris et sur un cobaye à la manière de Wertheim et ils obtinrent toujours des résultats négatifs.

Heiman (1) a inoculé la culture dans le péritoine de deux souris, et il considère ses expériences comme négatives, quoi qu'il ait trouvé sur la surface péritonéale un grand nombre de leucocytes, et des amas de gonocoques. Il n'a pu réussir à provoquer chez le chien par les inoculations de cultures pures, ni uréthrite, ni conjonctivite.

Nicolaysen a injecté à des souris 0 centim. cube 3 de culture dans le péritoine. Vingt-quatre heures après deux tiers des souris avaient succombé. A l'autopsie, péritoine normal; l'ensemencement avec les parties superficielles a donné un résultat positif; dans quelques cas le sang du cœur a également donné des cultures mais moins étendues; pas de cultures avec la rate. Des expériences avec des cobayes, auxquels l'auteur injectait 5 centim. cubes d'une culture de six jours, donnèrent les mêmes résultats; il put même obtenir une culture pure avec le péritoine des animaux qui avaient succombé au bout de vingt-quatre heures. Grosz et Kraus (*l. c.*, p. 335), ont obtenu les mêmes résultats à l'autopsie et à l'ensemencement avec des souris et des cobayes.

Wassermann (2) a trouvé que les souris supportent bien dans le péritoine une quantité de culture moindre qu'un centim. cube. Avec un centim. cube la plupart succombaient au bout de vingt-quatre heures; les autres succombaient au bout de deux, trois jours; quelques-unes survivaient. A l'autopsie, on constatait de la rougeur du péritoine et un exsudat visqueux avec des leucocytes. Un jour, après l'inoculation, l'exsudat contenait un grand nombre de gonocoques; deux ou trois jours après il y en avait

---

(1) A clinical and bacteriological study of the gonococcus (Neisser), as found in the mal urethra and in the vulvo-vaginal tract of Childern. *Medic Record*, 1895, p. 769.

(2) Weitere Mittheilungen über Gonococcencultur und Gonococcengift., *Zeitsch. f. Hygiene und Infectionkrankheiten*, 1898, Bd 27, p. 298. Voir également. *Berliner klin. Wochenschr.*, 1897, n° 32.

fort peu ; ils se coloraient mal et quelquefois même on ne pouvait en mettre aucun en évidence.

Je passe maintenant à l'exposé des expériences dans lesquelles on a introduit des cultures de gonocoques dans le tissu cellulaire sous-cutané, et je commencerai par les expériences de Wertheim sur l'homme (1). Il a trouvé que l'inoculation du bouillon-sérum de culture sous la peau de l'homme produisait au bout de trente six à quarante-huit heures du gonflement, de la rougeur, de la douleur, et une élévation locale de température.

De Christmas, injectant sous la peau de lapins 10 à 15 centim. cubes d'un bouillon-sérum de culture de dix à douze jours, a observé la formation de petits abcès contenant un pus épais : chez les jeunes animaux de quatre à six semaines, les abcès étaient du volume d'une noix ; le pus ne contenait pas de gonocoques. Un état général accompagnait l'état local : élévation de température, disparaissant au bout de trois jours, diminution de poids pendant dix-quinze jours, au bout desquels les animaux revenaient au poids primitif.

Après l'injection des cultures dans la chambre antérieure de l'œil, de Chrismas a obtenu de l'hypopyon et de l'opacité cornéenne. L'ensemencement de pus n'a donné des colonies de gonocoques que les vingt-quatre ou quarant-huit premières heures.

Toutes les expériences que je viens de signaler montrent que l'inoculation de gonocoques aux animaux produit, à la fois, une réaction locale et une réaction générale. La réaction locale se traduit par les symptômes de l'inflammation ; la réaction générale par une élévation de température et même par la mort des animaux. Cet effet des cultures ne s'accompagnant pas du pullulement des gonocoques dans l'organisme de l'animal, les gonocoques disparaissant au bout d'un temps très court, on doit l'attribuer à une toxine qui se produirait dans les milieux de culture.

Pour le démontrer, un grand nombre d'auteurs ont expéri-

---

(1) *Loc. cit.*, p. 66.

menté sur les animaux et sur l'homme les cultures de gonocoques stérilisées ou les cultures filtrées.

Schäffer (1) a injecté sous la peau de lapins et de cobayes 4 à 10 centim. cubes de bouillon-sérum de gonocoques vieux de quatre à six jours, et dans lequel la plupart des microbes avaient péri. Il y avait une élévation de température de 1°,5 à 2° et plus ; il observait également le même effet après l'injection des cultures filtrées ou du milieu de culture seul. Étant donnés ces résultats identiques, Schäffer ne put tirer de conclusions sur la valeur de la toxicité des cultures et de leur produit de filtration ; il recourut alors à des expériences sur l'homme. Il se servait du produit filtré d'un bouillon sérum de culture, vieux de quatre à cinq jours, et il l'introduisait dans l'urèthre à l'aide d'une seringue stérilisée. Dans 3 cas, il obtint rapidement un catarrhe purulent du canal ; dans le pus il y avait des leucocytes polynucléaires, beaucoup de mucosités et pas un seul micro-organisme. Ce catarrhe se prolongea pendant deux jours.

Dans les expériences de Nicolaysen, des cultures, stérilisées à 70° tuaient des souris en vingt-quatre heures, à dose de 0 c.c. 5 dans le péritoine ; les cultures filtrées restaient sans effet. Les cobayes réagissaient de même, mais naturellement pour des doses plus fortes, en rapport avec leur poids. Nicolaysen attribue l'effet produit à une toxine contenue dans le corps du gonocoque et il pense qu'il ne se forme pas de toxines solubles.

Wassermann a observé la même différence entre les effets des cultures stérilisées et les cultures filtrées dans les injections intra-péritonéales. Cependant les produits filtrés de cultures vieilles de deux ou trois semaines et dans lesquelles presque tous les gonocoques étaient morts, se montrèrent plus toxiques, moins toutefois que le bouillon. Wassermann en conclut que la gonotoxine est renfermée dans le corps du gonocoque et qu'elle passe dans le bouillon après la mort du microbe. La gonotoxine obtenue par Wassermann (culture stérilisée) ne

(1) Beitrag zur Frage d. Gonococcentoxine. *Fortschritte d. Medicin*, 1897. Bd 15, n° 21, p. 813.

perdait ses propriétés ni après l'action de l'alcool absolu, ni après une ébullition prolongée. Wassermann l'a injectée sous la peau à des lapins et à des cobayes, dans la chambre antérieure de l'œil à des lapins ; dans tous ces cas il a obtenu une réaction inflammatoire très nette. A hautes doses (10 c.c. 3) il y avait des phénomènes généraux : amaigrissement du lapin et mort dans le marasme.

Wassermann s'est injecté lui-même sous la peau 0 c.c. 1 de culture stérilisée. Au bout de quatre heures il ressentait de la douleur au point où l'injection avait été faite ; il eut un petit frisson et la température monta le soir à 38° ; des maux de tête, de la courbature, des douleurs dans les jointures apparurent. Le jour suivant, tous les phénomènes avaient disparu sauf les douleurs articulaires ; l'inflammation de la peau disparut au bout de deux jours sous l'influence d'applications locales. Deux malades atteints d'uréthrite chronique et auxquels Wassermann fit des injections sous-cutanées de gonotoxine (0,1 c.c.) dans un but thérapeutique, présentèrent la même réaction. Cinq injections furent faites et on n'observa aucune diminution dans la réaction, c'est-à-dire qu'on n'eut aucune indication d'immunité. De même on ne peut mettre en évidence aucune immunité pour la gonotoxine chez les souris et les lapins.

Les expériences de Grosz et de Kraus ont montré que la culture filtrée de gonocoques n'exerce aucune action toxique ni sur les animaux, en inoculations intra-péritonéales, ni sur l'homme en injections sous-cutanées. L'injection sous-cutanée de cultures stérilisées chez l'homme amène au contraire une réaction locale (infiltrations) et une réaction générale (température). Les cultures stérilisées ne témoignèrent pas d'une action nette, constante sur les cobayes et sur les souris. Cela peut s'expliquer, je pense, dans la majorité des expériences par ce fait que les auteurs employaient des cultures d'agar sérum additionnées d'eau, ou du pus de l'urèthre également additionné d'eau. Dans l'un et l'autre cas, la quantité de gonotoxine introduite était évidemment très faible. Les auteurs ont fait des expériences en introduisant dans l'urèthre de l'homme des cultures stérilisées de gonocoques et de la gonotoxine précipitée par l'alcool, et ils ont provoqué une uréthrite purulente : les cultures filtrées ne donnaient aucune réaction. Mais l'introduction dans l'urèthre de microbes pyogènes (pyocyaneus, b. coli, staph. aur.), de leurs cultures stérilisées et de leurs cultures filtrées, déterminait également une uréthrite purulente. Aussi ces auteurs n'accordent-ils pas une action spécifique aux cultures filtrées de gonocoques, introduites dans l'urèthre comme dans les expériences de Schäffer.

De Christmas, outre les expériences sur les cultures de gonocoques, déjà exposées, a institué une série d'expériences pour étudier les effets généraux de la gonotoxine. Ces expériences sont en rapport avec les tentatives faites pour immuniser l'animal contre la gonotoxine.

Pour ces expériences, il se servait de cultures stérilisées et de cultures filtrées, en injections intra-veineuses. De Christmas en se basant sur le poids des animaux, n'a pas remarqué de grande différence entre l'action des cultures filtrées, les gonocoques sans milieu de culture, et la gonotoxine concentrée ; mais il pense que la plus grande partie de la gonotoxine se trouve dans les gonocoques eux-mêmes et qu'elle diffuse à mesure que ceux-ci périssent, parce que les cultures de quelques jours filtrées possèdent un faible pouvoir toxique.

Pour préparer une solution concentrée de gonotoxine, de Christmas évaporait au bain-marie à la température de 50° des cultures contenant 1/10 de glycérine. La liqueur obtenue essayée sur des lapins possède un grand pouvoir toxique.

L'alcool précipite la gonotoxine des cultures en même temps que l'albumine. Pour cela on verse sur la culture 3 fois son volume d'alcool à 90°, et l'on filtre. Le précipité additionné d'eau stérilisé et évaporé au bain-marie pour chasser l'alcool, est injecté dans la chambre antérieure de l'œil : très rapidement il se produit un hypopyon et de l'opacité de la cornée. L'introduction dans la plèvre de cette gonotoxine est suivie par une réaction inflammatoire proportionnelle à la quantité de gonotoxine introduite. Si l'on en a introduit de grandes quantités, de façon à tuer un lapin en vingt-quatre ou quarante-huit heures, on trouve dans la plèvre un abondant exsudat purulent (jusqu'à 10 c.c.) et beaucoup de fausses membranes. Dans le pus on ne peut mettre en évidence aucun microbe, ni au moyen du microscope, ni au moyen de l'ensemencement. Par conséquent la pleurésie purulente est le fait de la gonotoxine. L'introduction d'une quantité égale d'albumine précipitée, provenant d'un liquide ascitique, ne produit pas une réaction semblable.

Étant donnés ces effets négatifs de la gonotoxine dans l'urèthre et dans la conjonctive de lapins et de cobayes, l'auteur a injecté une fois la gonotoxine additionnée d'eau dans l'urèthre de l'homme à la dose de 1 c. c. Une uréthrite purulente s'en suivit et dura quelques jours. Les expériences faites avec la toxine d'autres microbes (Staph. doré, etc.) furent sans résultat.

Les observations des auteurs précédents ont donc démontré que la gonotoxine détermine chez les animaux et chez l'homme de l'inflammation et de la suppuration au point d'application (tissu conjonctif sous-cutané, œil, plèvre, péritoine, urèthre). Cette action de la gonotoxine jette un jour nouveau sur quelques phénomènes inexplicables jusqu'alors dans la pathologie des injections gonorrhéiques chroniques. Wassermann (1) essaye de donner cette explication pour l'infection blennorrhagique chronique des organes génitaux de la femme (évidemment des trompes de Fallope) ; dans ces infections souvent le pus ne contient pas de gonocoques ; ces derniers ne se trouvent que dans les parois des trompes et en quantité qui ne correspond pas au degré du processus pathologique. Wassermann incrimine la gonotoxine, qui apparaît après la mort et la destruction des gonocoques, et qui, restant dans la cavité close de la trompe, entretient longtemps l'inflammation et la suppuration. Wassermann pense que la gonotoxine se forme peu à peu pendant un temps assez long. Les gonocoques isolés, qui se trouvent dans la paroi de la trompe, jouent un rôle capital : sous l'influence des variations du milieu qui les entoure ils se multiplient, puis se détruisent, et en définitive la gono-

(1) Voir *Zeitsch. f. Hygiene*, p. 311.

toxine apparaît. Si ceci se passe dans une cavité, qui s'est fermée par suite de changements inflammatoires, comme par exemple dans les trompes de Fallope, toutes les influences extérieures (traumatisme, etc.) déterminent des modifications inflammatoires répétées. De cette façon Wassermann assigne aux gonocoques des parois de la trompe le rôle principal dans les infections gonorrhéiques chroniques. Pour le démontrer il montre l'analogie qui existe entre ces gonocoques et ceux qu'on trouve en involution dans les cultures artificielles. Ces derniers ne se multiplient pas tant qu'ils restent dans le même milieu, mais se développent de nouveau quand on les transporte sur un autre milieu. Et d'après son hypothèse Wassermann explique par le moment de l'intervention les différences entre le nombre de gonoques trouvés dans les trompes. Si l'on opère aussitôt que les gonocoques se sont multipliés, on en trouve beaucoup; dans le cas contráire il y en aura peu, ou même on n'en trouvera pas du tout. Ainsi, l'hypothèse de Wassermann est basée sur les propriétés biologiques du gonocoque et sur la propriété de sa toxine à produire l'inflammation et la suppuration. Mais Wassermann s'est servi pour son hypothèse de cette propriété de la toxine, sans faire d'expériences de contrôle.

C'est pourquoi voulant surtout éclaircir ce qui se passe dans les infections gonorrhéiques chroniques de la trompe et dans leurs fréquentes complications sous forme de péritonites localisées, sans nouvelle infection, j'ai institué une série d'expériences sur les animaux pour étudier l'action de la gonotoxine sur la muqueuse utérine et sur le péritoine. De plus, j'ai entrepris l'étude des rapports du gonocoque avec l'animal en expérience et surtout l'étude de l'action locale et générale des cultures et de la gonotoxine en injections sous-cutanées.

Le présent travail est l'exposé de toutes ces expériences. Mais je crois indispensable d'indiquer d'abord la façon d'obtenir des cultures pures de gonocoques. *(A suivre.)*

FŒTUS MONSTRUEUX HUMAIN ANENCÉPHALE

SANS FISSURE SPINALE ET AVEC BIFIDITÉ FACIALE (1)

Par le Dr **A. Caracache** (de Paris).

Le cas provient d'un accouchement que j'ai eu l'occasion de faire. L'accouchement ne se faisait pas spontanément, et la sage-femme a demandé l'intervention d'un accoucheur. En faisant le toucher, ce que je constate en premier lieu, ce sont les deux oreilles; et puis, pensant à une présentation probable de la face, je cherche le nez, les yeux et la bouche sans les trouver et je perçois de singulières sensations vagues, et déjà l'idée d'une monstruosité fœtale entre dans mon esprit; j'introduis mes quatre doigts dans le vagin et je fais facilement le pourtour du bassin. Je constate que la tête est très petite, avec un sommet et un front aplatis, presque pas de cou, les épaules en même temps engagées dans le détroit supérieur, la tête clouée entre les épaules, pas de rotation possible de la tête, ni flexion ni déflexion : d'où dystocie. Je fais une application de forceps et j'extrais, sans trop de difficultés, l'enfant qui ne crie pas; après quelques moyens employés, l'enfant crie, mais c'est plutôt un ronflement qu'un cri humain. La respiration est presque imperceptible, les mouvements des membres très minimes, mais les battements du cœur excellents. Après une heure de vie, pour ainsi dire agonique, l'enfant cesse de vivre.

C'est un fœtus à terme, du sexe féminin, pesant 3,450 grammes, fortement bâti, longueur du corps, 49 centimètres. Les annexes normales.

L'encéphale manque presque ainsi que la voûte crânienne. Le sommet est occupé par la base du crâne dont la partie antérieure, formée incomplètement par l'absence des os frontaux, semble constituer le front en apparence; tout cet espace comprenant le sommet et le front est couvert de membranes sanguinolentes. La face a une division médiane du front jusqu'à la lèvre supérieure avec bec-de-lièvre médian compliqué d'une fente médiane de l'arcade dentaire supérieure. Les yeux sont rudimentaires. Les narines sont cloisonnées séparément, et il y a une distance de 2 centimètres entre les deux.

Cette distance est occupée par un prolongement des membranes sanguinolentes du front; il n'y a pas de gueule-de-loup.

Comme antécédents héréditaires, nous ne trouvons aucune diathèse

---

(1) Communication faite à la *Société obstétricale de France*.

faciale de notre fœtus n'est pas complète, la langue et la lèvre inférieure ainsi que le menton sont respectés, en sorte que la malformation faciale paraît provenir seulement de l'arrêt d'évolution du bourgeon fronto-nasal chez l'embryon, et, en effet, le bourgeon fronto-nasal qui descend du crâne est appelé à former le front, le nez, les unguis, la lame perpendiculaire, le vomer, le cartilage de la cloison nasale, ainsi que la partie médiane de la lèvre supérieure, la partie antérieure et médiane de la voûte palatine comprenant l'os incisif Tandis que la langue, la lèvre inférieure et le menton étant formés par les bourgeons maxillaires ne sont pas atteints dans leur développement. Il n'y a non plus de bec-de-lièvre latéral ni gueule-de-loup, puisqu'il n'y a pas d'arrêt de développement des bourgeons maxillaires supérieurs.

Ainsi les yeux sont restés rudimentaires, parce que le bourgeon frontal n'a pu former la voûte orbitaire. Si les narines, la lèvre et l'arcade dentaire supérieures ne sont pas soudées, c'est que la cloison nasale, la portion médiane de la lèvre supérieure (bourgeon incisif) ainsi que les os incisifs manquaient, n'ayant pas été fournis par le bourgeon fronto-nasal qui, venant de la voûte et de la base du crâne, devrait émettre latéralement deux prolongements appelés bourgeons nasaux internes droit et gauche dont la réunion forme le bourgeon incisif.

En ce qui regarde le nez, il est en grande partie formé sur notre sujet, comme il a été indiqué plus haut, et cela s'explique, étant donné que le bourgeon frontal, pris dans son acception la plus large, émet deux autres prolongements qui, sous le nom de bourgeons nasaux externes, viennent des parties latérales du crâne et forment toutes les parties latérales des segments antérieurs des fosses nasales (1).

En somme, ce cas de monstruosité montre certaines phases de l'évolution du développement de la face, soit de la transformation du bourgeon frontal, et cela d'une façon des plus saisissantes.

La description du fœtus a été contrôlée autant que possible par la radiographie, surtout en ce qui regarde l'état normal de la colonne vertébrale.

Cette pièce anatomique a été placée et rangée, ainsi que la radiographie, dans les collections du Musée Dupuytren, à Paris.

---

(1) Kœlliker. *Embryologie*. Traduction, Paris, 1882. — Mathias Duval. *Atlas d'embryologie*. Paris, 1888. — *Dict. encyclop. des sciences méd.*, article Embryon, etc., etc.

En outre, ce cas de monstruosité modifie la définition d'anencéphalie en ce qui regarde la fissure spinale, qui peut manquer comme dans notre cas (pour la première fois, il est vrai) et être remplacée par la fissure faciale.

Pour mieux éclaircir ce que nous venons de dire, nous trouvons utile de relever les quelques points suivants du traité de tératologie de Geoffroy Saint-Hilaire qui divise en trois familles les monstres ayant des malformations crâniennes :

I. Famille exencéphalienne, caractérisée par une hernie de l'encéphale en dehors de la voûte du crâne avec ou sans fissure spinale ;

II. Famille pseudencéphalienne, comportant une tumeur vasculaire sur le crâne et absence plus ou moins complète de l'encéphale avec ou sans fissure spinale ;

III. Famille anencéphalienne, caractérisée par l'absence plus ou moins complète de l'encéphale et de la moelle épinière et de la déformation de son canal osseux.

Notre fœtus n'ayant ni une tumeur vasculaire crânienne ni une hernie cérébrale, ne peut pas rentrer dans les deux premières familles, mais forcément il doit être classé dans la troisième famille, avec la restriction que nous avons faite ci-dessus de l'absence de fissure spinale.

Cette famille d'anencéphaliens est divisée en deux genres :

1° Genre dérencéphale, n'ayant point d'encéphale, moelle épinière manquant dans la région cervicale, crâne et partie supérieure du canal rachidien largement ouverts ;

2° Genre anencéphale, point d'encéphale ni de moelle épinière, crâne et canal rachidien largement ouverts.

Comme on voit, les deux genres ne diffèrent l'un de l'autre que par la dimension de la malformation spinale.

Ainsi, si la différence de la dimension de la fissure spinale comporte deux genres, l'absence de cette même fissure et la bifidité faciale de notre anencéphale empêchent de le caser dans l'un ou l'autre de ces genres et peuvent légitimer la création d'un nouveau genre, soit troisième genre, sous la dénomination indiquée ci-dessus (1).

Quant à l'embryogénie, d'après ce qui a été dit plus haut, la bifidité

(1) Isidore Geoffroy Saint-Hilaire. *Histoire des anomalies*... ou *Traité de tératologie*. Paris, 1832-1837, t. II. — Tarnier et Budin. *Traité d'accouchement*. Paris, 1888, tome II. — *Dictionnaire de méd. et de chir. pratiques*, article Monstruosités. — Ribemont-Dessaignes et Lepage. *Précis d'obstétrique*. Paris, 1897, etc., etc.

depuis 1881, les chirurgiens ont essayé de supprimer complètement ces pédicules si dangereux ; et, jusqu'à ces dernières années, on assiste à l'apparition d'une série de procédés, visant tous un but unique : la suppression de tout pédicule par une exérèse absolue et complète de l'utérus fibromateux. C'est à ce moment que naît l'*hystérectomie totale* sans pédicule.

On ne crut pas, tout d'abord, pouvoir obtenir le résultat cherché en abordant le fibrome directement et uniquement par le ventre. Les chirurgiens français, suggestionnés par l'hystérectomie vaginale qu'ils pratiquaient avec tant de virtuosité et d'élégance, s'ingéniaient à combiner des *procédés mixtes*, mi-vaginaux, mi-abdominaux, procédés dont le résultat final était toujours le même : enlever l'utérus en totalité, en supprimant tout pédicule. Glissons sur cette période de tâtonnement et d'incertitude pendant laquelle les chirurgiens cherchent leur voie ; nous ne nous attarderons donc pas à discuter les mérites réciproques de la *voie vagino-abdominale*, première en date, ni de l'*abdomino-vaginale*, plus récente, ni des voies *abdomino-vagino-abdominales*. Ce sont là des tentatives honorables, ayant toutes pour but unique d'arriver à l'extirpation totale.

Ces procédés de transition entre l'hystérectomie partielle avec pédicule et la totale sans pédicule ne devaient avoir et n'ont eu qu'une durée éphémère. Laissons donc dormir ces discussions qui soulevèrent, il y a quelques années, des polémiques si passionnées ; les partisans les plus ardents des voies combinées ont fait amende honorable. et tous ont abandonné successivement leur « première manière » pour se rallier, définitivement cette fois, à la voie abdominale pure.

L'hystérectomie par voie mixte ne disparaîtra pas absolument toutefois ; elle restera comme un procédé de nécessité que pourront réclamer des cas particuliers difficiles à prévoir et à cataloguer.

Cette période de tâtonnements prend fin, chez nous, en 1894. Car il est vrai de dire qu'attardés par l'étude des procédés vaginaux ou mixtes, nous avions laissé à la chirurgie étrangère le soin de perfectionner la technique de l'hystérectomie abdominale totale. Confus, en quelque sorte, de l'erreur qui les avait retardés, les chirurgiens français se sont jetés avec enthousiasme dans l'étude des méthodes nouvelles ; aussi, en quelques années, voit-on éclore près de cinquante procédés opératoires, que le docteur Angelesco rapporte fidèlement dans sa thèse. Chacun a tenu à publier un petit détail de sa technique personnelle et à être le père d'un procédé, sinon d'une méthode nouvelle. Des bibliographes consciencieux ont minutieusement recherché toutes ces mille variantes particulières et ont accolé à une petite et insignifiante manœuvre personnelle le nom de son auteur. En sorte qu'à l'heure présente, la mémoire la plus heureuse, l'esprit le plus délié ne suffiraient pas à donner un peu de clarté dans ce dédale de procédés, tous ou presque tous dérivés les uns des autres.

C'est de 1894 à 1897 que tous ces procédés prirent naissance. Depuis, le tassement s'est fait et nous restons en présence de deux méthodes principales, avec quelques bonnes mais peu nombreuses variétés d'exécution.

A mon avis, comme je l'ai déjà dit devant la Société de chirurgie, il n'y a que *deux grandes méthodes* d'hystérectomie abdominale totale, suivant qu'on opère avec ou sans hémostase préalable. Cette question de l'hémostase est, en effet, capitale. C'est la crainte de l'hémorrhagie qui a engendré les méthodes anciennes avec ses fils constricteurs et ses serre-nœuds. C'est elle qui a maintenu si longtemps dans notre arsenal opératoire les hystérectomies à pédicule externe. ou réduit, les procédés mixtes avec pinces à demeure ; c'est cette terreur de l'hémorrhagie, autant que les désastres de la septicémie, qui ont arrêté la chirurgie des fibromes. Aussi, nous a-t-il paru logique de baser notre classification des méthodes opératoires uniquement sur les procédés d'hémostase, considérant que la façon dont on attaque les culs-de-sac vaginaux, dont on aborde l'utérus, la façon dont on ferme le péritoine ne constituent que des points de technique, sans importance suffisante pour qu'ils soient érigés en procédés et à plus forte raison en méthodes.

L'hystérectomie abdominale totale sans hémostase préalable appartient uniquement et exclusivement à M. Doyen. Ce chirurgien, dès le début de sa pratique, fut préoccupé de cette possibilité d'enlever les fibromes par l'abdomen, sans faire précéder l'exérèse d'hémostase artérielle. Son premier procédé était uniquement conçu dans cet esprit. Son procédé actuel, quoique différent du premier et bien supérieur à lui, est aussi basé uniquement sur ce point : enlever l'utérus et la masse fibromateuse sans poser une seule pince abdominale et ne faire l'hémostase qu'après.

Je rappellerai en deux mots sa technique, qu'il vient d'ailleurs d'exposer à nouveau au récent Congrès de gynécologie, tenu à Amsterdam. L'abdomen ouvert, la malade en position inclinée, la masse fibromateuse est désenclavée et basculée en avant. Le cul-de-sac postérieur du vagin est incisé, le col utérin est saisi, vigoureusement tiré en haut et libéré, par quelques coups de ciseaux, de ses insertions vaginales. Il ne reste plus à l'opérateur qu'à dérouler l'utérus qu'une traction énergique sépare de son péritoine et des artères utérines que les doigts d'un aide peuvent facilement comprimer, en attendant la pose des pinces.

Procédés avec hémostase préalable. — A côté de cette méthode ingénieuse se placent tous les procédés qui font précéder l'exérèse utérine de l'hémostase artérielle. Ces procédés, fils d'une même méthode, sont adoptés par l'immense majorité des chirurgiens C'est que la méthode d'extirpation des tumeurs, après hémostase préalable, est une méthode généralement et universellement employée pour toutes les tumeurs, où qu'elles siègent, et toutes les fois que cette pratique est possible. Cette méthode générale, avec ses variantes de technique, a l'avantage de pouvoir s'adresser à tous les cas de fibromes, quelles que soient leur masse, leur consistance, leur fixité, les lésions voisines, adhérences, salpingites, tumeurs ovariennes, etc, Je ne connais pas de cas, aussi complexes soient-ils, que je n'aie pu mener à bien grâce à cette méthode.

Les règles sont celles que j'ai déjà exposées au Xe Congrès et à la Société de chirurgie ; je les résumerai ainsi : Les fibromes nés sur l'utérus épousent ses connexions vasculaires et sont nécessairement des tumeurs à quatre pédicules vasculaires anatomiquement connus. La ligature des deux artères utéro-ovariennes en haut, des deux utérines en bas, assure une hémostase parfaite. Toute la difficulté opératoire réside dans l'exécution de cette hémostase ; et c'est pour l'assurer que sont nés une grande variété de procédés opératoires.

La malade étant anesthésiée et placée dans la position déclive de Trendelenburg, le ventre largement ouvert, la masse intestinale dûment protégée, le fibrome est fortement érigné et désenclavé si possible ; tous les chirurgiens font successivement :

1° L'hémostase latérale préventive de l'étage supérieur d'un ou des deux ligaments larges, ce qui est toujours facile (1) ;

---

(1) Dans ce temps, la plupart des chirurgiens pratiquent l'extirpation des trompes et des ovaires. Cependant, d'autres ont insisté sur les accidents généraux que peut occasionner cette ménopause chirurgicale. Aussi, à l'exemple de Debaisseux et de Kelly, quelques chirurgiens français conservent les ovaires pour éviter les troubles d'une ménopause prématurée. Nous

2° La taille préventive des lambeaux péritonéaux. Nous reviendrons sur ce temps dont l'importance nous paraît avoir été singulièrement exagérée ;

3° L'hémostase des utérines. Cette hémostase s'exécute plus ou moins facilement suivant que le fibrome est plus ou moins enclavé ou adhérent, qu'il y a ou qu'il n'y a pas de salpingites concomitantes. Aussi ce temps peut-il être précédé de temps accessoires de dégagement consistant en morcellement de fibromes enclavés et fixés dans le petit bassin, d'extirpation de poches annexielles adhérentes, de tumeurs ovariennes, etc. Ceci ne change en rien l'idée directrice qui est d'aborder l'utérine ;

4° Dégagement de l'extrémité inférieure du pôle utérin. Avec ce temps continuent les variations de technique et les sous-procédés personnels.

Pour dégager le pôle inférieur de l'utérus, on peut soit :

a. Ouvrir le vagin et désinsérer successivement chaque cul-de-sac vaginal ;

b. Sectionner transversalement le col, au-dessus des insertions vaginales, et attaquer l'autre côté par bascule latérale, se réservant d'extirper ou non le moignon du col restant.

Procédés ouvrant le vagin. — Pour éviter d'engager une discussion sur les mérites réciproques des différents culs-de-sac vaginaux, nous dirons de suite que le *cul-de sac qui doit être ouvert est celui qui se présente le plus favorablement*, celui qui est le plus facilement accessible. On l'incise directement, en se guidant sur l'utérus, ce qui vaut mieux; ou bien en se guidant sur une pince introduite dans le vagin et dont un aide fait saillir les mors. En principe, et toutes les fois que je le puis, j'évite cette manœuvre dans le vagin, toujours douteux au point de vue de l'asepsie.

Que cette attaque vaginale ait lieu en arrière par le Douglas; en avant, après avoir refoulé et récliné la vessie, ou sur les côtés en dedans et au-dessous du moignon ligaturé de l'utérine, cela importe peu et je laisse aux auteurs le soin de reconnaître leur pratique usuelle dans ces différentes voies d'attaque des insertions utéro-vaginales.

Par ces procédés, une fois le vagin ouvert, le col est saisi, fortement tendu et désinséré du vagin. Quelques chirurgiens l'enlèvent sur place,

---

n'avons pas à discuter ici cette manière de faire, qui s'exécute au cours de l'hystérectomie abdominale sans en modifier la technique.

C'est encore dans ce temps opératoire qu'on sectionne le ligament rond. M. Terrier insiste sur la nécessité d'en faire spécialement l'hémostase.

sans bascule ni traction : C'est se mettre volontairement dans des conditions de difficultés plus grandes. On peut encore attaquer le vagin par *hémisection de l'utérus*, mais cet excellent procédé de notre collègue et ami Faure, parfait quand il s'agit de lésions annexielles, ne nous paraît pas aussi indiqué quand il s'agit de fibromes.

Procédés n'ouvrant pas le vagin. — Nous avons vu que la masse fibromateuse et l'utérus peuvent être extirpés sans ouverture du vagin, par simple section transversale du col. Le moignon du col restant peut être enlevé pour compléter l'opération ou laissé en place. Dans ce cas l'opération n'est plus, à proprement parler, une hystérectomie totale, c'est une presque totale, c'est une *sub-totale*, une *supra-vaginale basse*. Nous y reviendrons de suite dès que nous aurons terminé notre description de la technique régulière de l'hystérectomie totale.

5° Ce temps est consacré, après ligature des utérines, à la réfection du plancher pelvien, à l'occlusion de la cavité péritonéale par la suture des tranches vaginales, auxquelles on superpose, en les adossant, les lambeaux péritonéaux.

On a fort discuté sur cette occlusion pelvienne et les meilleurs arguments ont été mis en avant pour la défendre ; c'est une bonne pratique ; mais cependant, il ne faut pas la considérer comme un des temps indispensables et nécessaires de l'hystérectomie abdominale totale.

Chaque fois qu'une infection minime peut être relevée ou même soupçonnée au cours de l'opération : ouverture d'une collection purulente ou septique péri-fibromateuse, ramollissement d'un fibrome qui s'est rompu, ouverture d'une cavité utérine dilatée et contenant du liquide, je considère qu'il est imprudent de priver la malade de ce large drainage vaginal qui n'a pas été une des moindres causes de succès de l'hystérectomie vaginale.

Il suffit même, pour nous, qu'il y ait une simple indication d'aller vite (malade épuisée, hémorrhagie, opération déjà longue), pour que nous ne prolongions pas l'intervention par un temps que nous jugeons utile, mais non indispensable.

Telle est la technique dans ses grandes lignes. On l'exécute rapidement et facilement, grâce :

1° Au plan incliné, qui permet de protéger l'intestin et de voir ;

2° Au désenclavement par traction sur l'utérus, que cette traction se fasse simplement, mais fortement, avec des pinces à griffes puissantes ou avec les désenclaveurs, érignes, tire-bouchons, ou avec l'appareil suspenseur de Reverdin ;

3° A l'emploi d'un écarteur abdominal qui maintient la plaie largement ouverte, n'encombre pas le champ opératoire et rend le travail de l'aide plus commode. Grâce à ces trois moyens on arrive facilement et à coup sûr à l'utérine; on peut même se permettre de la sectionner directement pour la voir mieux, tellement l'hémostase devient alors chose facile quand le bassin a été élevé et quand l'opérateur a su se présenter le pôle inférieur de l'utérus par une traction énergique et suffisante.

Un procédé récent d'hystérectomie totale vient d'être publié par M. Jaboulay. L'auteur étiquette son procédé : *hystérectomie sus-pubienne totale sous-péritonéale.*

Ce procédé aurait pour avantage de réduire à presque rien les manœuvres dans l'intérieur de la séreuse, dont l'ouverture est rapidement suturée.

A priori, ce procédé est passible de bien des objections. L'avenir nous donnera exactement sa valeur.

Hystérectomie sub-totale. — Nous avons parlé plus haut d'un procédé d'exérèse laissant en place un moignon de col, et transformant ainsi le procédé-type d'hystérectomie totale en un procédé incomplet mais bien et nettement dérivé de la technique de l'hystérectomie abdominale totale.

Son histoire est de date absolument récente. En 1886, Bassini en fit le premier l'exécution méthodique et, dès 1888, Hofmeier l'appliqua dans toute sa rigueur. Ce n'est que plus tard qu'en Belgique, Lauwers; en Amérique, Noble, et plus tard, Howard Kelly, adoptèrent la supravaginale. Ce n'est qu'en 1895 que Kelly « conçut et décrivit sa technique qui, en arrivant en France, est devenue non plus le procédé de Kelly, mais le procédé américain ».

A notre session de 1896 M. Terrier faisait connaître ses premières opérations « d'hystérectomie totale avec conservation du col ». Il continua aux deux derniers Congrès, en 1897 et 1898, à nous communiquer les résultats si encourageants qu'il obtenait de cette pratique.

La technique diffère évidemment fort peu de celle ordinairement suivie pour l'hystérectomie totale. Ce sont les mêmes soins préparatoires, la même attitude de la malade, les mêmes temps opératoires, savoir :

1° Libération et hémostase de l'étage supérieur de la tumeur et des ligaments larges.

2° Avec ou sans confection immédiate de lambeaux péritonéaux, l'ascension du pôle inférieur de la tumeur étant obtenue, on pince et sectionne l'une des utérines, la tumeur étant fortement érignée du côté opposé, le ligament large ayant été ouvert jusqu'au voisinage du col.

3° En quelques coups de bistouri le col est coupé transversalement, et la bascule utérine étant progressivement accentuée, lorsque le bistouri arrive sur le côté opposé de l'utérus, on voit cet organe se dérouler et se décoller du péritoine au fur et à mesure qu'apparaissent les flexuosités de l'artère utérine. Une pince y est facilement placée, quelques coups de bistouri aidés d'une simple traction dégagent les annexes du côté opposé, qu'une pince isole et permet de réséquer.

Pendant tout le temps de la traversée utérine, de larges compresses ont protégé le péritoine. L'exérèse achevée, il reste au fond du pelvis la tranche utérine, avec la cavité cervicale ouverte. Une pointe de thermo-cautère détruit alors la muqueuse. Ceci fait, une ou deux bonnes pinces à griffes élevant et fixant le moignon utérin, l'opérateur fait une double section en coin, en plein tissu du col, de façon à transformer le petit moignon cylindrique en deux lèvres amincies et mobiles. Un surjet de catgut rapproche rapidement les surfaces cruentées. Par-dessus, un deuxième surjet ramène et adosse les lambeaux péritonéaux qui recouvrent les ligatures artérielles et le moignon réséqué du col.

Telles sont les grandes lignes de la technique de l'hystérectomie supra-vaginale basse.

Il est bien évident qu'il existe un certain nombre de variantes personnelles dans l'exécution de cette opération. Mais ces « procédés d'auteurs » n'enlèvent rien au procédé typique qui doit toujours servir de règle. Qu'on fasse la bascule utérine latéralement de droite à gauche, ou de gauche à droite à la Kelly, dans le sens antéro-postérieur comme Hofmeier, M. Terrier et d'autres, après bascule en arrière du corps; soit d'arrière en avant, après bascule de l'utérus en avant, soit par bisection médiane, je ne vois vraiment là aucun intérêt dans la description de ces manières particulières de faire. Pour ma part j'ai toujours eu recours à la bascule latérale sans avoir besoin de changer ce mode d'attaque de l'utérus, mais prêt à le faire si le cas particulier l'exige.

Parallèle entre l'hystérectomie totale et la sub-totale. — Le seul inconvénient de la sub-totale est de laisser un moignon du col. Il est inutile de dire que ce moignon doit être des plus minimes, que la muqueuse en est détruite par cautérisation, que le parenchyme restant doit être sain et que la surface avivée de l'utérus doit être accolée par suture. Il n'y a pas de comparaison à établir avec le moignon volumineux et massif, souvent coupé en plein corps, enserré d'un lien circulaire, que laissait l'hystérectomie avec pédicule interne. L'expérience répond d'ailleurs. Aucune observation n'a relevé de suite opératoire fâcheuse du fait de ce reliquat utérin.

Donc pas d'inconvénient ; mais y a-t-il avantage à substituer la supra-vaginale à l'hystérectomie totale ?

La théorie nous montre qu'il y a de grands avantages, les résultats pratiques confirment la théorie.

Les avantages sont les suivants : l'opération est plus rapide, plus facile, moins hémorrhagique, plus facilement aseptique et par suite plus bénigne.

La *rapidité* plus grande résulte de la suppression de l'ouverture du vagin et, par suite, du suintement hémorrhagique de la tranche vaginale, rarement inquiétant mais suffisamment abondant pour avoir besoin d'être arrêté. Or, dans quelques cas, ce suintement est difficile à maitriser, il continue malgré les pinces, le surjet est insuffisant pour y porter remède et je pense qu'il n'est pas d'opérateur qui n'ait quelquefois eu des ennuis avec cette tranche vaginale. La traversée utérine, au contraire, se fait en quelques coups de bistouri et sans écoulement sanguin.

La suture occlusive du moignon utérin est de même plus rapide que l'occlusion du vagin.

La *facilité* plus grande est prouvée par ce fait même qu'il est ici inutile de cherche les culs-de-sac vaginaux, dont l'ouverture est quelquefois si délicate que nombre d'opérateurs se trouvent obligés d'introduire par le vagin des pinces courbes pour déterminer le cul-de-sac et préciser le point où doit porter l'incision. Dans la sub-totale, lorsque le toucher a démontré que la dissection utérine ne laissait que la portion intra-vaginale du col, on coupe directement, au niveau fixé, sans s'inquiéter davantage.

Je considère comme démontré que l'opération est plus facilement maintenue *aseptique*. Quoi qu'on en ai dit, quelque minutieuse que soit la toilette pré-opératoire du vagin, l'asepsie de cette cavité reste douteuse, la préservation du péritoine au moment des manœuvres d'hémostase peut être moins facile. L'utérus, pendant les tractions, a pu y déverser, à la fin même de l'opération, des sécrétions septiques.

Or, rien n'est plus facile, dans la sub-totale, que de bien envelopper le petit moignon utérin pendant la traversée du canal cervical facilement maintenu dans le champ des compresses par une forte pince, et le recouvrir d'une compresse pendant la ligature des utérines et utéro-ovariennes du côté opposé.

On a d'ailleurs très différemment apprécié cette septicité de la cavité utérine. On peut toutefois considérer comme démontré que l'ouverture du canal cervical doit être moins nocive que la large ouverture du vagin.

Tous ces avantages doivent, s'ils sont réels, améliorer les résultats opératoires, c'est là que l'on trouvera la preuve et le contrôle de toutes les assertions théoriques.

La discussion doit ici céder à l'examen direct des faits.

STATISTIQUES. — Le travail du docteur Longuet qui réunit les statistiques les plus récentes, mentionne 1,025 cas d'hystérectomie abdominale totale, auxquels j'ajoute 207 cas résultant de la pratique de nos collègues Bœckel, Houzel, Lafourcade, Latouche, Psaltoff, qui ont bien voulu m'envoyer leurs statistiques personnelles ainsi que les statistiques relevées au récent congrès d'Amsterdam, soit 1,232 cas, donnant une mortalité de 9,68 p. 100.

Le travail de Longuet réunit 826 cas d'hystérectomie supra-vaginale; je puis lui en ajouter 232, résultant des dernières communications soit personnelles, soit faites au congrès d'Amsterdam, au total 1,058.

La mortalité oscille entre 4 et 4,5 p. 100. Les grosses statistiques sont peu chargées et montrent que la mortalité diminue, au fur et à mesure de l'expérience acquise. Je me suis tenu volontairement dans ces chiffres réunis en bloc, les seuls ayant quelque valeur, car en entrant dans le détail on voit des opérateurs ayant 1 décès sur 3 cas, c'est-à-dire plus de 30 p. 100 de mortalité, à côté de séries blanches d'opérateurs ayant 6 cas avec 6 guérisons.

Que montrent ces chiffres, portant sur un nombre considérable de cas, sinon la supériorité éclatante de la supra-vaginale dont la mortalité est plus de moitié moindre que celle de l'hystérectomie totale.

C'est donc le moment de dire que nous sommes en possession du procédé définitif d'hystérectomie, car ces 4,50 p 100 de mortalité ne nous paraissent pas pouvoir être abaissés, la mort pouvant dépendre de nombreuses causes que ne peuvent éviter ni l'habileté de l'opérateur ni la perfection de la technique.

D'ailleurs les statistiques comparées montrent bien la décroissance proportionnelle de la mortalité au fur et à mesure que la technique se perfectionne.

		MORTALITÉ
L'hystérectomie	abdomino-vaginale donnait..	16,66 p. 100.
—	totale donne....	9,65 —
	sub-totale donne.	4,50 —

La supériorité de l'hystérectomie sub-totale est tellement manifeste que nous ne croyons pas devoir insister davantage.

On peut donc déjà conclure de la façon suivante : toutes les fois que le chirurgien attaquera un fibrome par la voie haute, il devra donner sa préférence à l'hystérectomie sub-totale.

Il existe néanmoins des contre-indications, rares d'ailleurs et faciles à poser.

L'hystérectomie sera totale, et non sub-totale chaque fois que :

1° Le col sera lui-même malade, métrite suspecte, fibromes ayant envahi le col, épithélioma du col.

2° L'état de grossesse avancée est peut-être une indication de l'hystérectomie totale. Le col est étalé, mou, plus difficile à différencier du vagin ; de plus, l'extensibilité et la laxité des parois vaginales rendent l'exérèse totale des plus aisées.

Parallèle entre l'hystérectomie abdominale et l'hystérectomie vaginale. — La voie vaginale, qui a été si perfectionnée en France et a retardé l'avènement de l'hystérectomie abdominale, est aujourd'hui bien déchue de sa grandeur première. Une opération, à l'heure actuelle, comme on l'a fort bien dit, a le tort de vieillir vite. Le temps n'est plus où l'on s'ingéniait à faire passer par la filière vaginale de volumineux fibromes remontant à l'ombilic. Personne ne saurait recommander aujourd'hui ces opérations de dystocie longues et laborieuses ; aussi les indications de la voie vaginale se sont singulièrement diminuées.

A notre dernière session, notre collègue M. Bouilly, tout en défendant avec conviction cette opération qui lui a donné de si beaux résultats et en cherchant à en étendre au maximum les indications, n'en a pas moins constaté, en terminant sa très intéressante communication, qu'il faut « restreindre l'indication de la voie vaginale à l'ablation des fibromes petits et de moyen volume » et, ajoute-t-il, « facilement accessibles ».

La vagino-hystérectomie est moins satisfaisante à cause de son hémostase, due à des procédés plus grossiers, moins précis ; de la nécessité de laisser à demeure des pinces gênantes et douloureuses ; à cause de l'insuffisance de réfection du plancher pelvien, même malgré la suture de la tranche vaginale recommandée actuellement par M. Bouilly ; à cause enfin de l'absence de réunion par première intention. Le laparo-hystérectomiste laisse partout derrière lui une réunion par première intention. « Au contraire, dans l'hystérectomie vaginale persiste une brèche, un trou ; le péritoine et le vagin restent ouverts et doivent se fermer par granulation... » Nous restons sous l'impression d'une opération qui n'est pas terminée.

La vaginale totale n'est supérieure à sa rivale que parce qu'elle supprime l'ouverture et la fermeture de la paroi abdominale, qu'elle ne laisse après elle aucune cicatrice visible. Petits avantages qui doivent faire cependant pencher la balance en faveur de la voie vaginale lorsque celle-ci a des indications très nettes que nous allons formuler dans cette courte phrase :

L'hystérectomie abdominale totale ou sub-totale peut s'appliquer à tous les cas de fibromes où l'exérèse de l'utérus est indiquée, — mais, lorsque l'utérus fibromateux est petit, mobile, abaissable, que le col utérin n'est pas d'une longueur démesurée, que le fibrome paraît multiple, que le vagin est ample, que la vulve est dilatable, l'hystérectomie vaginale est extrêmement bénigne, facile, rapide. C'est presque « un escamotage » ; c'est, en un mot, une excellente opération, lorsqu'elle est réduite aux indications formulées ci-dessus.

Nous ajouterons que la moindre incertitude dans le diagnostic commande la voie abdominale, la seule réellement exploratrice.

Qu'on n'attende pas de nous une statistique comparative de la gravité de l'hystérectomie abdominale et de la vaginale. Les deux opérations ne s'adressent plus aux mêmes tumeurs. L'une néglige les cas graves, complexes, de fibromes volumineux, adhérents, avec lésions annexielles importantes, cas graves réservés à sa rivale. Les cas sont donc trop dissemblables pour pouvoir être mis en parallèle. Cependant si l'hystérectomie vaginale, s'adressant à des cas plus simples, est moins grave que l'hystérectomie totale, son pourcentage de mortalité n'est pas inférieur à celui de l'hystérectomie sub-totale et oscille autour de 5 p. 100.

Opérations conservatrices. — Sans vouloir entrer dans la discussion du traitement chirurgical des fibromes, il nous est cependant impossible de ne pas mettre en parallèle avec l'hystérectomie totale certaines opérations conservatrices qui ont pour but d'enlever le fibrome et de laisser l'utérus.

Ce respect absolu de l'utérus s'impose lorsqu'il s'agit de fibromes pelviens, juxta-utérins, développés dans les ligaments larges, de fibromes sous-péritonéaux plus ou moins pédiculés, mais faisant une saillie nette à la surface de l'utérus. Pour ces fibromes, l'*énucléation* a été préconisée par Spencer Wells et surtout par Martin. Chez nous le docteur Témoin s'en est fait le défenseur convaincu et nous a communiqué de belles statistiques.

Au cours de ces interventions, qui, en principe, ne devaient pas ouvrir la cavité de l'utérus, la muqueuse s'est trouvée ouverte, et Martin a pu, en drainant la cavité utérine par le vagin, refermer la plaie utérine et guérir sa malade. Déjà Freund, Berakowski, Bouilly, ont incisé l'utérus comme s'il s'agissait d'une opération césarienne et extrait le fibrome à travers les lèvres de leur incision utérine J'ai eu moi-même à pratiquer trois fois cette opération. Bien que ses indications soient rares, cette *myomectomie trans-utérine* doit prendre place dans notre arsenal chirurgical.

Quand une femme est jeune et qu'elle a un fibrome unique et de moyen volume, que les annexes sont saines, la *myomectomie* avec conservation de l'utérus devient indiquée.

Cette myomectomie ne peut se faire qu'à travers une incision utérine, c'est-à-dire par *hystérotomie préalable*, et l'opération comprendra ces trois temps fondamentaux :

1° Hystérotomie ;

2° Énucléation du fibrome ;

3° Suture de l'utérus.

Reprenons ces trois temps l'un après l'autre et examinons-les.

Hystérotomie. — L'incision de l'utérus portera sur la partie de l'utérus qui permet le mieux d'aborder le fibrome. Elle sera donc vaginale ou abdominale suivant les cas.

Un fibrome de petit volume, sur un utérus abaissable, peut être extrait par le vagin.

Mais on ne peut s'adresser par cette voie qu'à des fibromes petits, et, l'extirpation faite, l'opérateur doit s'assurer qu'il n'existe pas de perforation utérine communiquant avec le péritoine. C'est là un des dangers de cette voie vaginale, et c'est ce qui en rend l indication des plus rares.

Pour ma part, je l'ai exécutée 3 fois avec succès; une de mes malades, opérée en 1895 dans le service de M. Le Dentu, que je suppléais alors, est accouchée normalement à terme dans le service de M. Pinard, qui a bien voulu me le faire savoir.

Mais le volume du fibrome, la nécessité où l'on se trouve de bien constater qu'il n'y en a qu'un seul, qu'il n'existe pas d'amincissement trop grand ou de perforation utérine après l'opération, font que, pour ces opérations conservatrices, la voie de choix est encore la voie haute, éminemment conservatrice et exploratrice.

J'ai également pratiqué 3 fois cette *opération césarienne*, pour fibromes, avec 3 succès. C'est peu comme statistique ; mais les indications sont rares, et je tiens à répéter que la conservation utérine ne peut malheureusement être tentée que dans des cas peu fréquents.

Voici comment j'ai procédé : Après laparotomie, sur le plan incliné, l'utérus étant sorti du petit bassin et bien isolé par des compresses, j'incise en général sur la ligne médiane, à moins de saillie trop nette du fibrome, en un point qui est alors à choisir ; je donne à l'incision une étendue proportionnelle aux dimensions du fibrome que je mets à nu, ouvrant ou n'ouvrant pas d'emblée la cavité utérine, allant droit devant moi jusqu'au fibrome. Si la cavité utérine est ouverte, avant d'attaquer le fibrome, les lèvres de la plaie étant maintenues béantes, j'essuie la cavité utérine à l'aide de compresses aseptiques et j'en pratique le curettage soigné. Si l'énucléation du fibrome peut être faite avant d'ouvrir la cavité utérine, on ne pratique son nettoyage qu'après. Mais, dans tous les cas, il faut que la cavité utérine soit ouverte, nettoyée, pour permettre le drainage utéro-vaginal de la loge utéro-fibromateuse.

Le curettage fini, je pratique, du corps vers le col, la dilatation large et extemporanée de l'orifice interne du col, et je place un drain rigide, largement perforé, de la loge du fibrome, à travers l'utérus, jusqu'au vagin dont un pansement maintiendra l'asepsie.

Cela fait, je surjette l'utérus au catgut ; en général, en un seul plan. Je complète, s'il est nécessaire, par quelques points séparés l'affrontement séreux. Cette suture, sur les parois flasques d'un utérus aminci, est des plus faciles. Il est curieux de constater, dès la fin de l'opération, combien l'utérus est déjà revenu sur lui et a déjà perdu une grande partie de son volume.

Dans ma première opération, j'ai, par prudence, mis un drain abdominal descendant dans le cul-de-sac vésico utérin ; je ne l'ai plus fait depuis. Mes opérations sont récentes. Une de mes malades, jeune vierge de vingt-six ans, vient de se marier.

Voici donc une opération conservatrice non meurtrière et qui s'impose à notre attention.

CONCLUSIONS. — Arrivé au terme de cette partie de mon rapport, je poserai donc les conclusions suivantes :

Quand un fibrome utérin sera justiciable d'une intervention chirurgicale, l'intervention aura pour but l'extirpation du fibrome.

Si la femme est déjà avancée dans la période génitale, s'il y a plusieurs fibromes, si leur masse est petite, si le diagnostic est nettement posé, si le vagin est large, la vulve dilatable, l'utérus abaissable, on aura recours à la voie vaginale.

Si la femme est jeune, le fibrome unique et de moyen volume, il est indiqué d'en tenter l'extirpation par une énucléation trans-utérine, pratiquée de préférence par la voie abdominale.

Si le fibrome est volumineux, s'il est multiple, s'il s'accompagne de lésions annexielles, si la femme est âgée,— et dans l'immense majorité des cas on trouve l'une ou l'autre de ces conditions, — il faudra sacrifier l'utérus.

L'hystérectomie sera alors abdominale. La méthode sub-totale est la plus simple, la plus rapide et la plus bénigne. C'est la méthode de choix.

Hystérectomie abdominale totale pour cancer. — Notre rapport arrive actuellement en plein débat. La discussion est ouverte devant les sociétés savantes et devant les congrès dont les assises viennent de se tenir, il y a à peine quelques semaines. Peut-être est-il prématuré d'apporter une opinion ferme et d'apparence définitive ; les faits sont relativement peu nombreux, d'origine encore récente ; des opinions diamétralement opposées s'élèvent chaque jour, se heurtant dans des conclusions contraires. Néanmoins, il m'a paru possible de prendre parti, et sinon porter un jugement, du moins mettre en lumière les points acquis de cette si intéressante question.

CANCER DU CORPS. — Il faut distinguer, dès le début, deux variétés de siège dans le cancer utérin, suivant qu'il se développe dans le corps de l'organe ou dans le col.

Le cancer du corps, plus rare, doit être enlevé par voie abdominale. Pour cette variété anatomique, aucun doute; les partisans les plus tenaces de la voie basse reculent aujourd'hui devant l'extirpation par la voie vaginale de cette masse friable, sanieuse, septique, dont l'exérèse est pénible, longue, malpropre et s'accompagne souvent d'hémorrhagies difficiles à maîtriser.

Nous n'insisterons donc pas, et tout de suite nous pouvons poser une conclusion ferme, que nous considérons comme acquise : *Tout cancer du corps de l'utérus, justiciable d'une intervention, doit être attaqué par la voie abdominale.*

Je ferai seulement remarquer que le col étant, dans l'espèce, la portion solide et résistante de l'utérus, c'est sur lui qu'il faut prendre point d'appui aussitôt que possible. Il convient d'éviter, dans le premier temps, d'enserrer le tissu friable du corps utérin dans des pinces compressives ou d'enfoncer un tire-bouchon qui ne donnerait aucune prise sérieuse, déchirerait l'utérus et infecterait le péritoine. Le mieux est d'exercer les tractions par l'intermédiaire des ligaments, à l'implantation des trompes utérines, et d'aller le plus rapidement possible ouvrir un des culs-de-sac, celui que l'on voudra, pour mettre à nu le col, prendre prise sur lui, le désinsérer et enlever l'utérus par bascule, de bas en haut.

La recherche des ganglions, cela va sans dire, doit suivre ou mieux précéder l'extraction de l'utérus.

Cancer du col. — Le désaccord ne s'élève et ne devient aigu que lorsqu'il s'agit de cancer du col. Nous n'avons pas oublié jusqu'à quelles notes se sont élevées, il y a quelque dix ans, les discussions sur les mérites comparés de l'hystérectomie vaginale totale ou de la simple amputation du col dans le cancer. Élève du regretté Verneuil, plus que tout autre je conserve le souvenir de ces luttes, parfois un peu vives, en faveur de ce que chacun considérait comme la bonne cause.

Chose curieuse ! les avancés d'alors, ceux qui combattaient le bon combat en faveur de l'hystérectomie vaginale, contre une opération qu'ils jugeaient insuffisante, sont restés en quelque sorte figés sur place, suggestionnés par les mérites de l'hystérectomie vaginale et aujourd'hui ils retournent contre l'hystérectomie abdominale pour cancer les mêmes armes et les mêmes arguments dont les défenseurs de l'amputation partielle les accablaient autrefois. Les partisans de la voie haute n'ont qu'a ramasser les propres armes de leurs adversaires et à employer contre eux les arguments avec lesquels ils combattaient Verneuil et sa doctrine.

Au point du vue opératoire, le cancer du col utérin peut être envisagé à trois périodes :

1° Tout à fait au début, le col seul est pris, l'utérus est mobile, le petit bassin cliniquement indemne ;

2° A une période très avancée, la lésion a envahi les culs-de-sac en un ou plusieurs points ; l'utérus a perdu, mais incomplètement, sa mobilité ; la base d'un des ligaments larges est envahie. La lésion, bien qu'ayant dépassé le col, paraît encore limitée et accessible ;

3° Les cas où le petit bassin paraît être pris, les culs-de-sac vaginaux détruits, l'utérus fixé, etc.

Bien que cette division soit tout artificielle, et que notamment il soit difficile de faire un départ entre la deuxième et la troisième variété, elle sera cependant utile pour jalonner la discussien et établir des conclusions nettes.

a. La première catégorie est de beaucoup la plus intéressante : il s'agit du cancer au début, bien limité, avec un utérus mobile, des ligaments larges souples, des culs-de-sac vaginaux intacts.

Ici, deux variétés de traitement peuvent être mises en parallèle avec l'hystérectomie abdominale totale :

L'amputation supra-vaginale,

L'hystérectomie totale vaginale.

L'amputation partielle du col ne peut avoir pour prétention que d'être une bonne opération palliative. Les statistiques anciennes, dépourvues la plupart d'examen histologique compétent, portant sur des cas pris au début et dont le diagnostic n'a pas toujours été établi histologiquement, nous montrent toutefois des survies incontestables qui prouvent que, *au hasard* de certains cas, cette extirpation partielle a enlevé le mal complètement, et que, par une chance heureuse, mais exceptionnelle, cette extirpation partielle a été totale.

L'amputation partielle du col a pour elle une bénignité et une facilité incontestables ; son inefficacité seule l'a fait abandonner. C'est sur cet unique argument que les partisans de l'hystérectomie vaginale totale ont pu faire rejeter cette amputation comme insuffisante ; l'hystérectomie vaginale n'a pu exister que parce qu'elle avait la prétention de pouvoir être radicale et de donner une survie plus grande : c'était la seule raison de sa supériorité sur sa rivale d'alors, l'amputation supra-vaginale du col.

Or les partisans de l'hystérectomie abdominale prétendent que la voie vaginale, qui laisse les ganglions lymphatiques, n'est pas plus radicale que l'amputation du col : en enlevant plus de tissus, elle a simplement des chances d'être plus souvent complète. Mais c'est une opération de hasard, laissant inexplorée la cavité pelvienne et n'ayant de radical que l'étiquette que veulent bien lui donner ses partisans.

Dans le cancer du col, même limité, il existe des ganglions malades sous le péritoine pelvien.

Une opération qui de parti pris respecte la zone ganglionnaire sans l'explorer, qui néglige les adénopathies qui peuvent exister, n'est et ne saurait être qu'une opération palliative.

On objectera que les statistiques de récidive sont aussi favorables, sinon plus favorables, pour l'hystérectomie vaginale que pour l'abdominale. Nous répondrons plus loin ; mais dès maintenant je tiens à rappeler que la même objection avait été faite à l'amputation sus-vaginale, et Verneuil, chiffres à l'appui, démontrait que la survie était bien supérieure dans l'amputation partielle de l'utérus que dans la totale.

En résumé, même *lorsque le cancer du col est au début la zone ganglionnaire peut être déjà envahie, et le devoir étroit du chirurgien est d'y aller voir.*

L'hystérectomie vaginale qui la laisse de côté est donc une opération intentionnellement incomplète.

Si les partisans de l'hystérectomie vaginale tiennent encore, dans ce cas, pour leur opération favorite, c'est qu'elle est facile, rapide et relativement bénigne. Ils n'osent pas abandonner une opération qu'ils possèdent si bien, qu'ils ont faite leur chose par entraînement, par amour-propre peut-être, ils n'osent avouer que l'hystérectomie abdominale est plus logique et la seule pouvant espérer être radicale.

Conclusion : *dans le cancer limité du col, l'hystérectomie abdominale a son maximum d'indication, car elle présente, dans ces cas au début, son maximum d'innocuité, son maximum de facilité, et donne les chances maxima d'éradication radicale.*

b. Dans la deuxième catégorie de cancer, ceux qui sont à la limite des cas opérables par la voie vaginale, l'hystérectomie abdominale maintient sa supériorité.

La voie vaginale devient difficile, périlleuse souvent, presque constamment incomplète, et l'on peut dire que la récidive n'existe pas alors, mais presque toujours on assiste à la continuation du mal. Le dôme vaginal n'est pas plutôt cicatrisé, s'il se cicatrise, que des infiltrations nodulaires marquent les progrès ininterrompus de la lésion.

L'hystérectomie abdominale, au contraire, a sur sa rivale des avantages considérables. L'opération est facilitée par la prise solide qu'offre aux instruments le corps intact et résistant de l'utérus. Le chirurgien peut s'amarrer sur lui, le tirer dans tous les sens suivant le point où il veut porter ses instruments. Solidement fixé sur le canal utéro-vaginal, grâce à cette prise solide, le chirurgien peut facilement décoller la vessie, disséquer le vagin et faire une extirpation large et à distance, dépassant parfois la moitié et même les deux tiers de la hauteur du vagin.

Par l'abdomen ouvert, il voit l'uretère normal ou enserré dans une infiltration qu'il ne soupçonnait pas, envahi et dilaté; il reconnaît les ganglions infiltrés; son action est limitée, précise, elle porte là où il faut, juste ce qu'il faut, et n'a rien d'aveugle. Elle permet de rectifier un diagnostic insuffisant et de ne pas entreprendre une opération que des lésions trop avancées mais insoupçonnées cliniquement, font reconnaître comme inutilement meurtrière. En d'autres termes, l'hystérectomie abdominale recule les limites de l'opération pour cancer; elle permet d'entreprendre une guérison qu'on n'oserait conseiller sans se départir de la saine prudence, si l'on persiste à attaquer par la voie vaginale.

Cela est si vrai que les hystérectomistes vaginaux les plus convaincus ont peu à peu restreint les indications de la voie basse, et que devant la mortalité plus grande des cas qui ont franchi la période de début, devant la récidive plus fréquente, ils ont plus ou moins renoncé à la lutte, abandonnant le mal à des opérations plus restreintes qui ne sont que des aveux d'impuissance. Ici donc pas de doute, dans les cas moyens, qui sont des cas limités pour la voie vaginale, la voie haute triomphe encore de sa rivale et permet d'attaquer des cancers inopérables par la voie basse.

c. Dans les cas graves, avec infiltration des ligaments, avec utérus presque fixe, large envahissement vaginal, lorsque l'uretère est envahi ou menacé, des chirurgiens hardis ont entrepris non plus l'hystérectomie seule, mais une opération complexe, véritable évidement pelvien, avec dissection des uretères, extirpation des ligaments, du tissu cellulaire, des lymphatiques et des ganglions.

L'opération devient ici plus grave. Ses résultats valent-ils la peine de pousser l'audace opératoire à de telles limites? C'est ce que nous étudierons plus loin. Ici, il n'est plus question d'un parallèle entre les deux voies. A ces limites de l'opérabilité, la voie vaginale est nettement contre-indiquée. L'avenir dira ce que l'on peut attendre de la voie abdominale, encore à sa période d'expérimentation. Bien que la tendance générale soit d'abandonner ces cas trop étendus, il est inopportun de porter un jugement définitif.

Technique. — La laparo-hystérectomie pour cancer ne peut être tentée que grâce à la position inclinée de Trendelenburg et à l'emploi de la large valve abdominale. Les temps sont les mêmes que dans l'hystérectomie pour fibromes; nous n'y reviendrons donc pas. Mais dans son ensemble, l'opération est plus difficile. L'utérus a souvent perdu sa facilité d'ascension sous l'influence des tractions ; il reste au fond du pelvis maintenu par un vagin rétracté, par un paramètre durci, des ligaments larges inextensibles et souvent plus dégénérés que l'examen clinique ne l'a fait croire. L'un des uretères ou les deux sont souvent dans un tissu friable, où l'hémostase est difficile, l'artère se sectionnant ou s'arrachant sous la pince. Pour peu que les parois abdominales soient épaisses, et le chloroforme incorrectement administré, on doit reconnaître que l'hystérectomie abdominale pour cancer présente parfois de réelles et très grandes difficultés.

Mais ces difficultés peuvent être diminuées, tant par l'expérience que le chirurgien a acquise, que par de petits détails de technique opératoire sur lesquels je vais insister.

Dans les cas simples, on doit se conduire comme lorsqu'il s'agit de fibrome, donner cependant plus de soins à l'isolement de la vessie et du cul-de-sac vésico-utérin.

L'ouverture de la cavité utérine ou de la cavité vaginale, toutes deux très septiques, nécessitent une protection minutieuse du péritoine et des anses intestinales bien recouvertes par un large champ de compresses aseptiques (1).

Il est bien entendu que, pendant les jours qui précèdent l'intervention, il conviendra d'assurer une asepsie aussi complète que possible de la cavité vaginale et de la surface bourgeonnante du col utérin. On aura recours à des lavages répétés, des cautérisations, des grattages successifs, des pansements fréquents. Un nettoyage rigoureux aura lieu immédiatement avant l'opération, dès que la malade sera sous le chloroforme.

Dès le ventre ouvert et la masse intestinale réclinée et protégée, le

(1) Il est bien évident que l'extirpation de l'utérus doit se faire autant que possible d'un seul bloc. La méthode supra-vaginale, à la Kelly, prive l'opérateur de son point d'appui utérin et lui laisse pour finir un col friable que ses instruments déchiquètent en menus morceaux. L'extirpation secondaire du col, après amputation supra-vaginale de l'utérus, ne peut être considérée que comme un procédé de nécessité, que l'expérience et l'habileté du chirurgien doivent rendre exceptionnel.

chirurgien doit juger si le cas est vraiment opérable, reconnaitre, par conséquent, l'extension du mal, explorer les uretères, les ligaments et, dans l'affirmative, procéder de suite à la recherche des ganglions. Il me parait plus facile de les extraire avec méthode, dès le début de l'opération, avant l'extirpation de l'utérus.

Si le ligament large est envahi, si le doigt qui explore et précède les instruments sent la moindre induration sur les côtés du col, il est de toute nécessité de disséquer l'uretère et de *voir* si l'on peut le libérer ou s'il est envahi. Quitte à se décider, dans ce dernier cas, à ne pas pousser plus loin l'opération, ou bien à créer séance tenante une uretéro-cysto-néostomie, comme je l'ai fait après d'autres opérateurs. Cette découverte de l'uretère s'impose pour s'éviter de graves mécomptes.

Enfin, dans les mêmes cas, il me parait prudent de recourir à la ligature provisoire ou définitive des deux hypogastriques qui rendent le champ opératoire remarquablement exsangue. Cette manœuvre, exécutée par quelques chirurgiens, conseillée par notre collègue M. Faure, facilite extraordinairement la bonne direction de l'acte opératoire.

Cette hémostase préalable, cette dissection des uretères, cette libération de la vessie, permettent au chirurgien d'aller hardiment en dehors des tissus indurés dont il dépasse les limites et de faire une extirpation aussi large que possible.

Malgré cela, la libération de la zone néoplasique quand le vagin est envahi n'est pas toujours facile, et c'est pour cette raison que l'on voit quelques chirurgiens recourir à des procédés mixtes, les uns d'emblée, comme notre collègue M. Reynier, qui circonscrit la lésion vaginale au thermo-cautère, dans un premier temps, et passe ensuite à l'abdomen ; les autres n'ont recours à la voie vaginale que secondairement, pour extirper un moignon néoplasique trop profondément situé pour être facilement atteint par la voie haute, le chirurgien ne pouvant alors opérer que du bout des doigts, dans une cavité rétrécie par le champ des compresses. Il peut y avoir intérêt, dans ces cas, à terminer par en bas et facilement l'extirpation d'un résidu cervical, qu'une dissection périphérique a rendu mobile et facile à invaginer par une traction exercée par la voie vaginale.

Ces procédés mixtes ne sauraient néanmoins constituer qu'une méthode de nécessité, qu'une manœuvre d'exception, imposée au chirurgien par les circonstances, mais non une méthode générale.

La question du drainage me paraît ici avoir une importance capitale. Sauf dans les cas très simples, où l'occlusion péritonéale doit être discutée, je pense que le large drainage est une garantie de succès. C'est ce qui donne à la voie vaginale sa sécurité. Il ne faut pas oublier qu'en cas de néoplasme ulcéré du col, l'asepsie du conduit utéro-vaginal est plus que problématique. Ce serait un tort de ne pas faire bénéficier la voie abdominale du drainage naturel obtenu par l'opération pratiquée par la voie basse.

Dans les cas ordinaires, je draine par le vagin à l'aide d'un volumineux tube en caoutchouc entouré de gaze aseptique, et si l'opération a été laborieuse, s'il y a eu de grandes décortications, si la plaie pelvienne est large et anfractueuse, je complète par un drainage abdominal, en interposant entre le drain et l'intestin une compresse aseptique étalée, dont la pointe sort par la partie inférieure de l'incision abdominale, derrière le drain.

Telles sont quelques particularités de technique que l'avenir perfectionnera et modifiera sans doute, en améliorant encore la statistique dans ses résultats immédiats et consécutifs.

Résultats. — Le retour des chirurgiens à l'opération de Freund est encore de date trop récente pour nous permettre d'apprécier définitivement les résultats ; cependant les documents commencent à s'accumuler et permettent déjà d'asseoir une opinion.

Résultats immédiats. — Nous sommes loin des 70 à 80 p. 100 de mortalité de l'opération de Freund. Le souvenir de cette intervention meurtrière rend en quelque sorte surprenants les résultats actuels, qui sont à peu près égaux à ceux de l'hystérectomie vaginale pour cancer.

L'hystérectomie vaginale pour cancer donne une mortalité qui varie entre les mains des meilleurs opérateurs français entre 16 et 19,68 p. 100, et la statistique de Byrne (1,273 cas) donne 14,6 p. 100 de mortalité. Mais rien n'est plus variable que les chiffres fournis à cet égard. M. Mauclaire, dans un article récent, dit avoir réuni, avec M. Picqué, 2,376 cas d'hystérectomie vaginale pour cancer, et obtenu une mortalité globale de 8,9 p. 100.

De son côté M. Longuet se livre à des recherches statistiques très curieuses et il montre que les chiffres fournis varient dans des proportions énormes suivant les opérateurs et même suivant les pays ; pour interpréter ces statistiques, l'on est obligé de se livrer à des considérations philosophiques qui leur enlèvent une grande part de leur valeur.

Je pense qu'à l'heure actuelle, étant donnée la dissimilitude si grande des cas opérés, il est impossible de s'arrêter à un chiffre exact, représentant une moyenne. Tel opérateur rejette des cas qu'un autre traiterait par l'hystérectomie. De là des variations considérables dans le bilan post-opératoire. Après avoir compulsé bien des documents, après avoir interrogé maints collègues, je pense qu'il convient d'accepter comme exacts les chiffres donnés par M. Bigeard, élève de M. Segond, concluant après l'examen des statistiques françaises et étrangères que la mortalité oscille entre 17 et 20 p. 100.

Or la mortalité sur 192 cas d'hystérectomie abdominale totale réunis dans la thèse d'Auclair, complétée par les différentes communications à la Société de chirurgie, donne 146 guérisons et 45 morts, soit une mortalité de 23 p. 100 environ, mortalité qui est un peu supérieure à celle de l'hystérectomie vaginale.

Prenons, dans un très récent article de M. Mauclaire, les cas nouveaux qu'il ajoute à sa statistique antérieure, complétons-les par ceux que M. Delagénière (du Mans) fait connaître dans sa statistique annuelle et nous arrivons à 96 cas avec 15 morts, c'est-à-dire sensiblement 15 p. 100 de mortalité, lorsqu'on s'arrête aux derniers cas publiés.

Cette mortalité plus grande n'est d'ailleurs que momentanée ; elle s'abaissera au fur et à mesure que les chirurgiens se familiariseront avec la technique et la perfectionneront, et surtout au fur et à mesure que les indications seront plus nettement posées. Notons d'autre part que l'hystérectomie vaginale est arrivée à son summum de perfectionnement et que c'est par centaines que se chiffrent les opérations des chirurgiens justement en renom. M. Bouilly, en 1897, sur 127 opérations, avait 19,68 p. 100 de mortalité ; M. Segond, sur 70 cancers du col, a 12 morts, soit 17,01 p. 100. Or, les opérateurs qui ont le plus pratiqué la laparo-hystérectomie ont actuellement à leur actif 20 à 25 opérations ; il n'en est pas dans notre statistique qui aient dépassé 25 cas. On a donc tout lieu d'attendre une amélioration résultant d'une expérience plus grande des opérateurs. De plus récentes statistiques oscillent d'ailleurs entre 10 et 15 p. 100.

On ne peut pas dire actuellement quel sera le taux de diminution que l'avenir apportera dans le chiffre de la mortalité, mais dès aujourd'hui on doit reconnaître que la mortalité opératoire de l'hystérecto-abdominale pour cancer s'est abaissée presque au niveau de celui de l'hystérectomie vaginale ; nous ne pouvons, comme lui, « qu'admettre que *le facteur gravité ne peut plus être invoqué pour établir un parallèle en faveur de l'une ou l'autre voie d'exérèse abdominale ou vaginale* ».

Et même, comme j'ai quelque expérience de l'hystérectomie abdominale pour cancer, je dirais que je suis encore surpris de sa bénignité relative. Les cas opérés par plusieurs de mes collègues et par moi ont été choisis parmi les pires, et nous avons enregistré de véritables « résurrections ». Aussi, puis-je dès maintenant affirmer que, lorsque le chirurgien choisira mieux ses indications, sera plus assagi par l'expérience, le taux de la mortalité s'abaissera encore de ce chef.

Résultats éloignés. — En réalité, à cause d'une difficulté opératoire un peu plus grande, une gravité encore un peu plus élevée, l'hystérectomie abdominale ne devra être préférée à sa rivale que si elle procure des résultats thérapeutiques plus durables.

Ici, nous touchons au point encore obscur de la question. « Il faut perdre ou à peu près, dit M. Bouilly, l'illusion de la guérison du cancer par hystérectomie (vaginale); aucune de mes malades opérées depuis 1886 n'est actuellement vivante. » Toutes les opérées de M. Jacobs depuis trois, quatre, cinq et six ans sont mortes. Byrne, sur 163 hystérectomies vaginales, n'arrive qu'à 12 p. 100 de survie pendant quelques années, ce qui paraît être une proportion déjà élevée.

Que peut faire l'hystérectomie abdominale ? Ici je suis obligé de scinder ma réponse en deux parties, en utilisant d'abord des faits, en second lieu, en m'appuyant sur de simples considérations théoriques.

Les faits sont malheureusement trop récents encore pour permettre d'affirmer quels seront les résultats éloignés. Il n'y a guère que trois ans que les chirurgiens se sont remis à l'opération de Freund, et les cas récents que nous avons réunis n'atteignent pas 200.

Les résultats immédiats tendant à devenir les mêmes, le simple bon sens exige de croire qu'une opération qui se complète par l'exérèse des ganglions et des tissus péri-utérins malades doit donner des résultats meilleurs qu'une intervention incomplète dans la plupart des cas.

Nous ne voulons pas insister sur ce côté théorique de l'argumentation, renvoyant les défenseurs de l'hystérectomie vaginale aux arguments si judicieux qu'ils mettaient en avant lorsqu'ils jugeaient l'hystérectomie basse comme pouvant être une opération radicale.

L'hystérectomie abdominale paraît donc, de par les faits et de par le raisonnement, devoir se substituer à l'hystérectomie vaginale.

Mais jusqu'où sont reculées les limites de l'indication de cette laparo-hystérectomie ? C'est là un point que l'avenir résoudra et précisera. Quelques chirurgiens très hardis poussent les limites de l'opérabilité du cancer utérin le plus loin possible ; ils pratiquent un véritable évidement du petit bassin. Quels seront les résultats éloignés ? méritent-ils des opérations aussi compliquées, aussi graves ?

Notre avis est à cet égard conforme à celui de MM. Terrier et Schwartz. La récidive suit rapidement ces grands délabrements, et c'est dans ces conditions faire courir de grands dangers pour une opération qui ne peut être curative. Il y a des bornes qu'un opérateur sage ne doit pas franchir. Ces limites, la clinique les fait prévoir, la laparotomie les montre, et c'est un des grands avantages de la voie haute de permettre au chirurgien de s'arrêter, avant d'entreprendre une opération dont il ne sortirait pas à son honneur. Dès maintenant je n'interviendrai plus quand je verrai l'uretère envahi, dilaté, passant au milieu d'une masse néoplasique ; l'utérus fixé dans le fond du bassin et résistant aux tractions. Cette fixité est un indice de l'envahissement à distance du tissu cellulaire pelvien. Plus tard, je saurai peut-être encore restreindre mes indications opératoires.

Mais ce ne sont encore que des appréciations individuelles que chaque chirurgien résoudra suivant son tempérament ; vis-à-vis de ces cas extrêmes, il sera toujours impossible de tracer une ligne de démarcation précise entre ce qui est permis et ce qui est défendu. A côté des cas reconnus par tous comme échappant à notre action, il y aura toujours des cas laissés à l'appréciation personnelle. L'hystérectomie abdominale pour cancer ne sera jamais une opération réglée, elle donnera lieu à plus d'imprévu que l'hystérectomie pour fibrome ; elle réclame du chirurgien plus d'initiative et plus de décision.

Les années qui viendront nous apporteront sans doute, avec des faits plus nombreux, des indications plus nettes ; il serait prématuré maintenant d'enfermer notre zone d'action dans des limites définitives.

Je me crois cependant autorisé à terminer par les conclusions suivantes :

L'hystérectomie abdominale totale pour cancer est l'opération de choix pour les cas simples, observés tout à fait au début ; elle permet une extirpation large et l'ablation des ganglions pelviens. Sa mortalité tend à s'abaisser de plus en plus et nul doute que cette progression ne continue dans l'avenir. Sa mortalité est à peu près égale actuellement à celle de la vagino-hystérectomie et ses résultats éloignés paraissent dès maintenant meilleurs, ils s'amélioreront encore certainement pour les cas simples.

Pour les cas moyens, la laparo-hystérectomie se substitue à la vagino-hystérectomie ; elle recule les limites de l'opérabilité dans les cas où celle-ci ne permettrait pas l'intervention.

Dans les cas graves très étendus, le chirurgien doit savoir s'arrêter. les récidives paraissent rapides, et si l'opération nécessite de gros dégâts, l'hystérectomie doit céder la place au traitement palliatif.

L'hystérectomie vaginale ne peut être envisagée désormais que comme opération palliative : elle supprime l'utérus et laisse, de parti pris, les ganglions. Elle a pour elle sa facilité opératoire, lorsque la lésion est tout à fait limitée au col. Cette facilité d'exécution lui conserve des défenseurs. En réalité, l'existence possible d'une adénopathie pelvienne lui enlève toute raison d'être, et si j'étais obligé de formuler une indication qui lui soit propre, je n'en vois aucune, si ce n'est le désir du chirurgien de ne pas recourir à la voie haute, pour laquelle il a une prévention que les faits ne justifient pas. (*A suivre.*)

SOCIÉTÉ D'OBSTÉTRIQUE, DE GYNÉCOLOGIE ET DE PÆDIATRIE DE PARIS

Séance du 6 octobre 1899.

Mme VAN TUSSENBRŒCK lit l'observation et présente la pièce de grossesse ovarique qu'elle a commnniquée en août au congrès d'Amsterdam.

M. PINARD remercie Mme van Tussenbrœck de son intéressante lecture. Avec une observation aussi démonstrative, la preuve est faite de l'existence de la grossesse ovarique. Au point de vue clinique, le fait rapporté par Mme van Tussenbrœck prouve une fois de plus que les grossesses ectopiques très jeunes peuvent déterminer par leur rupture des hémorrhagies formidables rapidement mortelles. C'est un point sur lequel il faut, au point de vue pratique, insister.

MM. ROUTIER et HARTMANN citent de nouveaux faits personnels à l'appui du point sur lequel insiste M. Pinard.

MM. CHAMPETIER DE RIBES et COUVELAIRE. **Dystocie par ostéo-sarcome du bassin. Opération de Porro.** (*Présentation de pièces.*) — Il s'agit d'une femme de 21 ans, qui se présenta enceinte de sept mois et demi.

déjà cachectique, souffrant de douleurs sciatiques rebelles dans le membre inférieur gauche depuis le sixième mois de sa grossesse. Son bassin était presque entièrement obstrué par une volumineuse tumeur de consistance dure, non mobilisable, implantée sur le squelette pelvien dans la région de la symphyse sacro-iliaque gauche. Cette tumeur avait dû se développer rapidement puisque, sept mois avant le début de la grossesse actuelle, la femme était accouchée à terme et spontanément d'un enfant vivant.

Le diagnostic clinique posé fut celui d'ostéo-sarcome. La ligne de conduite arrêtée fut de laisser aller cette grossesse jusqu'au terme et d'extraire l'enfant par section césarienne. L'intervention, en raison de l'aggravation progressive et inquiétante de l'état général, fut pratiquée au terme de huit mois et demi. Elle consista en une section césarienne suivie de l'hystérectomie avec pédicule externe. L'enfant, né vivant, mourut le lendemain. La mère, dont la plaie opératoire se cicatrisa correctement, mourut un mois après de cachexie avec une phlébite et une double pyélonéphrite. La tumeur pelvienne molle était un sarcome à petites cellules. Il y avait dans le poumon quelques noyaux sarcomateux de même forme histologique. L'infection urinaire était coli-bacillaire.

M. Lepage. **Note sur un hématome placentaire.** (*Présentation de pièces.*) — Il s'agit d'une femme de 31 ans, IIIpare. Le premier accouchement a eu lieu le 19 mars 1896 ; les dernières règles étaient apparues du 3 au 10 juin. La grossesse avait été normale, sauf un certain degré de glycosurie (4 grammes par litre). Application de forceps pour défaut de rotation de la tête qui, petite et mal ossifiée, s'était défléchie dans l'excavation. L'enfant, une fille de 2,590 grammes, est actuellement vivante.

Le second accouchement s'est terminé spontanément le 4 février 1898 par la naissance d'un garçon pesant 2,410 grammes. Les dernières règles avaient eu lieu du 8 au 12 mai 1898. Des écoulements sanguins parurent à deux reprises, du 24 au 26 juillet et le 10 août. La délivrance se fit spontanément et rapidement : le placenta, qui se présentait par la face utérine, était partiellement dégénéré et contenait des noyaux fibreux, dont plusieurs assez volumineux. Hémorrhagie consécutive liée à un défaut de rétraction du segment inférieur.

Troisième grossesse. Dernières règles, 8 au 12 janvier 1899. Normale jusqu'au 29 septembre. Pas d'albumine. Le 1er octobre, hémorrhagie utérine légère. Contractions utérines peu fréquentes. Le travail s'accentue rapidement. Rupture artificielle de la poche des eaux (deux verres de liquide amniotique couleur Porto). Expulsion spontanée d'une fille de 2,090 grammes. Au moment de la sortie du fœtus, jaillit une quantité considérable de liquide sanguinolent. Dix minutes après, expulsion du placenta. En l'examinant on constate qu'il existe entre l'amnios et le chorion un épanchement de sang liquide, de coloration jaunâtre, dont la quantité recueillie est de 325 centimètres cubes. Cet épanchement sanguin provient manifestement d'un énorme hématome qui occupe presque la moitié de la surface fœtale du placenta : il existe, en effet, une solution de continuité du chorion de 3 centim. et demi, occupée par un caillot. Ce caillot se prolonge dans l'intérieur de l'hématome. En examinant le placenta par la face fœtale, on voit que sur presque la moitié du placenta, il existe une tumeur de consistance semi-fluctuante, à la surface de laquelle cheminent, très dilatés, les vaisseaux du placenta. Les dimensions de cet hématome sont de 15 centimètres sur 10 centimètres, le diamètre du placenta, qui est à peu près circulaire, étant de 17 centimètres environ. La saillie de cette tumeur atteint près de 2 centimètres sur presque toute son étendue. Elle part du bord du placenta pour arriver jusqu'à l'insertion du cordon sur le placenta.

En examinant le placenta par sa face utérine, on note que le tissu placentaire est très dégénéré, présentant une coloration blanchâtre et une induration manifeste dans la partie du placenta où siège l'hématome. En deux autres points du placenta, il existe de petits îlots indurés ne rappelant en rien les foyers liés à l'albuminurie.

En résumé, il s'agit d'un hématome sous-chorial très volumineux, s'étant développé dans le dernier mois de la grossesse et ayant probablement causé un accouchement prématuré. L'écoulement sanguin externe est sans doute dû au tiraillement exercé sur le placenta par la tension des membranes causée par l'épanchement sanguin. Quant à la cause de cette lésion, M. Lepage est disposé à l'attribuer à de l'endométrite.

M. Pinard insiste particulièrement sur la coloration présentée par le liquide amniotique. Il en est ainsi chaque fois qu'une hémorrhagie se produit, soit entre la paroi utérine et les membranes, soit dans l'épaisseur de ces dernières, la matière colorante du sang pouvant alors passer dans le liquide amniotique.

M. H. Varnier. **Étude anatomique et radiographique de la symphyse pubienne après la symphyséotomie.** — Dans son rapport au Congrès de Moscou (août 1897), s'appuyant sur 76 pelvitomies faites à la clinique Baudelocque depuis le 4 février 1892, M. Varnier avait montré que la symphyséotomie réunie par première intention est suivie d'une restauration fonctionnelle parfaite, qu'elle n'apporte aucune gêne, aucun trouble dans les grossesses et les accouchements ultérieurs et qu'elle peut, sans difficultés et sans inconvénients, être faite plusieurs fois chez la même femme.

« Il n'est nullement démontré jusqu'à présent, ajoutait-il, que la symphyséotomie agrandisse le bassin pour l'avenir, bien que, sur 17 femmes redevenues enceintes après une première symphyséotomie, 4 seulement aient dû être symphyséotomisées une seconde fois, avec plein succès d'ailleurs. »

A propos de cette question de *l'agrandissement permanent*, il faisait remarquer qu'il ne pourrait provenir que d'un écartement persistant et notable des pubis. « Or, disait-il, nous savons qu'un écartement pubien de 15 millimètres, c'est-à-dire un écartement admettant aisément le bout de l'index introduit derrière la symphyse, ne fait rien gagner, absolument rien, au diamètre antéro-postérieur du bassin. C'est cependant ce faible écartement que quelques auteurs ont signalé. Quant à nous, dans aucun des bassins symphyséotomisés que nous avons *examinés de cette façon*, nous n'avons pu noter même ce faible écart de 15 millimètres. Toujours *il nous a paru* que les pubis étaient au contact. *La radiographie nous dira bientôt de façon nette et précise si nos sensations ne nous ont pas trompés.*

Depuis deux ans, de nouveaux documents se sont ajoutés à ceux que l'on possédait à cette époque et c'est en s'appuyant :

1° Sur une autopsie tardive; 2° sur une autopsie précoce; 3° sur 34 cas radiographiés, que M. Varnier expose ce que l'on peut dire actuellement sur la reconstitution de la symphyse pubienne, après une deux, trois symphyséotomies.

1° *État de la symphyse pubienne deux ans moins deux jours après une symphyséotomie guérie par première intention.* — Il s'agissait d'une primipare de 21 ans chez laquelle M. Pinard fit une symphyséotomie le 23 décembre 1895. Écartement provoqué de 4 centim. et demi, extraction par le forceps d'un enfant vivant de 3,070 gr. La femme se lève le vingtième jour. Reste infirmière à la clinique Baudelocque jusqu'en août 1897, époque à laquelle se manifestent les premiers symptômes d'une cirrhose hépatique. Elle entre, en novembre 1897, dans le service de M. Barth et y meurt le 21 décembre 1897. Le diagnostic anatomique nécropsique fut celui de cirrhose du foie avec adénomes. L'examen nécropsique du bassin a été fait *in situ* par M. Varnier. Les parties molles périsymphysiennes et pelviennes ont leur souplesse et leur aspect normaux. Le bassin était symétrique, aplati. Son diamètre utile mesuré directement était de 85 millimètres. Les symphyses sacro-iliaques ne présentaient rien de particulier. On n'y déterminait aucun mouvement anormal en manœuvrant en tous sens, avec violence, les membres inférieurs. Même après ablation de l'arc antérieur du bassin on n'y constate pas de mobilité exagérée. Sur une radiographie faite avant de soumettre la pièce à la congélation et aux coupes, on voit les os pubis écartés l'un de l'autre dans toute leur hauteur. L'écart est plus marqué en haut (15 millimètres) qu'en bas (10 millimètres). La limite osseuse est fortement crénelée. Sur la face postérieure de la symphyse on perçoit deux crêtes parallèles entre lesquelles il ne semble pas y avoir une dépression de plus de 3 millimètres de large. Pas d'irrégularités, d'ostéophyte, de calus. Tout à fait en bas de la face postérieure, à gauche de la ligne symphysaire prolongée on voit et on sent une saillie dure, tenant au pubis gauche, ayant la forme et le volume d'une demi-noisette, et sur laquelle glissent les parties molles.

La mobilité inter-pubienne n'est pas plus grande que sur une autre symphyse à l'état de vacuité servant de terme de comparaison.

Sur une coupe pratiquée après congélation à la partie moyenne de la symphyse, on voit les os pubis réunis à distance (11 à 12 millimètres en arrière; 18 à 20 en avant — au lieu de 3 en arrière et 14 à 15 en avant), par un bloc de tissu d'apparence fibreuse, compact, blanc, qui se confond latéralement avec le revêtement cartilagineux des pubis. Non loin du centre de ce bloc, plus près de l'un des pubis (3 millimètres) que de l'autre (8 millimètres), se voit une fente linéaire, antéro-postérieure, de 5 millimètres de long sur 1 millimètre de large. Les pubis sont réunis non seulement par la reconstitution du manchon fibreux péri-symphysien, mais par la reconstitution d'une vraie symphyse ne différant macroscopiquement d'une symphyse normale que par sa plus grande largeur.

Les choses étant ainsi, on s'explique : 1° la restauration fonctionnelle parfaite; 2° l'absence de mobilité anormale et de toute dépression inter-pubienne appréciable par le palper ou le toucher; 3° l'absence d'agrandissement permanent du bassin ; et l'on conclut 4° à l'impossibilité matérielle d'une symphyséoclasie sous-cutanée pouvant passer inaperçue pendant le travail lors d'un accouchement ultérieur.

2° *État de la symphyse pubienne 23 jours après une symphyséotomie.* — Il s'agit d'une IVpare dont les trois premiers accouchements ont donné : 1° forceps enfant mort 4 jours après ; 2° spontané enfant vivant ; 3° prématuré spontané à 7 mois, enfant mort le soir. La symphyséotomie est pratiquée par M. Varnier, l'œuf étant déjà infecté. Écartement provoqué inter-pubien 6 cent. forceps, enfant vivant de 3,230 gr. Infection puerpérale à porte d'entrée utérine. La plaie opératoire se cicatrise correctement. Mort de septicémie le 23e jour.

Les coupes de la région symphysienne congelée ont permis de constater l'absence de tout désordre et de toute suppuration dans la région opératoire, la réunion parfaite de la peau, du tissu cellulo-graisseux et du manchon fibreux pré- et rétro-symphysien, le rapprochement des pubis dont les surfaces cartilagineuses, d'épaisseur et d'aspect normaux, ne sont distantes l'une de l'autre que de 3 millimètres en avant et de 5 millimètres en arrière. Outre la ligne visible de la cicatrice cutanée, le seul vestige de la symphyséotomie est la disparition du fibro-cartilage. En son lieu et place se voyait, sur la pièce en voie de décongélation, une substance rosée d'apparence gommeuse qui n'a pas tardé à se dissoudre dans l'alcool, laissant vide le couloir interpubien. La question qui se pose est celle-ci : au vingt-troisième jour de la réparation, est-ce là l'état normal de la symphyse sectionnée ? l'union n'est-elle, à cette période, assurée encore que par le manchon péri-symphysien, et l'union fibreuse inter-pubienne ne se constitue-t-elle que plus tard pour donner finalement ce que l'on voit dans la pièce précédente ? Ou bien faut-il voir là une répercussion dystrophique de l'infection puerpérale retardant le travail de reconstitution ? C'est là un point qu'il est actuellement impossible de résoudre faute de pièces de comparaison.

3° *Examens radiographiques du bassin de 33 femmes symphyséotomisées.* — Un premier groupe comprend 18 bassins chez lesquels l'écartement vrai entre les pubis ne dépasse pas celui que l'on constate *de visu* sur la pièce n° 1, soit 11 à 12 millimètres. En effet, l'écartement radiographique maximum ne dépasse que de 2 millimètres celui constaté pendant la vie de la femme qui a fourni cette pièce (15 millimètres), alors que si on mesure l'écartement inter-pubien radiographique de 30 bassins symétriques non symphyséotomisés, normaux, la moyenne est de 5 à 6 millimètres (minimum, 3; maximum, 9).

Sur ces 18 bassins, 15 ont été radiographiés après une symphyséotomie, 2 après une seconde symphyséotomie (4 et 12 millimètres, 1 après une troisième symphyséotomie (17 millimètres).

Ainsi après une, deux et même trois symphyséotomies, l'écartement pubien persistant peut ne pas dépasser 10 à 12 millimètres ; le bassin conserve, au moins à l'état statique, ses dimensions antérieures.

Si donc, comme cela est arrivé chez les 37e (8 millimètres), 66e (15 millimètres), 16e (15 millimètres), et 2e (17 millimètres) symphyséotomisées, l'accouchement est spontané lors d'une grossesse ultérieure, ce n'est pas dans un agrandissement permanent par écartement persistant du pubis qu'il en faudra chercher l'explication, mais bien, comme M. Varnier le disait à Moscou, avec chiffres à l'appui, dans le moindre volume du fœtus, dans une réductibilité plus grande, dans une meilleure accommodation de la tête.

Un deuxième groupe comprend 10 bassins dont les os pubis sont, sur la radiographie, à une distance variant entre 19 et 25 millimètres. Ici 8 fois il s'agit d'une symphyséotomie unique, 2 fois d'une symphyséotomie récidivée. D'expériences radiographiques comparatives on peut conclure que l'écartement radiographique de bassin antérieurement symphyséotomisé répond à l'écartement vrai du pubis, à coup sûr pas plus. S'il en est ainsi, l'écartement permanent du pubis dans cette catégorie de bassins ne fait gagner au diamètre utile que 5 millimètres environ. C'est peu, mais cela peut être suffisant dans les bassins limites pour assurer un accouchement spontané là où lors d'un accouchement antérieur il aurait fallu faire une symphyséotomie. Pour les bassins plus rétrécis, cet écartement sera insuffisant, à moins que (ce qui est à démontrer expérimentalement) les os iliaques moins étroitement appliqués au sacrum ne permettent pendant le travail une antinutation plus accentuée et un agrandissement du diamètre utile. L'hypothèse d'une symphyséoclasie sous-cutanée n'est en effet que fort peu vraisemblable.

Le 3e groupe comprend 5 bassins dont les os pubis sont sur la radiographie à une distance variant entre 29 et 40 millim.; il y a dans cette catégorie 3 bassins symphyséotomisés une fois et 2 fois. En calculant l'agrandissement du diamètre utile donné par cet agrandissement permanent du bassin, on est amené à considérer, au point de vue obstétrical, cet écartement pubien comme un avantage réel.

Si donc, il était démontré qu'un tel écartement approchant de 4 centim. est compatible avec une restauration parfaite du pelvis, on serait porté naturellement à conclure, qu'après *la symphyséotomie, il n'est pas toujours rationnel de diriger ses efforts vers le retour à l'état antérieur, et que, s'il est un moyen de permettre aux pubis de se réunir à distance, il faut user de ce moyen.*

es enseignements de la physiologie qui faisaient craindre pour les symphyséotomisées à écartement permanent de plusieurs centimètres le relâchement si redouté des symphyses postérieures, sont en contradiction avec des observations cliniques déjà nombreuses. M. Varnier est donc porté à admettre qu'un *écartement persistant de 3 à 4 centim. capable de produire pour certains bassins un agrandissement notable du diamètre antéro-postérieur du détroit supérieur; ou du diamètre transverse du détroit inférieur, est sans grand inconvénient sur la statique pelvienne, à condition qu'il y ait une union fibreuse solide des pubis.*

M. Doléris trouve dans la communication du plus haut intérêt que vient de faire M. Varnier, la preuve d'un fait jusque-là hypothétique. Pour sa part, il n'a jamais accordé grande importance au prétendu relâchement des articulations sacro-iliaques après la symphyséotomie. Toutefois, au début, il mettait à ses opérées des appareils plâtrés; depuis longtemps il y a renoncé, et met simplement une bande de flanelle; il n'a jamais observé de troubles de la marche. C'est cette dernière manière de faire qui semble la meilleure, car des faits apportés par M. Varnier on peut tirer cette conclusion, que nous devons plutôt chercher à maintenir l'écartement des pubis en vue des accouchements ultérieurs.

A. Couvelaire,
Interne des hôpitaux.

BIBLIOGRAPHIE

Handbüch der Gynäkologie, par J. Veit. Bergmann, éditeur à Wiesbaden, 1899.

Le troisième et dernier volume du traité de gynécologie, que publient sous la direction de Veit un grand nombre de professeurs allemands, vient de paraitre. Le premier volume avait été publié en 1897. Deux ans ont donc suffi pour mettre au jour une somme considérable de documents, représentant l'état actuel de la science gynécologique. Ce traité rappelle, au point de vue spécial de la gynécologie, le traité bien connu qu'ont publié, sur la chirurgie, Pitha et Billroth d'abord, puis Billroth et Lücke.

Dans le premier volume nous trouvons l'asepsie et l'antisepsie en gynécologie par Löhlein, les vices de position de l'utérus par O. Küstner, les maladies du vagin par Veit, la blennorrhagie par Bumm, les vices de conformation des organes génitaux précédés de leur embryologie normale par W. Nagel.

Le deuxième volume contient : Les maladies de la vessie par Fritsch, les méthodes d'exploration physique de cet organe par Viertel, les inflammations utérines de l'utérus et l'atrophie utérine par Döderlein, l'anatomie et la physiologie des myômes par Gebhard, leur étiologie, leurs symptômes, leur diagnostic et leur pronostic par Veit, leur traitement électrique par Schaeffer, leur traitement palliatif et les opérations vaginales par Veit, l'opération abdominale des myômes ainsi que les rapports des myômes et de la grossesse par Olshausen.

Enfin, dans le troisième volume, Gebhard étudie la menstruation, Veit les maladies de la vulve, Pfannenstiel celles des ovaires et du parovaire, Rosthorn les maladies du tissu conjonctif du bassin, Winter l'anatomie du cancer de l'utérus, Frommel son étiologie, sa symptomatologie, son diagnostic et son traitement radical, Gessner son traitement palliatif dans les cas inopérables, Sarwey ses rapports avec la grossesse, Veit le déciduome malin ; Winternitz l'hématocèle, Kleinhans l'étiologie et l'anatomie pathologique des maladies de la trompe, Veit leurs symptômes, leur diagnostic, leur pronostic et leur traitement, Döderlein la péritonite généralisée, Gessner le sarcome et l'endothéliome de l'utérus ; Rosthorn termine l'ouvrage par une annexe à son article sur les affections du tissu cellulaire pelvien.

Tout en conservant à chaque article une note personnelle, cet ouvrage admet à peu près tous les documents qui peuvent être utiles au praticien ou au chercheur qui veut étudier les affections gynécologiques. Une bibliographie exacte précède chaque chapitre et permet de s'orienter dans des recherches sur des points particuliers.

Disons en terminant que l'ouvrage est bien édité, que les figures, malheureusement un peu trop rares, à part l'article de Rosthorn, y sont bonnes et nous aurons encouragé tous ceux que la gynécologie intéresse à posséder cet ouvrage qui donne une idée exacte de la gynécologie allemande. H. H.

Division, développement et nomenclature des vices de conformation des organes génitaux de la femme. *(Ueber die Eintheilung, Entstehung und Benennung der Bildungshemmungen der weiblichen Sexualorgane)*, par F. von Winckel. *Sammlung klinischer Vorträge*, septembre 1899.

Dans ce travail complet et consciencieux, von Winckel, après avoir repris les classifications que Küssmaul (1859), Fürst (1866), et Nagel (1897), ont proposées pour les vices de conformation des organes génitaux de la femme, en propose une nouvelle qui lui semble plus claire ; il faut, suivant lui, considérer les sept stades d'évolution des canaux de Müller :

1° 1er mois ; formation du canal de Müller dans l'épithélium du rein primitif ;

2° 2e mois ; les canaux de Müller jusque là pleins, se creusent et se soudent à leur partie inférieure.

3° du 3e au 4e ; pendant que cette fusion se poursuit, les septa intra-vaginal et intra-utérin disparaissent.

5° du 6e au 10e mois formation de l' « utérus fœtalis » par développement du fond de l'organe.

6° de 1 à 10 ans ; l' « utérus fœtalis » devient « utérus infantilis ».

7° de 10 à 16 ans ; l' « utérus infantilis » se transforme en « utérus virgineus ».

Dans le cadre de cette division, correspondant nettement aux stades du développement embryologique et évolutif des organes génitaux féminins, von Winckel fait rentrer les diverses et nombreuses (50) anomalies connues jusqu'ici, et de plus il rapporte plusieurs cas personnels, entre autres un cas très rare de persistance du cloaque, sans exstrophie vésicale. P. Lecène.

De l'hystérectomie abdominale pour fibromes de l'utérus, par J. Lafourcade. Bayonne, 1899.

Ce travail contient 20 observations d'hystérectomie avec 18 guérisons et 2 morts.

Carcinoma developed in primarily non malignant kyst-adenoma of the ovary, par Henrotin et Herzog. (Extrait du *Chicago medical recorder.*)

VARIÉTÉS

XIIIe Congrès International de médecine, Paris, 2-9 août 1900.

I. — CONDITIONS D'ADMISSIBILITÉ AU CONGRÈS.

Seront membres du Congrès :

1° Les docteurs en médecine qui en feront la demande ;

2° Les savants qui seront présentés par le Comité Exécutif français.

Tout membre du Congrès recevra sa carte d'admission, après avoir fait parvenir un versement de 25 francs au Trésorier Général du Congrès (Dr DUFLOCQ, 64, rue de Miromesnil). Cette carte sera nécessaire pour pouvoir profiter des avantages faits aux membres du Congrès.

En faisant parvenir leur cotisation au trésorier, les membres du Congrès devront écrire lisiblement leurs nom, qualités et adresse, joindre leur carte de visite, et indiquer dans laquelle des 27 sections ils veulent se faire inscrire.

II. — CONDITIONS D'INSCRIPTION POUR COMMUNICATIONS DANS LES SECTIONS.

Tout membre du Congrès qui désire faire une communication dans sa section, devra faire parvenir au secrétaire de cette section, avant le 1er mai 1900, le titre et le résumé de sa communication :

Pour l'*obstétrique*, à M. le Dr BAR, 122, rue La Boëtie, ou à M. le Dr CHAMPETIER DE RIBES, 28, rue de l'Université.

Pour la *gynécologie*, à M. le Dr HARTMANN, 4, place Malesherbes.

Le Gérant : G. STEINHEIL.

IMPRIMERIE A.-G. LEMALE, HAVRE

UN CAS DE GROSSESSE OVARIENNE

(GROSSESSE DANS UN FOLLICULE DE DE GRAAF)

Par Dr **Catharine Van Tussenbroek** (d'Amsterdam).

A la réunion d'avril 1893 de la Société gynécologique néerlandaise, le professeur Kouwer, en ce temps-là encore Dr Kouwer, de Harlem, communiqua un cas de grossesse ovarienne rupturée et opérée, qu'il décrivit plus tard dans le *Nederlandsch tijdschrift voor Verloskunde en Gynækologie.*

M. Kouwer eut la bonté de me remettre la pièce enlevée sans l'ouvrir, et de me la confier pour l'étudier. A cette époque là j'en fis un examen rapide qui fut inséré dans l'article en question. Pendant plusieurs années je dus, par suite des nécessités de la pratique quotidienne, remettre de jour en jour l'examen approfondi de cette pièce exceptionnelle.

L'article que je publie aujourd'hui est un effort pour acquitter la vieille dette que j'avais contractée, pour l'honneur qu'on m'avait fait de me confier cet examen. Ce n'est donc pas une publication prématurée. Le retard apporté à mon travail a eu un avantage, celui de me permettre d'étudier mes préparations à la nouvelle lumière, qui dans les dernières années s'est élevée sur la placentation humaine.

J'emprunte la description clinique du cas à la publication de Kouwer, dont voici la teneur :

« Le 10 mars 1893, le Dr Bornwater, à Overveen, demanda mon « assistance auprès d'une femme, présentant tous les symptômes « d'une hémorrhagie interne, et chez laquelle il soupçonnait une « grossesse ectopique rupturée. C'était une femme de 31 ans, « mère de cinq enfants, qui n'avait jamais eu de fausse couche

« et, autant qu'on pouvait l'inférer de l'anamnèse, n'avait jamais « souffert d'une sérieuse affection des organes pelviens.

« Le dernier accouchement avait eu lieu en janvier 1892 : « suites de couches normales. Depuis lors la menstruation avait « été régulière ; la dernière avait eu lieu six semaines avant la « catastrophe.

« C'était à cause de ce retard des règles qu'elle présumait « être enceinte, quoiqu'aucun autre signe subjectif de grossesse « ne se fût manifesté. Elle n'avait pas eu de douleurs. Ce matin, « de bonne heure, aussitôt qu'elle se fut levée, elle s'évanouit « tout à coup ; les syncopes se répétèrent en même temps qu'elle « se sentait de plus en plus misérable. En même temps elle fut « soudainement prise d'une violente douleur dans le bas-ventre « à droite, accompagnée d'une légère perte de sang des parties « génitales. Le Dr Bornwater la trouva avec un pouls petit, fré- « quent, les lèvres pâles, le visage couvert d'une sueur froide, « le ventre très douloureux à droite. De ce côté, qui était celui « sur lequel la femme était couchée, la percussion dénotait une « matité évidente. Mon collègue se douta immédiatement de ce « qui se passait et réclama mon assistance. Deux heures après « le début des accidents j'étais auprès de la malade. Elle était « presque sans pouls, pâle comme la mort, inquiète et agitée, « et avait continuellement des nausées. La douleur rendait « impossible le palper abdominal ; l'exploration vaginale était « très gênée par un haut degré de vaginisme, dont la malade « souffrait depuis son mariage, et je préférais ne pas souiller la « main par un examen rectal. La malade étant maintenant cou- « chée sur le côté gauche, la matité constatée à la percussion « s'était déplacée de ce côté.

« Le diagnostic d'un épanchement dans la cavité abdominale « était sûr ; celui de la rupture d'un ovisac (1) ectopique était « très probable.

« La condition de la malade s'empirant d'une heure à l'autre, « on prépara aussitôt que possible la laparotomie, qui fut exécu-

(1) *Ovisac* est ici et plus loin employé dans le sens d'œuf. (N. D. L. R.)

« tée sous le chloroforme. Dès que la cavité abdominale fut « ouverte, une grande masse de sang liquide, mêlé de gros cail- « lots, se précipita en dehors. Avec la main on en tira autant « que possible. Puis la femme fut mise dans la position de Tren- « delenburg.

« Nous trouvâmes un utérus mou, un peu agrandi ; les « annexes à gauche étaient normales, et, au niveau de l'ovaire « droit on trouvait une tumeur du volume d'une noix, à laquelle « adhéraient des caillots. La trompe droite et l'ovaire furent « enlevés, après la pose d'une ligature de soie. Après une toi- « lette rapide de la cavité abdominale, la plaie fut fermée par « des sutures de soie, qui enserraient toutes les couches à la « fois ; un bandage compressif fut placé, et la femme couchée « dans un lit chauffé.

« Après quelques injections d'huile camphrée, le pouls, qui « pendant l'opération ne s'était pas beaucoup modifié, devint « meilleur.

« Les suites opératoires furent bonnes. Du quatrième au sep- « tième jour, des lambeaux de membranes déciduales se déchar- « geaient de l'utérus avec des douleurs d'accouchement. La « femme guérit, mais bien des mois s'écoulèrent, avant qu'elle « se rétablît de la grande perte de sang.

« Maintenant voici la description de la pièce :

« Il s'agit d'une grossesse ovarienne, c'est déjà évident à un « simple examen macroscopique. L'ovaire est séparé de la « trompe par un mésovaire assez long ; entre les deux organes « ne se trouvent pas d'adhérences pathologiques. La trompe « est peu tortillée ; les franges du pavillon sont un peu agglu- « tinées, mais l'orifice n'est pas fermé. Sur l'ovaire il y a une « tumeur à large implantation, de la grandeur d'une noix ; près « de sa base l'ouverture de perforation est visible, des caillots y « sont encore adhérents. »

Telle est la communication du professeur Kouwer.

Peut-être pourrait-on ajouter à sa description que l'ovaire, même quand on se le représente sans tumeur, est un peu élargi,

Sur la pièce durcie, la distance du hile jusqu'au pôle opposé mesure 4 centimètres.

Avant de procéder à la description microscopique, je crois devoir dire un mot de la technique que j'ai suivie.

Je reçus la pièce dans du liquide de Müller, et j'ai complété le durcissement dans l'alcool. Quand, au bout de quelques semaines, le durcissement fut complet, la pièce se présenta ainsi.

Sur l'ovaire, augmenté de volume, on voit une tumeur à large implantation, d'un brun rougeâtre, grosse comme une petite prune. Le revêtement lisse de l'ovaire se continue sans interruption sur la tumeur ; seulement le pôle opposé au pédicule montre une surface un peu irrégulière.

Sur cette tuméfaction sphérique il y a, à côté du sommet, une petite ouverture qui, pendant l'opération, était remplie par un caillot de sang et dont, sur la pièce conservée dans l'alcool, sort une espèce de frange rougeâtre. Une sonde, prudemment introduite dans cette ouverture, reste sous la surface et ne pénètre nulle part dans la profondeur.

J'ai coupé la pièce en deux par une section médiane, qui passe justement par l'orifice de perforation. Cette section en même temps partage en deux l'ovisac, grand comme une noix, qui est situé au dedans de la tumeur. L'ovisac contient un embryon à demi macéré, décoloré en brun, d'une longueur de presque 12 millim., sur lequel la tête, l'extrémité caudale et le commencement des extrémités se reconnaissent distinctement. Le cordon ombilical est court et gros ; l'amnios se trouve détaché contre la paroi interne de l'ovisac. Autour de l'ovisac se trouve un tissu lâche, qui fait penser à un placenta. Cette couche a son maximum d'épaisseur à l'endroit où l'ovisac est fixé à l'ovaire.

Parallèlement à la section médiane, j'ai fait une deuxième section pour obtenir un morceau de tissu apte à l'examen microscopique. Comme je n'avais qu'un rocking-microtome à ma disposition et que pour cette raison, j'étais obligée d'inclure dans la paraffine, je dus renoncer à examiner cette grande préparation (d'une surface de ± 20 centim. carrés) dans son entier. J'ai donc partagé le morceau en deux, de sorte qu'une moitié contînt la tumeur (avec l'ovisac) et le pédicule, et l'autre moitié le reste de l'ovaire.

Ces deux disques de tissu, avec un troisième, pris plus tangentiellement dans l'ovisac, furent traités de la manière ordinaire (xylol, xylol-paraffine, paraffine), coupés au moyen du rocking-microtome et colorés avec l'éosine-hématoxyline.

Le fait, que le rocking-microtome coupe les préparations non dans un plan plat mais dans un plan cylindrique, offre quelques difficultés pour le collage, mais pas beaucoup ; avec prudence on peut bien éviter la formation de plis. Un plus grand inconvénient, c'est que du bloc de tissu, enfermé dans la paraffine, et originellement coupé plat, de grands bords doivent être supprimés du côté supérieur et du côté inférieur avant qu'on ait la préparation dans la coupe en plan cylindrique.

Cela, ajouté au fait que le mouvement du bloc de paraffine vers le couteau est restreint dans des bornes étroites et que, par conséquent, on ne peut couper que des morceaux de tissu assez minces, rend ce microtome peu propre à faire des séries, du moins quand il s'agit de grandes coupes.

En conséquence, malgré beaucoup de peine, je ne dispose que de trois séries très modestes : La première a été prise du milieu de l'ovisac, la deuxième du reste de l'ovaire qui est dessous ; la troisième est située plus tangentiellement dans l'ovisac. D'ailleurs, j'ai encore quelques coupes de la place d'insertion du cordon ombilical, et d'autres à travers la trompe.

Tout en faisant ces préparatifs pour l'étude microscopique, j'ai épargné la pièce macroscopique autant que possible. Ce qui en reste est tout à fait suffisant pour mettre hors de doute le diagnostic de grossesse ovarienne. Lors de la communication de mon cas au *IIIe Congrès international de Gynécologie et d'Obstétrique*, la force démonstrative de la pièce macroscopique pouvait être de grande valeur. L'objection, faite par M. le professeur Léopold Meyer, de Copenhague, que la première implantation de l'œuf aurait pu avoir lieu sur la muqueuse de la *fimbria ovarica*, à l'endroit où celle-ci est attachée à l'ovaire, pouvait être absolument réfutée par l'examen de la pièce.

La photographie (1), ici insérée, montre clairement, que le pavillon est tout à fait libre de l'ovisac, et que l'insertion de l'œuf n'a eu rien à faire avec la *fimbria ovarica*.

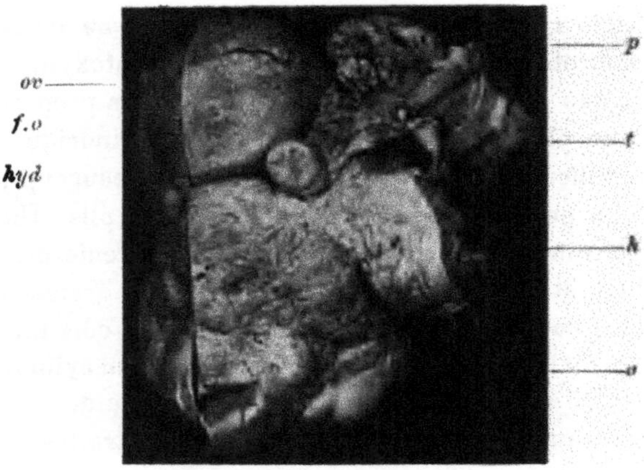

ov. Ovisac. — *f.o*. Fimbria ovarica. — *hyd*. Hydatide. — *p*. Pavillon. — *t*. Tube. — *o*. Ovaire. — *h*. Hile de l'ovaire.

Maintenant nous pouvons passer à l'étude microscopique.

Dans la *figure* 1, *planche V*, la coupe médiane, préparée pour l'examen microscopique, colorée au moyen d'hématoxyline-éosine, est représentée à double grandeur. Les deux moitiés, dans lesquelles la préparation avait dû être séparée à cause du rocking-microtome, ont été rejointes en un tout dans leur rapport originel. Donc la *figure* 1 est la représentation d'une section méridienne à travers l'ovisac, en même temps section médiane et frontale à travers l'ovaire, si l'on se figure cet organe dirigé avec ses plans les plus larges en avant et en arrière. La moitié supérieure du dessin est occupée par l'ovisac ; la moitié infé-

(1) Je dois cette belle photographie à M. le Dr PAUL BAR, qui a eu la grande obligeance de me faire photographier la pièce dans son laboratoire.

On voit que la pièce se compose de deux moitiés, qui s'ajustent assez mal, parce qu'il manque entre les deux un petit disque de tissu, qui a servi aux recherches microscopiques.

rieure par l'ovaire. Nous allons étudier l'un et l'autre séparément.

L'ovaire.

L'ovaire ne présente pas ou presque pas de changements pathologiques. Il n'y a pas de symptômes d'inflammation. En *hi*, le hile de l'ovaire, on trouve l'aspect bien connu des nombreuses artères et veines qui entrent et sortent. Du côté opposé, en *f' r' l'*, il y a un tissu appartenant à l'ovisac, et dont il sera question plus tard. Les taches rose-clair sont des taches hyalines, provenant en partie de parois vasculaires dégénérées, en partie peut-être de restes de vieux corps jaunes. Puis on trouve dans l'ovaire, en *k*, de petites cavités, qui évidemment proviennent de vésicules de de Graaf. Ces cavités ont-elles la signification de petits kystes folliculaires, ou s'agit-il d'une atrésie ovulaire? Je n'ose trancher la question. Leur origine des follicules de de Graaf est évidente, d'une part parce qu'ils sont entourés de la *theca interna* caractéristique, d'autre part parce qu'on trouve dans leur lumière des lambeaux de cellules de la granuleuse, en rapport plus ou moins distinct avec la paroi. Dans aucune de ces cavités on ne trouve trace de l'ovule.

Dans la couche corticale de l'ovaire les follicules primaires sont assez nombreux. Leur région s'étend jusqu'à la base de l'ovisac. Ces follicules primaires sont en bon état et ne présentent aucun symptôme de dégénérescence. On trouve aussi çà et là, dans la couche corticale, des follicules dans un état de développement un peu plus avancé, où la granuleuse entoure l'œuf d'une couche double ou triple. Les follicules de de Graaf à des stades plus avancés de développement sont rares. Le follicule le plus développé que j'aie trouvé est situé dans le cercle vasculaire au-dessus du tissu appartenant à l'ovisac, *r' l'* (*fig.* 1). Il se trouve dans le stade où le disque proligère va se séparer de la masse des cellules de la granuleuse, et où commence la formation de l'humeur folliculaire. Je n'oserais dire pour sûr que ce follicule est tout à fait normal. Si la granuleuse s'est un peu séparée de la *theca interna*, c'est un phénomène artificiel, dépendant des manœuvres de durcissement. Il n'y a pas d'altérations pathologiques de la granuleuse. Cependant l'ovule n'a pas de noyau, quoique, témoin l'image entière, le follicule ait été sectionné à peu près au milieu. Peut-être le noyau est-il situé excentriquement et par conséquent hors de la coupe. Je ne saurais le décider, car entre la section où ce follicule paraît — la première, faite en 1893 — et la série de coupes faites plus tard, il y a un petit hiatus. Reste donc la possibilité que nous avons ici un ovule dont le noyau manque en effet, un follicule de de Graaf qui est en train de dégénérer : un commencement de l'atrésie folliculaire.

Dans aucune des coupes de l'ovaire que j'ai étudiées ne se trouvent des follicules de de Graaf qui approchent de la maturité. Il est possible que ce fait soit en rapport avec la grossesse. Dans l'ouvrage intéressant du Dr Stratz : *Der Geschlechtsreife Saügethier-eierstock* (1), il est prouvé pour trois mammifères inférieurs (Tupaja, Sorex et Tarsius) que pendant la grossesse tous les follicules, qui ont atteint un certain développement, périssent sans se rompre. Les cellules de la granuleuse subissent la dégénérescence hyaline, adipeuse ou granuleuse ; l'humeur folliculaire est résorbée, et le follicule finit par disparaître. Le processus s'annonce d'abord par des changements pathologiques de l'ovule et de son noyau. Du reste, il ressemble beaucoup à la métamorphose régressive du corps jaune.

Il est connu depuis longtemps que l'atrésie folliculaire se montre dans l'ovaire humain avant la puberté.

Chez les enfants, souffrant de maladies épuisantes, ce processus se trouve sur une grande étendue et acquiert alors une signification pathologique (2).

Du reste, il faut le considérer comme un processus physiologique, équivalent à la résorption du corps jaune. Dans les conditions normales, une grande partie des follicules de de Graaf subit l'atrésie.

Quant à l'influence de la grossesse sur le cours et l'exten-

---

(1) Éditeur Martinus Nyhoff, Haag, 1898.

(2) Voir prof. F. Grohe. Bau und Wachsthum des menschlichen Eierstocks. *Virchow's Archiv*, Bd 26.

sion de l'atrésie folliculaire chez la femme, autant que je sache les recherches manquent encore.

Je dois donc me borner à relever le fait que, dans notre pièce de grossesse ovarienne il n'existe aucun follicule approchant de la maturité, et qu'on y trouve plusieurs follicules où manque l'ovule, et où la granuleuse, en voie de dégénérescence, se trouve par débris et lambeaux dans la cavité folliculaire.

Voilà en somme ce que j'ai à communiquer sur l'ovaire.

J'aurai à reprendre plus tard l'étude des tissus dans le voisinage immédiat de l'œuf.

Ovisac.

Prenons-en d'abord une vue générale.

Nous voyons (*fig.* 1, moitié supérieure) au milieu la cavité amniotique, qui contenait le fœtus et les eaux de l'amnios, quelques bandes de tissu étroites et tortillées représentent des sections de l'amnios (a). Puis vient la couche plus épaisse du chorion (*c*), se montrant dans la coupe comme un anneau continu, composé, à l'intérieur, de la membrane conjonctive, à l'extérieur de la membrane épithéliale, de couleur plus foncée. Encore plus à l'extérieur, autour de l'anneau du chorion, se trouve de tous côtés le tissu lâche du placenta, dissocié par de grands caillots de sang. Puis vient la paroi mince du tissu maternel, qui entoure le tout.

Comme la coupe est faite justement à travers l'ouverture de perforation, nous voyons le bord du tissu maternel en *p* ouvert et rabattu en dehors. A cet endroit, les villosités fœtales se frayent un passage, entraînées avec la masse de sang qui s'écoule.

A sa base l'ovisac est largement lié avec l'ovaire. Commençant par cet endroit, nous allons considérer le tissu maternel de l'ovisac de plus près.

Tissu maternel de l'ovisac. — Sur la frontière entre l'ovaire et l'ovisac à droite (*fig.* 1), on voit un tissu particulier (*l*), qui mérite d'être examiné plus amplement. A l'œil nu déjà on a l'impression qu'on a affaire à un diverticule de la paroi de l'ovisac dans les couches plus profondes de l'ovaire. Sous le microscope cela paraît en effet être le cas. Le centre de ce diverticule est rempli par une masse de fibrine, sur laquelle repose immédiatement le tissu fœtal (*f. w*), tandis que le bord de tissu maternel (*l*) se recourbe en bas. Ce bord est composé d'un tissu de grandes cellules, dans un état plus ou moins avancé de dégénérescence. Le tissu de grandes cellules dégénérées est séparé de la masse de fibrine par une couche conjonctive fibrillaire jeune, avec des capillaires à parois minces.

Le bord inférieur du diverticule décrit, a été dessiné sur la *figure* 2, *planche VI*, à un faible grossissement. Ce dessin met hors de doute, que nous avons affaire à une formation qui équivaut à la paroi d'un corps jaune. On en reconnaît les caractères évidents dans le cercle vasculaire (artères et veines) de la *theca externa*, et dans les circonvolutions de la *theca interna*, qui reçoit dans le centre de ses plis les ramifications vasculaires, provenant du cercle des vaisseaux de la *theca externa*. Caractéristique est encore la jeune lamelle conjonctive (*b*) couvrant les sommets des plis de la *theca interna*. La masse de fibrine qui repose sur cette lamelle conjonctive se trouve plus haut, et ne se voit pas dans le dessin.

Dans *l. r. l.* (*fig.* 1), nous avons donc un diverticule d'un corps jaune, dont la paroi passe immédiatement dans l'ovisac. Je reviendrai tout à l'heure sur le caractère particulier des cellules nécrotiques, qui constituent la *theca interna*. D'abord je veux constater que ce tissu se trouve non seulement sur la frontière de l'ovaire et de l'ovisac, mais partout dans la paroi maternelle alentour de l'œuf. Non pas cependant comme une couche continue ; çà et là il disparaît, pour reparaître bientôt ; mais dans aucune coupe, soit qu'elle passe à travers le milieu de l'ovisac ou tangentiellement le long de sa paroi, il ne manque entièrement. Ordinairement il se trouve au milieu de la paroi de tissu maternel, en masse nécrotique, irrégulière et comprimée, couverte d'une couche de tissu conjonctif ordinaire, du côté fœtal comme vers la surface libre de l'ovaire.

On peut voir tout cela dans la *figure* 3, *planche VI*.

Elle est prise du côté supérieur de l'ovisac, à peu près opposé à la jonction à l'ovaire. La coupe à laquelle cette figure 3 est empruntée tombe à peu près à mi-distance entre la coupe médiane et la coupe tangentielle. Le grossissement est le même que pour la *figure* 2. Le dessin représente toute l'épaisseur de la paroi maternelle (*ov*), le placenta (*pl*) et le chorion (*ch*), et s'étend par conséquent de la libre surface de l'ovaire jusqu'à la cavité amniotique.

La paroi maternelle est formée distinctement de trois couches. Dans celle du milieu (*l*) on reconnaît les lobules de la *theca interna*, comprimés en une forme bizarre ; là-dessus se trouve la couche de jeune tissu conjonctif (*b'*), qui couvre la face intérieure de la *theca interna* dès que le corps jaune va commencer sa métamorphose régressive. Sous la *theca interna*, on trouve encore une couche de tissu conjonctif (*b*) représentant un reste de la *theca externa*, qui par la grande extension a perdu son aspect caractéristique.

Dans toute la circonférence de l'ovisac on peut retrouver les restes nécrotiques de la *theca interna*, presque jusqu'à l'endroit de la rupture. Donc il n'y a pas de doute que notre cas soit une grossesse développée dans un follicule de de Graaf : un corps jaune gravide si l'on veut. La *theca* du follicule gravide, qui d'abord doit avoir entouré l'œuf en grosseur régulière, fut plus tard aplatie et étirée dans cette partie de l'ovisac qui, tournée vers la face libre de l'ovaire, offrait peu de résistance à la tension ; au contraire, elle est restée mieux conservée dans les plis et les sinuosités du follicule soustraits à l'influence de la pression.

Comme il a été dit, la paroi lobulée du corps jaune gravide est pour la plus grande partie dégénérée. Ce qu'il y a de mieux conservé, ce sont les cellules bornant la *theca externa*. Dans la *figure* 4, *planche VII*, j'ai représenté à un fort grossissement un des endroits les plus normaux ; le petit lobule ici dessiné est tout à fait entouré par la conjonctive de la *theca externa*.

La qualification histologique de ces grandes cellules granuleuses, colorées d'un rouge brunâtre par l'hématoxyline-éosine, m'a donné quelque difficulté. Dans mes sections elles prennent la place des cellules qui, dans l'histologie normale, sont connues sous le nom de cellules lutéines.

Sur l'origine de ces cellules-là, il y a dans la littérature deux opinions. Les uns font naître le tissu caractéristique du corps jaune entièrement de la *theca interna* ; les autres assignent aux cellules de la granuleuse une part plus ou moins importante dans l'origine de ce tissu. His et Gegenbauer sont d'un côté ; Waldeyer de l'autre.

Comme leurs recherches n'ont pas été faites sur les mêmes objets, peut-être sera-t-il sage de ne pas trop généraliser et d'admettre la possibilité que, dans les différentes espèces, la formation du corps jaune se fasse différemment.

Laissant cette question de côté, je continuerai de désigner par le nom de *theca interna* les circonvolutions de notre corps jaune gravide.

Les cellules dont elles se composent, ressemblent beaucoup aux cellules lutéines du corps jaune dans son développement physiologique. Elles s'en distinguent parce que, en plusieurs endroits, le corps cellulaire s'arrondit et devient plus grand, tandis que le noyau pâle et vésiculiforme perd sa structure et se confond peu à peu avec le corps cellulaire dans une masse nécrotique et granuleuse.

Bref, les cellules ont acquis un aspect qui fait penser à du tissu de caduque nécrotique.

Or, dans ma première communication à M. Kouwer, j'ai parlé d'une couche de caduque nécrotique.

Une étude plus approfondie m'a fait rejeter cette qualification.

Je crois devoir exclure le tissu décidual pour trois raisons.

La première concerne la forme des cellules.

Le diagnostic différentiel de la cellule déciduale et de la cellule lutéine n'est pas facile. La cellule déciduale se développe aux dépens de la cellule conjonctive fibrillaire par un processus de gonflement de la cellule et du noyau ; dans ce processus les fibrilles disparaissent et les cellules se mettent les unes contre les autres, jusqu'à la formation, quelquefois, d'une couche épithélioïde. La cellule conjonctive de la *theca interna*, lorsqu'elle est en train de se transformer en cellule lutéine, subit une pareille métamorphose. Pourtant le processus s'arrête à un stade intermédiaire : ni la cellule, ni le noyau n'atteignent le développement qu'on voit dans la cellule déciduale achevée.

D'ailleurs, la cellule lutéine est caractérisée par la pigmentation connue. Dans notre pièce, les cellules en question ne sont pas parvenues au développement complet de cellules déciduales ; de plus, elles présentent des symptômes de dégénérescence très prononcés dans un stade de grossesse où le tissu décidual devrait être entièrement développé et en pleine vigueur. Probablement la couleur brun-sale des cellules dégénérées, tire son origine d'un reste de pigment.

Et la forme et la teinte sont donc plus semblables à la cellule lutéine qu'à la cellule déciduale.

Un second argument, pour exclure le tissu décidual, se trouve dans la lamelle du tissu conjonctif fibrillaire qui longe les circonvolutions du tissu en question à leurs bords internes, c'est-à-dire du côté de l'œuf.

Dans le développement normal du corps jaune, cette lamelle tire son origine des anses vasculaires qui, partant des vaisseaux de la *theca externa*, pénètrent dans les circonvolutions de l'interne. Le développement de cette couche fibrillaire est le premier pas de l'organisation du caillot, qui remplit le follicule après la déhiscence.

C'est cette même lamelle que j'ai trouvée dans notre corps jaune gravide, et que j'ai dessinée dans les *figures* 2 *b* et 3 *b*, *planche VI*.

Or, d'une transformation déciduale elle ne montre pas de trace. Et pourtant, c'est ici, dans le tissu conjonctif qui longe immédiatement les tissus fœtaux qu'on devrait s'attendre à rencontrer cette métamorphose, si la transformation déciduale était possible dans les tissus de l'ovaire.

Une troisième cause pour exclure le tissu décidual se trouve dans le fait, que le diagnostic différentiel dépend encore d'autre chose que de la forme seule des cellules conjonctives gonflées.

Il y a quelque temps, j'ai déclaré comme mon opinion que le tissu décidual (dans l'utérus) est caractéristique pour la grossesse (1). C'est encore ma conviction aujourd'hui. Mais pour le diagnostic de tissu décidual, j'exige maintenant des preuves plus rigoureuses qu'alors. Tandis que je soutiens encore ce que j'écrivis dans ce temps-là, que les inflammations ou les hyperplasies bénignes de la membrane muqueuse utérine ne sont pas à confondre avec le tissu décidual, pourtant j'ai trouvé plus tard dans la proximité de néoformations malignes des cellules d'une conformité absolue avec la cellule déciduale, dans des cas où la grossesse pouvait être exclue avec certitude.

Il importe donc de poser d'autres conditions pour le diagnostic de tissu décidual que la forme de la cellule seule, et de prendre en considération l'ensemble de l'image caractéristique que la grossesse fait naître dans la muqueuse utérine, et qui se compose de changements et du tissu conjonctif et du tissu épithélial. Ces derniers consistent d'abord en un aplatissement des cellules épithéliales des glandes dont les cavités, élargies et étirées en fentes irrégulières, prennent une direction plus ou moins parallèle à la surface. Puis viennent les signes de desquamation et de destruction de l'épithélium glandulaire, tandis que les chromocytes pénètrent dans la cavité.

Les changements dans le tissu conjonctif consistent en une infiltration œdémateuse avec élargissement des capillaires et amincissement des parois des veines ; les chromocytes, sortis des vaisseaux, se trouvent dispersés dans le tissu (2).

---

(1) Voir : Die Decidua uterina bei ektopischer Schwangerschaft, in Bezug auf der normalen Entwickelung von Placenta und Eihaüte betrachtet. *Virchow's Archiv*, Bd CXXXIII.

(2) Tandis que, dans les cas difficiles, le diagnostic différentiel exige la considération de tous ces indices — parmi lesquels l'aplatissement de l'épithélium glandulaire, sur lequel Klein a déjà attiré notre attention, est un signe de grande valeur, — pour les cas ordinaires la diagnose du tissu décidual est très facile. Les groupes de cellules déciduales, enfermées dans des parties de muqueuse normale, hypertrophique ou enflammée, que la curette met souvent au jour après les avortements incomplets, donnent un aspect très caractéristique, qui ne peut être confondu avec autre chose.

La muqueuse de l'utérus subit les dits changements dans la grossesse ectopique tout aussi bien que dans la grossesse utérine.

Quoique dans notre grossesse ovarienne tous les caractères dérivés de de l'épithélium doivent, faute de glandes, manquer, pourtant, on aurait le droit de supposer que le tissu conjonctif a dû prendre quelque peu l'aspect de la muqueuse utérine gravide, et se distinguer par une tendance à devenir plus mou, plus lâche, plus facilement perméable et plus gorgé de sang.

Or, quoique le tissu conjonctif de la *theca externa* montre çà et là un peu d'imbibition séreuse, dans la *theca interna* on ne voit aucune trace des changements typiques de la grossesse. Et le fait que l'aspect général de l'encadrement de notre ovisac se rapproche beaucoup plus du corps jaune que d'une caduque typique, constitue mon troisième argument pour refuser à ce tissu le nom de décidual, et pour n'y voir qu'une couche de cellules lutéines en voie de dégénérescence.

La question : cellule déciduale ou cellule lutéine semblera peut-être peu importante, uniquement de nomenclature.

Cependant j'ai cru devoir être un peu détaillée à ce sujet parce que Clarence Webster, dans son « Ectopic Pregnancy », ébauche l'hypothèse, que l'implantation de l'œuf fécondé serait seulement possible dans un tissu capable de subir la métamorphose déciduale, ou, comme il l'exprime : « that can respond to the genetic influence. »

En se basant sur cette hypothèse, il nie la grossesse abdominale primaire et considère comme invraisemblable une grossesse ovarienne primaire.

Il explique par le développement philogénique le fait connu que, dans la grossesse tubaire, la conjonctive de la trompe subit la métamorphose déciduale.

Les trompes et l'utérus dérivent, on le sait, des tubes de Müller.

Chez les animaux inférieurs, ceux-ci, indifférenciés et bilatéraux, sont employés dans leur entier comme oviductes. Dans les espèces supérieures il y a différenciation entre la partie latérale et la partie médiane, et les pièces médianes se fondent en le corps utérin. Chez quelques animaux ce sont les parties non-réunies, les cornes utérines, qui ont le destin de servir à l'implantation et au développement de l'œuf. Chez ceux qui ne mettent au monde qu'un seul petit (par exemple la vache) et où par conséquent seulement une des deux cornes prend une part active au processus de grossesse, néanmoins dans la seconde corne, qui n'est pas gravide, la métamorphose déciduale se montre. Donc la réaction déciduale dans la trompe chez la femme est un phénomène d'atavisme, un retour au temps où la partie périphérique des tubes de Müller était immédiatement intéressée dans le processus de grossesse.

Clarence Webster put démontrer, dans quelques cas de grossesse normale chez la femme, dans une partie de la trompe une transformation déciduale, et c'est cette « genetic reaction » qu'il réclame comme condition *sine qua non* pour la grossesse ectopique. Un tissu, incapable de se métamorphoser en tissu décidual, ne peut jamais être le lieu d'implantation de l'œuf fécondé. En parlant de l'ovaire, il dit : « We have no reason to « believe that the Graafian follicles can respond to the genetic « influence, and there is no proof that a pregnancy has ever « started in them. »

Comme, dans notre cas, le follicule de de Graaf n'a pas réagi par la formation d'une *decidua*, quoiqu'un œuf fécondé se soit développé dans son intérieur, il s'ensuit nécessairement que l'hypothèse ingénieuse de Webster ne peut être soutenue dans une forme aussi absolue qu'il l'a rédigée. Pourtant il ne s'ensuit pas que la réaction déciduale dans l'ovisac ne soit pas un facteur très important pour le développement normal et complet de l'œuf. Il est même vraisemblable que les quelques anomalies et désordres dans la circulation placentaire qu'indique l'étude de notre pièce, soient en rapport direct avec l'impuissance des tissus maternels à remplir proprement la tâche extraordinaire qui leur était accidentellement dévolue.

Ces désordres se montrent dans la présence de caillots et de dépôts de fibrine dans les cavités placentaires et sur la paroi de l'ovisac. A un degré modéré, ces dépôts sont un phénomène physiologique, qu'on rencontre surtout vers la fin de la grossesse; mais quand ils ont l'étendue et la fréquence, que l'on voit dans notre pièce, ils acquièrent une signification pathologique, et sont l'expression d'une défectuosité dans la circulation. (Voir *fig.* 3, *planche VI*, et 9, *planche VIII*.)

Tissus fœtaux. — Un coup d'œil, jeté sur la figure 1, suffit pour voir que tout l'œuf est entouré de villosités fœtales. Ce n'est pas seulement le cas pour la coupe médiane, mais pour toutes les autres coupes, dans quelque direction qu'elles soient faites. Cependant la grossesse se trouve à un stade où, dans un développement physiologique, le placenta discoïde est en train de se développer et où les villosités choriales vont disparaître en dehors de la zone placentaire. Dans notre grossesse ovarienne, cette différentiation n'a pas eu lieu ; les villosités fœtales ont persisté dans toute la périphérie de l'œuf, et ont acquis des vaisseaux sanguins. Voici donc un œuf tout entouré de tissu placentaire et entièrement arrosé du sang maternel des espaces intervilleux. C'est à cause de cela que le chorion se montre dans toutes les coupes comme un ruban isolé, qui nulle part ne couvre immédiatement le tissu maternel (*fig.* 1).

Du côté fœtal du chorion se trouvent, çà et là détachés, des restes de l'amnios.

Vues au microscope, ces bandes amniotiques ne présentent rien de particulier. La structure du chorion aussi répond à ce que nous voyons dans la grossesse utérine.

Au stade où nous en sommes ici, l'épithélium du chorion est encore composé de deux couches, la profonde, couche cellulaire de Langhans (*fig.* 5, *planche V*, *L. c.*), avec de grands noyaux et des contours cellulaires faciles à reconnaître ; et la couche superficielle plasmodiale, sans contours cellulaires, avec des noyaux plus petits et plus foncés, couche qui est connue sous le nom de syncytium (*fig.* 5, *s.*).

Ces couches épithéliales du chorion sont retrouvées sur les villosités fœtales. Elles couvrent le tissu conjonctif embryonnaire avec ses cellules étoilées et ses nombreux capillaires remplis de chromocytes fœtaux, contenant des noyaux. Dans une partie des villosités, le tissu conjonctif montre un gonflement hydropique. Du reste, tous ces tissus sont semblables à ceux que l'on trouve dans la grossesse normale. Les villosités ont une forme grossière, irrégulière, souvent bizarre. Il leur manque encore les ramifications fines qu'on trouve dans les stades plus avancés de la grossesse, tout comme dans la grossesse utérine.

Ce qu'il y a de remarquable, c'est que le syncytium porte des cils vibratiles. Je les ai trouvés non seulement sur le manteau syncytial du chorion et des villosités fœtales (*fig.* 5, *planche V*, et 7, *planche VII*), mais encore sur les masses erratiques de syncytium qu'on trouve dans les espaces intervilleux, isolés, ou en rapport avec les villosités (*fig.* 6, *planche V*).

Ils ne sont pas également distincts dans toutes les coupes; on les remarque le mieux aux endroits où le protoplasma cellulaire, par suite du durcissement provisoire dans le liquide de Müller est plus ou moins foncé, et où la coloration des noyaux joue un rôle secondaire. Ce sont les coupes les moins bien colorées pour l'œil nu, d'un brun sale, qui montrent les cils de la meilleure manière. Çà et là le protoplasma syncytial est strié : on aperçoit les cils vibratiles continuer au dedans des cellules en forme de palissades.

Auparavant, je n'avais jamais vu de cils au syncytium. J'ai repris à ce sujet l'étude de mes préparations de grossesse utérine et là aussi j'ai découvert des cils; à l'état d'exception, il est vrai, et pas partout également beaux, mais évidents pour qui les a vus une fois. Ils étaient les plus distincts dans une pièce de fausse couche (onze semaines), qui, durcie dans de l'acide osmique, fut examinée sans autre coloration.

En feuilletant dans la littérature j'ai trouvé que Klebs, Langhans, Mertens et Katschenko aussi ont constaté des cils au syncytium; le dernier, comme moi, dans des préparations à l'acide osmique.

Assurément, il y a une signification physiologique dans les cils syncytiaux; peut-être jouent-ils un rôle dans le mouvement du sang dans l'espace placentaire.

J'ai déjà remarqué que le syncytium ne se trouve pas seulement sur le chorion et sur les villosités en pavage régulier, mais qu'on le trouve encore, sous forme de lambeaux irréguliers, attaché aux villosités, précipité sur le tissu maternel, ou flottant librement dans l'espace intervilleux (voir *fig*. 3, 8, 9).

La même chose peut se dire de la couche cellulaire de Langhans. On la trouve aussi sous forme de masses appendues au villosités fœtales, agglutinées au tissu maternel en raies ou en poutres, et flottantes en forme d'îles dans l'espace placentaire.

Grâce aux dernières études sur la placentation humaine, nous connaissons aujourd'hui l'origine et la signification de ce tissu intéressant. La solution du problème se trouve dans le processus de la fixation de l'œuf à la paroi utérine.

Ces processus, pressentis par Hubrecht (1), démontrés par Siegenbeek van Heukelom (2), puis dans un stade plus jeune d'implantation par Peters (3), se réduisent en principe à ceci :

L'œuf humain fécondé est enfermé dès son premier développement dans la conjonctive de la muqueuse utérine.

Dans la pièce de Siegenbeek van Heukelom (deuxième semaine de la grossesse) il est déjà tout à fait enfoui dans la muqueuse. Dans celle de Peters (grossesse de trois à quatre jours) le pôle supérieur est encore libre, tout le reste est enfermé.

Au point d'insertion, l'épithélium utérin fait défaut (voir *fig*. 1 chez Peters) soit parce que l'œuf s'est fixé à un endroit dépourvu d'épithélium, soit parce que l'influence résorbante des tissus fœtaux fait disparaître l'épithélium au point d'insertion. La dernière hypothèse est réalisée sur l'œuf de Peters, où la grossesse a commencé avant le début des règles, et où, par conséquent, l'œuf s'est fixé dans une muqueuse intacte. Il n'est pas

---

(1) Placentation of Erinaceus Europaeus. *Quarterly Journal of microscopical science*, vol. XXX, part. 3.

(2) Ueber die menschliche Placentation. *Archiv für Anatomie und Physiologie, Anatomische Abtheilung*, 1898.

(3) *Die Einbettung des menschlichen Eies*. Leipzig und Wien, Franz Deuticke.

improbable que la chose puisse s'accomplir de l'une et de l'autre manière. En tout cas l'épithélium utérin et les glandes utérines jouent un rôle négatif dans les nidifications de l'œuf.

Tandis que l'œuf est enfermé dans la muqueuse utérine. l'épiblaste de sa périphérie donne naissance à une prolifération cellulaire puissante, qui s'accole au stroma maternel et se confond avec lui. Dès les premiers jours de la grossesse (voir l'œuf de Peters, *fig.* 1), cette prolifération cellulaire d'origine fœtale, le *trophoblaste* de Hubrecht, est déjà séparé en masses inégales par des lacunes de forme irrégulière, remplies de sang maternel. Ces lacunes sont l'origine des espaces intervilleux; des masses de trophoblaste qui entourent les lacunes, naissent plus tard des villosités fœtales. Par la prolifération d'un côté, la résorption de l'autre, ces masses de trophoblaste sont étirées en piliers, dans lesquels, tout à l'heure, du côté de l'œuf, un jet de mésoblaste va pénétrer. Par conséquent, les villosités primitives ne sont munies de tissu conjonctif que du côté fœtal, la partie extérieure consistant en tissu de trophoblaste massif resté en rapport avec le résidu de trophoblaste qui, à la périphérie de l'œuf, couvre les tissus maternels comme une coque percée de trous. Ces trous sont les capillaires maternels, déjà ouverts à un stade très jeune de la grossesse et dont le sang remplit les espaces intervilleux (Siegenbeek van Heukelom, *fig.* 10).

Dans l'œuf de Peters le revêtement endothélial de ces lacunes est encore conservé du côté maternel; il manque du côté du trophoblaste. La longue dispute sur l'origine et la signification des espaces intervilleux se décide donc à la lumière des nouvelles recherches dans ce sens, que ces espaces se développent d'une part aux dépens des vaisseaux maternels, d'autre part aux dépens du tissu fœtal.

Le trophoblaste des villosités est enfin réduit à une seule couche, la couche cellulaire bien connue de Langhans. Cependant des masses irrégulières de trophoblaste subsistent jusqu'à la fin de la grossesse, où on les retrouve sous forme d'îlots erratiques dans l'espace intervilleux, ou bien en couche plus ou moins continue fixée sur la *decidua* (1). Dans notre grossesse ovarienne ces masses sont encore assez nombreuses (voir *fig.* 3, 8 et 9).

A des stades de grossesse plus avancés ces restes de trophoblaste présentent une grande ressemblance avec du tissu décidual. Or autrefois on les a considérées et décrites comme telles.

Néanmoins l'origine fœtale de ces cellules était déjà connue dans ces derniers temps. Ce sont surtout les études de Langhans et de ses élèves qui ont ici frayé le chemin (2). Mais comme les objets de leurs études étaient des produits de grossesse avancée ou des œufs expulsés, leurs résultats étaient discutables. Il n'était donc pas sans importance dans ce temps-là, qu'une étude comparative de la muqueuse utérine dans la grossesse normale et dans la grossesse ectopique me fît tirer la même conclusion (3).

Les travaux de Siegenbeek van Heukelom et de Peters ont donné la preuve directe de ce qui n'était alors qu'une hypothèse. En même temps il est devenu clair, qu'il faut remplacer le nom de *decidua fœtalis*, choisi autrefois, par celui de « trophoblaste ».

Quant au syncytium, on dispute encore sur son origine. Siegenbeek van Heukelom n'aborde pas la question. Peters soumet les hypothèses actuelles à une critique détaillée, et démontre que le syncytium est d'origine fœtale, et qu'il est une modification de la couche extérieure du trophoblaste.

Il y a longtemps que je suis convaincue de l'origine fœtale du

---

(1) STEFFECK a démontré que la plupart de ces îlots ne sont pas îlots proprement dits, parce que dans des coupes de série on les voit se continuer jusque sur la *decidua*. Il les prend pour un tissu décidual. Voir: *Die Menschliche Placenta*, *herausgegeben* von M. HOFMEIER. Wiesbaden, 1890.

(2) KATSCHENKO et MINOT ont aussi défendu la même conception. La littérature complète sur le sujet se trouve chez J. MERTENS : Beiträge zur normalen und pathologischen Anatomie der menschlichen Placenta. *Zeitschrift für Geburtshulfe und Gynækologie*, Bd. XXX und XXXI, Heft 1.

(3) Voir : Die Decidua uterina bei ektopischer Schwangerschaft, etc. *L. c.*

syncytium (1), et les dernières publications sur le sujet ont confirmé cette conviction ; en premier lieu ce fait incontestable que pendant l'implantation de l'œuf humain l'épithélium utérin disparaît et que les glandes jouent un rôle passif.

Que le syncytium n'ait rien à voir avec l'épithélium maternel, notre grossesse ovarienne en peut donner une nouvelle preuve.

Nous voyons ici le syncytium développé d'une manière tout à fait normale sur un œuf, qui n'a été en contact ni avec l'utérus, ni avec la trompe (2).

D'ailleurs, les preuves positives de l'origine du syncytium ne manquent pas : des formes de passage entre le syncytium et le trophoblaste ont été remarquées par Peters comme par Ulesco-Stroganowa (3). Auparavant, déjà en 1885, ces formes ont été décrites par Katschenko (4), qui à l'inverse fait provenir la couche cellulaire du syncytium.

Que la couche cellulaire (trophoblaste) soit primitive et le syncytium secondaire, cela n'est pas discutable, après les publications de Peters et de Siegenbeek van Heukelom. Dans l'œuf étudié par ce dernier, le syncytium est déjà bien différencié et riche-

---

(1) C'est à tort que Mertens écrit : « Tussenbrœk fasst dieses vermeintliche Endothel » (c'est-à-dire le revêtement extérieur de la decidua serotina et des îlots de trophoblaste) « als plattgedrüchtes Uterin-epithel auf ». Il y a là une erreur. Je n'ai jamais parlé d'épithelium utérin, mais toujours d'épithélium *chorial*, qui n'a jamais été autre chose pour moi qu'un tissu fœtal. Voir MERTENS. *L. c.*, p. 42.

(2) Par contre, dans mes études sur la muqueuse utérine dans la grossesse ectopique, je n'ai rien trouvé qui ressemblât au syncytium. Je veux mettre ce fait en évidence, parce que le Dr Martin B. Schmidt, dans une publication « Ueber Syncytium-bildung in den Drüsen der Uterus-schleimhaut bei ektopischer Gravidität », renvoie à mon article. Voir *Monatsschrift für Geburtshülfe und Gynækologie*, Bd VII.

(3) Beiträge zur Anatomie der menschlichen Placenta. *Zeitschrift für Gebürtshülfe und Gynækologie*, Bd XIX, Heft 2.

(4) Das menschliche chorion-epithel und dessen Rolle bei der histogenese der Placenta. *Arch. für Anatomie und Physiologie*, von WILHELM HIS Dr W. BRAUNE und Dr EMIL DU BOIS-REYMOND, 1885.

ment développé ; l'œuf entier en est revêtu à l'exception des parties périphériques du trophoblaste. Dans l'œuf de Peters, au contraire, qui n'est âgé que de trois ou quatre jours, le revêtement syncytial est encore irrégulier ; on y trouve toutes les transitions du trophoblaste typique au syncytium typique.

Il importe de rappeler ici une observation de Kreisch (1) qui, dans une grossesse tubaire très jeune, a trouvé les villosités revêtues d'une double couche cellulaire de Langhans, tandis que le syncytium manquait. La couche extérieure était en ce cas-là, encore séparée en cellules distinctes.

Il était indispensable de passer en revue les premiers stades du développement de l'œuf humain et les questions fondamentales qui s'y rattachent, avant de passer au point, où l'étude de notre pièce va maintenant nous conduire, savoir :

La fixation des tissus fœtaux aux tissus maternels. — Un coup d'œil jeté sur la *fig.* 1 pourrait donner l'impression que cette fixation est très lâche ou plutôt qu'elle n'existe point du tout. L'œuf est entouré partout par l'espace intervilleux ; on pourrait donc croire qu'il flotte, entièrement libre, dans le sang maternel, et que la paroi, environnant l'espace intervilleux, n'est composée que de tissu maternel. Cependant un examen minutieux révèle tout autre chose ; à savoir que la face interne de la paroi dite maternelle est pour la plus grande partie couverte d'éléments qui sont d'origine fœtale. En quelques endroits la limite entre le tissu fœtal et le tissu maternel est très facile à tracer. C'est le cas dans la *fig.* 8, *planche V*, où l'on voit à gauche le tissu maternel et à droite le tissu fœtal, séparés par une raie de fibrine. La partie maternelle est composée d'un tissu conjonctif fibrillaire très lâche avec des espaces lymphatiques et des vaisseaux sanguins dont les noyaux d'endothélium sont gonflés. La partie fœtale est formée, à droite, par des masses de syncytium, qui couvrent une masse à demi nécrotique de cellules de Langhans. Que ce soient en effet des cellules de Langhans, c'est ce que nous apprend l'étude du contenu des espaces intervilleux, où l'on trouve toutes les formes transitoires entre les masses de

(1) *Monatsschrift für Geburtshülfe und Gynaekologie*, Bd IX, Heft 6.

trophoblaste belles et vigoureuses comme elles sont représentées dans la *fig.* 7, *planche VII* et les cellules à demi nécrotiques de la *fig.* 8, *planche V*.

Il n'est pas toujours aussi facile de tracer la limite entre le tissu maternel et le tissu fœtal, et c'est extrêmement difficile dans cette partie de la paroi, qui borne l'ouverture de perforation (*fig.* 9, *planche VIII*).

On voit dans cette figure les deux bords de l'ovisac recroquevillés en dehors, à l'endroit de la rupture (*p* et *p'*), et les villosités qui se précipitent au dehors dans la direction du sang qui s'écoulait. La paroi de l'ovisac a en cet endroit une structure très compliquée.

En commençant du côté fœtal, on voit à gauche et en bas d'abord un grand coagulum (*i*), sur lequel sont collées des masses de trophoblaste (*tr.*) et des bandes de syncytium (*s*). A droite du trophoblaste il y a une raie de fibrine (*f*). Puis un tissu, composé de larges fibrilles ondulées, vivement colorées, dans et entre lesquelles il y a des cellules à gros noyaux, et avec un protoplasma foncé (représentées dans la *figure* 10, *planche VII*, *t. f.* à un grossissement fort). Fibrilles et cellules se confondent çà et là en masses nécrotiques et passent dans une seconde et une troisième raie de fibrine (*fig.* 9, *f'*), qui couvre encore une fois le même tissu.

De l'autre côté de l'ouverture de perforation on trouve à peu près le même aspect. D'abord des cellules de trophoblaste, jointes d'une manière assez lâche, avec çà et là des lambeaux de syncytium. A droite le même tissu ondulé à grandes cellules, varié par des raies de fibrine, et vers la surface libre de l'ovisac, des deux côtés de l'orifice de perforation, une couche de cellules épithélioïdes claires (*fig.* 9 et 10 *ec*) ressemblant aux éléments gonflés, que j'ai antérieurement décrits au dedans du tissu maternel.

Je considère le tissu ondulé à grandes cellules comme fœtal (*fig.* 10, *t. f.*), tandis que je vois du tissu maternel dans les cellules épithélioïdes (*e. c.*). Quant à ce dernier point, il faut user de beaucoup de réserve : la limite entre le tissu fœtal et le tissu maternel est ici extrêmement difficile à tracer, parce que, autour de l'ouverture de perforation, le reste nécrotique des cellules lutéines, marque caractéristique de tissu maternel, fait entièrement défaut.

Que le tissu ondulé (*t. f.*) soit d'origine fœtale, cela devient très probable par l'étude d'un endroit où le tissu fœtal et le tissu maternel de la paroi divergent, et par conséquent peuvent être considérés séparément.

C'est le cas sur la moitié droite de la base de l'ovisac (*fig.* 1, *planche V*) où le follicule gravide forme, au dedans du tissu ovarien, le diverticule déjà mentionné, qui n'est pas occupé par l'œuf. Ce diverticule est rempli d'un caillot de fibrine sur lequel le tissu fœtal (*f. w.*) s'étend en couche mince, tandis que le tissu maternel — la bordure de cellules lutéines — s'abaisse dans la profondeur.

La couche mince de tissu fœtal qui sépare le caillot de fibrine de l'espace intervilleux, est absolument de même structure que le tissu que je viens de décrire dans la paroi de l'ovisac. Ici encore on trouve les mêmes fibrilles ondulées, renfermant des cellules et des noyaux à un degré plus ou moins avancé de dégénérescence (fig. 11, *planche VII*). Là où la dégénérescence aboutit à lanécrose, on voit reparaître la raie de fibrine bien connue.

Ce même tissu ondulé, très caractéristique, je l'ai constaté souvent du côté fœtal de l'ovisac dans la grossesse tubaire. Webster (voir planche XXI, *fig*. 2) dessine un tissu qui y ressemble beaucoup. Il l'appelle « degenerated layer in decidua ». Probablement c'est le même tissu que je viens de décrire comme reste du trophoblaste.

Il y a plusieurs années déjà que j'ai fait remarquer la similitude qui existe entre les cellules de la *decidua* et celles du trophoblaste, et que j'ai émis la conjecture que le tissu à grandes cellules du point d'insertion de l'œuf dans la grossesse tubaire pourrait être d'origine fœtale (1). Quoique depuis lors j'aie eu l'occasion de me convaincre que la muqueuse tubaire peut for-

(1) Voir : Die Decidua uterina bei ektopischer Schwangerschaft, etc. *l. c.*

mer un véritable tissu décidual, cependant, en jugeant sur les pièces que, jusqu'à ce jour, j'ai pu examiner, il me semble qu'en général, au point même d'insertion de l'œuf, le développement de tissu décidual est mince ou manque entièrement.

Le tissu décidual typique que j'ai trouvé dans la trompe gravide était situé à une certaine distance de l'ovisac. Il s'était développé sous l'épithélium intact de la muqueuse tubaire, épithélium dont les cellules étaient aplaties par le gonflement décidual du tissu sous-jacent. (Comparez Webster, *planches III, IV, VI*).

Quoique ces observations ne donnent pas le droit de nier la possibilité d'une *decidua serotina* tubaire, pourtant ce qui est décrit comme tel me semble être en général du tissu fœtal, — un reste à demi nécrotique de trophoblaste, identique à ce que je trouve dans ma grossesse ovarienne.

Je suis bien aise de trouver l'origine fœtale de ces tissus admise dans deux récentes publications sur la grossesse tubaire, celles de Kühne (1) et de Kreisch (2).

Quand, dans un stade de grossesse un peu avancé, l'écorce de trophoblaste tombe de plus en plus en nécrose, il reste comme dernier vestige la raie de fibrine, qui a été l'objet de tant de recherches dans la placentation utérine, et que nous retrouvons également dans la grossesse tubaire et ovarienne. La possibilité n'est pas exclue, que le tissu maternel aussi contribue à la formation de ce curieux précipité : supposition émise par Peters.

Dans la placentation utérine, il n'est pas rare qu'on trouve plusieurs raies de fibrine les unes au-dessus des autres, séparées par un tissu à grandes cellules plus ou moins nécrotiques.

Nous avons observé la même chose dans notre grossesse ovarienne (*fig.* 9). La limite entre le tissu fœtal et le tissu maternel se trouve probablement dans la raie la plus profonde, à la formation de laquelle peut-être le tissu maternel prend part.

---

(1) *Beiträge zur Anatomie der Tuben-Schwangerschaft*, Marburg, Elwert-sche Verlagsbuchandlung, 1899.

(2) *Monatsschrift für Geburtshülfe und Gynækologie*, Bd IX, Heft 6.

Pour quelle cause ces couches frontières deviennent-elles nécrotiques, c'est là une question à laquelle il n'est pas si facile de répondre.

Probablement les processus mécaniques — la pression et l'étirement, effets inévitables de la croissance de l'œuf — jouent ici le grand rôle. Qu'ils ne soient pas seuls en jeu, cela est prouvé par le fait que des îlots de tissu nécrotique — formations identiques aux raies de fibrine — se trouvent répandus librement dans tout l'espace intervilleux, depuis la surface de la *decidua* jusqu'à celle du chorion.

Dans son article sur « Der Weisse Infarct der Placenta », publié en 1890, avant les nouvelles lumières sur la placentation humaine, Steffeck (1) décrit ces îlots comme tissu nécrotique d'origine déciduale.

Nous les connaissons maintenant comme restes du trophoblaste. Pour comprendre la nécrose, il importe de se souvenir, que le trophoblaste, tant qu'il ne contient pas de tissu mésoblastique, est dépourvu de vaisseaux nutritifs.

Vu la fréquence de ces nécroses dans la placentation normale, on n'a pas le droit de les qualifier de processus pathologiques. Pourtant elles acquièrent une signification pathologique dès qu'elles s'augmentent outre mesure, ce que l'on peut constater souvent dans les œufs expulsés avant terme. Hofmeier (2) a constaté qu'il y a un certain rapport entre le développement des enfants nés à terme et les nécroses placentaires ; dans les cas d'infarctus excessifs il trouvait les enfants peu développés.

Un seul coup d'œil sur notre grossesse ovarienne suffit pour voir que les caillots et les nécroses y sont représentés en grand nombre, de sorte qu'une grande partie de l'espace intervilleux en est remplie (voir *fig.* 1, 3, 9).

Nous en devons conclure que la circulation placentaire et

(1) Voir : *Die menschliche Placenta*, herausgegeben von M. Hofmeier. Wiesbaden, J. F. Bergmann, 1890.

(2) Voir : Ueber den Einfluss pathologischer Vorgänge in der Placenta auf die Entwickelung der Frucht. Hofmeier. *L. c.*

avec elle les conditions nutritives de l'embryon, sont moins favorables ici que dans la grossesse utérine. Et il est très naturel de déduire ces conditions moins favorables de l'inaptitude des tissus de l'ovaire à remplir la fonction des tissus de l'utérus. Le développement d'une *decidua* et les changements vasculaires qui l'accompagnent, forment sans doute une condition essentielle, pour le cours normal de la grossesse. Et nous voilà de retour, dans un certain sens, aux idées de Webster.

Malgré beaucoup de peine je n'ai pas réussi à obtenir de certitude quant à la manière dont l'apport et la décharge du sang maternel a lieu. Je présume que le sang est amené par des capillaires maternels, s'ouvrant dans les espaces intervilleux.

Sur une de mes coupes, faite tangentiellement à l'ovisac, la partie maternelle de la paroi se compose presque entièrement de capillaires engorgés : pourtant je ne trouve pas une communication incontestable. A un seul endroit, situé à peu près diamétralement opposé à l'ouverture de perforation, j'ai trouvé une communication libre avec une veine. On voit dans la coupe, à gauche, la paroi de l'ovisac (tissu maternel), composé de tissu conjonctif lâche, avec des espaces lymphatiques et des veines dilatées ; la paroi maternelle est ici extrêmement mince, elle ne consiste qu'en quelques fibrilles de tissu conjonctif.

A droite se trouve l'espace intervilleux avec les tissus fœtaux, les villosités, les masses de syncytium et de trophoblaste.

Le tissu maternel contient la lumière d'une grande veine. Dans quatre coupes successives on voit cette lumière d'abord fermée, puis on la voit ouverte du côté supérieur et en communication avec l'espace intervilleux. Enfin, dans les coupes suivantes, l'ouverture s'agrandit et la paroi à droite, du côté de l'espace intervilleux, se détache de plus en plus et disparaît. Les éléments fœtaux sont entraînés dans la lumière veineuse avec le courant du sang. La paroi de la veine est extrêmement mince et sa moitié inférieure consiste seulement en un revêtement endothélial, tandis que, dans la moitié supérieure, une paroi musculaire distincte est encore visible. La communication veineuse se trouvant malheureusement à la fin d'une de mes séries, il n'était pas possible de poursuivre la veine de l'autre côté et de tracer son cours dans le tissu maternel.

Des sections nombreuses de veines à parois minces et avec un endothélium gonflé se trouvent dans cette même partie de l'ovisac. Sur les parois artérielles, on ne trouve pas de pareils changements.

Il nous reste à chercher la cause pour laquelle l'ovisac s'est rupturé. Un regard sur l'endroit de perforation et sur les parois qui le bornent, y donne une prompte réponse. (Voir *fig.* 9.) Vu superficiellement, l'endroit rupturé semble assez épais. A un examen plus minutieux, cette épaisseur apparente paraît dépendre du recroquevillement en dehors de la paroi rupturée; la direction des fibrilles conjonctives et des raies de fibrine l'indique avec certitude. Quand on se représente les deux bords rétablis dans leur situation originale et unis, les points *p* et *p'* se couvrent l'un l'autre, et l'endroit de rupture paraît avoir été excessivement mince et d'ailleurs composé d'un tissu lâche et à demi nécrotique, qui ne pourrait pas même résister à une pression légère. Très probablement c'est la tension dans l'œuf, augmentant de volume, qui a rupturé la paroi à l'endroit de la moindre résistance.

On pourrait croire, que ce *locus minoris resistentiæ* fût en même temps l'endroit de la rupture antérieure du follicule de de Graaf. Je doute pourtant que cette supposition soit juste. D'abord, parce que, dans toute la périphérie de l'ovisac, à l'exception du pôle inférieur, fixé dans l'ovaire, on trouve des endroits si minces, qu'ils sont sur le point de se rompre déjà. Vu à la loupe cet amincissement saute aux yeux; sous le microscope on voit l'ovisac en plusieurs endroits réduit à quelques fibrilles de tissu conjonctif.

La moindre augmentation de pression devait causer une rupture à un des endroits défectueux; la place où elle s'est effectuée a peut-être été déterminée par un petit hasard.

En second lieu je doute que la rupture dans l'ovisac se soit faite au même point que celle du follicule de de Graaf, parce que je crois trouver cette dernière ailleurs. A savoir dans le pôle opposé au hile de l'ovaire (*fig.* 1, *r'*).

Nous y voyons une bande de tissu *f'*, qui se rabat sur la surface de l'ovaire en haut et en bas, et qui sort de l'intérieur du diverticule r', ressemblant parfaitement au diverticule, antérieurement décrit, du follicule de de Graaf gravide *r*. En effet, il paraît sur des coupes, prises dans une autre direction, que *r'* est une continuation directe de *r*.

Donc en *r'* nous avons encore devant nous une partie du follicule de de Graaf gravide, non occupée par l'œuf. Ici encore la paroi est composée de cellules lutéines pour la plus grande partie nécrotiques, couvertes à l'intérieur d'une lamelle de jeune tissu conjonctif, tandis que le milieu est rempli d'un caillot de fibrine. Et maintenant nous sommes frappée de ce fait que ce diverticule est ouvert à la surface, de sorte que la masse de fibrine contenue dans la cavité jaillit en dehors, et que les bords de tissu lutéin se rabattent en haut et en bas sur la surface de l'ovaire.

Nous avons donc devant nous un ectropion du follicule de de Graaf gravide, et la conclusion se présente que cet ectropion s'est formé au lieu de la rupture primitive. L'œuf fécondé se serait dans ce cas développé dans le pôle du follicule à peu près opposé à l'endroit de rupture.

Que le corps jaune, au lieu de se fermer après la rupture du follicule, reste ouvert quelquefois et fasse ectropion, cela est connu. Stratz (*l. c.*) l'a remarqué chez Tarsius.

Schnell (1) le décrit chez la femme. Cet ectropion n'est pas encore bien expliqué. L'affrontement incomplet des parois du follicule après la rupture doit probablement jouer un rôle : la

---

(1) Dr FERDINAND SCHNELL. Ein prolabiertes Corpus luteum. *Monatsschrift für Geburtshülfe und Gynækologie,* Bd IX, Heft 6.

rétention de l'œuf en pourrait être la cause dans notre cas.

Quant à la manière dont le premier développement de l'œuf fécondé a eu lieu dans le follicule de de Graaf, nous ne pouvons que hasarder des conjectures ; pour une réponse directe à cette question notre grossesse ovarienne est déjà trop avancée. Les observations récentes déjà rappelées sur la placentation humaine nous donnent cependant le droit de supposer qu'une fusion intime de tissu fœtal et maternel est une condition *sine qua non* pour le développement de l'œuf.

Il est probable a priori et les dernières recherches sur la grossesse tubaire l'affirment, que cette fusion intime a lieu dans la grossesse ectopique comme dans la grossesse normale. Kreisch (*l. c.*) décrit une grossesse tubaire très jeune, dans laquelle l'œuf s'était enfoncé entièrement dans un des plis de la muqueuse tubaire. Dans deux autres cas, il a également trouvé l'œuf entièrement enfermé dans le tissu et revêtu, du côté de la cavité tubaire, d'une membrane de tissu conjonctif (1).

D'ailleurs, Kreisch a pu constater en général, dans de jeunes cas de grossesse tubaire, que l'union des villosités avec le tissu maternel a lieu par des colonnes cellulaires de Langhans (trophoblaste) ; tout comme dans la grossesse utérine.

Quant à notre grossesse ovarienne, le fait que la paroi maternelle, qui environne l'espace intervilleux, est pourvue à sa face interne d'éléments fœtaux, fait de droit accepter ici encore une fusion intime de tissu fœtal et maternel. La question suivante se pose maintenant : quelles cellules du follicule de de Graaf ont accepté la tâche de se fondre avec la prolifération trophoblastique de l'œuf en une seule masse de tissu ? Est-ce *la granulosa* qui a joué un rôle ? Ou est-ce que la *theca interna* s'est chargée de cette tâche ?

Ceux qui font naître le corps jaune chez la femme exclusive-

(1) Il qualifie cette membrane de *réflexe*. Il n'y a point d'objection à garder ce nom, quoique nous sachions maintenant que l'emprisonnement de l'œuf a lieu, peut avoir lieu du moins, par enfoncement au dedans du tissu, et non par formation de plis. Voir HUBERT PETERS. *L. c.* (Fig. 1.)

ment des cellules de la *theca*, seront sans doute de ce dernier avis. Mais alors cette autre question se pose : que sont devenues les cellules de la *granulosa ?* Car, tandis que nous devons admettre, qu'en général le disque proligère est expulsé avec la cellule ovulaire (1) et périt durant son cheminement vers l'utérus, nous pouvons à peine nous figurer une expulsion du disque dans notre cas, où la cellule ovulaire est restée en place : quoique la rupture de l'épithélium folliculaire reste un postulat indispensable pour la rencontre de l'œuf et du spermatozoïde.

Stratz a pu observer chez Sorex comment les spermatozoïdes pénètrent au-dedans du follicule rupturé ; il l'a représenté dans son étude déjà mentionnée, Tafel VI, fig. 3. On y voit que l'épithélium de la surface de l'ovaire montre une petite interruption : c'est l'endroit de rupture. Immédiatement dessous se trouvent les cellules de la *granulosa*, jointes d'une manière très lâche, entre lesquelles se voient quelques spermatozoïdes, à différente profondeur. L'œuf, séparé de la surface de l'ovaire par une couche épaisse de cellules de *granulosa*, montre des signes distincts de fécondation. Il en est de même sur l'œuf qui était dans la trompe chez Tupaja.

Il s'ensuit que les spermatozoïdes peuvent atteindre l'œuf à travers le disque proligère. Il n'est donc pas improbable que, dans la fécondation normale, les spermatozoïdes doivent toujours pénétrer à travers un mur de cellules de *granulosa*, qui périt quelque temps après la fécondation ; et il est très possible que ces satellites aient à remplir un rôle soit dans la fécondation, soit dans le mouvement de l'œuf à travers la trompe, ou dans les premiers processus nutritifs.

Vu notre ignorance quant à la fonction normale des cellules de la *granulosa*, une tentative d'expliquer leur fonction dans la grossesse ovarienne, deviendrait trop spéculative.

La première fusion des tissus maternels et fœtaux restera

(1) Stratz trouva, chez Tupaja, l'œuf fécondé dans la trompe entouré non seulement de cellules de granulosa, mais même de tissu conjonctif ovarien avec des follicules primaires. (*L. c.*, p. 22, et Taf. IV, n° 26.)

donc une question insoluble, jusqu'à ce qu'une grossesse ovarienne plus jeune y donne la réponse.

Maintenant il nous faut encore consacrer quelques mots à la forme anormale du placenta.

Comme je l'ai déjà remarqué, l'œuf est tout entouré de villosités fœtales. Pourquoi le placenta n'est-il pas développé dans sa forme ordinaire, discoïde ?

En abordant ce point il faut prendre en considération que par les dernières révélations sur la placentation humaine, le schéma bien connu du premier développement de l'œuf subit une transformation totale.

Le stade, pendant lequel l'œuf est couvert dans toute sa périphérie de villosités libres, n'existe pas. Ou plutôt ce stade ne se présente que dans des conditions pathologiques, dans de très jeunes fausses couches, lorsque l'œuf a été détaché de son nid de tissu maternel.

Dans le développement normal les villosités primitives ne sont autre chose que les colonnes de trophoblaste, qui restent, comme arcs-boutants, entre le chorion et la coque de trophoblaste qui pave le tissu maternel, lorsque la plus grande partie de la masse de trophoblaste est résorbée et remplacée par les lacunes remplies de sang maternel. Dans ce stade de développement l'œuf est donc inévitablement entouré de lacunes : le placenta primitif se trouve tout alentour de l'œuf. Et ce que nous voyons dans notre grossesse ovarienne n'est autre chose que la continuation de cet état primitif.

Dans la placentation utérine nous trouvons plus tard les villosités et les lacunes disparues du côté de la caduque réfléchie, tandis que du côté de la caduque dite sérotine, le placenta définitif est en train de se développer. Dans quel stade et de quelle manière cette différenciation s'effectue-t-elle ? Nous l'ignorons encore. Il y a là un vide dans nos connaissances que des recherches sur des stades intermédiaires doivent combler.

Que la régression du côté de la membrane réfléchie ait lieu dans un stade assez jeune, cela est rendu probable par le fait que déjà, dans l'œuf de Siegenbeek van Heukelom, se montre une différence évidente entre le développement des villosités réflexes et sérotinales, quoique dans les deux pénètrent déjà des jets de mésoblaste. Dans le mésoblaste manquent encore les vaisseaux fœtaux.

Il est maintenant très probable que la différenciation entre le placenta définitif et le chorion lisse s'effectue en conséquence du développement des vaisseaux fœtaux seulement du côté placentaire (1).

Ce serait en concordance avec l'ancienne interprétation ; quoique nous sachions maintenant que dans l'œuf humain la vésicule allantoïde fait défaut, et que les vaisseaux fœtaux pénètrent dans le chorion par le pédoncule ventral de mésoblaste, par lequel l'embryon est fixé à la paroi interne de l'œuf.

C'est la place de ce pédoncule ventral qui détermine la place du placenta définitif. Si, par hasard, ce pédoncule se fixe non pas du côté sérotinal mais du côté de la réfléchie, alors naissent les conditions dans lesquelles Hofmeier, probablement à bon droit, voit la cause du placenta prævia (2).

Au point d'insertion du cordon ombilical à l'ovisac on retrouve dans des stades plus avancés à peu près l'endroit de la première insertion du pédoncule ventral.

Dans notre grossesse ovarienne je trouve le cordon ombilical fixé à une partie très mince de la paroi.

Le pédoncule s'est donc probablement attaché à un endroit très défavorable pour le développement du placenta. De plus, le manque de tissu décidual dans le follicule de de Graaf devait, en général, gêner la placentation, tandis que la différenciation ordinaire n'était pas favorisée par l'absence de réfléchie. Toutes ces conditions ont probablement concouru à éveiller la tendance

---

(1) Des recherches ultérieures, pas encore finies, sur la régression de la réfléchie dans la grossesse utérine, m'ont appris que la vascularisation des villosités réflexes ne fait pas absolument défaut; et que les derniers restes des villosités et des lacunes réflexes ne disparaissent pas avant la conglutination de la *decidua vera* avec la *reflexa*. (Note pendant la correction.)

(2) Zur Anatomie und Ætiologie der Placenta prævia. Voir : *Die menschliche Placenta*. Wiesbaden, Bergmann, 1890.

de remédier par la quantité à ce qui manquait à la qualité de la placentation, de sorte que le contact du sang fœtal avec le sang maternel fut développé dans toute la périphérie de l'œuf. Cette hypothèse me semble être en concordance avec le fait, que Hubrecht a fait valoir dans sa première publication sur le sujet, le fait que, dans la philogénie des mammifères, le placenta représente l'organe le plus récent, et possède, comme tel, à un haut degré, la faculté de s'adapter aux circonstances.

Mettant les hypothèses de côté, je reviens maintenant aux faits. Je termine mon essai par les conclusions dans lesquelles j'ai résumé cette étude au *IIIe Congrès international d'obstétrique et de gynécologie :*

1. — La grossesse ovarienne est un fait qui n'est plus contestable (1).

2. — Grossesse ovarienne signifie grossesse dans un follicule de de Graaf.

3. — Comme, dans notre pièce, la paroi du follicule de de Graaf n'a pas subi la transformation en tissu décidual, il faut conclure

---

(1) Sans m'arrêter ici à la littérature étendue de la grossesse ovarienne, je veux constater que la négation, assez générale dans ces derniers temps, de cette forme de grossesse ectopique, est de date relativement récente, et qu'elle est due à l'influence anglaise, spécialement à celle de Lawson Tait.

Dans la littérature plus ancienne on peut trouver quelques cas minutieusement décrits, qui probablement méritent le nom de grossesse ovarienne. Entre autres, un cas de KIWISCH VON ROTTERAU et un de VIRCHOW, tous les deux dans les *Verhandlungen der Physikalisch-Medicinischen Gesellschaft in Würzburg*, I, 1850.

Dans ces cas comme dans la plupart des autres, il reste pourtant quelque doute, parce que les pièces appartenaient à des grossesses beaucoup plus avancées.

Le seul cas, qui m'est connu, équivalent au nôtre au point de vue de la valeur démonstrative, est celui publié par STRATZ (*Nederlandsch Tydschrift voor Verloskunde en Gynaecologie*, 1890 ; 1er cas). La communication est courte et ne contient pas de dessins microscopiques. De la description j'infère cependant, que dans ce cas, comme dans le nôtre, il y avait grossesse dans un follicule de de Graaf.

que la réaction déciduale de Webster n'est pas une condition *sine qua non* pour l'implantation de l'œuf.

4. — Notre pièce présentant un développement régulier de syncytium normal, nous avons là une preuve nouvelle et incontestable que le syncytium n'a rien à voir avec l'épithélium utérin, et que c'est un dérivé de l'ectoblaste fœtal.

EXPLICATION DES FIGURES

Planche V

Fig. 1. — Coupe médiane à travers l'ovaire et l'ovisac. Double grandeur.

hi. Hile de l'ovaire. — *k*. Kystes. — *h*. Plaques hyalines. — *v*. Veines étirées dans le stroma ovarien près de l'ovisac. — *r* et *r'*. Diverticules du follicule gravide dans le tissu ovarien. — *l* et *l'*. Paroi de cellules lutéines en état de dégénérescence. — *f'*. Masse de fibrine sortant du diverticule et se rabattant sur la surface libre de l'ovaire. — *a*. Amnios. — *c*. Chorion. — *f*. Villosités fœtales. — *inf*. Caillots et infarctus. — *p*. Orifice de perforation. — *f. w*. Tissu fœtal, faisant cloison entre le diverticule *r* et l'espace intervilleux.

Planche VI

Fig. 2. — Partie inférieure du diverticule *r*. Très faible grossissement.

th. i. Theca interna. — *th. e*. Theca externa. — *a*. Artères de la *theca externa*. — *v*. Veines de la *theca externa*. — *b*. Lamelle de tissu conjonctif revêtant les sommets des circonvolutions de la *theca interna*.

Fig. 3. — Coupe par la totalité de la paroi de l'ovisac, du placenta et du chorion. Grossissement comme fig. 2.

o. v. Paroi de l'ovisac (ovaire). — *l*. Reste de la *theca interna* écrasée (cellules lutéines nécrotiques). — *t*. Tissu conjonctif de l'ovaire (reste de la *theca externa*). — *b'*. Jeune lamelle fibrillaire, sur la face interne de la *theca interna*. — *pl*. Placenta. — *inf*. Infarctus. — *tr*. Reste de trophoblaste. — *s*. Syncytium. — *vl*. Villosités fœtales. — *ch*. Chorion. — *b*. Tissu conjonctif. — *ep*. Épithélium.

Planche VII

Fig. 4. — Petit lobule de cellules lutéines bien conservées, entouré de tissu conjonctif de la *theca externa*. Grossissement fort.

FIG. 5. — Coupe par le chorion. Grossissement fort.

s. Syncytium avec des cils vibratiles. — *L. c.* Cellules de Langhans. — *b*. Tissu conjonctif.

FIG. 6. — Coupes par deux bandes de syncytium. Grossissement fort. Celle à gauche a un noyau de mésoblaste.

FIG. 7. — Coupe par une villosité avec une masse de trophoblaste. Grossissement fort.

s. Syncytium portant çà et là des cils vibratiles. — *L. c.* Cellules de Langhans. — *tr*. Masse de trophoblaste. — *mes*. Mésoblaste.

FIG. 8. — Frontière des tissus maternels et fœtaux.

t. m. Tissu maternel. — *e*. Endothélium engorgé des vaisseaux sanguins et lymphatiques. — *t. f.* Tissu fœtal. — *s*. Syncytium. — *L. c.* (*tr*). Reste nécrotique du trophoblaste (cellules de Langhans). — *f*. Raie de fibrine.

PLANCHE VIII

FIG. 9. — Bords de l'ouverture de perforation, recroquevillés en dehors. On voit les villosités sortir dans la direction du sang qui se jette en dehors. Grossissement faible.

i. Infarctus.— *f* et *f'*. Raies de fibrine.— *s*. Syncytium.— *tr*. Trophoblaste.— *t. f.* Tissu fœtal. — *m. w.* Tissu maternel (?). — *e. c.* Cellules épithélioïdes. — *v. f.* Villosités fœtales. — *p* et *p'*. Point de la rupture recroquevillé.

FIG. 10. — Tissu ondulé de la paroi de l'ovisac près de l'endroit de rupture. Grossissement fort.

t. f. Tissu fœtal. — *e. c.* Cellules épithélioïdes.

FIG 11. — Tissu ondulé fœtal. Grossissement fort.

Laboratoire de bactériologie de la clinique des maladies contagieuses du professeur N.-J. Tchistovitch

LE ROLE DE LA TOXINE DU GONOCOQUE DANS LES INFECTIONS GONORRHÉIQUES DES ORGANES GÉNITAUX INTERNES DE LA FEMME

(RECHERCHES EXPÉRIMENTALES DE BACTÉRIOLOGIE)

Par le Dr **V.-I. Maslovsky**,
Privat-docent de l'Académie de Médecine militaire.

(*Suite*) (1).

J'ai employé le liquide ascitique retiré par ponction, avec toutes les précautions d'asepsie, chez un malade atteint de cirrhose.

J'obtins ainsi deux litres de liquide que je versai dans des ballons d'Erleinmer et dans des tubes à essai. Ce liquide fut soumis à la stérilisation fractionnée pendant sept jours, chaque jour une heure, au bain-marie à la température de 57 à 60°. J'obtins ainsi l'asepsie complète du liquide : en effet, un ballon et une éprouvette étant mis à l'étuve à 37° pendant vingt-quatre heures, le liquide restait transparent. L'agar à 2 p. 100 (2 p. 100 agar, 1 p. 100 de peptone et 0,5 de chlorure de sodium) se préparait au bouillon de viande, de la manière ordinaire et légèrement alcalinisé ; la dissolution et le filtrage se faisaient dans un appareil à serpentin. Enfin des tubes étaient remplis au tiers, et stérilisés dans le même appareil.

Le pepto-bouillon de viande était préparé et stérilisé de la manière ordinaire.

---

(1) Voir n° de novembre, p. 483.

Pour obtenir l'agar-sérum, je mélangeais de la manière suivante une partie de liquide ascitique stérilisé avec deux parties d'agar à 2 p. 100 ; après avoir fait dissoudre au bain-marie l'agar contenu dans une éprouvette, je continuais à chauffer jusqu'à ce que le thermomètre plongé dans le bain-marie indiquât 56°. Dans un autre bain, des tubes contenant le liquide de l'ascite étaient chauffés également jusqu'à 56°. Puis le liquide ascitique était versé dans l'agar liquide ; en inclinant légèrement les tubes les deux substances se mélangeaient rapidement et le tout était versé dans des boîtes de Pétri stérilisées ; enfin les cellules étaient placées dans un appareil réfrigérant et l'agar-sérum refroidissait rapidement. Ainsi obtenu il était parfaitement transparent avec une légère teinte jaunâtre. Pour avoir de l'agar-sérum en tubes, après avoir mélangé l'agar et le sérum, je les disposais sur la surface inclinée de l'appareil de Koch pour les stériliser et je les y laissais jusqu'au jour suivant.

Pour préparer le bouillon-sérum, je mélangeais dans des ballons d'Erleinmer une partie de liquide ascitique stérilisé avec trois parties d'un bouillon de peptone également stérilisé et, pour plus de sûreté, je stérilisais le tout deux jours de suite durant une heure, à la température de 58 à 60°

Pour obtenir les premières cultures pures de gonocoques je me suis servi du pus de quatre malades (1), atteints [illegible] hrite aiguë depuis huit à vingt jours et non soignés par les injections (un des cas était compliqué d'épididymite). J'ensemençais le pus à la surface de l'agar-sérum des boîtes de Pétri de la façon suivante : je m'assurais d'abord de la présence des gonocoques, en examinant au microscope un peu de pus coloré à la fuchsine phéniquée : puis, après avoir essuyé les premières gouttes de pus, et après avoir soigneusement lavé le gland et le méat avec de la ouate stérilisée trempée dans de l'eau bouillie, je prenais la sécrétion uréthrale d'après les indications de Finger sur la surface inférieure d'une petite spatule en platine, courbée

(1) Je pus disposer de ces malades grâce à l'obligeance des docteurs J. J. Mikhaïlovsky et T. S. Bourdjaloff.

à angle obtu et préalablement portée au rouge ; enfin j'ensemençais à la surface de l'agar, sous forme de traits parallèles, distants de un centimètre environ les uns des autres. Je faisais ordinairement six traits par cellule. Je préparais ainsi trois cellules avec le pus de chaque malade, c'est-à-dire dix-huit ensemencements. Les cellules étant prêtes et après en avoir assuré le couvercle avec un anneau de caoutchouc fin, je les plaçais le plus vite possible dans l'étuve dont la température était réglée à 36-37°, et j'examinais le développement des colonies toutes les vingt-quatre heures. Cette méthode d'ensemencement du pus remplace parfaitement la méthode sur plaques ; c'est dans le premier trait qu'il y a le plus de pus et la quantité de pus va en diminuant dans les traits suivants, ainsi que la quantité de microbes. Par conséquent, il se développait un nombre différent de colonies microbiennes dans chaque trait; dans le premier trait il y avait une grande quantité de colonies confluentes, mais dans le deuxième, troisième, etc., il n'y avait que des colonies isolées, non confluentes. Parmi ces dernières, il y avait des colonies qui, par leur aspect et leurs propriétés microscopiques, étaient certainement des colonies de gonocoques. C'est avec ces dernières que j'ensemençais, en traçant des traits avec une aiguille de platine, les tubes contenant de l'agar-sérum que je plaçais à l'étuve, à la température indiquée. Ce procédé d'ensemencement dans les boîtes de Pétri présente encore l'avantage de demander peu du milieu de cultures puisque, pour chaque cellule, il ne faut pas plus de sérum-agar que pour un tube à essai.

Avant de faire la description des colonies de gonocoques obtenues, je dois faire remarquer que dans mes quatre cas, il n'y avait qu'un petit nombre de formes parmi les colonies : les gonocoques étaient plus nombreux que les autres microorganismes dont il n'y avait pas plus de deux ou trois sortes. Dans quelques cellules, on observait, au bout de vingt-quatre heures, même dans les premiers traits d'ensemencement, des colonies typiques de gonocoques. L'épididymite n'eut aucune influence sur le développement des gonocoques, et dans mes quatre cas j'obtins des cultures pures.

Les colonies de gonocoques, développées sur la surface de l'agar-sérum, après l'ensemencement du pus, présentent des particularités typiques qui les distinguent nettement des colonies des autres microbes. Au bout de vingt-quatre heures elles se présentent sous forme de points transparents, de couleur gris-clair, sans aucune autre nuance. La comparaison que quelques auteurs en ont faite avec des gouttes de rosée est parfaitement juste. Cependant ces colonies ont quelque ressemblance avec celles des streptocoques, mais l'examen microscopique lève tous les doutes. Examinées à la loupe, elles se présentent sous forme de cercles transparents de la grosseur d'une tête d'épingle, avec un centre plus épais que les bords; les bords de la colonie ne sont pas tranchés, mais irréguliers. Ces colonies s'accroissent lentement, car, au bout de quarante-huit heures, une colonie séparée atteint à peine le volume d'une tête d'épingle. A un faible grossissement (Zeiss, oc. 2, s A A), la colonie semble au centre de couleur jaunâtre, et tout autour elle se dispose en une couche tendre, transparente, incolore.

A un grossissement plus fort, la colonie se présente sous un aspect uniforme, finement granuleux, et les bords de la colonie ont une forme irrégulière à cause de prolongements plus ou moins longs. Avec l'objectif à immersion, on voit que tous les microbes sont loin d'avoir leur forme caractéristique de grains de café accolés par leur bord rectiligne; on en rencontre un certain nombre qui ne sont pas séparés, de forme sphérique ou cubique à angles arrondis. De Christmas avait aussi fait la même observation. Les diplocoques ont quelquefois leurs moitiés inégales; d'ailleurs les dimensions des gonocoques séparés sont loin d'être toujours les mêmes. Si l'on examine des frottis colorés au bout de vingt-quatre heures, on peut rencontrer au milieu de diplocoques bien colorés, des diplocoques qui ont mal pris la couleur, et qui sont peu nets comme contours; ils sont alors en petit nombre; mais leur nombre va en augmentant les jours suivants. Ce sont des formes dégénérées décrites par Wertheim.

Pour la coloration des gonocoques, j'employais la fuchsine phéniquée ou le bleu de Löffler, mais en donnant la préférence au premier réactif.

Une culture pure ne se développe pas si on l'ensemence sur de l'agar ne contenant pas d'albumine.

Outre les particularités de développement, l'aspect des cultures, les figures microscopiques, la présence de formes de dégénérescence que je viens de signaler, les colonies que j'ai obtenues présentaient encore le signe très important de ne pas prendre le Gram. Par conséquent, étant donnée la concordance de tous les signes que je viens de signaler, les diplocoques que j'ai obtenus, étaient bien des gonocoques tels que les décrivent Bumm, Wertheim, Finger, Wassermann, etc.

Si l'on fait dans un tube à agar-sérum un ensemencement linéaire de ces cultures, on constate au bout de quelques heures le développement sur le trait de points gris-clair, qui augmentent rapidement, se réunissent les uns aux autres, formant au bout de vingt-quatre heures une grande traînée uniforme d'un gris-clair, comme vernissée à la surface ; les bords de cette traînée sont plus ou moins irréguliers. La consistance des cultures, ainsi que celle des colonies est visqueuse; on trouve dans le liquide qui s'est déposé dans le tube des masses de gonococoques adhérentes à l'aiguille de platine et qu'on peut enlever de cette façon.

Quand on ensemence une culture pure dans un bouillon-sérum, on obtient à la température de 36°-37° un abondant développement de gonocoques. Ce développement se fait avec rapidité. Au bout de dix à douze heures, le bouillon commence à se troubler ; au bout de vingt-quatre heures le trouble est très considérable, et une couche de gonocoques se dépose au fond du ballon. Le deuxième ou le troisième jour le développement se fait déjà à la surface du liquide sous forme d'un léger nuage blanchâtre. La couche du fond devient plus épaisse, à cause des gonocoques qui tombent de la surface : le nuage adhère aux parois du ballon et des filaments en partent jusqu'au fond. Au bout de huit à neuf jours le liquide s'éclaircit, le nuage descend jusqu'au fond du ballon, et en examinant l'épaisse couche visqueuse située au fond du vase, on voit qu'elle contient un grand nombre de formes dégénérées. Il est évident alors que le développement des gonocoques est terminé ; les ensemencements ne donnent plus de cultures ; la couche des gonocoques adhère si fortement au fond du ballon qu'on ne peut l'en détacher, même avec une forte secousse. Ce sont ces cultures liquides qui m'ont servi à faire mes inoculations à des lapins, à des souris, et à des cobayes.

Je commencerai par faire l'exposé des expériences que j'ai faites pour essayer de résoudre ce que deviennent les gonocoques après leur introduction dans l'organisme du lapin. Pour cela j'ai fait deux sortes d'expériences ; des cultures liquides étaient injectées ou bien dans la chambre antérieure de l'œil, ou bien dans le système veineux. A l'aide d'une seringue, stérilisée à l'eau bouillante pendant une heure, j'injectais une culture de trois jours, capable de développement, ainsi que le montraient des ensemencements sur agar-sérum. J'injectais dans la chambre antérieure quelques gouttes de culture en introduisant obliquement l'aiguille à 2 ou 3 millimètres du bord de la cornée, de façon à m'opposer à l'issue du liquide. En même temps je faisais attention de ne pas blesser le cristallin avec la pointe de l'aiguille. J'ai fait dix expériences de ce genre, et toutes elles ont donné le même résultat. Au bout d'un jour, on remarquait une opacité diffuse de la cornée, et le pus commençait à s'accumuler dans la chambre antérieure. Le pus consistait en leucocytes polynucléés, sans gonocoques à l'intérieur. Les ensemencements sur agar-sérum donnaient, vingt-quatre heures après l'inoculation, de nombreuses colonies de gonocoques ; quarante-huit heures après le nombre des colonies était beaucoup moins considérable, et le troisième jour l'ensemencement donnait un résultat négatif.

Pour les injections dans le système veineux, voici comment je procédais : l'oreille étant lavée au savon, au sublimé, à l'alcool et à l'éther, un aide comprimait avec ses doigts la veine marginale à la base du cartilage auriculaire, ce qui produisait le gonflement de la veine. Je me servais d'une aiguille dont l'extrémité était épointée, de façon à éviter la blessure de la paroi opposée : en effet, avec une aiguille ordinaire il arrivait souvent de transpercer la veine et l'expérience était manquée. J'injectais alors un ou deux centimètres cubes de la même culture de trois jours, en appuyant doucement sur le piston de la seringue ; naturellement après l'introduction de l'aiguille, avant d'injecter le liquide, on cessait la compression : la piqûre était obturée au collodion. J'ai fait 5 expériences de ce genre. Au bout de vingt-quatre heures, la veine de l'oreille du côté opposé, après lavage comme précédemment, était ouverte avec une lancette stérilisée ; la goutte de sang obtenue était ensemencée sur agar-sérum. On obtenait ainsi des colonies isolées de gonocoques : l'ensemencement, quarante-huit heures après l'inoculation, donnait un résultat négatif dans la plupart des cas.

Ces expériences démontrèrent jusqu'à l'évidence, que l'organisme du lapin, et en particulier la chambre antérieure de l'œil et le sang n'est pas un milieu favorable au développement du gonocoque ; il disparaît au bout de quarante-huit à soixante-douze heures.

Je passe maintenant aux injections sous-cutanées de cultures de bouillon-sérum. J'injectais dans le tissu cellulaire sous-cutané, la peau étant préalablement rasée et désinfectée, 10 c. c. d'une culture de quatre à cinq jours ; la piqûre, faite avec une aiguille stérilisée, était recouverte de collodion. Les lapins pesaient moins de 2 kilog. Je fis en tout dix expériences. Les phénomènes locaux et généraux développés après l'injection furent les mêmes dans tous les cas. Au bout de vingt-quatre heures, le point de l'injection présentait un léger gonflement inflammatoire ; les jours suivants apparaissait une infiltration passant à la suppuration au bout d'une dizaine de jours. Les abcès, petits, de la grosseur d'une noix, contenaient un pus épais, dans lequel on ne pouvait déceler la présence de gonocoques, ni par le microscope, ni par l'ensemencement sur agar-sérum.

Les phénomènes généraux se manifestaient sous forme d'élévation de température et de diminution de poids des animaux. Les premiers jours, la température montait de 1°-1°,5 et atteignait 40°-40°,5 ; les jours suivants la température restait au-dessus de la normale, puis retombait au niveau ordinaire. C'était surtout les premiers jours que la perte de poids était le plus sensible ; elle atteignait en moyenne 50 à 60 gr. par jour, et le poids normal ne se rétablissait que le neuvième ou le dixième jour.

Les cultures stérilisées que j'employais étaient chauffées au bain-marie à 70° ; j'obtenais ainsi une stérilisation complète, comme le prouvaient les ensemencements sur agar-sérum.

Les résultats des expériences, au nombre de 5, faites avec ces cultures, furent les mêmes que ceux des expériences avec les cultures vivantes ; il y avait formation d'abcès, élévation de température et diminution de poids. Cela montre que la stérilisation des cultures ne diminue en rien leur pouvoir toxique.

Outres ces deux genres d'expériences, j'en fis 4 autres dans lesquelles j'injectais sous la peau une culture de neuf jours filtrée. Je filtrais à travers une triple épaisseur de papier à filtre stérilisé et j'injectais, comme précédemment, 10 c. c. du produit obtenu. Le résultat fut quelque peu différent : la température revint à la normale au bout de deux jours, le poids primitif se rétablit en cinq jours, et il n'y eut pas de suppuration au lieu de l'injection. Il est évident que la culture filtrée agit moins que les cultures vivantes ou stérilisées.

Toutes nos expériences (injections de cultures de gonocoques dans la chambre antérieure de l'œil, dans le système veineux, et dans le tissu conjonctif sous-cutané) prouvent qu'il ne faut pas attribuer l'action locale et générale des cultures au développement des gonocoques dans l'organisme de l'animal, puisque ceux-ci disparaissent rapidement dans ce milieu, mais à l'effet d'une toxine qu'ils renferment. De plus, presque toute la toxine est contenue dans le corps du gonocoque et il n'y en a qu'une partie qui diffuse dans le bouillon-sérum, ainsi que semble le montrer l'action plus faible des cultures filtrées en injection sous-cutanée.

J'arrive maintenant à l'injection des cultures de gonocoques dans la cavité péritonéale. Ces expériences furent faites sur des lapins et des souris. Voici comment je procédais : après avoir rasé et désinfecté la peau, j'injectais la culture avec une seringue stérilisée : l'aiguille était enfoncée obliquement dans la paroi abdominale.

J'inoculais à 4 souris 0 centim. cube 5 d'une culture de trois jours ; les souris supportaient bien cette dose. Au bout de vingt-quatre heures une souris fut tuée au chloroforme ; à l'autopsie il y avait une infection localisée du péritoine ; l'ensemencement des parties superficielles donna des colonies isolées de gonocoques. A l'autopsie des 3 autres souris tuées les jours suivants il n'y avait rien ; pas de traces d'inflammation du péritoine et l'ensemencement des parties superficielles ne donna rien.

Deux autres souris subirent une injection intra-péritonéale de 0 centim. 5 d'une culture stérilisée, vieille de dix jours. Elles succombèrent toutes les deux au bout de vingt-quatre heures et l'autopsie ne montra qu'un peu d'hyperhémie.

J'obtins les mêmes résultats avec des lapins, auxquels j'injectais 10 c. c. d'une culture vivante de cinq jours (5 expériences) et autant d'une culture stérilisée (5 expériences). Quelques-uns de ces animaux manifestèrent des phénomènes d'intoxication par les cultures. Trois lapins (inoculation de cultures vivantes) succombèrent au bout de douze à vingt-quatre-heures ; 2 autres moururent également dans le même laps de temps après inoculation de cultures stérilisées. A l'autopsie, rien que de l'hyperhémie. Les résultats négatifs de l'introduction dans la cavité péritonéale de cultures vivantes ou stérilisées s'expliquent par une rapide absorption, qui ne donne pas le temps à ces cultures de produire des modifications inflammatoires. Les ensemencements avec les parties superficielles du péritoine donnèrent des colonies séparées de gonocoques. C'est également la rapide absorption qui peut être la cause de l'effet mortel de la toxine.

Pour prolonger l'action des cultures de gonocoques sur le péritoine, je fis 3 expériences dans lesquelles j'introduisais une culture de gonocoques additionnée d'eau stérilisée. Je prenais une culture de dix jours; je décantais soigneusement, je lavais à l'eau stérilisée la couche de gonocoques adhérente au fond du ballon, et je décantais de nouveau ; enfin je prenais les gonocoques avec une spatule de platine chauffée au rouge, je les mélangeais à l'eau et j'injectais 2 c.c. du tout dans le péritoine de lapins. Ceux-ci succombèrent le troisième, le quatrième et le cinquième jour. L'autopsie montra sur le péritoine des anses grêles, des exsudats purulents du volume d'une lentille, fortement adhérents ; le péritoine adjacent était injecté. Ni par le microscope, ni par l'ensemencement, on ne put déceler de gonocoques.

J'expérimentais, dans le même but, avec la gonotoxine concentrée que je préparais de la façon suivante : une culture de onze à douze jours était mélangée avec trois fois son volume d'alcool à 92 p. 100. Après avoir filtré sur papier à filtre stérilisé, je prenais ce qui restait sur le filtre avec une aiguille chauffée au rouge et je mélangeais avec de l'eau stérilisée jusqu'à consistance épaisse; l'évaporation au bain-marie à 50° chassait les dernières traces d'alcool.

J'inoculais dans le péritoine un demi-centim. à un centim. cube de ce mélange ; je fis 10 expériences de ce genre. Un des lapins était tué au chloroforme, tous les jours jusqu'au septième jour après l'inoculation. L'autopsie montrait après un ou deux jours, le péritoine hyperhémié, au niveau de la vessie, de l'utérus des anses grêles adjacentes et du côlon descendant un exsudat purulent formant des dépôts de la grosseur d'un grain de millet, des adhérences fibrineuses entre la vessie et l'utérus, le reste du péritoine était normal. Les dépôts purulents s'enlevaient facilement en grattant au bistouri : le pus, formé de leucocytes et de cellules endothéliales. ne contenait aucun microbe (microscope et ensemencement).

Après trois ou quatre jours, les dépôts purulents atteignaient la dimension d'un grain de chanvre; les fausses membranes étaient plus épaisses.

Après cinq, six, sept jours, les dépôts purulents restaient de même dimension, mais les fausses membranes réunissant la vessie à l'utérus et à ses cornes, les intestins grêles aux cornes de l'utérus, la corne gauche au côlon descendant, étaient épaisses et se déchiraient difficilement ; en rompant certaines fausses membranes, on découvrait quelques collections purulentes. Les mêmes résultats ont été obtenus en introduisant par laparotomie la gonotoxine sur de l'agar stérilisé. Je fis deux expériences de ce genre. Je ne crois pas inutile de dire, qu'avant d'introduire ainsi la gonotoxine, je l'essayais en injections sous-cutanées ; ces injections sous-cutanées, même à dose insignifiante (moins d'un demi-centimètre cube) de mélange de gonotoxine et d'eau, amenaient, au bout de sept jours, la formation d'abcès du volume d'une amende, contenant un pus épais.

Des expériences de contrôle dans lesquelles j'injectais dans le péritoine et sous la peau des quantités correspondantes d'albumine précipitée par l'alcool dans un bouillon-sérum, ne déterminèrent aucune réaction.

Pour résumer tout ce je que viens de dire de l'inoculation dans le péritoine de cultures de gonocoques et de gonotoxine, je dirai que les cultures liquides, vivantes ou stérilisées, produisent, seulement de l'hyperhémie, car alors les gonocoques meurent rapidement. En inoculant les gonocoques et la gonotoxine, avec une petite quantité d'eau ou sur des morceaux d'agar, c'est-à-dire quand l'absorption se fait lentement et quand les gonocoques et la gonotoxine agissent plus longtemps, j'ai observé dans tous les cas, une suppuration qui doit être rattachée à l'action de la gonotoxine ; la suppuration se manifestait par de la péritonite purulente avec fausses membranes, localisée au point d'application de la gonotoxine.

Pour étudier l'effet de la gonotoxine sur la muqueuse utérine j'ai employé dix lapines et trois souris ; voici comment j'opérais : je faisais avec toutes les précautions de mise en pareil cas, une incision de 5 centim. sur la ligne blanche : j'écartais la vessie préalablement remplie en l'appliquant contre la symphyse pubienne ; arrivé sur l'utérus, je plaçais une ligature à la soie au niveau de chaque corne, pour empêcher l'écoulement des cultures stérilisées et de la gonotoxine. J'en injectais quelques gouttes en ayant soin de tenir l'aiguille parallèlement à la corne utérine, de façon à ne pas mettre de gonotoxine dans le péritoine. La paroi abdominale était fermée par un rang de sutures à la soie et pansée au collodion.

Les animaux supportaient parfaitement l'opération et ils étaient tués au chloroforme, à différents intervalles, à partir du deuxième jour. Dans tous les cas, la plaie se réunit par première intention. Les résultats de l'autopsie étaient les suivants : dès le deuxième jour les cornes de l'utérus étaient distendues par l'accumulation d'un liquide séro-purulent les premiers jours, franchement purulent les jours suivants (pyométrite). La distension des cornes de l'utérus différait suivant le temps écoulé après l'injection de gonotoxine ; dans quelques cas les cornes ont atteint 1 centim. et demi à 2 centim. de diamètre. Le péritoine qui recouvre les cornes utérines était plissé, sans doute sous l'influence d'un exsudat, et rappelait le péritoine du pyosalpinx chez les femmes. De plus, de fausses membranes réunissaient l'utérus, la vessie et les intestins grêles. Le huitième et le neuvième jour les fausses membranes se détachaient difficilement, mais elles ne contenaient pas de collections purulentes. Le pus des cornes était formé de leucocytes et ne renfermait aucun microbe.

Dans deux expériences, au lieu de cultures stérilisées, j'ai inoculé de la gonotoxine précipitée, et l'effet de la gonotoxine fut beaucoup plus intense sur la muqueuse utérine, que celui des cultures stérilisées. Après l'inoculation des cultures stérilisées, la distension des cornes de l'utérus était moindre ; il n'y avait qu'un liquide séro-purulent, et on n'observait pas de complications sous forme de fausses membranes.

Les expériences sur les cobayes donnèrent les mêmes résultats ; distension des cornes par un liquide purulent ; dans deux cas, sur le péritoine des cornes distendues il y avait de petits exsudats purulents, du volume d'un grain de millet. Ces expériences furent faites seulement avec de la gonotoxine précipitée.

Je fis des coupes de la muqueuse, et je les étudiai au microscope, colorées à l'hématoxyline et à l'éosine ; cet examen montra que le tissu sous-épithélial de la muqueuse était infiltré de leucocytes, aussi bien chez les lapines que chez les cobayes : cette infiltration ne s'étendait pas jusqu'aux couches profondes. Par places, l'épithélium avait disparu. C'est, en somme, la même chose que ce qu'on observe dans la salpingite blennorrhagique aiguë de la femme (1).

Pour qu'il ne pût subsister aucun doute sur l'influence qu'aurait pu exercer la ligature sur le résultat de mes expériences, je crois nécessaire d'indiquer que j'ai fait des expériences de contrôle, en liant les cornes de l'utérus, sans inoculer de gonotoxine : il n'y eut alors aucun changement de forme des cornes, aucune accumulation de liquide. Évidemment cette ligature ne gêne pas la circulation.

Comme conclusion de toutes mes expériences, je crois que ce n'est pas au développement du gonocoque, c'est-à-dire à l'infection, qu'il faut attribuer l'action des cultures de gonocoques sur l'organisme animal, mais à l'influence d'une toxine produite par ces micro-organismes. L'action de cette toxine est double : il y a une action locale, et une action générale. L'action toxique générale se traduit par une élévation de température, une perte de poids, et même par la mort des animaux. L'action locale, inflammatoire et suppurative, se manifeste dans le tissu cellulaire sous-cutané, aussi bien que dans la chambre antérieure de l'œil, le péritoine et la muqueuse utérine.

Cette action suppurative de la gonotoxine sur la muqueuse utérine, et sur le péritoine, nous permet d'éclaircir des phénomènes indiqués plus haut, et inexplicables jusqu'à ce jour, tels que ces péritonites localisées, qu'on rencontre en dehors d'une nouvelle infection, dans les infections chroniques blennorrhagiques des trompes de Fallope. Wassermann, ainsi que l'on sait, a attribué le plus grand rôle au développement et à la destruction des gonocoques situés dans les parois de la trompe, et

(1) A. MARTIN. *Die Krankheiten d. Eileiter*, 1895, p. 171.

ensuite seulement à la formation de toxine. Mes expériences démontrent clairement que la gonotoxine est capable de produire une accumulation de pus dans des cavités closes, et que cette accumulation augmente progressivement. Ainsi la gonotoxine peut agir pendant un temps assez long. C'est ce que nous observons dans les infections chroniques blennorrhagiques de la trompe de Fallope, chez la femme. Dans ces infections, l'extrémité abdominale de la trompe se trouve fermée par des fausses membranes ; la lumière de l'extrémité utérine se resserre jusqu'à être imperméable, par suite du gonflement de la muqueuse. Il se forme ainsi une cavité close, sans communications ni avec la cavité utérine, ni avec la cavité péritonéale. Au début de l'infection gonorrhéique, il se forme une accumulation de pus qui est due au développement des gonocoques ; ceux-ci sont transportés par les leucocytes dans les parois de la trompe, où ils meurent en formant de la gonotoxine. Alors le pus de la trompe contient de la gonotoxine ; il ne peut s'échapper de la cavité close de la trompe et la suppuration continue. Dans les phases plus avancées du processus, après la mort des gonocoques, l'action suppurative de la gonotoxine se prolonge, l'accumulation de pus augmente ; et ceci nous est prouvé par ce fait, observé par les auteurs, que de tous les microbes pyogènes, des infections de la trompe, c'est le gonocoque qui disparaît le premier (1).

Par conséquent, l'accumulation de pus dans la cavité close des trompes peut être expliquée sans invoquer les gonocoques vivants, et d'autant plus que le gonocoque apparaît comme peu vivace et qu'il donne rapidement des formes d'involution. Les cultures présentant ces formes, ensemencées sur l'agar-sérum, produisent ou bien des colonies peu nombreuses, contenant de ces formes de dégénérescence, ou bien le résultat est négatif ainsi que cela a été observé par de Christmas (2) et par moi. C'est à la même action de la gonotoxine qu'on pe

(1) A. Martin. *L. c.*, p. 172.

(2) *L. c.*, p. 611.

attribuer les complications de l'infection gonnorrhéique des trompes telles que les péritonites localisées. Mes expériences le démontrent. Le péritoine réagit à la gonotoxine, non seulement quand elle est employée à doses considérables, mais même dans les conditions où elle se trouve dans la trompe distendue.

Tels sont les résultats de mes expériences sur l'action de la gonotoxine sur la muqueuse utérine et le péritoine. Ces résultats peuvent, dans une certaine mesure, servir à l'éclaircissement de quelques faits inexpliqués dans la pathologie des infections gonorrhéiques chroniques des organes génitaux internes de la femme, qui, il n'est pas inutile de le faire remarquer, est infiniment plus apte que les animaux à contracter une infection gonorrhéique.

Le présent travail, commencé pendant l'été de l'année 1898, alors que le professeur C. C. Botkine dirigeait la clinique des maladies contagieuses, a été terminé en janvier 1899, alors que le laboratoire était sous la direction du professeur H. I. Tchistovitch.

Je considère comme un agréable devoir de les remercier, pour la permission qu'ils m'out donnée de travailler dans leur laboratoire, aussi bien que pour tous les moyens qu'ils ont mis à ma disposition pour mener à bien le présent travail.

(*Traduit par* VLADIMIR AÏTOFF.)

REVUE DES SOCIÉTÉS SAVANTES

XIIIe CONGRÈS FRANÇAIS DE CHIRURGIE (1)

Tenu à Paris du 16 au 20 octobre 1899.

Discussion.

Terrier (Paris), passe en revue sa statistique d'hystérectomies abdominales totales depuis 1896 jusqu'à 1889, pour en dégager ce fait, que la mortalité post-opératoire présente une tendance manifeste à diminuer d'une façon très régulière. C'est ainsi que sur 59 hystérectomies abdominales totales ou sub-totales faites en 1899 la mortalité est tombée à 8,45 p. 100, tandis qu'en 1897 cette mortalité a été de 22 p. 100. Cette amélioration des résultats opératoires est encore visible si l'on envisage séparément les hystérectomies totales faites dans les cas graves, et les sub-totales faites dans les cas relativement légers.

Si l'on envisage maintenant les résultats de cette opération d'après la nature du néoplasme ou des processus pathologiques qui l'ont rendue nécessaire, cette statistique fournit les renseignements suivants :

Pour fibromes simples, 77 opérations ont donné 7 morts, soit une mortalité de 9 p. 100.

Pour fibromes compliqués, 12 opérations ou donné 1 mort, soit une mortalité de 9,09 p. 100.

Au sujet des fibromes, M. Terrier insiste sur ce fait que les fibromes sphacélés sont ordinairement dus à l'infection de la tumeur par une bactérie anaérobie.

Les résultats que l'hystérectomie abdominale donne dans le cancer sont moins bons. Sur 15 cas opérés, il y a eu 3 morts, soit une mortalité de 20 p. 100. Quant aux résultats ultérieurs, ils sont, comme dans toutes les interventions pour cancer, absolument déplorables. Ainsi sur les 12 cas opérés depuis 1896 et qui ont survécu à l'opération, on compte 3 morts, 5 récidives, 2 indurations suspectes ; 3 malades ont été perdues de vue.

(1) Voir n° de novembre, p. 501.

Enfin sur 17 salpingites suppurées opérées 16 fois par l'hystérectomie totale et 1 fois par la sub-totale, la mortalité a été de 17,64 p. 100 (3 morts).

Bouilly (Paris) réserve l'hystérectomie vaginale pour les petits fibromes. Pour les gros fibromes et les fibromes moyens, il a adopté, depuis 1898, l'hystérectomie abdominale supra-vaginale, opération moins difficile que la totale et donnant des résultats peut-être supérieurs à celle-ci. Même dans les cas difficiles (développement de la tumeur dans le cul-de-sac postérieur, enclavement dans les ligaments larges, annexite, etc.), on arrive à pédiculiser l'utérus.

La technique adoptée par M. Bouilly est celle de M. Terrier. Mais deux points sur lesquels M. Bouilly insiste, c'est la nécessité de la péritonisation et du drainage dans certains cas (ovaires kystiques, fibromes compliqués, annexite, etc.).

Depuis 1898, M. Bouilly a opéré 27 cas, avec 2 morts pas septicémie.

Quénu (Paris) limite sa communication à l'étude de l'hystérectomie abdominale appliquée au traitement des fibromes et des salpingites.

I. Fibromes. — M. Quénu applique actuellement l'opération abdominale à tous les cas de fibromes, après avoir été pendant un certain temps partisan de l'hystérectomie vaginale pour les petits fibromes, et présente une statistique de 36 cas avec 36 guérisons : l'opération abdominale offre autant de sécurité, elle est plus facile et ne laisse derrière elle aucune surface se réunissant par seconde intention, et par suite susceptible de créer des adhérences, causes possibles d'obstruction intestinale.

Au point de vue de la technique, il divise les opérations pour fibromes :

1° En *hystérectomie supra-vaginale basse ou sub-totale*, c'est pour lui l'opération de choix ;

2° En *hystérectomie abdominale ;*

3° En *hystérectomie atypique.*

Hystérectomie abdominale sub-totale. — *1er temps.* Dans l'hystérectomie abdominale sub-totale, il commence par la ligature bilatérale du pédicule supérieur (utéro-ovariennes et ligament rond) en dehors des annexes, le fibrome étant tenu en l'air par le désenclaveur en tire-bouchon un peu modifié par M. Collin sur notre demande.

Dans un 2e *temps*, nous taillons 2 lambeaux péritonéaux, l'un antérieur, l'autre postérieur, et nous libérons la vessie et le rectum.

Le 3e *temps* comprend la section pédiculaire inférieure gauche (pincement des utérines, ligature immédiate ou ultérieure), la section oblique du col en coupant avec les ciseaux latéralement de gauche à droite et de haut en bas jusqu'au pédicule inférieur droit, qu'on libère par accrochement et bascule et qu'on sectionne entre 2 pinces.

Le 4e *temps* enfin mérite le nom de réfection du plancher pelvien. Après ligature des utérines, si elle n'a pas déjà été faite, on évide la cavité du col utérin qui a été sectionné bas, et dont on ne laisse qu'un petit fragment, on thermo-cautérise sa cavité et on ferme par un surjet extra-muqueux. Le péritoine est recousu ensuite de gauche à droite par un surjet extra-muqueux mené avec un fil fin d'Alsace depuis le pédicule supérieur gauche jusqu'au pédicule supérieur droit.

Nous drainons par l'abdomen dans les seuls cas où la libération de la tumeur a nécessité le décollement de larges nappes d'adhérences.

Lorsque les annexes sont suppurées nous procédons d'abord à leur extirpation individuelle avant de nous occuper du fibrome.

2° *Hystérectomie abdominale totale.* — La technique ne diffère guère de la précédente que dans le 3e temps : la plupart du temps nous commençons par exécuter une supra-vaginale, puis nous excisons largement le tissu utérin du col et nous pénétrons ainsi dans le vagin.

3° *Hystérectomie abdominale atypique.* — Nous rangeons sous ce titre les cas qui échappent à un plan opératoire arrêté d'avance, les différences opératoires visent surtout soit le temps de libération, soit le temps de résection : les premières tiennent moins au volume de la tumeur qu'à son développement dans l'épaisseur de ligaments larges, aux dépens du segment inférieur de l'utérus ; elles peuvent être dues aussi aux complications septiques annexielles et péri-utérines, ces dernières sont la cause essentielle des difficultés au temps de réfection.

En somme, ce qui rend simples ou compliquées les opérations pour fibromes, c'est l'état d'asepsie ou d'infection de la cavité pelvienne.

Nous attribuons la plus grande importance dans l'acte opératoire à la technique qui permet d'éviter le contact instrumental ou manuel du vagin, mais condamnons pour ces raisons tous les procédés combinés et ceux qui se servent de pinces introduites dans le vagin pour ouvrir les culs-de-sac. Nous préférons pour les mêmes causes la supra-vaginale basse à la totale, tout en accentuant cette dernière pour certains cas et en particulier pour les tumeurs dont la nature est simplement suspecte.

Voici maintenant quel est le résultat de notre pratique opératoire depuis le 1er janvier 1896, c'est-à-dire depuis près de quatre ans.

Nous avons eu à traiter 114 fibromes ; 38 ont été enlevés par voie vaginale, 76 par voie abdominale. La mortalité globale a été 2 p. 114, soit 1,75 p. 100 ; les 2 morts appartiennent à l'abdominale totale, soit pour la voie abdominale une mortalité de 1,63 p. 100. Les 2 morts sont dues à des complications hépatiques. Le volume des tumeurs enlevées a varié de 500 grammes à 7 kilog. La moyenne était 1 kg. 500 à 2 et 3 kilog. Un bon tiers était compliqué d'adhérences ou d'annexites suppurées ; bon nombre de malades étaient anémiées par les hémorrhagies, quelques-unes avaient des tares viscérales (lésions mitrales, albuminurie, cystite purulente, etc).

II. Hystérectomie abdominale pour salpingites. — M. Quénu passe maintenant à l'étude de l'hystérectomie abdominale pour salpingite.

Il n'applique pas l'hystérectomie abdominale à tous les cas d'annexites, il la réserve : 1° pour les cas d'annexites compliquées de métrites invétérées, de prolapsus ou rétro-déviations prononcées ;

2° Pour les salpingites tuberculeuses ;

3° Pour les annexites non suppurées avec localisation apparente de l'infection à l'insertion de la trompe sur les angles utérins ;

4° Pour les suppurations pelviennes, etc., étendues à tout le petit bassin. Pour les salpingites peu graves, nous pratiquons la supra-vaginale ; pour la plupart des cas, cependant, nous sommes conduits par l'étendue des lésions à l'abdominale totale.

La technique ressemble beaucoup à celle qui est employée pour les fibromes : le temps de résection est seulement plus compliqué, nous cherchons à érectomiser les surfaces cruentées soit par glissement, soit par certains artifices, tels que la suture d'un lambeau péritonéal antérieur à la couche séreuse de l'anse sigmoïde, etc. ; le drainage est ordinairement de rigueur et peut se faire par les 2 voies. Nous cherchons cependant, lorsque cela est possible, à isoler le foyer de suppuration de la grande cavité abdominale par la constitution au-dessus de lui d'un plan péritonéal continu.

Depuis janvier 1899, nous avons pratiqué 24 abdominales totales ou sub-totales pour suppurations pelviennes, la plupart graves ; nous avons eu 23 guérisons et 1 mort ; celle-ci, dans un cas de suppuration pelvienne des plus complexes, survint le 20e jour par suite d'une obstruction intestinale causée par une torsion de mésentère.

En résumé, pour 100 opérations d'hystérectomies abdominales totales ou sub-totales, soit pour fibromes, soit pour salpingites, nous avons une mortalité globale de 3 p. 100; la bénignité et la supériorité de la supra-vaginale s'affirment par une absence complète de morts sur 72 opérations (62 pour fibromes, 10 pour salpingites).

Gross (Nancy) apporte, au dossier de l'hystérectomie abdominale totale, une série de 82 opérations, qu'il a eu l'occasion de pratiquer pour fibromes, hématométrie, sarcomes, épithéliomes.

Pour ce qui concerne le manuel opératoire, il est éclectique et se guide d'après la forme de la tumeur à enlever. Il emploie, selon les cas, les procédés de Terrier, Doyen ou de Kelly et Segond.

Ses 82 hystérectomies abdominales totales comprennent 60 opérations pour fibromes à évolution extra-ligamentaire, dont 48 sans complications, 12 avec complications ; 11 opérations pour fibromes intra-ligamentaires compliqués ou non ; 2 opérations pour hématométrie ; 4 pour sarcomes ; 5 pour épithéliomes.

A. — L'âge de ses opérées pour fibromes a varié entre 29 et 65 ans ; le poids des tumeurs enlevées a été 3 fois seulement inférieur à 1 kilog., 33 fois de 1 à 2 kilog., 34 fois supérieur à 2 kilog., et 1 fois de 21 kilog.

I. — 1° Les 48 opérations pour fibromes à évolution extra-ligamentaire sans complications ont donné 3 décès, qui ont eu pour cause 2 fois l'infection opératoire ; la cavité utérine contenant des produits septiques, avait été ouverte par mégarde dans le cours de l'opération, d'où contamination du champ opératoire. Le 3e insuccès concerne une femme de 45 ans, à laquelle il a enlevé un fibrome de 1,810 grammes, et qui est morte le 18e jour après l'opération, le jour même où son mari était venu pour la reconduire chez elle, d'une embolie pulmonaire. Il lui semble juste de ne pas compter cette observation en évaluant le passif de l'hystérectomie totale. Restent 47 opérations avec 2 décès ; mortalité, 4,25 p. 100.

2° Dans 12 hystérectomies, il a rencontré des complications spéciales : une fois des adhérences généralisées ; 2 fois la grossesse ; 5 fois l'hématosalpinx ; 3 fois le pyosalpinx ; 1 fois la régénérescence épithéliomateuse des ovaires Ces 12 opérations comptent 3 décès dont les causes ont été : 1 fois l'infection par inondation du champ opératoire par le pus d'un pyosalpinx ; une fois les difficultés et la durée de l'extirpation d'un fibrome de 4,300 grammes, adhérant de toutes parts à la paroi abdominale, à l'épiploon, à l'intestin, chez une femme de 49 ans, qu'il a opérée en raison de douleurs persistantes, mais trop tôt après une violente attaque d'influenza. Enfin, le 3e décès s'est produit chez une malade présentant des troubles psychiques pré-opératoires, qu'il a fallu opérer d'urgence à cause de métrorrhagies incoercibles. Le soir même du jour de l'intervention, elle est prise de manie aiguë ; les soins de propreté les plus élémentaires devinrent impossibles, et il en est résulté une infection pelvienne. Trois décès sur douze opérations donnent une mortalité opératoire de 25 p. 100 pour les hystérectomies abdominales totales en cas de fibromes à évolution extra-ligamentaire compliqués.

II. — Quant aux fibromes extra-ligamentaires, il en a opéré 11, dont: 8 sans complications, 3 avec complications: 1° Les 8 premières comptent 4 décès. Deux fois il y a eu infection opératoire, facilitée dans l'espèce par l'étendue de la plaie pelvienne, les difficultés de l'hémostase, la durée de l'opération et favorisée encore, dans l'un des cas, par une circulation générale vicieuse. Chez une femme de 31 ans, opérée pour une grosse tumeur incluse de 4 kilog., très vasculaire, ayant décollé le péritoine jusqu'à la tumeur du rein droit, avec adhérence au cæcum et à l'appendice, perte de sang notable, apparaît subitement, le 3e jour après l'opération, une vaste escarre au sacrum. Malgré toutes les précautions prises, la sanie purulente qui s'en écoule imprègne le pansement de la vulve et il s'ensuit une infection pelvienne.

Si ces 3 premiers désastres reviennent à l'hystérectomie, il n'en est plus ainsi pour le 4e. Il s'agit d'une femme de 45 ans, atteinte de rétrécissement mitral avec insuffisance, hystérectomisée en raison de douleurs continuelles déterminées par la présence d'un gros fibrome. Il reconnaît, au cours de l'opération, qu'il s'agit d'une tumeur incluse. L'opérée meurt de syncope trois heures après. L'autopsie a montré un rétrécissement mitral d'une étroitesse exceptionnelle.

En défalquant cette dernière observation, la mortalité opératoire de l'hystérectomie totale, en cas de fibromes inter-ligamentaires sans complications, est de 42, 85 p. 100.

2° Trois opérations pratiquées pour de volumineuses tumeurs fibreuses à la fois incluses et compliquées, deux d'hémato-salpinx bilatéral, la troisième de pyosalpinx bilatéral, ont toutes été suivies de mort. L'une des deux femmes atteintes de fibrome inclus compliqué de double hémato salpinx a été prise, consécutivement à l'opération, d'une violente crise de diabète, qui certes a eu sa part de responsabilité dans le désastre.

M. Gross conclut de ces observations que l'hystérectomie abdominale totale est une opération relativement bénigne dans les cas de fibromes à évolution extra-ligamentaire sans complications.

La gravité apparait avec les complications. Quant aux fibromes intra-ligamentaires, leur extirpation est toujours grave ; à plus forte raison leur ablation devient-elle dangereuse, lorsqu'ils sont accompagnés de complications. Au total, l'hystérectomie abdominale totale pour fibromes lui a donné une mortalité générale de 15,94 p. 100.

B. — Deux opérations d'hystérectomie totale pratiquées pour hématométrie déterminée par une sténose cervicale consécutive à l'amputation du col ont facilement guéri.

C. — Quant à l'hystérectomie pour sarcome de la matrice, il compte 4 opérations : une pour sarcome intra-utérin, 2 pour sarcome interstitiel, une 4e pour sarcome intra-ligamentaire, cette dernière avec issue fatale. Donc, 4 opérations avec une mort.

D. — Avec les cas de cancer de la matrice, la question de l'hystérectomie totale devient plus importante. Il possède cinq observations avec résultat immédiat favorable, et cependant ses opérations ont toutes présenté de sérieuses difficultés. Chez une première de ses malades, atteinte d'un épithélioma du col, ayant largement envahi le vagin, la séparation de la paroi antérieure de l'utérus dégénéré d'avec la vessie a été des plus laborieuses. Après avoir extirpé toutes les parties dégénérées, il eut la pénible surprise de constater une large déchirure de la vessie. Chez une autre malade atteinte d'épithélioma du col avec fibrome du corps, lorsque l'ablation de toutes les parties envahies fut terminée, il découvrit que l'uretère gauche avait été sectionné. Vessie et uretère sont suturés, les sutures tiennent, et malgré les accidents opératoires dont les conséquences auraient pu être des plus fâcheuses, le résultat immédiat des deux hystérectomies a été favorable. Chez une troisième malade opérée pour un cancer interstitiel du corps et du col, il constate, le troisième jour après l'opération, les indices d'une incontinence d'urine, et la preuve bientôt d'une perforation vésicale par récidive. Deux fois, enfin, il eut à enlever, en même temps que l'utérus cancéreux, des ovaires épithéliomateux. Chez l'une des malades, un nodule de cancer interstitiel faisait saillie sur la face postérieure de la matrice et avait perforé la tunique péritonéale. Ses cinq observations montrent combien l'extirpation d'un cancer de la matrice par la voie abdominale peut être une opération difficile et accompagnée d'incidents opératoires fâcheux ; elles montrent aussi que l'opération la plus complexe et la plus grave peut néanmoins être suivie de guérison opératoire.

Quant au résultat définitif, les faits qu'il apporte sont trop peu nombreux pour permettre de le déterminer. Deux de ses opérées ont été perdues de vue : des trois autres, l'une montre une récidive immédiate, la seconde, une récidive rapide (après 3 mois) ; la troisième a été plus heureuse. Malgré la gravité de l'opération, épithélioma du col compliqué de fibrome du corps, section malencontreuse d'un uretère pendant l'intervention, il n'y a jusqu'à présent aucune trace de récidive. L'opération date du 15 juin 1898, ce qui fait seize mois exactement.

Sur ses opérations d'hystérectomie abdominale totale pour sarcomes et épithéliomes de l'utérus, celles pour hématométrie sont trop peu nombreuses pour permettre un pourcentage de leur gravité ; elles peuvent, par contre, compter pour établir la mortalité générale de l'opération. En ajoutant ses 4 opérations pour sarcomes, les 5 opérations pour épithéliomes, les 2 opérations pour hématométrie, à ses 71 hystérectomies abdominales totales pour fibromes, il obtient un total de 82 opérations. En défalquant les deux opérations d'hystérectomie avec décès par embolie pulmonaire et par syncope suite de rétrécissement mitral, il reste 80 opérations avec 12 décès : mortalité de 15 p. 100.

Les opérations compliquées particulièrement graves comptent pour 55 p. 100 dans cette statistique.

Richelot (Paris). — L'hystérectomie vaginale, appliquée aux utérus mobiles et aux cancers nettement circonscrits, a une mortalité presque nulle. Quant aux résultats éloignés, elle a, dans une proportion qui varie avec les auteurs, mais qui certainement n'est pas inférieure à 10 p. 100, des survies prolongées et des guérisons qui semblent définitives. Elle se propose, quand elle arrive à temps, de prévenir l'envahissement, non de le poursuivre. Un peu plus tard, elle nous donne encore des succès temporaires d'une réelle importance. Il est permis d'adopter la voie abdominale en présence d'un envahissement très limité, suffisant pour réduire la méthode vaginale à l'impuissance, mais éloignant l'idée d'une réelle diffusion du cancer, quand, par exemple, on estime que la poursuite ne sera pas tout à fait illusoire.

L'hystérectomie abdominale, appliquée de parti pris et comme seul traitement du cancer utérin, a une mortalité notablement plus élevée que l'opération rivale. Quant aux résultats thérapeutiques, il y en a quelques-uns d'excellents à la suite d'opérations simples, sans évidement ni recherche ganglionnaire. Après les ablations prétendues complètes, ceux que nous connaissons déjà sont mauvais ou trop récents pour être jugés.

J.-L. Faure (Paris). — Les progrès incessants de la technique et l'abaissement graduel de la mortalité opératoire élargissent de jour en jour le champ d'action de l'hystérectomie abdominale totale.

Pour les fibromes, il faut réserver la voie vaginale aux tumeurs peu volumineuses, facilement abaissables et susceptibles d'être enlevées sans long morcellement. Dans tous les autres cas, la voie abdominale est supérieure. Tous les chirurgiens sont aujourd'hui d'accord sur ce point.

Pour le cancer la discussion est plus ardente et la voie vaginale possède toujours des partisans convaincus. Il estime cependant que l'avenir est à l'hystérectomie abdominale, parce qu'elle permet des opérations plus larges que la voie vaginale. Cette considération doit suffire à la faire choisir, bien qu'elle soit encore un peu plus grave, et les succès obtenus dans des cas inopérables par la voie vaginale sont maintenant assez nombreux pour établir sa supériorité. Je ne saurai trop, dans cette opération, conseiller de pratiquer la ligature provisoire ou définitive des hypogastriques, non pas tant pour économiser du sang que pour permettre de bien voir ce qu'on fait et de disséquer exactement et facilement les tissus malades.

Je suis de plus en plus convaincu de la supériorité de l'hystérectomie abdominale totale dans les suppurations annexielles. Sa gravité est sensiblement égale à celle de l'hystérectomie vaginale. Elle a sur cette dernière deux avantages capitaux, celui de permettre d'enlever exactement la totalité des annexes malades, et celui de permettre de faire des opérations conservatrices, si l'on se trouve en présence de lésions unilatérales. Parfois elle facilite même l'opération, et j'affirme que, dans les cas compliqués, il est souvent beaucoup plus facile d'enlever les annexes avec l'utérus que les annexes seules. Dans les cas faciles tous les procédés sont bons. La section médiane de l'utérus, qui rend ces cas faciles plus faciles encore, me paraît, dans les cas compliqués, être de beaucoup supérieure à tous les autres procédés.

Mais je suis convaincu que, malgré les perfectionnements de la technique, l'hystérectomie abdominale reste plus grave toutes les fois qu'il s'agit de lésions aiguës et virulentes. Dans ces cas, lorsqu'on juge l'opération nécessaire, l'hystérectomie vaginale doit lui être préférée. Mais les cas chroniques, sans poussées aiguës, sans lésions virulentes, qui sont l'immense majorité, sont justiciables de l'hystérectomie abdominale.

Sur 20 cas opérés jusqu'à ce jour, une malade atteinte de salpingite tuberculeuse a succombé à une méningite de même nature. Deux malades, dont les lésions étaient très compliquées et très graves, ont succombé à des accidents péritonéaux.

Routier (Paris). — Au début, j'ai pratiqué seulement l'hystérectomie abdominale pour la cure des fibromes ; j'ai été amené, par nécessité, au cours de laparotomies entreprises pour la cure de pyosalpinx très graves, à compléter mon intervention par une hystérectomie abdominale ; surpris par l'excellence des résultats pour des cas désespérés, j'ai été conduit à l'employer presque couramment pour les cas graves de suppuration pelvienne, considérant que la voie abdominale est meilleure que la voie vaginale.

J'ai suivi comme mes collègues les diverses étapes qui nous ont conduit à l'hystérectomie abdominale totale pour laquelle, comme trop de chirurgiens, j'ai mon procédé.

Mes premières interventions datent de 1885, et sont des hystérectomies à pédicule externe. J'ai opéré 28 femmes, dont plusieurs avaient un fibrome compliqué de kystes simples ou dermoïdes de l'ovaire, d'hématosalpinx, de pyosalpinx, d'adhérences intestinales étendues. J'ai eu à déplorer cinq morts.

1° Par sphacèle de tout le moignon utérin au delà du caoutchouc ;

2° Par volvulus, le 7e jour ;

3° Par délire furieux, attribué faute de mieux à l'iodoforme ;

4° Par abcès secondaire et infection partie du pédicule le 23e jour ;

5° Par péritonite septique.

Plus tard, combinant l'hystérectomie abdominale et l'hystérectomie vaginale, j'ai opéré six malades, mais j'ai perdu deux malades d'hémorrhagies.

Pour l'hystérectomie abdominale totale, j'ai été aussi long que mes collègues à envisager l'utérus fibromateux autrement qu'une tumeur ordinaire, et j'ai eu mon procédé d'exérèse, bien décrit dans la thèse (1897) de mon excellent ami et ancien interne Diriart.

Ce procédé, basé sur l'ouverture préalable des culs-de-sac du vagin, et l'emploi des liens élastiques pour assurer l'hémostase des utérines, est remarquable par la facilité et la rapidité d'exécution. Sans l'avoir abandonné, car je m'en sers encore dans les cas très difficiles, je dois reconnaître qu'il a l'inconvénient des procédés à liens élastiques, la guérison se fait par chute d'escarre.

J'ai, par mon procédé, opéré 57 femmes, dont 37 fibromes, tous montant au-dessus de l'ombilic, car je suis resté fidèle à la voie vaginale pour les fibromes moyens ; beaucoup étaient compliqués. J'ai eu sept morts :

1° Un cas d'urémie ;

2° Un cas où le fibrome se continuant par le trou obturateur et l'échancrure sciatique avait envahi la cuisse ;

3° Un cas d'occlusion intestinale opéré d'urgence, il y avait un point de l'intestin sphacélé ;

4° Un cas compliqué d'une grosse hernie ombilicale ;

5° Une péritonite, intestin adhérent, disséqué sur 30 centimètres ;

6°, 7°, péritonite partie du pédicule.

Et 20 fois, je l'ai employé dans la suppuration, avec seulement 2 morts, et cependant, c'était, je le répète, pour des cas de la plus haute gravité : deux fois il y avait fistules recto-vaginales et pyostercorales.

Les deux morts sont dues :

1° A un cas compliqué de petits fibromes et d'appendicite ;

2° A un cas d'hémorrhagie malgré laparotomie secondaire. Trois fois j'ai pratiqué avec succès par mon procédé, l'hystérectomie abdominale pour fibromes compliqués de grossesses.

J'ai fait 37 hystérectomies avec toutes les ligatures à la soie :

7 fois pour suppuration pelvienne avec 7 succès.

30 fois pour fibromes avec trois morts, dues :

1° A un abcès sans canal non appendiculaire qui causa la mort le 10ᵉ jour ;

2° A la septicémie péritonéale avec hémorrhagie méconnue ;

3° A la péritonite.

Je suis arrivé à l'hystérectomie avec toutes les ligatures au catgut, que j'ai pratiquée 28 fois :

6 fois pour suppuration, avec 6 guérisons ;

22 fois pour fibromes avec 2 morts :

1° Par hémorrhagie méconnue pour un fibrome de 9,760 grammes ;

2° Par rupture d'un abcès de mal de Pott que nous n'avions pas soupçonné.

Je fais la suture de la paroi en un seul temps avec une aiguille à ravauder et du crin de Florence.

Mon arsenal est du reste des plus simples ; en dehors du tire-bouchon, je ne me sers que de pinces hémostatiques ordinaires.

Je draine presque toujours par le vagin, sauf dans les cas très simples.

J'ai remplacé l'antisepsie par l'asepsie dans la mesure du possible.

Mes 159 cas d'hystérectomie abdominale m'ont donné exactement les mêmes pourcentages de guérison que mes 385 cas d'hystérectomie vaginale.

Bazy (Paris). — L'hystérectomie abdominale totale peut s'appliquer au cancer de l'utérus, aux fibromes de l'utérus et aux lésions infectieuses de l'utérus et des annexes.

1° Appliquée au cancer de l'utérus, elle aurait pour effet de donner des survies plus longues que l'hystérectomie vaginale dans les mêmes conditions, et, en outre, elle permettrait de tenter des opérations impossibles par la voie vaginale, c'est-à-dire quand les parois vaginales sont envahies.

Ce dernier résultat est certain, mais on peut se demander si, dans ces conditions, une opération palliative n'eût pas suffi.

La question de la survie plus longue ne peut être jugée, d'une part parce que les opérations n'ont pas de dates assez anciennes, et que, d'autre part, il est difficile de pouvoir comparer les cas entre eux.

En outre, la voie abdominale permettrait de faire l'ablation des ganglions pelviens, ce qui créerait un avantage en sa faveur, car cela éloignerait ou empêcherait les récidives.

Cette supériorité est illusoire, car les récidives se font, non pas dans les ganglions, mais à la cicatrice, dans le vagin, à la vulve, alors qu'on a opéré par la voie abdominale ;

2° Appliquée aux fibromes, la voie abdominale est la voie de choix, sauf quand l'hystérectomie vaginale doit être facile, et par conséquent s'applique au petits fibromes.

L'opération abdominale ne doit pas seulement s'appliquer aux fibromes volumineux dépassant ou même atteignant l'ombilic, mais à tous les fibromes qui ont atteint ou dépassé le volume de deux poings.

Cette opération est alors d'une très grande simplicité et aussi réglée qu'une amputation. Elle est courte, facile, se fait sans aucune effusion de sang.

L'épaisseur de la paroi abdominale n'est pas une contre-indication, car l'obésité rend l'hystérectomie vaginale difficile.

En dehors de ces cas, il n'y a d'autre contre-indication à la voie abdominale que la crainte de déformer l'abdomen, indication qui peut se présenter quelquefois et faire recourir à la voie vaginale;

3° Je n'ai jusqu'ici fait l'hystérectomie abdominale totale dans la suppuration que comme opération complémentaire de l'opération vaginale et par suite de l'impossibilité d'achever l'opération.

Les résultats ont été très satisfaisants, mais le choc m'a paru plus intense. L'ablation des trompes et des ovaires seuls, sans ablation de l'utérus, m'a paru suffire dans l'immense majorité des cas de suppuration.

Je n'ai eu sur plus de 100 cas de suppuration à faire que trois fois une hystérectomie vaginale secondaire.

Médecine opératoire :

1° Dans le cas de fibrome, le manuel opératoire qui m'a paru le plus simple est le suivant :

a) Section des ligaments larges entre deux pinces ;

b) Détachement sur la face antérieure de l'utérus d'un lambeau péritonéal ;

c) Pincement des utérines. Section ;

d) Désinsertion du vagin au thermocautère en commençant par la face antérieure ;

e) Suture en surjet des surfaces vaginales ;

f) Ligature des utérines et des utéro-ovariennes au catgut ;

g) Suture en surjet du péritoine par-dessous la suture vaginale ;

2° Dans les cas de cancer, même manuel opératoire, mais il faut sectionner le vagin plus ou moins loin des insertions de l'utérus ;

3° Dans les cas de suppuration pelvienne, on détache d'abord les annexes, puis on enlève l'utérus comme précédemment.

Dans le cas où j'ai fait l'hémisection de l'utérus je n'ai pas trouvé l'opération simplifiée.

Phocas (Lille). — J'ai, au total, 11 opérations avec une mort.

J'ai pratiqué 7 ablations pour fibromes avec une mort opératoire, 3 opérations pour salpingites sans mort et 1 opération à la suite d'un kyste de l'ovaire.

Au point de vue de l'hystérectomie pour cancer, je n'ai qu'une observation. Mais je ferai remarquer la bénignité de l'opération vaginale pour cancer (5 hystérectomies, 5 guérisons, dont 2 ont survécu trois ans).

Dans les salpingites, je n'enlève l'utérus que dans certains cas déterminés, quand les lésions sont bilatérales et très avancées, quand la conservation d'un ovaire est impossible. J'attire l'attention sur la nécessité d'enlever parfois l'utérus dans certains kystes de l'ovaire. Je divise, au point de vue de la technique, les procédés opératoires de l'hystérectomie en trois grandes catégories : 1° procédé de Doyen ; 2° procédé américain ; 3° procédé de dissection (Ricard, Terrier, Delagénière).

J'ai adopté le procédé américain modifié en faisant un sous-procédé qui m'a paru plus commode. Je suis partisan de l'hystérectomie abdominale sus-vaginale.

DELAGENIÈRE (Le Mans). — Le temps le plus important de la technique opératoire de l'hystérectomie abdominale totale n'est pas l'extirpation de la tumeur, que cette extirpation soit faite par un procédé ou par un autre. L'important est d'assurer une parfaite reconstitution du bassin et de faire une hémostase complète.

Dans ma pratique, j'ai fait 118 fois l'hystérectomie abdominale totale : 74 fois pour fibrome dont 24 enclavés et 6 inclus dans le ligament large ; 24 fois pour tumeurs malignes et 20 fois pour suppurations pelviennes anciennes ou annexites graves.

Au point de vue de l'hémostase, j'ai d'abord fait des ligatures en masse, en assujettissant mes pédicules au vagin ; je me suis ensuite efforcé de faire une hémostase plus précise, liant uniquement les troncs artériels qui saignaient, mais toujours l'hémostase obtenue par ces moyens était imparfaite. Nous avons voulu éviter ces inconvénients et simplifier en pratiquant l'hémostase préventive et à la fois définitive.

Nous lions d'abord l'artère utéro-ovarienne, puis l'artère des ligaments ronds ; nous pratiquons ensuite la ligature de l'artère iliaque interne tout près de la bifurcation. Nous extirpons, enfin, la tumeur et terminons l'opération par notre procédé habituel.

MONPROFIT (Angers). — Nous avons pratiqué jusqu'ici 90 hystérectomies abdominales totales pour fibrome avec 6 décès et 84 guérisons.

L'hystérectomie abdominale sus-cervicale sur 12 cas nous a donné 1 décès et 11 guérisons.

Je pratique plus volontiers la totale que la sus-vaginale, mais je recours volontiers à cette dernière si le col est long, profond, difficile à atteindre, et s'il n'y a pas de doute qu'il est sain. Dans les 6 décès qui m'ont été fournis par la totale, je relève un cas de fibrome sphacélé et un cas dans lequel, après l'hystérectomie, je dus pratiquer la résection d'un cancer de l'S iliaque.

J'ai pratiqué quinze fois l'hystérectomie abdominale dans le cancer utérin avec un seul décès opératoire.

Je place sur les parois vaginales, avant d'ouvrir l'abdomen, des pinces spéciales qui me permettent de faire saillir les parois vaginales, afin de les inciser facilement par l'abdomen dans un point qui ne soit pas envahi, et dans le but d'éviter des tractions excessives sur l'utérus friable et facile à déchirer.

J'ai peu de confiance pour l'avenir dans les évidements du bassin, dissection de l'uretère, etc., etc. Les cas où ces manœuvres sont nécessaires sont de ceux auxquels il faut toucher le moins possible.

J'ai recherché surtout par l'hystérectomie abdominale dans le cancer utérin un bon résultat immédiat, et je crois qu'on l'obtiendra de plus en plus en perfectionnant la technique opératoire.

Legueu (Paris). — J'applique l'hystérectomie abdominale totale au traitement des cancers et des fibromes de l'utérus ; je l'ai également pratiquée comme complément de la salpingectomie dans les annexites bilatérales.

En ce qui concerne la technique opératoire, je sectionne l'utérus de droite à gauche, en passant en dehors des annexes et en pinçant les vaisseaux comme ils se présentent. Après avoir refoulé la vessie en bas, j'ouvre d'abord le cul-de-sac droit du vagin et incise circulairement le pourtour de l'insertion vaginale. Dans les fibromes, j'ai eu recours quelquefois au procédé de Doyen : il n'est applicable que pour les cols élevés et facilement accessibles. En toute autre circonstance, le procédé américain m'a paru supérieur.

Après l'ablation de l'utérus et la suture du vagin, je suture le péritoine par un surjet et ne fais de drainage que si l'hémostase est imparfaite ou s'il y a danger d'infection.

En ce qui concerne la valeur thérapeutique, les résultats et les indications de l'hystérectomie totale, je passerai successivement en revue les cancers, les fibromes et les infections.

1° *Cancer.* — L'insuffisance de l'hystérectomie vaginale, les résultats défectueux qu'elle m'a donnés, m'ont conduit à traiter les cancers du col par l'hystérectomie abdominale.

Au contraire, dans les cancers fermés, limités, dans les épithéliomas qui ne semblent pas encore s'être propagés aux ligaments larges et aux ganglions qui sont sur la limite du col et du vagin, l'hystérectomie abdominale permettra des opérations plus larges, plus complètes ; c'est ainsi qu'on verra les résultats thérapeutiques s'améliorer et la période de santé sans récidive se prolonger pour ces malades à des limites jusqu'alors inconnues.

2° *Fibromes.* — L'hystérectomie vaginale perd aussi du terrain dans le traitement des fibromes. Je suis arrivé à étendre pour ma part l'hystérectomie abdominale au traitement des fibromes de moyen volume. Je traite même par la laparotomie les fibromes qui ne dépassent pas la symphyse, si le fibrome est unique et si je crois pouvoir en pratiquer l'énucléation. J'ai fait 20 fois l'hystérectomie totale pour fibrome depuis deux ans, avec 4 morts concernant de gros fibromes ou des fibromes compliqués ; 6 fois j'ai fait une hystérectomie supravaginale, en laissant un moignon du col, et j'ai eu 6 guérisons.

3° *Infections annexielles.* — Je n'ai pas abandonné l'hystérectomie vaginale dans le traitement des lésions inflammatoires des annexes ; j'ai fait actuellement 90 fois cette opération avec 4 morts et 86 guérisons. Si j'en suis venu à l'hystérectomie abdominale, c'est que, par la voie vaginale, on ne fait pas toujours tout ce que l'on veut ; on fait trop ou on ne fait pas assez. Par exemple, la conservation d'une trompe ou d'un ovaire est un avantage sérieux pour la femme, et cette conservation ne peut se faire que par la voie abdominale. Un autre inconvénient de la voie vaginale, c'est qu'on ne peut pas toujours enlever intégralement les annexes malades : or, toute hystérectomie qui n'est pas suivie d'une ablation intégrale des annexes malades est une opération frappée de nullité dans ses résultats éloignés.

Aussi, toutes les fois que j'espère pouvoir conserver quelque chose, surtout chez une femme jeune, ou encore toutes les fois que je trouve les trompes haut situées ou si adhérentes que leur ablation intégrale par la voie vaginale me paraît impossible, je pratique la laparotomie qui, sous le contrôle de la vue, me permet de faire ce que je veux et rien que ce que je veux. C'est ainsi que, bien des fois, comptant faire d'après les résultats de l'exploration une salpingectomie bilatérale, j'ai pu corriger, une fois le ventre ouvert, un diagnostic excessif, et conserver, soit les annexes d'un côté, soit un ovaire seul.

Dix-sept fois, au contraire, je me suis trouvé en présence de lésions étendues qui demandaient une exérèse totale, et j'ai pratiqué l'hystérectomie abdominale. 13 fois les lésions étaient manifestement suppurées, et, dans 10 cas au moins, elles étaient des plus compliquées. Sur ces 17 hystérectomies, j'ai eu 16 guérisons et 1 mort. La malade que j'ai perdue avait deux énormes abcès de l'ovaire, contenant chacun 400 grammes de pus environ

Je ne crois pas d'ailleurs que dans les lésions complexes et graves auxquelles je fais allusion, la suppression de l'utérus ajoute beaucoup à la gravité opératoire ; je crois, au contraire, qu'elle a l'avantage de permettre un drainage vaginal très utile en ces circonstances.

J'ai opéré par cette opération deux catégories de cas : des cas compliqués (ce sont les plus nombreux), et des cas simples, ils sont les plus rares ; j'entends par cas compliqués des cancers étendus avec infiltration des ligaments larges, adénopathies appréciables, toutes conditions qui rendaient pour ces tumeurs la voie vaginale impraticable. Quant aux cas simples, ce sont des cancers jeunes, sans extension autre qu'au vagin, sans infiltration péri-utérine. En les abordant par la voie abdominale, je me proposais de faire une opération plus complète et plus sûre, d'enlever plus facilement toute l'étendue prise du vagin, et d'enlever les ganglions, s'il s'en trouvait, et de détruire même les ligaments larges avec le tissu cellulaire contenant les lymphatiques allant de l'utérus à la parei pelvienne.

Dans mes premières opérations, j'ai pratiqué systématiquement la ligature des artères hypogastriques ; une fois même, j'ai été conduit à lier l'iliaque primitive d'un côté. J'ai reconnu plus tard que ces ligatures préventives n'avaient aucune utilité, ni au point de vue de l'hémostase, car elles n'empêchent jamais le saignement de l'utérine, ni au point de vue de la récidive dont elles ne retardent jamais ni n'atténuent l'évolution.

Trois fois sur neuf opérations, j'ai donc pratiqué la ligature des hypogastriques, sans que j'aie remarqué que la gravité de l'opération fût de ce fait beaucoup accrue. Dans les autres cas, je me bornai à faire les ligatures au fur et à mesure qu'elles étaient nécessaires.

Je recherche systématiquement les ganglions le long de la paroi pelvienne : trois fois, je les ai trouvés augmentés de volume et altérés. Une fois même, il y avait des masses ganglionnaires suppurées du volume d'une mandarine.

J'enlève autant que possible l'utérus et le vagin sans morcellement, tout d'une pièce, après avoir isolé la vessie et les uretères : lorsque l'isolement du vagin a été effectué bien au-dessous du néoplasme, je le sectionne transversalement de droite à gauche. Après l'ablation de l'utérus, j'enlève le tissu cellulaire de la base des ligaments larges ; si l'uretère est envahi, je le coupe et l'enlève, et abouche ensuite le bout supérieur dans un nouvel orifice de la vessie.

J'ai depuis dix-huit mois opéré de cette façon neuf cancers de l'utérus : quatre malades ont succombé. Une d'entre elles avait une pyométrie volumineuse dont le contenu se répandit dans le petit bassin au moment de l'ablation de l'utérus.

Au point de vue des résultats ultérieurs, je n'ai pas de raison d'être satisfait. Chez toutes mes malades, sauf une, la récidive est survenue très rapidement. Il s'agissait, il est vrai, dans presque tous ces cas, de cancers étendus, avec propagation au ligament large, et qui, par la voie vaginale, eussent été absolument inopérables.

De ces faits, je crois pouvoir conclure ceci : l'hystérectomie abdominale permet de faire une opération toujours plus complète que l'hystérectomie vaginale, et, à ce point de vue, elle lui est toujours supérieure. Mais dans les cancers étendus, infiltrés, l'hystérectomie n'est, après tout, qu'une opération palliative, mais le bénéfice à obtenir ne vaut pas les risques à courir, et je considérerai à l'avenir ces cas comme inopérables.

Picqué et Mauclaire (Paris). — Nous voulons rapporter quelques faits précis en ce qui concerne l'envahissement du système ganglionnaire au cours du cancer du col ou du corps de l'utérus. Notre statistique est très faible et cependant nous la croyons intéressante.

Dans une 1re intervention (cancer du col utérin datant de six mois), nous n'avons observé aucun ganglion au niveau de la bifurcation de l'iliaque.

Dans une 2e intervention (cancer du col datant de quelques mois), nous avons trouvé une série de ganglions le long des vaisseaux iliaques.

Dans une 3e observation (cancer du col), pas de ganglions.

Dans une 4e observation (cancer du corps datant de six mois), un ganglion au niveau de la bifurcation de l'iliaque primitive; il n'était pas cancéreux, mais il existait une adénopathie simple chronique.

Dans une 5e observation (cancer du col datant de neuf mois), pas de ganglions.

Dans une 6e observation (cancer de l'existence de six mois), un ganglion qui était cancéreux.

En résumé, nous pensons qu'il serait très utile, dans les interventions pour cancer, de publier l'examen histologique de l'utérus et des ganglions, ce qui permettrait de préciser certainement les indications de l'intervention.

Jonnesco (Bucarest). — Depuis 1896, j'ai pratiqué 81 hystérectomies abdominales totales, 10 fois pour cancer, 20 fois pour fibromes, 15 fois pour annexites non suppurées, 25 fois pour annexites suppurées, 2 fois pour prolapsus génitaux, 2 fois pour hystérie grave.

Dans le cancer limité, l'hystérectomie abdominale totale me paraît tout indiquée ; dans le cancer étendu j'ai abandonné l'hystérectomie abdominale totale pour une opération palliative, la ligature des artères utérines et l'évidement de la coque utérine.

Dans les cas de fibromes je suis partisan de l'hystérectomie supravaginale ou sub-totale.

Dans les annexites suppurées, l'hystérectomie abdominale totale est bien plus bénigne que pour les fibromes. Dans les cas de prolapsus graves je préfère l'hystérectomie abdominale à l'hystérectomie vaginale. Le drainage doit toujours être vaginal, jamais abdominal ; il est indiqué toutes les fois que l'asepsie n'est pas certaine et quand il a été impossible de recouvrir complètement de péritoine les surfaces cruentées.

VILLAR (Bordeaux). — Je n'ai aucune expérience de l'hystérectomie abdominale totale pour cancer.

Il n'en est pas de même en ce qui concerne les fibromes. Ici il nous faut envisager deux points : 1° le parallèle entre l'hystérectomie abdominale et l'hystérectomie vaginale, 2° la technique opératoire.

1° Je persiste à croire que l'hystérectomie vaginale employée contre les fibromes est une excellente opération. Je n'ai eu aucun insuccès et pourtant j'ai enlevé des fibromes volumineux. L'hystérectomie vaginale a deux avantages : elle n'est pas grave, elle ne laisse pas de cicatrice.

2° *Technique opératoire.* En ce qui concerne l'hystérectomie abdominale totale, je suis éclectique et j'emploie le procédé qui s'adapte le mieux au cas en présence duquel je me trouve. L'hystérectomie supravaginale m'a donné 11 guérisons sur 12 cas : c'est une excellente opération.

Dans les suppurations, je préfère nettement l'hystérectomie abdominale.

Dans les cas de salpingite, l'opération est facile. Dans les cas de suppurations pelviennes diffuses, il n'en est pas de même. Dans ces cas-là, j'enlève d'abord l'utérus en le rasant d'aussi près que possible ; cela me permet d'attaquer ensuite beaucoup plus facilement les poches suppurées. Dans ces cas-là, l'hémisection médiane de l'utérus de Faure est très précieuse, je l'ai employée plusieurs fois avec les plus beaux résultats.

Je dirai pour terminer quelques mots sur les soins à donner après l'hystérectomie abdominale : je donne toujours du suc ovarien pour préserver des troubles consécutifs aux opérations et qu'on a signalés de différents côtés.

M. MOULONGUET (Amiens). — Les seules règles fixes à observer dans la technique de l'hystérectomie abdominale totale sont :

1° Mettre la malade sur le plan incliné et avoir une grande valve-écarteur, c'est le seul moyen de voir clair dans le petit bassin ;

2° Assurer dès le début l'isolement et la protection de la vessie ;

3° Ne refermer le ventre qu'après être certain de l'hémostase des utérines par une ligature spéciale placée sur chacune d'elles bien isolée après l'avoir vue battre ou saigner ;

4° Pour les fibromes, le but à viser est l'ouverture rapide du vagin par la voie la plus accessible, face antérieure, face postérieure ou bords latéraux à travers les ligaments larges, pour saisir le col et terminer l'opération de bas en haut ; le pincement préventif des ligaments larges n'a pas d'importance ; l'essentiel est d'aller vite ;

5° Pour les suppurations ovariennes, il faut également ouvrir de bonne heure le vagin et le renversement de l'utérus facilite la dissection des poches ;

6° Pour le cancer du col, au contraire, afin d'éviter l'infection, on doit couper les ligaments larges, assurer l'hémostase, avant d'ouvrir le vagin, inciser de haut en bas les insertions vaginales, ne jamais relever le col dans la cavité abdominale et enlever la masse rapidement.

Il faut toujours faire le drainage vaginal.

E. Vidal (Périgueux). — Les gros fibromes de l'utérus sont, sauf contre-indication spéciale, extirpés en général par tous, car leurs dangers ne sont guère contestables. Des divergences se produisent, par contre, devant les masses de petit volume, les uns les opérant *dans l'œuf*, comme une tumeur maligne (Voskressenski), d'autres exigeant pour intervenir des menaces d'accidents divers (Engstrœm, Schauta). La crainte de deux complications graves doit peser dans ce cas sur la détermination à prendre : *dégénérescence maligne* et lésions rénales. La dégénérescence sarcomateuse ne semble pas très rare, mais sa fréquence exacte ne pourra être établie qu'en publiant toutes les observations de ce genre. C'est ainsi que, l'auteur a pu voir un cas de fibromes multiples, traité pendant sept ans par des opérations incomplètes, donner naissance, malgré une hystérectomie vaginale complète mais tardive, à un *cysto-sarcome du rein*, moins de deux mois après l'opération.

Quant aux lésions rénales, si fréquentes, elles ne sont pas spéciales aux grosses tumeurs. Si l'on a pu nier l'influence directe du fibrome sur le rein, en invoquant un processus commun de sclérose périvasculaire généralisée, il existe néanmoins des cas nets d'albuminurie guéris par l'ablation d'un fibrome comprimant l'uretère (Doyen. Porak) C'est ainsi que, chez une malade de l'auteur, nullement anémiée l'hystérectomie vaginale mit fin à une albuminurie développée sans autre cause saisissable que la présence d'un fibrome intraligamentaire. Dans un autre cas, une pyélonéphrite (la lésion excluant donc l'hypothèse de sclérose générale) se développa avec un fibrome de petit volume, mais très adhérent dans la région de l'uretère droit. L'hystérectomie améliora la lésion rénale.

Vu le peu de gravité des opérations précoces, qui respectent souvent l'intégrité des fonctions génitales, il semble donc préférable d'extirper systématiquement le fibrome jeune ; et la formule brute et inacceptable en clinique : tout fibrome doit être extirpé, semble devoir se modifier ainsi : tout noyau fibromateux jeune doit être enlevé aussitôt reconnu, dans l'intérêt même de l'avenir des malades.

Hartmann (Paris). — J'aborderai dans cette communication successivement trois points : 1° Les résultats statistiques ; 2° la technique ; 3° les indications.

1° Statistique. — Si je laisse de côté deux cas d'hystérectomie pour infection puerpérale aiguë suivis de mort, je vois que, dans le cours de ces trois dernières années, j'ai pratiqué 88 hystérectomies abdominales avec 5 morts, soit une mortalité de 5,68 p. 100.

Ces 88 cas se décomposent en :

50 hystérectomies pour lésions inflammatoires des annexes avec une mort, soit 2 p. 100.

31 pour fibromes avec 3 morts, 9,67 p. 100.

5 pour cancers, toutes suivies de guérison.

1 pour productions kystiques intra-ligamentaires laissant après leur ablation un utérus flottant. Guérison.

1 pour tumeurs malignes des ovaires, avec envahissement de l'utérus, une mort.

2° Technique. — Je n'insisterai pas sur la technique générale de mes hystérectomies ; je ne fais qu'appliquer à cette opération les principes généraux que je suis dans toutes mes opérations abdominales, principes que j'ai récemment exposés dans un article des *Annales* (août 1899).

Il faut opérer en champ limité et en voyant ce qu'on fait, ce qui est facile par l'emploi combiné de la position élevée du bassin et des compresses aseptiques.

Il faut supprimer tout moignon, toute ligature en masse en liant isolément les vaisseaux, soit après les avoir découverts et dénudés, soit en les liant après les avoir pincés préventivement, puis sectionnés, soit en pinçant et liant directement les points qui saignent après section.

Il faut, une fois l'opération terminée, reconstituer un plancher pelvien, par une suture exacte du péritoine.

Je fais tantôt l'ablation totale, tantôt l'amputation sus-vaginale. D'une manière générale dans les hystérectomies pour lésions inflammatoires, j'enlève tout l'utérus, estimant qu'il est bon d'enlever la totalité des parties infectées et de ne pas laisser en place un col enflammé et suintant. Dans mes hystérectomies pour fibromes, il m'est, au contraire, arrivé assez souvent de laisser un bout de col. Ce n'est pas que j'aie cette crainte de la cavité vaginale qui hante l'esprit de certains chirurgiens ; mais comme il m'a paru que l'amputation sus-vaginale était plus simple et plus rapide que l'ablation totale, j'y recours volontiers quand le col est sain. Je n'ai pas de procédé adaptable à tous les cas, et attaque les parties par le côté qui me semble le plus accessible.

3° Indication. — L'hystérectomie abdominale présente quelques indications rares : L'existence de *tumeurs malignes des ovaires envahissant l'utérus*, la présence de *masses polykystiques intra-ligamentaires bilatérales*, qui, enlevées, laissent un corps utérin ballant, sans connexions autres que sa continuation avec le col.

Pour le *cancer utérin* je suis d'accord avec notre rapporteur, et je recours toujours à la voie haute ; cependant j'estime qu'on n'a que peu à en attendre au point de vue définitif; quand il existe des engorgements ganglionnaires à distance. A ce point de vue je ne partage pas ses espérances. Je crois qu'on n'aura de bons résultats que par des ablations précoces portant sur des cancers limités, en particulier sur des cancers du corps qui souvent ont une évolution lente.

Dans les *fibromes* je pratique l'hystérectomie toutes les fois que l'intervention est indiquée, quand le fibrome se développe ou quand il cause des accidents. Dans ce cas je considère l'ablation de l'organe comme la meilleure opération. J'ai fait des opérations conservatrices, j'ai pratiqué un grand nombre de fois la myomectomie, j'ai le premier en France étudié la question des ligatures atrophiantes. Je suis revenu de toutes ces opérations. J'estime que ce qu'il faut conserver c'est une femme en bonne santé et non pas une femme malade sous prétexte de conserver un organe dont la fonction est plus que compromise. La seule conservation que je fasse volontiers, c'est celle d'un ovaire, lorsqu'il me paraît absolument sain, de manière à réaliser ainsi une sorte d'opothérapie interne.

Pour les *annexites* je suis partisan absolu de la voie haute. Contrairement aux allégations des défenseurs de l'hystérectomie vaginale, l'opération abdominale actuelle n'est pas grave et de plus elle est essentiellement conservatrice. Sur 76 cas opérés par moi depuis trois ans, je relève 26 ablations unilatérales, dont 9 pour lésions suppurées, toutes guéries, et 50 hystérectomies abdominales, dont 32 pour lésions suppurées avec 1 mort.

Quand je conserve quelque chose, ce n'est pas l'utérus toujours infecté, c'est un ovaire quand il est sain, estimant que là comme ailleurs il est indiqué d'enlever les parties septiques et de conserver les aseptiques.

Bœckel (Strasbourg). — L'hystérectomie est le seul traitement rationnel des fibromyômes utérins et doit être pratiquée, à mon avis, dans la plupart des cas. Ces tumeurs peuvent en effet, indépendamment des hémorrhagies, déterminer des accidents graves, comme par exemple la suppuration du fibrome et l'occlusion intestinale. Cette dernière complication peut se produire même et surtout dans des cas où il s'agit de fibromes de petit volume profondément enclavés dans le petit bassin.

L'abstention, basée sur ce que les fibromes restent stationnaires après la ménopause, constitue par conséquent une doctrine qu'on doit condamner. De nombreux faits démontrent que des femmes très âgées sont souvent exposées aux complications des fibromes. Il ne faut donc pas attendre que des symptômes graves nous forcent la main, car les risques opératoires sont alors plus grands et l'âge des malades tend naturellement à les accroître encore.

Le meilleur procédé opératoire applicable aux fibromes est certainement l'hystérectomie abdominale totale, les petits fibromes seuls pouvant être enlevés par la voie vaginale.

J'ai fait 50 hystérectomies abdominales totales, avec 44 guérisons et 6 morts, soit une mortalité de 12 p. 100, tandis que les anciennes méthodes avaient fourni une mortalité de 15 p. 100. Parmi les 6 insuccès, un seul est imputable à l'opération, la mort s'étant produite par septicémie ; les 5 autres sont dus à des complications qu'on ne pouvait prévoir.

Au point de vue de la technique opératoire, je crois que le procédé de Doyen, avec quelques modifications insignifiantes, constitue un réel progrès dans le traitement des fibromes. La suppression de toute hémostase préventive me paraît toutefois devoir céder le pas à la ligature immédiate des vaisseaux,

La reconstitution du plancher pelvien doit, à mon avis, être abandonnée et remplacée par le drainage vaginal qui offre plus de sécurité.

Dans les cas de lésions annexielles suppurées, bilatérales et chroniques, la castration tubo-ovarienne doit être complétée par l'hystérectomie totale. Seules les lésions unilatérales et les affections aiguës sont justiciables de la voie vaginale.

Quant au cancer utérin, il sera traité par l'hystérectomie abdominale totale avec des chances de guérison plus grandes que par l'hystérectomie vaginale.

JACOBS (Bruxelles). — En ce qui concerne l'hystérectomie abdominale, je crois que l'opération supra-vaginale peut être préférée à l'opération totale, dont l'utilité ne me semble pas bien établie; le plus souvent, en effet; je laisse un petit moignon utérin, dont la présence n'offre aucun inconvénient.

Contrairement à l'opinion que M. Richelot vient de défendre, je pense que la carcinose utérine est exclusivement justiciable de la voie abdominale. On ne peut d'ailleurs apprécier pour le moment les résultats que donne l'hystérectomie abdominale dans le traitement du cancer de l'utérus, car, dans la plupart des observations publiées, on s'est borné à enlever la matrice et ses annexes.

TUFFIER (Paris). — J'ai pratiqué ma première hystérectomie abdominale totale en 1891. Après avoir expérimenté sans parti pris la voie abdominale et la voie vaginale, je suis chaque jour plus convaincu de la fréquence infiniment plus grande des indications de la laparotomie.

Ma technique est celle de l'hystérectomie abdominale supra-vaginale suivant le procédé dit « américain », dans tous les cas où je puis l'appliquer. Les seuls points quelque peu spéciaux sont : 1° la conservation systématique des ovaires dans tous les cas où elle ne nécessite pas des manœuvres compliquées ; 2° la ligature des deux artères utéro-ovariennes sans prise en masse des ligaments.

Je considère la conservation des ovaires comme une nécessité sur laquelle je n'ai pas besoin d'insister et je dois dire que j'en ai obtenu les plus grands bénéfices au point de vue des suites opératoires. Mais ce bénéfice n'est pas certain ni constant et j'ai vu plusieurs malades présenter malgré cela les phénomènes consécutifs à l'oophorectomie.

La ligature des deux pédicules supérieurs avant la section du ligament large me paraît préférable au procédé américain qui permet plus difficilement de réaliser ce dernier temps.

Je pratique les ligatures depuis le mois de juin dernier avec les fils de tendon de renne, dont l'emploi a été préconisé par M. Snéguirev (de Moscou). Leur solidité, leur asepsie, leur forme angulaire leur donnent une supériorité incontestable sur le catgut.

L'hystérectomie abdominale n'est pas une méthode exclusive. Sur un total de 108 fibromes que j'ai traités chirurgicalement, j'ai fait 2 fois la ligature des artères utérines, 10 fois la castration et 8 fois la myomectomie. Je réserve l'hystérectomie vaginale pour les cas où le vagin est large, le fibrome petit, l'uretère facilement abaissable.

Les ligatures atrophiantes que j'ai pratiquées déjà il y a trois ans ne m'ont pas donné de succès complet; elles ont arrêté les hémorrhagies mais n'ont pas déterminé l'atrophie de la tumeur.

La castration me paraît devoir être conservée. Dans les 10 cas où je l'ai employée, il s'agissait de femmes dans un état d'anémie tel que toute autre intervention eût gravement compromis leur existence; 5 de ces malades, opérées en ville, ont été suivies par moi et leur guérison est complète.

Quant à la myomectomie, je la considère comme une opération d'avenir, dont les indications sont de plus en plus étendues. J'ai fait 2 myomectomies par voie abdominale, avec 2 guérisons et 6 par voie vaginale, avec 5 guérisons et 1 mort. Hystérectomie abdominale pour les gros fibromes, myomectomie pour les fibromes uniques, telle est la formule à laquelle je me range aujourd'hui.

Pour ce qui est du cancer de l'utérus, j'interviens bien rarement. Sur une vingtaine de cas que je vois chaque année, je n'en trouve pas trois opérables avec des chances sérieuses. L'ablation par voie abdominale ou par voie vaginale a toujours été suivie de récidive, et la plus longue survie est celle d'une malade qui est revenue cette année mourir dans mon service six ans après l'opération. Ce n'est point l'engorgement ganglionnaire, comme on s'accorde à le dire, qui a une importance capitale, mais bien la lymphite cancéreuse péricervicale; contrairement au cancer du sein, par exemple, le cancer du col utérin envoie sur les parties latérales des prolongements dans les lymphatiques, prolongements qui envahissent les tissus périlymphatiques et rendent presque immédiatement la lésion inaccessible. Or, si l'évidement du petit bassin est facile au point de vue des ganglions, il en est tout autrement pour cette infiltration.

Doyen (Paris). — Il semble qu'on veuille faire actuellement de l'hystérectomie dite sub-totale pour fibromes un procédé nouveau, tandis qu'il y a longtemps que Martin a appliqué aux fibromes l'opération de Freund. Il m'importe peu d'ailleurs de laisser ou non un fragment du col utérin, et je ne vois pas que l'opération sub-totale puisse être plus rapide, car, en enlevant la totalité du col, comme lorsque j'en abandonne une partie, je ne mets pas plus de deux à trois minutes pour pratiquer l'ablation d'un fibrome volumineux.

En réalité, on doit enlever un fibrome utérin comme on enlève un sein, appliquant à l'hystérectomie abdominale les méthodes ordinaires de chirurgie générale. Si l'on a affaire à un fibrome qui ne saigne pas, la durée de l'opération se trouve très diminuée ; quant il y a. au contraire, des vaisseaux qui saignent, on fait l'hémostase comme après l'ablation de toute tumeur.

Relativement à la conservation des ovaires, je ne suis pas de l'avis de M. Tuffier. Je les enlève toujours, parce que j'ai dû intervenir un certain nombre de fois pour extirper des ovaires ou des tronçons d'annexes qu'on avait laissés.

Au point de vue de la gravité de l'hystérectomie abdominale pour fibrome, je puis dire que j'ai fait environ 100 fois cette opération, avec une mortalité de 3 p. 100 seulement.

Pour le cancer utérin, il y a longtemps que je suis partisan de la voie abdominale, ayant fait l'opération de Freund dès 1888. Il est certain que l'hystérectomie abdominale était, il y a quelques années, plus grave que l'hystérectomie vaginale ; mais, grâce aux perfectionnements de la technique, il n'en est plus de même aujourd'hui.

Dans l'infection puerpérale je ne crois pas qu'il soit utile de recourir à l'hystérectomie, car, dans les cas graves pour lesquels on propose cette opération, il y a toujours de la septicémie, et les malades ont déjà des micro-organismes dans le foie, le rein, la rate, etc., lorsqu'on enlève l'utérus ; dans de pareilles conditions cette intervention ne sert à rien.

Villar (Bordeaux). — En ce qui concerne le traitement des fibromes, deux points me paraissent particulièrement intéressants : 1° le parallèle entre la voie abdominale et la voie vaginale ; 2° la technique opératoire.

Tout en étant devenu laparotomiste, je reste toujours fidèle dans une certaine mesure à l'hystérectomie vaginale, à cause de sa bénignité et de l'absence de cicatrice abdominale. La voie que l'on doit choisir dépend d'ailleurs du volume de la tumeur et de la complexité des lésions.

Pour ce qui est de la technique de l'hystérectomie abdominale totale, je suis très éclectique : j'incise le vagin tantôt en arrière, ou bien sur les côtés, je lie l'artère utérine avant ou après sa section, suivant les cas.

L'hystérectomie supra-vaginale m'a donné 11 guérisons et 1 mort.

Il me semble qu'on a un peu négligé l'hystérectomie abdominale totale appliquée au traitement des suppurations pelviennes. Ici je tiens à insister sur l'avantage qu'il y a à enlever l'utérus avant de s'attaquer aux lésions annexielles ; en effet, de cette façon on extirpe à pleines mains et de bas en haut les lésions les plus graves. Dans les cas de suppurations pelviennes, le procédé de Faure me paraît excellent et m'a fourni de bons résultats.

TÉDENAT (Montpellier). — Pour se rendre compte de la valeur de l'hystérectomie abdominale dans le cancer de l'utérus, il me semble qu'on ne doit pas accorder une grande valeur aux statistiques à l'aide desquelles on veut comparer les résultats donnés par la voie abdominale ou par la voie vaginale, car il faudrait pouvoir comparer les uns aux autres les cas dans lesquels on a pratiqué l'une ou l'autre opération.

BIBLIOGRAPHIE

La laparotomie vaginale. (Die Einschränkung des Bauchschnitts durch die vaginale Laparotomie, Kolpocœliotomia anterior), par A. DÜHRSSEN. Berlin, Karger, éditeur, 1899.

Après avoir attiré le col, Dührssen fait sur la partie la plus élevée de sa face antérieure une incision transversale de 3 à 4 centimètres ; il pince les artères cervico-vaginales puis décolle la vessie. Ceci fait, il branche sur l'incision transversale une incision longitudinale également de 3 à 4 centimètres, qui se dirige vers le raphé uréthral. L'ouverture ainsi faite au vagin est suffisante pour manœuvrer. Dührssen ouvre alors le péritoine et attire dans la plaie la partie la plus élevée de la face antérieure de l'utérus, puis il enlève les annexes malades, ou procède à la vaginofixation suivant les cas. Nous ne reviendrons pas sur le manuel opératoire de la vaginofixation qui a été exposé ici même par M. Dührssen (*Annales de Gynécologie*, janvier 1899, p. 48).

En dehors de la rétroflexion, la colpocœliotomie peut être employée utilement dans un certain nombre de cas.

Dans le prolapsus du vagin, Dührssen place le corps de l'utérus entre le vagin et la vessie comme une sorte de pelote vivante. Par cette même voie, il pratique la myomectomie, l'opération césarienne, l'ablation des annexes, etc.

Ses 503 opérations ont donné 15 morts.

Pathologie et traitement de la stérilité dans les deux sexes (Die Pathologie und Therapie der Sterilität beider Geschlecher), par Finger et Sänger. Georgi, éditeur, Leipzig, 1899.

Le premier fascicule du travail très complet et consciencieux de Finger et Sänger, traite de la stérilité chez l'homme seulement. Ce volume, qui renferme une bibliographie très complète de la question, est divisé en deux chapitres bien distincts ; après quelques préliminaires physio-logiques, Finger et Sänger traitent des deux grandes classes de stérilité chez l'homme ; en premier lieu, celles dues à ce qu'ils nomment « impotentia coeundi » (le plus souvent de causes nerveuses ; névroses ou affections organiques des centres nerveux) et en second lieu de « l'impotentia generandi », celle-ci due presque toujours à l'azoospermie (orchites doubles) ou aux oblitérations des canaux éjaculateurs ou déférents (prostatites suppurées, interventions chirurgicales).

Suites éloignées de l'ovariotomie (Zur Spätbefinden Ovariotomister), par A. Martin, in *Samml. klin. Vorträge*, Breitkopf, éditeur, Leipzig, 1899, n° 255.

Dans ce travail consacré à l'étude de « l'état éloigné des ovariotomisées », Martin, qui comprend sous le nom d'ovariotomie toutes les interventions pratiquées sur les ovaires et annexes, divise les accidents dont peuvent souffrir ces femmes, en accidents dus à la cicatrice abdominale (éventrations, douleurs au niveau de la cicatrice) et en accidents dus à l'absence des ovaires ; pour les premiers le traitement doit être prophylactique surtout, en s'efforçant d'obtenir une bonne et solide cicatrice, voire même en intervenant sur les annexes par le vagin ; pour les seconds, l'opothérapie surtout semble donner quelques résultats, mais on doit attendre des expériences ultérieures plus nombreuses pour se prononcer d'une façon définitive sur leur valeur. P. Lecène.

Le Gérant : G. Steinheil.

TABLE ALPHABÉTIQUE

DES MATIÈRES CONTENUES DANS LE TOME LII

Juillet à Décembre 1899.

A

B

C

D

E

F

TABLE DES MATIÈRES

CONTENUES DANS LE TOME LII

Juillet à Décembre 1899.

MÉMOIRES ORIGINAUX

IMPRIMERIE A.-G. LEMALE, HAVRE

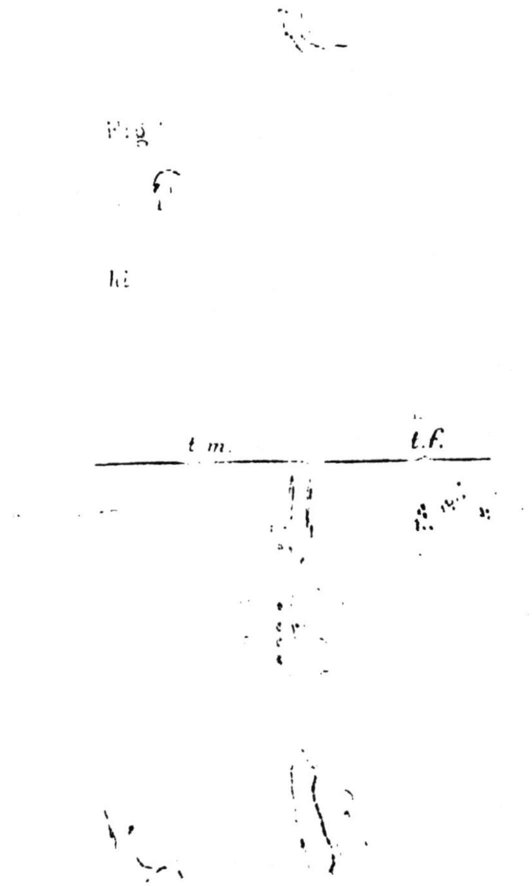
t m.
t.f.

TABLE DES MATIÈRES

REVUE GÉNÉRALE

[illegible] CLINIQUE

[illegible] GYNÉCOLOGIQUE

SOCIÉTÉS SAVANTES

REVUES ANALYTIQUES

BIBLIOGRAPHIE

VARIA

IMPRIMERIE A.-G. LEMALE, HAVRE

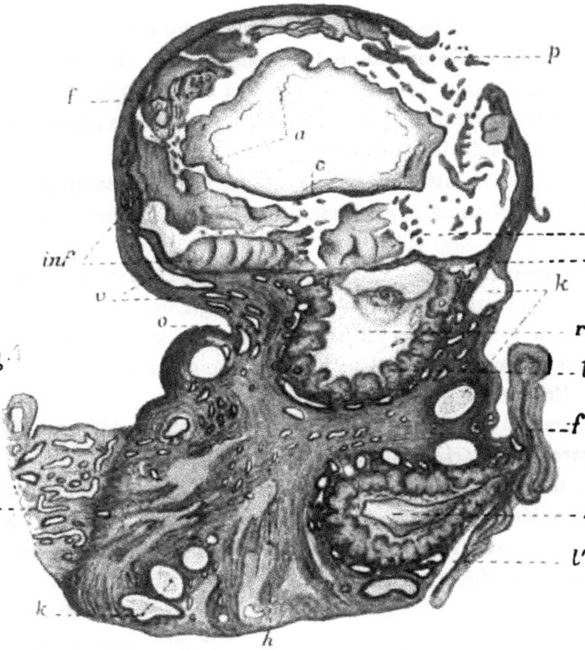

Fig.

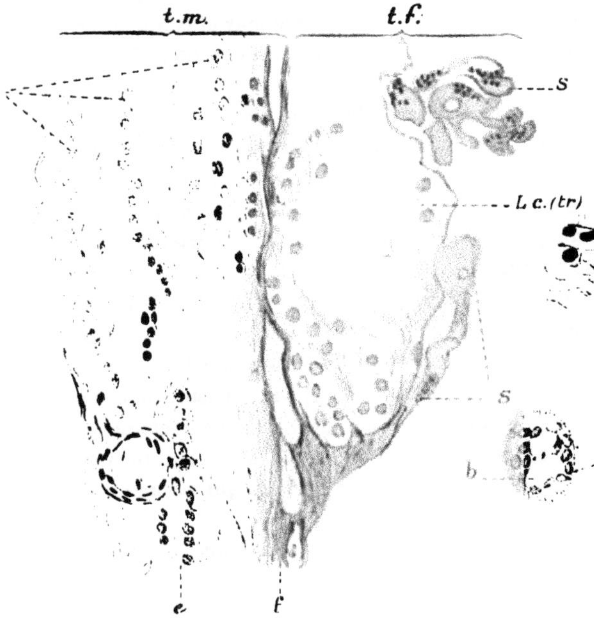

Fig.

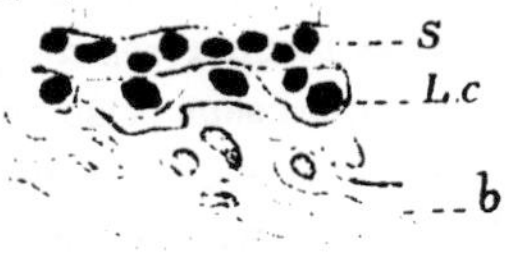

Fig. 5.

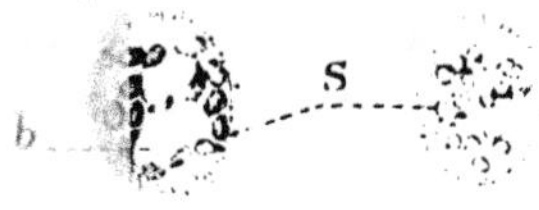

Fig. 6.

donnée et remplacée par le drainage vaginal qui offre plus de sécurité.

Dans les cas de lésions annexielles suppurées, bilatérales et chroniques, la castration tubo-ovarienne doit être complétée par l'hystérectomie totale. Seules les lésions unilatérales et les affections aiguës sont justiciables de la voie vaginale.

Quant au cancer utérin, il sera traité par l'hystérectomie abdominale totale avec des chances de guérison plus grandes que par l'hystérectomie vaginale.

Jacobs (Bruxelles). — En ce qui concerne l'hystérectomie abdominale, je crois que l'opération supra-vaginale peut être préférée à l'opération totale, dont l'utilité ne me semble pas bien établie ; le plus souvent, en effet; je laisse un petit moignon utérin, dont la présence n'offre aucun inconvénient.

Contrairement à l'opinion que M. Richelot vient de défendre, je pense que la carcinose utérine est exclusivement justiciable de la voie abdominale. On ne peut d'ailleurs apprécier pour le moment les résultats que donne l'hystérectomie abdominale dans le traitement du cancer de l'utérus, car, dans la plupart des observations publiées, on s'est borné à enlever la matrice et ses annexes.

Tuffier (Paris). — J'ai pratiqué ma première hystérectomie abdominale totale en 1891. Après avoir expérimenté sans parti pris la voie abdominale et la voie vaginale, je suis chaque jour plus convaincu de la fréquence infiniment plus grande des indications de la laparotomie.

Ma technique est celle de l'hystérectomie abdominale supra-vaginale suivant le procédé dit « américain », dans tous les cas où je puis l'appliquer. Les seuls points quelque peu spéciaux sont : 1° la conservation systématique des ovaires dans tous les cas où elle ne nécessite pas des manœuvres compliquées ; 2° la ligature des deux artères utéro-ovariennes sans prise en masse des ligaments.

Je considère la conservation des ovaires comme une nécessité sur laquelle je n'ai pas besoin d'insister et je dois dire que j'en ai obtenu les plus grands bénéfices au point de vue des suites opératoires. Mais ce bénéfice n'est pas certain ni constant et j'ai vu plusieurs malades présenter malgré cela les phénomènes consécutifs à l'oophorectomie.

La ligature des deux pédicules supérieurs avant la section du ligament large me paraît préférable au procédé américain qui permet plus difficilement de réaliser ce dernier temps.

Je pratique les ligatures depuis le mois de juin dernier avec les fils de tendon de renne, dont l'emploi a été préconisé par M. Snéguirev (de Moscou). Leur solidité, leur asepsie, leur forme angulaire leur donnent une supériorité incontestable sur le catgut.

L'hystérectomie abdominale n'est pas une méthode exclusive. Sur un total de 108 fibromes que j'ai traités chirurgicalement, j'ai fait 2 fois la ligature des artères utérines, 10 fois la castration et 8 fois la myomectomie. Je réserve l'hystérectomie vaginale pour les cas où le vagin est large, le fibrome petit, l'uretère facilement abaissable.

Les ligatures atrophiantes que j'ai pratiquées déjà il y a trois ans ne m'ont pas donné de succès complet; elles ont arrêté les hémorrhagies mais n'ont pas déterminé l'atrophie de la tumeur.

La castration me paraît devoir être conservée. Dans les 10 cas où je l'ai employée, il s'agissait de femmes dans un état d'anémie tel que toute autre intervention eût gravement compromis leur existence; 5 de ces malades, opérées en ville, ont été suivies par moi et leur guérison est complète.

Quant à la myomectomie, je la considère comme une opération d'avenir, dont les indications sont de plus en plus étendues. J'ai fait 2 myomectomies par voie abdominale, avec 2 guérisons et 6 par voie vaginale, avec 5 guérisons et 1 mort. Hystérectomie abdominale pour les gros fibromes, myomectomie pour les fibromes uniques, telle est la formule à laquelle je me range aujourd'hui.

Pour ce qui est du cancer de l'utérus, j'interviens bien rarement. Sur une vingtaine de cas que je vois chaque année, je n'en trouve pas trois opérables avec des chances sérieuses. L'ablation par voie abdominale ou par voie vaginale a toujours été suivie de récidive, et la plus longue survie est celle d'une malade qui est revenue cette année mourir dans mon service six ans après l'opération. Ce n'est point l'engorgement ganglionnaire, comme on s'accorde à le dire, qui a une importance capitale, mais bien la lymphite cancéreuse péricervicale; contrairement au cancer du sein, par exemple, le cancer du col utérin envoie sur les parties latérales des prolongements dans les lymphatiques, prolongements qui envahissent les tissus périlymphatiques et rendent presque immédiatement la lésion inaccessible. Or, si l'évidement du petit bassin est facile au point de vue des ganglions, il en est tout autrement pour cette infiltration.

Doyen (Paris). — Il semble qu'on veuille faire actuellement de l'hystérectomie dite sub-totale pour fibromes un procédé nouveau, tandis qu'il y a longtemps que Martin a appliqué aux fibromes l'opération

je suis très éclectique : j'incise le vagin tantôt en arrière, ou bien sur les côtés, je lie l'artère utérine avant ou après sa section, suivant les cas.

L'hystérectomie supra-vaginale m'a donné 11 guérisons et 1 mort.

Il me semble qu'on a un peu négligé l'hystérectomie abdominale totale appliquée au traitement des suppurations pelviennes. Ici je tiens à insister sur l'avantage qu'il y a à enlever l'utérus avant de s'attaquer aux lésions annexielles ; en effet, de cette façon on extirpe à pleines mains et de bas en haut les lésions les plus graves. Dans les cas de suppurations pelviennes, le procédé de Faure me paraît excellent et m'a fourni de bons résultats.

Tédenat (Montpellier). — Pour se rendre compte de la valeur de l'hystérectomie abdominale dans le cancer de l'utérus, il me semble qu'on ne doit pas accorder une grande valeur aux statistiques à l'aide desquelles on veut comparer les résultats donnés par la voie abdominale ou par la voie vaginale, car il faudrait pouvoir comparer les uns aux autres les cas dans lesquels on a pratiqué l'une ou l'autre opération.

BIBLIOGRAPHIE

La laparotomie vaginale. (Die Einschränkung des Bauchschnitts durch die vaginale Laparotomie, Kolpocœliotomia anterior), par A. Dührssen. Berlin, Karger, éditeur, 1899.

Après avoir attiré le col, Dührssen fait sur la partie la plus élevée de sa face antérieure une incision transversale de 3 à 4 centimètres ; il pince les artères cervico-vaginales puis décolle la vessie. Ceci fait, il branche sur l'incision transversale une incision longitudinale également de 3 à 4 centimètres, qui se dirige vers le raphé uréthral. L'ouverture ainsi faite au vagin est suffisante pour manœuvrer. Dührssen ouvre alors le péritoine et attire dans la plaie la partie la plus élevée de la face antérieure de l'utérus, puis il enlève les annexes malades, ou procède à la vaginofixation suivant les cas. Nous ne reviendrons pas sur le manuel opératoire de la vaginofixation qui a été exposé ici même par M. Dührssen (*Annales de Gynécologie*, janvier 1899, p. 48).

En dehors de la rétroflexion, la colpocœliotomie peut être employée utilement dans un certain nombre de cas

TABLE ALPHABÉTIQUE

DES MATIÈRES CONTENUES DANS LE TOME LII

Juillet à Décembre 1899.

A

B

C

D

E

F

Lightning Source UK Ltd.
Milton Keynes UK
UKHW010739011218
333024UK00013B/2119/P